EMERGENCY AND CRITICAL CARE MEDICINE

急重症医学

主编 宫 晔 童朝阳 申 捷

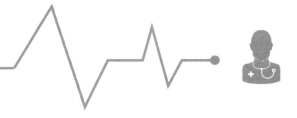

復旦大學 出版社

编委会名单

主　　编　宫　晔　童朝阳　申　捷
副 主 编　祝禾辰　宋振举　张　琳　邓水香
主编助理　赵　锋　谭佳颖　田　觅　应　悦
编　　者　（按姓氏拼音排序，排名不分先后）

陈明泉	复旦大学附属华山医院	邓水香	复旦大学附属华山医院
杜施霖	复旦大学附属中山医院	宫　晔	复旦大学附属华山医院
顾国嵘	复旦大学附属中山医院	顾俭勇	复旦大学附属中山医院
韩　奕	复旦大学附属中山医院	何岱昆	复旦大学附属金山医院
胡　蓉	复旦大学附属妇产科医院	金　波	复旦大学附属华山医院
李　锋	上海市公共卫生临床中心	李瑞东	复旦大学附属华山医院
李先涛	复旦大学附属华山医院	李　响	复旦大学附属闵行医院
楼浩明	复旦大学附属华山医院	陆国平	复旦大学附属儿科医院
陆　录	复旦大学附属华山医院	马　可	复旦大学附属华山医院
闵　珉	复旦大学附属中山医院	莫为春	复旦大学附属金山医院
倪　洁	复旦大学附属华山医院	邵义如	复旦大学附属金山医院
申　捷	复旦大学附属金山医院	沈　隽	复旦大学附属华山医院
沈　伟	复旦大学附属华山医院	施东伟	复旦大学附属中山医院
施　梦	复旦大学附属华山医院	宋振举	复旦大学附属中山医院
唐建国	复旦大学附属上海市第五人民医院	唐跃东	复旦大学附属金山医院
田　觅	复旦大学附属华山医院	童朝阳	复旦大学附属中山医院
王树云	复旦大学附属浦东医院	吴军发	复旦大学附属华山医院
吴玲玲	复旦大学附属金山医院	吴志雄	复旦大学附属华东医院
夏志洁	复旦大学附属华山医院	徐云洁	复旦大学附属中山医院
薛　骏	复旦大学附属华山医院	杨春辉	复旦大学附属上海市第五人民医院
姚晨玲	复旦大学附属中山医院	应　悦	复旦大学附属华山医院
张　琳	复旦大学附属金山医院	赵　锋	复旦大学附属华山医院
郑建铭	复旦大学附属华山医院	钟　鸣	复旦大学附属中山医院
朱　彪	复旦大学附属肿瘤医院	朱会耕	复旦大学附属华山医院
祝禾辰	复旦大学附属华山医院		

前 言 Forword

急诊医学和重症医学是独立的两个临床学科，"急"和"重"分别是二者最突出的学科特点。急诊医学主要应对突发性疾病、创伤、中毒及公共卫生事件，需要做到快速响应和评估病情，及时甄别致命性急症，迅速做出临床决策并实施初始措施以稳定症状和体征，为后续的诊断和治疗提供机会，具有很强的"时间维度"属性；重症医学主要研究任何疾病或损伤导致机体向死亡发展过程中的特点和规律，应用先进的诊断、监护和治疗设备与技术，提供规范的、高质量的多器官功能支持，维持生命并逆转疾病进展，以降低病死率和病残率，恢复器官正常功能，具有显著的"病情深度"属性。

作为医学领域的后起之秀，急诊医学和重症医学有不少共同之处：与其他以单一器官或系统为主要研究和诊治对象的专科不同，二者同属综合性临床学科，将机体的各个器官或系统视为一个整体；二者所诊治的患者临床表现复杂多变且救治难度高；二者所研究的疾病可能存在着相同的病理生理变化规律；尽管在病程的不同阶段各有侧重，二者的主要业务和技术在客观上仍具有高度的一致性。为阐述急诊医学和重症医学这两个学科相关疾病的共同特点，同时便于读者阅读，我们将本书命名为"急重症医学"。

经过40余年的发展，急重症医学在临床救治水平和突发公共卫生事件中的关键救治能力得到了明显的提升，已成为现代医学的重要组成部分，为医学发展提供了巨大的推动力。在肆虐全球的新型冠状病毒肺炎疫情中，急重症医学更是彰显了其不可替代的学科地位。跟随着现代医学前进的步伐，急重症医学在诊断和治疗等方面都取得了实质性的进展。这些进展得益于多方面的因素，包括从基础到临床的科学研究以及在循证医学基础上制定的各项规范化治疗指南和专家共识等；同时，急重症领域生命支持和器官替代治疗等技术的进步也起到重要的推动作用。

我国急重症医学的学科建设得到了国家及各级行政部门的大力支持，专科人才储备已然初具规模。但与发达国家及其他学科相比，我国急重症医学的人才力量仍相对薄弱，专科人才培养仍有较大的提升空间，这其中包括对全面、系统、准确地反映急重症医学学科基础和前沿的专科教材的需求。为建设专业化、高水平的急重症医学人才队伍，便利急重症医学临床医生和医学生获悉专科的最新诊治理念和治疗技术，我们邀请了复旦大学附属医院急重症医学领域的诸多知名专家一起编撰本书。本书以急重症医学的理论为基础，从临床实际需求出发，关注学科前沿热点，以期为急重症同道和研究生提供翔实而有价值的参考资料。

最后，要感谢各级领导对于急重症医学学科建设的支持，感谢各位专家的辛勤付出，感谢出版社的精心审校。是大家的共同努力，使本书得以顺利出版。急重症医学仍在快速发展和进步，敬请读者批评指正本书的疏漏和错误，以便再版时予以修订。

2022 年 10 月

目 录 Contents

第一章 总 论

▎第一节 急 诊 医 学

一、概述

急诊医学(emergency medicine),又称急救医学或急症医学,是以现代医学科学的发展为基础,以临床医学的救治措施为手段,在机体整体的角度上研究和从事急性病症的及时、快速、有效救治及其科学管理体系的综合性临床学科。急诊医学主要研究疾病的急性发生和加重阶段的规律和特点,以急危重症患者的诊断与治疗为主要研究内容,包括院前急救、医院急诊和急诊监护。这三部分为三位一体的有机结合,形成完整的急诊医疗服务体系,为急危重症患者提供救治生命的绿色通道。急诊医学的研究内容还包括患者的转运、分诊、初始评估、稳定、诊断、治疗和预防决策以及急诊医学教学和管理等方面;其研究主要对象是急诊患者,包括内、外、妇、儿、神经、皮肤等各专科的普通急症患者,生命体征不稳定的急救患者和危重症患者。

二、急诊医学发展简史

急诊医学最早起源于美国。其历史可追溯到美国南北战争时期,战争中对伤员有组织的战场救护和转运是急诊医学的发展源头。其真正雏形的形成则始于 20 世纪 50 年代的朝鲜战争和越南战争中。战地医师认识到战场救护的组织和技术也可以用于和平时期的医院,以挽救更多患者的生命。20 世纪 60 年代,紧急救护工作大多由各个临床专科医师调集到急诊室工作,以加强医院救护服务力度,并提供 24 h 服务,这是急诊医学的早期形成模式。1968 年,美国成立了美国急诊医师协会(American College of Emergency Physician,ACEP),制定了以实践为基础的急诊住院医师培训课程计划和继续教育计划。1979 年,急诊医学正式成为医学专业领域第 23 门专科。

与发达国家相比,我国的急诊医学起步较晚。20 世纪 50 年代中期,仿照苏联的急救体制,中国的院前急救雏形在北京市、上海市、武汉市等地开始萌芽孕育。各大城市相继建立了救护站,但救护站的规模小、设备简陋,只能从事相对简单的上门出诊及院前转运工作。20 世纪 80 年代前期,我国急诊专科尚未正式成立,由急诊室负责急诊医疗工作,模式同美国类似,同样没有固定的急诊医师,各科室医师轮流到急诊室值班,只能起到对患者的转运分诊作用。随着社会的发展及医学的进步,对急诊医疗的需求迅猛增加,上述模式已不再适应人们日益增涨的健康需求。因此,急诊医疗服务体系(emergency medical service system,EMSS)和急救网络的建设与完善显得愈发重要,急诊医学逐渐得到重视。随着 1979 年国际上正式承认急诊医学是医学专业领域中的第 23 门专科,我国卫生部(现国家卫生健康委员会)于 1980 年颁布《卫生部关于加强城市急救工作的意见》,1981 年召开以"综合性医院成立急诊科的措施和步骤"为主题的讨论会,旨在为综合医院组建急诊科,这标志着中国急诊医学在国家层面受到了重视,奠定并夯实了急诊医学发展的基础。1983 年,时任北京协和医院院长的陈敏章教授批准创办了独立的急诊科,我国第一个正规医院内急诊科由此诞生。1985 年,北京协和医院获准设立我国第一个急诊医学临床硕士研究生点。随着 1989 年卫生部认定医院急诊科属于临床科室,全国各地三甲医院普遍建立急诊科。1985 年、2003 年北京协和医学院分别成立了中国第一个急诊医学临床硕士、博士研究生培训点,全国各大知名医学院校也相继成立了急诊医学硕士、博士研究生培训点,这标志着急诊医学在医、教、研培养与储备高端人才方面奠定了更加坚实的基础。在 2003 年严重急性呼吸综合征(severe acute respiratory syndrome,SARS,简称"非典")、2008 年汶川地震、2010 年玉树地震及 2020 年新冠肺炎疫情中,急诊医学都彰显了其重要性,以及在突发公共卫生事件中不可或缺的地位。

三、急诊医学的专业特点

(一)判断"急"与否

从急诊医学的"急"字可以看出急诊医学强烈的时间性。不管是院前急救,还是灾难现场紧急医学救援以及院内急诊,急诊医学所服务的对象都是急需医学帮助的患者或伤员。各种急、危、重症患者和伤员的救治都有一个"黄金时间",在此"黄金时间"给予必要的救治,可以最大限度地降低患者的病死率。所以,抓住"黄金时间"是抢救成功的关键。为了满足急诊医学这种对"时间性"的特殊要求,要做到急诊医学学科组织结构及布局合理,全天候开放,管理科学,抢救仪器到位且抢救程序在科学合理的基础上最大限度地简洁,以便于操作和施行。所有的急诊医务工作者都具备各种急症救治的时间窗观念,理论知识掌握牢固,抢救技术娴熟,反应迅速,能够抓住"黄金时间",才能提高抢救的成功率。

(二)筛查与分诊

急诊科作为医院"首诊首治"的前锋地带,承载着大量患者收治的压力。因此,急诊科应具备完善的分诊分科处理制度。对就诊的患者首先具备简单病情评估的能力,再根据患者实际需求,对患者进行病情分流、患者分流,做到分科就诊、有序就诊。急诊分诊作为患者来院就诊的首要环节,承担着对患者病情进行快速评估以便医师施予迅速急救的任务。建立一套完善的急诊分诊系统不仅可以保障患者的生命安全、极大地提高医护人员的工作效率,还可以减少资源浪费,甚至可以降低患者死亡率、减少患者的住院时间等。

分诊时可根据病情的轻、重、缓、急决定就诊顺序,对不同分类用不同颜色做标记以示区分。根据病情轻重,通常将患者分为 5 类,即急危症、急重症、紧急、亚紧急及非急诊患者。急危症患者通常具有生命危险、生命体征不稳定的特点,需要立即实施抢救;急重症患者有潜在的生命风险,病情有可能急剧变化,需要紧急处理并且马上予以密切观察,此类患者的救治时间要求在 15 min 以内;紧急类患者主要包括生命体征尚且稳定,但有可能病情恶化、急性症状持续不缓解的患者,救治时间要求少于 30 min;亚紧急类患者病情稳定,没有严重的并发症,此类患者的救治时间要求少于 90 min,并且能在目标反应时间内处理 90% 的患者;最后一类非急诊患者通常病情不会迅速变化,可等候,也可到门诊诊治,此类患者的救治时间通常要求在 180 min 以内。

(三)分流

在对患者的病情进行初级评估后,除少数有危及生命病情的患者需要立即在急诊得到抢救外,对其余亚急性或非急性患者以及急性病情得到控制后的患者应立即采取进一步病情评估及相应的分流措施,以减轻急诊运转负荷、分担急诊就诊压力、充分利用有限的医疗资源。通常,大型医院急诊科需配置急诊内科、外科,神经内科、外科,急诊妇产科,急诊耳鼻喉科等专科。根据患者的主要病情以及疾病的严重程度,将患者导向相应的专科急诊,并由专科采取进一步的诊疗措施;对于一些急症好转但暂未脱离危险期的患者,可转运至重症监护病房采取进一步的监护诊疗措施。根据临床需求提高急诊内科、外科和神经内科、外科的资源配置,可以提高各科室的工作效率,保证患者抢救的成功率。

四、急诊医学发展平台建设

急诊医学发展平台是在政策指引下,充分考虑社会需求和学科发展需要,运用集成创新的理念方法构建的科学、合理、高效的新型急危重症救治体系,这必将有利于解决当前我国急诊急救体系面临的诸多问题。

(一)优化流程,缩短"延迟"

急性心脑血管疾病、严重创伤、急性中毒等急危重症,具有起病急骤、病情变化快、早期致死、致残率高和早期有效救治可以改善预后等特点。既往研究显示,各种因素导致的救治"延迟"是造成预后不良的重要原因。不同地区的急诊急救体系及地理环境等存在差异,导致救治"延迟"的因素也各不相同,但总体可归纳为呼救"延迟"、院前"延迟"和急诊"延迟"。大平台制定区域性的标准化救治流程,优化临床路径,加强院前急救/院内急诊衔接,缩短救治"延迟",有望改善急危重症患者的预后。

(二)推动信息化建设,提供连续性医疗服务

当前,多数医院信息系统(hospital information system,HIS)在顶层设计上存在缺陷,机构之间、院前与院内之间交互困难、衔接不畅。急诊急救信息化建设普遍滞后,部分地区急救病历为手工记录,患者信息不完整、不连续,临床资料利用价值低。大平台强调信息化建设,借助现代通信技术构建急诊急救网络,消除区域内院前急救/院内急诊之间的壁垒,实现患者信息互通,从而提供"以患者为中心"的连续性医疗服务。大平台借助智能化信息采集技术和结构化电子病历,充分利用数据的临床价值,让数据"活"起来,

助力临床研究,从而发现临床工作中的不足和问题,找到解决问题的思路和方法,提升医疗服务质量。

(三)急诊人才梯队建设

经过多年的探索和实践,急诊人才队伍建设已经取得长足的进步。目前,国家已经将急诊医学教育纳入国家医学教育规划,在卫生部教材办公室、全国高等医药教材建设研究会的医学教育规划教材中,已经形成了五年制临床医学专业(本科)、研究生、专升本以及专科医师培训等系列规划教材。我国大部分重点高校已在临床医学专业中开放设立急诊医学二级临床学科,并逐步开放急诊医学硕士、博士点招生,加强国家急诊医学人才梯队建设。并且,急诊住院医师、专科医师规范化培训已被纳入国家临床医师培训计划中,急诊专科医师培训基地(试点)已由卫生部组织专家评出,急诊专科医师培训(3+2方案:本科毕业后,前3年综合临床轮训,后2年专科临床培训)已进入实施期。但是,与发达国家及其他学科相比,我国急诊医学的力量仍相对薄弱,逐步建设发展急诊医学专业医疗团队,提升综合救治能力,建设专业化、高水平的急诊急救队伍,以更好地满足急危重症患者的救治是当前时代背景下的需求。

(四)构建创新型急诊医学发展平台

急诊医学发展平台建设强调集成创新,即在原有基础上,充分利用现代化管理模式、信息化技术手段等,将分散的医疗资源重新布局和优化,形成优势互补的整体,产生"1+1>2"的集成效应。平台在不增加过多资源投入的前提下,实现现有资源的有效整合,对医疗资源不足地区的意义尤其突出。

1. 组织框架　急诊医学发展平台的组织框架如下:由医疗机构负责人牵头,医务处、护理部、门诊部等多部门参与成立领导小组,为平台建设提供保障;急诊科设立平台建设办公室,由分管院长担任办公室主任,心血管病学、神经病学、重症医学、检验学、放射学等学科负责人为成员。此外,医院急诊科应设立胸痛中心、卒中中心、创伤中心负责急诊平台快速急救功能;医院与区域院前急救中心签署合作协议,共同推动本区域的平台建设。

2. 标准化救治流程　急诊发展平台坚持"以患者为中心、以质量为核心"的建设理念,通过制定标准化的救治流程(以下简称"标准化流程"),缩短救治"延迟"。标准化流程的制定应遵循科学性、可行性、高效性和持续改进的原则。在相关疾病救治指南及专家共识的基础之上,制定区域内统一、标准化的救治流程,充分利用现代化信息手段,以时间为主线,使高效性贯穿整个临床救治过程,包括:从呼叫第一时刻到首次医疗接触(first medical contact,FMC)这段急救盲区的远程指导、FMC至急诊科途中的诊疗和远程交互、院前急救/院内急诊衔接、以急诊科为核心的多学科协作救治等。标准化流程不可能一蹴而就,需要根据患者救治过程中各个时间节点的监测、质控及实际运行中发现的问题进行持续改进。

(五)航空医疗救援

航空医疗救援队伍是航空医疗救援的组织者和执行者,是航空医疗救援的灵魂和统帅,也是航空医疗救援能够安全、顺利开展的关键。航空医疗救援队伍包括飞行机组人员、空中医务人员、运行控制人员、通信人员、地面急救人员、管理人员、规划监管人员及研发人员等。航空医疗救援作为急诊科新兴的急救手段,具有如下显著的特点:①救助效率高,能有效提升伤病员救援成功率并降低病死率;②专业化程度高,对医护和飞行人员要求高;③受地理空间限制少,可解决地面交通不通达或不通畅的问题;④使用价格高,航空器、人力资源、油耗等成本高于地面运输。在中国,由于低空领域的管制等问题在相当长的一段时间内仍无法完全解决,通用航空市场的发展明显落后于世界水平和中国经济的发展水平。但是,随着未来医疗及航空事业的发展,航空医疗救援会逐步成为急诊急救医疗体系中不可或缺的一个环节。

(六)"120"救护车和院前急救、医院,信息化及信息一体化等

急诊平台通过信息化建设实现区域内院前急救-院内急诊的一体化,借助现代信息技术实现智慧化医疗和智慧化管理。但是物联网场景下的医疗服务对网络的速率、稳定性等有更高的要求。5G 时代的到来为平台建设"万物互联"提供了可能。院前急救通过"医健通"、身份信息读取、语音交互等技术实现呼救位置、人口学、主诉及既往史等信息的智能化采集。"120"及救护车急救设备与信息系统对接,全程采集患者的生命体征、心电监护及辅助检查等信息。现代通信技术将院前急救采集的信息实时传输至急诊科。急诊科工作人员接收到患者信息后,可提供远程挂号、分诊服务,预分配相应的医疗资源,并通过远程诊疗系统提供指导。在信息化发展的时代背景下,我国正在逐步实现区域内院前急救-院内急诊临床数据的统一管理,逐步构建面向医疗服务、管理、质控与教学科研的集成化应用,帮助医院实现持续的质量改进和服务创新,发展智慧医疗。

第二节 重症医学

一、概述

重症医学(critical care medicine,CCM),以往又称"危重病医学",是研究危及生命的疾病状态的发生、发展规律及其诊治方法的一门综合性临床医学学科。重症医学打破了传统的以器官为主的分科模式,研究器官与器官之间的相互关系,探讨重症患者的病理生理变化、监护和处理,所研究的内容不局限于某种疾病,而是研究由多种疾病因素引起的复杂的临床综合征。

重症监护室(intensive care unit,ICU)是重症医学学科的临床基地,也是各类危重患者的救治平台。它为由各种原因导致的一个或多个器官与系统功能障碍危及生命或具有潜在高危因素的患者提供及时的多器官功能支持。ICU 应用先进的诊断、监护和治疗设备与技术,如多模态监测、机械通气、体外膜肺氧合(extracorporeal membrane oxygenation,ECMO)、连续性肾脏替代治疗(continuous renal replacement therapy,CRRT)等,对病情进行连续、动态的定性和定量观察,并通过有效的干预措施,为重症患者提供规范的、高质量的生命支持,以减少病残率和病死率、维持器官功能并恢复健康。

二、重症医学简史

重症医学源于现实需求,自 20 世纪 20—30 年代起,人们认识到应将病情危重及创伤严重的伤病员集中在一个区域,由具备特殊医疗和护理技能的医护人员给予密切的护理和治疗,重症医学的概念也应运而生。

重症医学的起源可追溯至 1863 年,弗罗伦斯·南丁格尔(Florence Nightingale)结合自己的体会,首先提出将危重伤员安置在邻近护士站的地方,以便进行及时观察和快速的医疗护理,这是最早的关于 ICU 的设想。约翰·霍普金斯(Johns Hopkins)医院的 Walter E. Dandy 教授是美国神经外科的奠基人之一,1929 年他率先开辟了 3 张床的术后恢复室(recovery room),创建了美国第一家 ICU。20 世纪 30—60 年代,因战争、民间创伤、疾病与灾难救治的需要,欧美许多国家先后建立了不同模式的特殊病房及监护室,对危重患者救治的医疗理念和技术手段有着重要的推动作用。1952 年,丹麦哥本哈根发生脊髓灰质炎大流行,并发呼吸衰竭的患者大量死亡。当时的手法正压通气及后期的 Engstrom 呼吸器的应用,使病死率由 87% 下降至 40% 以下,促进了重症医学的崛起,这是医学发展史上的一个里程碑。此后,世界范围内的医院相继开设了 ICU。1970 年美国危重病医学会(Society of Critical Care Medicine,SCCM)及 1982 年欧洲重症监护医学会(European Society of Intensive Care Medicine,ESICM)的成立,标志着重症医学作为一门新兴学科的出现。

我国重症医学和 ICU 的起步相对较晚。20 世纪 50 年代初期,各医疗单位多以"抢救小组"的形式满足特殊危重患者的抢救需求。70 年代,部分医院建立起专门针对呼吸衰竭、肾衰竭和心力衰竭的"三衰"患者集中救治病房,开启了将危重患者集中管理的发展模式。1982 年,北京协和医院的曾宪九、陈德昌教授等率先创办了国内第一个具有国际先进理念的 ICU 病房,随后,国内的医院相继建立 ICU。2009 年,重症医学成为临床医学二级学科,标志着我国重症医学进入了崭新的发展时期。在 2003 年的 SARS 疫情、2008 年的汶川地震、2010 年的玉树地震及 2020 年的新冠肺炎疫情等多个公共卫生突发事件中,重症医学发挥了引领作用,是临床医学发展的巨大动力和中流砥柱,也加速了重症医学自身的进一步发展。现今,随着国家对重症医学重点专科的支持,重症医学在基础设施、从业队伍、学术进展和科学研究等方面均有了长足的发展,被誉为最有意义和最为活跃的医疗学科之一。

三、重症医学专业特点

(一)集中管理

重症医学起源于将病情危重及创伤严重的伤病员集中管理、护理和治疗的现实需求。因此,集中管理是重症医学的特点之一,其主要表现为:①集中管理医院各类急、危、重症和高危患者;②集中最先进的医疗监护和治疗设备;③集中训练有素的、掌握重症医学理论的、有高度应变能力的专业人才;④实施高质量、高效率医疗。重症群体以及集中管理的特殊性奠定了 ICU 不同于普通病房的人员配置、设备投入、管理和质量控制模式。

（二）多器官功能支持及整体治疗观

重症医学的主要服务对象是各类危重症患者。有别于普通患者，危重症患者的病因常呈多元性，在疾病演变到危重阶段的过程中，可由单器官功能障碍转向多器官功能障碍，包括心、肺、肝、肾、脑及胃肠等重要脏器损害，以及凝血、免疫、代谢、内分泌等全身系统功能紊乱，并危及生命。因此，重症医学所面临的主要工作任务有：①对已经存在或可能发生危及生命的急性多器官功能障碍或衰竭的患者，进行紧急复苏、多器官功能维持及生命支持治疗，为原发病的治疗赢得时间和机会；②重建人体内环境稳定，为避免进一步的序贯损伤创造条件，促进器官功能恢复；③治疗理念强调从整体观的角度出发，平衡各脏器间的相互关系。

（三）核心监测和治疗技术

重症医学是守护生命的最后一道防线，始终处于抢救的最前沿。这种前沿地位伴随着诊疗方法和技术设备日新月异的发展和更新，同时促进了专业的可持续发展。在监测评估方面，许多新的方法已被应用于临床，包括组织血氧饱和度、血管阻断试验、微透析评价组织灌注及床旁超声技术等。在治疗技术方面，机械通气新模式、超声导向治疗、ECMO、肝脏分子吸附再循环系统及 CRRT 等在临床工作中广泛开展。同时，各类核心监测和治疗技术在营养、镇静镇痛和重症护理等各个领域都不断蓬勃发展。

核心监测和治疗技术及其发展是重症医学处于医学前沿的基石，重症医学工作者只有把握科技进步的时代脉搏，才能更好地将医学科技成果落实到对重症患者的服务中。

（四）多学科合作、交叉融合

重症医学需要多学科合作及交叉融合，这样才能够提高诊疗效益，为更多病情疑难复杂的患者提供更好、更优质的医疗服务，取得最佳效果，并提高综合防治能力。通过多学科联合，共同对现有病例资料进行总结、分析和科学研判，发现潜在规律，洞察发展趋势，为临床救治和防控策略提供科学依据。不同专科的结合将会产生积极效应，使不同专业的知识、技能和哲理能不断地丰富并开拓这个新的领域。重症医疗和专科之间的关系应是优势互补，重症医学也为专科"搭建"了发展的平台，两者相互促进、共同提高，在保障重症患者医疗安全方面成为彼此可靠的后方。

四、重症医学发展平台建设

我国的重症医学学科平台建设相对国外以及其他学科来说发展较晚，但随着社会经济的迅速发展和医疗水平的提高，重症医学作为危重患者救治平台和各种公共卫生突发事件、重大灾害事件的应急平台，需求量不断增大，已显现出其不可替代的作用，在国家、学会组织以及学科层面都获得了进一步的有效支撑，促使重症医学进入快速发展的新阶段。

（一）学科发展的建设

2009 年，卫生部印发了《关于在〈医疗机构诊疗科目名录〉中增加"重症医学科"诊疗科目的通知》（卫医政发〔2009〕9 号），允许具备条件的二级以上综合医院设置重症医学科;组织制定了《重症医学科建设与管理指南(试行)》,以加强对重症医学学科的建设和管理,同时增加人员、配置设备、改善条件及健全制度。这些标志着重症医学成为了独立学科,并逐步建立了规范的学科体系。

2006年、2011年及2015年,中华医学会重症医学分会组织开展了3次全国ICU普查工作,目的在于全面了解我国ICU的发展现状、学科建设及管理模式,准确掌握全国各地医院ICU的数量、分布、结构、医疗资源构成和使用状况,建立我国重症医学组织状况和软实力数据库。普查结果表明,全国重症医学科的数量由原有的1000多家增加至近4000家,ICU医师执业人数增加至26650人,ICU护士执业人数增加至10万余人,三甲医院的重症医学科比例、封闭管理比例显著增加,医/床达标率、护/床达标率也有明显增加。这一增长速度及幅度说明中国重症医学发展势头迅猛、储备力量充裕。从3次全国ICU的普查数据可知,中华医学会重症医学分会建会之初全国只有约30%的ICU从属于重症医学科。经过中华医学会重症医学分会及全国重症医学同道的不懈努力,截至2015年,全国ICU已有近66%被纳入重症医学科管理,表明我国重症医学学科管理模式发展健康、迅速。随着学科的蓬勃发展,2016年重症医学专业进入全国最佳专科排名名单,这对学科影响力的提升有着重要的意义。

(二)区域化重症医学平台

国内外越来越重视重症医学的发展,各级医院相继建立了自己的ICU。但由于软硬件条件限制,各个医院ICU的诊疗技术水平参差不齐,既影响了重症医学整体水平的提高,又导致了空间与设备、人员与技术的浪费。因此,建立"区域重症医学中心"刻不容缓。重症医学的突出特点是"集中",即将区域化训练有素的工作人员集中在一些较大的医疗单位,充分发挥"区域医疗中心"的作用,利用远程会诊技术,指导并交流对危重症患者的诊断与治疗,完善双向转(会)诊等制度。

(三)院内院外突发事件应急平台

从2003年的SARS到2020年的新冠肺炎疫情,从2008年的汶川地震到2010年的玉树地震,重症医学作为危重症患者应急救治平台,在国家及地方性突发公共卫生事件和重大灾害中彰显了中流砥柱的作用,用实践证明了重症医护是一支经过严格训练与打磨、有着极强团队战斗力的队伍。"奉命于病难之间,受任于疫虐之际"的重症医学在国家相关部门的支持下得到了更好、更快的发展,在满足人们日益增长的医疗需求的同时,更好地发挥应对突发公共卫生事件和重大灾害事件的主力军作用和平台效应。

与国家及地方性突发公共卫生事件和重大灾害的院外应急相比,重症医学也承担着院内突发事件的应急响应。在院内应急平台发展方面,需时刻关注重症医学理念不应只局限在ICU内,而应让全院患者都能享受到学科发展的成果,建立没有"围墙"的ICU。在院内应急响应中强调"早期识别和处理重症患者"的理念,并基于此理念逐步推进建立以重症医学医护人员为主体的重症快速反应小组(critical care rapid response team,CCRRT),制定响应标准、职责以及启动后的应答。当院内患者出现呼吸、循环、神经等系统指标的早期异常改变时,由医务人员呼叫CCRRT,CCRRT快速响应至患者床边指导救治。CCRRT是应对院内突发事件、保证各学科重症患者医疗安全的重要举措。

（四）统一规范的人才培养

重症医学学科的核心竞争力归根结底是专业人员的能力与水平。如何培养合格的重症医师是学科发展的核心要素之一。伴随着学科规模的需求与发展，人才培养问题日益凸显。

重症医学专业作为一门新兴学科，人才储备方面较其他专业有着明显不足。这一问题无论是在欧美国家还是在我国，都尤为突出。在医学教育领域，现阶段我国缺乏对医学生本科阶段实施重症医学的专业教育，仅有的重症医学硕士、博士毕业生数量远远不能满足重症医学岗位的空缺，同时还缺乏其他重症医学相关专业的人员，如重症医学专业护士、呼吸机治疗师及临床药师等，并缺乏给予这些人员相应的重症医护技人员待遇。

近年来，中华医学会重症医学分会实行的重症医学专科资质5C培训、其他专科技能培训以及基层培训计划，在一定程度上解决了重症医学人才培养的短板问题。2018年，重症医学科纳入国家专科医师规范化培训，从此拉开了重症医学专科医师规范化培训的序幕。2020年，在新冠肺炎疫情形势下，重症医学人才梯队加速建设，重症医学科被纳入住院医师规范化培训体系，进一步完善了重症医学人才培养模式，促进了重症医学专业人才的统一规范管理和同质化培养，保障学科可持续发展；同年，随着教育部加大重症医学硕士、博士人才培养工作，各大知名高校在临床医学一级学科下设置重症医学二级学科或研究方向，进一步加强了重症医学高层次人才的培养。

（五）大数据改变重症医学诊疗和研究模式

大数据成为今天的时代性标志。ICU的重症患者接受密集的监测和治疗，使其成为数据量产生最大的医疗单位，也是医疗大数据最好的应用与研究单位。对重症临床信息系统的海量数据进行不同层面的有效挖掘和处理，在"大海"中寻找出"金矿"，才能更好地为医生和患者提供服务。这些层面包括：①基础层，多维数据的整合和储存；②平台层，数据的处理；③功能层，数据的即时查询和统计分析等；④业务层，提供在线查询、疾控预警及临床决策等。

大数据的应用也改变着临床研究的模式。传统的临床研究是通过有效抽样对疾病进行研究的。然而近年来，抽样的代表性越来越成为随机对照试验（randomized controlled trial，RCT）的软肋，大数据从整体样本而非局部样本研究和探讨临床诊疗问题，将获得重症医学"真实世界"的结果，从而改变临床研究模式和临床统计学模式。

第三节 急诊医学与重症医学：同与不同

就临床内容而言，急诊医学和重症医学两者的主要服务对象在病程的不同阶段各有侧重。从整体上讲，急诊医学和重症医学关系密切、不可分割，故两者也被称为急重症医学（emergency and critical care medicine）。急诊医学和重症医学的主要业务和技术范围客观上具有高度的一致性，均为临床医学的重要组成部分，但与其他学科相比又有其特殊性，所以从事急诊、重症工作的医师必须适应临床医学发展的特点，不断提高急诊、救援、重症的整体救治水平和能力,促进我国急诊重症事业的更快发展(表1-1)。

表1-1 急诊医学和重症医学的区别

医学名称	服务对象	工作场所	范围	主要服务措施
急诊医学	所有生命体征不稳定的患者	院前、急诊、观察室、输液室、抢救室	广泛	急诊筛查、分诊、转运、分流
重症医学	危重症患者	ICU	局限	急危重症救治、多器官功能支持

在少数城市,全市院前急救中心分别附属于各个综合医院,由"120"中心、院前救护系统服务部、急诊科和病区专科组成"绿色通道"。在救护车出发时急诊科和服务部立即做好抢救准备,在急救患者到院后由服务部全程陪同检查、治疗,确保绿色通道顺畅,有效整合医疗资源,实现院前急救与院内治疗一体化服务,缩短抢救时间,提高救治成功率;院前急救和急诊人员定期到院内各临床科室轮转培训,这样有助于提高急救专业队伍的业务水平,促进急诊医学的医、教、研同步发展。但是在我国农村地区,由于幅员辽阔、人口庞大,院前急救相对滞后,急诊急救的医疗设备参差不齐,很多地方急救通信设备落后、急救人员配备不足、技术水平严重滞后,还仍然是"一辆车、一副担架、一个急救箱"的现状,仅以转运患者为主。农村急诊医疗问题近年来备受关注,各级政府高度重视,国家将增加投入,逐步改善其条件。

目前国内二级以上医院都建立了急诊科,主要承担急诊预检、抢救、留观和急诊病房等工作。不少医院的急诊科医师仅接诊内科或外科的患者,而各专科如妇产科和儿科等科室的急诊患者则由相应的专科医师负责,但也有一些医院的急诊科主要以内科急诊为主。在运行模式上,部分医院建立了急诊和ICU一体化运行的机制,一般为综合监护病房或急诊监护病房,负责从急诊预检、急诊急救、全院各科危重病患者的抢救、ICU综合救治以及康复治疗等工作。除此之外,目前大部分医院,尤其是三级医院以急诊科与重症医学科分开独立的模式运行,急诊科医师只负责急诊患者的诊查、抢救、留观以及向各科包括重症医学科输送患者而不参与ICU的工作;重症医学科医师只负责重症医学科内患者的诊治而不参与急诊工作。随着急诊医学和重症医学以各自不同的专业特点不断发展,选择性学科细分及独立是科学建设与时俱进的必然趋势。

(宫 晔 童朝阳 申 捷)

参考文献

[1] 于学忠. 中国急诊医学三十年[J]. 协和医学杂志,2013,4(3):221-223.

[2] 刘大为. 中国重症医学30年发展之路[J]. 中国实用内科杂志,2011,11:835-837.

[3] 林果为,王吉耀,葛均波,等. 实用内科学[M]. 北京:人民卫生出版社,2017:7332-7347.

［4］ GRENVIK A，PINSKY M R. Evolution of the intensive care unit as a clinical center and critical care medicine as a discipline ［J］. Crit Care Clin，2009，25(1)：239 - 245.

［5］ WEIL M H，TANG W. From intensive care to critical care medicine：a historical perspective ［J］. Am J Respir Crit Care Med，2011，183(11)：1451 - 1453.

第二章　中枢神经系统

█ 第一节　重型颅脑损伤

颅脑损伤(traumatic brain injury，TBI)是指发生于头颅部的外伤，由外力造成的脑功能性改变或病理性改变。脑功能性改变包括意识丧失或意识水平下降、顺行性或逆行性遗忘、神经功能缺失和损伤时的精神状态变化；脑病理性改变按解剖部位分类，包括颅骨骨折、硬膜外血肿、硬膜下血肿、蛛网膜下腔出血、脑挫裂伤、颅内血肿、脑室内出血及弥漫性脑肿胀和弥漫性轴索损伤(diffuse axonal injury，DAI)。TBI 的致伤原因以跌坠伤和撞伤最为多见，击伤次之，常发生于灾难、战争或交通事故中。

重型颅脑损伤(severe traumatic brain injury，sTBI)是神经外科常见的危重症之一，其定义为：①伤后昏迷 12 h 以上，意识障碍逐渐加重或再次出现昏迷，格拉斯哥昏迷评分(Glasgow coma scale，GCS)≤8 分(表 2-1)；②有明显的神经系统阳性体征；③体温、呼吸、血压及脉搏有明显改变。sTBI 主要包括广泛颅骨骨折、广泛脑挫裂伤及脑干损伤或颅内血肿，具有高病死率、高致残率的特点。根据"全球疾病负担"(global burden of disease，GBD)的报告，每年约 7 000 万人发生 TBI，其中548 万人为 sTBI。美国每年约有 150 万人发生 TBI，其中 5.2 万人致死、8 万～9万人终身残疾，每名患者耗费的经济成本为 39.6 万美元，包括治疗、康复和生产力损失。在我国颅脑损伤数据库的 7 145 例急性 TBI 患者中，1 626 例 sTBI 患者的病死率为 19.9%，重残率为 27.5%。尽管近几十年来全球 TBI 救治水平显著提高，但 sTBI 在救治成功率和神经功能恢复等方面仍有较大提升空间，这是 TBI救治中的重点。

表 2-1　GCS 评分

项目	严重程度	分数
睁眼反应(E)	不能睁眼 刺痛能睁眼 呼之能睁眼 能自行睁眼	1 2 3 4

项目	严重程度	分数
语言反应(V)	不能发音 仅能发音,无语言 胡言乱语,不能对答 能对答,定向 * 有误 能对答,定向 * 准确	1 2 3 4 5
肢体运动(M)	刺痛时肢体松弛无动作 刺痛时双上肢过度伸展 刺痛时双上肢过度屈曲 刺痛时肢体能回缩 刺痛能定位 能按吩咐完成动作	1 2 3 4 5 6

注：* 定向,指对人物、时间、地点的辨别。

一、发病机制

sTBI 是一个动态演进的病理生理过程,脑组织遭受机械性外力的直接打击造成神经元、神经胶质细胞、脑微血管床等原发性损伤,随后引起继发性系统紊乱(低血压、低氧血症及高碳酸血症)和局部病灶所导致的"瀑布式"级联损害效应,加重神经功能损伤,即继发性损伤。sTBI 主要发病机制:①血脑屏障破坏并功能障碍,脑水肿形成;②谷氨酸、天冬氨酸等氨基酸驱动的兴奋性毒性作用;③细胞内钙超载影响线粒体的功能及完整性,导致细胞毒性肿胀和死亡;④自由基生成致氧化应激损伤;⑤神经炎症反应;⑥脑微循环功能障碍;⑦凝血功能障碍。

二、诊治流程

sTBI 的诊治流程一般分为 4 个阶段:院前(prehospital)急救、急诊室(emergency department)救治、专科救治[神经重症监护室(neurological intensive care unit,NICU)/重症监护室(ICU)]和院后(post-discharge)康复。规范化流程管理可提高 sTBI 患者的救治成功率、减少并发症、降低病死率及致残率。

(一)院前急救

院前急救是 sTBI 救治的第 1 步,是后续治疗的基础,其主旨是快速反应和安全转运,以期不延误抢救时机。sTBI 患者遵循创伤患者的 ABCDE 原则:"A",即 Airway,指通畅呼吸道,紧急清除患者呼吸道的唾液、粉尘、泥土,使能顺利呼吸;"B",即 Breathing,指建立稳定的呼吸,强调早期气道控制,行气管插管以迅速改善缺氧状态,监测氧合及呼气末二氧化碳,避免发生误吸;"C",即 Circulation,指保持循环的稳定,可使用等渗液体以维持收缩压>90 mmHg;"D",即 Disability,指意识障碍评估,采用 GCS 评分快速判断患者昏迷程度,监测瞳孔;"E",即 Exposure,指全身外伤评估,除去所有衣物进行全面体格检查,评估有无合并其他脑外器官损伤。

sTBI 患者需争取在伤后 1 h 的"黄金窗口期"内直接被转运至附近具有神经外科专科的医疗中心。目前,主要转运方式有救护车陆地转运及医用飞机空中转运。医疗中心需要有能力进行全天候电子计算机断层扫描(computed tomography,CT)检查、完成神经外科手术评估及处理、完成颅内压(intracranial pressure,ICP)监测植入术。不建议逐级转诊,以免失去最佳救治时机。中国参与的欧盟 CENTER - TBI 项目显示,我国 39 家医院 11 770 例急性 TBI 患者在不同级别的医院死亡率差异显著:二级医院的死亡率为 7.31%,三级医院死亡率为 2.75%。相较于轻中型 TBI,sTBI 的救治更需要专业的神经外科团队支持。院前急救转运对 sTBI 患者预后起重要作用。

(二)急诊室救治

急诊室救治是 sTBI 患者救治过程中的关键环节,其要素包括:①开放绿色通道,延续院前急救的"高效"主旨,缩短后续检查、诊断、会诊及治疗的间隔时间;②病情动态评估,持续监测生命体征、意识状态、瞳孔变化及神经系统体征,密切随访影像学及其他辅助检查,筛选出具有神经外科手术指征的患者,调整非手术治疗方案;③多学科协作,sTBI 患者很可能存在脑外器官损伤,或出现颅脑损伤以外的并发症,及时请相关科室会诊可有效提高救治成功率;④迅速完善术前准备,对于需要行神经外科手术治疗的患者,在影像学及其他辅助检查完善的基础上,尽快完成术前谈话签字、备血备皮等工作;⑤再次安全转运,需手术治疗的患者转运至手术室,非手术治疗的患者转运至 NICU 或 ICU。手术治疗的方式包括颅内血肿清除、去骨瓣减压、脑脊液引流、颅内压监测探头植入等,非手术治疗方式包括高渗药物治疗、机械通气、镇痛镇静、亚低温治疗、营养支持、感染预防、癫痫预防、深静脉血栓预防、应激性溃疡预防,以及维持水、电解质、酸碱平衡等。

(三)专科救治

专科救治阶段的规范化、精准化管理同样是 sTBI 救治的重要环节。sTBI 患者存在意识障碍、主诉缺失,而其病情却危重、复杂、多变,有进一步或再次手术治疗可能,而非手术治疗方案也需及时调整。这些特殊性使得"监护"成为专科救治阶段的重中之重,需要在配备专业神经重症医护人员和监测设备的 NICU 或 ICU 中进行。除对一般创伤患者的呼吸及循环等生命体征、脑外器官进行监测外,sTBI 患者还需要接受脑功能监测,如人工动态观察瞳孔和进行意识状态评分,使用监测设备如移动 CT、床旁脑电图、脑血流超声仪、脑氧监测仪、脑温监测仪、ICP 监测仪及脑组织微透析仪等。脑功能多模态监测(multimodality monitoring,MMM)是应用上述不同方法和原理的多种监测技术,在 sTBI 患者的监护中起重要作用。MMM 可提高医疗护理质量、辅助临床治疗、及时发现潜在风险、减少并发症及降低病死率。

(四)院后康复

院后康复是相对于 sTBI 诊治流程中的院前急救、急诊室救治和专科救治而言的,时间上晚于以上 3 个流程,但无须等待至颅内病理生理学状态完全稳定,也不必在转运至康复病房后才开展。院后康复的等待延迟会错过康复治疗的最佳时机,导致致残率增高。目前,提倡 sTBI 患者早期康复治疗,可以在 NICU、ICU 或神经外科病房床旁进行,并在转运至康复病房或康复医院后延续。sTBI 患者的康复管理需要神经外科、康复医学科、重症医学科及急诊科等多学科联合、同步开展,结合患者颅内及全身情况,在充分考虑适应证和禁忌证的前提下,于伤后早期制订康复计划。

三、临床表现

(一)一般临床表现

sTBI 的临床表现虽因致伤原因、损伤部位和就诊时间不同而有差异,但就其伤后的症状和体征而言,仍有一定的规律和共性。

1. 意识障碍　根据意识障碍的程度分为浅昏迷、中昏迷和深昏迷。当 sTBI 患者有下列情况时可能发生昏迷:①有广泛的脑挫裂伤伴急性脑肿胀或弥漫性脑水肿伴脑疝形成;②急性颅内血肿继发脑疝;③弥漫性轴索损伤;④严重脑干损伤等。如昏迷超过3 个月以上者称为迁延性昏迷,或称植物生存状态(植物人),患者表现为有觉醒周期,但是与外界没有主动反应和交流。

2. 头痛呕吐　由于 sTBI 患者处于昏迷状态,往往缺失头痛主诉,但可有呕吐表现,是常见症状之一,很可能是因为继发性血肿或脑水肿致颅内压进行性增高而引起的。

3. 眼部征象　是能够客观反映病情的可靠征象,包括:①瞳孔。若双侧瞳孔大小不等,一侧或双侧时大时小,伴有眼球位置歪斜,表示中脑受损;若双侧瞳孔极度缩小,光反应消失,伴中枢性高热,为脑桥损伤;若一侧瞳孔先缩小,继而散大,光反应差,患者意识障碍加重,而对侧瞳孔早期正常,晚期也随之散大,为典型的小脑幕切迹疝表现;若双侧瞳孔均散大固定,光反应消失,多示濒危状态。②眼球运动。若双眼运动不协调,出现眼球分离、歪斜情况时,多提示脑干损伤;若双眼同向凝视,常表示对侧额中回后部有刺激性损伤;如为破坏性损伤,双眼向同侧凝视;脑桥侧视中枢受损时,双眼向对侧凝视;眼球震颤多见于小脑或前庭系统的损伤,前者呈水平粗大眼震,后者呈水平或旋转性眼震。③眼底改变。早期多无眼底改变,但可因严重对冲性额颞部脑挫裂伤、颅前窝骨折,伴急性颅内出血或颅后窝血肿时,伤后 30 min 即可出现眼底视神经盘水肿及火焰状出血,同时常伴有眼球张力增高、前突及眼睑皮下淤血等颅前窝骨折的征象。

4. 锥体束征　若偏身运动或感觉障碍,多为中央区前或后的脑挫裂伤和(或)出血;若有双侧锥体束征,双下肢肌张力增高、腱反射亢进、病理反射阳性,则为脑干受压或颅后窝血肿所致;若伤后早期没有锥体束征表现,继后逐渐出现,伴有躁动和意识障碍加重者,常为颅内继发血肿的信号;若表现为阵发性四肢强直、角弓反张、双臂前旋,呈去大脑强直发作,说明脑干受损。

5. 生命体征　若伤后呼吸、脉搏、血压的暂时性紊乱时间延长,且无恢复的迹象,则表明脑干有较严重的损伤;若伤后生命体征已恢复正常,但随后又渐次出现血压升高、脉压增大、呼吸和脉搏变慢等改变时,说明有进行性颅内压增高,常提示颅内继发血肿;若伤后早期出现休克,应考虑脑外器官合并有创伤性出血。

6. 脑疝　脑疝是指颅内压升高后,由于颅内各腔室间压力不均衡,推压某些部分的脑组织向靠近的解剖间隙移位,并危及生命的综合征。最常见的脑疝有小脑幕切迹疝和枕骨大孔疝,其中小脑幕切迹疝按疝出的脑组织和方向的不同,又分为小脑幕切迹上疝和下疝两种。脑疝多表现为剧烈呕吐、双侧锥体束征、瞳孔散大及对光反应消失、眼底水肿、意识障碍进行性恶化、去大脑强直、中枢性呼吸及循环衰竭等,预后极差。

(二)特殊临床表现

sTBI患者存在个体和年龄的差异,且致伤原因和损伤部位不同,除一般常见的临床表现外,还有其特殊的临床表现。

1. 小儿和老人

(1)小儿:泛指婴幼儿和学龄前儿童,其神经系统发育不完全、稳定性差,故伤后反应严重,生命体征紊乱明显,容易出现休克症状。常有迟发性意识障碍表现,易与颅内继发性出血所引起的再昏迷相混淆。小儿颅内血肿临床表现较轻,脑疝症状出现较晚,往往病情变化急骤。不过,小儿脑组织的代偿能力较强,对脑挫裂伤的承受力较大,伤后恢复较快,后遗症较成人少。

(2)老人:老人颅骨弹性减低、脑血管硬化、脑组织萎缩。因此,易于出现颅骨骨折,脑损伤也较严重。此外,老人基础疾病多、代偿能力差,各种神经功能损伤的后遗症和重要器官的并发症较多。老人往往出现致伤外力大小与临床表现不符的情况,意识障碍的时间较长,生命体征改变显著。

2. 水、电解质紊乱 sTBI患者的神经内分泌调节可受影响,出现尿崩、高钠或低钠综合征等特殊的水、电解质紊乱,高渗药物、机械通气等治疗也一定程度上加重了水盐代谢失衡。低钠综合征中脑性耗盐综合征(cerebral salt-wasting syndrome,CSWS)和抗利尿激素分泌异常综合征(syndrome of inappropriate secretion of antidiuretic hormone,SIADH)较为常见。

3. 高渗高糖非酮症性昏迷 sTBI患者因机体应激反应或下丘脑-垂体系统受损,可出现糖代谢紊乱,致高血糖、高渗透压及非酮症昏迷,即高渗高糖非酮症性昏迷(hyperosmolar hyperglycemia nonketotic coma,HHNC)。多见于既往无糖尿病史的老年人,死亡率高达50%~70%。

4. 阵发性交感神经过度兴奋综合征 约有15%~33%的sTBI患者会出现阵发性交感神经过度兴奋综合征(paroxysmal sympathetic hyperactivity,PSH),这是一种比较严重的自主神经系统功能紊乱综合征,包括周期性发作的心率、呼吸和血压升高,体温升高、大汗、肌张力增高、强迫姿势等。PSH通常发生在伤后5~7 d,每天发作1~3次,常突然出现,可持续数小时,之后迅速结束,病程为1~2周或几个月,且随着病程的延长,发作频率减少,但持续时间延长。PSH易与癫痫相混淆,误诊率较高,影响患者预后。

5. 脑性肺水肿 sTBI患者大量儿茶酚胺释放入血,使周围血管和肺血管痉挛,导致急性肺水肿。常起病急、发展快,可于伤后早期就出现呼吸困难、缺氧发绀、大量血性泡沫痰、满肺湿啰音及血压升高,如不及时救治,短期即可死亡。

四、辅助检查

（一）影像学检查

CT：现代 CT 扫描能够提供明确的脑损伤的各种病理相关影像，对脑外器官损伤也可一目了然，且可以在几分钟内完成，尤其适用于血流动力学不稳定或神经功能恶化的患者，是 sTBI 患者的首选检查。对颅骨、颅底和面部骨折以及所有颅内出血，CT 扫描均具有高灵敏性，并可以确定血肿体积、中线移位程度和环池受压度。对首次表现为颅骨骨折、蛛网膜下腔出血、脑挫裂伤及初发血肿的患者，应随后进行动态连续 CT 扫描，以早期发现进展性颅内出血并指导早期治疗。然而，CT 也存在一些难以避免的缺点，如对等密度病变的认识较困难，对位于颅底或颅顶的病变易遗漏，对脑干内的或体积较小的病损显示较差等。

磁共振成像（magnetic resonance imaging，MRI）：目前，先进的 MRI 技术包括容量分析、扩散张量成像（diffusion tensor imaging，DTI）和高清纤维追踪（high-definition fiber tracking），可提供极好的血肿显影和非出血性脑挫裂伤、弥漫性轴索损伤影像，正在越来越多地被用于判断 sTBI 的范围，并将其和神经功能障碍联系起来。这些技术能够准确判定轴索损伤的方式和程度，为跟踪疾病进展和预测预后提供宝贵信息。但 MRI 评价颅骨骨折很难，且扫描时间较长，患者的静脉泵、ICP 监测影响了其在强磁场状态下的使用，阻碍了 MRI 在 sTBI 患者中的应用。对于急性 TBI 患者，MRI 检查可能是一个相当不安全的环境。因此，在 sTBI 患者的急性期，MRI 技术的应用价值有限。

（二）脑功能监测

包括经颅多普勒超声（transcranial Doppler，TCD）、视神经鞘直径（optic nerve sheath diameter，ONSD）、ICP 监测、动态脑电图、视觉诱发电位、脑氧监测、脑温监测、脑组织微透析等方法在内的脑功能多模态监测（MMM），其主要目的包括：①确定原发伤的程度；②在永久性损伤发生前及时发现继发性损伤；③评估治疗干预的影响。临床分析和应用很重要，MMM 提供的数据不应被孤立地分析，而需要在患者的整体临床背景下进行。脑功能监测技术和其他任何技术模式一样，都会产生误差，由于每种监测方法测量的是独立变量，它们的误差不可能在时间上重合。因此，MMM 系统可以帮助区分 sTBI 监测中确切的数据与受干扰的读数（详见"多模态脑功能监测"章节）。

（三）腰椎穿刺术

腰椎穿刺术的目的在于：①测定颅内压；了解脑脊液生化改变及细胞数，有无颅内感染征象；②做脑脊液动力学检查；③脑脊液引流；④经椎管给药（鞘内注射抗生素、造影剂或核素检查）。若患者存在颅内压升高，则腰椎穿刺有诱发脑疝的可能，需谨慎选择。

（四）脑损伤生物标志物

TBI 是一个复杂多变、涉及多种病理生理学改变相互作用的过程，目前缺乏可靠又敏感的生物标志物。现有研究发现，sTBI 病死率和不良结局与神经元特异性烯醇化酶

(neuron-specific enolase，NSE)浓度显著相关。早期创伤后释放中枢特异性蛋白 S100β 和 NSE 的浓度与损伤的严重程度有关，已有学者建议将 S100β 和 NSE 作为脑损伤的预后标志物。另有研究通过检测胶质纤维酸性蛋白(glial fibrillary acidic protein，GFAP)和 S100β 蛋白的浓度，结合入院时或急性损伤后期的临床和放射学特征，预测脑损伤患者 1 年后的死亡率。但目前 S100β 和 NSE 作为生物标志物对脑损伤缺乏特异性，并且在预后方面是否高于传统预测指标仍不清楚。

五、监测阈值的管理

在 sTBI 患者中许多生理功能需要被监测，本部分只讨论与 TBI 相关的，或只在 TBI 中测量的，或在 TBI 中与其他创伤患者数值不同的指标，同时关注对改善预后的治疗措施有反应性的测量值。阈值是为了减少不良预后、获得较好结局需避免的数值，或需要据此更改治疗方案的数值。针对不同患者的不同情况，其相关阈值都是完全不一样的，从而达到精准个体化管理的目的。

(一) 血压阈值

收缩压(systolic blood pressure，SBP)水平一直以来被认为在 TBI 后的继发损伤"瀑布"链中扮演着关键角色。入院时 SBP<85 mmHg 的患者死亡率高达 35%，具有更高 SBP 的患者仅有 6% 死亡率，低 SBP 与更高的 TBI 死亡率相关。此外，低血压已被证明与弥漫性脑肿胀相关。

目前，研究支持 sTBI 患者根据不同年龄维持不同的 SBP 水平。对于年龄在 50～69 岁的患者，维持收缩压>100 mmHg；对于年龄在 15～49 岁或>70 岁的患者，维持收缩压>110 mmHg 或更高。这被认为可能会降低死亡率和改善预后。

(二) 颅内压阈值

颅内压(ICP)是指颅腔内的压力，主要受到颅腔内容物的影响，如脑组织、血液和脑脊液。颅腔容积是恒定的，脑容积和血容积的增加或者脑脊液产生增加和吸收减少，都会导致 ICP 升高。由于占位性病变如血肿或肿胀挤用了更多的空间，脑顺应性(脑容积变化/颅内压)下降、弹性(颅内压变化/脑容积)增加，当占位性病变增大到临界阈值时就会导致神经损伤、脑疝或脑死亡。

推荐 sTBI 患者进行 ICP 监测，当 ICP>22 mmHg 时应给予积极治疗，因为 ICP 高于该水平会显著增加患者的死亡率。治疗决策应该综合考虑 ICP 数值、不同患者的耐受性、临床检查和头颅 CT 扫描表现。ICP 监测指导下的个体化治疗可降低 sTBI 患者住院死亡率。

(三) 脑灌注压阈值

脑灌注压(cerebral perfusion pressure，CPP)是指平均动脉压与 ICP 的差值。在提高 TBI 疗效的临床实践中，CPP 长久以来被认为是一个有价值的指标，因为它可以在一定程度上从侧面反映脑组织的营养输送。此外，CPP 是脑自身调节机制对血压反应的度量。

为了提高存活率和改善 sTBI 患者的临床结局，推荐的 CPP 目标值为 60～

70 mmHg。尚不清楚最优 CPP 阈值的下限是 60 mmHg 还是 70 mmHg，这可能取决于患者的自身调节状态。应避免使用液体疗法和升压药维持 CPP＞70 mmHg 的激进做法，因为这可能会增加成人呼吸衰竭的风险。

（四）进阶脑监测阈值

sTBI 的治疗目标是在脑创伤后脑肿胀和其他异常生理过程中，使向脑组织输送的营养得到充分保证。为了使治疗效果达到最优，监测脑代谢是唯一确定有效的方法，可以显示脑组织的氧化代谢需求是否得到满足。颈静脉氧饱和度（SjO_2）和 Kety-Schmidt 法及氙- CT 一样，获得的是脑组织的整体脑血流和脑代谢信息。目前已经能对脑压、脑氧（$PbrO_2$）和脑血流进行持续或接近持续的监测。微透析技术实现了对脑组织细胞外液的代谢物监测。然而，如何解读这些进阶脑监测技术所获得的数据，仍需要进一步深入的研究。为降低死亡率和改善预后，可能需要避免 SjO_2＜50％。无论是 SjO_2 还是 $PbrO_2$，其目标阈值的给出都有一定的价值，但都没有解决灵敏度和特异度低的问题。例如，患者 $PbrO_2$ 的监测靶点在脑组织损伤边缘区或在脑组织损伤区，所获得的监测数据对治疗的指导意义不同，其与 sTBI 患者预后的相关性尚存在争议。但若 SjO_2 监测数值低，则可以反映全脑氧供不足，与较高的死亡率相关。

六、治疗进展

（一）治疗原则

绝大部分轻、中型 TBI 患者以非手术治疗为主。sTBI 患者的手术治疗原则为挽救患者生命，尽可能地保存重要的神经系统功能，降低病死率和伤残率。手术仅仅是整个 sTBI 治疗过程中的一个环节，绝不能只看重手术而忽略非手术治疗和护理质量。需要注意的是，尽管对 sTBI 的治疗手段并不少，但治疗效果及预后改善仍主要得益于医院总体医疗设备完善程度、监测技术、医师素质等水平的提升。单个治疗手段对于改善 TBI 患者的死亡率及远期预后往往收效甚微。对于 sTBI 患者，一定要注重针对患者的整体状态进行评估，实施个体化综合治疗。目前，在国内外的指南及专家共识中，都推荐以 ICP 监测作为个体化治疗的参照依据。

（二）治疗方法

1. 手术治疗

（1）血肿清除：TBI 后形成的颅内血肿非常常见，包括硬膜外血肿、硬膜下血肿及颅内血肿等。如血肿来源为动脉，则可能体积迅速增大进而引起脑疝，此外，血肿还可引起继发性损伤。处理血肿常用的外科方法包括开颅血肿清除术、小骨窗内镜手术等。手术清除血肿的指征有以下几种：①硬膜外血肿＞30 ml；②硬膜下血肿＞30 ml；③硬膜下血肿不足 30 ml 但挫裂伤严重；④发生脑疝；⑤幕上颅内血肿＞30 ml；⑥幕下血肿＞10 ml。某些部位的血肿如脑干血肿和基底节血肿等远离颅骨的血肿，可以考虑在 CT 引导下穿刺引流。此外，如果患者出现明显的神经症状体征恶化，应当考虑血肿进展，宜尽快进行手术以免延误治疗。

（2）去骨瓣减压：去骨瓣减压即通过外科手术切除颅骨，以扩大颅腔容积，为部分患者降低 ICP,以改善预后,是药物治疗无效的颅内高压患者的最终治疗手段。此治疗方式对于保护患者的远期神经功能并没有特别的益处,但是在患者 ICP 过高、即将发生致命脑损伤而缺少治疗手段时,可以有效挽救患者的生命。因此该治疗手段应作为二线治疗方式,其指征有:①瞳孔散大的脑疝 sTBI 患者,CT 显示脑挫裂伤、出血、脑水肿、脑肿胀和脑梗死等占位效应明显(中线移位、基底池受压);②ICP 进行性升高＞30 mmHg 持续 30 min 的 sTBI 患者;③进行性意识障碍,CT 显示脑占位效应明显,经药物治疗无效的患者。在手术的选择上,额颞部的大骨瓣减压术(12 cm×15 cm 或直径 15 cm 以上)优于额颞部小骨瓣减压术,前者可减少 sTBI 患者的死亡率并改善神经功能结局。

(3) 脑脊液引流:在美国的 NICU 体系中,脑室外引流对于 sTBI 是主要的干预治疗手段。脑脊液引流本身既可以作为监测 ICP 的手段,也可以作为降低 ICP 的治疗方式,是性价比较高的有效控制 ICP 的辅助方法。成人脑脊液引流的方式选择,各医疗机构有较大差异,这可能取决于医疗资源、医师经验、患者伤情或自身条件等因素。对于 sTBI 患者,脑脊液引流仍存在争议。目前,可考虑应用中脑水平调零的脑室外引流系统进行持续性脑脊液引流,该方法在控制 ICP 上可能较间断性引流更为有效。对于 GCS 评分≥6 分的 TBI 患者,脑室外引流与 ICU 死亡率增加有关;而对于 GCS 评分＜6 分的 sTBI 患者,为降低 ICP,可考虑在伤后 12 h 内进行脑脊液引流。

2. 非手术治疗

(1) 高渗药物治疗:使用高渗药物治疗 ICP 升高的方法由来已久,常用的药物有甘露醇、甘油果糖、高渗盐水及白蛋白等。对于 TBI 患者,高渗盐水和甘露醇的有效性及安全性基本一致。高渗盐水除了降低 ICP 以外,本身还可以补充循环血容量。对于合并休克的 sTBI 患者可以优先考虑使用高渗盐水,常用 7.5%氯化钠溶液,选择使用输液泵缓慢推注较安全。在治疗前和治疗期间应密切监测血钠水平,24 h 内血钠升高的幅度不应超过 10 mmol/L。甘露醇较为常用,若患者本身合并高钠血症等电解质紊乱,则更倾向于使用甘露醇。常用制剂为 20%甘露醇,0.25～1.0 g/kg,每 4～12 h 静滴 1 次,可有效控制 ICP,但应避免过度脱水导致的血容量不足。当患者有小脑幕切迹疝或其他颅内原因导致的进行性神经功能恶化时,应谨慎选择用药。如有 ICP 监测,药物的选择及疗效评价会有更充分的依据。另外,应注意在使用高渗药物治疗时,血浆渗透压数值不能过高,否则可能导致肾功能不全、血容量过高等不良反应。

(2) 通气治疗:sTBI 患者容易出现误吸、呼吸驱动力及功能障碍等问题,需要进行确切的气道保护。sTBI 患者未发生脑疝时,通气治疗的目标是维持正常肺通气量,维持动脉血二氧化碳分压($PaCO_2$)水平为 35～45 mmHg。为满足大脑的代谢需求,保证足够的脑血流量(cerebral blood flow,CBF)非常重要,而 $PaCO_2$ 是决定 CBF 的最重要因素。$PaCO_2$ 在 20～80 mmHg 范围内,与 CBF 呈线性相关。$PaCO_2$ 水平降低可导致 CBF 减少,继而引起脑缺血;而 $PaCO_2$ 水平升高,则会导致大脑充血和 ICP 升高。脑疝发生时,接受机械通气治疗的患者可通过短暂的过度通气来降低 ICP。但这一措施会引起 CBF 的下降,治疗者应当持谨慎态度,并在实施时监测 SjO_2 或 $PbrO_2$。不建议长期

预防性过度通气使 $PaCO_2 \leqslant 25\ mmHg$。伤后 24 h 内患者 CBF 常严重减少,此时尤其应避免过度通气治疗。

（3）麻醉及镇痛、镇静:TBI 患者急性期的躁动、抽搐、强直或癫痫发作可加重脑缺氧、加重脑水肿。及时的镇痛镇静治疗有助于降低急性 TBI 患者的脑氧代谢率,预防或控制 ICP 升高和癫痫。常用药物包括地西泮、咪达唑仑、巴比妥类、丙泊酚、右美托咪定、氯胺酮及芬太尼类等。对难治性颅高压,可使用大剂量的巴比妥类药物,但易导致低血压,务必严密监测并保证血流动力学稳定;另不建议使用巴比妥类药物诱发脑电图的暴发抑制状态来预防 ICP 升高。丙泊酚可用于控制 ICP,但并不改善预后。

（4）亚低温治疗:理论上认为,使用预防性低温治疗 sTBI 患者有助于控制高热以降低脑代谢率和耗氧量,增强脑组织对缺氧的耐受性,并降低脑血容量和静脉压。目前,国际上将低温划分为四类:轻度低温(33～35 ℃)、中度低温(28～32 ℃)、深低温(17～27 ℃)及超深低温(4～16 ℃)。轻度低温和中度低温归属亚低温,临床应用较为普遍,但也有凝血障碍和免疫功能抑制等风险。亚低温治疗方法主要包括全身体表降温、血管内降温以及局部降温等。体表降温即使用冰袋、冰帽等置于头部和大血管体表部位,有条件者可以使用降温毯以及亚低温治疗仪等可控电子化降温设备实施靶向目标降温。血管内降温主要包括静脉输注法、体外循环法及血管内热交换法。血管内降温更加迅速均匀,温差小,对血流动力学影响小。其中静脉输液法可加重液体负荷,故对心功能有要求;体外循环法需要全身肝素化而不适合脑出血的患者。局部降温法以往因为疗效较差而被否定,但是目前随着设备的进步而再次受到关注,其效果有待验证。

亚低温治疗对 TBI 患者死亡率及远期预后的疗效尚未得到肯定,尤其对儿童来说,亚低温治疗可能弊大于利。目前认为,逐渐复温可减少颅高压治疗后反弹的风险,不建议早期(创伤后 2.5 h 内)使用预防性亚低温治疗来改善弥漫性创伤患者的预后。一般亚低温治疗需要维持 3～5 d,持续 48 h 以内的亚低温治疗对患者无益。近年来,有学者开始尝试以选择性地降低颅内温度来代替全身性亚低温治疗,该方法目前尚处在研究阶段。

（5）营养支持:sTBI 患者早期能量消耗增加,发生机制可能为机体的代谢上升和热量需求增加。近年的研究表明,当代综合神经重症监护技术可以弱化这种反应。包括 sTBI 在内的严重应激反应可使血糖水平升高,但在使用胰岛素严格控制血糖的成年 sTBI 患者脑组织间液中发现糖减少的代谢改变,这会导致脑能量危机。因此,"严格控制血糖"可能对 sTBI 患者不利。

sTBI 患者早期营养可以降低死亡率,伤后至少第 5 天,最多第 7 天应达到基本热量替代要求,肠道功能正常时,首选肠内营养(enteral nutrition，EN)。早期肠内营养可以降低感染的发生率,减少营养治疗的费用,缩短认知功能恢复的时间,促进 TBI 后内分泌激素的分泌,如促甲状腺激素和甲状腺激素等。经皮内镜胃造口术营养对 TBI 患者的耐受性良好,但早期胃内营养支持可使胃潴留增多、胃排空延迟和吸入性肺炎发生率增加,与经胃喂养相比,经空肠喂养可减少胃潴留、降低呼吸机相关性肺炎(ventilator associated pneumonia，VAP)的发生率。肠内营养的主要并发症包括喂养不耐受、腹泻、上消化道出血和 VAP 等。当患者有肠内营养禁忌证或仅靠肠内营养(parenteral nutrition，PN)不能满足机体能量需求时，可考虑肠外营养，或肠内和肠外营养联合应用。

(6) 感染预防：sTBI 患者的感染应重在预防。对于开放性颅脑损伤，包括颅底骨折所致的隐性开放伤，需早期给予能透过血-脑屏障的抗菌药物。sTBI 患者需进行必要的有创监测、机械通气和脑脊液引流，同时存在免疫下降，尤其是老年和长期昏迷的患者，容易引发肺部、泌尿系统、血流和颅内等感染。

降低院内获得性感染对减少患者死亡率、住院时间和花费等十分重要。当总体获益大于该操作相关并发症时，早期气管切开可减少机械通气天数，但并不能降低死亡率或院内肺炎发生率。因可能增加急性呼吸窘迫综合征的风险，不建议使用聚维酮碘(碘伏)口腔护理来减少 VAP。脑室外引流时，选择抗菌药物浸渍的导管可预防导管相关性感染。

(7) 癫痫预防：TBI 可引起急性症状性癫痫发作。这种创伤后癫痫发作(post-traumatic seizure，PTS)可分为两种类型：①创伤后 7 d 内发作的称为早发型；②创伤 7 d 后发作的称为晚发型。创伤后癫痫(post-traumatic epilepsy，PTE)是指 TBI 发生 7 d 内出现反复癫痫发作。sTBI 患者发生症状性 PTS 的比例高达 12%，而亚临床癫痫的脑电图检出比例高达 20%~25%。早发型 PTS 的危险因素包括：GCS 评分≤10 分；创伤后癫痫即刻发作；创伤后失忆持续>30 min；颅骨线性或凹陷性骨折；贯通性颅脑损伤；硬膜下、硬膜外或颅内血肿；脑挫裂伤；年龄≤65 岁；慢性酒精中毒。PTE 的高危人群包括：住院期间伴有早发 PTS 的 sTBI 患者；急性颅内血肿或脑挫裂伤者；创伤后失忆持续>24 h 者；年龄>65 岁和既往有抑郁症者。

应常规给予 sTBI 患者抗癫痫药物预防 PTS 的发生，理由有两点：①sTBI 患者 PTS 的发生率相对较高；②对 sTBI 患者给予预防癫痫治疗有潜在获益，如控制急性生理紊乱、预防发展成慢性癫痫、预防脑疝和猝死等。用药应尽可能避免发生药物的不良反应。对于 PTS 患者预防性使用抗癫痫药物，应充分评估其有效性和整体效益，并权衡可能的潜在危害。

左乙拉西坦可用于预防和治疗 TBI 后癫痫。苯妥英钠对早发型 PTS 有预防作用，但早期 PTS 与不良预后无关。对于晚发型 PTS，不应使用苯妥英或丙戊酸钠预防。由于 1 周以后使用预防性抗癫痫药物不但不能降低癫痫发生率，反而会导致严重的不良反应，不推荐对晚发型 PTS 进行预防。

(8) 深静脉血栓预防：TBI 患者有较高的静脉血栓栓塞症(venous thromboembolism，VTE)的发生风险，包括深静脉血栓形成(deep venous thrombosis，DVT)和肺栓塞(pulmonary embolism，PE)。未采用预防措施的 TBI 患者，DVT 的发生率可高达 54%。在应用梯度加压装置的情况下，TBI 患者的 DVT 发生率仍可达 25%。VTE 的风险随 TBI 的严重程度而增加。因原发颅脑损伤所致的血液高凝状态、长时间卧床和局灶性运动功能障碍，sTBI 患者有发生 VTE 的高风险。如果未得到有效治疗，DVT 可导致致死性 PE。值得注意的是，联合药物和机械加压装置进行 VTE 预防的疗效较单独应用机械加压装置的疗效更为显著。

在联合应用低分子肝素或低剂量普通肝素和机械预防治疗时,应警惕颅内出血的风险。在脑损伤已经稳定且药物预防的获益超过颅内出血的风险时,可考虑加用抗凝药物进行预防。

(9)阵发性交感神经过度兴奋综合征(PSH)的治疗:目前,PSH尚无特效的治疗方法,主要是对症治疗,以减少阵发性交感神经过度兴奋所导致的并发症。比较有效的药物为阿片类制剂如吗啡等,非选择性β受体阻滞剂如普萘洛尔,中枢α受体激动剂如可乐定,抗癫痫药物如加巴喷丁,苯二氮䓬类药物如地西泮以及巴氯芬、溴隐亭等。

(10)类固醇激素:类固醇激素在恢复脑水肿组织的血管通透性方面有一定作用,有减少脑脊液生成、减少氧自由基引发的脂质过氧化反应等有益作用,常用药物有地塞米松、甲强龙等。围手术期使用类固醇激素对脑肿瘤患者有益,但目前尚无证据表明类固醇激素的使用能够给sTBI患者带来益处,故不建议其用于改善预后或降低ICP。对于sTBI患者,大剂量甲强龙的使用与死亡率增加有关,因此是禁忌的。

七、预后

sTBI患者病死率高,存活者多遗留严重神经功能损害,包括长期昏迷甚至植物生存状态、认知障碍、运动及感觉功能损害、语言功能障碍和视力损害等。密切监测、快速反应、早期治疗、个体化精准管理有助于改善sTBI患者的预后。基于多因素分析建立的sTBI患者预后预测模型有望筛选出高危患者,如清醒预测模型、死亡风险预测模型等,可进一步提高sTBI患者的救治成功率。

(官　晔　谭佳颖)

▎第二节　癫痫持续状态

癫痫持续状态(status epilepticus,SE)是高病死率和高致残率的神经科常见急危重症。据国外文献报道SE的病死率为3%～33%。其中全面性惊厥性癫痫持续状态(generalized convulsive status epilepticus,GCSE)具有较高的潜在致死性。应在早期提供规范药物治疗和系统全面的生命支持,采取有效手段迅速终止临床发作和脑电图的痫样放电,防止因惊厥时间过长导致的不可逆性脑损伤和重要脏器功能损伤,降低死亡率和改善预后。

一、癫痫持续状态的定义及演进

(一)既往定义

1981年,国际抗癫痫联盟(International League Against Epilepsy,ILAE)分类和术语委员会将SE定义为一次抽搐发作持续足够长时间,或反复抽搐发作而发作间期意识未恢复。但该定义并未明确发作持续时间,给癫痫持续状态的临床诊断造成很大困惑。

动物实验研究表明,痫样发作持续时间超过 30 min 可引起不可逆性脑损伤。特别是全面性强直-阵挛发作持续状态(generalized tonic-clonic status epilepticus,GTC-SE)可使人体内环境稳定代偿机制失效,同时出现脑损伤和耐药性。20 世纪 90 年代初,ILAE 将 SE 的持续时间定义为 30 min,即凡一次癫痫发作持续 30 min 以上,或反复发作而间歇期意识不能恢复者,均称为癫痫持续状态。这一定义首次明确了 SE 的时间节点,成为临床应用最为广泛的定义,也为后续 SE 的临床研究提供了诊断标准。

(二)新定义

随着研究的深入,30 min 的时间界定在此后的临床实践中受到挑战。首先,不同发作类型的持续状态,其临床表现不同,对人体的影响不同;其次,临床观察发现,大多数的全面强直-阵挛发作(generalized tonic-clonic seizure,GTCS)发作很少超过 2 min;超过 5 min 的 GTCS 发作即可出现与超过 30 min 的发作相似的病理生理学变化,且临床风险和治疗需求与癫痫持续发作相同。避免延误治疗,促进更积极的干预措施实施,有些研究将 SE 的时间界定在 20 min(亦有 10 min 的报道)。1999 年,Lowenstein 提出一种可指导临床实践的操作性较强的"癫痫持续状态"定义,即在成人和 5 岁以上儿童中,GCSE 发作持续超过 5 min;而对于 5 岁以下的儿童而言,发作持续时间界定为 5 min 以上(如 10~15 min),这是由于婴幼儿的未成熟脑对惊厥发作和缺氧的耐受性较好,故其发作持续时间(尤其伴发热)长于成人。这一定义强调了发作持续时间与疾病危险性呈正相关,重要的是,它更符合临床实践的需要,对指导临床实践具有重要意义。

考虑到不同发作类型通常持续的时间不同,且对人体生理功能和状态的影响不同,均按照 30 min 的标准可能延误治疗,2001 年,ILAE 对 1993 年 SE 定义进行修订,即"超过此种发作类型大多数患者的持续时间后仍无发作停止征象,或反复发作且发作间期中枢神经系统功能未恢复至基线水平"。

尽管"超过此种发作类型大多数患者的持续时间"理论上较为合理,但在实际操作中较难实现,而且新定义可能导致临床医师一定的主观性,在某种程度上使诊断扩大化,给予患者不必要的治疗。同时,新定义以"发作间期中枢神经系统功能未恢复至基线水平"替换了"发作间期不能恢复意识",但是由于包括睡眠/觉醒、认知功能等在内的中枢神经系统功能范围广泛,目前临床仍主要以是否恢复意识为判定标准。因此,该定义难以在临床推广。

2012 年,英国国家卫生与临床优化研究所(National Institute for Health and Clinical Excellence,NICE)和美国神经重症协会(Neurocritical Care Society,NCS)分别将 SE 定义为"单次发作持续时间较长(5 min 以上),或两次以上发作间期不能恢复意识/发作间期意识未恢复至基线水平"。自此,5 min 成为明确诊断惊厥性 SE 的时间节点。

2015 年,ILAE 提出一个新的 SE 概念性定义,并包含两个可操作性的时间点(t_1 和 t_2),即 SE 是由于癫痫发作自行终止机制失败或由于异常持续发作的机制启动(t_1)所致,可以导致长期不良后果(t_2),如神经元死亡、神经元损伤以及神经网络异常等,这些取决于癫痫发作类型以及持续时间。t_1 提示启动治疗的时间点,t_2 提示长期不良后果可能发生的时间点，也即强化治疗的时间点。对于 GTSE 患者，t_1 为 5 min，t_2 为 30 min；对于局灶性 SE 合并意识障碍患者，t_1 为 10 min，t_2 则大于 60 min；而就失神性 SE 而言，t_1 为 10～15 min，t_2 目前尚不明确。新的定义首次将概念性与可操作性定义融为一体，但有关不同类型 SE 的治疗时间窗仍有待进一步研究（表 2-2）。

表 2-2 癫痫的发作分型

发作类型	t_1（可能导致持续发作时间）	t_2（可能导致长期后果时间）
强直-阵挛发作	5 min	30 min
伴意识受损的局灶性发作	10 min	>60 min
失神性癫痫持续状态	10～15 min	未确定

二、分类

（一）惊厥性癫痫持续状态

惊厥性癫痫持续状态（convulsive status epilepticus，CSE）是指伴有明显运动表现的 SE，其中全面性惊厥性癫痫持续状态（GCSE）在所有 SE 中最急、最重，表现为持续的肢体强直、阵挛或强直-阵挛，并伴有意识障碍，包括意识模糊、嗜睡、昏睡、昏迷。

GCSE 可分为 3 个阶段：

（1）GTC 发作超过 5 min，为第 1 阶段 GCSE，启动初始治疗，最迟至发作后 20 min 评估治疗有无明显反应。

（2）发作后 20～40 min 属于第 2 阶段 GCSE，开始二线治疗。

（3）发作后大于 40 min 进入第 3 阶段 GCSE，属难治性癫痫持续状态（refractory SE，RSE），当足够剂量的一线抗 SE 药物，如苯二氮䓬类药物后续另一种抗癫痫药物（anti-epileptic drugs，AEDs）治疗仍无法终止惊厥发作和脑电图痫性放电时，称为 RSE，对二线药物治疗无效，需转入重症监护病房进行三线治疗（全身麻醉治疗）。

2011 年，在英国牛津举办的第 3 届伦敦-因斯布鲁克 SE 研讨会上首次提出超级难治性癫痫持续状态 super-RSE。当麻醉药物治疗 SE 超过 24 h，临床发作或脑电图痫样放电仍无法终止或复发时（包括维持麻醉剂或减量过程中），该症状被定义为 super-RSE。

（二）非惊厥性癫痫持续状态

非惊厥性癫痫持续状态（non-convulsive status epilepticus，NCSE）是指持续脑电发作导致的非惊厥性临床症状，通常被定义为发作时间大于 30 min 的癫痫持续状态。诊断 NCSE 需具有明确的、可证实的超过 30 min 的行为、意识状态或感知觉改变，并具有脑电图持续或接近持续的阵发性放电。其中微小发作持续状态（subtle status epilepticus，SSE）是 NCSE 的一种类型，常发生在 GCSE 发作后期，表现为不同程度的意识障碍伴（或不伴）微小面肌、眼肌、肢体远端肌肉的节律性抽动，脑电图显示持续性痫性放电活动。

由于 NCSE 症状隐匿,病因多样,临床未能得到足够认识和重视,尚缺乏统一治疗规范指南。其主要治疗方案是寻求病因,进行针对性干预,其余治疗原则同惊厥性 SE,只是治疗可相对保守。

三、惊厥性癫痫持续状态的治疗

(一)抗惊厥治疗

1. 第 1 阶段 GCSE 的初始治疗　对于 GCSE 成人患者的初始治疗,肌注咪达唑仑、静注劳拉西泮、静注地西泮(不论后续是否予苯妥英钠)和静注苯巴比妥均能有效终止发作(A 级证据)。

静注地西泮和静注劳拉西泮的有效性相当。在未建立静脉通路的情况下,肌注咪达唑仑的有效性优于静注劳拉西泮(A 级证据)。

当发作持续时间大于 10 min 时,静注劳拉西泮的有效性优于静注苯妥英钠(A 级证据)。

由于国内尚不生产劳拉西泮注射剂,苯妥英钠注射剂的获取也相对困难,初始治疗首选静注 10 mg 地西泮(2～5 mg/min),10～20 min 内可酌情重复一次,或肌注 10 mg 咪达唑仑。在院前急救和无静脉通路时,优先选择肌注咪达唑仑。

2. 第 2 阶段 GCSE 的治疗　当苯二氮䓬类药物的初始治疗失败后,可选择其他 AEDs 治疗。

初始苯二氮䓬类药物治疗失败后,可选择丙戊酸 15～45 mg/kg[<6 mg/(kg・min)]静脉推注,后续 1～2 mg/(kg・h)静脉泵注,或苯巴比妥 15～20 mg/kg(50～100 mg/min)静脉注射,或苯妥英钠 18 mg/kg(<50 mg/min)或左乙拉西坦 1 000～3 000 mg 静脉注射。

3. 第 3 阶段 RSE 的治疗　大约 1/3 的 GCSE 患者将进入 RSE。此时,需转入重症监护病房,立即静脉输注麻醉药物,以持续脑电图监测呈现暴发-抑制模式或电静息为目标,同时应予以必要的生命支持与器官保护,防止因惊厥时间过长导致不可逆的脑损伤和重要脏器功能损伤。

该阶段主要治疗方案为静脉输注咪达唑仑、丙泊酚和戊巴比妥。咪达唑仑较难实现脑电图的暴发-抑制模式,丙泊酚则可能产生输注综合征,戊巴比妥心血管不良反应较大且国内难以获得。优先选取哪种方案,目前尚缺乏高质量的 RCT 研究证据。

建议予咪达唑仑,0.2 mg/kg 负荷量静注,后续持续静脉泵注 0.05～0.40 mg/(kg・h),或者丙泊酚,2 mg/kg 负荷量静注,追加 1～2 mg/kg 直至发作控制,后续持续静脉泵注 1～10 mg/(kg・h)。

4. super-RSE 的治疗　super-RSE 的治疗因常用麻醉药物不能终止抽搐发作而正处于积极探索与研究阶段。目前,基本处于临床探索阶段,多为小规模回顾性观察研究。可能有效的手段包括:氯胺酮麻醉、吸入性麻醉剂、电休克、免疫调节、低温、外科手术、经颅磁刺激和生酮饮食等。

（1）氯胺酮麻醉剂：有文献报道在氯胺酮治疗的 20 例 super－RSE 患者中，12 例有效，8 例失败（4 级证据）。氯胺酮最大的优点是心血管抑制的不良反应少，但可能存在神经毒性（4 级证据）。当常用麻醉药物治疗无效或不能避免严重心血管不良反应时可试用。

（2）吸入性麻醉剂：有文献报道异氟烷或醚氟烷治疗的 30 例 super－RSE 患者中，27 例有效，3 例失败（4 级证据）。异氟烷和醚氟烷最大的优点是容易掌控。当常用麻醉药物治疗无效时可试用，但须衡量治疗风险，尤其是神经毒性等严重不良反应（4 级证据）。

（3）免疫调节剂：有文献报道在皮质类固醇（静脉注射甲泼尼龙 1 g，连续 3～5 d）治疗的 37 例 super－RSE 患者中，31 例有效，6 例失败（4 级证据），但其最佳剂量、疗程和疗效均不明确；静脉注射免疫球蛋白（0.4 g/kg·d，连续 3～5 d）治疗的 43 例 super－RSE 患者中，10 例有效，33 例失败（4 级证据）；血浆置换（置换 1.0～1.5 倍血浆容量，隔日 1 次，连续 5～6 次）治疗的 14 例 super－RSE 患者中，12 例有效，2 例失败（4 级证据）。若考虑免疫介导机制参与的 super－RSE，可尝试免疫调节治疗。

（4）低温：低温治疗 super－RSE 的成人病例报道共 10 例，全部有效。低温治疗的理论基础是保护神经和减轻脑水肿。低温（31～35 ℃）时需用麻醉药物，正是低温（持续 20～61 h）与麻醉药物的联合使临床抽搐发作和脑电图痫性放电得到有效控制。低温和麻醉药物均有心律失常、肺部感染、血栓形成、肠麻痹、酸碱和电解质失衡等不良反应风险，但这些风险在轻度低温（32～35 ℃）时可控（4 级证据）。

（5）外科手术：外科手术病例报道共 36 例，其中 33 例有效（4 级证据）。手术治疗不建议过早进行，当药物治疗完全无效 2 周时可考虑。当 RSE 患者存在多个癫痫起源灶时，手术治疗须慎重。

（6）生酮饮食：2003 年和 2010 年分别有报道称 15 例儿童和 4 例成人对生酮饮食治疗有效（4 级证据）。通常的方法是禁食 24 h 后，予以 4∶1 生酮饮食，同时避免摄入葡萄糖（密切监测血糖、血 β-羟基丁酸和尿酮体水平）。丙酮酸羧化酶和 β 氧化缺陷的患者禁用生酮饮食。生酮饮食与皮质类固醇同时应用可抑制酮体生成，与丙泊酚同时应用可出现致命性丙泊酚输注综合征（4 级证据）。

上述治疗措施，建议在权衡利弊后谨慎使用。

5. 终止 GCSE 后的处理　终止标准为临床发作停止、脑电图痫样放电消失和患者意识恢复。

当在初始治疗或第 2 阶段治疗终止发作后，建议立即予以同种或同类肌肉注射或口服药物过渡治疗，如苯巴比妥、卡马西平、丙戊酸、奥卡西平、托吡酯和左乙拉西坦等；注意口服药物的替换需达到稳态血药浓度（5～7 个半衰期），在此期间，静脉药物至少持续 24 h。当第 3 阶段治疗终止 RSE 后，建议持续脑电监测直至痫样放电停止 24～48 h，静脉用药至少持续 24～48 h，方可依据替换药物的血药浓度逐渐减少静脉输注麻醉药物。

终止成人 GCSE 的推荐流程图如图 2-1 所示。

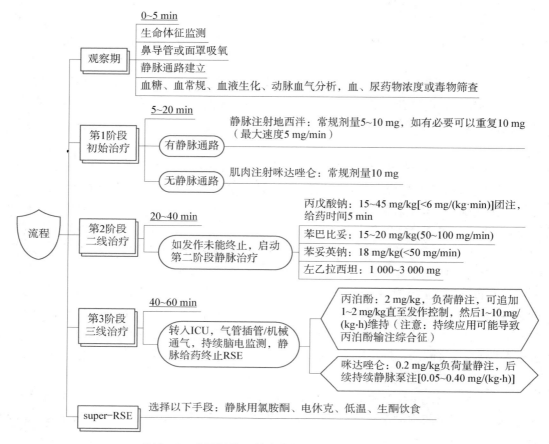

图 2-1 全面性惊厥性癫痫持续状态的推荐流程图

引自:王学峰,王康,肖波.成人全面性惊厥性癫痫持续状态治疗中国专家共识[J].国际神经病学神经外科学杂志,2018,45(1):1-4.

(二)生命支持与重要器官保护

1. NICU 监护 已有大量临床研究显示,CSE 患者,尤其是初始苯二氮䓬类药物治疗失败者,常因持续抽搐发作时间过长而出现多种严重并发症,如高热、低氧血症、高碳酸血症、肺水肿、心律失常、低血糖、代谢性酸中毒和横纹肌溶解等;同时 AEDs 或麻醉药物的应用也可引起多种药物不良反应,如呼吸抑制、循环抑制、肝功能损伤和骨髓功能抑制等(2 级证据)。因此,须对 CSE 患者加强生命体征监测,加强脑电图监测,加强重要器官功能监测,并予以生命支持与器官保护。已有相关指南建议将 CSE 患者收入 NICU 或 ICU,以加强监护与治疗。

2. 脑功能监测与保护 CSE 患者反复惊厥发作后期可致临床发作不典型(抽搐局限化、幅度减弱),或临床发作控制后处于 NCSE 状态,而其仍有可能影响预后。因此,有必要持续脑电图监测,以发现脑内异常放电。2010 年,美国一项对神经病学临床医师的调查显示:330 位医师中,83%的医师至少每月使用持续脑电图 1 次,持续脑电图监测时间通常为 24 h。持续脑电图监测在获得痛性放电证据、指导调整药物治疗策略,尤其是判断麻醉药物剂量是否达到脑电图目标方面极具优势。2013 年,中国一项纳入 94 例 CSE 患者的前瞻性队列研究显示:CSE 初始治疗后,持续脑电图监测到发作间期癫痫放电、周期性放电或 NCSE 时,6 h 内存在复发趋势(2 级证据)。因此,所有 CSE 患者均应在尽可能短的时间内完成脑电图监测,监测时间至少 48 h,即便 AEDs 减量,也须继续监测,以及时调整药物,预测癫痫复发。此外,还须加强减轻脑水肿等其他脑保护措施。

3. 呼吸功能监测与保护

多项 RCT 研究证实,CSE 患者在临床发作或初始 AEDs 治疗过程中可出现呼吸抑制(5.5%～42.2%),用药期间必须加强呼吸功能监测,必要时可行气管插管和机械通气(2 级证据)。2013 年,中国一项纳入 101 例 CSE 患者的 AEDs 不良反应分析显示:地西泮和苯巴比妥均可导致呼吸抑制(5.2%和 13.0%),并须气管插管和机械通气(2 级证据)。对持续抽搐和麻醉药物应用患者,须即刻气管插管和机械通气(2 级证据)。RSE 或 super-RSE 患者因持续发作和持续麻醉药物或 AEDs 的应用,意识障碍时间延长,气管插管和机械通气时间延长,从而导致患医院获得性肺炎或呼吸机相关肺炎的风险增加,因此必须加强肺炎控制和肺功能保护。

4. 循环功能监测与保护　2012 年,美国一项 893 例的多中心 RCT 研究显示:CSE 患者经初始 AEDs 治疗后,低血压发生率为 2.8%(2 级证据)。2013 年,中国一项 101 例的前瞻性队列研究显示:CSE 患者经初始 AEDs 治疗后,低血压发生率为 7.9%～8.7%(2 级证据)。2011 年,瑞士一项 23 例的 RCT 研究显示:RSE 患者经麻醉剂治疗后,低血压发生率为 52.2%(2 级证据)。因此,无论应用 AEDs 还是麻醉药物,均须监测血压,必要时予以升压药物。

5. 肝功能监测与保护　2007 年,印度一项 100 例的 RCT 研究显示:经丙戊酸治疗的 CSE 患者肝功能异常[丙氨酸氨基转移酶(ALT)增高]发生率为 4%(2 级证据)。2012 年,印度一项 79 例的 RCT 研究显示:经劳拉西泮治疗的 SE 患者肝功能异常发生率为 6.3%(2 级证据)。2013 年,中国一项 101 例的前瞻性队列研究显示:经丙戊酸和苯巴比妥治疗的 CSE 患者肝功能异常[血氨升高和(或)ALT 升高]发生率为 25%和21.7%,但无一例高血氨脑病发生(2 级证据)。由此提示,用药期间须加强肝功能监测与保护。

6. 胃肠功能监测与保护　基础疾病、癫痫发作后状态和 AEDs(或麻醉剂)均可引发神经性胃肠动力障碍。2008 年,澳大利亚一项 36 例危重症患者的临床研究显示:应用咪达唑仑联合吗啡的患者胃潴留发生率为 95%,应用丙泊酚的患者胃潴留发生率为56%($P<0.01$)(2 级证据)。因此,应用麻醉剂时须监测胃肠动力状态,控制胃残余量<100 ml,必要时改鼻胃管为鼻肠管喂养或肠外营养支持。

7. 骨髓功能监测与保护　2011 年中国一项 66 例的 RCT 研究显示:经丙戊酸治疗的 CSE 患者中,1 例发生骨髓抑制,但未经特殊处理,停药后 1 个月逐渐恢复正常(2 级证据)。2012 年,印度一项 79 例的 RCT 研究显示:经左乙拉西坦和劳拉西泮治疗的

CSE 患者血小板计数减少发生率分别为 17% 和 5%（2 级证据）。因此，用药期间须监测周围血象，必要时进行药物减量或更换药物。

8. **内环境监测与维持** CSE 患者经常出现内环境紊乱，如呼吸性或代谢性酸中毒（35%）、高氮质血症、高钾血症、低钠血症、低血糖或高血糖等，其不仅直接导致神经元损伤，还会引起其他多器官功能损伤。因此，监测和维持酸碱与电解质平衡十分重要。通常，代谢性酸中毒随着发作的终止而迅速改善，故不强调过早应用碳酸氢钠溶液。但对持续大量静脉输注以丙二醇或甲醇为溶剂的巴比妥类药物或麻醉剂的患者，一旦出现高阴离子间隙性酸中毒，应考虑丙二醇或甲醇中毒可能，须停药或换药。

9. **体温监测与控制** CSE 患者经常伴随高热，并导致神经元损伤和多器官系统功能损伤。因此，有必要进行核心（膀胱或直肠）体温监测，以指导体表降温或血管内降温的实施。

10. **血药浓度监测与指导** 有条件情况下，对静脉输注 AEDs 患者进行药物血药浓度监测，若血药浓度超出参考值范围，需注意临床和实验室检查的变化，监测可能出现的药物不良反应，并及时予以处理。

四、非惊厥性癫痫持续状态

ILAE 根据癫痫发作类型将 SE 分为多种类型，如全面性强直-阵挛性、阵挛性、强直性、肌阵挛性、持续性先兆及边缘叶性等。然而，在实际工作中分辨上述发作类型具有一定难度。2012 年，NCS 根据患者是否发生全身或局部肌肉抽搐，将 SE 分为惊厥性和非惊厥性。该分类方法临床可操作性更强。随着脑电图临床应用的广泛普及，对非惊厥性癫痫持续状态（NCSE）的研究也日趋深入。研究显示，NCSE 临床并不少见，约占 SE 的 1/3。

NCSE 最常见的症状是精神状态的改变，这会在 82% 的患者中出现，具体表现为意识混乱（49%）、昏迷（22%）、嗜睡（21%）、记忆缺失（8%）。其他临床表现包括失语、自动症、眼球偏斜、眼球震颤样运动、面部、口周、腹部及肢体的轻微抽动及呼吸抑制等。根据 NCSE 的表现和发作期脑电图的变化，NCSE 可以分为失神发作持续状态（absence status epilepticus，ASE）、单纯部分性发作持续状态（simple partial status epilepticus，SPSE）、复杂部分性发作持续状态（complex partial status epilepticus，CPSE）和昏迷中的非惊厥性癫痫持续状态（status epilepticusin coma），包括轻微发作的癫痫持续状态（subtle status epilepticus，SSE）。动物实验研究显示，NCSE 也可以导致大鼠海马神经元缺失和认知功能障碍。目前，对 NCSE 的临床处理存有争议，究竟哪种治疗方式让患者获益更多，是积极药物治疗还是相对保守治疗，尚无高质量的研究证据。因此，提出 NCSE 的标准定义以进行规范的临床研究势在必行。

2013 年，在奥地利萨尔斯堡举行的第四届伦敦-因斯布鲁克 SE 专题研讨会上，对 NCSE 的脑电图诊断标准达成了共识，针对无癫痫性脑病的患者，脑电图诊断标准如下：癫痫样放电如棘波、多棘波、尖波、棘-慢复合波或尖-慢复合波，频率 ≥ 2.50 Hz 或棘波、多棘波、尖波、棘-慢复合波或尖-慢复合波，频率 ≤ 2.5 Hz 或节律性 delta（δ）/

theta(θ)活动($>0.5\,Hz$),并同时符合下列条件之一:①静脉注射抗癫痫药物后脑电图表现及临床症状改善;②存在微小抽动型的临床发作现象;③典型的时空演变(电压、频率、部位)。如患者存在癫痫性脑病,其诊断标准包括:①与基线脑电图相比,频发的或连续的全面性棘慢波发放数量增多或频率增高,并伴有可观察到的临床症状改变;②静脉注射抗癫痫药物后临床或脑电图改善。如果静脉注射抗癫痫药物后脑电图改善但临床无改善,或者脑电图波动但没有明显的演变现象,应该考虑为可能的 NCSE。由于其脑电图表现的复杂性和多样性,NCSE 容易漏诊和误诊,其脑电图的改变仍需与肝性脑病、尿毒症等多种疾病相鉴别。总之,NCSE 定义的提出将促进全球相关研究的发展。

对于 NCSE 诊断明确的患者,在第一时间进行抗癫痫治疗并终止发作是治疗的最主要目的。在病因明确的条件下,应联合病因治疗。如果发现 NCSE 患者对一二线抗癫痫药物不敏感,可考虑使用麻醉药物。但是至今为止,还没有一项针对 NCSE 的前瞻性RCT。大部分治疗仍然是经验性的。因此,开展多中心、前瞻性 RCT 是当务之急。

五、预后追踪

2001 年,美国一项 205 例 CSE 患者的多中心 RCT 研究显示:9.3%患者于住院期间死亡,16.9%患者出院时遗留神经系统后遗症(3 级证据)。2011 年,中国一项 66 例 CSE患者的 RCT 研究显示:10.6%患者住院期间死亡,25.8%遗留症状性癫痫(3 级证据)。2012 年,印度一项 79 例 CSE 患者的 RCT 研究显示:30.3%患者住院期间死亡(3 级证据)。因此,有必要对 CSE 患者进行预后追踪,探讨影响预后因素,并提出改善预后的建议。

NCSE 多继发于其他急性或慢性基础疾病,临床表现隐匿,在无脑电监护的条件下容易漏诊、误诊。在 NICU 条件下,推荐对发生不能解释的意识水平下降患者、症状性癫痫发作控制后神经功能状态仍有明显下降者以及发生过 SE 的患者进行持续的脑电监测。

近年来,新出现了一些通过靶向于疾病进程来改变癫痫的进展,这些在研新药的作用靶点和机制包括:腺苷激酶抑制剂、神经类固醇、炎症通路介质、$Na^+/K^+/2Cl^-$ 转运蛋白抑制剂、大麻二酚受体调节剂、中间代谢调节剂、mTOR 抑制剂、神经元 5 -羟色胺(5 -HT)受体调节剂等。随着这些新药的临床试验逐步开展,可以预见它们将可能改变现有的 SE 治疗策略。

(李先涛)

第三节　急性脑卒中诊治进展

在过去的 60 年里,脑卒中死亡率在不断下降。最近有研究表明,急性缺血性卒中的早期识别、紧急介入治疗和在专门的卒中中心治疗可以显著降低卒中相关的死亡率。然而,中国每年仍有2500万新发脑卒中病例,而且这个数字还在增加。脑卒中仍然是全球第二大死亡原因和第一大的后天长期残疾原因,导致全球每年背负沉重的经济负担。脑卒中分为两大类:由血栓形成、栓塞或全身灌注不足导致的脑缺血和由脑出血或蛛网膜下腔出血导致的脑出血。脑卒中是上述某种病理过程导致的急性神经系统损伤,约80%的脑卒中是由缺血性脑梗死所致,另外20%由脑出血所致。本节主要介绍急性缺血性脑卒中(acute ischaemic strokes,AIS)和脑出血(intracerebral hemorrhage,ICH)。

一、缺血性卒中

(一)定义和分类

缺血性卒中是因为脑供血动脉的闭塞、狭窄、血黏度增高、严重动脉粥样硬化及不明原因的血管炎性病变所导致的脑血栓形成以及脑栓塞、短暂性脑缺血发作等。根据急性卒中治疗(trial of ORG 10172 in acute stroke treatment,TOAST)标准,缺血性卒中可分为大动脉粥样硬化、心源性栓塞、小动脉闭塞、其他确定病因的卒中和病因不明的卒中等5种类型。引起脑缺血主要有3种原因:血栓形成、栓塞及全身灌注不足。

1. **血栓性脑卒中** 血栓性脑卒中是病理过程引起动脉内血栓形成,并通过降低远端血流量(低血流)或由于脱落的栓子碎片转移至更远端血管(动脉-动脉栓塞)而引起的脑卒中。所有的血栓性脑卒中都可分为大血管病变或小血管病变。

(1)大血管病变:包括颅外和颅内动脉系统,动脉粥样硬化血栓形成是迄今为止最常见的病理改变。

(2)小血管病变:特指起源于远端椎动脉、基底动脉、大脑中动脉主干及Willis环动脉的穿通动脉。这些动脉血栓形成是由于其起始处或主干大动脉有粥瘤形成,或由脂质透明变性所致。穿通动脉病变可导致深部小梗死,通常称为腔隙性脑梗死。

2. **栓塞性脑卒中** 栓塞是指源于别处的碎片颗粒阻断到特定脑区域的动脉通路。分为4种亚型:来源明确的心源性栓塞性脑卒中;根据经胸超声心动图和(或)经食管超声心动图检查结果,可能的心源性或主动脉源性栓塞性脑卒中;动脉源性栓塞性脑卒中;相关检查结果为阴性或不确定,确实为未知来源的栓塞性脑卒中。

3. **全身灌注不足** 灌注减少可由心跳骤停或心律失常引起心脏泵功能衰竭所致,或由急性心肌缺血、肺栓塞、心包积液或出血相关的心输出量减少所致。低氧血症可能进一步降低输送至脑的氧气量。

(二)病理机制

急性缺血脑卒中病灶由中心坏死区及周围的缺血半暗带(ischemic penumbra)组成,坏死区由于完全性缺血导致脑细胞死亡,但缺血半暗带仍存在侧支循环,可获得部分血液供应,尚有大量可存活的神经元。半暗带是研究者最感兴趣的区域,如果血流迅速恢复,损伤仍然可逆,神经细胞仍可存活并恢复功能。脑梗死区最初呈苍白色,数小时至数日内,脑灰质充血,伴血管充盈扩张并出现微小点状出血。阻塞大血管的栓子可在数分钟至数日内移动、溶解或消散,再循环至梗死区可导致出血性梗死,并加重因血脑屏障破坏导致的水肿。

（三）临床表现

1. 一般特点　脑血栓形成好发于中老年人,多在安静或睡眠中发病,常于发病后10余小时或1～2d达高峰。临床表现取决于血栓形成的速度、梗死面积的大小、部位、脑组织的病理变化及侧支循环建立情况等因素。多数患者意识清楚,基底动脉闭塞或大脑中动脉主干闭塞时则病情严重,可出现意识障碍,甚至死亡。

2. 不同脑血管闭塞的临床表现

（1）颈内动脉闭塞:颈内动脉血栓形成的典型表现为同侧一过性黑矇或失明;对侧偏瘫,偏身感觉障碍,对侧偏盲;优势半球受累者伴失语、失读、失算及失写等障碍。但由于颈内动脉为大的主干,部分患者可因大面积脑梗死而出现颅高压症,病情危重患者可出现脑疝而死亡。

（2）大脑中动脉闭塞:主干闭塞可导致三偏征,即对侧偏瘫、偏身感觉障碍、同侧偏盲;优势半球受累可出现完全性失语症,非优势半球则出现体象障碍。患者可有不同程度的意识障碍,严重者可致脑疝形成,甚至死亡。在优势半球发生者还分别出现运动性失语、感觉性失语、失算、失读及失用等。深穿支闭塞更为常见,表现为对侧中枢性均等性偏瘫、面舌瘫、偏身感觉障碍及偏盲。

（3）大脑前动脉闭塞:出现肢体偏瘫和感觉障碍,精神症状及大小便障碍。优势半球受累可有运动性失语。皮质支闭塞可导致对侧中枢性下肢瘫及感觉障碍、尿潴留、精神障碍等。深穿支闭塞可引起对侧中枢性面舌瘫、上肢近端轻瘫。

（4）大脑后动脉闭塞:可导致对侧偏盲、垂直性凝视麻痹、动眼神经瘫、核间性眼肌麻痹、眼球垂直性歪扭斜视、共济失调等。优势半球枕叶受累可出现失语、失读等。根据闭塞部位不同,可出现幻视及行为综合征、红核丘脑综合征、丘脑综合征和舞蹈-手足徐动症等。

（5）椎-基底动脉闭塞:是脑血栓形成、病情最重和表现较复杂的一种,病死率高。可引起脑干梗死,出现眩晕、呕吐、四肢瘫、共济失调、昏迷和高热等,常迅速死亡。中脑受累出现瞳孔中等程度散大固定,脑桥病变则出现针尖样瞳孔。小脑动脉闭塞可导致小脑梗死。

（6）延髓背外侧综合征:病变位于延髓背外侧,是脑干梗死最常见类型。临床表现为眩晕、恶心、呕吐及眼球震颤,交叉性感觉障碍,同侧 Horner 征,饮水呛咳、吞咽困难和声音嘶哑,同侧小脑性共济失调等。

（四）辅助检查

1. 影像学检查　CT 和 MRI 技术可用于排除急性脑卒中患者的出血、评估脑损伤的程度以及确定引起缺血性损伤的血管病变,能够更好地筛选出可能通过治疗获益的患者。

（1）CT 检查:在超急性期,通常行非增强 CT(non-contrast CT,NCCT)以排除或确认出血。随着 CT 灌注成像（CT perfusion imaging,CTP）和 CT 血管造影（CT angiography，CTA）等其他 CT 技术的问世，CT 在急性脑卒中的实用性已有所增强。与单用 NCCT 评估相比，联合 3 种技术（NCCT、CTA 和 CTP）的多模式 CT 评估检测急性梗死的能力增强。此外，包括 CTA 和 CTP 的多模式评估可评估血管闭塞的位置、梗死核心、可挽救的脑组织及侧支循环的程度。这些快速 CT 扫描的优点包括能够快速识别 Willis 环内大血管闭塞或颅外脑动脉闭塞的患者，以及能够评估脑实质的灌注状况。通过对 CTA 和 CTP 的原始数据（或源图像）进行后处理分析，还可获得脑灌注的其他信息。

（2）MRI 检查：先进的 MRI 技术可进一步鉴别出可能通过静脉溶栓或血管介入治疗获益的脑卒中患者亚群。此外，采用高灵敏度方法［如梯度回波（gradient echo，GRE）脉冲序列］的 MRI 序列，检测急性脑内出血的效果与 CT 相当，而检测慢性出血的效果优于 CT。脑 MRI 方案联合了采用弥散加权成像（diffusion-weighted imaging，DWI）、灌注加权成像（perfusion-weighted imaging，PWI）和 GRE 的传统 T_1 和 T_2 序列，在紧急情况下能够可靠地诊断急性缺血性脑卒中和急性出血性脑卒中。

1）DWI：其原理在于快速 MRI 可检测两个间隔时间很短的射频脉冲间水分子运动的相关信号。这种技术可检测到脑缺血发作 3～30 min 内的异常。一项研究比较了 CT、DWI 和标准 MRI，发现对于在出现症状 6 h 内就诊的患者，DWI 信号异常是一个灵敏度和特异度都较高的缺血性脑卒中指标。

2）PWI：应用快速 MRI 技术确定静脉单次快速给予 MR 造影剂后其到达脑组织的总量。对钆在首次通过时进入脑组织的总量进行积分，可构建脑血容量图。如果同时分析钆入脑和出脑的时间过程，可构建相对脑血流量和平均通过时间图，后者识别缺血区域的灵敏度较高。

MRI 灌注成像的另一种方法为连续动脉自旋标记法（continuous arterial spin labeling，CASL）。CASL 对进入脑部的血液进行磁性标记，而非采用血管内造影剂。在出现脑卒中症状 24 h 内行 CASL 可显示灌注缺损和弥散-灌注不匹配现象。此外，CASL 中脑血流不对称似乎与脑卒中的严重程度和结局有关。

3）磁共振血管成像（MRI angiography，MRA）：很多医学中心已将 MRA 作为急性缺血性脑卒中快速 MRI 方案的一部分，用于检测血管狭窄或闭塞。一项病例系列研究的结果表明，在住院 24 h 内联合使用 DWI 和 MRA，可显著提高早期诊断缺血性脑卒中亚型的准确性。

（3）超声评估：颈动脉双功能超声（carotid duplex ultrasound，CDUS）可对颅内、外大血管进行无创性神经血管评估。经颅多普勒（transcranial Doppler，TCD）使用低频（2 MHz）脉冲声波穿透骨窗并显示 Willis 环的颅内血管。对于急性脑卒中患者，TCD 可检测颅内血管狭窄、发现侧支循环通路、实时探测栓子以及监测溶栓后再灌注。

（4）脑血管造影（digital subtraction angiography，DSA）：DSA 是应用最广泛的传统导管造影方法，在确定动脉狭窄程度，是否存在动脉夹层、血管病变、血管炎或血管畸形等隐匿性病变方面，仍然是评估脑血管的"金标准"。另外，其可提供侧支血流和灌注状态的相关信息。此外，血管造影联合神经介入技术有望进行急性期动脉内溶栓治疗和血管成形术。

2. 心脏检查　因为 60% 的心源性卒中患者伴随心房颤动和急性心肌梗死(acute myocardial infarction)病史,所以心电图和动态心电图检查是必要的。超声心动图检查可发现心脏附壁血栓、卵圆孔未闭、瓣膜赘生物、心房黏液瘤和二尖瓣脱垂,小于 65 岁且无明显卒中危险因素的患者也要考虑行超声心动图检查,经食管心超较经胸壁心超更能发现心脏异常。

3. 血液检查　包括血小板计数的全血细胞计数、血糖、血脂、肌钙蛋白、血气分析及凝血功能等检查是必需的,必要时要考虑行抗磷脂抗体、同型半胱氨酸、心肌酶谱和毒理学检查。

（五）诊断和鉴别诊断

1. 主要诊断依据　包括:①中、老年患者;②伴有高血压、动脉粥样硬化等脑卒中危险因素;③多在静息时发病,常在睡醒后出现症状;④急性发病,局灶性神经功能损害症状与体征持续 24 h 以上;⑤多数患者意识清楚,但偏瘫、失语等神经系统局灶体征明显;⑥头颅 CT 早期正常,24 h 后出现低密度灶。

2. 鉴别诊断

（1）脑出血:起病更急,常有高血压病史,并于活动中有一过性血压升高的诱因,如用力、排便及情绪激动等,病情发展快,多伴有头痛、恶心、呕吐,CT 检查可以确诊。

（2）颅内占位病变:颅内肿瘤、硬膜下血肿和脑脓肿可呈卒中样发病,出现偏瘫等局灶性神经定位体征,颅内压增高征象不明显时易与脑梗死相混淆,CT 或 MRI 检查可以确诊。

（六）治疗进展

1. 急性缺血性脑卒中患者的管理流程　急性缺血性脑卒中患者的管理流程如图 2-2 所示。

2. 超早期溶栓治疗　目的是恢复梗死区血流灌注,挽救缺血半暗带,降低死亡率、致残率,保护神经功能。急性缺血性脑卒中发病 4.5 h 内静脉注射重组组织型纤溶酶原激活剂(rt-PA)的流程如图 2-3 所示。

3. 超早期介入治疗　对于超过溶栓治疗时间窗的患者,指南推荐急性缺血性脑卒中患者在发病 6～24 h 内的血管内治疗流程如图 2-4 所示。

4. 急性缺血性卒中患者的抗血小板治疗　急性缺血性卒中患者的抗血小板治疗推荐方案如图 2-5 所示。

5. 对症治疗

（1）吸氧和通气支持:意识障碍者保持呼吸道通畅和充分给氧,必要时行气管插管或切开。

（2）血压:缺血性脑卒中发生后血压升高通常不需要紧急处理。除非收缩压＞220 mmHg 或舒张压＞120 mmHg 或平均动脉压＞130 mmHg。即使有降压治疗指征,也要慎重降压,首选容易静滴和对脑血管影响小的药物(乌拉地尔、拉贝洛尔等),避免舌下含服钙离子拮抗剂。切忌过度降压使灌注压降低而导致卒中恶化。

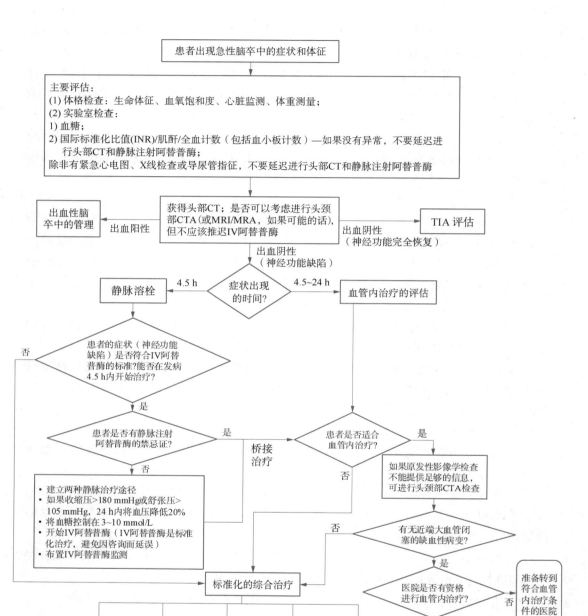

图2-2　急性缺血性脑卒中患者管理流程图

注:CTA,CT血管造影术;IV,静脉注射;TIA,短暂性脑缺血发作。

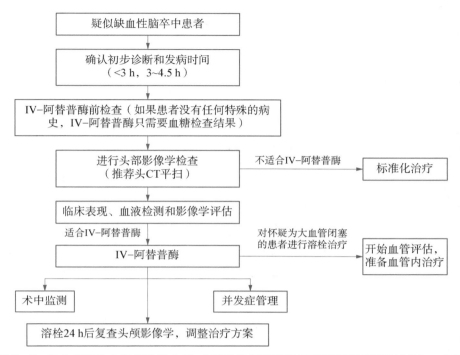

图 2-3　缺血性脑卒中患者发病 4.5 h 内静脉注射重组组织型纤溶酶原激活剂（IV rt-PA）

（3）脑水肿：发病后 48 h 至 5 d 为脑水肿高峰期，可根据临床情况（如患者意识障碍加重）或颅内压监测，应用 20% 甘露醇 125～250 ml，静脉滴注，每 6～8 h 1 次；或呋塞米 40 mg，静脉注射，每 12 h 1 次；或 10% 白蛋白 50 ml，静脉滴注。使用甘露醇时要警惕肾功能的改变及水、电解质平衡。

（4）血糖：脑梗死患者 20%～30% 在急性期出现血糖升高，如血糖＞10 mmol/L 时应给予胰岛素将血糖控制在 6～9 mml/L；同时要监测血糖警惕低血糖的发生，因为血糖过低同样会加重缺血性脑损伤。

（5）抗癫痫：对于癫痫发作或频繁抽搐的患者，可肌内注射苯巴比妥 0.1～0.2 g。

（6）发热和感染：以物理降温为主（冰帽、冰毯或酒精擦浴），及时根据细菌培养和药敏试验选用敏感抗生素。

6. 中药治疗　银杏叶制剂、丹参、川芎、三七、葛根和水蛭等中药均具有活血化瘀作用，可降低血小板聚集，降低血黏滞度，改善脑血流，具有一定的神经保护作用。

7. 外科治疗　颈内动脉、大脑中动脉血栓形成者以及小脑梗死者，可出现大片脑梗死，对出现严重脑水肿、占位效应和脑疝形成者，可行开颅减压术并清除梗死组织，以挽救生命。

8. 康复治疗　主张早期进行康复治疗，并遵循个体化原则，制订短期和长期治疗计划。

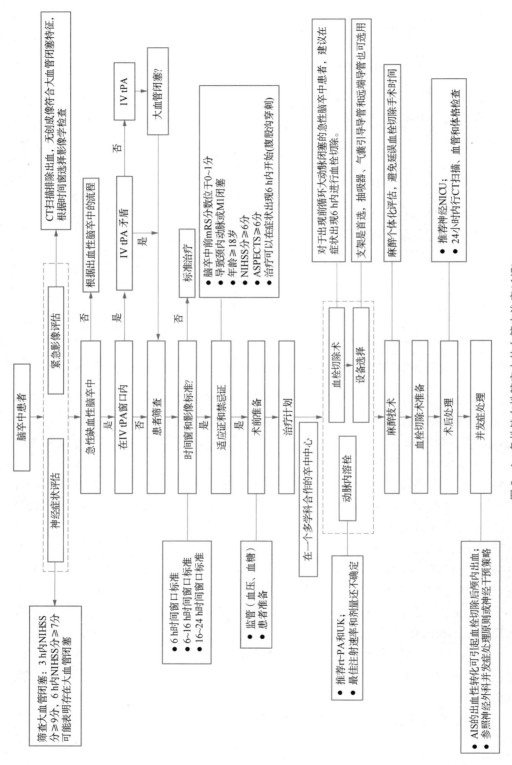

图 2 - 4　急性缺血性脑卒中的血管内治疗（AIS）

注：mRS，修正 Rankin 比例；NIHSS，国家健康研究所卒中风量表；rt - PA，重组组织型纤溶酶原激活剂。

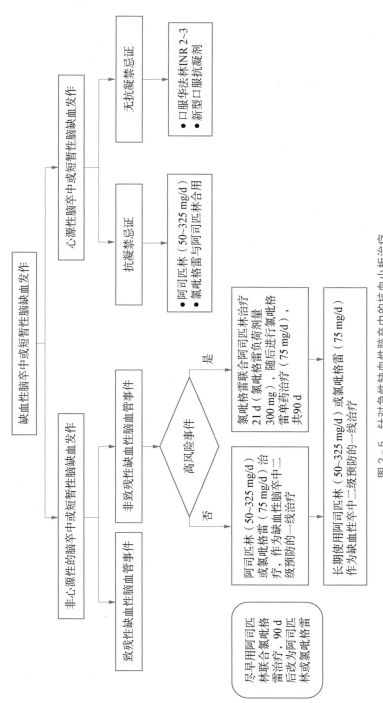

图 2-5　针对急性缺血性脑卒中的抗血小板治疗

二、自发性脑出血

(一) 定义和流行病学

自发性脑出血(intracerebral hemorrhage,ICH)是指因脑血管壁在内因或外因的作用下发生病变,在血液凝血功能障碍以及血流动力学改变等因素共同作用下所导致的非创伤性脑实质内出血。ICH 约占卒中总数的 10%~15%,30 d 死亡率为 35%~52%,1年后致残率约为 74%。常见病因包括高血压脑动脉粥样硬化、颅内动脉瘤或血管畸形、脑淀粉样血管病、烟雾病以及凝血障碍性疾病等。ICH 后死亡和不良结局的预测因素包括年龄较大、GCS 评分和意识水平降低、ICH 体积增大、存在脑室内出血、ICH 位于深部或幕下,以及先前接受抗血栓治疗。

(二) 病理机制

ICH 发生后,脑实质内血液迅速积聚,可分为原发性和继发性脑损伤。原发性脑损伤指血管破裂和随后的血肿形成对大脑的直接伤害,包括血凝块扩大和细胞毒性病变周围水肿对脑实质产生原发性的直接机械性损伤。ICH 发生后数小时至数天内,血肿中渗出的红细胞发生溶解,释放出细胞毒性物质如血红蛋白、血红素和铁等通过多种不同的病理途径(化学毒性或细胞毒性、高代谢状态、神经兴奋性毒性、氧化应激反应和神经炎症瀑联反应等),导致 ICH 后继发性脑损伤。最终,这些病理过程会导致构成灰质和白质的神经、血管单位的组成部分不可逆转的破坏、血-脑屏障破坏和致命性脑水肿,以及血肿扩大和严重的神经恶化或死亡。

(三) 临床表现

ICH 的症状和体征随出血部位和体积不同而有差异。患者典型表现为与受累脑区相对应的局灶性神经功能障碍急性发作。神经系统症状和体征通常在几分钟或几小时内逐渐加重。如果出血达到很严重的程度,可出现头痛、呕吐和意识水平降低。15%的患者会并发癫痫发作,尤其是在出血比较表浅而非深部时,常常伴有心脏异常如心电图 QT 间期延长和 ST-T 改变。最新研究显示,56%的患者出血部位为壳核/苍白球,31%为丘脑,14%为脑叶,7%为幕下,2%为尾状核头部及 29%的患者出血扩散至脑室内。

不同部位脑出血的临床表现如下。

1. 壳核出血　出血扩散到壳核最常沿白质纤维束发生,可引起偏瘫、偏身感觉缺失、同向偏盲、凝视麻痹、昏睡或昏迷。

2. 内囊出血　局限于内囊的少量出血可能引起轻度构音障碍、对侧轻偏瘫和感觉障碍。

3. 小脑出血　通常源于齿状核,并向小脑半球和第四脑室延伸,还可能进入脑桥被盖。这些出血可使患者失去平衡而无法行走、呕吐、头痛(可能牵涉颈部或肩部,通常在枕部)、颈僵硬、凝视麻痹和面肌无力。

4. 丘脑出血　可横向延伸至内囊后肢,向下压迫中脑顶盖,或可能破裂进入第三脑室。症状包括轻偏瘫、偏身感觉缺失,偶尔会出现短暂同向偏盲。也可能有上视麻痹伴无反应性小瞳孔、凝视鼻尖、眼球偏斜或朝向轻偏瘫侧的"错位眼"。出血累及优势大脑半球时可能出现失语。

5. 脑叶出血 脑叶出血的神经系统体征随出血位置而异。最常累及顶叶和枕叶。这些出血引起癫痫发作的概率更高。枕叶出血常表现为非常严重的对侧同向偏盲。额叶区域出血会导致对侧腿瘫痪或轻瘫。

6. 脑桥出血 主要是脑桥中间出血,并延伸至脑桥基底部。这类出血通常可在最初数分钟内导致深昏迷,可能是由网状激活系统被破坏所致。运动功能检查的特征为全身瘫痪。瞳孔为针尖样,对强光源有反应。患者没有眼球水平运动,在清醒时可有眼球浮动、面瘫、耳聋和构音障碍。

7. 脑室内出血 分原发性和继发性两类。原发性脑室内出血是由脑室内脉络丛动脉或室管膜下动脉破裂出血所致。继发性脑室内出血主要是由脑实质出血破入脑室内所致。可见头痛、呕吐及脑膜刺激征;大量出血者可有剧烈头痛、频繁呕吐、昏迷、针尖样瞳孔、偏瘫、双侧巴氏征阳性、脑膜刺激征、眼球分离斜视或浮动及高热等症状。

（四）辅助检查

CT 和 MRI 都是紧急诊断和评估 ICH 的首选影像学检查。一旦影像学检查确诊为急性 ICH,必须根据临床和影像学特征来确定病因。对颅脑进行 CTA 或 MRA 有助于筛查血管畸形、动脉瘤和烟雾病血管。对比增强脑 MRI 结合磁共振静脉造影（MRV）,或者对比增强头颅 CT 结合 CT 静脉造影（CTV）,都有助于评估脑静脉系统血栓形成。

1. 头颅 CT 检查 CT 平扫是目前诊断脑出血的最主要和最常用的方法之一。CT 能确定出血的大小和位置、还能提供有关血肿是否延伸进入脑室系统、是否存在周围水肿及脑内容物是否移位（脑疝）的信息。除非患者有严重贫血,超急性期出血会表现为高密度影,严重贫血者可能会出现等密度影,经过数周,出血会变为等密度并可能有环形增强,在慢性期,出血为低密度。CT 还能进行血肿量的估算,常采用公式（1）计算:

$$血肿量(ml) = (\pi/6) \times 血肿最大长度(cm) \times 最大宽度(cm) \times 最大高度(cm)$$

公式（1）

2. MRI 检查 脑出血后,MRI 检查一般用于显示血肿和血肿周围脑组织水肿演变过程中所形成的影像,它实际上反映了出血区红细胞的溶解和血红蛋白分子的化学变化过程。MRI 上见脑微出血或白质病变标志(如血管周围间隙增大)且呈特定的解剖分布有助于鉴别 ICH 的病因是高血压性动脉病还是脑淀粉样变。在深部灰质和幕下脑区(如脑桥、丘脑和基底节)的微出血是有出血倾向的高血压性微血管病的特点。相反,皮质-皮质下连接(灰白质交界处)的微出血是脑淀粉样变的特征。同样,MRI 上可见的主要位于基底节的血管周围间隙增大提示 ICH 与高血压性动脉病相关,而主要位于半卵圆中心的血管周围间隙增大提示 ICH 与脑淀粉样变相关。

3. 脑血管造影 适用于寻找出血原因,特别是对中、青年脑叶出血、蛛网膜下腔出血者常有必要,可排除血管畸形、动脉瘤破裂等所致的脑出血。

4. **腰椎穿刺**　脑出血患者因颅内压增高,一般不做脑脊液检查。当脑出血破入脑室或进入蛛网膜下腔,约 4/5 的患者在发病 6 h 后脑脊液为血性并伴压力增高。

5. **实验室检查**　包括血、尿、便常规,肝肾功能,凝血功能及心电图等检查。

(五) 诊断和鉴别诊断

1. **主要诊断依据**　根据以下特征可在临床上疑诊 ICH。

(1) 常在情绪激动或体力活动时突然发病。

(2) 症状和神经功能障碍急性发作并逐渐加重,尤其是伴有重度头痛、呕吐、重度高血压以及意识水平降低或昏迷等。

(3) 头颅 CT 扫描或 MRI 检查可以确诊。

2. **鉴别诊断**　应首先与其他脑血管疾病如急性脑梗死、蛛网膜下腔出血及脑肿瘤等相鉴别。

(六) 治疗进展

急性 ICH 患者可能需要气管插管和机械通气、逆转抗凝、控制血压、干预颅内压升高和占位效应、治疗癫痫发作、脑室造口术或者手术清除血肿。一旦完成紧急评估,应在 ICU 或专门的脑卒中单元接受治疗。

1. **手术治疗**　目前,临床研究显示 ICH 患者早期进行微创手术治疗,可能改善患者症状和预后仍需要进一步的大型 RCT 来证实。对于小脑出血直径大于 3 cm 的患者,或者是神经功能恶化或有脑干受压和(或)脑室梗阻所致脑积水的小脑出血患者,推荐手术清除出血。幕上 ICH 的手术治疗存在争议,仅在幕上 ICH 引起危及生命的占位效应时才采用手术治疗,根据针对手术和不手术的预后评估来个体化制订治疗决策。指南推荐的 ICH 患者手术治疗的选择和流程如图 2 - 6 所示。

2. **逆转抗凝**　对于发生 ICH 的患者,ICH 发作后应立即停用所有抗凝药和抗血小板药,并且应立即使用恰当药物来逆转抗凝作用。

(1) 对于使用华法林期间发生 ICH 的患者,可能有必要积极使用静脉用维生素 K、4 因子凝血酶原复合物(4F - PCC)浓缩物(有条件时)、新鲜冰冻血浆和其他因子。

(2) 推荐硫酸鱼精蛋白用于肝素相关性 ICH 患者的紧急治疗,可通过缓慢静脉输注给药,输注速度不超过 20 mg/min,且 10 min 内注入量不超过 50 mg。硫酸鱼精蛋白的合适剂量取决于肝素使用剂量及距离肝素给药的时间。

(3) 重度凝血因子缺乏或血小板减少的患者应接受凝血因子替代治疗或血小板输注。对于接受抗血小板治疗的患者,输注血小板可能有害,应避免。

3. **血压管理**　ICH 患者的血压常会升高,这可能易致血肿扩大。急性 ICH 患者中血压升高的治疗指南如下。

(1) 对于收缩压为 150～220 mmHg 的急性 ICH 患者,建议紧急降低收缩压至 140 mmHg。不过,在 ICH 发作后数小时内将收缩压降至 140 mmHg 以下并不能明确减少死亡和残疾的发生率,可能还会增加肾脏不良事件的风险。

一篇荟萃(Meta)分析纳入了 INTERACT2 和 ATACH - 2 试验的患者数据,发现在最初 24 h 内将收缩压稳定降至 120～130 mmHg 的患者获得了更好的结局,但是仍不清

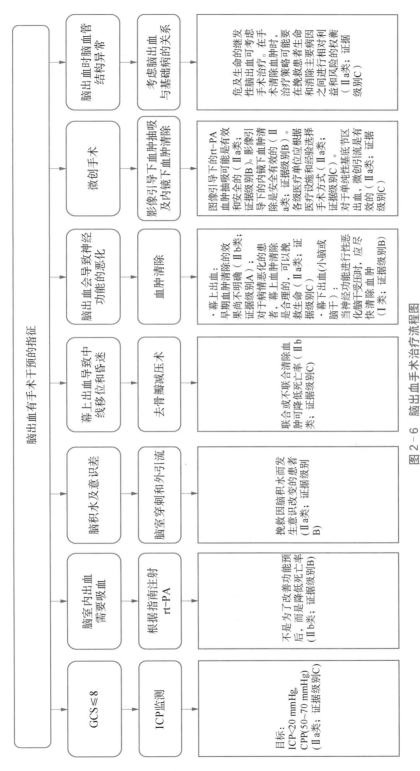

图 2 - 6　脑出血手术治疗流程图

注:CPP,脑灌注压;GCS,格拉斯哥昏迷评分;ICH,颅内出血;ICP,颅内压;rt - PA,重组组织纤溶酶原激活剂。

楚该目标的降压治疗是否有益,也不清楚个体患者因素(例如出血更少、高血压不太严重)是否促使了早期血压降低和结局改善。

(2) 对于收缩压＞220 mmHg 的急性 ICH 患者,建议通过持续静脉输注降压药来积极降低血压,并频繁(每 5 min 1 次)监测血压。最佳目标血压还不确定,但将收缩压维持在 140～160 mmHg 是合理的。能有效地控制血压的静脉用药物包括尼卡地平、拉贝洛尔、艾司洛尔、依那普利拉、非诺多泮和酚妥拉明。在选择降压药时,应考虑血压降低的速度和程度、给药方式(静脉推注及静脉输注)、个体患者的共存疾病、潜在不良反应和当地用药经验。

4. 颅内压升高的处理　应对所有疑似颅高压的 ICH 患者实施颅内压监测、抬高床头至 30°、脑室脑脊液引流、使用渗透性利尿剂(如甘露醇或高张盐水)、神经肌肉阻滞剂、药物诱导昏迷疗法以及过度通气等。

5. 一般性其他治疗　通过间歇性充气加压来预防静脉血栓栓塞,在入院第 1 天即可开始。使用生理盐水来维持和补充液体。先让患者禁食、禁饮以预防误吸,直到评估了吞咽功能。避免使用抑制胃酸的药物(质子泵抑制剂、组胺-2 受体拮抗剂),这会增加医院获得性肺炎的风险。治疗高血糖;合理的血糖目标为 7.8～10 mmol/L (140～180 mg/dl),应避免低血糖。对于有临床癫痫发作的 ICH 患者,应给予恰当的静脉抗癫痫治疗来控制癫痫发作,出血稳定后早期进行康复治疗。

(邓水香)

参考文献

[1] 王学峰,王康,肖波. 成人全面性惊厥性癫痫持续状态治疗中国专家共识[J]. 国际神经病学神经外科学杂志,2018,45(1):1-4.

[2] 方邦江. 急救医学[M]. 2 版. 北京:人民卫生出版社,2020.

[3] 孙一睿,胡锦,周良辅. 非惊厥性癫痫的诊断和治疗进展[J]. 国际神经病学神经外科学杂志,2017,44(3):299-302.

[4] 高琼,江文. 癫痫持续状态的定义演变[J]. 中国卒中杂志,2017,12(9):836-841.

[5] 宿英英,黄旭升,潘速跃,等. 惊厥性癫痫持续状态监护与治疗(成人)中国专家共识[J]. 中华神经科杂志,2014(9):661-666.

[6] Brain Trauma Foundation, American Association of Neurological Surgeons, Congress of Neurological Surgeons. Guidelines for the management of severe traumatic brain injury (4th edition) [EB/OL]. [2021-06-08]. https://www. braintrauma. org/coma/guidelines.

[7] CAO Y, YU S, ZHANG Q, et al. Chinese Stroke Association guidelines for clinical management of cerebrovascular disorders: executive summary and 2019 update of clinical management of intracerebral haemorrhage [J]. Stroke Vasc Neurol,2020,5(4):396-402.

[8] Chinese Head Trauma Study Collaborators. Chinese Head Trauma Data Bank:

Effect of gender on the outcome of patients with acute traumatic brain injury [J]. J Neurotrauma，2021,38(8):1164－1167.

[9] HAWRYLUK G W J，RUBIANO A M，TOTTEN A M，et al. Guidelines for the management of severe traumatic brain injury：2020 update of the decompressive craniectomy recommendations [J]. Neurosurgery，2020,87(3)：427－434.

[10] HERPICH F，RINCON F. Management of acute ischemic stroke [J]. Cri Care Med，2020,48(11):1654－1663.

[11] JALLO J，LOFTUS C M. Neurotrauma and critical care of the brain [M]. 2nd ed. New York：Thieme Medical Publishers，2018:32－193.

[12] LIU L，CHEN W，ZHOU H，et al. Chinese Stroke Association guidelines for clinical management of cerebrovascular disorders：executive summary and 2019 update of clinical management of ischaemic cerebrovascular diseases [J]. Stroke Vasc Neurol，2020,5(2):159－176.

[13] TRINKA E，COCK H，HESDORFFER D，et al. A definition and classification of status epilepticus — report of the ILAE task force on classification of status epilepticus [J]. Epilepsia，2015,56(10):1515－1523.

第三章 呼 吸 系 统

▌第一节 急性呼吸窘迫综合征

急性呼吸窘迫综合征(acute respiratoy distress syndrome，ARDS)是指由各种肺内外致病因素导致的急性弥漫性肺损伤和迅速进展的急性呼吸衰竭。急性肺损伤(acute lung injury，ALI)和 ARDS 具有性质相同的病理生理改变,实为同一疾病过程的 2 个阶段。ALI 代表早期病情相对较轻的阶段,而 ARDS 代表后期病情较严重的阶段。2012年,在 $JAMA$ 上发表的《ARDS 柏林诊断标准》取消了 ALI 的命名,将本病统一称为 ARDS,并根据氧合指数把 ARDS 分成轻度、中度和重度三级。其主要病理特征为肺毛细血管通透性增高,导致肺泡渗出液中富含蛋白质进而肺水肿及透明膜形成,后期伴有肺间质纤维化。病理生理改变以肺顺应性降低、肺内分流增加及通气/血流比例失衡为主。临床表现为呼吸窘迫、顽固性低氧血症,胸部 X 线或 CT 片显示双肺弥漫性浸润影。ARDS 往往是多器官功能障碍综合征(multiple organ dysfunction syndrome，MODS)中最先出现的器官功能障碍,在 MODS 的整个发病过程中居决定性地位,是 MODS 重要的组成部分。

一、病因与发病机制

(一) 病因与诱因
多种危险因素可诱发 ARDS,包括以下几个方面。

1. 直接损伤

(1) 吸入:胃内容物(尤其是 pH<2.5)、有毒气体、高浓度氧、烟、氮氧化合物、光气、氨、有机氟及镉等。

(2) 肺部感染:病毒性肺炎、细菌性肺炎、真菌性肺炎、卡氏肺孢子虫肺炎及粟粒性肺结核等。

(3) 肺挫伤。

2. 间接损伤

(1) 脓毒症(sepsis):全身炎症反应综合征(systemic inflammatory response syndrome，SIRS)系由严重感染、多发性创伤、出血性休克、胰腺炎等引起的全身炎症过程。据美国胸科医师学会(American College of Chest Physicians，ACCP)和危重病医学会(Society of Critical Care Medicine，SCCM)建议,SIRS 应具有以下 2 条或 2 条以上的

表现：①体温＞38 ℃或＜36 ℃；②心率＞90 次/分；③呼吸急促＞20 次/分，或通气过度，$PaCO_2 \leqslant 4.27\,kPa(32\,mmHg, 1\,mmHg=0.133\,kPa)$；④白细胞计数＞$12 \times 10^9/L$ 或＜$4 \times 10^9/L$，或未成熟中性杆状核粒细胞百分比＞10％。机体对感染的反应失调而导致危及生命的器官功能障碍为脓毒症。

（2）代谢紊乱：肝功能衰竭、尿毒症及糖尿病酮症酸中毒等。

（3）药物过量或中毒：海洛因、美散痛、丙氧芬（镇痛剂）、乙氯戊烯炔醇（安眠剂）、噻嗪类、秋水仙碱、水杨酸盐及巴比妥类等。

（4）外科术后、大量输血（液）或体外循环：外科手术引起的缺血再灌注损伤、术后并发的感染是 ARDS 常见的诱因。大量输血如 24 h 输血超过 3 000 ml，ARDS 的发生率可高达 34％。

（5）休克：脓毒性或失血性休克等。

（二）病理变化

从病理形态学角度，可以将 ARDS 分为 3 期：急性渗出期（水肿出血期）、机化修复期以及纤维化期。后两期可合称为纤维增生期。

（1）急性渗出期：为病程的第 1～7 天，表现为两肺体积增大、重量增加，胸膜面暗红色伴有灶性出血。由于肺泡上皮屏障的丧失，液体可以自由进出肺泡间隔和肺泡腔，形成肺实质水肿、出血和透明膜。肺透明膜的形成是此期最具特征性的病理改变，其存在于肺小气道腔内表面，尤以扩张的肺泡管和肺泡腔最为显著，在镜下呈伊红色致密片状结构。

（2）机化修复期：也称为增殖期，为病程的第 3～10 天。开始为 Ⅱ 型上皮细胞增生，增生的上皮细胞沿肺泡间隔分布，可以鳞化，角蛋白表达增强而活性物质表达下降，胞质中出现玻璃样物质。

（3）纤维化期：机化和修复期肺内间质成分比例逐渐增多，发病 10 d 后肺泡内胶原纤维迅速增加，细胞数量减少。在病程的第 3～4 周，由于纤维组织的增生，两肺脏层胸膜呈粗结节状，切面肺实质呈弥漫性纤维化或不规则瘢痕。

这些病理改变在肺内并非呈均匀弥漫性分布，而是分为正常区域、肺泡萎陷尚可逆的区域、不可逆区域 3 部分。ARDS 是"婴儿肺"而非"硬肺"。正常的"婴儿肺"部分可正常通气、换气，萎陷的区域是造成肺内分流的部分，萎陷伴周围血流障碍的实变部分既无通气也无血流，反而使肺内分流减少。此外，渗出性改变呈弥漫性分布而在低垂部分因重力关系而病变较重。以上病理改变导致肺内残气量减少，肺内分流量增加，通气与血流比值（V/Q）失调，肺顺应性降低并氧合障碍，从而导致严重的低氧血症、酸中毒等酸碱失衡，多脏器功能受到损害。

（三）病理生理

1. **高通透性肺水肿**（permeability pulmonary edema）**的形成** 正常肺毛细血管内的静水压为 8～10 mmHg，高于间质间隙的静水压 3～5 mmHg，因而导致液体自毛细血管内向间质间隙移动。同时，这些体液也不断地由淋巴管引流回到循环中去，故正常情况下不会发生肺水肿。ARDS 时因肺泡壁毛细血管内皮细胞的损伤，肺泡毛细血管膜通透性增加、间质渗透压升高及胶体渗透压下降、毛细血管流体压升高和间质流体静压降低。当间质液的增加数量超过淋巴引流量时,即向肺泡壁附近弥漫,则形成肺间质水肿(interstitial edema),当液体通过肺泡上皮屏障进入肺泡内时,便形成肺泡水肿(alveolar edema)。

2. 微肺不张和肺内分流量增加　主要因肺表面活性物质(pulmonary surfactant,PS)缺乏或活性降低,使肺泡表面张力增加,导致肺顺应性降低,功能残气量减少,肺泡易塌陷,发生弥漫性微肺不张(microatelectasis);因间质内流体静压降低,加重间质水肿。由于广泛的微肺不张,形成右至左的肺内分流。肺内分流量明显增加,为 ARDS 重要的病理生理特征,也是吸氧疗法难以纠正的重要原因之一;如吸入高浓度氧,则会进一步加重肺不张。

3. 肺血管阻力增高　由缺氧、多形核白细胞(polymorphonuclear leukocyte,PMNL)和血小板在肺毛细血管内聚集、纤维蛋白栓子阻塞以及血管收缩活性物质释放等因素所致。病情越重,肺血管阻力升高的幅度越大持久,甚至可发生右心功能不全。当右心室灌注压下降时,因心肌氧的需求量增加,也可发生心肌缺血。如患者使用高呼气末正压(positive end-expiratory pressure,PEEP)时,也可影响血压下降和心输出量减少。

(四) 发病机制

ARDS 发病机制错综复杂,迄今尚未完全阐明。目前认为全身和肺内炎性细胞的持续激活、炎症介质/抗炎症介的失平衡以及凝血功能紊乱在 ARDS 发病过程中发挥了重要的作用。

炎症/抗炎症反应失平衡是 ARDS 启动和发病的关键环节。目前发现以下因素参与了过度的炎症反应:①细菌内毒素(lipopolysaccharide,LPS)。LPS 来自革兰氏阴性菌感染和肠黏膜屏障功能损害时的肠道菌群和内毒素移位(内源性内毒素血症)。LPS 对机体的损伤作用主要是在其受体以及调节蛋白的作用下,通过信号转导系统引起效应细胞的核因子(NF)-κB 活化,影响多种细胞因子基因的表达。由于肺解剖结构的特异性及对 LPS 的高度亲和力,肺内的各种炎性细胞被激活并释放炎症介质,并聚集大量的 PMN,造成肺血管内皮细胞、肺上皮细胞的损伤及功能改变,导致 ARDS。②中性粒细胞活化:中性粒细胞受内毒素和炎症细胞因子作用后被激活,一方面产生多种黏附分子,使中性粒细胞黏附在血管内皮上导致内皮损伤并游离至血管外造成炎症,另一方面释放弹性蛋白酶、胶原酶、组织蛋白酶和丝氨酸蛋白酶等。这些均是损伤肺泡细胞外基质的主要酶类,可破坏细胞外基质,其降解产物对炎症细胞和成纤维细胞也具有趋化作用,导致炎症反应时间延长和肺损伤进一步加剧。③氧自由基:缺氧及缺血再灌注可造成 Ca^{2+} 内流并激活磷脂酶 A_2,引起一系列酶变化和氧化磷酸化过程紊乱,产生氧自由基。此外,中性粒细胞活化及中毒等都可以产生大量的氧自由基,造成细胞坏死和细胞凋亡。④一氧化氮(NO):ARDS 时肺血管内皮细胞受损,原生型一氧化氮合酶(constitutive nitric oxide synthase,cNOS)途径合成的 NO 减少,而内皮素生成增多,肺血管痉挛造成肺动脉高压和通气/灌流比例失衡。此外,炎症细胞在内毒素和促炎症因子的作用下可发生诱导型一氧化氮合酶（inducible nitric oxide synthase，iNOS）的表达，产生大量 NO 和超氧化物阴离子，它们结合成 $ONOO^-$，再进一步演化成羟自由基，造成组织细胞的坏死。

凝血/纤溶系统失平衡也是 ARDS 发病的主要机制之一。ARDS 患者凝血因子异常导致凝血与抗凝失衡，最终造成肺泡内纤维蛋白沉积。高危人群及 ARDS 患者支气管肺泡灌洗液（bronchoalveolar lavage fluid，BALF）中凝血活性增强，组织因子水平明显升高。ARDS 发生后第 3 天凝血活性达高峰，之后开始下降，同时伴随抗凝活性下降。

二、诊断

（一）临床表现特点

一般认为，ARDS 具有以下临床特征：①急性起病，在直接或间接肺损伤后 12～72 h 内出现呼吸窘迫；②难以纠正的低氧血症；③肺部体征无特异性，急性期双肺可闻及湿啰音，或呼吸音减低；④早期病变以间质性为主，胸部 X 线片常无明显改变；病情进展后，胸部 X 线片由双肺纹理加重、磨玻璃样改变、散在斑片状阴影至大片状高密度影，而无双肺门向外扩散的蝶翼状阴影特征；⑤无心功能不全证据。

（二）辅助检查

1. 实验室检查

（1）PaO_2：一般低于 50 mmHg，即使 $FiO_2>0.5$，PaO_2 仍低于 50 mmHg 时，可作为判断 ARDS 的重要依据。

（2）PaO_2/FiO_2 值：正常 400～500 mmHg，$PaO_2/FiO_2<300$ mmHg，有助 ARDS 的早期诊断。

（3）肺泡-动脉血氧分压差：即 $P(A-a)O_2$（或 $A-aDO_2$）；当 $FiO_2=0.21$（吸入空气）时，该值由正常 10～20 mmHg 升至 50 mmHg 以上；当 $FiO_2=1$（吸纯氧）时，该值由正常 25～75 mmHg 超过 100 mmHg。

（4）$PaCO_2$：ARDS 发病早期因过度通气，$PaCO_2$ 常低于 30 mmHg。晚期因组织严重缺氧，使酸中毒加重。PCO_2 升高表明病情加重，预后不良。

（5）肺顺应性：因肺水肿该值由正常的 500～1 250 ml/kPa 降至 90～130 ml/kPa。

（6）肺内分流量占心输出量（Qs/Qt）%：由正常的低于 0.5% 增至 10% 以上。

2. 胸部 X 线征象　ARDS 各期特征见表 3-1。

表 3-1 ARDS 分期特征

分期	发病时间	病理	临床所见	典型 X 线表现	鉴别诊断
1 期	0.5～1 d	毛细血管充血、内皮细胞肿胀	微肺不张所致急性呼吸衰竭（ARF）的分流，由 PEEP 可缓解的低氧血症	低肺容量、肺部清晰	神经肌肉性通气不足，气道阻塞，肺栓塞

分期	发病时间	病理	临床所见	典型 X 线表现	鉴别诊断
2期	2～5 d	体液漏出,纤维蛋白沉积,血管阻塞	由肺实变所致分流,PEEP 不能缓解的低氧血症	合并感染或出血时,局部透光或阴影致密	心源性肺水肿,液体超负荷,误吸,医院内感染,肺出血
3期	5 d后	肺泡细胞增生,胶原沉积,微血管破坏	*V/Q* 比值失调,低氧血症	同 2 期	同 2 期

3. 肺部 CT 检查　ARDS 肺部的 CT 表现分为 5 种基本改变。①磨玻璃样改变:云雾状高密度区,其间血管和支气管壁清晰。②实变:以肺实质密度显著增加为特征,肺血管纹理显示不清,尚有支气管气相。③网状改变:水肿或纤维化引起的小叶间隔增厚。④线状影:病损区增厚的小叶间隔或线条索状影。⑤肺纹扭曲:表现为肺纹扭曲或支气管扩张,即所谓"牵引性支气管扩张"。

4. 肺部超声检查　近年来,肺部超声(LUS)因其无创、可重复、操作简单、能床旁实时监测及无放射性损伤等特点已广泛用于 ARDS 的诊断和疗效的观察。超声显像难以显示正常肺内结构,但是肺部病变时能够显示其特殊的影像改变。ARDS 肺间质和肺泡内液体量增加,肺组织中气体和水的比例及气、水间的超声阻抗发生改变,表现为弥漫性彗星尾征、实变及胸腔积液。超声评分对 ARDS 患者肺部病理改变的观察与氧合指数诊断一致性较好,可以准确对 ARDS 进行早期诊断及预后评估。《国际肺部超声共识》指出,若存在以下征象者提示 ARDS 的存在:①非均匀的 B 线分布;②胸膜异常征象;③前壁的胸膜下实变存在正常的肺实质;④肺滑动征减弱或消失。

5. 生物标志物　在 ARDS 早期即会出现生物标志物的变化。随着生物学、蛋白质组学及基因学的发展,已有相关生物标记物为 ARDS 的早期诊断提供了线索。近年来,关于 ARDS 生物标志物的研究主要有前 B 细胞克隆增强因子(pre-B cell colony-enhancing factor,PBEF)、克拉拉细胞蛋白(Clara cell secretory protein,CC16)、晚期糖基化终末产物受体(receptor of advanced glycation endproducts,RAGE)、高迁移率蛋白-1、肺表面活性物质相关蛋白 D(surfactant protein D,SPD)以及介导炎症反应的基质金属蛋白酶 9(matrix metalloproteinase 9,MMP9)、可溶性髓系细胞触发受体 1(soluble triggering receptor expressed on myeloid cells 1,sTREM-1)、白细胞介素 8(interleukin 8,IL-8)等。目前认为这些生物标记物在 ARDS 的发生与发展中起重要作用,为早期诊断提供了一些新的方向。

(三) 诊断标准

1994 年,欧美联席会议(American-European Consensus Conference,AECC)提出了 ARDS 的诊断标准:①急性起病;②氧合指数(PaO_2/FiO_2)≤200 mmHg[不管呼气末正压(PEEP)水平];③正位 X 线胸片显示双肺均有斑片状阴影;④肺动脉嵌顿压≤18 mmHg,或无左心房压力增高的临床证据。如 PaO_2/FiO_2≤300 mmHg 且满足上述其他标准,则也可诊断为 ALI。

但 1994 年 AECC 制定的标准存在一定的局限性,ARDS 诊断的特异度较低。2011年,欧洲危重症医学会(European Society of Intensive Care Medicine,ESICM)制定了柏林(Berlin)定义(表 3-2)。与 AECC 标准相比,柏林定义有了较大的提高。目前,临床上已经普遍采用柏林定义对 ARDS 进行诊断。

表 3-2　急性呼吸窘迫综合征的柏林定义

项目		定　义
时程		已知临床发病或呼吸症状新发或加重后 1 周内
胸部影像学[a]		双肺斑片影不能完全用渗出、小叶/肺塌陷或结节解释
水肿起源		无法用心力衰竭或体液超负荷完全解释的呼吸衰竭。如果不存在危险因素,则需要进行客观评估(如超声心动图检查)以排除流体静力型水肿
氧合[b]	轻度	200 mmHg$<$PaO$_2$/FiO$_2$$\leqslant$300 mmHg 伴 PEEP 或 CPAP$\geqslant$0.5 kPa(5 cmH$_2$O)[c]
	中度	100 mmHg$<$PaO$_2$/FiO$_2$$\leqslant$200 mmHg 伴 PEEP$\geqslant$0.5 kPa(5 cmH$_2$O)
	重度	PaO$_2$/FiO$_2$$\leqslant$100 mmHg 伴 PEEP$\geqslant$0.5 kPa(5 cmH$_2$O)

注:CPAP,持续性气道正压;FiO$_2$,吸入氧浓度;PaO$_2$,动脉氧分压;PEEP,呼气末正压。
a 胸片或 CT 扫描。
b 如果海拔大于 1 000 m,需通过以下方式校正:[PaO$_2$/FiO$_2$(大气压/760)]。
c 在轻度急性呼吸窘迫综合征患者,可通过非侵入性方式传送 PEEP。

(四) 诊断注意事项

ARDS 的发病前多有严重创伤、烧伤、感染、溺水、大手术等诱因,临床表现主要为突然出现呼吸窘迫呈进行性加重,可咯血水样痰。实验室检查特点:PaO$_2$ 明显低于正常,即使吸入高浓度氧,PaO$_2$ 仍低于 50 mmHg。应与下列疾病进行鉴别。

1. 心源性肺水肿　ARDS 与心源性肺水肿的鉴别见表 3-3。

表 3-3　ARDS 与心源性肺水肿鉴别要点

项目	心源性肺水肿	ARDS
基础疾病	引起左心衰的疾病	严重创伤、感染等原发疾病
病理基础	压力性肺水肿,很少形成透明膜	渗透性肺水肿,多见透明膜
呼吸功能影响	较轻	很重,极度呼吸困难、窘迫
发病	急剧,不能平卧	多急可缓,能平卧
咯痰	粉红色泡沫样痰	早期可无痰,晚期可有血水样痰
体征	双肺大量湿啰音、哮鸣音	湿啰音少,不固定
X 线胸片	双肺蝶翼样阴影	发病 24 h 后双肺出现斑片状阴影,可融合呈磨玻璃样、"白肺"和支气管充气相

续　表

项目	心源性肺水肿	ARDS
血气改变	多为轻度低氧血症，吸氧明显改善	进行性低氧血症，高 FiO_2 也难纠正
治疗反应	强心、利尿、血管扩张剂反应好	反应差
肺毛细血管楔压	升高	正常
预后	较好	差

2. 急性肺栓塞　多骤然发病，呼吸急促、烦躁不安、咯血、发绀、较剧烈的胸痛。血气分析 PaO_2 和 $PaCO_2$ 均降低，与 ARDS 颇为相似。实验室检查可见 D -二聚体升高，典型的心电图示 S I QTⅢ改变。选择性肺动脉造影（pulmonary angiography，PA）、肺动脉 CT、肺核素扫描等影像学检查有助于本病的确诊。

3. 特发性肺间质纤维化　常为慢性过程，可呈亚急性或急性发展，表现为 I 型呼吸衰竭，临床表现与 ARDS 相似，但本病病理基础与 ARDS 不同，X 线片或 CT 呈网状、结节状或蜂窝状改变，总病程发展较缓慢，肺功能为限制性通气功能障碍可作鉴别。

4. 自发性气胸　突发胸痛、呼吸困难、发绀，通过病史、X 线片予以鉴别。

三、治疗

ARDS 起病急骤，发展迅速，要早期诊断、积极治疗，同时针对原发病处理以阻止病程的进展恶化，目前的救治方法包括以下几个方面。

（一）基础病治疗

（1）严重创伤者及时处理外伤及止痛、止血等；淹溺者迅速清除呼吸道积液及污物；大手术后患者注意引流管通畅等。

（2）严重感染既是 ARDS 的高危致病因素，也是非感染病因导致 ARDS 后的最常见并发症和死亡原因。控制感染及预防院内感染是很重要的措施，明确感染部位，给予敏感抗生素治疗。抗生素的使用主张足量、联合、静脉给药，特殊情况配合局部用药。

（二）机械通气

机械通气是 ARDS 的关键性治疗措施，在 ARDS 早期即实施合理、有效的机械通气对改善 ARDS 预后有积极的意义。

1. 通气方式的选择　如病情处于 ARDS 早期或轻中度 ARDS，无呼吸道阻塞，预计病情能够短期缓解的患者，可选无创通气（noninvasive ventilation，NIV）方式施行高流量鼻导管（high flow nasal catheter，HFNC）给氧或无创正压通气（noninvasive positive pressure ventilation，NPPV）。好处是可避免气管插管或气管切开相关的并发症，改善患者舒适感，保留上气道防御功能和吞咽功能。采用无创通气的患者需神志清楚，能主动配合，气道分泌物不多，血流动力学稳定。NIV 期间，应监测以下的临床参数：主观反应（呼吸困难、舒适感和神志状态）、客观反应（呼吸频率、心率和辅助呼吸肌的应用）、可能出现的并发症（腹部膨胀、面部皮肤压迫坏死及分泌物潴留）和腹肌的收缩等。如 NIV

治疗 1~2 h 后,低氧血症和全身情况得到改善,可继续应用 NIV。若低氧血症不能改善或全身情况恶化,应及时改为有创通气。

HFNC 给氧正逐渐替代 NPPV 治疗。与 NPPV 相比,HFNC 提高了患者的耐受性。有研究表明 HFNC、NPPV 及常规氧疗间气管插管率的差异无统计学意义,但 HFNC 组重症监护病死率明显低于其他两组。但也有研究发现,33% 的重度 ARDS 及 29% 的中度 ARDS 患者进行 HFNC 治疗失败,其主要原因是低氧血症的加重及血流动力学不稳定。ARDS 患者进展迅速,因此识别 HFNC 适应证十分重要,应在 ICU 进行严密的监测,以便及时进行气管插管。

2. 机械通气策略

(1) 肺保护性通气策略:临床上以气道平台压(Pplat)为指标,Pplat 能够客观反映肺泡内压,其过度升高可导致呼吸机相关肺损伤。因此,控制 Pplat < 3.0 kPa (30 cmH_2O),可以减少气压伤的发生。ARDS 指南推荐在实施肺保护性通气策略时,限制气道平台压比限制潮气量更为重要。

(2) 避免肺泡过度扩张,降低潮气量,采用允许性高碳酸血症(permissive hypercapnia,PHC)策略。PHC 的定义为:为避免气压-容量伤而故意限制气道压或潮气量,允许 PaCO_2 逐渐增高至 >50 mmHg。近年,RCT 研究表明,ARDS 通气时实施低通气和 PHC 肺保护策略能够降低患者死亡率。

(3) 肺复张(recruitment maneuver,RM)策略:RM 通过短暂地增加肺泡压和跨肺压以复张萎陷的肺泡,是 ARDS 治疗中重要的治疗手段之一。应用适当的 PEEP 维持肺泡开放,避免肺泡出现周期性的开放与塌陷,增加呼气末肺容积,减少肺的非充气区和充气区的机械应力,减少肺损伤,从而增加氧合等。肺可复张性评估方法主要通过影像学如肺部高分辨胸体层摄影(high resolution CT,HRCT)、肺部超声(lung ultrasound,LUS)、电阻抗断层成像技术(electrical impedance tomography,EIT)和正电子发射断层成像技术(positron emission tomography/CT,PET/CT)法等解剖评估。首先 HRCT 为肺可复张性评估优先的"金标准";其次是呼吸力学参数的改变,目前以压力/容积(P/V)曲线法应用最多;再次是肺部超声(LUS)能够通过监测肺通气的改善来评估肺泡复张程度。

(4) 尽量减少机械通气的强制性,加强自主呼吸作用,促进人-机协调。

(5) 通过改变呼吸时比的方法减低气道峰压(peak airway pressure,PIP),提高气道平均压形成适当水平的内源性 PEEP(PEEPi),以改善氧合而利于萎陷肺泡复张。

(6) 鉴于 ARDS 的肺损伤状态会随病程变化,强调动态呼吸监测,及时调整通气参数。

3. 机械通气的辅助方法　当采取上述方法难于有效改善氧合或为达到更好的人-机协调时,可采用以下方式。

(1) 俯卧位通气:俯卧位通气通过降低胸腔内压力梯度、促进分泌物引流和促进肺内液体移动,可显改善氧合。一项 RTC 研究采用每天 7 h 的俯卧位通气,连续 7 d,可明显改善 ARDS 患者的氧合,但对病死率无明显影响。但对于氧分指数低于 88 mmHg 的患者,俯卧位通气后其病死率明显降低。俯卧位通气虽然技术简单,但操作繁复,有经验的团队采用长时间俯卧位通气可改善早期重度 ARDS 的患者预后,俯卧位通气正逐渐成为重度 ARDS 患者的早期的标准治疗手段。对于常规机械通气治疗无效的重度 ARDS 患者,可考虑采用俯卧位通气。但严重的低血压、室性心律失常、颜面部创伤及未处理的不稳定性骨折等是俯卧位通气的相对禁忌证。此外,还应注意在翻身过程中静脉内输液管和气管内插管的位置和通畅性。

(2)体外或肺外的气体交换:包括体外膜肺氧合(ECMO)、体外二氧化碳清除等。目的是让损伤的肺充分休息,不再增加通气所致的损伤。近年来,越来越多的临床研究支持 ECMO 可以改善早期、可逆性、重症 ARDS 患者的病死率。由于重症 ARDS 患者即使采用最优机械通气策略,仍然难以改善氧合,继而出现多器官功能障碍,而通过 ECMO 可保证氧合和二氧化碳清除,是重症 ARDS 患者的挽救性治疗措施之一。因此,目前 ECMO 的应用在持续增加,建议将 ECMO 作为重症 ARDS 患者的挽救性治疗手段之一。

(3)液体通气:是指先将液体-全氟溴辛烷经气管内注入肺,然后进行正压通气。其可显著增加通气时氧气的摄取和二氧化碳的排出,增加肺顺应性,降低肺泡表面张力,促进肺重力依赖区塌陷肺泡的复张。因此,可作为严重 ARDS 患者常规机械通气无效时的一种选择。

(4)神经电活动辅助通气(neurally adjusted ventilatory assist,NAVA)模式:NAVA 是指通过膈肌电活动(electrical activity of diaphragm,EAdi)信号来促发吸气与呼气,其通气模式是由 EAdi 的幅度所决定的,初步实现了神经冲动与机械通气的直接耦联,通过自身反馈机制改善人-机同步性、降低呼吸肌负荷,可进行个体化潮气量选择,同时具有促塌陷肺泡复张、减轻呼吸机相关肺损伤(ventilator associated lung injury,VALI)和肺外器官损伤等优势。

(5)变异性通气:变异性通气是呼吸频率和潮气量按照一定的变异进行变化的机械通气模式。增加呼吸形式变异性有利于促进塌陷肺泡复张、改善肺内通气血流(V/Q)、改善氧合、减低呼吸功及减轻肺损伤,这可能是一种更加符合生理的机械通气模式。

4. 呼吸机撤机方法 病情得到控制后,$FiO_2 < 0.5$ 而 $PaO_2 > 60\ mmHg$ 时开始减 PEEP 或 CPAP,每次减 0.2～0.3 kPa(2～3 cmH$_2$O);间隔 6～8 h 病情稳定,减至 0.2～0 kPa(2～0 cmH$_2$O)时(约需 24～36 h),渐下调 FiO_2 至 0.3;如 $PaO_2 > 60\ mmHg$,观察维持 6～8 h 病情稳定,可撤离呼吸机,撤机后留管观察 2～4 h 病情稳定可考虑拔管。

(三)防治肺水肿,维持心输出量

在 ARDS 治疗中应采取有效措施防治血管内静水压力升高,以减少肺水肿和改善肺功能。一个合理的策略是在保持适当系统灌注压的前提下保持低水平的有效血管内容量,即液体负平衡策略。适量补充以白蛋白为主的高渗胶体液,可提高血浆胶体渗透压,有利于肺间质、肺泡水肿液的吸收,减轻肺水肿。必要时可配合利尿剂静脉滴入利尿,利于肺水肿的吸收和氧合的改善。但是对于休克尤其是脓毒性休克的患者,如果在恢复血管内容量后不能保持系统灌注,应该用血管加压药物治疗来保证重要器官灌注。

维持心输出量对于 ARDS 患者的氧输送极其重要,可通过置入有创血流动力学监测心输出量及充盈压,指导容量管理。

（四）营养支持

ARDS 患者处于高代谢状态,急性期过后,恢复期的持续时间也往往较长,因而营养不良可使机体和免疫防御功能下降,易导致感染并影响肺组织修复,应及时补充热量和高蛋白、高脂肪营养物质。应尽早给予营养支持,鼻饲或静脉补给,如果肠道功能正常,优先选择肠内营养。大部分危重病患者,尤其是 ARDS 和血液动力学不稳的患者,由于机体处于应激状态且胃肠道的相对供血不足,早期不能耐受足量的营养支持。因此,可根据患者的胃肠道功能早期给予适当的营养支持,起始 2.09 MJ（500 kcal）/d,根据患者的耐受程度逐渐加量。

（五）药物治疗

1. 肾上腺糖皮质激素　长期以来,大量的研究应用糖皮质激素控制炎症反应,预防和治疗 ARDS。早期多项 RCT 观察了大剂量糖皮质激素对 ARDS 的预防和早期治疗作用,结果显示糖皮质激素既不能预防 ARDS 的发生,对早期 ARDS 又没有治疗作用,反而可因继发感染、诱发上消化道出血、电解质紊乱而增加死亡率。但对于过敏原因、刺激性气体吸入、外伤骨折所致的脂肪栓塞、卡氏肺孢子虫肺炎等引起的 ARDS,早期应用糖皮质激素治疗有效。此外,对脓毒性休克并发 ARDS 的患者,如合并肾上腺皮质功能不全,可考虑应用替代剂量的糖皮质激素。

同时,ARDSnet 的研究观察了糖皮质激素对晚期 ARDS（患病 7～24 d）患者的治疗效应,结果显示糖皮质激素并不降低 60 天病死率,但可明显改善低氧血症和肺顺应性,缩短患者的休克持续时间和机械通气时间。而在 ARDS 发病＞14 d 时应用糖皮质激素,则会明显增加病死率。可见,对于晚期 ARDS 患者不宜常规应用糖皮质激素治疗。

2. 吸入 NO　NO 即血管内皮细胞衍生舒张因子,它能激活鸟苷酸环化酶（cGMP）,使 cAMP 增加,从而有选择地舒张肺血管。NO 分布于肺内通气良好的区域,可扩张该区域的肺血管,显著降低肺动脉压、减少肺内分流、改善通气/血流比值（V/Q）、提高氧合指数、降低肺动脉压;NO 与血红蛋白间有高度的亲和力,可迅速与之结合而失活,故平均动脉压和心输出量不变。有研究使用低浓度[体积分数为（2～18）×10^{-6}]NO 吸入 30 min,每日 1 次治疗重症 ARDS,7 例全部救活。也有研究显示,NO 吸入可使 60% 的 ARDS 患者氧合改善,同时肺动脉压、肺内分流明显下降,对平均动脉压和心输出量无明显影响。但是氧合改善效果也仅限于开始 NO 吸入治疗的 24～48 h 内。并且,两个 RCT 研究证实 NO 吸入并不能改善 ARDS 的病死率。因此,吸入 NO 不宜作为 ARDS 的常规治疗手段,仅在一般治疗无效的严重低氧血症时考虑应用。

3. 免疫治疗　免疫治疗是通过中和致病因子,利用抗炎性介质和抑制效应细胞来治疗 ARDS 是目前的研究热点。其中研究较为广泛的有粒细胞-巨噬细胞集落刺激因子（GM-CSF）和间充质干细胞（MSC）。GM-CSF 是一种细胞因子,可促进免疫细胞成熟,具有调节免疫状态的功能。其治疗 ARDS 的机制可能与维持肺泡巨噬细胞活性、改善宿主的防御能力有关。临床观察发现 BALF 中 GM-CSF 升高的 ARDS 患者生存率更高。虽然 GM-CSF 治疗 ARDS 的小样本 RCT 研究并没有得到改善病死率的结果，但其治疗靶点的独特性还是让人期待大样本 RCT 研究可以证明其治疗价值。

此外，MSC 治疗 ARDS 也是近年来研究的热点。将 MSC 与单个核细胞共同培养，2 种细胞分泌的 IgG 都增加；而将 MSC 与脂多糖(LPS)刺激后的单个核细胞共同培养时，则表现为两种细胞分泌的 IgG 都受到抑制，且程度与 LPS 的刺激水平正相关。这说明了 MSC 会根据外界刺激抑制或增强免疫反应，真正做到调节免疫反应的方向。近期有 2 项 I 期临床试验已经完成，结果发现无论是低剂量还是高剂量，输注 MSC 的耐受性都较好，且应用 MSC 治疗的患者在第 5 天时表面活性蛋白 D 的水平降低，提示肺泡上皮细胞损伤有所改善。相关研究团队已经开始着手准备 II 期临床试验。相信在不久的将来，MSC 可以为 ARDS 患者提供额外的治疗选择。

四、预后

ARDS 的预后除与抢救措施是否得当有关外，常与患者原发病、并发症以及对治疗的反应有关。如严重感染得不到控制，则预后极差。骨髓移植并发 ARDS 的死亡率几乎是 100%。若并发多脏器功能衰竭则预后极差，且与受累器官的数目和速度有关，如 3 个脏器功能衰竭持续 1 周以上，病死率可高达 98%。经积极治疗后，若持续肺血管阻力增加，提示预后不良。刺激性气体所致的急性肺水肿和 ARDS，一般脱离现场，治疗及时，亦能取得较好的疗效。另外 ARDS 患者若经 PEEP 0.98 kPa(10 cmH$_2$O)治疗后，PaO$_2$ 有明显的上升，提示预后较好。ARDS 能迅速得到缓解的患者，大部分能恢复正常。

五、预防

对高危的患者应严密观察，加强监护，一旦发现呼吸窘迫、PaO$_2$ 降低等肺损伤表现，在治疗原发病时，应早期给予呼吸支持和其他有效的预防及干预措施，防止 ARDS 进一步发展和重要脏器损伤。

（宋振举　韩　奕）

第二节　哮喘持续状态

支气管哮喘是一种常见的慢性呼吸道疾病，近年来其患病率在全球范围内有逐年增加的趋势。支气管哮喘急性发作经合理使用支气管舒张剂和糖皮质激素等哮喘缓解药物治疗后，仍有严重或进行性呼吸困难者，称哮喘持续状态；如支气管阻塞未及时得到缓解，可迅速发展为呼吸衰竭，直接威胁生命。

一、重症哮喘的定义

重症哮喘(severe asthma)指严重哮喘急性发作时出现的以呼吸困难、发绀、大汗、四肢冷、脉细数、两肺满布哮鸣音,有时由于支气管严重狭窄或大量痰栓阻塞气道,肺部哮鸣音反而减弱或消失为临床表现的一类危急病症。依据最新《全球哮喘防治创议》(*Global Initiative for Asthma*,GINA)的定义,重度哮喘是指依从性好且吸入技术正确,经优化的高剂量吸入糖皮质激素(inhale corticosteroids,ICS)/长效 β_2 受体激动药(long-acting inhale bete 2-agonist,LABA)治疗后仍未控制,或需要高剂量 ICS/LABA 才能维持控制者。

二、重症哮喘的临床表现

重症哮喘的临床表现:患者不能平卧,心情焦躁,烦躁不安,大汗淋漓,讲话不连贯,呼吸频率 >30 次/分,胸廓饱满,运动幅度下降,辅助呼吸机参与工作(胸锁乳突肌收缩、三凹征),心率 >120 次/分,常出现奇脉,可出现成人的呼气流量峰值(peek expiratory flow,PEF)低于患者最佳值的 60% 或 <100 L/min。$PaO_2 < 60$ mmHg,$PaCO_2 > 45$ mmHg,血 pH 下降,X 线片表现为肺过度充气,气胸或纵隔气肿,病情更危重者嗜睡或意识模糊,胸腹呈矛盾呼吸(膈肌疲劳),哮鸣音可从明显变为消失,即"沉默肺"。

三、分级

根据严重程度的分级:以白天、夜间哮喘症状出现的频率和肺功能检查结果,将慢性持续期哮喘病情严重程度分为间歇状态、轻度持续、中度持续和重度持续 4 级(表 3-4)。根据达到哮喘控制所采用的治疗级别来进行分级。重度哮喘:需要第 4 级或第 5 级治疗才能达到完全控制,或者即使经过第 4 级或第 5 级治疗仍不能达到控制者。

表 3-4　慢性持续性哮喘病情严重程度的分级

分级	临床特点
间歇状态 (第 1 级)	症状 <每周 1 次
	短暂出现
	夜间哮喘症状 ≤每月 2 次
	FEV_1 占预计值% ≥80% 个人最佳值,PEF 变异率 <20%
轻度持续 (第 2 级)	症状 ≥每周 1 次,但 <每周 1 次
	可能影响活动和睡眠
	夜间哮喘症状 >每月 2 次,但 <每周 1 次
	FEV_1 预计值% ≥80% 或 PEF 变异率为 20%～30%
中度持续 (第 3 级)	每日有症状
	影响活动和睡眠
	夜间哮喘症状 >每周 1 次
	FEV_1 预计值% 为 60% 或 PEF 变异率为 60%～70% 个人最佳值,PEF 变异率 >30%

续　表

分级	临床特点
重度持续 （第4级）	每日有症状
	频繁出现
	经常出现夜间哮喘症状
	体力活动受限
	FEV$_1$ 预计值%＜60%个人最佳值，PEF 变异率为＞30%

注：FEV$_1$，1 s 用呼气量；PEF，最大呼气流量。

四、重症哮喘的一般综合治疗

（一）脱离过敏原

如果能够明确引起哮喘发作的过敏原或其他非特异刺激因素，采取环境控制措施，尽可能减少暴露，就是防治哮喘最有效的方法。

（二）氧疗

重症哮喘常有不同程度的低氧血症，因此原则上都应吸氧。吸氧浓度为 1～3 L/min，吸氧浓度一般不超过 40%。为避免气道干燥，吸入的氧气应尽量温暖湿润。

（三）药物

治疗哮喘的药物可以分为控制药物和缓解药物，以及重度哮喘的附加治疗药物。

1. 控制药物　需要每天使用并长时间维持的药物，这些药物主要通过抗炎作用使哮喘维持临床控制，其中包括吸入性糖皮质激素、全身性激素、白三烯调节剂、长效 β$_2$ 受体激动剂、缓释茶碱、甲磺司特及色甘酸钠等。

2. 缓解药物　又称急救药物，这些药物在有症状时按需使用，通过迅速解除支气管痉挛从而缓解哮喘症状，包括速效吸入和短效口服的 β$_2$ 受体激动剂、吸入性抗胆碱能药物、短效茶碱和全身性激素等。

3. 重度哮喘的附加治疗药物　主要为生物靶向药物，如抗 IgE 单克隆抗体、抗 IL - 5 单克隆抗体、抗 IL - 5 受体单克隆抗体和抗 IL - 4 受体单克隆抗体等，其他还有大环内酯类药物等。

（1）糖皮质激素：糖皮质激素是最有效的控制哮喘气道炎症的药物。ICS 可有效控制气道炎症、降低气道高反应性、减轻哮喘症状、改善肺功能、提高生活质量、减少哮喘发作的频率和减轻发作时的严重程度，降低病死率。其中高剂量 ICS 是指布地奈德＞800 μg/d，相当于布地奈德福莫特罗 160 μg/4.5 μg＞5 吸/d，或丙酸氟替卡松＞500 μg/d，相当于沙美特罗氟替卡松 50 μg/500 μg＞1 吸/d。ICS 的不良反应包括声音嘶哑、咽部不适和念珠菌感染。

（2）β$_2$ 受体激动剂：此类药物比较多，可分为短效（维持时间 4～6 h）、长效（维持时间 10～12 h）以及超长效（维持时间 24 h）β$_2$ 受体激动剂。长效制剂又可分为快速起效的

LABA(如福莫特罗、茚达特罗、维兰特罗及奥达特罗等)和缓慢起效的 LABA(如沙美特罗)。

1) 短效 β_2 受体激动剂(short-acting inhale bete2-agonist，SABA)：常用药物如沙丁胺醇和特布他林等。①吸入给药：可供吸入的 SABA 包括气雾剂、干粉剂和雾化溶液等。这类药物能够迅速缓解支气管痉挛，通常在数分钟内起效，疗效可维持数小时，是缓解轻至中度哮喘急性症状的首选药物，也可用于预防运动性哮喘。②口服给药：如沙丁胺醇、特布他林、丙卡特罗等，通常在服药后 15～30 min 起效，疗效维持 4～8 h 不等。使用虽较方便，但心悸、骨骼肌震颤等不良反应比吸入给药时明显。缓释和控释剂型的平喘作用维持时间可达 8～12 h，特布他林的前体药班布特罗作用时间可维持 24 h，可减少用药次数，适用于有夜间哮喘症状患者的治疗。③注射给药：该类药虽然平喘作用较为迅速，但因全身不良反应的发生率较高，故不推荐使用。

2) LABA：LABA 舒张支气管平滑肌的作用可维持 12 h 以上。目前，在我国临床使用的吸入型 LABA 主要有沙美特罗和福莫特罗，以及超长效的茚达特罗、维兰特罗及奥达特罗等，可通过气雾剂、干粉剂等装置给药。福莫特罗起效最快，也可作为缓解药物按需使用。长期单独使用 LABA 有增加哮喘死亡的风险，故不推荐长期单独使用 LABA 治疗。

(3) ICS＋LABA 复合制剂：ICS＋LABA 具有协同的抗炎和平喘作用，可获得相当于或优于加倍剂量 ICS 的疗效，并可增加患者的依从性、减少大剂量 ICS 的不良反应，尤其适合于中至重度慢性持续哮喘患者的长期治疗，低剂量 ICS＋福莫特罗复合制剂可作为按需使用药物，包括用于预防运动性哮喘。目前在我国临床上应用的 ICS＋LABA 复合制剂有不同规格的丙酸氟替卡松-沙美特罗干粉剂、布地奈德-福莫特罗干粉剂、丙酸倍氯米松-福莫特罗气雾剂和糠酸氟替卡松-维兰特罗干粉剂等。

(4) 白三烯调节剂：包括白三烯受体拮抗剂(LTRA)和 5-脂氧合酶抑制剂，是 ICS 之外可单独应用的长期控制性药物之一，可作为轻度哮喘的替代治疗药物和中重度哮喘的联合用药。

(5) 茶碱：具有舒张支气管平滑肌及强心、利尿、兴奋呼吸中枢和呼吸肌等作用，低浓度茶碱具有一定的抗炎作用。

(6) 抗胆碱药物：吸入性抗胆碱药物，包括短效抗胆碱能药物(short-acting muscarinic antagonist，SAMA)异丙托溴铵和长效抗胆碱药物(long-acting muscarinic antagonist，LAMA)噻托溴铵，其具有一定的支气管舒张作用，但较 β_2 受体激动剂弱，起效也较慢。抗胆碱药物可通过气雾剂、干粉剂和雾化溶液给药。本品与 β_2 受体激动剂联合应用具有互补作用。雾化吸入 SAMA 异丙托溴铵与 SABA 沙丁胺醇复合制剂是治疗哮喘急性发作的常用药物。妊娠早期、患有青光眼、前列腺肥大的患者应慎用此类药物。新近上市的 ICS＋LABA＋LAMA 三联复合制剂糠酸氟替卡松-维兰特罗-乌美溴铵干粉剂、布地奈德-福莫特罗-格隆溴铵气雾剂，都是在 ICS＋LABA 复合制剂基础上加上 LAMA，重度哮喘患者使用吸入的三联复合制剂更为方便。

(7) 甲磺司特：是一种选择性 Th2 细胞因子抑制剂，可抑制 IL-4、IL-5 的产生和

IgE 的合成,减少嗜酸性粒细胞浸润,减轻气道高反应性。该药为口服制剂,安全性好,适用于过敏性哮喘患者的治疗。

(8)生物靶向药物:已经上市的治疗哮喘的生物靶向药物包括抗 IgE 单克隆抗体、抗 IL-5 单克隆抗体、抗 IL-5 受体单克隆抗体和抗 IL-4 受体单克隆抗体。这些药物主要用于重度哮喘患者的治疗。

(四)纠正脱水

危重哮喘发作时,患者由于存在摄水量不足,加上过度呼吸及出汗,常存在不同程度的脱水,使气道分泌物黏稠,痰液难以排出,影响通气。因此,补液有助于纠正脱水、稀释痰液,防止痰液黏液栓形成。根据心脏及脱水情况,一般每日补液 2 000～3 000 ml。

(五)纠正酸碱失衡

重症哮喘患者由于缺氧/过度消耗和入量不足等原因易出现代谢性酸中毒,而在酸性环境下,许多支气管扩张剂常不能充分发挥作用,故及时纠正酸中毒非常重要。建议在 pH<7.2 时可补充 5% 碳酸氢钠溶液 150 ml 静脉滴注。立即实施机械通气补碱应慎重,以避免过度通气造成呼吸性碱中毒。

五、重症哮喘的机械通气治疗

当哮喘患者经积极的治疗后患者病情和呼吸肌疲劳仍进行性加重,并伴有意识水平的改变及呼吸衰竭时,需尽早行气管插管术。

(一)插管方式

由于哮喘患者往往存在鼻息肉,所以优选经口气管插管。在气插管型号的选择方面,应尽量给予带有囊上吸引的大型号气管插管(成人半径 8～10 mm 气插管),以减少气道阻力。且经口气管插管口径相对较大,有利于减少阻力并便于吸痰,且操作相对容易、快速。哮喘插管上机时间一般较短,无须长期进行口腔护理。

(二)镇静剂及肌松剂

镇静剂能给患者以舒适感,防止人机-对抗,降低氧耗和二氧化碳的产生。常用的镇静药物有地西泮、咪达唑仑和丙泊酚等。有时尽管已用镇静剂,但人-机对抗仍未解决,造成气道高压,甚至氧分压下降。此时,须使用肌松剂,但时间不宜过长,尤其是对合并使用大剂量糖皮质激素治疗的危重哮喘患者,以免产生类固醇肌松药综合征,导致撤机困难。

(三)机械通气

目前,重症哮喘气管插管后呼吸模式的选择尚无统一的意见。容积控制通气(volume controlled ventilation,VCV)和压力控制通气(pressure controlled ventilation,PCV)均可以选择。在密切监测吸气压的情况下采用 VCV 是重症哮喘机械通气的常见选择。因为在容量控制通气时,更容易监测患者的气道峰压及平台压,只要平台压在 3.0 kPa(30 cmH$_2$O)内,即使气道峰压很高也认为不会造成肺损伤(气压伤),因为高的气道峰压主要用于克服气道阻力。但在容控下,要将压力上线报警设置高于患者气道峰压,否则无法达到预设潮气量,而在压力控制通气下,往往由于警报限值设置不当,并在患者没有密切监视下,产生极高的或极低潮气量。

哮喘患者机械通气的主要目标是降低分钟通气量而不是降低 $PaCO_2$,在哮喘急性加重时,有创机械通气与并发症的增多和死亡率的增加密切相关。患者插管后低血压较常见,主要原因是肺过度通气、血容量减少和镇静。由于存在气道水肿和支气管痉挛,气道阻力显著增加,所以哮喘患者的肺会过度膨胀,关键策略是尽量减少过度通气,最好的办法是减少分钟通气量和延长呼气时间(低潮气量、低呼吸频率和高吸气流速,目标是吸气与呼气时间比为1:4~1:6)。

重症哮喘时往往由于气道痉挛造成呼出气流受限,呼气末肺泡内压力仍高于基础压力,即为内源性呼气末正压(PEEP)。内源性 PEEP 可以通过呼气末阻滞法进行测量,由于支气管痉挛使肺泡排空速度缓慢以及时间常数延长,应尽量延长呼气时间以减少肺过度通气状态。具体呼吸机参数调整可参考表3-5。

表3-5 危重哮喘患者有创正压通气推荐初始模式及参数

参　　数	设　　置
模式	容量控制通气
吸入氧分数	维持 $SaO_2 > 94\%$
平台压	$< 2.0 \sim 3.0\,kPa(20 \sim 30\,cmH_2O)$
PEEP	镇静或肌松患者 PEEP 设置为0,在未麻醉患者可设置低 PEEP 来平衡内源性 PEEP
潮气量	$4 \sim 6\,mL/min$
吸气峰流速	$80 \sim 100\,L/min$
呼吸比	1:4 或 1:5
呼气时间	$4 \sim 5\,s$

(四)允许性高碳酸血症

$PaCO_2$ 分压与每分钟肺泡通气量成反比关系,而每分钟肺泡通气量=(潮气量-无效腔量)×呼吸频率。因此,似乎可以通过增加呼吸频率来降低 $PaCO_2$。但是,对于重症哮喘的患者,往往存在气道阻力增加、呼气时间延长,增加呼吸频率反而会造成呼气不完全的加重,从而加重肺过度通气状态,而使二氧化碳潴留加重,同时增加低血压、气压伤及气胸等风险。因此,对这类患者,为了平衡利弊,可采取允许性高碳酸血症,维持 pH>7.2 即可。只有在 pH 始终低于7.2的情况下,才应考虑应用碱化剂。然而,碳酸氢钠应避免使用,因为它代谢产生的二氧化碳很容易通过细胞膜,从而加重细胞内酸中毒。

(五)脱机拔管

采用 T 管或压力支持通气进行自主呼吸试验。对于耐受自主呼吸试验的患者可以拔管,气管切开不会改变病因或疾病的预后,虽然气管切开术可以改善舒适度,但它可能会延长患者的痛苦。

六、重症哮喘的预后

哮喘发作前身体基础状况较好的患者预后良好；合并严重肺部感染、肺心病及伴有严重并发症的患者则预后不良。严重的哮喘急性发作意味着过去的控制治疗方案不能有效地控制哮喘病情和预防哮喘加重，或者是患者没有采用规范的控制治疗。患者病情缓解后，在出院时应当检查患者治疗的依从性是否良好，是否能正确使用吸入药物装置、找出急性发作的诱因，应当给患者制订详细的长期治疗计划，给予适当的指导和示范，并密切监护、长期随访。

（王树云　柯金雨）

第三节　吸入性肺损伤

吸入性肺损伤(inhalation aspiration lung injury)是指烟雾、化工气体、胃内容物、海水、河水等进入气道引发以急性炎症、肺水肿为主要病理改变的呼吸系统损害，严重者可表现为呼吸衰竭或急性呼吸窘迫综合征(ARDS)。

联合国世界火灾统计中心(World Fire Statistics Center，WFSC)不完全统计显示全球每年发生火灾 600 万～700 万起。我国每年发生 20 万～30 万起火灾，导致约 2 000 人死亡。随着城市化进程加快，城镇火灾所占比例逐渐增大，占比达全国火灾总数的 60% 以上，尤其是重特大火灾，多发生在城镇和工矿企业。火灾、爆炸等突发事故不仅可能导致患者出现大面积烧伤及冲击伤，还极有可能因吸入大量烟雾、有害气体或处于高热空气或蒸汽等引发急性肺损伤(ALI)。烧伤患者中约 22% 合并吸入性肺损伤，导致至少 30% 的火灾相关死亡。群体性有害气体中毒曾多见于战争或化学恐怖袭击。如世界大战中出现的芥子气、氯气、光气等，而今随着工业发展，群体性有害气体中毒则多见于突发公共卫生事件，如氨气、二氯化碳酰、光气、氮氧化物等，原因为化工生产过程中设备故障、操作失误、意外泄漏或防护不当等。2006—2016 年，我国的急性职业中毒事件中，有害气体中毒占 16.91%，病死率达 6.43%。此外，我国每年约有 5.7 万人因溺水死亡，溺水 6～9 min，病死率达 65%。溺水误吸可引发缺氧、高碳酸血症和急性肺损伤，溺水抢救存活仍有可能出现肺纤维化、脑功能障碍等后遗症。除突发性事件外，临床上亦可见意识障碍患者因吸入胃内容物或胃酸直接损伤肺组织引起的化学性炎症，如吸入高酸性胃液(pH<2.5)引起的急性吸入性肺水肿，又称 Mendelson 综合征。

一、病因分类

吸入性肺损伤可依据病因不同分为火灾烟雾吸入性、有害气体吸入性、溺水型吸入性和胃酸吸入性肺损伤几大类(表 3-6)。火灾烟雾主要包括有害气体、烟尘和热量 3 类基本成分。火灾烟雾主要是由可燃物燃烧和热解生成的悬浮微粒形成，如游离碳、焦油类粒子和高沸点物质的凝缩液滴,直径一般为 $0.01\sim10~\mu m$。较大颗粒物($>10~\mu m$)大多停留在上呼吸道,中等颗粒物($5\sim10~\mu m$)能侵入段支气管,而小颗粒物($<5~\mu m$)多能进入细支气管、肺泡。森林火灾主要产生一氧化碳、甲烷和二氧化碳等气体;室内火灾则多因建筑材料中的高分子合成材料——聚苯乙烯泡沫塑料、胶合板、涂料等的燃烧而产生丙烯醛、甲醛、酚类、氰化氢等气体;工业设施遇到高温燃烧可产生大量有害气体,但因产生原料不同而烟雾成分各有不同。常见的有害气体有氯气、氯化氢、二氧化硫、光气、氨气等。此外,火灾导致的高热空气传导快、散热慢、穿透力强,损伤易波及下呼吸道及肺组织。工业有害气体按其化学结构可分为酸类(硫酸、硝酸等)、成酸化合物(溴化氢、硫化氢等)、卤族及含卤化合物(氟、氯、光气等)、氨/胺类(氨、乙胺等)。水溶性高的有害气体如氨气、二氧化硫等主要损伤上呼吸道,多立即引起反应,在高浓度下也可对肺实质造成损伤;中等溶解度的有害气体如氯气、溴等主要影响喉部、段支气管,而水溶性小的光气、氮氧化物等主要对细支气管、肺泡等造成损伤,引起肺水肿,多为迟发型。

表 3 - 6　吸入性肺损伤病因分类

病　　因	致　病　因　素
火灾烟雾	有害气体
	森林火灾:一氧化碳、甲烷和二氧化碳等
	室内火灾:丙烯醛、甲醛、酚类、氰化氢等
	工业火灾:氯气、氯化氢、二氧化硫、光气、氨气等
	烟尘
	热量
工业有害气体	酸类:硫酸、硝酸等
	成酸化合物:溴化氢、硫化氢等
	卤族及含卤化合物:氟、氯、光气等
	氨/胺类:氨、乙胺等
溺水	海水
	河水
	污水(可能伴有病原体感染)
胃酸	胃内容物

注:发生工业事故时,火灾烟雾和有害气体常同时存在。

二、病理生理改变

　　吸入性肺损伤致病因素繁多,机制复杂,病情变化与吸入物理化性质、吸入剂量、毒性强弱、吸入时长等相关。高热烟雾、有害气体或胃酸被人体吸入后,直接接触损伤呼吸道,引起呼吸道黏膜充血、水肿或糜烂。进入肺泡的有害物质向周围肺组织扩散,肺泡上皮细胞损伤导致表面活性物质失活,肺顺应性下降,累及毛细血管使血管通透性增加,肺泡-毛细血管屏障被破坏,肺泡与肺间质内积聚大量炎性渗出液,造成间质性肺水肿、肺泡水肿,甚至透明膜形成。血管内液体大量渗出或反射性血管扩张,当血容量减少35%以上,易发生低血容量性低血压。上皮和内皮破坏激活炎性细胞,如肺泡巨噬细胞和中性粒细胞等,释放炎症介质 IL-1β、IL-6、肿瘤坏死因子-α(TNF-α)、巨噬细胞炎症蛋白-2(MIP-2)和中性粒细胞趋化因子-1(CINC-1)等,并与受损细胞膜相互作用产生大量自由基、过氧化物及蛋白酶等,造成瀑布式炎症反应、脂质过氧化、细胞凋亡坏死等,最终导致气道高反应性、细支气管闭塞、肺水肿及肺不张/肺泡塌陷,影响气体交换及氧合,PaO_2/FiO_2 下降,甚至导致呼吸窘迫。还有部分有害气体如硫化氢、二氧化硫、二氯甲烷等可直接刺激颈动脉窦/主动脉化学感受器或直接抑制呼吸中枢,导致呼吸衰竭。此外,疾病早期凝血和纤溶紊乱,促凝机制增强引起大量纤维蛋白沉积,微循环结构受损,参与了急性肺损伤的发生发展。

在溺水发生时患者起初屏住呼吸,在这一过程中会反复吞水。随着屏气的进行,溺水者会出现缺氧和高碳酸血症。喉痉挛反射能够短暂地防止水进入到肺内,但随着溺水时间延长反射逐渐减弱,最终水被吸入肺内。从临床的角度出发,无论吸入肺内水量多少,也无论是吸入海水还是淡水,在疾病早期并没有实质性区别,这几种情况共同之处都是缺氧。但海水因渗透压高,渗透压作用下体液通过毛细血管进入肺泡和肺间质,形成湿肺,而淡水因渗透压低,吸入肺内的水会通过毛细血管进入血液。污水的吸入除判断水的性质外,需注意考虑到其中病原体可能引起的肺部感染。

三、临床表现

吸入性肺损伤发病机制复杂,严重程度不同,表现轻重不一。急性期呼吸损害主要临床症状包括咳嗽/呛咳、胸闷、气急、发绀及咳痰等,可有痰中带血。水溶性大、浓度高的有害气体吸入,潜伏期短,一般为 0.5~6 h;而水溶性小的有害气体潜伏期较长,可达 36~72 h,此时可能仅表现为咳嗽,但潜在病理变化仍在进展。潜伏期之后,可出现剧烈咳嗽、呼吸急促、咳稀薄/粉红色泡沫样痰,进行性呼吸困难伴两肺干湿啰音。若进入肺水肿期,严重者可发展为 ARDS,表现为极度呼吸困难、呼吸频率加快或呼吸窘迫、烦躁不安、发绀及呼吸音减弱。经及时治疗,如无严重并发症,肺水肿可在 2~3 d 内得到控制,影像学表现在 1~2 周内恢复正常,多无后遗症。需注意高浓度、水溶性大的有害气体刺激或误吸大量胃酸可能直接诱发黏膜坏死脱落、喉头水肿,导致上呼吸道梗阻或喉/支气管痉挛,甚至呼吸骤停。

火灾烟雾或有害气体暴露常伴有局部刺激症状,出现畏光、流泪、结膜充血、流涕、打喷嚏、咽痛及皮肤损伤等表现,局部刺激症状在脱离火灾或有害气体暴露环境后大多可逐渐缓解。此外,部分有害气体吸入可造成全身毒性表现,高浓度的硫化氢吸入可抑制心肌细胞离子通道和呼吸中枢,严重者可表现为心跳骤停、中枢性呼吸衰竭。氯气、液化石油气、丁烷、有机氟等对心脏有毒性作用。液化石油气、异丙醇等也会影响神经中枢,吸入后表现为头晕、头痛、反应迟钝、共济失调伴肌张力障碍及癫痫发作等。吸入含有重金属的烟雾可致发热、咳嗽、呕吐及肌痛等，称为金属烟热。吸入光气、氮氧化物等可导致溶血、急性肾小管坏死。

少数吸入性肺损伤患者急性期过后会遗留不同程度的慢性肺损伤表现，如气道狭窄、闭塞性细支气管炎、支气管扩张和肺间质纤维化等。同时，随着气道免疫功能受损、机体防御能力下降，易发生反应性气道功能障碍综合征、反复的哮喘和肺部感染。

四、辅助检查

1. 实验室检查　往往缺乏特异性，但一定程度上可判断病情严重程度及预后。动脉血气分析可作为了解患者当前呼吸状态的快速检测手段，可表现为低氧血症、过度换气及酸中毒等。血常规检查可见白细胞计数升高。吸入性肺损伤还可伴随出现电解质紊乱及凝血功能异常等。

2. 影像学检查　有呼吸道症状及体征的患者应常规进行胸部影像学评估。胸部影像学检查对吸入性肺损伤患者肺水肿、ARDS 的早期诊断及指导治疗具有重要意义。胸部 CT 分辨率优于 X 线，利于早期诊断及鉴别重症患者，故首选 CT 检查。火灾烟雾和有害气体吸入导致的肺损伤常呈时间依赖性，发生吸入后 1～3 d：轻症患者可表现为肺纹理增多、增粗，两肺斑片状致密影；中重症患者为多发斑片状或弥漫性渗出，边缘模糊，见实变或支气管充气征，病变多分布于两肺下叶，可出现胸腔积液、纵隔气肿。发生吸入后 4～10 d：轻度患者基本吸收；中重度者斑片状渗出影变淡，两肺实变面积缩小。发生吸入 10 d 后：两肺野透亮度基本正常或残留少许纤维条索影，胸腔积液、纵隔气肿基本吸收。浓度高、水溶性大的有害气体或大量胃酸吸入可表现出不同程度的气道狭窄。怀疑中毒性脑病患者应行颅脑 MRI 检查。此外，应参考影像学检查结果，并结合患者临床表现进行疾病严重程度评估（表 3 - 7）。

表 3 - 7　PSS 评分 - 呼吸系统分级

等　　级	表　　现
轻度	咳嗽，轻度支气管痉挛
	胸部 X 线片轻度或无异常
中度	持续性咳嗽，支气管痉挛
	胸部 X 线片出现异常伴有中度症状
重度	明显呼吸功能障碍，低氧需要持续供氧（如严重支气管痉挛、呼吸道阻塞、声门水肿、肺水肿、ARDS、肺炎和气胸）
	胸部 X 线片出现异常伴有严重症状

3. 纤维支气管镜检查　纤支镜检查可直观地发现患者呼吸道不同程度的黏膜水肿、糜烂、溃疡形成或支气管腔闭塞等，部分可见吸入的烟尘或其他异物（表 3 - 8）。此外，纤支镜检查可完善活体组织检查及支气管肺泡灌洗液（BALF）检查，其中 BALF 中炎性细胞总数及分类计数有助于评估吸入性肺损伤患者的炎症反应程度。

表 3-8　基于纤维支气管镜的损伤分级

等　　级	表　　现
无损伤	无碳末沉着、红斑、水肿、支气管黏液溢、气管阻塞
轻度损伤	小范围炭末沉着、斑片状红斑、无充血水肿、支气管黏液溢、气管阻塞
中度损伤	中度炭末沉着、红斑、充血水肿、支气管黏液溢、气管阻塞
严重损伤	严重的炎症反应，黏膜破溃，大范围炭末沉着、充血水肿、支气管黏液溢、气管阻塞
巨大损伤	黏膜脱落坏死，支气管腔闭塞

4. 肺功能检查　吸入性肺损伤患者多合并呼吸道黏膜损伤及肿胀，往往无法很好地配合完成测定，不建议常规进行肺功能检查。测定 FEV_1/FVC 比值可能有助于评估肺损伤严重程度，而动态测定通气/弥散指标有助于评估可能的慢性肺损伤。

5. 特异性检测　火灾爆炸或工业气体泄露中出现的某些吸入性物质导致的肺损伤可通过特异性检测手段协助明确诊断。突发公共卫生事故现场可应用便携式气体测定仪或气体指示牌（如光气指示牌）等检测环境中有害气体种类及其浓度。检测血中碳氧血红蛋白含量诊断一氧化碳中毒。质谱分析患者血液、尿液、肺组织中吸入物或其代谢产物含量，如硫化氢、氟离子及硫代硫酸盐等。有研究报道氯化脂质、I-α-磷脂酰甘油氯醇和 8-异丙基可能是氯气吸入性肺损伤的生物标志物。

6. 其他　怀疑胃酸吸入性肺损伤者，可考虑行呼吸道/食管 pH 值检测。

五、诊断和鉴别诊断

目前，尚无统一的吸入性肺损伤定义及诊断标准。临床上，对于短时间内有明确的火灾烟雾或有害气体暴露史的患者，出现呼吸系统损害、局部刺激症状及全身毒性反应等临床表现，结合动脉血气分析、纤支镜检查及胸部影像学等改变，且排除其他病因所致类似疾病后，可做出临床诊断。此外，如现场或患者体液特异性检测发现吸入物或其代谢产物含量升高，也可为明确诊断提供强力的佐证。吸入性肺损伤的鉴别诊断主要需排除心源性肺水肿、支气管哮喘、细菌性肺炎及肺栓塞等（表3-9），对存在明显心脏及中枢神经系统症状的患者还应与其他心脑血管疾病相鉴别。

表 3-9　吸入性肺损伤的常见鉴别诊断

疾　　病	鉴　别　要　点
心源性肺水肿	既往多有心脏基础疾病，端坐呼吸、烦躁，心界扩大，心尖区可闻及奔马律，超声心动图和脑钠肽等检查有助于鉴别
支气管哮喘	既往有哮喘发作史，支气管解痉治疗有效

续　表

疾　　病	鉴 别 要 点
肺栓塞	有深静脉血栓等高危因素,D-二聚体升高,增强 CT、肺血管造影及同位素肺通气/灌注扫描等有助于鉴别
细菌性肺炎	多有发热、咳浓痰、胸痛等症状,白细胞计数升高,降钙素原升高,痰/BALF/血培养等有助于鉴别

六、治疗

1. 现场救治　前提是加强个人防护,迅速安全地脱离事故现场,转移至空气新鲜处。脱去被污染的衣物,眼睛、皮肤沾染者应及早彻底清洗。对酸性有害气体吸入患者可给予5％碳酸氢钠溶液雾化吸入,碱性有害气体吸入患者给予3％硼酸溶液雾化吸入。及时清除呼吸道分泌物/异物,如有明确气流阻塞表现,必要时进行气管插管或气管切开,保持呼吸道通畅,防止窒息发生,必要时进行心肺复苏。无论病情轻重,应严密观察生命体征变化,观察期不少于24 h,对吸入有害气体可能引起迟发型肺损伤的患者,观察期不少于36～48 h。

2. 氧疗　立即给予足够的氧气支持,维持外周氧饱和度在90％以上。根据病情合理采用鼻导管、普通面罩、文丘里面罩等方式给氧,在较短时间内纠正低氧血症,改善组织细胞缺氧。高压氧提高血氧含量,使组织细胞储氧量增加。少量病例报道一氧化碳、氯气、硫化氢、沼气及氨气吸入早期应用高压氧治疗可改善肺水肿及脑缺氧,但其有效性缺乏系统评价。

3. 机械通气　重症患者应早期开放气道,行机械通气辅助呼吸。应用肺保护性机械通气策略,采用小潮气量通气、呼气末正压通气(PEEP)和允许性高碳酸血症模式,复张塌陷的肺泡,防止呼气时小气道及闭陷。有研究报道显示高频振荡通气和气道压力释放通气模式可能优于常规通气模式,尚待进一步研究证实。机械通气应用时,仍需注意加强气道管理,鼓励早期咳嗽,应用人工排痰,加强体位引流。

4. 纤维支气管镜治疗　纤支镜应用不仅能有效评估呼吸道损伤情况/治疗效果,也可以有效清除气道内吸入的大块烟尘、痰液、坏死脱落的黏膜及分泌物,减轻炎症反应及保持气道通畅,还可以局部用药及止血,改善肺功能。

5. 药物应用　目前,对于大多数有害气体吸入性损伤无特效解毒剂,常用有糖皮质激素、支气管扩张剂及抗氧化剂等。

(1) 解毒剂:部分有害气体吸入性损伤可应用解毒药物治疗。如应用高铁血红蛋白形成剂(3％亚硝酸钠、亚甲蓝及二甲基氨基苯酚)治疗硫化氢吸入性损伤;维生素 B_{12} 治疗一氧化二氮吸入造成的神经损伤;二巯丙磺钠治疗汞蒸气的吸入等。

(2) 糖皮质激素:糖皮质激素能稳定溶酶体和细胞膜,提高机体对损伤刺激的应激能力,改善气道高反应及肺顺应性,改善组织灌流,增加氧合。尽管缺乏足够的循证医学证据支持,其仍被广泛应用于吸入性肺损伤急性期,越来越多的研究显示应用糖皮质激素对有害气体吸入性损伤患者有益。国内研究报道山莨菪碱联合地塞米松冲击疗法治疗氯气吸入性肺损伤具有良好的疗效。糖皮质激素治疗急性三光气吸入性损伤可明显缩短重症患者病程。糖皮质激素治疗吸入性肺损伤应根据病情个体化用药,遵循早期、足量及短程的原则,同时应警惕其不良反应。

(3) 抗氧化剂:抗氧化剂如乌司他丁、谷胱甘肽、乙酰半胱氨酸、维生素 C、维生素 E 及血必净等能清除氧自由基,减轻氧化应激、炎症反应,改善肺顺应性,常与糖皮质激素联合应用。

(4) 抗菌药物:不考虑早期预防性使用抗生素。存在感染相关证据时应给予抗感染治疗,根据痰液、BALF 等培养结果合理应用抗生素。在体温正常、影像学上肺部浸润影消失、临床症状缓解后,应停用抗生素。

(5) 其他:抗炎类药物有助于减轻肺部及全身炎症反应,如转化生长因子 $-\beta_1$ 拮抗剂、重组人 II 型肿瘤坏死因子受体-抗体融合蛋白等。

6. 体外膜肺氧合(ECMO)　ECMO 能够提供有效的气体交换,允许肺充分休息。当最佳机械通气策略下组织细胞缺氧状态仍得不到有效改善时,可考虑使用 ECMO 进行呼吸支持。

7. 细胞治疗　间充质干细胞(MSC)是一种多能干细胞,具有自我更新和多向分化的潜能,其在治疗急性吸入性肺损伤的临床和基础研究中已有不少报道。坏死组织细胞释放的信号因子引导表达特异性受体的 MSC 移动并黏附于组织受损处,阻断 Wnt 信号通路、激活 MAPK 及 Rho 信号通路等均可导致 MSC 体内增殖与分化。MSC 在肺内归巢后可分化为 I 型肺泡上皮细胞、II 型肺泡上皮细胞和肺血管内皮细胞,并能通过旁分泌作用释放多种细胞因子如 HGF、VEGF、M-SCF 等,发挥抗炎及免疫调节作用。骨髓间充质干细胞(BM-MSC)的研究最多,但其来源有限,取样需进行侵袭性操作,且绝对数量和增殖分化能力随着供者年龄增加而下降。而脐带血间充质干细胞(hUC-MSC)来源广泛,成本低廉、取材方便,无侵袭性操作,具有增殖能力强、免疫原性低和安全无病毒感染风险的优点。MSC 治疗仍存在一些问题,如给药剂量和频次仍无统一标准。此外,MSC 静脉给药可能有利于全身治疗,减轻全身炎症反应,而在纤支镜辅助下或气管内滴入给药可以针对性地治疗损伤的肺组织,给药方式效果优劣尚无定论。MSC 治疗吸入性肺损伤的药物安全性、给药方式等仍有待大量临床试验的验证。

8. 对症支持治疗　维持水、电解质、酸碱平衡,以患者尿量和血流动力学参数为依据,进行限制性液体复苏。如肺水肿严重,经正压通气联合 PEEP 及糖皮质激素等治疗效果仍不明显,可酌情考虑使用利尿剂。

(申　捷)

第四节　大面积肺栓塞和深静脉血栓形成

静脉血栓栓塞症(VTE)包括深静脉血栓形成(DVT)和肺动脉血栓栓塞(pulmonary

thromboembolism，PTE)。DVT 是血液在深静脉内不正常凝结引起的静脉回流障碍性疾病，常发生于下肢，血栓脱落可引起肺动脉栓塞，DVT 和 PTE 两者被认为是同种疾病在不同阶段的表现，肺栓塞(pulmonary embolism，PE)可以是血栓栓塞，也可以是非血栓栓塞所致(本文以下 PE 均是特指 PTE)。VTE 是常见疾病，在美国其发病率高于心肌梗死(myocardial infarct，MI)和脑卒中，死亡率高于乳腺癌和艾滋病(AIDS)，现已被认为是继上呼吸道感染后第二个丢失工作日最多的疾病，给社会带来了巨大的财力与人力损失。急危重症患者在诊治期间最常见的并发症有 4 种：尿路感染、肺内感染、压疮及VTE。当今伴随医学的进步，前 3 个并发症已经得到了较好的控制，唯有 VTE 仍然是当今临床上热门的话题，并且一直在威胁和困惑着我们。

一、流行病学

VTE 是仅次于心肌梗死和脑卒中的第三大急性心血管综合征。流行病学研究中，PE 的年发病率为(39~115)/100 万，DVT 的年发病率为(53~162)/10 万。研究显示，随着患者年龄的增加，VTE 发病率增加，年龄>40 岁者较年轻者风险增高，其风险大约每 10 年增加 1 倍。在 80 岁及以上的老年人中，其 VTE 的发病率是 50 岁之前的 8 倍。近年来，我国 VTE 诊断例数迅速增加，绝大部分医院诊断的 VTE 例数较 20 年前有10~30 倍的增长。来自国内 60 家大型医院的统计资料显示，住院患者中 PTE 的比例从 1997 年的 0.26%上升到 2008 年的 1.45%。

二、危险因素

目前，在超过 80%的静脉血栓形成患者中可发现血栓形成的风险因素，包括遗传性和获得性两类因素，见表 3-10。这些因素有些是永久的，有些则是一过性(暂时)的，一过性和永久性的界定对 VTE 复发风险评估和长期抗凝方案的制订十分重要。血流改变(血流淤滞)、血管内皮损及血液成分改变(遗传性或获得性高凝状态)是 VTE 发生的主要机制(Virchow 三要素)。

表 3-10 静脉血栓栓塞症的易感因素

分 类	内 容
高风险因素 ($OR>10$)	下肢骨折 因心力衰竭或心房颤动/心房扑动住院治疗(3 个月以内) 髋关节或膝关节置换 严重创伤 心肌梗死(3 个月以内) 既往 VTE 脊髓损伤
中风险因素 (OR 2~9)	关节镜下膝关节手术 自身免疫性疾病 输血

续　表

分类	内　　容
	中心静脉置管 静脉导管/起搏器导线 化疗 充血性心力衰竭或呼吸衰竭 促红细胞生成剂 感染(尤其是肺炎、泌尿系统感染、HIV 感染) 激素替代治疗(取决于方案) 体外受精 口服避孕药 产褥期 炎症性肠病 癌症(转移性疾病风险最高) 瘫痪性卒中 浅静脉血栓形成 易栓症
低风险因素 ($OR<2$)	卧床>3 d 久坐(如长途汽车或飞机旅行) 高血压 糖尿病 年龄增长 肥胖 妊娠 静脉曲张 腹腔镜手术(如胆囊切除术)

注:HIV,人类免疫缺陷病毒;OR,优势比;VTE,静脉血栓栓塞症。

(一) 遗传性血栓形成因素

遗传性(原发性)高凝状态的最常见原因为凝血因子 V 基因 *Leiden* 突变和凝血酶原基因突变,共占 $50\%\sim60\%$ 的病例。其余病例大部分为蛋白 S、蛋白 C 和抗凝血酶(以前称为抗凝血酶Ⅲ)缺陷。

(二) 获得性危险因素

血栓形成的获得性危险因素或易感因素包括既往血栓事件、近期大手术史、存在中心静脉置管、创伤、制动、恶性肿瘤、妊娠、使用口服避孕药或肝素、骨髓增生性疾病、抗磷脂综合征(antiphospholipid syndrome,APS)以及其他一些重大病况。许多 VTE 发作患者存在血栓形成的不止一种获得性风险因素。有研究发现,患者有 6 项最常见的医学特征:①先前 1 个月内制动超过 48 h;②过去 3 个月曾住院;③过去 3 个月曾接受手术;④过去 3 个月发现恶性肿瘤;⑤过去 3 个月存在感染;⑥正在住院。

上述风险因素中,恶性肿瘤、外科手术、下肢骨折和关节置换术、脊髓损伤都是 VTE 的强风险因素。恶性肿瘤是 VTE 明确的风险因素。不同肿瘤发生 VTE 的风险不同,胰腺癌、血液系统恶性肿瘤、肺癌、胃癌、脑癌有较最高的风险。此外,恶性肿瘤是 PE 发生后全因死亡率的强风险因素。

雌激素类口服避孕药可增加 VTE 风险,在育龄期女性,口服避孕药是 VTE 最常见的风险因素。联合口服避孕药(包含雌激素和孕激素)在基础线之上可增加 VTE 风险大概 2～6 倍。但激素释放性宫内装置和仅含孕激素的片剂(避孕剂量)并不增加 VTE 的风险。因此,在有 VTE 病史或强阳性家族史的女性全风险评估后,以上方案被推荐。对于绝经后女性,激素治疗的 VTE 风险程度取决于激素使用方案的不同。

感染也是 VTE 的常见诱因。输血和促红细胞生成药物也与 VTE 风险增加相关。

(三) 获得性和遗传性危险因素同时存在

VTE 患者可能存在 VTE 的多种遗传性缺陷或多种获得性风险因素。此外,他们也可能同时存在遗传性和获得性血栓形成倾向缺陷。

三、临床表现

(一) 肺动脉血栓栓塞(PTE)

急性 PTE 临床表现多种多样,均缺乏特异性,容易被忽视或误诊,其严重程度也有很大差别,轻者无症状,重者可休克或猝死。最常见的主诉症状是呼吸困难,之后出现胸膜炎性胸痛和咳嗽。然而,很多患者(包括大血管肺栓塞患者)仅有轻微或无特异性症状或无症状。因此,对该病保持高度警惕至关重要,以防漏诊临床相关病例。

在肺栓塞诊断的前瞻性调查Ⅱ(PIOPEDⅡ)研究中,发现肺栓塞患者最常见的症状包括:①静息状态下或用力时呼吸困难(73%);②胸膜炎性胸痛(44%);③咳嗽(37%);④端坐呼吸(28%);⑤小腿或大腿疼痛和(或)肿胀(44%);⑥喘鸣(21%);⑦咯血(13%)。

呼吸困难的发作常较迅速,通常在数秒内(46%)或数分钟内(26%),但并非所有发作均如此。在既往无心肺疾病的年龄较大的患者中,呼吸困难的发作频率可能较低。在肺主干血管或肺叶血管栓塞的患者中,更可能出现呼吸困难。然而,像这样的大血管肺栓塞比肺段或亚段血管栓塞少见(35% $vs.$ 65%)。

(二) 深静脉血栓形成(DVT)

DVT 代表一组疾病,包括小到无症状的肺静脉血栓形成,大到可以致残的髂静脉阻塞。解剖上,静脉末端可分为深层和表浅系统。表浅静脉系统包括大、小隐静脉和穿静脉;深层系统包括胫前静脉、胫后静脉及腓静脉,它们伴行于同名动脉的两侧,在膝关节附近汇集形成腘静脉,向上延续为股静脉。下肢 DVT 分为两类:①远端(小腿)静脉血栓形成,血栓保持局限在小腿深静脉或小腿肌间静脉;②近端静脉血栓形成,其血栓累及腘静脉、股静脉或髂静脉。超过 90% 的急性肺栓塞病例是来自下肢近端静脉的栓子所致。

DVT 初始症状可以很轻微、无特异性,可轻度感觉小腿肌肉痉挛,无局部肌肉肿胀,临床上很难与其他疾病鉴别。DVT 的临床特征包括单侧肿胀、水肿、红斑、感染的肢体末梢皮温升高,沿深静脉系统分布触痛阳性,浅表的侧支静脉扩张,可触及的静脉索。传统的 Homans 征并不敏感(小腿部疼痛或者膝关节伸展时,将足背屈时使腓肠肌紧张,可激发疼痛），不是 DVT 的特异体征。

四、辅助检查

1. D-二聚体检查　D-二聚体是交叉纤维蛋白酶降解产物中一种蛋白，血浆中浓度升高提示过去的 72 h 体内某处有血栓形成。任何导致纤维蛋白沉积的原因均可使 D-二聚体浓度升高，例如恶性肿瘤、妊娠、进行性衰老、长期卧床、近期手术、感染、炎症、新近留置的导管、脑卒中及心肌梗死等。D-二聚体浓度值随血栓的大小而变化，随发病时间延长逐渐下降，而发生小血栓或慢性血栓时，检测灵敏度降低。D-二聚体的测定对怀疑 DVT 还是有意义的，但不能作为预先判断可能的独立指标。只有在预先判断可能性低的患者中，D-二聚体阴性可作为排除诊断指标。D-二聚体诊断的特异度随年龄的升高而逐渐下降，年龄>80 岁的老人，疑似肺栓塞的 D-二聚体特异度降低约 10%。随年龄调整的 D-二聚体临界值（>50 岁患者为年龄×10 μg/L）可提高诊断的特异度。而根据年龄校正的 D-二聚体界值能够提高老年人 D-二聚体的检测效能，减少 CT 肺动脉造影（CTPA）的使用，同时敏感度不受影响。

2. 彩色多普勒超声检查　灵敏度、准确度均较高，临床应用广泛，是 DVT 诊断的首选方法，适用于筛查和监测。该检查对股、腘静脉血栓诊断的准确率高（>90%），对周围型小腿静脉丛血栓和中央型髂静脉血栓诊断的准确率较低。

3. CT 血管成像　包括静脉成像（CTV）和肺动脉造影（CTPA）。CTV 主要用于下肢主干静脉或下腔静脉血栓的诊断，准确性高；CTPA 用于肺动脉造影检查，可增加 VTE 的确诊率。

4. MRI　可成像骨盆脉管系统和腔静脉，MRPA 通常在 CTPA 和（或）V/Q 扫描结果不确定时加入至诊断流程中。MRI 检查可免于接触电离辐射，适合于妊娠期怀疑 VTE 的患者，但有固定金属植入物及心脏起搏器植入者，可能不合适实施此项检查。

5. 静脉造影术　是过去诊断 DVT 的"金标准"，同时能区别急、慢性血栓。但静脉造影为有创性检查，存在相关药物不良反应（包括潜在的化学性静脉炎、过敏性休克），故限制其应用。在 CTPA 出现后，该检查通常仅用于疑诊肺栓塞但 CTPA 或 V/Q 扫描结果不确定的患者。

6. 通气/灌注扫描　对于多数非妊娠患者，V/Q 扫描仅用于疑诊肺栓塞但存在 CTPA 禁忌证、CTPA 结果不确定，或 CTPA 结果阴性但临床高度怀疑肺栓塞的患者；CTPA 的禁忌证包括肾功能不全[eGFR<60 mL/(min·1.73 m²)]、对造影剂过敏或病态肥胖。通常，V/Q 扫描对诊断肺栓塞敏感，但由于假阳性率高，其特异性较差。

7. 超声心动图检查　超声心动图检查不能确诊肺栓塞，不应常规用于评估疑诊肺栓塞的血流动力学稳定的患者。由于在肺栓塞患者中常无异常表现，超声心动图检查结果的敏感度低。此外，由于该检查反映的是右心室压升高，在其他情况下（包括肺高压和右心室梗死）也可出现该表现，该检查不具特异性。然而，对于进行确诊性影像学检查不安全的血流动力学不稳定患者,超声心动图检查可用于推定诊断。对于血流动力学稳定的患者,超声心动图检查偶尔可作为已穷尽其他诊断性方法未确诊但临床怀疑肺栓塞的可能性仍很高时的最后手段。超声心动图检查对确诊肺栓塞患者的右心室功能预后评估最有帮助。30%~40%的肺栓塞患者存在提示右心室劳损或超负荷的超声心动图异常表现,在大面积肺栓塞患者中,该比例更高。

2019 年,《ESC 急性肺栓塞诊断与治疗指南》的列表展示了诊断 PE 的相关影像学检查特点,更新了相关检查在诊断肺栓塞时的辐射剂量,见表 3 - 11。

表 3 - 11　诊断 PE 的相关影像学检查特点

项目	优势	缺点/局限性	辐射问题
CTPA	• 在大多数中心随时可做 • 准确度高 • 在前瞻性研究中得到很强的验证 • 不确定率低(3%~5%) • 可以提供排除 PE 诊断的依据 • 数据采集时间短	• 有辐射 • 碘过敏和甲亢患者受限 • 孕妇和哺乳期妇女存在风险 • 严重肾衰竭患者禁用 • 由于容易获得,存在过度使用的倾向 • CTPA 诊断亚段 PE 的临床意义尚不清楚	• 辐射量 3~10 mSv • 年轻女性乳腺组织的辐射暴露是有意义的
平面 V/Q 扫描	• 几乎没有禁忌证 • 相对便宜 • 有强的前瞻性研究验证	• 并不是所有中心都有 • 解读者之间有差异 • 结果报告为 PE 可能性的概率 • 50%的病例不确定 • 不能提供 PE 之外的其他诊断信息	• 辐射较 CTPA 低,有效当量 < 2 mSv
V/Q SPECT	• 几乎没有禁忌证 • 非诊断性检查的最低比率(<3%) • 根据现有数据,准确度高 • 二进制解释	• 技术的可变性 • 诊断标准的可变性 • 如果排除 PE,无法提供可替代的诊断 • 没有前瞻性的研究验证其结果	• 辐射较 CTPA 低,有效当量 < 2 mSv
肺动脉造影	• "金标准"	• 有创性检查 • 并非所有中心都能开展	• 辐射量最高,10~20 mSv

注:PE,肺栓塞;CTPA,计算机断层摄影术肺血管造影;V/Q,通气/血流(肺显像);SPECT,单光子发射计算机断层摄影术。

五、诊断

(一) 肺动脉血栓栓塞(PTE)的诊断

1. 临床可能性评估　首选使用 Wells 标准计算分数(表 3 - 12)以确定肺栓塞可能性,之后根据肺栓塞的可能性进行影像学检查。

表 3 - 12　肺栓塞预测评估的 Wells 标准

临 床 特 征	得分/分
有深静脉血栓形成(DVT)的临床症状	3
其他诊断的可能性低于肺栓塞	3
心率大于 100 次/分	1.5
制动时间为 3 d 或以上,或之前 4 周内手术史	1.5
既往 DVT/PE	1.5
咯血	1
恶性肿瘤	1

注:有可能(分数>4 分),不大可能(分数≤4 分)。

2. 影像学检查　CTPA 是首选的影像学检查方式。通过对比增强 CTPA 检查显示肺动脉任意分支(主干、肺叶、肺段、亚段血管)存在充盈缺损可诊断肺栓塞。

V/Q 扫描呈高概率足以确诊肺栓塞,扫描结果正常足以排除肺栓塞。其他扫描结果(低或中等概率)不具诊断意义。

磁共振肺血管造影,显示血管充盈缺损或突然中断,可诊断血栓。

超声心动图检查对肺栓塞不具诊断意义。然而,对于临床怀疑度高的血流动力学不稳定的患者,偶尔可通过超声心动图检查得出推定诊断,从而进行挽救生命的治疗。

3. 疑诊 PTE 患者的诊断策略,根据是否合并血流动力学障碍采取不同的诊断策略

(1)血流动力学稳定患者的诊断流程:通过 D -二聚体检测和影像学检查,将临床评估和实验室评估结合起来,将 CTPA 作为首选的确诊检查手段;如果存在 CTPA 检查相对禁忌证(如造影剂过敏、肾功能不全及妊娠等),建议选择其他影像学确诊检查,包括 V/Q 显像、MRPA。

(2)血流动力学不稳定患者的诊断流程:血流动力学不稳定的 PE 疑诊患者,如条件允许,建议完善 CTPA 检查以明确诊断或排除 PTE。如无条件或不适合行 CTPA 检查,建议行床旁超声心动图检查,如发现右心室负荷增加和(或)发现肺动脉或右心腔内血栓证据,在排除其他疾病可能性后,建议按照 PE 进行治疗;建议行肢体超声波(CUS)检查,如发现 DVT 的证据,则 VTE 诊断成立,并可启动治疗;在临床情况稳定后行相关检查明确诊断。

4. PTE 危险分层的综合评估　PTE 危险分层主要基于患者血流动力学状态、心肌损伤标志物及右心室功能等指标进行综合评估,以便于医师对患者病情严重程度进行准确评价,从而采取更加个体化的治疗方案。血流动力学不稳定者为高危肺栓塞,有 3 种临床表现形式,包括需心肺复苏的心跳骤停、休克以及持续性低血压;血流动力学稳定的 PE,可根据是否合并右心功能不全(right ventricular dysfunction,RVD)和心脏生物学标志物异常将 PE 患者分为中危和低危。

(1)高危:以休克和低血压为主要表现,即体循环收缩压<90 mmHg,或较基础值下

降幅度≥40 mmHg,持续 15 min 以上。须除外新发生的心律失常、低血容量或感染中毒症所致的血压下降。

(2) 中危:血流动力学稳定,但存在 RVD 的影像学证据和(或)心脏生物学标志物升高为中危组。根据病情严重程度,可将中危 PE 再分层。中高危:RVD 和心脏生物学标志物升高同时存在。中低危:单纯存在 RVD 或心脏生物学标志物升高。RVD 的影像学证据包括超声心动图或 CT 片提示 RVD,超声检查符合下述表现可诊断为 RVD:①右心室扩张(右心室舒张末期内径/左心室舒张末期内径>1.0 或 0.9);②右心室游离壁运动幅度减低;③三尖瓣反流速度增快;④三尖瓣环收缩期位移减低(<17 mm)。CTPA 检查需符合以下条件:四腔心层面发现的右心室扩张(右心室舒张末期内径/左心室舒张末期内径>1.0 或 0.9)。心脏生物学标志物包括脑钠肽(BNP)、氨基末端脑钠肽前体(NT-proBNP)及肌钙蛋白,其升高与 PE 短期预后显著相关。

(3) 低危:血流动力学稳定,不存在 RVD 和心脏生物学标志物升高的 PE。

国外指南推荐将 PE 严重程度指数(PESI)或其简化版本(sPESI)作为划分中危和低危的标准。此分型标准主要用于评估患者的预后,决定患者是否早期出院,临床可参考应用。

(二) 深静脉血栓形成(DVT)的诊断

1. 首先预测 DVT 的可能性(表 3-13)。

表 3-13　深静脉血栓预测评估临床模式(DVT 概率的 Wells 评分或 Wells 标准)

临 床 特 征	得分/分
活动的肿瘤(接受治疗的 6 个月内或正在接受姑息性治疗)	1
瘫痪、轻瘫或近期下肢石膏固定	1
近期因病卧床 3 d 或 4 周内行全麻、局麻的重大手术	1
沿深静脉系统分布的固定压痛	1
整个下肢肿胀	1
患侧小腿肿胀,周径超过另一侧 3 cm(距腔骨粗隆下 10 cm 测量)	1
患侧下肢凹陷性水肿	1
侧支浅表静脉(非静脉曲张)	1
既往有深静脉血栓	1
比 DVT 可能性更高的其他诊断(例如 Baker 囊肿、蜂窝织炎、肌肉损伤、静脉炎后综合征、腹股沟淋巴结病及静脉外压迫)	-2

注:总分为 3~8 分表明有 DVT 可能性高,1~2 分表明有 DVT 可能性为中等,0 分或以下表明有 DVT 可能性低。

DVT 的诊断需要与以下疾病相鉴别,包括肌肉劳损/血肿、膝部囊肿(贝氏囊肿)、淋巴水肿、蜂窝织炎、脉管炎、骨折、浅表血栓性静脉炎、慢性静脉闭锁不全、近端静脉受压(肿瘤、妊娠子宫)、充血性心力衰竭(通常双侧肿胀)及血白蛋白减少(通常双侧肿胀)等。

2. 下肢 DVT 的诊断流程　推荐采用经过验证的临床预测规则结合高灵敏度的 D-

二聚体检测进行初始评估。合理的诊断方法如下：首先，根据 Wells 评分判断 DVT 验前概率较低的特定患者，发生 DVT 的可能性较低，可能不需要进一步检查（例如，超声检查），除非 D-二聚体检查结果为阳性或不可用。其次，Wells 评分得到的 DVT 验前概率为中度至高度的患者，推荐对其进行超声评估。对于疑似小腿 DVT 且初始超声检查结果为阴性的患者，可能需要复查超声检查或进行静脉造影。

六、治疗

（一）PE 的治疗

1. **肺栓塞的初始处理和复苏** 疑似肺栓塞患者初始处理的重点是在持续进行临床评估和确定性诊断性试验时，使患者保持稳定。评估血流动力学稳定性：①血流动力学不稳定的肺栓塞（"大块"肺栓塞）是指表现为低血压的肺栓塞；低血压的定义为收缩压小于 90 mmHg 持续 15 min 以上、需要使用血管加压药或存在明显的休克证据。②血流动力学稳定的肺栓塞是指不符合血流动力学不稳定肺栓塞定义的肺栓塞。这是一组异质性患者，包括血压稳定的小块肺栓塞（低危）患者，到右心室功能不全、血压处于临界水平的较大肺栓塞患者（次大块肺栓塞/中危）。

（1）血流动力学稳定：初始处理方法应着重于在持续进行诊断性评估时采取一般支持性措施，包括建立外周静脉通路、辅助供氧，根据临床怀疑肺栓塞的程度、出血风险以及确定性诊断性试验的预计时间进行经验性抗凝治疗。

（2）血流动力学不稳定：初始支持措施的重点应为恢复组织灌注，方法包括静脉液体复苏、血管加压药以及氧气等治疗，必要时还要进行插管和机械通气来稳定呼吸功能。

2. **抗凝治疗**

（1）急性期抗凝治疗：抗凝治疗为 PE 的基础治疗手段，可以有效地防止血栓再形成和复发，同时促进机体自身纤溶机制溶解已形成的血栓。一旦明确急性 PE，宜尽早启动抗凝治疗。目前应用的抗凝药物主要分为胃肠外抗凝药物和口服抗凝药物。

1）胃肠外抗凝药物主要包括以下几种：

A. 普通肝素（unfractionated heparin UFH）：UFH 首选静脉给药，先给予 2 000～5 000 U 或按 80 U/kg 静注，继之以 18 U/（kg·h）持续静脉泵入。在开始治疗后的最初的 24 h 内每 4～6 h 监测活化部分促凝血酶原激酶时间（APTT），根据 APTT 调整剂量，使 APTT 在 24 h 之内达到并维持于正常值的 1.5～2.5 倍。达到稳定治疗水平后，改为 APTT 监测 1 次/d。UFH 也可采用皮下注射方式给药。一般先予静注负荷量 2 000～5 000 U，然后按 250 U/kg 皮下注射，1 次/12 h。调节注射剂量使 APTT 在注射后的 6～8 h 达到治疗水平。

B. 低分子量肝素（low molecular weight heparin，LMWH）：LMWH 必须根据体重给药。不同种类的 LMWH 的剂量不同，1～2 次/d，皮下注射。我国用于 PE 治疗的 LMWH 种类有多种。大多数病例按体重给药是有效的，但对过度肥胖者或孕妇宜监测血浆抗 Xa 因子活性，并据之调整剂量。

C. 磺达肝癸钠：为选择性 Xa 因子抑制剂，通过与抗凝血酶特异性结合，介导对 Xa 因子的抑制作用。磺达肝癸钠应根据体重给药，1 次/d 皮下注射，无须监测。对于中度肾功能不全(肌酐清除率 30～50 ml/min)的患者，剂量应该减半。对于严重肾功能不全(肌酐清除率＜30 ml/min)的患者禁用磺达肝癸钠。目前，没有证据表明磺达肝癸钠可以诱发肝素诱发血小板减少症(heparin induced thrombocytopenia，HIT)。

初始抗凝治疗通常指前 5～14 d 的抗凝治疗。与 UFH 相比，LMWH 和磺达肝癸钠发生大出血或者 HIT 的风险较低，所以被首选用于 PE 患者的初始抗凝治疗。UFH 半衰期较短，抗凝易于监测，且鱼精蛋白可以快速逆转其作用。因此，对于需要进行再灌注治疗、有严重肾功能损害(肌酐清除率＜30 mL/min)、严重肥胖的患者，推荐应用 UFH。

D. 阿加曲班：为精氨酸衍生的小分子肽，与凝血酶活性部位结合发挥抗凝作用，在肝脏代谢，药物清除受肝功能影响明显，可应用于 HIT 或怀疑 HIT 的患者。用法：$2\,\mu g/(kg \cdot min)$，静脉泵入，监测 APTT 维持在 1.5～3.0 倍基线值(≤100 s)，酌情调整用量(≤10 $\mu g/(kg \cdot min)$)。

E. 比伐卢定：为一种直接凝血酶抑制剂。其有效抗凝成分为水蛭素衍生物片段，通过直接并特异性抑制凝血酶活性而发挥抗凝作用，作用短暂(半衰期 25～30 min)且可逆，可应用于 HIT 或怀疑 HIT 的患者。用法：肌酐清除率＞60 mL/min，起始剂量为 0.15～0.2 mg/(kg·h)，监测 APTT 维持在 1.5～2.5 倍基线值，肌酐清除率在 30～60 ml/min 与＜30 ml/min 时，起始剂量分别为 0.1 与 0.05 mg/(kg·h)。

2) 口服抗凝药物主要包括以下 2 种：

A. 华法林：胃肠外初始抗凝(包括 UFH、LMWH 或磺达肝癸钠等)治疗启动后，应根据临床情况及时转换为口服抗凝药物。最常用是华法林，华法林初始剂量可为 3.0～5.0 mg，＞75 岁和出血高危患者应从 2.5～3.0 mg 起始，国际标准化比率(INR)达标之后可以每 1～2 周检测 1 次 INR，推荐 INR 维持在 2.0～3.0(目标值为 2.5)，稳定后可每 4～12 周检测 1 次。

B. DOACs：DOACs 这类药物并非依赖于其他蛋白，而是直接抑制某一靶点产生抗凝作用，目前的 DOACs 主要包括直接 Xa 因子抑制剂与直接 Ⅱa 因子抑制剂。直接 Xa 因子抑制剂的代表药物是利伐沙班、阿哌沙班和依度沙班等。直接凝血酶抑制剂的代表药物是达比加群酯，如果选用利伐沙班或阿哌沙班，在使用初期需给予负荷剂量(利伐沙班 15 mg，2 次/天，3 周；阿哌沙班 10 mg，2 次/天，1 周)；如果选择达比加群或者依度沙班，应先给予胃肠外抗凝药物 5～14 d。

(2) 抗凝疗程：抗凝治疗的标准疗程为至少 3 个月。部分患者在 3 个月的抗凝治疗后，血栓风险因素持续存在，为降低其复发率，需要继续进行抗凝治疗，通常将 3 个月以后的抗凝治疗称为延展期抗凝治疗 PTE。急性 PTE 是否要进行延展期抗凝治疗，需充分考虑延长抗凝疗程的获益/风险比，如特发性 VTE、复发性 VTE、相关危险因素持续存在、活动期肿瘤、存在残余血栓及 D-二聚体水平持续升高等，VTE 复发风险进一步增加，延展期抗凝对于预防 VTE 复发具有重要意义。

3. 急性 PTE 的溶栓治疗　溶栓治疗可迅速溶解部分或全部血栓,恢复肺组织再灌注,减小肺动脉阻力,降低肺动脉压,改善右心室功能,减少严重 VTE 患者病死率和复发率。溶栓的时间窗一般定为 14 d 以内,但鉴于可能存在血栓的动态形成过程,对溶栓的时间窗不作严格规定。

溶栓治疗的主要并发症为出血。用药前应充分评估出血风险,必要时应配血,做好输血准备。溶栓前宜留置外周静脉套管针,以方便溶栓中取血监测,避免反复穿刺血管。

溶栓治疗的禁忌证分为绝对禁忌证和相对禁忌证(表 3 - 14)。对于致命性高危 PE,绝对禁忌证也应被视为相对禁忌证。

表 3 - 14　溶栓禁忌证

禁忌证	内容
绝对禁忌证	(1) 出血性脑卒中和不明起源的脑卒中
	(2) 3 个月内的缺血性脑卒中病史
	(3) 结构性颅内疾病
	(4) 近期头部骨折/头部受伤
	(5) 近期脑/脊髓手术
	(6) 活动性出血
	(7) 出血倾向(自发性出血)
相对禁忌证	(1) 收缩压＞180 mmHg
	(2) 舒张压＞110 mmHg
	(3) 近期非颅内出血
	(4) 口服抗凝治疗
	(5) 妊娠
	(6) 3 个月之前缺血性脑卒中病史
	(7) 有创性心肺复苏
	(8) 近期脑/脊髓之外的手术
	(9) 糖尿病视网膜病变
	(10) 心包炎或心包积液
	(11) 年龄＞75 岁

常用的溶栓药物有尿激酶、链激酶和重组组织型纤维蛋白溶酶原激活剂(rt - PA)。三者溶栓效果相仿,临床上可根据条件选用(表 3 - 15)。rt - PA 可能对血栓有更快的溶解作用,低剂量溶栓(50 mg rt - PA)与 FDA 推荐剂量(100 mg rt - PA)相比疗效相似,而安全性更好。

表 3-15　溶栓药物使用方法

药　　物	方　　案
链激酶	(1) 负荷量 25 万 U,静脉注射 30 min,继以 10 万 U/h 持续静脉滴注 12～24 h (2) 快速给药:150 万 U 持续静脉滴注 2 h
尿激酶	(1) 负荷量 4 400 U/kg,静脉注射 10 min,继以 2 200 U/(kg·h)持续静脉滴注 12 h (2) 快速给药:2 000 U/kg 持续静脉滴注 2 h
rt-PA	50 mg 持续静脉滴注 2 h

溶栓治疗结束后,应每 2～4 h 测定 1 次 APTT,当其水平＜正常值的 2 倍,即应重新开始规范的抗凝治疗。考虑到溶栓相关的出血风险,溶栓治疗结束后,可先应用 UFH 抗凝,然后再切换到 LMWH、磺达肝癸钠或利伐沙班等,更为安全。

4. 急性 PE 的介入治疗　急性 PE 介入治疗的目的是清除阻塞肺动脉的栓子,以利于恢复右心功能并改善症状和生存率。介入治疗包括经导管碎解和抽吸血栓,或同时进行局部小剂量溶栓。介入治疗的并发症包括远端栓塞、肺动脉穿孔、肺出血、心包填塞、心脏传导阻滞或心动过缓、溶血、肾功能不全以及穿刺相关并发症。对于有抗凝禁忌证的急性 PE 患者,为防止下肢深静脉大块血栓再次脱落阻塞肺动脉,可考虑放置下腔静脉滤器,建议应用可回收滤器,通常在 2 周之内取出。一般不考虑永久应用下腔静脉滤器。

5. 急性 PE 的手术治疗　肺动脉血栓切除术可作为全身溶栓的替代补救措施,适用于经积极内科或介入治疗无效的急性高危 PE,医疗单位须有施行手术的条件与经验。

(二) DVT 的治疗

一旦 DVT 诊断明确,除了有禁忌证,应尽早抗凝治疗。根据体重给予普通肝素[首剂 80 U/kg,随后 18 U/(kg·h)静脉输注]或低分子肝素(如依诺肝素钠,每 12 h 按 1 mg/kg 皮下用药)。两种肝素治疗效果等效,在无禁忌证时抗凝治疗疗效安全。还需至少 3 个月的华法林治疗。对于急性近端 DVT(髂、股、腘静脉)、全身状况好、预期生命大于 1 年和低出血并发症危险的患者可考虑溶栓治疗。对于急性期中央型或混合型 DVT、全身情况好、预期生存期≥1 年、出血风险较小的患者,可首选导管接触性溶栓 (catheter directed thrombolysis,CDT)。如条件允许,可行经皮机械性血栓清除术 (percutaneous mechanical thrombectomy,PMT)与 CDT 联合清除血栓。对于抗凝治疗有禁忌证或有并发症,或在充分抗凝治疗的情况下仍发生 PTE 者,可考虑植入下腔静脉滤器。

(姚晨玲)

第五节　机 械 通 气

机械通气是危重症治疗中的一种不可或缺的生命支持治疗手段,可以辅助或者替代患者的自主呼吸,改善气体交换,纠正低氧血症和高碳酸血症,为临床救治争取时间。但另一方面,机械通气属于非生理性的,在使用过程中也会带来一些并发症,如呼吸机相关性肺损伤。因此,在临床上应权衡利弊,充分运用机械通气优点并使其不良反应降到最低。

一、机械通气的目的和相对禁忌证

(一) 机械通气的目的

临床医师对患者进行机械通气的目的包括以下一种或多种:

(1) 改善肺部气体交换:纠正急性呼吸性酸中毒;纠正严重低氧血症,缓解组织缺氧。

(2) 缓解呼吸窘迫:减少呼吸氧耗;逆转呼吸肌疲劳。

(3) 保持呼吸道通畅(分泌物吸引、预防和改善肺不张)。

(4) 促进胸壁稳定,维持有效通气。

(5) 气道保护(如使用镇静剂或肌松剂后的机械通气)。

(二) 机械通气治疗的时机

原则上讲,当呼吸系统不能维持正常通气、发生呼吸衰竭且经过常规治疗效果不佳、有恶化趋势时,就应予以机械通气。以下生理学指标可有助于评估疾病的严重程度,然而临床决策何时启动机械通气治疗,需根据患者通气治疗的目的、疾病的发展趋势、患者和家属的意愿综合考虑。

(1) 呼吸频率>35 次/分或<8 次/分(正常 12~20 次/分)。

(2) 潮气量<3 ml/kg(正常 5~7 ml/kg)。

(3) 每分通气量<3 L/min 或>20 L/min(正常 6~10 L/min)。

(4) PaO_2(吸氧时)<50 mmHg(正常>60 mmHg)。

(5) $PaCO_2$>50 mmHg 且有继续升高趋势(正常值 35~45 mmHg),且 pH<7.30 并有动态下降趋势,或患者出现精神症状。

(6) 氧合指数($OI=PaO_2/FiO_2$)<200(正常>300)。

(三) 机械通气治疗的相对禁忌证

机械通气没有绝对禁忌证,但对于一些特殊疾患,应采取一些必要的处理后才能进行机械通气。在出现致命性通气和氧合障碍时,经采用其他治疗措施未能奏效,应在积极处理相关病症的基础上(如气胸患者尽快行胸腔闭式引流),不失时机地应用机械通气。

1. 大咯血 咯血患者应尽可能保护完善的咳嗽反射,以保障气道内的血液/块及时咳出,一旦给予气管插管,必然限制患者的活动和咳嗽能力。但若患者不能及时有效地将血液/块咳出,出现大、中气道阻塞,导致肺不张和严重低氧血症甚至出现窒息时,应尽早建立人工气道,反复进行气道吸引,解除梗阻,在此基础上可给予机械通气。如有条件,可使用支气管镜直视下清除气道内积血,同时可对出血部位行局部药物治疗和(或)气囊导管压迫止血;待病情相对稳定后行支气管动脉栓塞治疗。

2. 气胸　气胸,尤其是张力性气胸,如在未行胸腔闭式引流前正压机械通气,可使气胸加重,肺组织受压更加明显,加重呼吸衰竭。因此,呼吸衰竭合并气胸者,以及机械通气过程中发生气胸者,应尽早行胸腔闭式引流,在此基础上若呼吸衰竭仍未缓解,可给予机械通气治疗。通气过程中密切观察肺复张情况,合理设置机械通气参数,尽量降低肺泡压力,减少进一步肺损伤:①保持良好的人-机配合,必要时应用镇静剂、肌松剂抑制自主呼吸;②在维持呼吸平稳的基础上,尽可能地选择低压力、小潮气量通气;③延长呼气时间、选择递减流量波;④尽量减小或停用 PEEP,促进胸膜破口在呼气期的闭合。

3. 肺大疱　肺大疱在正压机械通气作用下容易破裂,导致气胸和纵隔气肿。肺大疱患者若呼吸衰竭较重而必须采用机械通气时,应注意通气策略,其注意事项与气胸相同;同时应严密监测,观察患者肺部及生命体征的变化,一旦发生气胸,立即采用胸腔闭式引流。

4. 低血压　机械通气增加胸内压,减少回心血量,减少心输出量,可导致低血压,尤其是在患者血容量不足时。此外,在气管插管和机械通气过程中所使用的镇静、镇痛、肌松药物也可引起低血压。如果患者病情允许,可以先纠正血容量后,再行机械通气,但如果病情紧急,也可抗休克和机械通气治疗同时进行。机械通气过程中出现的低血压,应适当调整通气压力和适当补充血容量,必要时使用升压药物。

二、机械通气的模式和参数调节

(一)常用的机械通气模式

呼吸机输送气体的方式称之为通气模式,每个模式有相对固定的通气参数。随着呼吸机的不断发展,同一模式的参数设置也在不断变化。所以,临床医师必须熟悉所在部门的各型呼吸机的设置和调节,以达到最佳通气效果,减少机械通气相关并发症。

1. 辅助/控制通气　辅助/控制通气(A/C)是控制通气和辅助通气的结合,可用于各种呼吸衰竭的治疗,常用于没有自主呼吸或者呼吸微弱的患者,分为容量-辅助/控制通气(V-A/C)和压力-辅助/控制通气(P-A/C)。其特点是允许患者自主吸气触发呼吸机进行通气(辅助通气),或在自主呼吸停止及自主吸气动作微弱不能触发呼吸机时给予控制通气,预设的呼吸频率起"安全阀"的作用,有利于防止通气不足;每次通气的量(V-A/C)或压力(P-A/C)是固定的,所以当自主呼吸过快时,可发生过度通气致呼吸性碱中毒。应监测分钟通气量、呼吸频率等,并及时调整各项参数。

(1) V-A/C:设定呼吸频率和潮气量来确定最小的每分钟通气量,患者可通过触发额外的呼吸来增加每分钟通气量,但每次呼吸启动后,呼吸机均输出预设的潮气量。气道压的高低取决于呼吸机的参数设置和顺应性、气道阻力。V-A/C 的优势是可确保持潮气量恒定,确保最低每分钟通气量。

(2) P-A/C:设定呼吸频率和吸气压水平决定了最小每分钟通气量,患者可通过触发额外的呼吸来增加每分钟通气量,但每次呼吸启动后,呼吸机均输出预设的吸气压。与 V-A/C 不同,P-A/C 的潮气量是可变的,潮气量与吸气压的水平、顺应性、气道阻力和管道阻力有关。当所设定的吸气压水平较高或顺应性良好、气道阻力较小时,潮气量将较大。与 V-A/C 相比，P-A/C 的优势是气道峰压较低、气体的分布更均匀、人-机同步性更好。

2. 同步间歇指令通气　同步间歇指令通气(synchronized intermittent mandatory ventilation，SIMV)是自主呼吸和控制通气的结合。其特点是自主呼吸的频率和潮气量由患者自己控制，间隔一定时间(取决于预设的频率)给予一次指令通气(允许患者自主吸气触发)，这样既保证了患者的有效通气量，同时也有利于呼吸肌的锻炼，常用于有一定自主呼吸能力的患者。因自主呼吸时患者需要克服呼吸机管道和气管导管的阻力，在一定程度上增加了呼吸功的消耗，在实际使用中，往往与压力支持通气联合应用。

3. 压力支持通气　压力支持通气(pressure support ventilation，PSV)是在患者自主触发和维持吸气的过程中，呼吸机给予一定的预设压力辅助患者吸气，潮气量是由压力支持的水平、患者自己的吸气用力，以及呼吸系统的阻力和顺应性决定。其特点是患者完全自主通气，人-机配合好，用于有一定自主呼吸能力且通气阻力不是非常大的患者，也可用于机械通气的撤机过程。压力支持通气是一种辅助通气方式，每次呼吸均必须由患者触发，且不易保证足够的潮气量，禁用于不能启动自主呼吸的患者。PSV 可以与 SIMV、双相间隙正压气道通气(biphasic positive airway pressure，BIPAP)等模式联合使用。

4. 持续气道内正压　持续气道内正压(continuous positive airway pressure，CPAP)是呼吸机在整个呼吸周期中向气道内持续输送一恒定的正压支持。在 CPAP 过程中，呼吸机无周期性通气变化，不提供高于 CPAP 水平的额外压力，所有呼吸必须由患者触发。吸气时，正压有利于克服气道阻力，减少呼吸肌做功；呼气时，气道内正压可防止小气道陷闭，增加功能残气量，改善氧合。此外，CPAP 产生的胸腔正压可减少回心血量(前负荷)，对于急性心源性肺水肿患者的综合效应是有益的。

5. 双相正压气道通气　双相间隙正压气道通气(BIPAP)是一种双水平 CPAP 的通气模式，呼吸机可设置两个不同水平的 CPAP，即高 P 和低 P 及其执行时间高 T 和低 T。高 P 与低 P 间转换引起周期性充气和放气，同时患者在两个不同水平的 CPAP 上均可自主呼吸，低 P 可以联合 PSV 模式给予压力辅助。这种模式实现了传统控制通气与自主呼吸的并存，能实现从压力控制通气到自主通气的逐渐过渡，具有较广的临床应用范围和较好的人-机协调。

(二) 机械通气的参数

常用的通气参数包括：潮气量、呼吸频率、吸气时间和呼气时间比、通气压力、吸氧浓度等。应该依据患者的实际情况，参照血气分析的结果对通气参数进行调节。

1. 潮气量(V_T)　根据患者年龄、理想体重、气道阻力及肺顺应性等因素选择潮气量。对于成人急性呼吸窘迫综合征(ARDS)患者，建议潮气量≤6 ml/kg(基于理想体重)，非 ARDS 患者可设置为 6~8 ml/kg(基于理想体重)，并尽量维持吸气平台压≤3.0 kPa(30 cmH$_2$O)，减少呼吸机相关性肺损伤的风险。

2. 呼吸频率(RR)　成人初始呼吸频率设置为 12~16 次/分。潮气量及呼吸频率决定了分钟通气量(理想状态下：呼吸频率×潮气量=分钟通气量)。确定潮气量后，可以逐渐增加或降低呼吸频率以达到预期的血 pH 值和 $PaCO_2$，避免通气过度。ARDS 患者由于使用了小潮气量通气，常常需要较高的呼吸频率。

3. 吸气时间（T_i）和吸呼比（I/E）　预设的吸气时间和吸呼比应尽量与患者的自主呼吸水平相一致，以减少人-机对抗，吸呼比一般根据病情（通气、氧合、气道压等）在 1:1.5～3 范围内选择。

4. 通气压力　在定压型机械通气时，需要设定通气压力。决定通气压力的高低，包括胸肺顺应性、气道通畅程度及潮气量等因素，力求以最低通气压力获得适当的潮气量。成人为一般在 1.5～2.0 kPa（15～20 mmH_2O），以保证足够潮气量，并且以对循环功能无明显影响为宜。

5. 吸氧浓度（FiO_2）　应个体化确定，并应避免长时间高氧。在机械通气初期，可给予高浓度的氧以迅速纠正严重缺氧；随着氧合情况改善，应采用满足氧合目标所需的最低 FiO_2。对于大多数患者，外周动脉血氧饱和度目标为 90%～96%，这将降低高氧所造成不良后果的可能性，如吸收性肺不张、高碳酸血症加重等。

6. 呼气末正压（PEEP）　PEEP 指在机械通气呼气末借助于呼吸机上的装置使气道压力高于大气压，可增加呼气末肺容量，防止呼气相肺泡萎陷，改善肺顺应性，提高氧合，并利于肺水肿和炎症的消退。但是 PEEP 可以减少心输出量，过高的 PEEP 也可导致肺泡的过度膨胀。多数患者初始设置为 0.4～0.6 kPa（4～6 cmH_2O）即可，对于 ARDS 患者，可根据病情使用最高至 2.0 kPa（20 cmH_2O）的 PEEP。

三、无创通气

无创正压通气（NPPV）是指不需要侵入性或有创性的气管插管或气管切开，只是通过鼻罩、口鼻罩、全面罩或头罩等方式将患者与呼吸机相连接进行正压辅助通气的技术。NPPV 可避免有创机械通气所带来的相关并发症，保留气道的防御功能，保留自主咳痰能力，降低治疗成本，易于实施且易被患者接受。

NPPV 主要适用于轻至中度呼吸衰竭的早期救治，也可用于有创-无创通气的序贯治疗，辅助脱机。如不存在 NPPV 的禁忌证，NPPV 可作为慢性阻塞性肺疾病急性加重（AECOPD）、急性心源性肺水肿（ACPE）和免疫功能受损合并呼吸衰竭患者的首选通气方式，降低患者的气管插管率和病死率。在轻度 ARDS 和哮喘急性发作时使用 NPPV 存在争议，可尝试使用，并密切监测病情变化。对于接受有创通气的 II 型呼吸衰竭患者，拔管后使用 NPPV 可改善呼吸状况，减少患者呼吸做功，预防拔管后呼吸衰竭，并减少再插管可能。

目前，口鼻罩依旧是临床医生首选的 NPPV 的人-机连接方式。NPPV 通气模式以压力控制模式为主，对于 II 型呼吸衰竭，目前常用双水平气道正压（bilevel positive airway pressure，BPAP）模式，对于 I 型呼吸衰竭，CPAP 和 BPAP 均有应用。BPAP 是一种在无创正压通气时使用的自主性通气模式，是 PSV 和 CPAP 的结合，为首选的 NPPV 形式。BPAP 预先设定吸气相气道正压（inspiratory positive airway pressure，IPAP）和呼气相气道正压（expiratory positive airway pressure，EPAP），IPAP 与 EPAP

之间的压力梯度应至少维持 0.5 kPa(5 cmH$_2$O),潮气量大小与 IPAP 和 EPAP 之差有关,差值越大则潮气量越大。当启动 BPAP 时,IPAP/EPAP 可设置为 1.0/0.5 kPa(10/5 cmH$_2$O),在 10~20 min 的时间内逐渐增加这两个值到合适的治疗水平,以提供更大的通气支持。如果压力设置过低,不能保证潮气量,而压力设置过高,会引起胃肠胀气,导致腹内压增高、膈肌上移等影响胸廓和肺的顺应性。

NPPV 相较有创机械通气,由于不经过人工气道,存在气道密封不严和漏气、无效腔量大、容易误吸、不能行吸痰操作清除气道内分泌物、容易造成胃肠胀气、面罩使用不当可造成面部损伤等不利因素。实施无创通气前应评估患者有无禁忌证。绝对禁忌证是需要行紧急气管插管的情况,如心跳骤停或呼吸骤停,此时需要立即行心肺复苏、气管插管等生命支持;相对禁忌证包括意识障碍、有误吸风险、严重上消化道出血、气道梗阻、面部创伤或手术及患者无法配合,对于这些情况,需综合考虑患者情况并权衡利弊。一般应避免实施 NPPV,否则会增加 NPPV 治疗失败的可能或有导致患者损伤的风险。临床医师使用 NPPV 时必须对患者密切监测,并做好在必要时行气管插管的准备,在通气0.5~1 h 后及时评估治疗效果(患者状况、血气分析),从而决定是否继续使用 NPPV;如果患者未能从无创通气中获益,可能需要对患者实施有创机械通气治疗。

四、急性呼吸窘迫综合征的通气策略

机械通气是对急性呼吸窘迫综合征(ARDS)患者进行呼吸支持的有效手段,可以改善患者的气体交换和氧合功能,降低呼吸功耗,但机械通气也可能引起呼吸机相关性肺损伤(VILI),并导致不良结局。

为了降低 VILI,ARDS 患者行机械通气过程中应实施肺保护性通气策略,如此可显著改善肺功能,降低病死率,改善预后。其策略包括设定潮气量 6 ml/kg(理想体重)和限制平台压≤3.0 kPa(30 cmH$_2$O),若平台压>3.0 kPa(30 cmH$_2$O),应以 1 ml/kg 的梯度逐渐降低潮气量(最低至 4 ml/kg),使平台压低于 3.0 kPa(30 cmH$_2$O),降低潮气量后需要逐渐增加呼吸频率(最大可调至 35 次/分)以维持患者的分钟通气量。需要注意的是,小潮气量通气会导致部分患者出现高碳酸血症。一般来说大多数患者耐受良好,即允许性高碳酸血症。

PEEP 是 ARDS 管理的重要组成部分,具有非常重要的生理学效应:复张肺泡、增加功能残气量、改善通气血流比、增加肺顺应性、降低肺泡周期性复张塌陷所导致的剪切伤。但过高的 PEEP 也可能导致肺泡过度牵张和循环抑制等并发症。因此,轻度 ARDS 患者应避免使用高水平的 PEEP,但中重度 ARDS 患者可能受益于高水平 PEEP[≥1.2 kPa(12 cmH$_2$O)],并且 PEEP 设置应该个体化。

传统有创机械通气患者采取仰卧体位通气,而俯卧位通气是指患者取俯卧体位进行通气。俯卧位通气可减少腹侧-背侧跨肺压差、减轻背侧肺组织受到的压迫、改善肺部重力依赖区灌注、利于痰液引流,进而改善气体交换。对于氧合指数<150 mmHg 的 ARDS患者,排除绝对禁忌证(尚未稳定的脊髓损伤或骨折、未缓解的颅内高压、严重烧伤)后,应早期使用俯卧位通气,以降低病死率。俯卧位通气复张肺泡具有时间依赖性。因此,建议

行长程俯卧位通气,重度 ARDS 早期患者俯卧位通气时间至少在每天 16 h 以上。

优化治疗后氧合指数<80 的重度 ARDS 患者,可评估是否有联合使用 ECMO 治疗的指征。

五、机械通气的并发症

(一) 呼吸机相关性肺损伤

机械通气是一种生命支持手段,可以促进气体交换,改善肺的呼吸力学,降低呼吸功耗,但也伴随有许多不利的影响,可导致呼吸机相关性肺损伤(VILI),包括气压伤、氧中毒、容积伤、萎陷伤及生物伤。VILI 可表现为肺水肿、气压伤和低氧血症加重,导致机械通气时间延长、发生多器官功能障碍并增加死亡率。因此,通气管理的一个重要目标是采取减少 VILI 的通气方法。

1. 气压伤　多是机械通气时气道压力过高、潮气量太大或患者肺顺应性差所致,可导致肺泡破裂而引起气体释放进入肺泡外空间,表现为张力性气胸、纵隔积气、皮下气肿及气腹等。产生的机制包括:大潮气量、平台压和(或)PEEP 过高导致肺泡过度扩张;存在 ARDS、哮喘、间质性肺病、COPD 等基础疾病;气管插管置管过深导致单侧肺通气;复苏期间过度气囊-面罩通气等情况。

2. 氧中毒　机械通气时,长时间吸入高浓度氧(70%～100%)会产生氧自由基(过氧化物、过氧化氢及羟基),可发生氧中毒,主要表现为肺损害。为此,需要合理调节通气参数,控制吸入氧浓度于适当范围。在危重患者救治初期,可给予纯氧迅速纠正严重缺氧。随着氧合情况改善,及时降低吸氧浓度,尽可能≤60%。要强调的是,对于已优化呼吸机设置的低氧血症患者,不能因顾虑氧中毒而阻碍患者吸入高浓度氧,因为纠正组织和重要器官的缺氧更为重要。

3. 容积伤　容积伤是机械通气对肺实质的损伤,与 ARDS 的损伤相似。容积伤是由于肺泡过度膨胀而引起的肺损伤,表现为肺泡毛细血管通透性增加、肺水肿进展、中性粒细胞聚集、肺泡表面活性物质生成受阻、透明膜形成及顺应性下降。导致肺泡过度扩张不一定需要大潮气量,如 ARDS 患者肺内气体分布存在不均一性,即使基于理想体重输送常规潮气量,也可导致区域性肺泡过度扩张和 VILI。

4. 萎陷伤　肺泡随着每一次呼吸反复扩张(吸气时)和塌陷(呼气时)可造成剪切力,使邻近肺泡和气道扩张并出现损伤,此过程称为肺萎陷伤。通过给予外源性 PEEP 可最大限度地复张肺泡,防止肺泡出现反复扩张和塌陷。

5. 生物伤　过大的潮气量和肺泡反复扩张和塌陷,可激活肺内细胞释放炎症介质,导致肺组织以及其他器官功能衰竭。

为预防和减少 VILI 的发生,需要采用保护性通气策略:①使用小潮气量通气防止肺泡过度扩张;②使用恰当水平的 PEEP 保持肺泡扩张并减少周期性不张;③并维持平台压≤3.0 kPa(30 cmH$_2$O);④使用尽可能低的 FiO$_2$ 保持血氧饱和度≥90%。

(二) 呼吸机相关性肺炎

呼吸机相关性肺炎(VAP)是指气管插管或气管切开患者接受机械通气 48 h 后,直至撤机拔管后 48 h 内所发生的一种医院获得性肺炎。VAP 的发生导致机械通气时间延长、ICU 滞留和住院时间延长、医疗费用增加,并增加病死率。病原体侵入下呼吸道并到达支气管远端和肺泡的主要途径是误吸,其他途径如吸入、血行播散和直接接触则较少见。气管插管或气管切开使得原来相对无菌的下呼吸道直接暴露于外界、口咽部定植菌大量繁殖和气道保护能力的降低,使得 VAP 的发生风险明显增高。

推荐用于预防 VAP 的措施包括:尽可能选用无创呼吸支持治疗技术,每日评估有创机械通气及气管插管的必要性,尽早脱机或拔管,机械通气过程中尽可能减少镇静剂的使用,使用带有声门下分泌物吸引的导管,气管导管气囊的充盈压保持不低于 2.5 kPa (25 cmH$_2$O),床头抬高 30°～45°,加强口腔护理,维护呼吸机管路,进行与气道相关的操作时严格遵守无菌操作规程,鼓励并协助机械通气患者早期活动等。

六、撤机

机械通气的最终目标是撤离呼吸机,不恰当地延长机械通气时间,必然增加 VILI 的发生率。关于撤机的考虑应该贯穿机械通气治疗的始终,如果导致患者呼吸衰竭的基础疾病好转,自主呼吸能力恢复,通气与换气功能得到改善,即可逐渐减少呼吸机支持的强度,直至患者完全脱离呼吸机,恢复自主呼吸。

(一) 撤机条件的评估

(1) 导致呼吸衰竭的基础病因已好转,感染得到有效控制,电解质及代谢紊乱已纠正。

(2) 血流动力学指标稳定,不需要血管活性药的治疗或只需要小剂量的血管活性药物。

(3) 有自主呼吸能力及较好的气道保护能力。

(4) 停用镇静药物和神经肌肉阻滞剂,营养状态及肌力良好。

(5) 合适的氧合状态:氧合指数>150～200;PEEP≤0.5～0.8 kPa(5～8 cmH$_2$O);FiO$_2$≤40%～50%;动脉血气 pH≥7.25;COPD 患者 pH>7.30、PaO$_2$>50 mmHg,FiO$_2$<35%。

(二) 浅快呼吸指数

浅快呼吸指数(rapid shallow breathing index, RSBI)是呼吸频率(次/分)与潮气量(L)的比值,被证明可有效预测脱机失败可能。当 RSBI>105 时,患者撤机失败的概率大幅增加。

(三) 自主呼吸试验

自主呼吸试验(SBT)是指在人工气道机械通气撤离前,让患者借助 T 管自主呼吸或在低水平辅助条件下呼吸,通过 30～120 min 的密切观察,动态评价通气、氧合及循环功能等客观指标和相关临床表现,帮助医务人员判断患者能否撤机的方法。原则上,SBT 每日进行 1 次,因为每日多次 SBT 容易导致患者呼吸肌疲劳和依从性下降,SBT 在缩短机械通气时间和提高撤机成功率方面并无优势。

建议使用低水平 PSV 法:用 PSV 模式通气,支持压力为 0.5～0.8 kPa(5～

8 cmH$_2$O)。PSV 为自主性通气模式,支持压力能对抗人工气道增加的呼吸功,有助于提高患者依从性。

SBT 成功的客观指标:①动脉血气。FiO$_2$<40%,SpO$_2$≥85%～90%;PaO$_2$≥50～60 mmHg;pH≥7.32;PaCO$_2$ 较前增加≤10 mmHg。②血流动力学指标稳定。HR<120～140 次/分且 HR 改变<20%,血压改变<20%;呼吸频率<30～35 次/分,呼吸频率改变≤50%。

SBT 失败的主观临床评估指标为精神状态改变(如嗜睡、昏迷、兴奋及焦虑)、气促、呼吸窘迫(动用辅助呼吸肌、出汗)、心动过速、高血压等。SBT 失败需要寻找原因,常见原因包括导致呼吸衰竭的病因未被完全纠正、容量超负荷、心功能不全、神经肌肉无力、谵妄、焦虑及代谢紊乱。一旦确定导致 SBT 失败的可能原因,即应给予纠正,并建议 24 h 后才能进行下一次 SBT。

(四) 气管导管的拔除

如果 SBT 是成功的,且患者意识清醒,有良好的气道保护能力,自主咳嗽咳痰能力好,应考虑撤机和拔管并密切监测拔管后状态。拔管后,常规给予低流量氧疗,并鼓励患者咳痰,密切观察生命体征、血气分析和血氧饱和度。对于拔管后有呼吸衰竭风险的患者,个体化给予无创正压通气或高流量吸氧,无效时考虑重新插管。

(闵　珉)

参考文献

[1] 中华医学会外科学分会血管外科学组. 深静脉血栓形成的诊断和治疗指南(第三版)[J]. 中国血管外科杂志(电子版),2017,9(4):250 – 257.

[2] 中华医学会呼吸病学分会肺栓塞与肺血管病学组,中国医师协会呼吸医师分会肺栓塞与肺血管病工作委员会,全国肺栓塞与肺血管病防治协作组. 肺血栓栓塞症诊治与预防指南[J]. 中华医学杂志,2018,98(14):1060 – 1087.

[3] 中华医学会呼吸病学分会哮喘学组. 支气管哮喘防治指南(2020 版)[J]. 中华结核和呼吸杂志,2020,43(12):1023 – 1048.

[4] 中华医学会变态反应分会呼吸过敏学组(筹),中华医学会呼吸病学分会哮喘学组. 中国过敏性哮喘诊治指南(第 1 版,2019 年)[J]. 中华内科杂志,2019,58(9):636 – 655.

[5] 中华医学会重症医学分会. 急性肺损伤/急性呼吸窘迫综合征诊断治疗指南(2006版)[J]. 中华内科杂志,2007,46(5):430 – 437.

[6] 中国医师协会急诊医师分会,中国急诊专科医联体,中国医师协会急救复苏和灾难医学专业委员会,等. 刺激性气体中毒诊治专家共识[J]. 中华急诊医学杂志,2020,29(12):1527 – 1536.

[7] 中国哮喘联盟. 重症哮喘诊断与处理中国专家共识[J]. 中华结核和呼吸杂志,2017,40(11):813 – 829.

[8] 尹俊,宋振举. 急性呼吸窘迫综合征的免疫调控治疗[J]. 中华急诊医学杂志,2017,

26(3):260-262.

[9] 向有喜,彭菲,彭再梅. 急性呼吸窘迫综合征的诊治现状与展望[J]. 中华急诊医学杂志,2017,26(3):255-259.

[10] 朱蕾. 机械通气[M]. 4版. 上海:上海科学技术出版社,2017.

[11] ALBRIGHT J M, DAVIS C S, BIRD M D, et al. The acute pulmonary inflammatory response to the graded severity of smoke inhalation injury [J]. Crit Care Med,2012,40:1113-1121.

[12] ARDS Definition Task Force, RANIERI V M, RUBENFELD G D, et al. Acute respiratory distress syndrome: the Berlin Definition [J]. JAMA,2012,307(23): 2526-2533.

[13] CHEN J, SHAO Y, XU G, et al. Bone marrow-derived mesenchymal stem cells attenuate phosgene-induced acute lung injury in rats [J]. Inhal Toxicol,2015, 27:254-261.

[14] DEAN R H, ROBERT M K. 机械通气精要[M]. 3版. 北京:人民卫生出版社,2016.

[15] EDDY F, LORENZOO D S, EWAN C, et al. An official American Thoracic Society/European Society of Intensive Care Medicine/Society of Critical Care Medicine clinical practice guideline: mechanical ventilation in adult patients with acute respiratory distress syndrome [J]. Am J Respir Crit Care Med,2017,195 (9):1253-1263.

[16] Global Initiative for Asthma. Global Strategy for Asthma Management and Prevention: 2020[EB/OL]. [2021-06-18]. http://www.ginaasthma.org.

[17] GUÉRIN C, REIGNIER J, RICHARD J C, et al. Prone positioning in severe acute respiratory distress syndrome [J]. N Engl J Med,2013,368(23): 2159-2168.

[18] KONSTANTINIDES S V, MEYER G, BECATTINI C, et al. 2019 ESC Guidelines for the diagnosis and management of acute pulmonary embolism developed in collaboration with the European Respiratory Society (ERS) [J]. Eur Respir J,2019,54:1901647.

[19] MANDELL L A, NIEDERMAN M S. Aspiration pneumonia [J]. N Engl J Med,2019,380:651-663.

[20] WALKER P F, BUEHNER M F, WOOD L A, et al. Diagnosis and management of inhalation injury: an updated review [J]. Crit Care,2015, 19:351.

第四章 循环系统

▌第一节 心跳呼吸骤停和心肺复苏

心跳骤停是指各种原因所致的心脏射血功能突然中止。2015年，美国约有35万成人经历了非创伤性院外心跳骤停(out-of-hospital cardiac arrest，OHCA)，约10.4%的OHCA患者在首次住院时存活，8.2%的患者存活后功能状态良好。OHCA成功复苏的关键驱动因素是非专业救援人员心肺复苏和自动体外除颤器的公共使用。尽管近年来取得了一些进展，但只有39.2%的成年人接受了非专业人士发起的心肺复苏，而普通公众仅在11.9%的病例中应用了自动体外除颤器，OHCA的生存率自2012年以来一直无明显提升。在院内心跳骤停(in-hospital cardiac arrest，IHCA)方面，美国医院收治的成人患者中患病率约有1.2%，其中25.8%的患者存活出院，82%的患者存活后功能状态良好。尽管IHCA的生存率近年来稳步提高，但仍有很多提升空间。

一、病因

心跳骤停的病因分为心源性或非心源性。一般来说，心跳骤停的心脏原因是最常见的，占比为50%～60%，包括心肌梗死、心律失常、心力衰竭、先天性冠状动脉异常、马方综合征、心肌炎、心肌病、心瓣膜病、心脏填塞。呼吸功能不全是第二常见的原因(15%～40%)，包括各种原因引起的上呼吸道梗阻和呼吸衰竭。其他非心源性原因包括严重电解质与酸碱平衡失调、休克致有效循环血容量过低、严重创伤、张力性气胸、肺栓塞、药物过量、中毒，以及突发意外事件，如雷击、溺水及高/低温等。

确定心跳骤停存在的潜在可逆病因可以改善预后，有助于恢复自然循环，因为心跳骤停后的器官功能障碍部分取决于潜在的原因。因此，心跳骤停后的治疗应该相应地进行调整。美国心脏病学会《心肺复苏和紧急心血管护理指南》(*American Heart Association Guidelines for Cardiopulmonary Resuscitation and Emergency Cardiovascular Care*)总结了这些可逆病因，可记忆为5个H和5个T(表4-1)。

表 4-1　心跳骤停的可逆病因

可逆病因	具体内容
5个H	低血容量(hypovolemia)
	缺氧(hypoxia)
	氢离子/酸中毒(hydrogenion)
	低钾/高钾血症(hypo-/hyperkalemia)
	低体温(hypothermia)
5个T	张力性气胸(tension-pneumothorax)
	心脏填塞(tamponade, cardiac)
	中毒(toxins)
	肺栓塞(thrombosis, pulmonary)
	冠状动脉血栓形成(thrombosis, coronary)

二、发病机制

(一)急性缺氧的病理机制

心跳骤停使全身有效血流停止,导致组织缺氧、无氧代谢和细胞代谢产物堆积。除非在数分钟内逆转上述情况,否则会继发脏器功能障碍和永久性损伤。不同器官对缺血损伤的敏感性不同,同一器官的不同部位也有所差别。脑是人体中最易受缺血损害的重要器官,大脑为 4~6 min,小脑为 10~15 min,延髓为 20~30 min,脊髓为 45 min,交感神经节为 60 min。其次易受缺血损害的器官是心脏,肾脏、胃肠道和骨骼肌较脑和心脏耐受缺血能力强。无氧代谢产生的酸中毒会导致体循环血管扩张,肺循环血管收缩,对内源性或外源性儿茶酚胺的反应性降低。

(二)复苏后的病理机制

心肺复苏后自主循环恢复(resumption of spontaneous circulation,ROSC)后仍可能会产生再灌注损伤,导致心跳骤停后综合征(post-cardiac arrest syndrome),分为:①急性期,ROSC 后 20 min;②早期,ROSC 后 20 min 至 6~12 h,在早期干预可能是最有效的;③中间期,在 6~12 h 和 72 h 之间,此时损伤途径仍然活跃,并且通常仍需进行积极治疗;④恢复期,为 3 d 后,在此期进行预后判断更加可靠。

心跳骤停后综合征的 4 个关键病理机制:①心跳骤停后脑损伤;②心跳骤停后心肌功能不全;③系统性缺血与再灌注反应;④持续性病理状况。ROSC 后这些病理机制的严重程度并不一致,取决于根据缺血损伤的严重程度、心跳骤停的原因和患者之前健康状态。如果在心跳骤停后快速达到 ROSC,则心跳骤停后综合征不会发生。

(三)临床表现及诊断

心跳骤停的临床表现为意识丧失或无应答、无呼吸或呼吸异常和脉搏消失。濒死呼吸的特点是缓慢、不规则的喘息,对通气无效。为了尽快启动急救,非专业救援人员应凭借无应答和无呼吸或呼吸异常这 2 项表现即可判定为心跳骤停。就算是医务人员,有时也会花费过多时间在于判断是否脉搏消失,从而耽误了急救程序的及时启动。因此,在患者出现意识丧失或无应答,以及无呼吸或呼吸异常时,医务人员应快速检查脉搏(不超过 10 s),如果感觉不到明确的脉搏,应该假定患者已心跳骤停,并开始急救。

三、治疗进展

(一) 基础生命支持

一旦发现心跳骤停,及时开始心肺复苏可能是提高生存率和神经功能预后最重要的干预措施。现有的证据表明,在被错误地认定为心跳骤停的患者中,心肺复苏的潜在危害是较低的。总的来说,心跳骤停时开始心肺复苏的益处大于非心跳骤停患者相对较低的受伤风险。理想情况下,启动应急响应系统和启动心肺复苏同时发生。在一项对17 000 多起 OHCA 事件的观察性研究报告了"呼叫优先"策略或"心肺复苏优先"策略的类似结果。在当前移动设备广泛使用和可访问性的时代,一个单独的响应者可以在启动心肺复苏的同时激活应急响应系统,方法是拨打电话寻求帮助,将手机置于扬声器模式以继续通信,并立即启动心肺复苏。在极少数情况下,当一名单独的救援人员必须离开患者拨打急救电话时,应优先考虑立即启动急救电话,然后立即返回患者进行心肺复苏。

心肺复苏的顺序是"CAB",即胸外按压(compression),开放气道(airway)和人工呼吸(breathing)。

1. **胸外按压**　胸外按压是心肺复苏最关键的组成部分。如果非专业救援人员未经培训或不愿意提供人工呼吸,仅胸外按压方法也是可行的。在日本,向全国范围内非专业救援人员普及仅胸外按压的心肺复苏,与 OHCAs 的存活率增加和良好的神经预后相关,可能的原因是提供心肺复苏的非专业救援人员数量的增加。

启动急救程序后,应尽快提供胸外按压,不需要先脱掉患者的衣服。在可行的情况下,最好在坚实的表面上进行心肺复苏,并使患者处于仰卧位。进行胸外按压时,救援人员应将一只手的掌根放在患者胸部的中心(胸骨的下半部分),另一只手的掌跟放在第一只手的顶部,使双手重叠。在人工心肺复苏过程中,救援人员应该对一个普通成年人进行至少 2 in 或 5 cm 的胸部按压,同时避免过度的胸部按压深度(大于 2.4 in 或 6 cm)。胸部压缩率至少为 60%,按压频率 100～120 次/分。避免按压时倚靠胸部,使胸壁完全回弹,使胸外按压和回弹/放松时间大致相等。当有 2 名或更多的救援人员在场时,应大约每 2 min 更换一次胸外按压员(或按 30∶2 的比例进行大约 5 次按压和通气循环),以防止按压质量下降。

2. **开放气道**　通畅的气道对于促进适当的通气和氧合至关重要。应持续监测患者是否气道通畅以及是否有充分的通气和氧合。当患者没有颈椎损伤时,医务人员应该使用仰头抬颏法来打开患者的气道,即将一只手置于患者的前额,然后用手掌推动,使其头部后仰;将另一只手的手指置于颏骨附近的下颌下方;提起下颌,使颏骨上抬。而在疑似颈椎损伤的情况下,医务人员应在不伸展头部的情况下,推举下颌打开气道。但当推举下颌法无法顺利打开气道时,只能使用仰头抬颏法,因为在心跳骤停患者中,打开气道的必要性超过了进一步脊髓损伤的风险。在无咳嗽或呕吐的昏迷(无反应)患者中,可以使用气道辅助物[如口咽和(或)鼻咽气道]防止舌根后坠堵塞气道,便于使用袋式面罩装置进行通气。在已知或怀疑颅底骨折或严重凝血障碍的情况下,口腔气道比鼻咽气道更为理想。不建议常规使用环状软骨加压手法。

3. 人工呼吸　对于在没有高级气道(声门上气道或气管插管)的情况下接受心肺复苏的成年人,医务人员应每进行30次胸外按压后,进行2次人工呼吸,每次持续时间超过1 s。而高级气道建立后,胸外按压需连续进行不用暂停,按每分钟10次(每6 s 1次)的频率来进行通气。

人工呼吸的方法可以是口对口或球囊对面罩,每次人工呼吸的要求是潮气量约500～600 ml,或足以产生明显的胸部上升。在口对口的人工呼吸时,需首先打开患者气道,再捏住患者的鼻子,制造一个密封的口对口环境,并提供呼吸。救援人员仅需提供正常呼吸,而不用深呼吸,这样可以防止救援人员发生先兆晕厥,并防止患者肺部过度膨胀。通气困难最常见的原因是气道未正确打开。因此,如果患者的胸部在第1次人工呼吸时没有上升,则再次执行仰头抬颏法来打开气道,然后进行第2次呼吸。建议持续1 s,使心肺复苏的暂停时间尽可能短。如果由于创伤、定位或难以密封而无法通过患者的口腔进行通气,则可能需要进行口鼻通气。

4. 除颤　与心肺复苏一样,当心室颤动或无脉冲性室性心动过速引起心跳骤停时,早期除颤对存活至关重要。在心室颤动/室性心动过速发作后尽快进行除颤成功率最高。相反,当心室颤动/室性心动过速延长时,心脏能量储备的耗尽可能会影响除颤的效果,除非在心律分析前通过规定的心肺复苏周期补充。在除颤器拿到之前,建议先进行心肺复苏。如果除颤器立即可用,对于医务人员见证或监测的持续时间较短的心室颤动/无脉性室性心动过速可先立即除颤。

由于双相波形除颤器在终止心律失常方面具有更高的成功率,在治疗快速心律失常方面,双相波形除颤器优于单相除颤器。由于除颤器型号各不相同,除颤能量可以采用除颤器制造商的建议,如果不知道,可以考虑首次即最大能量的除颤。成人发生心室颤动/无脉性室性心动过速,应给予单向波除颤器能量360 J一次除颤,双向波除颤器120～200 J。如对除颤器不熟悉,推荐用200 J作为除颤能量。除颤时应在裸露的胸部放置前外侧或前后位置的除颤电极或电极垫,成人使用的电极或电极垫直径应大于8 cm。在未行心电监护时,单次电击除颤更优于连续电击除颤。

电击后立即恢复胸外按压比暂停心肺复苏进行心律检查更为合理,因为即使除颤成功,除颤后通常会出现一个可变的(有时是延长的)停搏期或无脉搏电活动。在此期间,在等待心律和脉搏恢复的同时进行心肺复苏是更有益处的。

成人基础生命支持的流程图见图4-1。

(二) 高级生命支持

1. 血管通路　传统的紧急药物治疗方法是通过外周静脉途径。然而,根据患者的特点和操作经验,在紧急情况下获得静脉通路可能是一个挑战,这会导致药物治疗的延迟。除静脉通路外可选择的给药途径包括骨髓内注射、中心静脉、心内和气管内途径。自2000年起美国心脏病学会的《心脏复苏和紧急心血管护理指南》就不推荐心内药物注射,因其所需高度专业技能、有潜在致死率,且有其他可供选择的给药途径。气管内给药

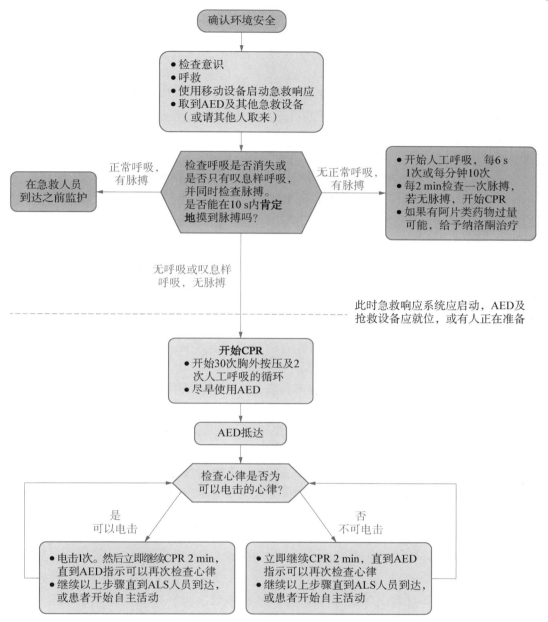

图 4-1　成人基础生命支持流程

注：AED，自动体外除颤器；ALS，高级生命支持；BLS，基础生命支持；CPR，胸外按压。
引自：PANCHAL A R, BARTOS J A, CABAÑAS J G, et al. Adult basic and advanced life support writing group. part 3：adult basic and advanced life support：2020 american heart association guidelines for cardiopulmonary resuscitation and emergency cardiovascular care[J]. Circulation，2020，142(16)：S374.

会导致血液浓度低，药理作用不可预测，而且在其他途径的选择下，也已基本上被停用。中心静脉通路主要用于医院环境，因为它需要适当的培训来获得和维持所需的技能。由于骨髓内注射（IO）相对容易且速度快，与中心静脉置管相比，骨髓内注射的成功率更高，且操作风险相对较低，故越来越受欢迎。然而，静脉注射与骨髓内注射药物治疗心跳骤停的疗效比较仍有待阐明。

2. 使用血管升压药物　推荐在心跳骤停患者中使用肾上腺素。对于不可电击心律引起的心跳骤停,一旦得到肾上腺素应马上使用。在电击心律引起的心跳骤停中,应在3次除颤失败后再使用肾上腺素。肾上腺素在心跳骤停期间具有有益的作用,主要是因为其α肾上腺素能效应,导致心肺复苏期间冠状动脉和脑灌注压升高。相反,β肾上腺素能效应可增加心肌耗氧量,减少心内膜下灌注,并可能导致心律失常。有两项随机、安慰剂对照试验,纳入了8500多例患者,评估了肾上腺素对OHCA的疗效。对这些研究和其他研究的系统回顾和荟萃分析得出结论,肾上腺素可显著增加自主呼吸、循环恢复和存活率。肾上腺素剂量为每3～5 min静注1 mg。迄今为止,没有证据表明在心肺复苏期间,高剂量肾上腺素或其他血管升压药比标准剂量肾上腺素有任何益处。因此,不推荐常规使用更高剂量的肾上腺素。

3. 使用抗心律失常药物　对于不同类型心律失常引起的心跳骤停,使用抗心律失常药物也是治疗的一个重要手段。

对于除颤无反应的心室颤动/无脉性室性心动过速,可考虑使用胺碘酮或利多卡因。首次剂量300 mg静脉/骨内注射,可追加一剂150 mg。利多卡因首次剂量为1～1.5 mg/kg,如果心室颤动和无脉性室性心动过速持续存在,间隔5～10 min重复给予0.5～0.75 mg/kg静推,总剂量3 mg/kg。

2018年,美国心脏协会在《心肺复苏和紧急心血管护理指南》的更新中重新评估了OHCA患者使用胺碘酮或利多卡因的情况,结果显示患者入院后的生存率有所提高,但出院后的总生存率或神经系统预后良好的生存率没有提高。然而,胺碘酮和利多卡因在一个预先指定的有旁观者目击的患者亚组中显著提高了出院的存活率,可能的原因是这一亚组的患者用药更及时。联合应用抗心律失常药物治疗心跳骤停的疗效尚未得到系统的研究。预防性抗心律失常药物在除颤成功后自主循环恢复中的作用也不确定。尽管利多卡因与提高出院存活率无关,但在成功除颤和自主循环恢复后预防性应用利多卡因可减少心室颤动/无脉性室性心动过速的复发。

对高度阻滞应迅速准备经皮起搏。在等待起搏时给予阿托品0.5 mg,静注。阿托品的剂量可重复直至总量达3 mg。如阿托品无效,就开始起搏。在等待起搏器或起搏无效时,可以考虑输注肾上腺素(2～10 μg/min)或多巴胺[2～10 μg/(kg·min)]。尖端扭转型室性心动过速(torsade de pointes,TdP)可使用镁剂静注,剂量用法是1～2 g硫酸镁,用5%GS 10 ml稀释,5～20 min内静脉推入。

4. 建立高级气道　心跳骤停期间的气道管理通常从基本策略开始,如袋式面罩通气。高级气道能保持呼吸道通畅,减少气道阻力,便于清除呼吸道分泌物,减少解剖无效腔,保证有效通气量,为输氧、加压人工通气等提供有利条件。然而,放置一个高级的气道可能会导致胸部按压中断,气道位置不当,或不良的过度通气。因此,医务人员应该仔细权衡这些风险与高级气道的潜在好处。

高级气道建立可以选择气管插管或声门上气道。进行气管插管的医务人员应有丰富经验,并反复训练。除了临床评估外,推荐使用连续呼气末二氧化碳监测确认和监测气管插管的正确放置。

综合基础生命支持和高级生命支持,成人心跳骤停救治流程图见图4-2。

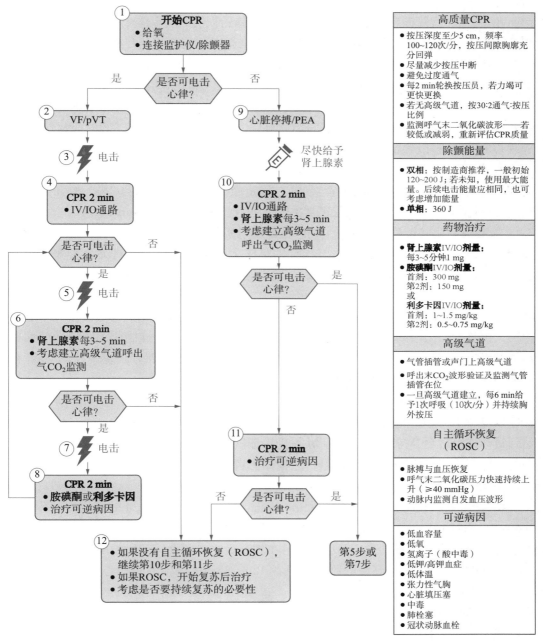

图4-2 成人心跳骤停救治流程图

注:CPR,心肺复苏;ET,气管内;IO,骨髓内;IV,静脉;PEA,无脉电活动;pVT,无脉性室性心动过速。

(三)复苏后治疗

心跳骤停和随后复苏引起的缺血再灌注损伤对于全身系统的影响需要密切监测并

支持受影响的多器官系统。在恢复自主循环后,危重病患者的治疗包括血流动力学支持、机械通气、体温管理、潜在原因的诊断和治疗、癫痫的诊断和治疗及对感染的预防和治疗等。许多在最初事件中存活的心跳骤停患者最终会因为神经损伤停止生命维持治疗而死亡。因此,复苏后治疗的重点是减轻对大脑的损伤。实现这一目标的措施包括优化脑灌注压、管理氧和二氧化碳水平、控制核心体温以及监测和治疗癫痫。鉴于心跳骤停后患者的复杂性,首选具有心跳骤停治疗专业知识的多学科团队,多学科方案的制订对于优化存活率和神经系统预后至关重要。

1. 一般治疗　患者自主循环恢复后最好维持至少 90 mmHg 的收缩压和至少 65 mmHg 的平均动脉压,避免低血压加重脑部和其他器官功能损害。同时应尽快行 12 导联心电图检查,以确定是否存在急性 ST 段抬高。为避免在复苏后即刻出现缺氧,在动脉血氧饱和度或动脉氧分压能够可靠测量之前,合理使用最高有效氧浓度。对于自主循环恢复后仍处于昏迷状态的患者,需通过滴定吸入氧浓度以达到 92%～98% 的氧饱和度,并维持动脉二氧化碳分压在正常生理范围内(一般为 35～45 mmHg)。

2. 癫痫的监测和治疗　在自主循环恢复后对所有昏迷患者及时进行脑电图(EEG)检查,以诊断是否有癫痫发作。未经治疗的临床上明显的癫痫活动对大脑有潜在的危害。因此,复苏后患者出现临床癫痫发作均推荐抗癫痫治疗。用于治疗其他病因引起的癫痫发作的相同方案可考虑用于心跳骤停后的癫痫发作。两项回顾性研究表明丙戊酸钠、左乙拉西坦和苯妥英钠都是有效的,其中一项研究发现苯妥英钠与低血压概率增加相关。镇静剂如丙泊酚和盐酸咪达唑仑(咪唑安定)也被发现在抑制心跳骤停后的癫痫活动方面有效。临床表现不显著,仅由 EEG 诊断的癫痫是否要治疗仍存争议,不推荐在心跳骤停后患者中使用预防性抗癫痫治疗。

3. 目标体温管理(targted temperature management,TTM)　推荐对于所有心跳骤停恢复自主循环后无法遵嘱动作的患者进行 TTM,具体为维持核心体温 32～36 ℃,达到目标体温后至少持续 24 h。TTM 后仍昏迷的患者也应积极避免发热。TTM 实施中仍有许多不确定因素,包括温度是否应根据患者特征而变化、TTM 应维持多久,以及应以多快的速度开始。还需等待目前正在进行的临床试验结果。

4. 经皮冠状动脉介入治疗(percutaneous coronary intervention,PCI)　冠心病(coronary heart disease,CHD)在心跳骤停的情况下非常普遍。电击节律引起的心跳骤停患者表现出特别高的严重 CHD 发生率:在复苏后心电图上,ST 段抬高型心肌梗死患者高达 96%,非 ST 段抬高型心肌梗死患者 42%,85% 的难治性院外心室颤动/室性心动过速致停搏患者有严重的 CHD。

因此,对所有心电图 ST 段抬高的心跳骤停患者,均应急诊行冠状动脉造影。对于心跳骤停后昏迷的患者,怀疑是心脏原因所致的,就算没有心电图 ST 段的抬高,也可以行急诊冠脉造影。

当在自主循环恢复后冠状动脉造影中观察到明显的 CHD 时,在大多数情况下可以安全地实现血运重建。此外,在多个观察研究中,成功的 PCI 与生存率提高相关。在心导管实验室进行评估的其他益处包括发现异常的冠状动脉解剖结构、方便评估左心室功能和血流动力学状态，以及可以插入临时机械循环支持装置。

　　5. 神经系统预后评估　　缺氧缺血性脑损伤是 OHCA 幸存者死亡的主要原因，其在 IHCA 复苏后的不良预后中占比较小，但仍显著。大多数脑损伤所致死亡是由基于预测的不良神经结果而主动停止维持生命治疗引起的。准确的神经预后对于避免患者不适当地停止维持生命治疗是很重要的，并且可在预后不佳时避免无效的治疗。

　　对于心跳骤停后仍处于昏迷状态的患者，建议神经系统预后评估应包括多模态方法，而不是基于任何单一的发现。神经系统预后评估可以推迟到足够的时间，因为在脑损伤后的早期阶段，可能有药物效果或短暂检测结果不佳的混淆。一般来说，在 TTM 后，恢复常温后至少 72 h 再进行多模态神经系统预后评估。在某些情况下，出于非神经系统疾病、脑疝、患者的目标和愿望，或因明显无法存活等情况，可以适当地提前预测和停止生命支持。

　　以下临床表现或检查结果可以支持心跳骤停后昏迷患者的不良神经预后：①临床表现方面，心跳骤停 72 h 后出现双侧瞳孔光反射消失、双侧角膜反射消失、持续性癫痫状态，或者 72 h 之内出现肌阵挛。②实验室检查及辅助检查方面，心跳骤停 72 h 之内出现血清神经元特异性烯醇化酶升高；72 h 之后在未使用镇静药物的情况下脑电图出现暴发抑制，24 h 后出现双侧体感诱发电位消失；头颅 CT 片显示灰白比降低，提示脑水肿；或者 2～7 d 后头颅磁共振 DWI 及 ADC 成像上出现广泛的低信号区，提示头颅广泛低灌注（图 4-3）。

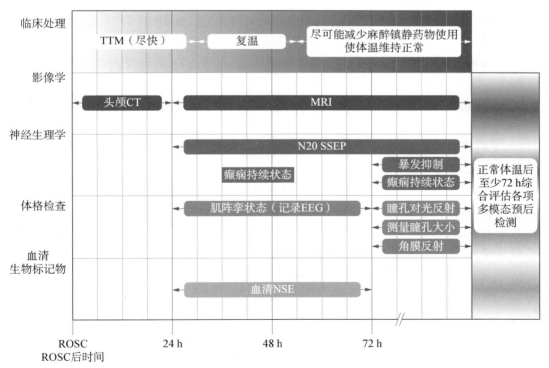

图 4-3　心跳骤停后多模态神经系统预后评估时间表

注：CT，计算机断层扫描；EEG，脑电图；MRI，磁共振成像；NSE，神经元特异性烯醇化酶；ROSC，自主循环恢复；SSEP，体感诱发电位；TTM，目标体温管理。

6. 康复治疗 心跳骤停的幸存者,像许多危重病的幸存者一样,经常经历一系列的生理、神经、认知、情感或社会问题,其中一些问题可能直到出院后才变得明显。心跳骤停后的高质量生存需要通过康复和恢复的过程来达到,患者、家庭、医疗合作伙伴和社区均需共同参与。

(应　悦)

第二节　休　　克

休克是机体受到各种有害因子侵袭时所发生的危及生命的急性循环障碍,以血流动力学紊乱为主要表现,常伴有低血压。其共同的特点为器官组织灌注不足、细胞缺血缺氧、血乳酸升高。休克起初可逆,但必须立即识别并治疗,以防进展为不可逆的器官功能障碍。

一、病因和分类

休克按照病理生理学与血流动力学的特征可以分为低血容量性、心源性、分布性、梗阻性休克四大类。按照病因学可以分为低血容量性、心源性、脓毒性、过敏性、神经源性休克等。

(一) 低血容量休克

发病主要与出血、脱水、液体摄入不足或丢失过多所致血容量下降有关。

1. 失血性休克　包括钝性伤、穿通伤、骨折外伤后出血、消化道大出血、异位妊娠出血、子宫阴道出血、自发性腹膜出血、动脉破裂出血、血肿破裂等。有些出血为隐匿性,如长骨骨折、腹膜后出血和血胸。

2. 非失血性休克　包括失液、严重烧伤、创伤等,可经胃肠道、皮肤、第三间隙、肾脏丢失。常见于腹泻、呕吐和外部引流;中暑、烧伤、严重皮肤疾病;肠梗阻、挤压伤、胰腺炎;过度的药物诱导性或渗透性利尿、失盐性肾病、低醛固酮症等。

(二) 心源性休克

1. 心肌病变性休克　是心脏自身病变所致的休克,与心输出量下降有关。其病因包括心肌梗死累及 40% 以上左室心肌、严重扩张型心肌病、心肌顿抑及重症心肌炎等。

2. 心律失常性休克　严重的心律失常,包括持续性室性心动过速和完全性心脏传导阻滞等。

3. 机械性休克　包括重度主动脉瓣或二尖瓣关闭不全、乳头肌或腱索断裂、心室游离壁室壁瘤破裂、心房黏液瘤等。

(三) 分布性休克

1. 脓毒性休克　各种病原微生物(如细菌、病毒、真菌及立克次体等)感染引发的休克,又称感染性休克(septic shock)。临床常见的疾病有肺炎、腹膜炎、细菌性痢疾及流行性脑脊髓膜炎等。病原菌以革兰氏阴性菌最多见,如大肠埃希菌、铜绿假单胞菌等。

有局部感染灶及相应的体征,伴有全身炎症反应综合征的表现。

2. 过敏性休克　致敏原、IgE 与肥大细胞和嗜碱性粒细胞上的受体结合,促发脱颗粒和毒性介质(组胺、前列腺素、白三烯、血栓素、5-HT 及激肽等)释放,致使血管扩张,通透性增加,有效循环血量下降而导致休克。常有明确的病史,临床可表现为皮肤荨麻疹、支气管痉挛、喉头水肿及意识障碍,抽搐甚至猝死。常见致敏原有抗生素等药物、造影剂、血液制品、乳胶及食物等;也可见于蛇咬伤、虫咬伤及砷、铁、铊重金属中毒等。

3. 神经源性休克　严重脊髓损伤、创伤性脑损伤等原因导致交感副交感神经对血管平滑肌调节失衡,形成广泛的血管扩张,有效循环血量减少,引起休克。

4. 内分泌性休克　由肾上腺皮质危象与黏液性水肿等病因引起。

(四) 梗阻性休克

梗阻性休克是心脏外因素所致的休克。其病因分为肺血管性与机械性梗阻两大类。前者包括对血流动力学影响显著的肺栓塞、肺动脉高压导致的右室衰竭;后者包括张力性气胸、急性心包填塞、缩窄性心包炎、限制性心肌病及腹腔间隔室综合征等。

尽管依据血流动力学特点的休克分类系统已经得到了广泛认同,但在临床工作中,往往可以观察到休克的表现形式有多样性,同一个患者疾病的同一阶段,或者病情的不同阶段,可以有多种类型的休克同时存在。比如,心肌病患者出现心源性休克的同时,由于过度利尿,可能同时存在低血容量性休克。严重创伤患者可能同时存在失血导致的失血性休克和脂肪栓塞导致的分布性休克。脊髓创伤患者可以同时存在损伤相关自主神经功能障碍导致的分布性休克和心肌抑制导致的心源性休克。左室游离壁室壁瘤破裂的患者可出现原发泵衰竭导致的心源性休克、出血积存于心包内时心包填塞引起的梗阻性休克,以及出血破出心包腔后所致的失血性休克。脓毒性休克患者在大量液体复苏后,心肌过负荷可合并心源性休克。休克的混合性特征给临床增加了一定的治疗难度。

二、发病机制

休克共同的病理生理基础是组织灌注压不够,氧输送(DO_2)与氧耗量(VO_2)不平衡。临床通过"平均动脉压(MAP)-中心静脉压(CVP)"或者"心输出量(CO)×体循环阻力(SVR)"可以推算出灌注压的大小。机体通过自我调节,MAP 在一定范围内波动时灌注压可以维持恒定,组织血流量不受影响,这个 MAP 关键临界点一般为 65 mmHg,高血压患者则可略高。复苏时应维持足够的 MAP,尽可能将 MAP 提升至这个关键临界点,以保障组织灌注。

DO_2 是指单位时间内心脏泵血所提供给组织细胞的氧量,由动脉血氧含量(CaO_2)[由动脉氧饱和度(SaO_2)、血红蛋白浓度(Hb)等可以测算]、CO 两大因素决定,动脉端的氧输出(DaO_2)$=CO×CaO_2×10$,静脉端的氧输出(DvO_2)$=CO×$静脉血氧含量(CvO_2)$×10$。VO_2 是指单位时间内的组织器官所消耗的氧量,代表氧利用的情况,取决于组织细胞的功能代谢情况,$VO_2=DaO_2-DvO_2$。氧摄取(O_2ER)指单位时间内组织的 VO_2 占 DO_2 的比(VO_2/DO_2),也可以通过 $O_2ER=(CaO_2-CvO_2)/CaO_2$ 计算获得。正常情况下,机体有充足的氧储备,DO_2 约为 VO_2 的 4 倍,当 DO_2 不能满足机体氧需求时,通过增加 O_2ER 使 VO_2 维持恒定,当 DO_2 低于临界点后,仅靠提高 O_2ER 已经不足以维持 VO_2,VO_2 依赖于 DO_2,实际氧耗低于氧需求,出现氧债、组织缺氧,长时间缺氧不能改善,将产生乳酸堆积、高乳酸血症(图 4-4)。

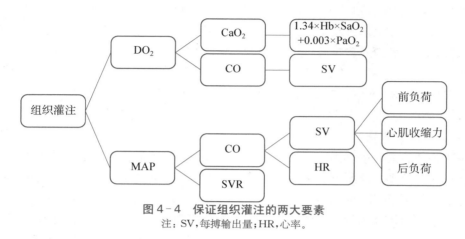

图 4-4　保证组织灌注的两大要素

注:SV,每搏输出量;HR,心率。

(一)休克的阶段

各种病因通过血容量减少、血管床容量增加或心泵功能障碍 3 个始动环节,发生组织灌注压不够,DO_2 不能满足机体需求,导致休克发生。随着休克的进展,机体微循环经历微循环缺血期、微循环淤血期及微循环衰竭期 3 期(图 4-5)。

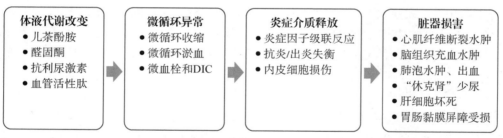

图 4-5　组织灌注不足休克的病理生理改变

1. 微循环缺血期　交感神经兴奋和缩血管物质的释放导致微血管强烈收缩,组织缺血缺氧;另一方面,其使回心血量增加,血液重分布,具有代偿意义。

2. 微循环淤血期　由于局部扩血管物质增多、白细胞黏附于微静脉,微循环血液淤滞,组织血流量进一步减少,血压进行性下降,属于失代偿期。

3. 微循环衰竭期　由于组织严重缺氧、酸中毒、血管内皮细胞损伤、凝血功能异常,微血管麻痹扩张,发生弥散性血管内凝血(disseminated intravascular coagulation,DIC)和多脏器功能障碍(MODS),最终重要器官发生不可逆的损伤。

(二)休克的特点

休克的发生发展除微循环机制外,还存在细胞分子方面的机制,即各种病因直接影响细胞或分子而导致或促进休克的发生发展。休克时单核-巨噬细胞活化,炎症因子大量产生,全身炎症反应综合征(SIRS)与代偿性抗炎症反应综合征(CARS)失衡,微血管内皮活化、导致组织细胞损伤甚至死亡,与微循环障碍互相作用。

不同的休克类型的发病机制在共性之外,也另有特性。

1. 低血容量性休克 低血容量导致交感-肾上腺髓质系统兴奋,肾素-血管紧张素-醛固酮系统兴奋,垂体后叶抗利尿激素分泌增加。由于有效循环血量与心输出量减少、代偿机制对血液的重分配、组织灌注不足、细胞代谢紊乱和功能受损,早期就会有可能发生休克肾。当肠屏障功能因缺血而导致功能下降时,可发展为脓毒性休克,这是转向难治性休克的重要原因之一。

2. 心源性休克 心脏泵功能衰竭导致心输出量急剧减少,导致组织、器官灌注不足而引起休克。休克早期血压即可显著下降,中心静脉压(CVP)及肺动脉楔压(PAWP)升高。

3. 分布性休克 严重的外周血管扩张、外周血管阻力下降导致组织、器官灌注不足而引起休克。

4. 梗阻性休克 大多源于心外原因的心脏泵血功能衰竭,常伴右心室输出量下降,导致组织器官灌注不足而引起休克。

三、临床表现及辅助检查

(一) 不同休克阶段的特点

临床一般将休克分为 3 期,分别称为休克前期、休克期及终末脏器功能障碍期。不同的阶段有不同的临床症状与体征,体现在意识改变、心率异常、尿量减少、皮肤湿冷、血压下降等各个方面。随着休克的加重,血压不能维持,患者的意识由紧张、焦虑、进展为濒死感、淡漠、恍惚、谵妄、昏迷;心率加快;尿量表现为少尿、无尿,部分患者因存在高血糖等血液高渗状态,在休克进展中可不伴有少尿,需引起注意。休克时患者会有皮肤温度、色泽、干燥度、瘀点、瘀斑及静脉塌陷度的动态变化。

血压是休克诊断和治疗中最常用的指标。休克时常有低血压,通常以收缩压低于 90 mmHg 或主动脉平均压力(mean aortic pressure,MAP)低于 65 mmHg 为低血压。需要注意的是在休克早期(代偿期)血压可以不低,甚至略微升高,因此血压不低不代表没有休克。同时血压测量方式也可能带来误差,比如无创血压的测定值在低血压时可能会高于真实的血压 5～20 mmHg,动态观察血压对患者病情的判断和治疗的评估意义重大。临床医师也要通过仔细的病史询问排除基础性低血压与直立性低血压的可能性。

1. 休克前期 又称为代偿性休克,或隐匿性休克。其特点为针对组织灌注减少的代偿性反应。患者神志清醒、烦躁不安,皮肤苍白、肢体湿冷、脉搏加快、脉压减小及尿液浓缩,血压可以略降、正常或轻度升高,但脉压明显缩小,可有直立性低血压,无或只有轻度代谢性酸中毒。

2. 休克期 代偿机制已经不能补偿血流动力学紊乱。患者神志淡漠、反应迟钝,皮肤黏膜发绀或出现花斑、静脉萎陷、湿冷、心动过速、呼吸困难、躁动、出汗及尿量进一步减少甚至无尿、卧位时低血压,收缩压可降至 60 mmHg,存在代谢性酸中毒,开始出现器官功能障碍的体征。

3. 终末脏器功能障碍期　出现无尿和急性肾功能衰竭(acute renal failure，ARF)，酸血症使心输出量进一步下降,低血压加重且变得难以治疗,心、脑重要生命器官灌注不足,可有严重酸中毒,躁动逐渐转变为意识混沌和昏迷。可发生 DIC,甚至 MODS,休克进展至该阶段常导致死亡。

临床器官功能障碍评分包括序贯性器官功能评分(SOFA)及 MODS 评分,结合疾病严重程度评分如急性生理和慢性健康评分(APACHE Ⅱ),综合评估休克的病情的严重情况与预后。

引起休克的病因和始动环节不同,休克各期的出现并不完全遵循循序渐进的发展规律,如严重的过敏性休克可能一开始即处于失代偿期,而脓毒性休克可能早期即进入不可逆状态,很快发生 DIC 和 MODS。

(二) 不同休克类型的特点

1. 低血容量性休克　临床表现与患者体液丢失的量、速度及基础状态密切相关。失血量可根据休克指数(SI)来估计。SI 是脉搏与收缩压(mmHg)的比值,正常时<0.5,当 SI 为 1、1.5 及 2.0 时,估计失血量分别为循环量的 23%、33% 及 43%(成人1 000 ml、1 500 ml、2 000 ml)。临床可分为 4 级(表 4-2)。

表 4-2　低血容量休克的分级(以 70 kg 体重计)

比较项	Ⅰ级	Ⅱ级	Ⅲ级	Ⅳ级
血容量丢失/ml	<750	750～1 500	1 500～2 000	>2 000
失血量占血容量比例/%	<15	15～30	30～40	>40
心率/(次/分)	<100	>100	>120	>140
血压	正常	正常	下降	下降
毛细血管充盈时间	正常	延长	延长	延长
呼吸频率/(次/分)	正常	20～30	30～40	衰竭
尿量/(ml/h)	>30	20～30	5～15	<10
神经系统症状	轻度焦虑	焦虑	萎靡	昏睡

对于创伤患者,常可推测休克为失血所致。在胸部、腹部、股部及体表常可发生危及生命的大出血,应认真进行相关体检。创伤时应注意有无其他原因相混淆,如心脏填塞、张力性气胸及脊髓损伤所致休克。无创伤的低血容量性休克的病因有时是显而易见的,如消化道大出血、剧烈呕吐腹泻;但有时体内出血,如黄体破裂出血、宫外孕破裂出血、内脏破裂出血及动脉瘤破裂出血等,临床一时不能确诊,应尽快进行诊断性腹腔穿刺等检查,为手术止血提供时机。

2. 心源性休克　一般表现为低血压,临床大部分患者可有胸痛、气急、大汗、肺部湿啰音等表现,可有颈静脉怒张。心律可能极快,甚至可超过最大氧极限(230-年龄)。失代偿期,通常表现为心动过缓。X片表现为肺水肿。血流动力学监测显示中心静脉压(CVP)升高(>12 mmHg)和低静脉氧饱和度 SvO_2(<70%)。超声心动图显示心室扩大和左室功能不良,或瓣膜或间隔异常。

3. 脓毒性休克　最初的血流动力学表现为高排低阻型,然后进入低排高阻状态,晚期呈低排低阻状态,对升压药无反应。有典型的感染症状,体温异常,伴器官功能障碍。经过最初的液体复苏后,仍存在持续低血压或高乳酸血症。

4. 过敏性休克　可表现为以喉头或气管水肿与痉挛引起的呼吸道症状,有荨麻疹等皮肤过敏表现,以及头晕、烦躁及抽搐等神经系统症状。发病越急,病情越重,有时来不及时抢救患者已死。

5. 梗阻性休克　临床表现与梗阻的部位与面积有关,伴有心输出量降低,颈静脉怒张、外周静脉充盈、低氧血症及右心功能不全等,随着病情的动态改变化而变化。

（三）辅助检查

1. 血常规检查　通过红细胞、血红蛋白、白细胞、血小板等血常规指标的测定可以辅助诊断休克的类型并进行动态的病情监测。

2. 尿液检查　尿常规检查可以判断尿路感染的情况,尿妊娠试验可以鉴别妊娠状态,除外异位妊娠。

3. 粪便检查　通过粪便隐血检查,可以了解消化道出血情况。

4. 血生化检查　肝肾功能、电解质、血糖、心肌酶、降钙素源、乳酸及IgE抗体等检查,可评估脏器功能、病情演变和预后。

5. 血气分析　通过动脉血气分析,测定机体的酸碱平衡与氧合、通气状况。

6. 微生物学检查　对于怀疑脓毒症或脓毒性休克患者,在不显著延迟启动抗菌药物治疗的前提下,应常规进行微生物培养(至少包括2组血培养),来源包括血液、脑脊液、尿液、伤口、呼吸道分泌物、其他体液及留置管道。

7. 心电图检查　诊断心律失常、心肌缺血情况。

8. 影像学检查　如超声、X片、CT、MRI等。

9. 血流动力学指标　心电血压监护;有创血压、CVP、PAWP、CO、SVR等动态监测。

四、诊断和鉴别诊断

（一）休克的临床诊断标准

休克的诊断需要依据病史、症状、体征、辅助检查、血流动力学检查指标综合诊断。具体的诊断标准分为:①有诱发休克的病因;②意识障碍;③脉细速,脉率>100次/分或不能触及;④四肢湿冷,毛细血管再充盈时间大于2 s,皮肤花斑,黏膜苍白或发绀,尿量<0.5 ml/(kg·h);⑤收缩压<90 mmHg;⑥脉压差<30 mmHg;⑦原有高血压者,收缩压较原水平下降30%以上。凡符合以上①以及②、③、④中两项,和⑤、⑥、⑦中一项者,即可诊断为休克。

（二）休克的鉴别诊断

休克的早期诊断有利于改善预后。休克的鉴别诊断主要包括3步。

第 1 步：休克判定的鉴别诊断。实际上通过简单的床旁体检和病史询问就可以准确诊断大多数的休克及类型。欧洲重症医学会 ESICM2014 年发布的共识中强调了床旁临床观察和全面体检在休克诊断和治疗中的价值，Vincent 提出了皮肤、尿量和神志改变构成了诊断休克的"三个窗口期"。根据诱因、低血压、组织低灌注表现，排除直立性低血压、无脉症状态等，依据 7 项诊断标准可以确诊休克诊断。

第 2 步：休克病因的鉴别诊断；在鉴别休克的病因时，病史的询问是至关重要的。如育龄妇女月经、生育史及流产史；特殊药物应用史；药物过敏史；进食情况；腹泻、呕吐及出汗等液体丢失状况。创伤、失血、失液、中毒、感染、烧伤、心衰及过敏等临床急症进展到一定程度，引起的急性循环衰竭、细胞氧代谢障碍都可导致休克。

第 3 步：休克血流动力学类型的鉴别诊断。通过血流动力学监测，可鉴别不同类型的休克(表 4‒3)。

表 4‒3　不同类型休克的血流动力学鉴别

类型	心率	CVP	CI	PAWP	SVR
低血容量性休克	↑　↓	↓	↓	↓	↓
心源性休克	↑	↑	↓	↑	↑
分布性休克	↑	↓	↑↓	正常	↓
梗阻性休克	↑	↑	↓↑	正常	↑

五、治疗原则

早发现、早干预，快速纠正低灌注状态是治疗休克的关键。在各类休克中及时恢复有效血容量都是首要的治疗措施，有效救治优于病因诊断，但病因的诊断对于休克的后续治疗是十分重要的。

(一) 一般措施

1. 初步处理

1) 体位：去枕平卧，肢体抬高 20°～30°，心衰或肺水肿的患者采取半卧位或坐位。

2) 供氧：初期的治疗主要包括保持气道通畅鼻导管或面罩等方式给氧，氧饱和度一般情况下应＞95％，必要时气管插管或切开；呼吸功能不全时可采用机械辅助通气。

同时适当镇静、保暖、禁食和减少搬动。尽早建立静脉通路。建立大口径静脉通路或中央静脉通路。如有活动性出血，应尽快处理，并采集血样备作血型和交叉试验。

2. 密切实施临床监测　休克时的基础监护包括意识表情、血压、心率、尿量、体温、指尖血氧饱和度和舌下 CO_2 分压等。详细的观察和记录可为治疗提供十分重要的依据。血常规、肝肾功能、凝血功能、电解质、血糖、心肌酶谱等血液检查，心电图、胸片、超声、CT 等辅助检查，对休克病因的诊断及病情随访都是十分必要的。

根据病情需要进行有创血流动力学监测，通过中心静脉置管、肺动脉漂浮导管(PAC

又称 Swan-Ganz 导管)、经肺热稀释(transpulmonary thermodilution，TPTD)、脉搏轮廓分析心输出量测定(pulse indicator continuous cardiac output，PiCCO)等有创操作，对 CVP，SaO_2、PWAP，CO、CI、DO_2、VO_2、血管外肺水(EVLWI)等指标进行动态监测。

休克复苏终点目标不仅要达到临床指标[心率<100 次/分，收缩压>10.7～12 kPa(80～90 mmHg)]，还要使血流动力学指标稳定，并且需要纠正血清乳酸浓度和碱缺失。氧代谢可监测中血清乳酸浓度，其值的增高与死亡率成正比，为休克预后的判断依据，与碱缺失结合是判断休克组织灌注较好的方法。

胃黏膜 pH 值(pHi)和 $PgCO_2$ 能反映胃肠组织的血流灌注情况和病理损害，反映全身组织的氧合状态，对评估复苏效果也有一定价值。

微循环灌注的检测手段包括激光多普勒血流仪，甲襞电子视频显微镜、偏正光谱成像仪、旁路暗视野成像。Wiessner 等发现通过偏正光谱成像仪获得的小静脉血流速度与外周血管阻力、平均动脉压及氧输送密切相关，能比较准确地反映局部微循环灌注情况，评估复苏的疗效。通过红外光谱技术监测手掌侧大鱼际肌肉组织可获得动态组织氧饱和度 StO_2 评估局部血管储备能力及微循环血流状况。随着近年来微循环检测技术的不断发展创新，这些技术为休克的动态监护并诊治开辟了一条新路。

(二)动态容量评估，补充血容量

补充血容量，纠正酸中毒，保证重要器官的灌注及供氧。休克的血流动力学异常主要突出表现在 3 个方面，即血容量不足、血管床舒缩异常及心输出量不足。故除了血压极低应先用缩血管药物以保证重要脏器血供外，都应首先补充血容量，然后纠正血管床舒缩异常及增加心输出量。在恢复血流动力学的同时尽快、尽可能地去除病因及防治并发症，这是大部分休克救治的共同的原则。

液体治疗是治疗休克的基石，正确地判断患者的容量状态在休克的治疗中非常重要。临床通过观察患者皮温、色泽、心率、血压及尿量可大体判断容量状态。CVP、PAWP 通过压力替代容积间接反映心脏前负荷、能反映容量负荷状态。在临床无法判定患者是否存在有低血容量的情况下，可以通过容量负荷试验来进行试验性治疗。当快速补液后，心率下降，血压上升则提示低血容量状态。临床上的危重症约 50%的患者对液体治疗有较好的反应性，容量反应性原理可以用 Frank-Starling 心功能曲线来解释，患者对容量有反应，说明心脏功能处于心功能曲线的上升段。此时的每搏输出量较强地依赖于前负荷，提示心脏尚有前负荷储备。对于这些患者应该继续加强补液支持，通过提高前负荷改善组织灌注。如果心功能处于心功能曲线平台期，说明心脏前负荷已无储备功能，增加前负荷只能增加舒张压，冠脉回流受阻，心功能下降，加重病情。此时，应该使用血管活性药与正性肌力药来改善循环。

动态容量监测与评价目前研究较多的有心肺交互作用、每搏输出量变异度及脉压变异度、心超参数、脉搏灌注变异指数及呼气末二氧化碳值等。可以通过容量负荷试验、直腿抬高试验、呼气末阻塞试验及收缩压呼吸变异试验来动态评估，但是评估本身也会受多种因素影响，不能期望某一种方法完全说明患者的容量状态与容量反应性。

（三）血管活性药物的应用

1. **缩血管药物**　过敏性休克和神经源性休克时首选。此类药可使血管收缩，对微循环灌注不利，不宜长期使用。但作为临床应急措施，必须先维持血压，以保证重要脏器的血供（表4-4）。

表4-4　几种常见血管活性药物的特点比较

药物	CO	SVR	血压	半衰期（min）	致心律失常作用
苯肾上腺素	＋	＋＋＋＋＋	＋＋＋＋＋	15～30	＋－
去甲肾上腺素	＋＋	＋＋＋＋	＋＋＋＋	2～7	＋
肾上腺素	＋＋＋	＋＋＋	＋＋＋	2	＋＋
多巴胺	＋＋＋＋	＋＋	＋＋	2	＋～＋＋
多巴酚丁胺	＋＋＋＋＋	＋	＋	2	＋

（1）肾上腺素：主要用于抢救过敏性休克和心跳骤停。低剂量时（$0.005\sim0.02\,\mu g/(kg \cdot min)$时），主要激动 β 受体，舒张外周血管，增加心肌收缩力；随着剂量的增大，缩血管效应逐渐明显。此外，其还可松弛支气管平滑肌、抑制肥大细胞脱颗粒及减少过敏介质的释放。

（2）多巴胺：为体内去甲肾上腺素的合成前体，为正性肌力和血管加压药，是治疗感染性休克的首选升压药之一。小剂量 $1\sim3\,\mu g/(kg \cdot min)$，可扩张肾动脉和肠系膜动脉，总外周阻力不变；中剂量 $2\sim20\,\mu g/(kg \cdot min)$，肾血流量持续增加同时心输出量和心率也增加，总外周阻力变化不一；大剂量 $>20\,\mu g/(kg \cdot min)$，外周血管 α 受体兴奋占优，肾血管阻力、外周血管阻力和血压均增高。

（3）去甲肾上腺素：主要兴奋血管 α 受体，收缩外周血管，增加外周血管阻力，使血压升高。兴奋 β_1 受体，加快心率，增加心肌收缩力。初始剂量 $0.05\,\mu g/(kg \cdot min)$，调节滴速以达到预期作用，上限为 $1.0\,\mu g/(kg \cdot min)$。有资料表明，其治疗感染性休克比其他血管活性药更能提高存活率，其不会促进 MODS 的发生。

（4）苯肾上腺素：又称去氧肾上腺素，只有 α 肾上腺素受体激动剂的活性，会引起血管收缩。该药通过提高 SVR 升高 MAP。该药的一个潜在缺点是可能降低心输出量（CO），因此，仅用于因心律失常而禁用去甲肾上腺素的患者或用其他方法治疗失败的患者。

（5）血管加压素：在脓毒性休克时，可以在使用去甲肾上腺素的同时使用小剂量的血管加压素 $0.03\,U/min$ 或作为去甲肾上腺素的替代，对是否能延长休克患者的生存时间还存在争议。

2. **扩血管药物**　应在充分补充血容量的基础上使用，可减轻心脏后负荷，增加心输出量，改善或防止肺充血水肿；解除微循环血管痉挛，加速血流，改善组织细胞灌注，改善细胞代谢。可用的药物有硝酸甘油、多巴酚丁胺、硝普钠及酚妥拉明等。

使用血管活性药物时应注意：①做好循环状态及血容量状态的判断；②从小剂量开始，

进行严密的血流动力学监测；③注意水、电解质和酸碱平衡；④根据病情随时调整用药。

3. 纠正酸中毒　虽然在休克中，都因存在组织缺氧而可致不同程度的酸中毒，但在休克早期，过度换气等原因可引起低碳酸血症，有呼吸性碱中毒的情况，不宜过早使用碱性药物，以免氧离曲线左移，加重组织缺氧。在休克较严重时，特别是抗休克措施开始较晚及复苏疗效差、血 pH≤7.15 时，应及时输注 5％碳酸氢钠（2～4 ml/kg）或乳酸钠等。

（四）脏器支持治疗

对多器官功能衰竭，目前尚缺乏对其病理过程有效的遏制手段，应当重在预防。一旦发生，主要进行器官功能支持，尽可能减少器官损伤后果，为进一步治疗提供时机。

1. 改善心血管功能　休克时心脏指数（CI）明显下降，心脏功能减弱，冠脉血流下降，对正性肌力药物不起反应，并发生心律失常。在高排低阻高动力状态时，不宜用限制补液手段或有关药物使循环恢复正常，应使 CO 维持在 4 L/min 以上，PAMP 达到 1.6～2.4 kPa。

2. 呼吸支持治疗　休克时既有通气障碍，又有灌流不足。肺部的主要病理变化为急性炎症反应导致的呼吸膜损伤，损伤较轻时为急性肺损伤（ALL），严重时为急性呼吸窘迫综合征（ARDS），发生呼吸衰竭，对治疗反应差。应积极控制感染，加强营养支持，予以呼吸机辅助通气。当严重的低氧血症无法纠正时，有条件应行体外膜肺（ECMO）替代治疗。

3. 防治肾功能衰竭　补充有效循环血量，保证和改善肾血流灌注是预防肾功能衰竭的根本。对于肾功能不全是否为功能性的判别，可采取试探性补液。考虑容量不足可能性大时，可在 40 min 内补液 1 L，只要尿量较输液前有所增加，即使增加很少仍可继续补液并观察。如尿量不随之增加，可应用扩血管药物或甘露醇排除肾血管痉挛所致的尿少。一旦休克导致急性肾小球或急性肾小管坏死，补液要量入而出，必要时大剂量使用呋塞米（速尿），并考虑肾脏替代治疗（renal replacement therapy，RRT）。对于血流动力学不稳定者，建议予以持续肾替代治疗（CRRT）辅助维持液体平衡。CRRT 可通过体外循环清除炎症介质如 TNF、IL-1、IL-6、IL-8、心肌抑制因子、花生四烯酸代谢产物、血小板活化因子及 NO 等，改善预后，是当今治疗危重急症患者的重要措施。

4. 保护消化系统功能　休克可致消化道出血，应予以止血制酸，严重时输血支持治疗。肠麻痹、积气积液可加重有效循环血量不足，要及早干预，负压引流，充分补液。休克时肠道缺血缺氧，血浆可渗透到肠腔，发生毒性作用；同时细菌毒素也可被吸收，可进行选择性肠道净化（selective digestive tract decontamination，SDD）治疗。肝功能衰竭是预后不良的表现，可酌情使用保肝药，病情严重时可考虑肝脏支持疗法，如换血法、人工肝等。

5. 脑保护　休克早期因周围血管收缩，脑供血受影响相对较小，随着休克的加重，脑缺血、缺氧也加重，可出现脑功能受累，发生脑水肿，出现昏迷。通过格拉斯哥评分可以判断其受损程度。甘露醇、呋塞米（速尿）亚低温等早期脑保护措施能有效降低颅内压，降低死亡率。

6. 营养支持　MODS 时机体处于高代谢状态，应提供有效的营养代谢底物，维持器官功能和代谢，但危重急症患者在早期很难接受，代谢支持。肠外营养适用于胃肠功能衰竭的患者，而长期的使用肠外营养会使胃肠功能进一步下降，一般来说在疾病早期可先使用，然后再过渡到肠内营养。对于有胃瘫或高度误吸危险的患者应尽可能把营养液输注到小肠。

六、治疗进展

（一）低血容量性休克

低血容量性休克的治疗原则：尽早去除休克病因，尽快恢复有效的组织灌注，以改善组织细胞的氧供，重建氧的供需平衡和恢复正常的细胞功能，合理使用血管活性药，防治感染及 MODS。

1. 补充血容量　低血容量休克进行液体复苏刻不容缓，输液速度应快到足以迅速补充丢失液体，故尽快建立有效静脉通路是非常重要的。但注意不要进行中心静脉插管术和测压，以免由于静脉塌陷导致危险并发症。补液总量常为失血量的 2～4 倍。

总的原则是尿量达到 30 ml/h 以上，收缩压＞100 mmHg。初始阶段应尽可能快速输注至少 1～2 L 等张盐水，只要体循环血压仍维持低水平，液体补充需要维持初始输注速度。休克的容量复苏，不仅要补充已丧失的血容量，还要补充扩大的毛细血管床。因此，补充血液或容量往往超出临床估计的丢失量。发生时间不长的低血容量性休克一般均可得到较快校正。休克时间越长、休克越严重，补充量越大。

（1）复苏液：可分为晶体液、胶体液及血红蛋白等携氧液。

1）晶体液：有生理盐水、复方林格氏液、5％葡萄糖盐水。高张盐溶液包括高渗盐右旋糖酐注射液、高渗盐注射液等。可通过使细胞内水进入循环而扩容，同时可以改善心肌收缩力和扩张毛细血管前小动脉。对存在颅脑外伤的患者，在快速升高平均动脉压同时可不加剧脑水肿。虽然研究表明休克复苏时高渗盐扩容效率优于生理盐水，但对死亡率并无差异。对于严重的非失血性低血容量休克患者，在初始补液过程中应使用等张晶体液，而不是高渗性溶液。晶体液扩容作用维持时间较短，大量输注晶体液可使血浆渗透压降低，重度休克要补液和输血同时进行。

2）胶体液：主要是指羟乙基淀粉、右旋糖酐和白蛋白，可提暂时提高胶体渗透压。当配成高渗液时，其扩容时间延长，补液量相对减少。应注意对肾功能、凝血功能的影响。白蛋白是天然胶体，作为扩容效力并不优于人工胶体，优点在于比较安全，无肾毒性，但在危重患者，与晶体液比，对 28 天生存率没有明显差别。缺点是天然胶体价格较贵，并有传播血液疾病的风险（表 4 - 5、4 - 6）。

表 4 - 5　晶体与人工胶体的优缺点比较

比较项	晶　　体	人工胶体
扩容效果	弱	强
不良反应	大量输注可导致组织间液增多、组织水肿，增加肺水肿、脑水肿、组织灌注不足与缺氧风险	对肝肾功能、凝血有影响；可能引起过敏
价格	低	高

表 4-6 晶体与胶体的选择

比较项	Na$^+$ (mEq/L)	Cl$^-$ (mEq/L)	K$^+$ (mEq/L)	Ca^{2+} (mEq/L)	葡萄糖 (g/L)	缓冲液 (mEq/L)	渗透性 (mmol/L)	张力	适应证
正常血浆	～140	～100	～4	～2.4	～0.85	HCO$_3^-$ ～24	～290	—	—
0.9% 盐水	154	154	0	0	0	0	308	等张	液体复苏
0.45% 盐水	77	77	0	0	0	0	154	低张	补液维持
3%盐水	513	513	0	0	0	0	1 026	高张	严重低钠血症
五糖半张生理盐水＋20 mEq KCl	77	97	20	补液	50	0	446	高张→低张	补液维持
5%葡萄糖	0	0	0	0	50	0	252	低张	高钠血症低糖血症
乳酸林格氏液/哈特曼氏溶液	130	109	4	3	0	乳酸 28	273	等张	液体复苏

对非控制性失血性休克,近年来有观点认为,在未止血前不应给予大量液体复苏,以防再出血或大出血,主张延迟复苏。延迟复苏可减少出血量,但不能保持组织氧供,有学者又提出采用低压复苏法。然而对于允许性低血压究竟应该维持在什么标准,至今尚无定论,一般认为,维持平均动脉压在 60～80 mmHg 比较恰当。对于合并颅脑损伤的多发伤患者、老年患者及高血压患者,控制性复苏则应避免。

(3)血制品:最常用的血制品有血浆,红细胞悬液。对于严重失血性低血容量性休克患者,初始容量复苏过程中输注红细胞是一项恰当的选择。当血红蛋白浓度<70 g/L 时应考虑输压缩红细胞悬液,达到 80 g/L 以上是理想指标。对于有活动性出血的患者、老年人以及有心肌梗死风险者,血红蛋白保持在较高水平更为合理。对于有凝血性疾病的患者,可考虑输新鲜冷冻血浆,输入 10～15 ml/kg 时,可使血浆凝血因子增加至正常的 30%,而单纯扩容并不是输注血浆适应证。

血压、尿量、精神状态和周围灌注等临床体征往往足以指导复苏,对初始液体复苏无迅速反应的患者,通常进行 CVP 或 PAWP 的动态监测。无条件的患者,可以根据呼吸时动脉压的变化估计液体复苏的充分性。老年患者,有心、肾功能不全者尤其应该注意依据监测结果随时调节补液量与速度。维持 CVP 在 1.2～1.5 kPa(12～15 cmH$_2$O)或 PAWP 在 2.0～2.4 kPa(15～18 mmHg)(表 4-7)。

表 4-7　PAWP、CVP、MAP 与治疗的关系

CVP	PAWP	MAP	容量状况	处理原则
低	低	低	血容量严重不足	充分补液
低	低	正常	血容量不足	适当补液
高	高	低	血容量相对过多或心功能不全	正性肌力药血管扩张剂
高	高	正常	容量血管过度收缩	扩张血管
正常	正常	低	心功能不全或血容量不足	补液试验

2. 积极治疗基础疾病　明确由外科疾病引起的休克,如内脏出血、肠坏死等。在补充血容量的同时,应及时手术去除基础疾病。对出血部位不明确、存在活动性出血的患者,应尽可能迅速应用超声、CT 及血管造影等技术尽早明确诊断。

3. 血管活性药　临床仅对血压足够低或输液还未开始的严重低血压患者考虑血管活性药。一般不常规使用此类药,以免加重重要器官灌注不足,加重缺氧。

4. 保护肠黏膜屏障功能　休克时胃肠道黏膜低灌注,缺血缺氧发生最早、最严重,肠腔内细菌或内毒素移位,可导致休克难治化。应尽可能经口进食,将静脉营养作为胃肠摄食的补充。其中,谷氨酰胺的补充可提高机体对创伤和休克的耐受。近年来提出肠道净化治疗,预防性应用肠道不吸收抗生素如多黏菌素、新霉素及庆大霉素等抑制肠内需氧菌,可减少肺炎等病的感染机会,降低死亡率。

（二）心源性休克

心源性休克的治疗原则:改善心输出量,维持正常心律,恢复器官组织有效灌注压。应及时转入 CCU 或 ICU,进行综合治疗。

1. 吸氧,镇静镇痛,减少呼吸做功　合并低氧血症者可以加用呼吸机辅助机械通气。

2. 合理使用正性肌力药与血管活性药物　使用血管加压药和正性肌力药物对迅速治疗低血压和灌注不足很重要。在使用过程中,应注意血流动力学的监测,动态调整用法用量。

（1）多巴酚丁胺:有很强的 β_1 兴奋作用,α 兴奋作用较少。可改善心肌收缩力,降低血管张力。滴注速度通常为 $2\sim15\,\mu g/(kg \cdot min)$,浓度较高时有扩血管作用。

（2）去甲肾上腺素:是一种具有正性肌力作用的强效血管加压药,或许可用于快速初始循环支持,应使用最小所需剂量。

（3）多巴胺:当多巴胺的给药剂量 $>15\,\mu g/(kg \cdot min)$ 时,为发挥 α 受体激动剂作用,其也具有正性肌力作用,这或许有一定益处,但会引起不必要的肺毛细血管楔压（PCWP）升高。若剂量达 $20\,\mu g/(kg \cdot min)$ 时血压仍不能恢复,可加用间羟胺。

（4）间羟胺:主要兴奋 α 受体,较去甲肾上腺素作用弱但较持久,能收缩血管,持续地升高收缩压和舒张压,也可增强心肌收缩力,以 $100\sim200\,\mu g/min$ 速度静滴,可与多巴胺联合使用。

除此之外,常用的血管活性药物还有:①β 受体兴奋剂异丙肾上腺素,其可增加心肌

收缩性,提升心率与心输出。心脏传导阻滞时通过刺激窦房结增加传导速度,缩短房室结不应期。②氨力农与米力农,其具有多巴酚丁胺类似的正性变力和扩血管作用。③血管扩张剂:硝酸甘油可明显扩张容量血管,减轻血管前负荷,轻度松弛小动脉平滑肌,减轻后负荷,常用剂量为 $5 \sim 100\ \mu g/min$;硝普钠可同时扩张容量血管和阻力血管,用量 $0.5 \sim 10\ \mu g/(kg \cdot min)$,初起量宜小,可降低前后负荷及心室充盈压,增加每搏容量等。

3. 对症治疗　心肌梗死患者应进行溶栓或冠脉内支架植入术;心包填塞者行心包穿刺;心律紊乱时使用抗心律失常药物,必要时应用电复律;恶性缓慢性心律失常,应及时进行急症人工心脏起搏术;反复的严重快速室性心律失常时可考虑植入性心律转复除颤器(implantable cardioverter defibrillators, ICD)植入术。主动脉内球囊反搏(intra-aortic balloon pump, IABP)可提高舒张期冠脉灌注压,降低后负荷,为缺血性乳头肌断裂、室间隔缺损的心源性休克可提供有效的支持疗法,可以改善预后。心脏破裂、乳头肌断裂和主动脉夹层应争取及时手术治疗。

(三)脓毒性休克

2016 年,SCCM 与 ESICM 联合发布脓毒症 3.0 定义及诊断标准,中国医师协会急诊医师分会和中国研究型医院学会休克与脓毒症专业委员会组织专家,基于循证医学的方法制定了《中国脓毒症/脓毒性休克急诊治疗指南(2018 年)》,对脓毒性休克的治疗建议如下。

1. 液体复苏

(1) 脓毒性休克患者的液体复苏应尽早开始(BPS)。对脓毒症所致的低灌注,推荐在拟诊为脓毒性休克起 3 h 内输注至少 30 ml/kg 的晶体溶液进行初始复苏(强推荐,低证据质量)。

(2) 建议使用动态指标预测液体反应性(弱推荐,低证据质量)。采用被动抬腿试验、容量负荷试验、补液后每搏输出量的变化、收缩压变化、脉压变化及机械通气后胸内压变化等动态检测指标预测液体反应性可以提高诊断精度。

(3) 对于需使用血管活性药物的脓毒性休克患者,推荐以 MAP 65 mmHg 作为初始复苏目标(强推荐,中等证据质量);对于血乳酸水平升高的患者,建议以乳酸指导复苏,将乳酸恢复至正常水平(弱推荐,低证据质量)。

(4) 在初始液体复苏及随后的容量替代治疗中,推荐使用晶体液(强推荐,中等证据质量)。

(5) 不推荐使用羟乙基淀粉进行容量替代治疗(强推荐,高证据质量)。

(6) 在早期复苏及随后的容量替代治疗阶段,当需要大量的晶体溶液时,建议可以加用白蛋白(弱推荐,低证据质量)。

(7) 推荐只有在患者血红蛋白降至<70 g/L 且排除心肌缺血、严重低氧血症或急性出血等情况时才可输注红细胞(强推荐,高证据质量)。

(8) 对无出血或无计划进行有创操作的脓毒症患者,不建议预防性输注新鲜冰冻血浆(弱推荐,极低证据质量)。

(9) 对于血小板计数 $<10 \times 10^9/L$,且无显著出血征象,或 $<20 \times 10^9/L$ 同时存在高

出血风险患者,建议预防性输注血小板。对存在活动性出血或需进行手术或有创操作的患者,血小板计数需要达到≥350×10⁹/L(弱推荐,极低证据质量)。

2. 抗感染治疗

(1) 推荐抗菌药物在入院后或判断脓毒症后尽快使用,最佳在1h内,延迟不超过3h(强推荐,中等证据质量)。

(2) 对于脓毒症或脓毒性休克患者,推荐经验性使用可能覆盖所有病原体的抗菌药物(强推荐,中等证据质量)。对于脓毒性休克早期处理,推荐经验性联合使用抗菌药物(弱推荐,低证据质量);对于脓毒症而没有休克患者或中性粒细胞减少的患者,不推荐常规联合使用抗菌药物(强推荐,中等证据质量)。

(3) 在病原学诊断及药敏结果明确或临床症状充分改善后,推荐进行降阶梯治疗(BPS)。

(4) 在脓毒症或者脓毒性休克的患者中,抗菌药物的剂量优化策略应基于目前公认的药效学/药动学原则及药物的特性(BPS)。

(5) 建议脓毒症及脓毒性休克患者的抗菌药物疗程为7～10d(弱推荐,低证据质量);对于脓毒性休克,如果初始应用联合治疗后临床症状改善或感染缓解,推荐降阶梯,停止联合治疗(BPS)。

(6) 建议以测定降钙素原(PCT)水平为辅助手段指导脓毒症患者抗菌药物疗程(弱推荐,低证据质量)。

(7) 推荐对可能有特定感染源的脓毒症患者,应尽快明确其感染源,并尽快采取适当的控制措施(BPS)。

3. 血管活性药物

(1) 推荐去甲肾上腺素作为首选血管加压药(强推荐,中等证据质量);对于快速性心律失常风险低或心动过缓的患者,可将多巴胺作为替代药物(弱推荐,低证据质量)。

(2) 建议在去甲肾上腺素基础上加用血管加压素(最大剂量0.03U/min)以达到目标MAP或降低去甲肾上腺素的用量(弱推荐,中等证据质量)。

(3) 不推荐使用低剂量多巴胺用于肾脏保护(强推荐,高证据质量)。

(4) 经过充分的液体复苏以及使用血管活性药物后,如果仍持续低灌注,建议使用多巴酚丁胺(弱推荐,低证据质量)。

(5) 建议所有需要血管活性药物的患者置入动脉导管进行连续性血压测定(弱推荐,极低证据质量)。

4. 糖皮质激素 对于脓毒性休克患者,在经过充分的液体复苏及血管活性药物治疗后,如果血流动力学仍不稳定,建议静脉使用氢化可的松,剂量为每天200mg(弱推荐,低证据质量)。

5. 抗凝治疗 不推荐使用抗凝血酶治疗脓毒症和脓毒性休克(强推荐,中等证据质量)。

6. 肾脏替代治疗

(1) 对于脓毒症合并急性肾损伤(acute kidney injury, AKI)的患者,如需行RRT,CRRT和间歇性RRT均可(弱推荐,中等证据质量)。

（2）对于脓毒症合并 AKI 的患者，如果仅有肌酐升高或少尿而无其他透析指征时，不建议进行 RRT（弱推荐，低证据质量）。

7. 机械通气

（1）对脓毒症诱发急性呼吸窘迫综合征（ARDS）患者进行机械通气时，推荐设定潮气量为 6 ml/kg（强推荐，高证据质量）。推荐设定平台压上限为 3.0 kPa（30 cmH$_2$O）（强推荐，中等证据质量）。对脓毒症导致的中到重度 ARDS（PaO$_2$/FiO$_2$≤200 mmHg）患者，建议使用较高的 PEEP（弱推荐，中等证据质量）。

（2）建议用神经肌肉阻滞剂（NMBAs）时间≤48 h（弱推荐，中等证据质量）。

（3）对于脓毒症导致的 ARDS，如无组织低灌注证据，推荐使用限制性液体治疗策略（强推荐，中等证据质量）。

（4）对于脓毒症导致的 ARDS，如果无支气管痉挛，不推荐使用 β$_2$ 受体激动剂（强推荐，中等证据质量）。

（5）对于脓毒症导致 ARDS，不推荐常规使用肺动脉置管（强推荐，高证据质量）。

（6）对于脓毒症导致的呼吸衰竭患者，在可以耐受脱机时，推荐使用脱机方案（强推荐，中等证据质量）。

8. 镇静和镇痛　对于需要机械通气的脓毒症患者，推荐应用最小剂量的连续性或者间断性镇静，以达到特定的镇静目标（BPS）。

9. 血糖管理　对于脓毒症患者，推荐采用程序化血糖管理方案，推荐每 1～2 h 监测一次血糖，连续两次测定血糖＞10 mmol/L 时启用胰岛素治疗，目标血糖为≤10 mmol/L（强推荐，高证据质量），血糖水平及胰岛素用量稳定后每 4 h 监测一次（BPS）。

10. 应激性溃疡　对于脓毒症及脓毒性休克患者，如果存在消化道出血危险因素，推荐进行应激性溃疡的预防（强推荐，低证据质量）。

（四）过敏性休克

初始的治疗包括确定和终止可疑的过敏原、气道管理、容量复苏并使用肾上腺素。

（1）确定并终止可疑过敏原。

（2）肾上腺素：0.1% 肾上腺素 0.5～1 ml 肌内注射，如有静脉通路可 0.1～0.2 mg 静脉注射，顽固性低血压者可以 1～4 μg/min 滴速滴注。

（3）气道管理：吸氧，支气管痉挛时雾化吸入 β$_2$ 受体拮抗剂，对于严重气道水肿患者应行紧急气管切开。

（4）抗组胺药：可静脉使用盐酸苯海拉明 50 mg、雷尼替丁 50 mg 等。

（5）糖皮质激素：一般成人用量为氢化可的松 200 mg、甲泼尼龙 50 mg，连用 1～2 d。

（6）胰高血糖素：对肾上腺素无反应可使用胰高血糖素 1～5 mg 静脉注射，继以 5～15 mg/min 的剂量静脉滴注。

（童朝阳）

第三节 急性冠状动脉综合征

2021年,中国心血管健康指数发布并指出心脑血管病死亡率仍居首位,心血管病患病率及死亡率处于上升阶段。冠心病是目前我国最常见的心血管疾病,急性冠状动脉综合征(acute coronary syndrome,ACS)是临床最常见的冠心病类型之一,其并发症多、致残率和病死率高,严重威胁人类健康。

ACS是指冠状动脉内不稳定的粥样硬化斑块破裂或糜烂继发新鲜血栓形成所致的心脏急性缺血综合征,涵盖了ST段抬高型心肌梗死(ST elevation myocardial infarction,STEMI)、非ST段抬高型心肌梗死(non ST elevation myocardial infarction,NSTEMI)和不稳定性心绞痛(unstable angina,UA)。其中,NSTEMI与UA合称非ST段抬高型急性冠脉综合征(NSTE - ACS)。ACS的发病率在我国依然呈逐年上升态势,而且绝大多数ACS患者首诊于急诊科。

近年来,ACS的诊治取得了重要进展,为保证学术的先进性,并在实践上与国内外新的指南相接轨,2019年,我国更新发布了《急性冠脉综合征急诊快速诊治指南》和《急性ST段抬高型心肌梗死诊断和治疗指南》,进一步推进ACS在急诊科(含院前急救)与相关学科的科学化管理。2018年,欧洲心脏病学会、美国心脏病学院、美国心脏协会和世界心脏联盟同时发布《第4版心肌梗死通用定义》;欧洲心脏病学会先后于2017年更新《急性ST段抬高型心肌梗死诊断和治疗指南》,2020年更新《非持续性ST段抬高型急性冠脉综合征患者的管理指南》。

ACS的诊治需要科学化与规范化。指南的更新突出强调了ACS的快速诊治,强化了以急诊科为首诊核心、多学科参与的救治体系,对于提高急诊医护人员快速诊治ACS的能力、促进相关学科的进一步交叉融合以及完善急诊大数据平台建设等有深远意义。

一、发病机制

传统观念认为ACS的主要发病机制是动脉粥样硬化斑块破裂继发血栓形成,然而随着血管内超声和光学相干断层扫描(optical coherence tomography,OCT)等腔内影像技术的进展和新兴研究结果的公布,ACS的发病机制得到更进一步揭示。研究显示25%～30%的ACS患者冠状动脉病变为斑块侵蚀,还有约20%的ACS患者冠状动脉内未检测到斑块和血栓。炎症在动脉粥样硬化中的作用日益受到关注,CANTOS(canakinumab anti-inflammatory thrombosis outcomes study)研究开启了抗炎治疗的大门。根据以上研究进展,将ACS根据发病机制分为4类(图4 - 6):①斑块破裂伴随炎症;②斑块破裂不伴炎症;③斑块侵蚀;④冠状动脉痉挛。虽然在临床实践中,针对同一患者上述发病机制可能交叉存在,但此分类有助于探索不同的治疗靶点,为实现ACS患者的分类治疗提供可能。

1. 斑块破裂伴随炎症 病理特点为斑块内富含脂质核心,大量巨噬细胞及其演变

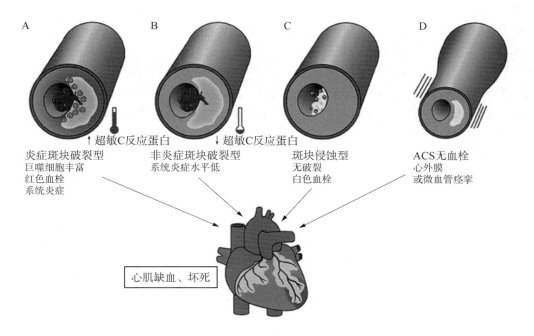

图 4-6　急性冠状动脉综合征的 4 种机制

注：A. 斑块破裂伴有局部炎症，超敏 C 反应蛋白升高；B. 斑块破裂没有大量的炎症细胞聚集，没有超敏 C 反应蛋白升高；C. 斑块侵蚀导致的急性冠状动脉综合征，一般表现为非 ST 段抬高型心肌梗死，血栓多为血小板聚集；D. 痉挛和微血管病变也可导致急性冠状动脉综合征。

的泡沫细胞浸润，胶原纤维稀少，纤维帽通常薄弱，斑块不稳定，易发生破裂，继发富含纤维蛋白的红血栓。临床特点包括血清炎症标记物超敏 C 反应蛋白（hypersensitive C reactive protein，hs-CRP）≥2 mg/L，由斑块破裂所致的 ACS 主要表现为 STEMI，再发急性缺血事件的风险比不伴炎症者更高，预后更差。

2. 斑块破裂不伴炎症　病理特点为斑块内缺乏巨噬细胞浸润，富含胆固醇结晶，斑块破裂后易继发红色血栓形成。临床特点为 hs-CRP<2 mg/L，研究表明 hs-CRP 水平正常的 ACS 患者心血管事件复发率低，预后更好。

3. 斑块侵蚀　病理特点为内皮细胞凋亡剥脱，基底膜裸露，斑块内缺乏脂质核心，几乎无巨噬细胞浸润，富含平滑肌细胞、纤维蛋白、蛋白聚糖和透明质酸，大量中性粒细胞浸润，纤维帽完整，通常继发富含血小板的白色血栓。

4. 冠状动脉痉挛　冠状动脉和微循环痉挛可导致管腔一过性狭窄或闭塞，临床特点为冠状动脉痉挛诱发的心绞痛，多发生于午夜或凌晨时的静息状态下，症状发作时心电图可表现为一过性 ST 段抬高或 T 波高耸，发作后心电图迅速恢复正常。血管舒张功能受损和血管平滑肌细胞对收缩刺激反应过度均会导致冠状动脉痉挛。

二、临床表现

1. 症状　ACS 的临床表现错综复杂，最主要的症状是胸痛，约 90％以上 ACS 患者有胸痛。常在劳累、饱餐、遇寒、吸烟、酗酒或情绪激动等情况下诱发，突然出现胸骨体上段、中段之后或心前区呈压榨性疼痛或烧灼感,可向左肩、左上臂内侧至无名指和小指放射,也可向颈、咽或下颌放射,往往伴有冷汗。

若属于下壁梗死,疼痛可发生在上腹部,易误诊为上消化道疾病;而后壁梗死胸痛可向背部放射或以背痛为主而误诊为其他疾病。临床上,无痛性 ACS 多见于高龄或合并糖尿病患者,即可发生所谓无痛性心肌梗死。若属于心绞痛,往往历时几分钟至十几分钟,经休息或含服硝酸甘油可有效缓解;若为心肌梗死,则可持续半小时至数小时不等,且疼痛更为剧烈,硝酸甘油常不能缓解。

除胸痛外,ACS 可伴有恶心、呕吐(尤多见于下壁缺血或梗死)、大汗淋漓、面色苍白,患者常有濒死感或恐惧感。尤其是广泛前壁心梗,可出现急性左心衰竭的症状,表现为呼吸困难、不能平卧、咯粉红色泡沫样痰、血压下降,甚至心源性休克,可有相应的临床表现,包括少尿、神志不清、烦躁不安及四肢厥冷等症状。心肌梗死者常伴有各种类型的心律失常,以室性期前收缩和室性心动过速最为常见,若不及时处理可诱发心室颤动而猝死。下壁梗死者可有窦性心动过缓或房室传导阻滞的表现。一般而言,心绞痛无发热,而急性心肌梗死因心肌坏死物质吸收,常于疼痛发生 24～48 h 后伴有轻至中度发热,但极少超过 39 ℃,除非合并感染,一般历时 1 周左右。

2. 体征

(1) 不稳定型心绞痛:一般无特殊体征,而在心绞痛发作时常有心率增快、血压上升。心绞痛严重者也可表现为血压下降,多提示病情较重。此外,可有皮肤湿冷,心脏听诊可有奔马律、第三心音、第四心音,偶有暂时性心尖部收缩期杂音,系乳头肌缺血、功能失调引起的二尖瓣关闭不全所致。

(2) 心肌梗死:多数心率增快,偶尔心率减慢,后者多见于下壁心肌梗死或房室传导阻滞者;临床上以室性期前收缩最常见,可有阵发性室性心动过速、心室颤动及心房颤动等各种心律失常,若不及时处理可发生心跳骤停而猝死。心尖区第一心音减弱,可出现第三或第四心音、奔马律及交替脉。起病 2～3 d 后约 10％～20％患者出现心包摩擦音,系反应性纤维素性心包炎所致。当合并乳头肌功能不全或腱索断裂时,在心尖区可出现粗糙的收缩期杂音,可因急性二尖瓣关闭不全诱发急性左心衰竭,可出现急性肺水肿征象。当急性心肌梗死合并室间隔穿孔时,则在胸骨左缘第 3、第 4 肋间突然出现粗糙而响亮的收缩期杂音常伴震颤,可并发全心衰竭和休克,若不及时治疗常于数日内死亡。当心肌梗死引起心脏破裂,造成心包腔积血,患者可有颈静脉怒张、肝肿大及心浊音界迅速增大,血压急剧下降,产生急性心包填塞而猝死。心肌梗死合并左心衰时,有明显呼吸困难、口唇和皮肤发绀,肺部可闻及水泡音及干啰音,患者不能平卧,可咯粉红色泡沫样痰。心肌梗死并休克时,血压明显降低,可有四肢厥冷、脉细速、少尿、烦躁、神志迟钝及昏迷等征象。

鉴于 ACS 临床表现复杂,且缺少特异性,相似临床表现可见于急性肺栓塞、主动脉夹层、急腹症及急性非特异性心包炎等多种疾病,ACS 的诊断尚需结合实验室检查,尤其是心电图、心肌标志物、心肌酶学测定等,并作动态观察和进行综合分析,唯此才能得出正确诊断,以利于及时治疗。

三、实验室辅助检查

ACS 病理生理变化是一个不断演进的过程,对其临床危险性和预后的评估都有赖于准确而可靠的实验室检查及动态监测。尽管心电图是评价胸痛患者最有用而廉价的方法,但大量研究表明,在急性心肌梗死中,出现典型心电图改变者不足 50%～70%,其中不少属于微小心肌损害者心电图很难确诊。因此,在 ACS 的实验室检查中,心肌标志物的检测是最为重要的内容。

1. 心肌肌钙蛋白　1991 年,Katus 首先报道了心肌肌钙蛋白(cTn)用于诊断急性心肌梗死(acute myocardial infarction,AMI)。研究表明心肌肌钙蛋白为心肌所特有,是迄今心肌损伤最特异的标志物。心肌肌钙蛋白是心肌收缩的调节蛋白,有 3 种不同的亚单位,即心肌肌钙蛋白-T(cTn-T)、心肌肌钙蛋白-I(cTn-I)和心肌肌钙蛋白-C(cTn-C),它们的分子量均很小,正常情况下血中 3 种心肌肌钙蛋白的平均浓度低于 0.01 μg/L。当心肌细胞缺血时,即使心肌细胞膜有轻微的损伤,胞质中游离的心肌肌钙蛋白-T 和心肌肌钙蛋白-I 也可通过胞膜进入血循环,使血中浓度明显升高,其在 AMI 后 3 h 即开始增高,可在血中存留 10～15 d。与其他心肌酶学指标相比,心肌肌钙蛋白-T 和心肌肌钙蛋白-I 的敏感度和特异度均明显增高,而且诊断 AMI 的时间窗更宽,对 AMI 早期及较迟入院的 ACS 患者均有诊断意义,还可用于诊断微小心肌梗死。心肌肌钙蛋白升高反映斑块不稳定,危险性较高,可作为 ACS 的危险性评估指标。目前,已将心肌肌钙蛋白取代心肌型肌酸激酶同工酶(CK-MB)作为心肌损伤的标志物。

2. 肌红蛋白　肌红蛋白(Mb)在心肌和骨骼肌中含量均非常丰富,放射免疫法测定正常参考值为 6～8 μg/L,缺乏心肌特异性,但其分子量很小,心肌细胞损伤后即迅速透过细胞膜而入血,使其在 AMI 发生 1 h 后血中浓度即可升高,4～5 h 达高峰,12～24 h 恢复正常。肌红蛋白对 AMI 的诊断价值近年重新受到重视,美国国家临床生化研究所推荐将肌红蛋白作为早期心肌损伤的标志物。肌红蛋白作为心肌损伤的标志物的缺点是特异度差,如骨骼肌损伤、创伤及肾衰竭等均可导致其升高。

3. 肌酸激酶和肌酸激酶同工酶　肌酸激酶(CK)在 AMI 6 h 内升高,24 h 达到高峰,3～4 d 恢复正常。CK-MB 于 AMI 后 6 h 增高,持续 24～48 h。两者诊断 ACS 的缺点:①对心肌的特异度较差,骨骼肌损伤时亦增高;②敏感度不高,不能诊断微小的心肌梗死;③肌酸激酶增高对 STEMI 的诊断意义很小,因为它在梗死后 4～6 h 才会出现有诊断意义的增高,而在冠状动脉急性闭塞早期,其值可在正常范围。肌酸激酶对估计 AMI 的范围与时间有较大帮助,肌酸激酶高峰的提前出现,意味着再灌注成功。近年来,采用酶免疫荧光法测定,免除了电泳法时效缓慢的缺点,发病后 2～4 h 检测的敏感度可达 90%。

4. 炎性标志物　C 反应蛋白是由细胞因子 IL-6 诱导肝脏合成的一种典型的急性时相蛋白,在正常情况下以微量形式存在于健康人血清中,正常参考值小于 8.2 mg/L。C 反应蛋白浓度可反映体内炎症的活动程度,在急性炎症反应和组织损伤发生后 6～8 h 内,其浓度迅速升高,并在 48～72 h 达到高峰,持续时间约为 1 周,且浓度几乎与炎症和组织损伤程度成正比。大量研究证实,粥样硬化斑块分稳定及不稳定两种状态。ACS

的发生与冠状动脉的狭窄程度并无因果关系,而与斑块的稳定性和继发血栓形成密切相关。目前,对超敏 C 反应蛋白进行测定的结果显示,随着病情的加重,超敏 C 反应蛋白水平也明显递增。因此,动态检测超敏 C 反应蛋白含量有利于观察冠心病的严重程度和演变状况,及早预测急性冠状动脉事件的发生,有助于 ACS 的鉴别诊断。

四、诊断及鉴别诊断

(一) ACS 的诊治流程

ACS 患者的诊治需要多学科包括急诊科(含院前诊治)、心血管内科、检验科、影像科和心血管外科的合作(图 4-7)。

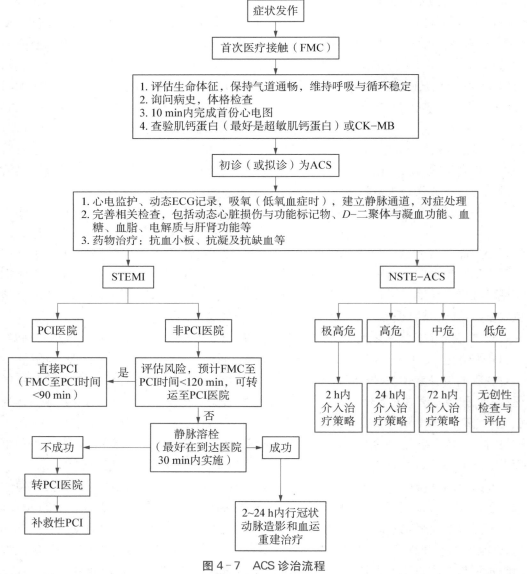

图 4-7　ACS 诊治流程

注:FMC,first medical contact,首次医疗接触;ECG,electro cardiogram,心电图;PCI,经皮冠状动脉介入治疗。

（二）ACS 的诊断

1. 初始诊断　胸痛患者及（或）目击者呼叫院前急救体系或是胸痛患者首诊于急诊科，皆应快速询问病史、体格检查、评估生命体征，并在首次医疗接触（FMC）后在尽可能短的时间内完成标准心电图（ECG）、心肌损伤标记物检查，作出初始诊断（表 4 - 8、4 - 9）。若患者出现心跳骤停或心源性休克、急性心力衰竭（acute heart failure，AHF）等血流动力学不稳定的危急情况，应立即行心肺复苏或相应的血流动力学支持。

表 4 - 8　ACS 的诊断方法

	推荐意见	建议分类	证据级别
	根据患者病史、症状和体征，结合心电图和实验室检查，作出初始诊断并进行最初的不良风险评估	I	A
心电图	患者就诊（或 FMC）后 10 min 内行标准 12 导联甚或 18 导联心电图检查，并动态记录，有条件者行多功能心电监护	I	C
生物标志物	检测 cTn 或 hs - cTn 作为诊断 AMI 的心肌标志物	I	A
	如不能检测 cTn，可以行 CK - MB 质量检测作为替代	I	C
	有条件者可行床旁快速检测（POCT 方法）	I	C
	动态监测 cTn(hs - cTn) 和（或）CK - MB，直至明确临床诊断，后视病情减少检测频率	I	B
	同时检测 BNP 或 NT - pro BNP、D - 二聚体及凝血、肾功能等有助于临床诊断和评价病情	I	C
影像学等检查	超声心动图评估心脏结构、运动与功能，同时具有确诊或鉴别诊断意义	I	A
	如果患者无反复胸痛、心电图结果正常、cTn(hs - cTn) 水平正常，但仍疑似 ACS，建议行无创负荷试验以诱发缺血发作，视结果再进一步考虑是否行有创检查	I	C
	如果 cTn(hs - cTn) 和（或）心电图结果正常，但仍怀疑 ACS，建议行多排螺旋计算机断层扫描（MDCT）冠脉造影检查	II a	A

注：POCT，即时检验；BNP，B 型脑钠肽；NT - pro BNP，氨基末端脑钠肽前体。

表 4 - 9　ACS 的诊断标准

ACS 分类	诊断标准
STEMI	cTn>99th 正常参考值上限（ULN）或 CK - MB>99th ULN，心电图表现为 ST 段弓背向上抬高，伴有下列情况之一或以上者：持续缺血性胸痛；超声心动图显示节段性室壁活动异常；冠状动脉造影异常
NSTEMI	cTn>99th ULN 或 CK - MB>99th ULN，并同时伴有下列情况之一或以上者：持续缺血性胸痛；心电图表现为新发的 ST 段压低或 T 波低平、倒置；超声心动图显示节段性室壁活动异常；冠状动脉造影异常
UA	cTn 阴性，缺血性胸痛，心电图表现为一过性 ST 段压低或 T 波低平、倒置，少见 ST 段抬高（血管痉挛性心绞痛）

(1) 胸痛或胸闷不适：是 ACS 患者最常见的临床表现，但部分患者尤其老年、女性和糖尿病等患者的症状可不典型，应予注意。

(2) ECG 对 STEMI 的诊断有特殊价值：①至少 2 个相邻导联 J 点后新出现 ST 段弓背向上抬高［$V_2 \sim V_3$ 导联≥0.25 mV（＜40 岁男性）、≥0.2 mV（≥40 岁男性）或≥0.15 mV（女性），其他相邻胸导或肢体导联≥0.1 mV］伴或不伴病理性 Q 波、R 波减低；②新出现的完全性左束支传导阻滞；③超急性期 T 波改变。当原有左束支传导阻滞患者发生心肌梗死时，心电图诊断困难，需结合临床情况仔细判断。单次 ECG 对 NSTE - ACS 诊断价值有限，宜连续、动态记录。

(3) 心肌肌钙蛋白 I/T（cTn I/T）：是用于 AMI 诊断的特异度高、灵敏度好的生物学标志物，cTn＞99th 正常参考值上限（ULN）提示心肌损伤，有诊断意义，但应注意非冠脉事件的 cTn 升高。高敏感方法检测的 cTn 称为高敏肌钙蛋白（hs - cTn）。有条件者，首选 hs - cTn 检测，如果结果未见增高，应间隔 1～3 h 再次采血检测，并与首次结果比较，若增高超过 20%，应考虑急性心肌损伤的诊断。若初始 2 次检测结果仍不能明确诊断而临床提示 ACS 可能，则在 3～6 h 后重复检查。

若不能检测 cTnI/T，应用心肌型肌酸激酶同工酶（CK - MB）质量检测来替代，后者还可评价溶栓治疗效果，以及在 AMI 早期 cTn（hs - cTn）水平增高阶段评价有无再梗死或梗死病灶扩大。

POCT（point-of-care testing）为"在患者医疗现场因实施医疗措施所需而进行的即时检验"。基于 POCT 具有仪器小型化、操作简单化、结果报告即时化、不受时间与地点限制的特点，应充分认识其在 AMI 诊治时效性方面的特殊意义，建议在院前（救护车）、急诊科推广使用并加强管理。

2. 系统评价患者病情与鉴别相关急重症　在初始诊断基础上，常规检查心脏功能标志物利钠肽（BNP 或 NT - pro BNP）、D -二聚体及凝血功能、血糖、血脂、电解质与肝肾功能以及动脉血气分析和血乳酸等，有益于全面评价病情和不良风险。

影像学检查对于疑似 ACS 的患者有一定诊断意义。注意鉴别主动脉夹层、急性肺栓塞、急性心脏填塞、张力性气胸及食管破裂等急重症。

（三）风险评估

ACS 患者的风险评估是一个连续的过程，需根据临床情况动态考量（表 4 - 10）。

表 4 - 10　ACS 患者的风险评估

证据级别		
高龄、心力衰竭、房颤等心律失常、前壁梗死、收缩压降低、肌酐增高等多个因素独立增加 STEMI 患者死亡风险	I	A
使用 GRACE 评分和（或）TIMI 积分评估 NSTE - ACS 缺血风险和预后	I	A
接受冠状动脉造影的 ACS 患者，应用 CRUSADE 评分预测严重出血风险	I	A

1. STEMI　高龄、女性、Killip Ⅱ～Ⅳ级、既往心肌梗死史、心房颤动、前壁心肌梗

死、肺部啰音、收缩压<100 mmHg、心率>100 次/分、糖尿病、肌酐增高、BNP 或 NT-pro BNP 明显升高等,都是 STEMI 患者死亡风险增加的独立风险因素。

溶栓治疗失败、伴有右心室梗死和血流动力学异常的下壁 STEMI 患者病死率增高。合并机械性并发症的 STEMI 患者死亡风险增大。冠状动脉造影可为 STEMI 风险分层提供重要信息。

2. NSTE-ACS 可使用确定的风险评分体系进行病情和预后评估。

(1) 缺血风险:GRACE 评分对 NSTE-ACS 患者提供了较为准确的风险评估,其积分参数包括年龄、收缩压、脉搏、血肌酐、就诊时的 Killip 分级、入院时心跳骤停、心肌坏死标志物升高和 ST 段改变;≤108 分为低危,109~140 分为中危,>140 分为高危。在 GRACE 评分基础上,GRACE 2.0 风险计算可直接评估住院、6 个月、1 年和 3 年的死亡风险,同时还能提供 1 年死亡或心肌梗死的联合风险。

TIMI 危险积分包括 7 项指标:年龄≥65 岁、≥3 个冠心病危险因素(高血压、糖尿病、冠心病家族史、高脂血症及吸烟)、已知冠心病(冠状动脉狭窄≥50%)、过去 7 d 内服用阿司匹林、严重心绞痛(24 h 内发作≥2 次)、ST 段偏移≥0.5 mm 和心肌损伤标志物增高。每项 1 分;0~2 分为低危,3~4 分为中危,5~7 分为高危。TIMI 评分使用简单,但其识别精度不如 GRACE 评分和 GRACE 2.0 风险计算。

(2) 出血风险:对于接受冠状动脉造影的 ACS 患者,CRUSADE 评分对严重出血具有合理的预测价值。

CRUSADE 评分考虑患者基线特征(女性、糖尿病史及周围血管疾病史或卒中)、入院时的临床参数(心率、收缩压和心力衰竭体征)和入院时实验室检查(血细胞比容、校正后的肌酐清除率),用以评估患者住院期间发生出血事件的可能性。

五、治疗

除 ACS 的快速诊断可前移至院前急救体系外,其治疗也可从院前开始,并与院内急诊处理保持连续性。

(一) ACS 的一般性常规处理

包括多功能心电监护、吸氧(有低氧血症时)、开放静脉通道以及必要的镇痛(如使用吗啡)等。

(二) ACS 的抗血小板、抗凝、抗缺血治疗等是基本治疗(表 4-11~4-13)。

表 4-11 ACS 患者抗血小板治疗

推荐意见	建议分类	证据级别
所有无阿司匹林禁忌证的患者均立即服用阿司匹林(负荷量 300 mg,继以 75~100 mg/d 长期维持)	I	A
在阿司匹林基础上,联合应用一种 P2Y12 受体拮抗剂至少 12 个月,除非有极高出血风险等禁忌证	I	A

续　表

推荐意见	建议分类	证据级别
P2Y12 受体拮抗剂首选替格瑞洛(180 mg 负荷量,继以 90 mg/次,每日 2 次)	I	B
既往服用氯吡格雷的患者,在入院早期可换用替格瑞洛(剂量同上),除非存在替格瑞洛禁忌证	I	B
不能使用替格瑞洛的患者,应用氯吡格雷(300～600 mg 负荷量,继以 75 mg/次,每日 1 次)	I	B
接受溶栓治疗的患者,应尽早在阿司匹林基础上联用替格瑞洛或氯吡格雷(年龄＞75 岁者,建议氯吡格雷,不负荷量,75 mg/次,每日 1 次)	I	A
对于有消化道出血高风险的患者,可在双联抗血小板治疗的基础上加用质子泵抑制剂	I	B
在有效的双联抗血小板及抗凝治疗情况下,冠状动脉造影前不常规应用 GP Ⅱb/Ⅲa 受体拮抗剂	Ⅱb	B

表 4-12　ACS 患者抗凝治疗

推荐意见	建议分类	证据级别
确诊为 ACS 时,应尽快启动肠道外抗凝治疗,并与抗血小板治疗联合进行,警惕并观察出血风险	I	B
如果患者在早期(4～48 h 内)接受介入性治疗,建议选用普通肝素或比伐芦定	I	B
经静脉溶栓治疗的患者,应接受普通肝素或低分子肝素抗凝治疗至少 48 h(最多 8 d 或至血运重建)	I	A
如果患者拟行非介入性治疗,宜先用磺达肝癸钠或低分子肝素;其中对于出血风险高的患者,选用磺达肝癸钠	I	B

表 4-13　ACS 患者的抗缺血和其他治疗

推荐意见	建议分类	证据级别
如无 β 受体阻滞剂禁忌证的患者,在发病后 24 h 内常规口服 β 受体阻滞剂,并长期服用	I	B
对于疑似或确诊血管痉挛性心绞痛患者,使用钙拮抗剂和硝酸酯类药物,避免使用 β 受体阻滞剂	Ⅱa	B
舌下含服硝酸酯类药物用于缓解心绞痛,若患者有反复缺血性胸痛、难以控制的高血压或心力衰竭,建议静脉应用	I	B
患者收缩压＜90 mmHg 或较基础血压降低＞30％、拟诊右心室梗死的 STEMI 患者不使用硝酸酯类药物	Ⅲ	C

续 表

推荐意见	建议分类	证据级别
心力衰竭、左室收缩障碍、糖尿病或前壁梗死的 STEMI 患者，如无禁忌证，在发病 24 h 内开始 ACEI 治疗	I	A
所有 LVEF<40％的 NSTE - ACS 患者，以及高血压病、糖尿病或稳定的慢性肾脏病患者，如无禁忌证，应开始并长期持续使用 ACEI	I	A
不能耐受 ACEI 者用 ARB 替代	I	B
无他汀类药物禁忌证的患者入院后尽早开始他汀类药物治疗，长期维持	I	A
STEMI 患者不使用短效二氢吡啶类钙拮抗剂	Ⅲ	C

注：ACEI，血管紧张素转换酶抑制剂；ARB，血管紧张素Ⅱ受体1阻滞剂。

1. 抗血小板药物 环氧化酶抑制剂（阿司匹林）、P2Y12 受体拮抗剂（替格瑞洛、氯吡格雷等）及血小板膜糖蛋白（GP）Ⅱb/Ⅲa 受体拮抗剂（阿昔单抗、替罗非班等）。

2. 抗凝药物 普通肝素、低分子肝素、磺达肝癸钠及比伐芦定。低分子肝素（依诺肝素）皮下注射使用方便，无须实验室监测；磺达肝癸钠是有效性-安全性综合评估最佳的凝血因子 Xa 抑制剂（2.5 mg，每日 1 次，皮下注射）；比伐芦定静脉注射 0.75 mg/kg，继而 1.75 mg/(kg·h)静脉滴注维持 4 h。

3. 肾功能不全的 ACS 患者抗血小板与抗凝治疗 ACS 患者中大约有 30％合并肾功能不全，这部分患者的预后更差，院内并发症发生率也更高。抗血小板药物和抗凝药物的类型和剂量应基于肾功能的评估进行相应调整。

4. 血小板减少患者的抗栓治疗 ACS 患者接受抗栓治疗时，若出现血小板计数减少<$100×10^9$/L（或者较血小板计数基础值下降>50％），应暂停普通肝素、低分子肝素或其他肝素类药物，观察病情变化。如治疗前有明确的血小板减少至(30~40)×10^9/L，抗栓治疗要慎重，选择对血小板减少影响最小的药物，并在治疗过程中密切监测血小板计数和出血倾向。

（三）急诊再灌注治疗

STEMI 的最佳治疗策略是尽早、充分、持续开通梗死相关动脉，即再灌注。早期再灌注治疗至关重要，主要包括经皮冠状动脉介入治疗（PCI）和经静脉溶栓治疗，少数患者需要紧急行冠状动脉旁路移植术（coronary artery bypass graft，CABG）。

1. 溶栓治疗

（1）STEMI 患者的溶栓治疗：溶栓治疗快速、简便，在不具备 PCI 条件的医院或因各种原因使 FMC 至 PCI 时间明显延迟时，对有适应证的 STEMI 患者，静脉溶栓仍是好的选择，且院前溶栓效果优于入院后溶栓（表 4 - 14、4 - 15）。期望门-针时间（door to needle）<30 min。

表 4-14　STEMI 患者静脉溶栓治疗

推荐意见	建议分类	证据级别
对发病 3 h 内的患者,溶栓治疗的即刻疗效与直接 PCI 相似,有条件时可在救护车上开始溶栓治疗	I	A
发病 12 h 以内,预期 FMC 至 PCI 时间延迟大于 120 min,无禁忌证者行溶栓治疗	I	A
发病 3~12 h 行溶栓治疗,其疗效不及直接 PCI,但仍可获益	I	A
发病 12~24 h 仍有持续或反复缺血性胸痛和持续 ST 段抬高,溶栓治疗仍然有效	II a	C
拟行直接 PCI 者,PCI 前不行溶栓治疗	III	A
ST 段压低的患者(除正后壁心肌梗死或合并 aVR 导联 ST 段抬高)不行溶栓治疗	III	B
STEMI 发病超过 12 h,症状已缓解或消失的患者不行溶栓治疗	III	C

表 4-15　STEMI 患者溶栓治疗的禁忌证

禁忌证	内容
绝对禁忌证	既往颅内出血史或未知部位的脑卒中史
	近6 个月内有缺血性脑卒中发作
	中枢神经系统损伤、神经系统肿瘤或静脉畸形
	近2 个月出现过重大创伤、外科手术或头颅损伤
	近1 个月内有胃肠道出血
	已知原因的出血性疾病(月经除外)
	明确、高度怀疑或不能排除主动脉夹层
	24 h 内接受过不可压迫的穿刺术(如肝活检、腰椎穿刺术)
相对禁忌证	近6 个月内发生短暂性脑缺血发作
	口服抗凝药治疗中
	妊娠或产后 1 周
	难治性高血压[收缩压＞180 mmHg 和(或)舒张压＞110 mmHg]
	晚期肝脏疾病
	感染性心内膜炎
	活动性消化性溃疡
	长时间或有创性心肺复苏

临床应用的主要溶栓药物包括特异性纤溶酶原激活剂(阿替普酶、瑞替普酶、替奈普酶和重组人尿激酶原)和非特异性纤溶酶原激活剂(尿激酶等)两大类。前者的溶栓再通

率高,更适合溶栓治疗使用;后者再通率较低,出血风险高,现已渐少用。

1)阿替普酶(rtPA):采取 90 min 给药法,先静脉推注 15 mg,继而 30 min 内静脉滴注 0.75 mg/kg(最大剂量不超过 50 mg),其后 60 min 内再给予 0.5 mg/kg(最大剂量不超过 35 mg)静脉滴注。

2)尿激酶:150 万 U 溶于 100 ml 生理盐水,30 min 内静脉滴注。

特异性纤溶酶原激活剂溶栓前先给普通肝素 60 U/kg(最大量 4 000 U)静脉注射,溶栓结束后以 12 U/(kg·h)的速度静脉滴注维持至少 48 h,监测 APTT,控制在对照值的 1.5~2.0 倍,其后可改为低分子肝素皮下注射,每 12 h 1 次,连用 3~5 d;非特异性纤溶酶原激活剂溶栓后,可根据监测的凝血功能选用普通肝素或低分子肝素。

溶栓治疗成功(血管再通)的临床评估(间接判定指标):①60~90 min 内 ECG 抬高的 ST 段至少回落 50%;②CK - MB 峰值提前至发病 12~14 h 内;③2 h 内胸痛症状明显缓解;④2~3 h 内出现再灌注心律失常,如加速性室性自主心律、房室传导阻滞、束支传导阻滞突然改善或消失,或下壁心肌梗死患者出现一过性窦性心动过缓、窦房传导阻滞,伴或不伴低血压。具备上述 4 项中的 2 项或 2 项以上者,考虑再通;但③和④两项组合不能判定为再通。

溶栓治疗的主要并发症是出血,尤其应警惕颅内出血(0.9%~1.0%)及消化道出血,予以相应处理。

(2)NSTE - ACS 患者:不行溶栓治疗。

(3)溶栓后 PCI:为保证溶栓治疗的疗效确切以及进一步评价病变血管情况,所有经静脉溶栓的患者溶栓后应尽早送至 PCI 中心,即使溶栓成功也应在溶栓治疗后 2~24 h 内行冠状动脉造影并对梗死相关血管进行血运重建(表 4 - 16)。

表 4 - 16　溶栓后 PCI

推荐意见	建议分类	证据级别
经静脉溶栓治疗的患者溶栓后应尽早(24 h 内)送至 PCI 中心	I	A
即使临床溶栓成功,也建议溶栓后 2~24 h 内行冠状动脉造影,并对梗死相关血管行血运重建	I	A
溶栓后出现心源性休克或严重急性心力衰竭时,行急诊冠状动脉造影并对相关血管行血运重建	I	A
对溶栓治疗失败患者行急诊补救性 PCI	I	A
溶栓成功后,如果出现再发缺血、血流动力学不稳定以及危及生命的室性心律失常或有再次闭塞证据时,行急诊 PCI	I	A

2. 急诊 PCI 治疗

(1)STEMI 患者的 PCI:见表 4 - 17。

表 4-17 STEMI 患者 PCI 治疗

推荐意见	建议分类	证据级别
发病 12 h 内(包括正后壁心肌梗死)或伴有新出现左束支传导阻滞的患者	I	A
伴严重急性心力衰竭或心源性休克时(不受发病时间限制)	I	B
发病 12~24 h 内存在持续性心肌缺血、心力衰竭或致命性心律失常的症状或体征	I	C
对因就诊延迟(发病后 12~48 h)并具有临床和(或)心电图缺血证据的患者行直接 PCI	IIa	B

　　(2) NSTE-ACS 的 PCI:准确危险分层,早期识别高危患者。对于极高危或高危患者,建议采取积极的早期介入策略(表 4-18)。

表 4-18 NSTE-ACS 危险性评估与介入性策略

患者类型	症状	推荐意见	建议分类	证据级别
极高危缺血患者	①心源性休克或血流动力学不稳定; ②危及生命的心律失常或心跳骤停; ③心肌梗死机械性并发症; ④急性心力衰竭伴难治性心绞痛和 ST 段改变; ⑤再发 ST-T 动态演变,尤其是伴有间歇性 ST 段抬高	建议行紧急介入策略(<2 h)	I	C
高危缺血患者	①cTn 动态改变; ②ST 段或 T 波动态演变(有或无症状); ③GRACE 评分>140 分	建议早期介入策略(<24 h)	I	A
中危缺血患者	①糖尿病; ②肾功能不全,估算肾小球滤过率(eGFR)<60 mL/(min·1.73 m²); ③左心室功能下降(左心室射血分数<40%)或充血性心力衰竭; ④早期心肌梗死后心绞痛; ⑤近期行 PCI 治疗; ⑥既往行 CABG 治疗; ⑦GRACE 评分>109,但<140 分; ⑧无创检查时反复出现缺血症状	建议介入策略(<72 h)	I	A
无症状的低危患者	—	建议先行无创性检查(如负荷试验、心脏超声等),寻找缺血证据,再决定是否采用介入策略	I	A

3. 冠状动脉旁路移植术(CABG)

紧急 CABG 也是再灌注治疗的一种手段,仅在以下少部分患者中考虑实施:①溶栓治疗或 PCI 后仍有持续的或反复的缺血;②冠状动脉造影显示血管解剖特点不适合行 PCI;③心肌梗死机械并发症如室间隔穿孔、乳头肌功能不全或断裂等。

(四) ACS 合并心力衰竭或心源性休克

ACS 的心功能评价根据是否存在淤血和外周组织器官低灌注的临床表现,分为暖而干、暖而湿、冷而干及冷而湿 4 种临床类型,AMI 也可应用 Killip-Kimball 分级。

对于 ACS 合并心力衰竭患者,除上述处理措施外,应尽早使用辅助通气治疗,尽早行超声心动图检查,必要时行血流动力学监测,以评价左心功能的变化、指导治疗及监测疗效。

有肺淤血甚或肺水肿表现的心力衰竭(Killip Ⅱ～Ⅲ级),采用静脉襻利尿剂(如呋塞米、布美他尼和托拉塞米)作为一线药物。若血压＞90 mmHg,可应用血管扩张剂,其中硝酸盐类(硝酸甘油与硝酸异山梨酯)主要扩张静脉容量血管、降低心脏前负荷,较大剂量时可同时降低心脏后负荷,在不减少每搏输出量和不增加心肌耗氧的情况下减轻肺淤血尤其适用。

心源性休克(Killip Ⅳ级)可为 STEMI 的首发表现,也可发生在急性期的任何时段,6%～10% 的 STEMI 患者合并心源性休克,且住院期间病死率高达 50% 左右。此类患者宜尽早行冠脉造影,以期对冠脉行血运重建。

对于上述有心输出量严重降低导致组织器官低灌注的患者,宜静脉使用正性肌力药物,有助于患者血流动力学的稳定。存在持续组织低灌注、需要使用血管收缩药物维持收缩压者,首选去甲肾上腺素,最好监测动脉内血压。对于严重或难治性心源性休克且无禁忌证的患者,可考虑使用短期机械循环支持。

六、新概念与新进展

1. 增加新的疾病分型和种类

(1) 心肌梗死(MI)的临床分型及诊断:根据病理生理机制、临床和预后差异及不同治疗策略,分为如下临床类型。

1 型 MI:由动脉粥样硬化血栓形成引起,且通常由动脉粥样硬化斑块破裂或侵蚀诱发的 MI。

2 型 MI:因氧供与氧需不匹配,导致的缺血性心肌损伤。

3 型 MI:发生心脏性死亡的患者。

4 型 MI:为冠脉介入手术相关的心肌梗死。

5 型 MI:与冠状动脉旁路移植术相关的心肌梗死。

(2) 冠状动脉非阻塞性心肌梗死(myocardial infarction with non-obstructive coronary arteries,MINOCA):越来越多的临床病例提示,存在一组 MI 患者,血管造影没有阻塞性冠状动脉病(CAD)(阻塞性是指在主要的心外膜血管狭窄直径≥50%),对于这一实体,称之为 MINOCA。如 MI 的诊断一样,MINOCA 存在一种引起心肌损伤的缺血机制（而非缺血性原因如心肌炎除外）。在诊断为 MI 的患者中，估计 MINOCA 的患病率为 6%～8%，女性比男性更常见；与 STEMI 患者相比，NSTEMI 患者更多见。

（3）自发性冠状动脉夹层：是一种非动脉粥样硬化、非创伤性或医源性冠状动脉内膜分离，继发于血管出血或内膜撕裂，占所有 ACS 的 4%，60 岁以下女性的发病率较高。冠状动脉腔内影像对诊断和治疗策略有重要意义，但目前尚无有效的药物治疗方法。

2. 首次医疗接触（FMC） 把心电图确诊 STEMI 的时间点视为"time 0"，并将这一时间点作为选择再灌注策略的计时开始。剔除了"门球时间（door to balloon time，D2B）"这一模糊的术语，并将 FMC 定义为医师、护理人员或护士首次对患者进行心电图检查及解读的时间点。以往我们经常在院内起始治疗，但是现在医护人员在救护车中即可启动治疗，所以"门"的含义可能会视不同情况而定。

3. NSTE－ACS 治疗的质量指标 是一套能够量化对指南建议遵守情况的措施，包括 7 个领域：医疗中心组织、再灌注/有创策略、住院风险评估、住院期间抗栓治疗、二级预防出院治疗、患者满意度及综合质量指标风险调整 30 天死亡率。质量指标贯穿了 NSTE－ACS 的诊断、治疗和预后。因此，纳入该指标可以评价改善医疗质量的结果。

4. 快速诊断和排除流程 《2020 ESC NSTE－ACS 指南》仍建议采用 ESC 的 0 h/1 h 流程（优选）；如果不可行，还增加了采用 ESC 的 0 h/2 h 流程的建议，即从 0 h 开始，分别在 0 h 和 2 h 采血，前提是所在医疗单位有高敏心肌肌钙蛋白（hs－cTn）0 h/2 h 检测流程（次选）。虽然心肌梗死以外的许多疾病也会导致心肌细胞损伤，但是检测 hs－cTn 的获益超过了可能过度诊断 NSTE－ACS 的担忧。最重要的问题是不要错过心肌梗死的诊断。

5. 早期危险分层和有创治疗策略 由于可以采用 hs－cTn 早期诊断 NSTE－ACS，《2020 ESC NSTE－ACS 指南》将原来 4 类血运重建策略风险已经简化为非常高风险、高风险和低风险 3 类，使得临床可操作性更强。对于至少有一个非常高风险标准的患者，建议立即＜2 h 采取有创治疗策略；对于有任何高风险标准的患者，建议在 24 h 内进行早期有创治疗；在低风险患者中，建议采用择期有创策略或无创影像检查。

6. 抗栓治疗 对非瓣膜性心房颤动患者（CHA_2DS_2－VASC 男性评分≥1 分，女性≥2 分）《2020 ESC NSTE－ACS 指南》建议在短期（最多 1 周）的三联抗栓治疗（使用新型口服抗凝药和双联抗血小板治疗），之后的 12 个月内，使用建议剂量的新型口服抗凝药加单联抗血小板治疗（优选氯吡格雷）；当缺血风险大于出血风险时，三联抗栓治疗可延长至 1 个月；12 个月后继续使用新型口服抗凝药，可以停用抗血小板药物。

7. 新冠肺炎流行期间 AMI 治疗建议 2020 年 1 月起，随着新型冠状病毒（2019－nCoV）蔓延，全国各地陆续出现疑似新型冠状病毒肺炎（简称"新冠肺炎"）合并 AMI 的患者。大部分患者存在心肺基础疾病，年龄偏大，呼吸或循环情况复杂且可在短时间内恶化。

考虑到绝大多数 AMI 患者就诊医院并非传染病定点医疗机构，不具备针对呼吸道传染病专业防护条件的心导管室和心脏监护室，因此，应在严格遵守传染病防治法对甲类传染病防控要求的基础上，最大限度遵循"挽救心肌，争分夺秒"的治疗原则，尽量减少患者心肌总缺血时间。对已确诊新冠肺炎合并 STEMI 患者，应立即严格隔离，同时评估有无溶栓禁忌证。无溶栓禁忌证患者，立即启动静脉溶栓并同时转运到所在地区传染病定点医疗机构继续治疗。对有溶栓禁忌证患者第一时间通过国家指定急救转运机构，将患者转运到所在地区传染病定点医疗机构继续治疗。转运过程中，需要有严格防护装备的医护人员护送，配备除颤仪以及相关急救药品。

（沈　伟）

▌第四节　急性主动脉夹层

急性主动脉综合征（acute aortic syndrome AAS）是一种急性发生的、死亡率较高的、以主动脉壁病理改变为主的临床综合征。AAS 包括急性主动脉夹层、主动脉壁内血肿和穿透性动脉粥样硬化性溃疡。急性主动脉夹层占所有急性主动脉综合征的 85%～95%。本章节叙述急性主动脉夹层的历史、流行病学、病理变化、分型、临床表现、影像学检查及治疗方法等内容。

一、流行病学

主动脉夹层（aortic dissection）是一种病情危险、进展迅速、死亡率高的主动脉疾病。其发病率为 4～6/（10 万人·年），如果患者年龄在 65 岁以上，发病率上升到 30/（10 万人·年）。由于全世界人类预期寿命的明显提高，急性主动脉夹层患者的发生率在 2030 年将会上升 30%，2050 年将会上升 57%。急性主动脉夹层占非创伤性突然死亡者尸检总数的 0.9%～1.5%。急性主动脉夹层发病率是腹主动脉瘤破裂的 2 倍，高于其他任何可以导致灾难性后果的主动脉病变。

该病多发生于 40 岁以上的人群，特别是高血压患者。男性发病率明显高于女性（是女性的 2～3 倍），但无论是手术治疗还是非手术治疗，女性患者的死亡率都高于男性患者。

二、主动脉夹层诊治的发展史

公元 2 世纪，古罗马的天才医学家克劳迪亚斯·盖伦（Claudius Galen）基于对猿猴和其他动物主动脉瘤和夹层动脉瘤的解剖知识，描述道："当主动脉扩张时便称之为主动脉瘤，动脉瘤一旦破裂将血流汹涌，很难止住。"16 世纪 50 年代，Andreas Vesalius 和 Daniel Sennert 第一次描述了主动脉夹层。1819 年，Laennec 第一次提出了夹层主动脉瘤（dissection aneurysm）这个名词。1922 年，Dshanelidze 修补了第一例胸主动脉破裂。1934 年，Shennan 证明这个疾病可导致其他一些严重情况，加强了人们对主动脉夹层的认识和重视。DeBakey 是主动脉夹层现代治疗的奠基人。1955 年，DeBakey 报道了 6 例主动脉夹层的手术治疗，并描述了主动脉夹层的病理学和血流动力学因素，促进了血管外科医师寻找治疗夹层更为合理的方法。由于急性主动脉夹层的手术死亡率很高，

1965 年，Myron Wheat 提出了 DeBakey Ⅲ型主动脉夹层的药物等保守治疗方法。从 20 世纪 50 年代起，休斯敦团队的 Michael DeBakey、Denton Cooley、Stanley Crawford 及其同事系统地发展了升主动脉、胸降主动脉和胸腹主动脉的切除及人工血管替换等技术。除此之外，还有体外循环、抗凝血药物的发现及改进、缝合材料的改进、深低温停循环的应用等，克服了外科医师过去难以逾越的屏障，大大提高了主动脉手术的安全性。为了提高对于急性主动脉夹层处理方式的理解，从 1996 年开始有了全球注册急性主动脉夹层的治疗（international registry of acute aortic dissection，IRAD）。1999 年，Dake 和 Nienaber 在《新英格兰医学杂志》（*The New England Journal of Medicine*）上发表了 A 型及 B 型主动脉夹层的血管内支架治疗。

三、主动脉的解剖与分区

从解剖上来说，以膈肌为界，主动脉分为胸主动脉和腹主动脉。胸主动脉又分为主动脉根部、升主动脉、主动脉弓和降主动脉；腹主动脉分为肾动脉上方及肾动脉下方（图 4-8）。近 20 年来，主动脉腔内修复术发展迅速，为方便描述覆膜支架的锚定区，Fillinger 等提出全主动脉分区法，将主动脉从升主动脉至髂动脉分为 11 个区。0 区从窦管交界至无名动脉起始部远端；1 区为从无名动脉起始部远端至左颈总动脉起始部远端；2 区为从左颈总动脉起始部远端至左锁骨下动脉起始部远端；3 区为主动脉峡部（距左锁骨下动脉起始部远端 2 cm 之内）；第 6 胸椎水平将胸降主动脉分为上、下两部分，上半部即主动脉峡部以远到第 6 胸椎水平，为 4 区，下半部即第 6 胸椎水平至腹腔干动脉，为 5 区；发出腹腔干动脉的腹主动脉为 6 区；发出肠系膜上动脉的腹主动脉为 7 区；发出两支肾动脉的腹主动脉为 8 区；9 区为肾下腹主动脉；10 区为髂总动脉；11 区为髂内动脉及髂外动脉。

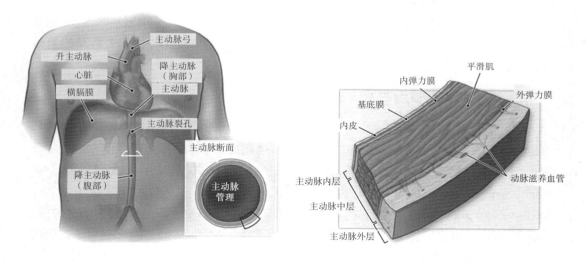

图 4-8　主动脉的解剖及组织学结构

四、主动脉夹层的病因

各种原因导致的主动脉壁退变或中层弹力纤维和平滑肌病变是主动脉夹层形成的内因，而主动脉内血液动力学变化是夹层形成的外因。A 型主动脉夹层的最主要风险是难以控制的高血压。81％的 B 型夹层和 74％的 A 型夹层患者有高血压病史。主动脉夹层的病因和风险因素有以下几种。①先天性主动脉疾病：主动脉二瓣畸形、结缔组织疾病、主动脉缩窄、Ehlers-Danlos 综合征、家族性动脉环发育异常、家族性动脉夹层及马方综合征。②获得性主动脉疾病：动脉粥样硬化、糖尿病、脂质代谢异常、高血压及肾脏疾病。③医源性因素：心导管检查、主动脉或瓣膜手术病史、球囊反搏的应用及主动脉的导管置入。④血管性疾病：Behcet 病、巨细胞性动脉炎、梅毒性动脉炎及多发性大动脉炎。⑤其他因素：吸毒或可卡因药物、长期吸烟、妊娠及年龄。

五、主动脉夹层的病理改变：发病机制和病理生理改变

AAS 包括急性主动脉夹层、主动脉壁内血肿和穿透性动脉粥样硬化性溃疡（图 4 - 9）。主动脉夹层始于内膜撕裂口，这是诊断的先决条件。内膜撕裂口多发生在主动脉腔内流体力学压力最大或变化最大的管壁处，即升主动脉（窦上数厘米）外右侧壁（接近主肺动脉处）或降主动脉近端（左锁骨下动脉开口以远）至动脉韧带处。血液冲击主动脉壁层之间，迫使动脉壁分离，产生与主动脉真腔相平行的假腔。假腔能够从撕裂的内膜处向远端播散，影响主动脉远处的分支，包括冠状动脉、脑血管及肠系膜动脉。假腔持续扩张使真腔受压变窄或塌陷是主动脉夹层最重要、最基本的病理生理改变，导致其他器官的血液灌注不足。很少见的情况是，假腔很快发生凝血，血栓形成的假腔小于真腔；更多见的情况是假腔的血栓形成很晚，假腔通常要大于真的主动脉腔。

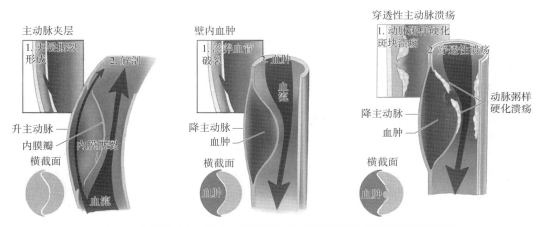

图 4 - 9　主动脉夹层、壁内血肿和穿透性主动脉溃疡的病理改变示意图

急性主动脉夹层的形成机制有两种假说。多数研究者认为先有主动脉内膜撕裂，即原发破口，致使主动脉腔内血液进入中层，形成夹层血肿，剥离主动脉壁将其分隔为双

层。另一种假说认为,囊性变中层的滋养血管先发生破裂出血,形成壁内血肿,然后壁内血肿向主动脉腔方向扩张,造成主动脉壁内膜撕裂。夹层血肿一旦形成,可沿主动脉壁及其分支在长度上或宽度上延伸一定的距离范围,形成平行于主动脉的假腔,假腔通过原发破口与主动脉夹层的真腔(即主动脉腔)相通。

显微镜下发现发生主动脉夹层的患者,动脉内膜破裂处和附近会出现主动脉中层内的细胞外基质增宽,螺旋形增厚的胶原纤维同时减少,分裂或者混乱的弹性纤维增多。此外,平滑肌细胞的基底膜变薄,甚至缺乏。

急性主动脉夹层病变中,若真腔明显受压变窄会引起分支血管缺血,称为动态学阻塞。应用外科手术可使受累的分支血管部分或完全恢复血流,以缓解脏器缺血。如果受累分支血管完全被血栓闭塞,或完全由假腔供血或真假腔同时供血,则称为静态学阻塞(图 4-10)。静态学阻塞患者可能会出现以下几种临床情况:①在急性期出现不同程度的脏器缺血症状,如脑卒中,截瘫,肠坏死和下肢缺血等,需急症外科手术或介入治疗;②大部分静态学阻塞患者,经过外科手术、覆膜支架植入术和开窗术后,脏器缺血会得到相当的改善,这主要是由术后真腔扩大血流量增加所致;③部分静态学阻塞患者在手术或介入后,脏器缺血或分支血管灌注没有改善,甚至脏器缺血加重或分支血管灌注下降。这些可能是少数患者在外科手术和介入治疗后出现截瘫的原因。

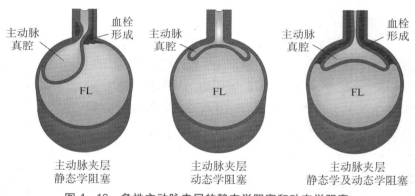

图 4-10　急性主动脉夹层的静态学阻塞和动态学阻塞

六、主动脉夹层的影像学检查

影像学检查的目的:①根据影像学特征,明确有无急性主动脉夹层,做出定性诊断;②进一步评价夹层累及主动脉的范围,明确主动脉夹层的分型;③明确主动脉夹层内膜破口和再破口的大小、位置和数量;④测量受累主动脉最大管径,真假腔管径是否有血栓形成;⑤主要分支血管受累情况;⑥明确主动脉瓣和主动脉窦是否受累;⑦评价左心功能;⑧明确有无其他并发症。X 线摄影(radiography)及血管造影(angiography)是主动脉疾病的传统影像学检查技术。随着多排螺旋 CT(MDCT)以及高场强心血管 MRI 等现代影像学技术的飞速发展,无创影像学诊断在各类主动脉疾病的诊断上发生了质的飞跃(表 4-19)。

1. X 线胸片 它可以显示：①胸主动脉全程或局部扩张增宽；②主动脉壁是否有钙化，钙化自主动脉壁内移超过 4 mm 提示主动脉壁增宽，钙化部位存在夹层；③心影可因主动脉关闭不全或心包积液而增大；④胸腔积液(图 4 - 11)。

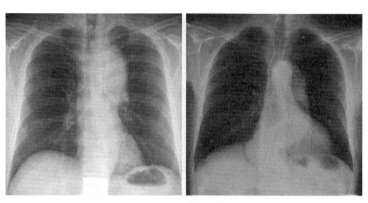

图 4 - 11　主动脉夹层的胸部正位片表现

2. 主动脉造影 主动脉造影的敏感度 80%～90%，特异度为 90%～100%。它对主动脉夹层诊断的主要优势和特点如下：①直接征象，显示内膜破口，假腔和真腔主动脉或内膜片；②间接征象，主动脉管腔狭窄或变形、主动脉壁增厚、分支血管异常和主动脉瓣反流等；③目前主要在血管腔内覆膜支架治疗的同时进行诊断性检查；④对于冠状动脉和周围动脉病变或受累情况的显示，目前不推荐常规术前评价冠脉血管情况。过去，主动脉造影一直被视为主动脉夹层诊断的"金标准"，然而，这种技术存在一些缺点，限制了它的临床应用：①属于有创检查；②检查时间长，费用高；③没有横断面影像，对于主动脉夹层的诊断特异度和敏感度相对较低，尤其是对 Stanford A 型动脉夹层细化分型帮助有限。

血管内超声可以提供实时的主动脉病变图像，在指导主动脉支架植入的过程中是一种可靠和安全的方法。结合经食管心超检查，可以确定血管内支架的锚定位置、血管内膜破口、指导介入治疗中的开窗位置、壁内血肿和动脉瘤。血管非中心测量的可能性和缺乏多普勒图像是血管内超声的主要缺陷。

3. 超声心动图检查 它为诊断主动脉夹层提供了一种无创、快速、经济的方法。二维超声心动图可实时观察心脏和主动脉；彩色多普勒可显示真假腔内血流、内膜撕裂部位，评价主动脉瓣反流程度。经食管超声心动图可得到均匀、高质量的心脏和主动脉图像，能清晰勾画主动脉根部、主动脉弓和胸降主动脉的形态结构，并能详细地显示主动脉的细微病变及其腔内的血流情况。经胸超声心动图诊断主动脉夹层的有效性已得到广泛评估。其敏感度较低，在 A 型夹层中为 78%～100%，在 B 型夹层中敏感度为 31%～55%，特异度为 63%～96%。因此，阴性的经胸心超检查结果不能排除急性主动脉夹层诊断。如果能提供及时和可靠的检查，经食管心脏超声诊断 A 型主动脉夹层的敏感度和特异度更高，可达 89%～99%。

4. **主动脉 CTA** 对可疑主动脉夹层的患者进行主动脉 CTA 的主要目的：首先，明确有无主动脉夹层；其次，对确诊的主动脉夹层，更要明确病变范围、程度、类型和是否伴有其他并发症。影像学检查可提供的信息包括如下：①主动脉腔是否有内膜片或呈"双腔主动脉"，即明确主动脉夹层诊断；②主动脉夹层累及的范围，是否累及升主动脉；③主动脉夹层的破口或再破口的位置；④真腔和假腔的大小、形态、真/假腔比值、假腔内是否有血栓或部分血栓形成；⑤主要分支血管的受累情况，包括冠状动脉、头臂动脉、腹腔动脉、肠系膜上动脉、肾动脉和下肢动脉是否受累；⑥有无主动脉瓣关闭不全及其程度；⑦左心功能情况；⑧其他并发症，如心包积液、胸腔积液、主动脉破裂和假性动脉瘤等。

多排 CTA 检查的主要优点是：①普及、检查速度快、使用方便和安全，更适用于急性和不配合患者；②CT 图像空间和密度分辨率高，可详细地显示主动脉夹层的病理变化，如内膜破口或再破口及分支血管受累情况等（特别是可同时进行冠脉成像），并可显示主动脉钙化和植入的支架。文献报道 CT 检查对于主动脉夹层诊断的特异度和敏感度接近 100%。CTA 检查的主要缺点是需碘造影剂的增强扫描，无法用于肾功能不全和碘造影剂过敏的患者。但 64 排以上 CT 检查的应用已大大地减少了造影剂用量，总量可以小于 60 mL（图 4-12）。

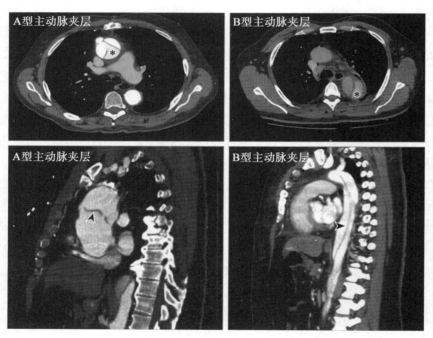

图 4-12 A 型及 B 型主动脉夹层的 CTA 表现

5. **主动脉 MRA** MRA 是发展最快的无创性血管成像技术，是主动脉夹层诊断最准确的影像学方法之一（图 4-13）。文献报道 MRI 检查对主动脉夹层诊断的特异度和敏感度接近 100%。其主要优点是：①可提供主动脉病理解剖、功能和血流信号，有利于主动脉夹层综合评价和复杂性主动脉夹层的诊断；②无创伤，无辐射，MRI 可不用造影剂进行血管成像，MRI 应用的是比碘造影剂更安全的螯合剂；③可多平面和多序列成像，显示主动脉或主动脉病变全貌，显示主动脉夹层的病理变化和并发症。

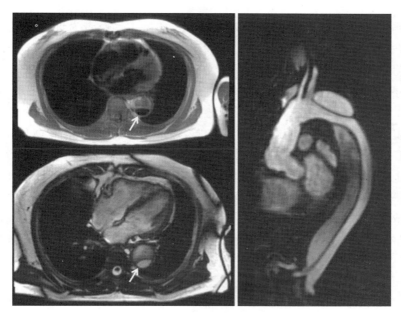

图 4-13 A 型及 B 型主动脉夹层的 MRA 表现

MRI 检查主要缺点为检查速度相对较慢，患者能否配合对图像质量影响大，检查时不利于患者的监护和抢救，不利于急性或重症患者的检查。MRI 检查也不能提供冠状动脉信息。因此，国内外多数医院和研究所仍将 CTA 检查作为主动脉夹层或急性主动脉综合征的首选影像学检查。

6. PET-CT 检查 可以很好地评价发生感染或炎症性病变的主动脉壁。

七、血液生物标记物

怀疑有主动脉夹层的患者检测血液标记物具有较小的诊断价值。只有几种生物标记物被报道可以用于诊断及预测主动脉夹层，如 D-二聚体、FDP、CRP、肌钙蛋白及炎症因子等。D-二聚体通常用于诊断肺动脉血栓形成，它也可以用于排除主动脉夹层的诊断。在发生症状的 24 h 内，如果患者的 D-二聚体含量低于 500 ng/ml 可以排除肺动脉血栓形成，也可以排除主动脉夹层。但是在溃疡性主动脉穿孔、壁内血肿和伴有假腔内血栓形成的主动脉夹层患者也会出现 D-二聚体低于 500 ng/ml 的情况。D-二聚体的升高也可以出现在急性心肌梗死、覆壁血栓形成及急性肺动脉血栓形成。

八、主动脉夹层的分型

DeBakey 分型和 Stanford 分型是目前两种被广泛应用的主动脉夹层国际分型。前者根据原发内膜破口的起始部位及夹层累及范围分型，后者仅以夹层累及范围分型。

1. DeBakey 分型　　DeBakey Ⅰ型：内膜破口位于升主动脉近端，夹层累及升主动脉和主动脉弓，范围广泛者可同时累及胸降主动脉和腹主动脉；DeBakey Ⅱ型：内膜破口位于升主动脉，夹层范围局限于升主动脉；DeBakey Ⅲ型：破口位于左锁骨下动脉开口以远，升主动脉和主动脉弓未受累，夹层范围局限于胸降主动脉者为Ⅲa，夹层广泛者同时累及腹主动脉为Ⅲb。部分 DeBakey Ⅲ型可发生夹层向主动脉弓和升主动脉逆向撕裂，被称为逆撕裂型 DeBakey Ⅲ型。

2. Stanford 分型　　目前，最常用的主动脉夹层分型是在 1970 年指定的 Stanford 分型，本章节以 Stanford 分型来进行分类叙述。凡夹层累及升主动脉者均为 A 型，接近无名动脉，无论是否扩张至主动脉弓和降主动脉，包括 DeBakey Ⅰ型和 DeBakey Ⅱ型；仅累及左侧锁骨下动脉以远的胸降主动脉为 Stanford B 型，即 DeBakey Ⅲ型。但 DeBakey Ⅲ型逆撕累及主动脉弓者为 Stanford B 型，而同时累及升主动脉则为 Stanford A 型。如果夹层仅涉及主动脉弓部，是 Stanford 非 A、非 B 型夹层。

Stanford 主动脉夹层分类常被用于指导急性处理方法的选择。而 DeBakey 分型更有助于长期的随访，因为该分型是根据主动脉的近端和远端的病变进行划分的（图 4 - 14）。

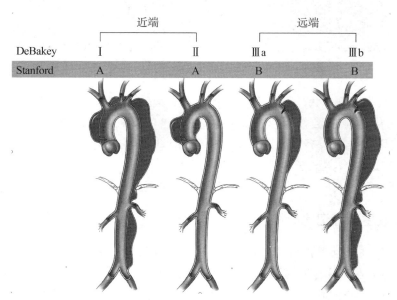

图 4 - 14　主动脉夹层的 Stanford 和 DeBakey 分型

最近，根据患者的临床表现又将 A 型主动脉夹层分成 Penn 分型：Aa 型为伴有分支动脉供血不足表现或者循环衰竭表现；Ab 型为局部器官供血不足表现；Ac 型为伴有或不伴有心功能不全的循环衰竭表现；Abc 型为局部和全身循环衰竭的混合临床表现。根据穿破主动脉内膜后血液在主动脉中层的流向分为顺行型和逆行型。

3. 其他分型　　主动脉夹层除按病变部位分类，还可以按持续时间分类，以最初症状发作至临床评估或诊断的时间长短来定义。欧洲心脏协会的指南将急性主动脉夹层分为 4 期：超急性期是指发病在 24 h 内的主动脉夹层；急性期是指发病在 2～14 d 内的主动脉夹层;亚急性期是指发病在2周～3个月之间的主动脉夹层;而慢性期是指发病在3个月以上的主动脉夹层。根据 IRAD 数据提示,急性主动脉夹层患者的死亡和并发症的出现经常发生于亚急性期之前。

九、临床表现

1. 血液动力学变化　急性期,主动脉夹层血液动力学变化非常复杂。部分患者可表现为不同程度的低血压(20%),其主要原因有:①假腔破裂出血导致失血性休克或假腔内血液不同程度地渗漏到主动脉周围或胸腔;②假腔破裂出血进入心包导致心包积液或急性心包填塞;③夹层累及冠状动脉导致急性心肌梗死或急性心室纤颤;④夹层累及冠状动脉或主动脉瓣重度关闭不全导致急性充血性左心功能衰竭。A 型主动脉夹层患者中有40%～75%的患者出现主动脉瓣关闭不全,有38%的患者两上肢血压及脉搏不一致。少数患者急性期没有明显血流动力学变化和临床症状,故容易被漏诊或误诊。高血压或有高血压病史是急性主动脉夹层最常见的临床表现之一(50%)。

2. 疼痛　胸背部剧烈疼痛是急性主动脉夹层最常见的临床症状,占74%～90%。无心电图 ST-T 改变的胸部或背部等处剧烈不缓解的疼痛是急性主动脉夹层最常见的首发症状。疼痛一般位于胸部的正前后方,呈刺痛、撕裂痛、刀割样痛。常突然发作,很少放射到颈、肩及手臂。升主动脉及主动脉弓夹层以前胸痛为主,降主动脉夹层以胸背痛为主。疼痛的另一特点为放射性,通常与夹层扩展方向一致。当疼痛向腹部甚至大腿放射时,则提示夹层向远端撕裂。

3. 脏器缺血的临床表现　主要分支血管受累导致脏器缺血是主动脉夹层最重要病理生理改变之一,有1/3的患者会出现相关症状和体征。其临床表现有:①夹层累及冠状动脉开口可导致急性心肌梗死或左心功能衰竭,A 型急性主动脉夹层患者中10%～15%出现心肌缺血表现;②夹层累及无名动脉或左颈总动脉可导致中枢神经系统症状,影响脊髓动脉灌注时,脊髓局部缺血或坏死可导致下肢轻瘫或截瘫;③夹层累及一侧或双侧肾动脉时可有血尿、无尿及严重高血压;④夹层累及腹腔动脉、肠系膜上和下动脉时可表现为急腹症及肠坏死,偶然会有肝梗死和脾脏梗死,小于5%的患者会出现肠系膜缺血;⑤累及下肢动脉时可出现急性下肢缺血症状,如无脉、疼痛等。

4. 急性呼吸衰竭　急性主动脉夹层可以伴发急性呼吸衰竭。如果患者出现急性呼吸衰竭或者急性肺损伤,将延长患者住院时间并引起生命危险。

5. 其他症状　晕厥也是急性主动脉夹层的主要症状,出现晕厥的患者通常死亡率会升高。假腔内血液慢性渗漏或破裂出血引起纵隔血肿和胸腔积血,压迫周围组织可引起声音嘶哑、吞咽困难和上腔静脉综合征等。

十、主动脉夹层的诊断

急性主动脉夹层的早期及时诊断对于患者的治疗效果非常关键。欧洲心脏病学会推荐通过评价以下的风险因素来估计患者发生主动脉夹层的可能性:①患者的病史,结缔组织病、动脉瘤或主动脉瓣病变;②患者的症状,突发的、非常剧烈的胸痛;

③患者的体征,肢体脉搏微弱,四肢血压差异性大,舒张期的主动脉杂音、低血压或休克。及时诊断早期怀疑 A 型主动脉夹层的患者是成功治疗的关键。最快速且准确的诊断方法是主动脉的增强 CT 扫描,CT 诊断急性主动脉夹层的敏感度和特异度都非常高。主动脉夹层处理后的随访中,可以用 MRI 检查来替代 CT 检查来了解主动脉的情况(表 4 - 19)。

表 4 - 19　主动脉夹层诊断方法的对比

诊断方法	优点	缺点	患者的选择	推荐等级	证据等级
D -二聚体的测定	检测速度快,方便;敏感度高可达 97%	特异度差,仅 56%	适用于主动脉夹层发生率低的患者	Ⅱa	B
胸片	快速,无创	较低的敏感度和特异度	适用于主动脉夹层发生率较低的患者	Ⅱb	C
经胸部心超	较快,无创	不适用于胸廓畸形、肥胖、肺气肿及机械通气的患者;不能完整显示主动脉全貌	可以快速床旁检查;适用于不稳定患者的术中评估	Ⅰ	C
经食管心超	克服了经胸心超的限制;适用于血流动力学不稳定的患者;敏感度 95%,特异度 95%	有侵袭性,需要患者镇静和血压控制;不适合有食管疾病的患者	适用于不稳定且高度怀疑主动脉夹层的患者	Ⅰ	C
		过多依靠检查者的经验;不能显示主动脉全貌	适用于稳定且怀疑主动脉夹层的患者	Ⅱa	C
增强胸部CT 检查	快速获得影像学资料;可以获得整个主动脉的 3D 影像;敏感度 100%,特异度 98%	需要应用放射线及造影剂;不适合严格卧床患者	适用于稳定及不稳定的怀疑主动脉夹层的患者	Ⅰ	C
			适用于开始排除但仍然高度怀疑主动脉夹层的患者	Ⅰ	C
MRI 检查	可以观察整个主动脉;敏感度 98%,特异度 98%	不适合有金属植入物或安装过起搏器的患者;检查期间对患者情况的监测较难;不能广泛应用于急症检查	适用于稳定且高度怀疑主动脉夹层的患者	Ⅰ	C
			适用于开始排除但仍然高度怀疑主动脉夹层的患者	Ⅰ	C

十一、急性主动脉夹层的自然病程

影响急性主动脉夹层预后的主要因素如下。①病变分型:Stanford A 型早期死亡率高。②病变范围和程度：病变范围越广泛，主动脉及假腔扩张越明显，造成破裂出血风险性越大，脏器缺血越严重。③有无严重并发症：伴急性心肌梗死、主动脉瓣重度关闭不全、脑卒中、脊髓截瘫、肠缺血和肾衰竭等，均可增加急性期的死亡率。④血流动力学变化：高血压是影响急性主动脉夹层自然史和预后的最重要风险因素之一。未经外科手术治疗的主动脉夹层急性期死亡率或猝死率极高，仅有极少数患者经内科保守治疗后可长期生存或病变自然愈合（假腔消失）。

文献报道，未经治疗的急性 Stanford A 型主动脉夹层 1～3 d 内的死亡率每小时上升 1%～2%，48 h 内有 30%～68% 患者死亡，约 50% 以上患者 1 周内死亡，75% 以上患者 1 个月内死亡，90% 以上患者 1 年内死亡。有报道称 Stanford A 型主动脉夹层急性期患者，手术后 30 天、1 年和 5 年存活率分别为 81%、74% 和 63%。因此，对于 Stanford A 型主动脉夹层，多数学者主张在急性期或亚急性期积极手术治疗。在一组 384 例急性 Stanford B 型主动脉夹层的研究中，73% 患者采用内科保守治疗，其住院期间死亡率为 10%，即急性期和亚急性期存活率接近 90%。另一项研究证实，Stanford B 型主动脉夹层内科保守治疗长期存活率 5 年为 60%～80%，10 年为 40%～45%。

十二、急性主动脉夹层的治疗

急性期主动脉夹层的治疗目标主要是预防并发症的出现。首先是限制假腔的扩张，防止分支血管灌注不足，减少主动脉血流对于主动脉壁的剪切力，预防主动脉的扩张和破裂。

（一）保守治疗

对于所有确诊及高度怀疑急性主动脉夹层的患者必须加强监护。为了静脉用药和紧急时输血或输液，应当建立 2 条较大的静脉通道。对于低血压和充血性心力衰竭患者，考虑放置中心静脉或漂浮导管。建立动脉通道实时监测患者的血流动力学，如收缩压、舒张压、脉率和检测血气分析等，以便及时调节药物应用剂量及监测患者血流动力学状态。

内科治疗的核心是缓解疼痛、降低血压、减小主动脉壁所受到的压力，其次是减小血压的波动范围、降低脉压差和左心搏动性张力。几乎所有患者在明确诊断或手术之前都先接受了药物治疗。药物治疗也是一些拒绝手术治疗和手术存在高风险或没有并发症的 Stanford B 型主动脉夹层患者长期治疗的首选方法。

患者的剧烈胸痛可于静脉内缓慢注射吗啡 5 mg，必要时可给行冬眠疗法。急性期 β 受体阻滞剂适合于血压轻度增高者，对于血压重度升高者则需静脉联合应用 β 受体阻滞剂与硝普钠，以控制血压及降低心率，将收缩压控制在 100～120 mmHg，心率降至 60～80 次/分，或是能保持重要脏器（心、脑和肾）灌注的最低水平。硝普钠以 20 μg/min 开始静脉滴注，根据血压的监测情况缓慢递增，直至 800 μg/min；血压正常的患者，静脉应用普萘洛尔 1 mg/4～6 h，或口服美托洛尔 20～40 mg/4～6 h。美托洛尔可以每 5 min 静脉注射 5 mg，直至达到目标心率水平。同时还可联合应用钙通道阻滞剂维拉帕米等兼具血管扩张及负性肌力的药物。ACEI 类药物不能降低患者的死亡率，但是这类药物可以帮助控制患者的血压。

（二）外科手术

外科手术治疗的目的是处理患者潜在的病理改变（切除破裂或有破裂风险的主动脉壁），预防主动脉破裂、心包填塞、急性主动脉瓣关闭不全、循环衰竭、卒中或者周围器官供血不足等并发症的发生。另一个手术目的是最大限度恢复主动脉腔及主要分支血管的血流。

A 型主动脉夹层的手术死亡率大约为 20%，手术成功依靠的是选择合适的患者、医师团队的整体治疗经验和手术技巧。目前，各国指南都推荐 A 型急性主动脉夹层患者积极给予外科手术治疗，否则他们很难长期存活。

考虑到主动脉根部的远期扩张和再次行主动脉根部手术将更加复杂，A 型主动脉夹层的手术应该更加积极。通常来说，手术通过正中纵行劈胸骨入路，使用中度及深度的深低温停循环。动脉插管方式通常选择股动脉插管。由于顺行血流更符合患者的生理变化，选择右侧锁骨下动脉或腋动脉插管对于脑灌注和远端的主动脉灌注更加合适。

A 型主动脉夹层的手术方式：①主动脉根部替换术，即完全替换主动脉瓣、主动脉窦部及升主动脉，重新吻合冠脉血管开口。指征包括 A 型主动脉夹层、涉及主动脉窦部的夹层分离、另外有结构和功能上的主动脉瓣反流。对于有结缔组织病的年轻患者（如马方综合征，Ehlers-Danlos 综合征等），有远期主动脉根部扩张的可能，因此应该积极考虑主动脉根部替换手术。术后 10 年的患者生存率可以达到 90%。②冠状动脉开口上方的升主动脉替换术，即在冠脉开口上方进行升主动脉替换术、主动脉岛技术或者移植物端-端吻合。指征包括主动脉根部不扩张、主动脉窦部完整、代偿性主动脉瓣关闭不全、主动脉根部不扩张及 DeBakey Ⅰ/Ⅱ 型患者。③保留主动脉瓣的主动脉根部替换术（David 手术），即指将原来的主动脉瓣移植入人工血管，伴或不伴有主动脉窦部成形，重新移植冠脉开口于人工血管上，重建人工血管的主动脉窦部。指征包括夹层侵犯主动脉窦部、年轻患者、正常的主动脉瓣、主动脉根部破裂或扩张；甚至对主动脉瓣二叶畸形的患者，主动脉瓣也应该被保留。④冰冻象鼻修复术，即通过完整移植升主动脉和主动脉弓部修复主动脉真腔，避免二次手术，使假腔的血液血栓形成，选择性脑灌注，低温停循环，用血管岛技术重建主动脉弓部的血管分支，有一定的手术难度。指征包括患者的病变扩展到降主动脉（大于 3 个主动脉节段，DeBakey Ⅰ 型主动脉夹层），降主动脉有内膜破裂，伴有肠系膜及肾动脉供血不足。⑤开放置换降主动脉，即运用深低温停循环，通过左侧后外侧切口行降主动脉人工血管置换术，关闭远端吻合口的假腔，使假腔形成血栓；重建主动脉真腔内的血流，纠正周围器官的灌注不足。死亡率较高，为 25%，有 7% 脊椎供血不足。指征为急性伴有并发症的 B 型主动脉夹层，有血管内治疗的禁忌证（没有合适的近端锚定点，主动脉弓为锐角，右下肢动脉严重的疾病）。Stanford A 型主动脉夹层由外科手术处理，手术目的是重建主动脉真腔，预防假腔进一步扩张，用人工血管重建主动脉结构。手术可以使 A 型主动脉夹层患者的死亡率从 90% 降到低于 20%。

（三）血管内介入治疗

血管腔内修复主动脉夹层的目的是覆盖破裂的主动脉内膜，阻挡血流进入夹层的假腔，获得扩张的急性主动脉夹层的真腔，使假腔血栓形成消灭假腔，特别适用于 B 型主动脉夹层患者。Stanford B 型主动脉夹层能被分成复杂和不复杂两种类型。复杂的 B 型主动脉夹层包括以下并发症：器官灌注不足而引起的器官衰竭，尽管充分的药物治疗也难以控制的高血压，以及由于主动脉破裂而增加的主动脉周围血肿或者血胸。复杂的 B 型主动脉夹层患者占患者的 1/3，这些患者应该积极地进行血管腔内治疗。

根据 IRAD 的注册数据，研究者发现，B 型夹层患者药物保守治疗后院内死亡率为 9.6%，外科手术治疗的死亡率为 32.1%，血管内介入治疗的死亡率为 6.5%。目前，各国指南推荐应用胸主动脉腔内修复术(thoracic endovascular aortic repair，TEVAR)治疗复杂的 B 型主动脉夹层患者，是Ⅰ类推荐。对于血管内治疗 B 型急性主动脉夹层患者，已从治疗出现并发症的复杂 B 型急性主动脉夹层变为在有些病例中预防性防止并发症出现的预先血管内治疗。

目前，A 型主动脉夹层的完全血管内介入治疗还处在临床研究阶段，并不是标准的治疗方法。一些经过传统外科手术的 A 型主动脉夹层患者术后仍然会出现内膜下垂引起的动态性阻塞，可以尝试应用经皮的开窗术重建主动脉真腔与假腔之间的畅通。

（四）手术并发症

凝血功能紊乱和主动脉破裂会导致 25% 的 A 型主动脉夹层患者术后出现广泛渗血。研究表明，出血是 A 型主动脉夹层手术早期和晚期死亡率的独立预测因素，大约占急性主动脉夹层术后院内死亡的 20%。NORCAAD 注册研究发现，术前心功能不全可以引起患者 30 天死亡率升高(33%)。卒中是 A 型主动脉夹层患者术后一个主要的死亡原因，脑损伤的发生机制是多方面的。从 NORCAAD 的注册数据中发现，对比其他部位器官的血流灌注不足患者，术前存在脑血流灌注不足的患者术后出现脑卒中的概率提高了 3 倍。但是昏迷的患者却与此因素无关，说明两者的损伤机制不同。从 NORCAAD 注册研究中还发现伴有肠系膜供血不足的患者有 31% 出现死亡；Di Eusanio 等报道 95% 的药物保守治疗后死亡的患者与肠系膜供血不足相关。急性肾功能损伤是 A 型主动脉夹层常见的并发症，以往研究发现急性肾功能损伤的发生率为 40%~55%。

十三、长期预后

急性主动脉夹层晚期并发症：周围器官的动脉供血不足、主动脉直径增加、动脉瘤形成和动脉瘤破裂、再次发生夹层或者夹层情况进展、吻合口或支架边缘出现瘘或者出血。有马方综合征等高风险患者再次发生主动脉夹层及动脉瘤破裂的风险更高，有动脉假腔的患者有晚期并发症增加和死亡率升高的风险。

Stanford A 型主动脉夹层是最严重的主动脉夹层病变类型，其整体死亡率为 73%，A 型急性主动脉夹层患者目前院内的死亡率接近 60%。近十年随着外科技术的进展和手术后及时处理，术后死亡率降至 12%。最近几年，A 型主动脉夹层修补术的长期预后都较好，5 年生存率达到 84%~85%，10 年生存率达到 64%~68%，30 年的生存率达到

38%。得到及时处理的 B 型主动脉夹层患者死亡率最低可达 11%，如果患者由于其他并发症而需要手术，其死亡率会上升到 31%。

急性主动脉夹层被认为是个终身的疾病。主动脉夹层患者无论是经过药物治疗、血管内治疗还是外科治疗，需要终身的临床及影像学随访，并且对于家庭成员也要进行主动脉疾病的筛查。门诊随访的患者要把血压严格控制在 120/80 mmHg 以下，心率控制在 80 次/分以下。患者需要戒烟，对于疾病建立正确的认识，并尽量避免促进动脉粥样硬化疾病的风险因素。对于血脂的治疗，低密度脂蛋白胆固醇（LDL－C）目标控制在 1.8 mmol/L（70 mg/dL）以下。患者需要终身教育及随访：坚持药物治疗、基因咨询、戒烟和避免动脉粥样硬化的因素，避免可卡因或其他刺激性药物，避免剧烈运动及接触性运动，轻微的有氧运动和正常活动不受限制。

十四、总结

主动脉夹层是急性胸痛患者需要紧急诊断、处理或排除的急症。对基层医务人员的继续教育、主动脉夹层初步处理的标准流程、心血管专科医师的准确交流可以缩短主动脉夹层患者准确诊断及紧急手术的时间。虽然影像学检查的进步可以明确诊断及监测主动脉扩张及夹层分离，但是检查方便和性价比高的血液标记物将有更大的临床价值。

对于没有紧急手术指征的急性主动脉夹层的患者，应用合理的药物治疗来严格控制血压是非常重要的。主动脉夹层是死亡率较高的心血管急症，所有患者都有急症手术的指征，除非患者术前已濒临死亡或者有严重的其他疾病。外科手术方式及术前的处理根据动脉夹层的病理特点和临床表现各有不同。根据近几年的多中心的 NORCAAD 临床数据，对于主动脉夹层的患者来说，尽可能及时采取手术方式治疗，会获得更好的生存获益。

未来医学的努力将会关注特殊患者的选择，改善围手术期处理方式，减少并发症发生，也会关注患者长期的预后和随访管理。

（施　梦）

▌第五节　恶性心律失常

恶性心律失常通常指恶性室性心律失常，是根据心律失常的程度及性质分类的一种严重心律失常。恶性室性心律失常可短时间内引起血流动力学障碍，导致患者晕厥/猝死，严重威胁患者生命，是需要紧急处理的一类心律失常，主要包括室性心动过速（ventricular tachycardia，VT）以及心室颤动（ventricular fibrillation，VF）。

我国每年发生猝死的患者约有 54 万，其中 90% 发生在院外，这些院外猝死患者的生存率不到 1%。在这些心源性猝死（sudden cardiac death，SCD）的事件中，VT、VF 可占 80% 以上。因此，恶性室性心律失常的防治工作实际就是挽救患者生命的工作。

一、室性心动过速的诊断及治疗

室性心动过速(VT)是指连续 3 个或 3 个以上心室来源的宽 QRS 波心动过速,频率>100 次/分。如果频率<100 次/分,称为室性自主节律。根据 VT 的发作方式,可分为:①非持续性 VT;②反复性 VT;③持续性 VT;④无休止 VT;⑤VT 风暴。根据 VT 的 QRS 波形态,可分为:①单形性 VT;②多形态 VT;③多形性 VT。根据有无器质性心脏病可分为:①特发性 VT;②器质性心脏病伴发 VT;③遗传性心律失常。根据临床和血流动力学是否稳定分为:①血流动力学稳定的 VT;②血流动力学不稳定的 VT。

(一)非持续性室速

1. 定义和流行病学特征　非持续性室速(non-sustained ventricular tachycardia,NSVT)是指连续 3 个及 3 个以上的室性心律、频率>100 次/分,持续时间<30 s,且血流动力学稳定,能够自行终止。典型的 NSVT 一般由 3～10 个室性心律组成,心室率多在100～200 次/分。最近,有人将持续反复发作、能够自行终止的 NSVT 称作反复性单形性室速(monomorphic ventricular tachycardia,SMVT)。

大多数情况下,NSVT 发生短暂,无临床症状,在表面健康人群中 NSVT 不增加猝死的风险,在老年人中也是如此。然而越来越多的资料证实,这些看似正常但出现室性心律失常的人群可能存在潜在的疾病。临床上,对于那些看似正常,而实际上有潜在疾病的 NSVT 患者进行危险分层至关重要。在结构性心脏病(structural heart disease,SHD)患者中,NSVT 是持续性室速或 SCD 危险性增加的指标。NSVT 的临床意义取决于潜在的心脏病或所患的结构性心脏病。所以,对于 NSVT 患者,治疗患者的基础心脏病比治疗心律失常更为重要。

2. 病因及发病机制

(1)病因:各种心脏病患者都可以发生 NSVT,健康人群也可记录到 NSVT。急性心肌梗死 48 h 内,45% 的患者发生 NSVT,但不增加远期死亡风险。在心肌梗死 48 h 后至第 1 个月,NSVT 患者死亡率明显增加,合并 NSVT 患者的猝死率(21%)明显高于无 NSVT 患者(8%)。多因素分析显示,NSVT 使总死亡率和猝死的危险性增加 2 倍,在左室功能下降的患者中,NSVT 相关危险性更高。反复发作的 NSVT 或持续性室速也可见于心肌病、陈旧性心肌梗死或起源于主动脉瓣的室速。

(2)发病机制:NSVT 的发病机制与持续性快速心律失常相似。这些心律失常机制大多来自与自律性改变有关的心律失常的观察研究。对于没有结构性心脏病患者的NSVT,目前疑为局灶性室速。局灶性室速的发病机制包括异常自律性、触发活动和微折返。触发活动是 NSVT 主要的发生机制,浦肯野细胞或心室肌的早期后除极是多数多形性室速,如尖端扭转型室速(TdP)的发生机制。室速的维持机制可能与折返有关。其本质是细胞内环-磷酸腺苷(cAMP)水平增高,导致细胞内钙离子水平增加所介导的触发活动。

3. 临床表现　NSVT 的心电图表现可以是单形性或是多形性,形态特点与基础心脏病无关。由于 NSVT 的心电图表现形态不一,也称之为复杂的室性异位心律。

NSVT 通常无症状,然而,即使患者左室功能处于代偿状态,心室率过快、持续时间超过数秒的 NSVT 仍可引起晕厥。约 10% 的 NSVT 患者没有明显的心脏疾病,这些心动过速可能是潜在心脏病的早期表现。

有心肌梗死病史但近期无急性缺血证据的稳定性冠心病患者,多形性 NSVT 或持续性室速可以为唯一的临床表现,在急性缺血时则可表现为 NSVT 和非持续性室颤。

4. 辅助检查　运动试验有助于室速的诱发与诊断,劳累和异丙肾上腺素可诱发 NSVT。对于 Brugada 综合征患者,运动试验也有诱发和诊断价值。运动诱发 NSVT 可能预示有潜在的心肌疾病存在。

5. 诊断与预后评估

(1) NSVT 的诊断:对于无结构性心脏病患者,应仔细研读患者的心电图,明确 NSVT 类型,判断是典型流出道室速、多形性室速,还是遗传性心律失常综合征如长 QT 综合征(long QT syndrome,LQTS)、短 QT 综合征(short QT syndrome,SQTS)、Brugada 综合征以及早复极综合征(early reporlorization syndrome,ERS)。同时,应进行超声心动图检查有无结构性心脏病。对于怀疑有结构性心脏病,但超声心动图检查无法确诊者,可以考虑行 MRI 检查确定是否存在心肌瘢痕组织或室壁运动异常。NSVT 诊治流程图见图 4-15。

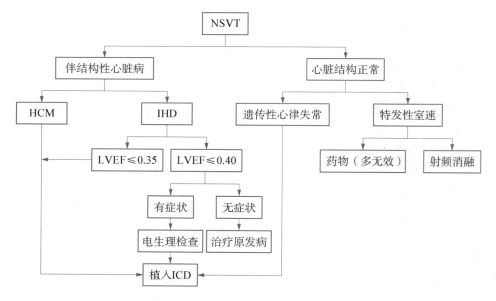

图 4-15　NSVT 诊治流程图

注:NSVT,非持续性室性心动过速;HCM,肥厚型心肌病;IHD,缺血性心脏病;室速,室性心动过速;ICD,埋藏式心脏转复除颤器。

(2) 预后评估:NSVT 患者的预后评估包括一般性评估和进一步评价,见表 4-20。

表 4-20　NSVT 的评估

分类	内容
一般性评估	病史:心血管病史(高血压,已知的心脏疾病;晕厥或近似晕厥;持续性心悸)
	家族史:心脏性猝死、遗传性心律失常综合征、冠心病、心肌病
	用药史:使用延长 QT 间期的药物、钙通道阻滞剂、药物的相互作用
	体格检查: (1) 12 导联心电图检查:异常 Q 波、ST-T 缺血性改变、QRS 波增宽伴碎裂电位波、QT 间期延长或缩短、$V_1 \sim V_3$ 导联 ST 段抬高、早复极改变、Epsilon 波、T 波倒置; (2) 超声心动图检查:心室腔内径增大或缩小、室壁厚度及运动、收缩和舒张功能、心脏瓣膜情况、有无先天性异常、肺动脉压力; (3) 实验室检查:电解质、肝与肾功能
进一步评价	运动试验:疑似冠心病、运动相关的症状、临界 QT 间期
	冠状动脉造影:怀疑冠心病或冠状动脉异常
	心脏 MRI:ARVC、HCM、心脏结节病、先天性异常
	电生理检查:未诊断的持续性心悸、怀疑房室传导阻滞、冠心病伴 NSVT,轻度左室功能受损

注:MRI,磁共振成像;ARVC,致心律失常性右室心肌病;HCM,肥厚型心肌病;NSVT,非持续性室性心动过速。

6. 治疗进展

(1) 心脏结构正常患者的 NSVT:多数持续时间较短的 NSVT 来源于左室或右室流出道,大多数 NSVT 患者只有在出现症状、持续发作或者引发心功能不良时才就诊治疗。流出道室速的患者极少导致 SCD。治疗包括 β 受体阻滞剂、非二氢吡啶类钙通道阻滞剂、Ic 类抗心律失常药物或者导管消融。源于乳头肌的局灶性 NSVT 可给予 β 受体阻滞剂或行导管消融治疗。对于心脏结构正常的特发性 NSVT,尤其是运动诱发的特发性 NSVT,往往症状明显,而且药物治疗无效,应该进行导管消融治疗。

(2) 伴有结构性心脏病患者的 NSVT:对伴有结构性心脏病患者的 NSVT,治疗基础心脏病较治疗心律失常本身更为重要。对于多形性 NSVT 应该进一步评价是否伴有冠状动脉缺血,因为直接改善冠状动脉供血可有效治疗这种心律失常。对于 TdP 患者,应该评价是否存在电解质紊乱或服用了影响 QT 间期的药物。对于 LVEF≤0.35 的患者都应考虑植入 ICD。对于心肌梗死后 LVEF≤0.40 合并 NSVT 的患者,如果电生理检查诱发出持续性室速或室颤,则推荐植入 ICD。对于 HCM 伴 NSVT 患者,如若合并其他风险因素则考虑植入 ICD。通常,结构性心脏病合并 NSVT 患者,如果有明确症状,在经血运重建及对原发病优化的药物治疗后 NSVT 仍然反复发作,推荐应用抗心律失常药物。

(二) 持续性单形性室速

1. 定义和流行病学特征　单形性室速持续时间≥30 s,或持续时间虽<30 s,但室速发作时伴随血流动力学障碍称为持续性单形性室速(sustained monomorphic ventricular tachycardia,SMVT)。SMVT 大多发生于结构性心脏病患者,但也可见于目前的诊断技术尚不能发现的心脏病患者,后者称之为特发性室速(idiopathic ventricular

tachycardia，IVT）。

近 90％的 SMVT 发生于结构性心脏病患者，如缺血性心脏病、肥厚性心肌病（hypertropic cardiomyopathy，HCM），扩张性心肌病（dilated cardiomyopathy，DCM）、先天性心脏病和瓣膜病等，以缺血性心脏病最为常见。大多数 SMVT 发生在心肌梗死后的慢性期。心室收缩功能下降的 SMVT 患者死亡风险明显增加，但心功能正常患者的死亡风险仍未明确。约 10％的 SMVT 患者应用当前的临床诊断技术无病因可循。因此，称之为 IVT。IVT 包括多种类型如腺苷敏感性室速和分支性室速等，60％～80％的 IVT 起源于右室，其中大多数为右室流出道起源；发病年龄通常为 30～50 岁，尤以女性多见。分支型室速主要见于 15～40 岁的男性患者，占临床 IVT 的 10％～15％。

2. 病因及发病机制

（1）病因：SMVT 可发生于无结构性心脏病和结构性心脏病患者，基础心脏疾病及相关临床资料常可提示其潜在的发生机制及室速起源部位。

IVT 可分为：①分支型或维拉帕米敏感性室速；②流出道室速；③流入道（二尖瓣环、三尖瓣环起源）室速；④乳头肌起源室速；⑤冠状静脉系统起源室速（包括起源于心大静脉远端及前室间沟静脉室速）。分支型室速为左室 IVT 中最为常见的一种类型，该类室速为异常和正常的浦肯野纤维网参与的大折返性心动过速。

（2）发病机制：SMVT 通常为某种结构性心脏病的临床表现之一。多数由稳定折返环路引起，心肌纤维化或脂肪化后形成的瘢痕区域为致心律失常基质。心肌梗死为左室瘢痕性室速的最常见原因；在 HCM 患者中室间隔内部瘢痕所产生的折返环路可介导频率极快的 SMVT 或多形性室速，都有进展为室颤的风险。SMVT 同样可见于 DCM 患者，其机制多与瓣环附近的病变组织及瘢痕组织介导的折返有关，而 4 期自动除极速度加快也可能参与其中。

3. 临床表现　大多数特发性 SMVT 患者表现为轻到中度的心悸和头晕症状，通常血流动力学稳定，其症状的轻重与室速的频率、发作持续时间及个体耐受性相关。该类室速发作多为良性过程，预后较好，罕见发生 SCD，5％～20％的患者可自发缓解。而在结构性心脏病患者中，SMVT 发作可产生多种临床表现，从症状轻微（心悸）到低灌注症状（头晕、神志状态改变、晕厥先兆和晕厥）、心力衰竭和心绞痛症状加重，甚至出现 SCD。室速引起的血流动力学改变与心室率、持续时间、左室功能不良的存在和程度、心室激动顺序（即室速起源）和房室收缩不同步有关。致心律失常右室心肌病（arrhythomgenic right ventricular cardiomyopathy，ARVC）患者可以 SCD 为首发症状，是青年人 SCD 的重要原因，约占总猝死病例的 11％，占运动员猝死病例的 22％。另外，典型的持续性束支折返性室速（bundle branch reentry ventricular tachycardia，BBRT）发作时通常伴极快心室率（200～300 次/分），血流动力学不稳定，易致心功能恶化，75％的患者可表现为晕厥或 SCD。

4. 辅助检查

（1）心电图检查：诊断 SMVT 的关键在于明确患者是否患有结构性心脏病。12 导联心电图检查有助于对室速进行确定性诊断,提供关于室速发生机制的重要信息,辅助判断是否存在结构性心脏病,以及提示室速的可能起源部位。窦性心律下的 12 导联心电图中出现异常 Q 波常提示有潜在的心脏结构性病变。

(2) 心脏 MRI 检查:心肌瘢痕的存在很可能与患者对室速的耐受性差、严重血流动力学障碍、室速易进展为室颤以及猝死有关。对于大多数患者,超声心动图检查可以充分显示其心脏的结构和功能。如果室速患者的超声心动图正常,心脏 MRI 检查则可获取更为精细的心脏影像信息,以排除不明显的心肌瘢痕、ARVC、心脏射血功能正常的非缺血性心肌病、HCM 或心脏结节病等。

(3) 信号平均心电图检查:在基础心律时描记信号平均心电图,记录到低振幅电位可提示存在病变心肌(缓慢传导),但无助于对心肌瘢痕的定位。信号平均心电图检查结果阴性提示预后较好,但阳性预测价值不大。阳性检查结果可以作为诊断 ARVC 的一个次要标准。

(4) 有创心脏电生理检查:心脏电生理检查对于宽 QRS 波心动过速的鉴别诊断价值是肯定的,对于表现为晕厥或持续性心悸伴有心肌瘢痕存在证据的患者,也可从心脏电生理检查中获益。

(5) 心肌缺血检查:大多数患有 SMVT 的缺血性心脏病患者存在固定的心肌瘢痕区域,这往往是陈旧性心肌梗死愈合所致。对于新近出现 SMVT 的患者,应全面评估其心脏结构和功能,以明确其是否患有潜在的心脏疾病。评估手段包括超声心动图、运动试验、心肌负荷/灌注显像及冠状动脉造影检查。对于大多数疑为冠心病的患者,应该考虑对其行冠状动脉造影检查。

(6) 植入式心电事件监测器(insertable cardiac monitor,ICM):对于那些怀疑症状和室速发作有关的患者(如晕厥患者),可考虑使用 ICM 协助诊断,尤其适用于症状发作较少、难以通过其他方法记录的患者。

5. 诊断与预后评估

(1) 诊断:记录病史并行体格检查。详细的病史询问常能提供室性心律失常的诊断线索,特别是在以下几个方面:①是否有提示室性心律失常发作的三大常见症状,即心悸、近似晕厥或晕厥;②是否有提示合并结构性心脏病的某些症状,特别是胸痛、呼吸困难等;③详尽的用药史(包括药物剂量);④有无 SCD 家族史。除非患者正处于室速发作中,或者并存某些结构性心脏病(例如心脏瓣膜病),否则体格检查通常并不能提供诊断室性心律失常的线索。SMVT 诊治流程见图 4 - 16。

(2) 预后评估

1) 特发性 SMVT:对于无结构性心脏病患者,SMVT 通常预后较好。IVT 患者的临床病程可以是恶性的,通常与伴有极快的频率或短联律间期有关。

2) 结构性心脏病 SMVT:绝大多数接受治疗的 SMVT 患者伴有明显的结构性心脏病,以缺血性心脏病最为常见。SMVT 与心功能不良患者的死亡风险增加有关。多项研究表明,ICD 电除颤与患者死亡风险增加及生活质量下降有关,可能主要由于电击使心脏疾病恶化,而非电除颤直接造成的后果。虽然目前不能确定应用药物或者导管消融

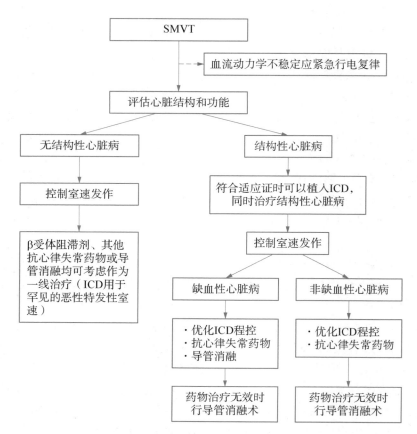

图 4-16 SMVT 诊治流程图

注:SMVT,持续性单形性室速;ICD,埋藏式心脏转复除颤器。

治疗室速是否能够改善 SMVT 患者的预后,但是这些治疗有利于避免症状复发,对于反复发生室速风暴的患者,这些治疗有助于改善预后。

6. 治疗进展

(1) 药物治疗

1) IVT 药物治疗:适应证主要取决于患者的症状,β 受体阻滞剂及非二氢吡啶类钙通道阻滞剂疗效中等且风险小,如上述两类药物无效,可选用其他抗心律失常药物,如索他洛尔、美西律、普罗帕酮及胺碘酮等。

2) 结构性心脏病室速的药物治疗:结构性心脏病患者使用抗心律失常药物后发生致心律失常作用的风险增加。因此,临床上常将其作为植入 ICD 后的辅助治疗,单用抗心律失常药并不能提高 SMVT 患者的生存率。索他洛尔可以降低结构性心脏病患者SMVT 的复发率。与单用美托洛尔相比,胺碘酮作为二级预防药物可以明显降低 1 年内的 ICD 再治疗。其他用于预防 SMVT 复发的抗心律失常药物包括多非利特、美西律联合胺碘酮等。

(2) 导管消融

1) IVT 导管消融：成功率高且操作风险低；分支型室速和非流出道起源的局灶室速（如左室或右室乳头肌室速）可首选导管消融治疗。

2) 结构性心脏病室速的导管消融：导管消融是结构性心脏病室速重要的非药物治疗措施，是其他抗心律失常治疗方法的重要辅助手段，它可以降低缺血性心肌病患者 ICD 的电击率。指南推荐，导管消融是治疗无休止性 SMVT 患者的强烈适应证，可用于优化药物治疗后室速仍然反复发作的患者，而对于非缺血性心肌病 SMVT，抗心律失常药物治疗可作为首选。

(3) ICD 植入及程控：结构性心脏病的持续性室速是 ICD 的治疗适应证，ICD 可以提高心功能不良室速患者的生存率，降低死亡率。SMVT 合并心肌瘢痕的患者，即使心功能正常或接近正常也可以植入 ICD。

(4) 外科消融：对于导管消融失败后抗心律失常药物难治性 SMVT 患者，可在外科消融经验丰富的医疗中心，通过术前和术中电生理学检查指导外科消融。另外，对于射频消融失败后临床记录有 SMVT 的患者，可考虑在心脏手术（冠状动脉旁路移植术或瓣膜手术）中行外科消融。

（三）持续性多形性室速和室颤

1. 定义和流行病学特征　多形性室速是指 QRS 波形态可以清楚识别但连续发生变化（提示心室激动顺序不断改变）、频率＞100 次/分的室性心律失常。多形性室速患者在窦性心律时 QT 间期可正常或延长，发生在 QT 间期延长患者的多形性室速，其QRS 波常围绕心电图等电位线扭转，故又称之为 TdP。TdP 常与药物和电解质紊乱所致的延迟复极密切相关。因此，发生 TdP 时应积极寻找并纠正相关诱发因素。

多形性室速在同一次室速发作过程中可显示多种不同形态的 QRS 波，而与室颤的不同之处在于其是一种 QRS 波难以明确识别的紊乱性室性心律失常。由于发生机制和基本治疗策略的不同，正确识别和诊断多形性室速、TdP 和室颤非常重要。

无结构性心脏病的多形性室速或室颤通常发生在遗传性心律失常综合征患者，如LQTS、SQTS、儿茶酚胺敏感性多形性室速（catecholamine-sensitive pleomorphic ventricular tachycardia，CPVT）、Brugada 综合征或 ERS。合并结构性心脏病的多形性室速或室颤最多见于冠心病患者。在心肌梗死的急性期，室颤的发生率大约为 15%，数天后下降为 3%，约 80% 的室颤发生在心肌梗死后 6 h 内。发生在急性心肌梗死期间的室颤 1 年的复发率不到 2%。相反，若室颤发生在慢性心肌缺血时，1 年的复发率大于 30%。

2. 病因及发病机制

（1）病因：LQTS、SQTS、CPVT、Brugada 综合征和 ERS 等遗传性心律失常综合征患者的心脏并无结构性变化，通常与遗传基因突变相关，易发生多形性室速或室颤。合并结构性心脏病的多形性室速或室颤最多见于冠心病，其次为 DCM、ARVC、复杂的先天性心脏病、瓣膜病和心肌炎等。其他原因包括左室功能异常、房室传导阻滞、室内传导阻滞、左室肥厚、非特异性 ST-T 异常、非持续性室性心律失常、高血压、高脂血症、吸烟、肥胖、糖耐量异常、老年人和饮酒等。

（2）发病机制：多形性室速或室颤的电生理机制主要为折返。室颤的发生需要触发因素和维持基质。无论是否存在结构性心脏病，室颤易被反复出现、联律间期较短、形态固定的室早诱发。触发室颤的室早最常见于浦肯野纤维和右室流出道，与触发活动尤其是早后除极有关。室颤的维持基质包括心室的解剖结构、心肌细胞离子通道的异常以及动作电位、激动传导速度和有效不应期受激动节律影响而发生的动态变化。同一个心脏在不同的时间段室颤的机制有所不同。在同一时间段心室不同区域室颤的机制也并不相同，充分说明室颤的复杂性。

3. 临床表现　对于无结构性心脏病患者，多形性室速或室颤发生时前驱症状通常呈非特异性，如胸部不适、心悸、气短及虚弱。合并结构性心脏病患者发生多形性室速或室颤前多有相应的基础心脏疾病的表现，如冠心病、HCM、DCM、ARVC 及充血性心力衰竭等的相应临床表现。有些患者可有晕厥、心悸等与室性心律失常发生有关的病史。多形性室速或室颤一旦发生可造成晕厥、意识丧失、抽搐及呼吸停止，抢救不及时最终导致死亡。体格检查可见意识丧失、四肢抽搐、心音消失、大动脉搏动消失及血压测不出，并出现发绀和瞳孔散大。

4. 辅助检查

（1）12 导联心电图检查：Valsava 动作或高位心前区导联可提高常规 12 导联心电图诊断触发灶的敏感性。此外，室早后的 QRS 波和 QT 间期改变有助于识别出异常 QT 间期。动态监测有助于发现睡眠期间的 QTc 延长。

（2）药物试验：多种药物试验已被用于评估无结构性心脏病合并多形性室速/室颤。静脉应用钠通道阻滞剂激发试验有助于诊断 Brugada 综合征；肾上腺素激发试验有助于诊断 LQTS，特别是 LQTS 1 型和 2 型；异丙肾上腺素激发试验可用于识别早期 ARVC。此外，肾上腺素激发试验可用于负荷试验阴性的 CPVT 患者的家族性筛查。腺苷可用于揭示基线心电图诊断不典型的预激综合征。

（3）尸检及基因检测：针对原因不明的猝死患者，需进行专业的尸检以明确是否为SCD。如怀疑为 SCD 而尸检结果正常，应进一步行基因检测以识别患者死亡的遗传学因素，从而明确猝死风险是否会危及其他家庭成员。此外，应对患者血液和其他体液进行毒理学和分子病理学分析。针对不明原因心跳骤停、近乎濒死感或反复发作劳力性晕厥、无结构性心脏病的年轻患者（<40 岁），基因检测有助于发现潜在的遗传性心律失常综合征。

5. 诊断及风险评估

（1）诊断：多形性室速或室颤的诊断主要依靠临床表现和心电图特征。多形性室速的心电图表现为 QRS 波形态不一、无明显等电位线和（或）电轴多变。室颤的心电图表现为 QRS 波、ST 段与 T 波完全消失，代之以形态不同、振幅大小各异和极不规则的颤动波。应注意关注窦性心律时的心电图有无 QT 间期延长或缩短、Brugada 综合征、低钾血症、心室复极异常、心肌缺血和室早等心电图表现。多形性室速/室颤诊治流程见图4-17。

（2）风险评估：目前认为，心跳骤停（SCA）幸存者、曾有过室性心律失常/晕厥发作、

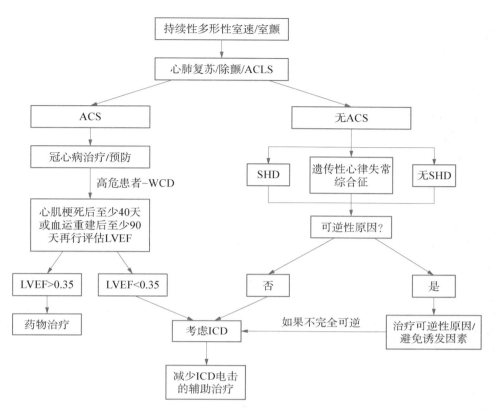

图 4-17　多形性室速/室颤诊治流程图

注:ACLS,高级心血管生命支持;ACS,急性冠状动脉综合征;WCD,穿戴式心律转复除颤器;SHD,结构性心脏病。

心肌梗死后、有 SCA 家族史、任何原因引起 LVEF 低下等的患者为 SCD 的高危人群。对上述患者,临床医师应根据心电图、动态心电图、超声心动图、心功能测定、心率变异性及 T 波电交替等无创性检查指标,结合遗传性标志物(如相关致病基因)等检查,并结合临床进行风险预测。有创的电生理检查更有助于发现高危患者。

6. 治疗策略

(1) ICD 治疗:ICD 是不可逆原因所致持续性多形性室速/室颤的主要治疗措施。对于可能短时间内再发持续性多形性室速/室颤但不适合植入 ICD 的患者,可考虑穿戴式心律转复除颤器(wearable cardioverter defibrillator,WCD)治疗。

(2) 抗心律失常药物治疗:急性缺血所致的持续性多形性室速/室颤首要治疗方法为冠状动脉血运重建,β 受体阻滞剂和静脉注射胺碘酮可治疗反复发作的多形性室速。β 受体阻滞剂同样可用于 LQTS 和 CPVT 患者。钙通道拮抗剂(维拉帕米)联合 β 受体阻滞剂可用于治疗 CPVT,但疗效有限。对于反复发作多形性室速/室颤的 CPVT 患者,可考虑联合应用氟卡尼和 β 受体阻滞剂。

(3) 导管消融治疗:反复发作的多形性室速/室颤的患者,如果触发室速/室颤的室早形态仅有 1 种或少数几种,可考虑行导管消融治疗。导管消融应在心律失常反复发作时进行,以增加记录到触发灶室早图形的机会。即使多形性室速/室颤的触发灶能被成功消融,ICD 治疗仍然是必要的。

(4) 自主神经系统调节:自主神经系统调节防治心律失常是一种新的治疗手段。交感神经激活是持续性多形性室速/室颤的重要诱发因素。自主神经系统调节可通过降低心脏交感神经输出(如使用 β 受体阻滞剂、心脏交感神经切除及肾动脉交感神经消融等),或通过提高心脏副交感神经输出(如迷走神经刺激、脊髓刺激和颈动脉窦刺激)来发挥抗心律失常的作用。

二、恶性心律失常的急诊处理

恶性室性心律失常发作时易影响血流动力学,并伴随明显症状。急诊处理时除了考虑心律失常本身性质、特点外,还需考虑基础疾病及诱发因素。通过纠正或控制心律失常来恢复稳定血流动力学状态、改善症状,同时需要对基础疾病及诱因进行相应处理。

(一) 急诊处理原则

1. 识别和纠正血流动力学障碍 室性心律失常急性期应根据血流动力学状态决定处理原则。血流动力学状态不稳定包括进行性低血压、休克、急性心力衰竭、进行性缺血性胸痛、晕厥及意识障碍等。在血流动力学不稳定时不应苛求完美的诊断流程,而应追求抢救治疗的效率。严重血流动力学障碍者需立即行电复律。电复律不能纠正或纠正后复发者,需兼用药物及其他非药物处理措施。血流动力学相对稳定者,根据临床症状、心律失常性质,选用适当药物及非药物治疗策略。

2. 基础疾病和诱因的纠正与处理 基础疾病和心功能状态与室性心律失常的发生关系密切。心脏的基础状态不同,心律失常的处理策略也有所不同。病因明确者,在纠正心律失常的同时应兼顾基础疾病治疗。如由 ACS 引起,需行冠状动脉血运重建;心力衰竭者应尽快改善心功能;药物过量或电解质紊乱者应尽快消除诱因。基础疾病和心律失常可互为因果,当基础疾病相对稳定时,优先处理快速性心律失常;对于急性心肌缺血所致的心律失常,应在纠正心律失常同时尽早处理基础疾病。

3. 衡量获益与风险 对危及生命的室性心律失常应采取积极措施加以控制,选择更有效的治疗方法;对非威胁生命的室性心律失常,需要更多考虑治疗措施的安全性,过度治疗可导致新的风险。

4. 治疗与预防兼顾 室性心律失常纠正后易复发,要结合患者的病情确定是否采用预防措施。需要评估药物、射频消融及 ICD 的治疗适应证。同时也需加强基础疾病的治疗,控制诱发因素。应根据基础疾病、心功能状态选择抗心律失常药物。静脉应用一种抗心律失常药物后,若疗效不满意,应先审查用药是否规范、剂量是否充足。一般不建议短期内换用或合用另外一种静脉抗心律失常药物。若心律失常仍需立即处理,宜考虑采用非药物方法如电复律等。序贯或联合应用 2 种以上静脉抗心律失常药物易出现药物不良反应以及致心律失常作用。联合应用静脉抗心律失常药物仅在室速/室颤风暴状态时才考虑。

（二）急诊药物处理

1. NSVT NSVT在结构性及无结构性心脏病患者中非常常见。通常治疗基础心脏病比治疗心律失常本身更重要。研究表明对于NSVT患者应用抗心律失常药物、射频消融不能获益。因此，不主张对无症状的NSVT患者过度治疗。

2. SMVT 血流动力学不稳定的SMVT需立即行电复律。血流动力学稳定的SMVT根据是否伴结构性心脏病制订相应治疗策略。终止血流动力学稳定的SMVT可首选抗心律失常药物，也可行电复律。

3. 加速性室性自主心律 加速性室性自主心律的心室率大多为60～80次/分，很少超过100次/分。常见于急性心肌梗死再灌注治疗，也可见于洋地黄过量、心肌炎、高钾血症、外科手术及完全性房室传导阻滞应用异丙肾上腺素后。少数患者无结构性心脏病病因。加速性室性自主心律发作短暂，极少发展成室颤，血流动力学稳定者一般不需特殊治疗。如心室率超过100次/分且伴有血流动力学障碍按照室速处理，抗心律失常药物首选β受体阻滞剂，同时治疗基础疾病。

4. 多形性室速

（1）急诊处理原则：①血流动力学不稳定的多形性室速应按室颤处理，应立即电复律或电除颤；②血流动力学稳定或短阵发作者，根据QT间期变化，分为QT间期延长、QT间期正常及短QT间期多形性室速。多形性室速急诊处理流程见图4-18。

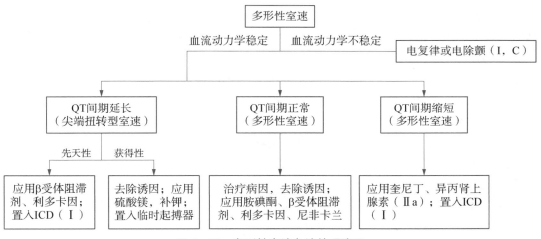

图4-18 多形性室速急诊处理流程
注：ICD，埋藏式心脏转复除颤器。

（2）尖端扭转型室速：QT间期延长的多形性室速称为TdP。临床上常表现为反复发作的阿斯综合征，重者可导致SCD。心电图显示QT间期延长，可分为获得性和先天性LQTS。

1）获得性QT间期延长伴TdP：①首要措施是寻找并停用一切可引起QT间期延长的药物或纠正相关因素。②硫酸镁缓慢静注用于发作频繁且不易自行转复者，直至TdP减少和QT间期缩短至500 ms以内。③静脉及口服补钾，将血钾维持在4.5～5.0

mmol/L。④与心动过缓相关的 TdP，予以临时起搏治疗。未行临时起搏治疗前，异丙肾上腺素或阿托品可用于提高心室率，但不宜用于先天性 LQTS 或冠心病患者。⑤部分获得性 QT 间期延长伴 TdP 的患者可能存在遗传基因异常。上述治疗措施无效时，在临时起搏基础上可考虑 β 受体阻滞剂或利多卡因治疗。⑥不推荐使用其他抗心律失常药物。

2）先天性 QT 间期延长伴 TdP：①纠正电解质紊乱。②β 受体阻滞剂可作为首选药物，急性期即可开始应用。推荐非选择性的 β 受体阻滞剂普萘洛尔。通常所需剂量较大，应用至患者可耐受的最大剂量（静息心率维持 50～60 次/分）。③美西律对先天性 LQTS 3 型可能有效。

3）QT 间期正常的多形性室速：①应积极纠正病因和诱因。②偶尔出现的非持续多形性室速，如不伴有严重血流动力学障碍，可观察或口服 β 受体阻滞剂，一般不需静脉抗心律失常药物。③对于持续发作或反复发作者，可静脉应用 β 受体阻滞剂、胺碘酮、尼非卡兰或利多卡因。

（3）特殊类型的多形性室速

1）伴短联律间期：血流动力学稳定首选静脉应用维拉帕米终止发作。维拉帕米无效者，可选用静脉胺碘酮。血流动力学不稳定或发展为室颤者立即电除颤。若反复发作，可考虑对触发室速的室早进行射频消融。口服维拉帕米或普罗帕酮、β 受体阻滞剂预防复发。

2）SQTS：血流动力学稳定的反复持续性室速者，可选用奎尼丁。发生室速/室颤电风暴时，可选用异丙肾上腺素。

3）Brugada 综合征：发生多形性室速伴血流动力学障碍时，首选同步直流电复律。异丙肾上腺素可用于控制反复发作电风暴。植入 ICD 是预防 SCD 的唯一有效方法。

4）CPVT：血流动力学稳定者首选 β 受体阻滞剂，在此基础上仍有反复发作，可考虑联合氟卡尼治疗。

（4）室颤/无脉性室速：室颤/无脉性室速是 SCA 的常见形式。SCA 一旦发生，如得不到及时抢救复苏，4～6 min 后会造成脑和其他重要器官组织的不可逆的损害。因此 SCA 后应立即进行心肺复苏。

（5）室速/室颤风暴：室速/室颤风暴是指 24 h 内发作 3 次及以上室速/室颤的危重状态。常需行电复律、药物及非药物等综合措施的紧急处理。

（韩　奕）

第六节　暴发性心肌炎

心肌炎是由各种原因引起心肌炎性损伤所致的心脏功能受损，包括收缩、舒张功能减低和心律失常。心肌炎主要病因包括感染、自身免疫性疾病和毒素/药物毒性三类。其中以病毒感染最为常见，包括肠道病毒、腺病毒、巨细胞病毒、EB 病毒（Epstein-Barr virus，EBV)和流感病毒等。临床上，心肌炎可以分为急性期、亚急性期和慢性期。急性期主要以病毒侵袭、复制对心肌组织造成的直接损伤为主；亚急性期以炎症免疫反应为主要病理改变；少数患者进入慢性期，表现为心肌组织慢性持续性损伤，心肌收缩力减弱、心肌纤维化、心脏扩大，可以演变为扩张型心肌病。急性心肌炎的临床表现个体差异较大，多数患者活动后轻微胸闷不适，重者可出现急性左心功能衰竭甚至心源性猝死。

暴发性心肌炎(fulminant myocarditis，FM)是一种临床综合征，是急性心肌炎的特殊类型，多见于青壮年。主要由病毒感染诱发，是一种以心肌组织严重变性、坏死和功能障碍为特征的急性重症心肌炎。暴发性心肌炎是一种突发性心肌弥漫性炎症，起病急骤，病情进展迅速，表现为严重心律失常和血流动力学异常，可伴呼吸衰竭和肝肾功能衰竭，病情凶险，是急性心肌炎中最危重的类型，占急性心肌炎的 $4\%\sim5\%$，早期病死率可高达 80%，以心源性猝死为主。我国每年暴发性心肌炎发病约 5 万人。目前，尚无国际公认的特效治疗方法，传统治疗以对症支持治疗为主，无法显著降低死亡率，需要依据病情严重程度进行个体化治疗。多学科协作和机械循环辅助支持至关重要。暴发性心肌炎各年龄段均可发病，以无基础疾病的青壮年多见，无明显性别差异，长期疲劳可诱发，早期病死率虽高，一旦度过急性危险期则远期预后良好。

一、病因和发病机制

暴发性心肌炎的基础病因和病理生理机制与急性非暴发性心肌炎类似。病毒感染是急性心肌炎的主要病因，可能由于检测方法尚存在局限性，仅在 $10\%\sim20\%$ 急性心肌炎患者的心肌组织中检测到病毒基因，主要包括柯萨奇病毒、腺病毒和流感病毒，近年来，流感病毒尤其是高致病性流感病毒较为常见。导致心肌损伤的病理生理机制包括病毒直接损伤以及免疫炎症介导的组织损伤，新生儿以病毒直接损伤多见，成年人则以弥漫性免疫炎症损伤为主。

病毒致心肌损伤的病理生理机制：①直接损伤。病毒直接损伤心肌细胞并在细胞内复制，引起心肌细胞水肿、变性及坏死；心肌细胞裂解释放出的病毒继续感染其他心肌细胞，同时释放细胞因子造成损伤。②免疫损伤。病毒感染一方面导致心肌组织炎症水肿，另一方面趋化炎症细胞包括单核-巨噬细胞、淋巴细胞和中性粒细胞在心肌组织中浸润，引起细胞毒性反应、抗原抗体反应以及炎症因子对心肌组织造成损伤。机体对病毒产生细胞免疫反应和体液免疫反应，浸润的炎症细胞和组织细胞"瀑布式"释放出大量细胞因子和炎症介质，可以导致心肌组织及全身器官组织损伤；细胞因子激活白细胞和血小板形成复合物，造成弥散性血管内凝血，并促进白细胞移行至心肌组织。

对于暴发性心肌炎，病毒对心肌组织的直接损伤和免疫系统过度激活、巨噬细胞极化并在心肌组织中浸润所致的间接损伤是导致病情急剧恶化的重要病理生理机制。暴发性心肌炎不仅心肌组织受累，病毒感染、细胞因子释放、免疫反应还可以导致全身多器官功能损伤。暴发性心肌炎是以心肌受累为主要表现的全身性疾病，以心脏损伤最为严重，是引起血流动力学障碍的主要原因。因此，心脏损伤导致泵功能障碍是患者病情严重程度的决定性因素，对心脏泵功能和循环的机械支持是决定患者临床转归的关键因素,对其他器官的保护和支持治疗也是帮助患者度过急性损伤期的重要手段。

暴发性心肌炎的病理学改变主要为心肌细胞水肿、凋亡、坏死及炎症细胞浸润。根据浸润炎症细胞类型的不同,可分为中性粒细胞性、淋巴细胞性、嗜酸性粒细胞性和巨噬细胞性心肌炎。暴发性心肌炎时可见大量心肌细胞坏死和炎症细胞浸润,值得注意的是病理学改变与临床表现的严重程度并不完全匹配,少数暴发性心肌炎患者的心肌病理学改变并不严重,因此暴发性心肌炎更多是一项临床诊断。暴发性心肌炎的另一个重要特点是急性期病情异常严重,一旦度过危险期后远期预后良好,这也是本病与急性非暴发性心肌炎的重要区别。

二、临床表现

暴发性心肌炎是急性心肌炎中最严重的类型,以起病急骤、进展迅速为特点,很快出现严重心力衰竭、循环衰竭以及各种恶性心律失常,可伴有呼吸衰竭和肝肾功能衰竭,通常需要使用血管活性药物、正性肌力药物来维持基本循环,往往需要机械循环和呼吸辅助治疗。

(一) 症状

1. **病毒感染前驱症状** 发热、乏力、鼻塞、流涕、咽痛、咳嗽及腹泻等为首发症状,临床表现个体差异较大,部分患者早期仅有低热、乏力、食欲不振或伴有轻度腹泻,症状可持续超过 3～5 d,易被忽视,通常不是其就诊的主要原因,却是诊断急性心肌炎的重要线索。因此,详细询问病史至关重要。

2. **心肌受损表现** 病毒感染前驱症状后 1～3 周,患者出现呼吸困难、胸闷、胸痛、心悸、头昏、极度乏力及食欲下降等症状,为就诊的主要原因。据国外文献报道,72%的暴发性心肌炎患者发生呼吸困难,32%的患者发生胸痛,18%的患者出现心律失常。国内流行病学资料显示,约 90%暴发性心肌炎患者因呼吸困难就诊,10%患者因晕厥或心肺复苏后就诊。

3. **血流动力学障碍** 部分暴发性心肌炎患者迅速发生急性左心衰竭或心源性休克,出现严重的呼吸困难、端坐呼吸、咯粉红色泡沫样痰、焦虑不安、大汗淋漓、少尿或无尿;可出现皮肤湿冷、苍白、发绀,皮肤呈花斑样改变,甚至意识障碍,少数发生晕厥或猝死。在心肌收缩力、前负荷和后负荷 3 个心输出量基本决定因素中,心脏泵功能异常导致心源性休克是低血压的主要原因,血容量和血管阻力作为参与因素。暴发性心肌炎患者多无器质性心脏病基础,通常心脏大小正常,泵功能异常仅表现为弥漫性心肌收缩减弱、左心室射血分数下降。由于基础心功能正常,病情进展极为迅速,心脏代偿机制来不及建立,临床上心脏泵功能异常尤为显著。

4. **多器官受累表现** 暴发性心肌炎可引起多器官功能损害,包括肝功能损伤、肾功能损伤、凝血功能异常以及呼吸系统受累。多器官功能异常除了继发于心脏损伤外,病毒感染及免疫损伤导致的直接损伤也起重要作用,导致患者全身情况急剧恶化。部分患者因肺组织受损严重而发生气体交换障碍,出现低氧血症、呼吸困难,往往被诊断为重症肺炎而忽略了心肌炎诊断。

（二）体征

1. 生命体征　血流动力学不稳定是暴发性心肌炎最显著的临床表现，也是病情严重程度的判断依据。

（1）体温：部分患者可有体温升高，病毒感染一般体温不会太高；若并发肺部感染，体温可高达 39 ℃以上；极少数患者体温可低于 36 ℃，是病情危重的表现。

（2）血压：暴发性心肌炎患者因严重的心功能不全及全身毒性反应引起低血压，严重时甚至血压测不出。

（3）呼吸：呼吸急促（频率＞30 次/分）或呼吸抑制（频率＜10 次/分），血氧饱和度＜90％，甚至降至 40％～50％。

（4）心率：心动过速＞120 次/分或心动过缓＜50 次/分。窦性心动过速是暴发性心肌炎最为显著的特点，心率增快与体温升高不匹配是暴发性心肌炎诊断的重要线索，需要引起高度重视。患者还可以出现各种类型心律失常，包括室上性或室性早搏，甚至发生室性心动过速、心室颤动，也可出现窦性心动过缓、窦性停搏和房室传导阻滞。室性心动过速、心室颤动、窦性停搏以及高度房室传导阻滞时均可发生阿斯综合征。

2. 心脏相关体征　心脏相对浊音界通常不大，心肌弥漫性受累，心肌收缩力减弱导致心尖搏动减弱或消失，听诊心音明显低钝，可闻及第三心音及第三心音奔马律。左心功能不全合并肺炎时可出现肺部啰音，罕见右心功能不全的临床表现。

3. 其他表现　休克时可出现全身湿冷、末梢循环差及皮肤花斑样表现。灌注减低和脑损伤时患者可出现烦躁不安、意识障碍甚至昏迷；肝功能损害时可出现黄疸；凝血功能异常和微循环障碍可见皮肤瘀点、瘀斑。

（三）辅助检查

1. 实验室检查　肌钙蛋白、肌酸激酶、乳酸脱氢酶、天门冬氨酸氨基转移酶（AST）以及肌红蛋白升高，其中以肌钙蛋白最具灵敏性和特异性。心肌酶谱改变与急性心肌梗死的关键差别在于其无明显酶峰，提示病变为渐进性改变，持续性增高说明心肌进行性损伤加重，提示预后不良。脑钠肽（BNP）或 N 末端脑钠肽原（NT‐proBNP）水平显著升高，提示心功能受损严重，是诊断心功能不全及其严重程度、判断病情发展和转归的重要指标，尤其是对合并重症肺炎的患者具有重要的鉴别诊断价值。血常规检查发现中性粒细胞早期通常不升高，合并细菌感染时可以显著升高，中性粒细胞降低则是预后不良的征象；严重脓毒血症常消耗血小板，若血小板持续性降低则提示骨髓功能抑制，是预后不良的征象。合并感染时白细胞计数增高，可出现红细胞沉降率增快，C 反应蛋白升高；炎症因子包括 TNF‐α、IL‐10、IL‐6、IL‐1 和内皮黏附分子显著增加。部分暴发性心肌炎患者可出现多器官功能衰竭，特别是肝肾功能衰竭，是病毒感染、免疫损伤和休克综合作用的结果。

2. 心电图检查　心电图检查对本病诊断的灵敏度较高，但特异度较低，应关注心电图的动态变化。窦性心动过速最为常见；频发房性早搏或室性早搏是急性心肌炎患者住院的主要原因；心电监护可能发现短阵室性心动过速；出现束支阻滞或房室传导阻滞提示预后不良；肢体导联低电压提示心肌严重弥漫性受损；ST‐T 改变常见，代表心室复极异常,部分患者心电图可表现类似急性心肌梗死图形,单纯从心电图上两者难以鉴别;心室颤动较为少见,为猝死和晕厥的主要原因。值得注意的是,暴发性心肌炎患者心电图变化非常迅速,应持续心电监护,所有患者均应行 24 h 动态心电图检查。

3. 胸部 X 线检查　大部分患者心影不大或稍增大,因左心功能不全可有肺淤血或肺水肿征象,急性肺泡性肺水肿时肺门影呈蝴蝶状,肺野可见大片融合的阴影。合并病毒性肺炎时可出现严重弥漫性病变,肺部炎症浸润加上心力衰竭肺淤血实变而表现为所谓"白肺",患者出现呼吸窘迫、难治性低氧血症,部分患者可见胸腔积液。

4. 超声心动图检查　超声心动图对暴发性心肌炎的诊断和随访意义重大,可见以下变化:①弥漫性室壁运动减低,表现为蠕动样搏动,为心肌严重弥漫性炎症导致心肌收缩力下降所致;②心脏收缩功能异常,可见左心室射血分数显著降低,但随着病情好转数日后可恢复正常;③多数患者心腔大小正常,仅少数患者心腔稍扩大,极少数明显扩大;④室间隔或心室游离壁可增厚,系心肌炎性水肿所致;⑤可出现室壁节段性运动异常,系心肌炎症受累不均所致,有效治疗后即可恢复正常。

5. 冠状动脉造影　部分心肌炎患者,尤其是炎症累及心包和胸膜者以急性胸痛就诊,心电图示 ST 段抬高,心肌酶谱升高,与急性心肌梗死难以鉴别,建议尽早行冠状动脉造影检查,因为两种疾病的治疗方案完全不同。冠状动脉造影时要特别注意减少对比剂用量以减少其负性肌力作用。

6. 有创血流动力学监测　暴发性心肌炎患者血流动力学经初步治疗仍未能改善者,推荐应用漂浮导管监测右心房、右心室、肺动脉以及肺毛细血管楔压。建议常规行有创动脉血压检测,作为判断病情变化及治疗效果的依据。

7. 心脏磁共振成像检查　心脏磁共振成像(MRI)能够对心脏结构进行扫描,评价心脏功能,直接观察心肌组织的病理改变,提供包括心肌水肿、变性、坏死及纤维化等多种病理图像证据,为无创性检查方法,在急性心肌炎诊断中的价值近年来受到重视。暴发性心肌炎患者由于病情危重,MRI 临床诊断意义有限,在条件许可且诊断存在疑问时可行该项检查。

8. 经皮心内膜心肌活检　不推荐在急性期做心肌活组织检查,因为急性期患者病情危重且病理学诊断对于临床诊断和治疗策略的指导作用有限。心肌活检目前仍是急性心肌炎确诊的客观标准,所以在病情允许时做心肌活检将有助于明确病因和研究发病机制。

9. 病原学检测　病毒性心肌炎常由呼吸道病毒或肠道病毒感染所致,常见柯萨奇 B 组 RNA 病毒,其 IgM 抗体检测有助于早期诊断,采用目标基因测序技术对明确病原体有重要价值。

三、诊断和鉴别诊断

(一) 临床诊断

暴发性心肌炎为急骤发作且伴有严重血流动力学障碍的心肌炎症性疾病。因此,暴发性心肌炎是一个临床诊断,而非病理学诊断,需要结合临床表现、实验室及影像学检查综合分析。当出现起病突然、有明显病毒感染前驱症状继而迅速发生严重血流动力学障碍、实验室检测提示心肌严重受累、超声心动图见弥漫性室壁运动减弱时，即可临床诊断暴发性心肌炎。

（二）鉴别诊断

暴发性心肌炎可累及多器官和系统，临床表现危重且具有多样性，病情进展迅速，在病程早期常需要完善相关检查以排除其他疾病，包括心血管系统疾病和其他可引起相应临床症状的疾病。

1. *冠心病*　急性心肌梗死可出现肺水肿导致循环衰竭和心源性休克，心肌标志物可显著升高，暴发性心肌炎与急性心肌梗死主要通过冠状动脉造影进行鉴别，冠心病患者超声心动图可见明显心肌节段性运动异常。

2. *病毒性肺炎*　重症肺炎合并脓毒血症休克时也可出现心肌标志物轻度一过性升高，但随着休克及低氧血症的纠正而显著改善。

3. *脓毒血症性心肌炎*　严重细菌感染时毒性损害也可致心肌损伤而导致休克，可出现明显心脏抑制的表现。早期出现感染灶、血白细胞计数显著升高及其他全身表现有助于鉴别诊断。

4. *应激性心肌病*　又称心尖球形综合征，好发于绝经后女性，有胸痛表现，心电图示 ST－T 改变，心肌标志物显著升高，常有强烈精神刺激。左心室造影可见节段性室壁运动异常，最常见心尖部室壁运动异常，呈特征性章鱼篓样改变，也称 Takotsubo 心肌病。冠状动脉造影结果阴性或轻度冠状动脉粥样硬化，左心室功能恢复较快，通常仅需支持治疗。

5. *急性心肌炎*　暴发性心肌炎通常有前驱感染史，起病急骤，发展迅速，病情危重且心功能显著受损，积极治疗后迅速好转并恢复正常，远期预后较好。急性心肌炎上述特点均不突出，病情可长期迁延而成为慢性心肌炎或心肌病。

6. *非病毒性暴发性心肌炎*　包括自身免疫性疾病、药物毒性和药物过敏所致的暴发性心肌炎，通常没有病毒感染的临床表现，有自身免疫性疾病史、使用毒性药物史，疾病进展迅速，病程凶险。临床治疗策略除不用抗病毒药物外，其他与本病相似。

四、治疗进展

暴发性心肌炎发病急骤，病情进展迅速，早期病死率高，而患者一旦度过危险期，远期预后良好。因此，对于暴发性心肌炎的治疗，应采用各种可能手段，尽力挽救患者生命，按照以生命支持为依托的综合救治方案进行治疗。临床上，应尽早采取积极的综合治疗，除严格卧床休息、营养支持和常规药物治疗外，还包括抗感染、抗病毒、糖皮质激素、丙种球蛋白、血液净化和生命支持治疗，必要时可行心脏移植。

（一）严密监护

暴发性心肌炎患者均应严密监护，应尽快将患者转运至有呼吸循环监护和支持治疗条件的心脏重症监护病房。监护内容主要包括：①严密监测和控制出入液量，作为补液治疗参考；②严密监测心电图、血氧饱和度和血压；③监测血常规、心肌酶谱、肝肾功能、电解质、凝血功能、血乳酸及血气分析等各项实验室指标;④常规行床旁胸片检查,对于肺部病变严重及合并胸腔积液的患者可根据情况适时复查;⑤超声心动图评估心腔大小、室壁运动状态及左心室射血分数改变;⑥有创血流动力学检测,包括有创动脉血压、中心静脉压及肺毛细血管楔压监测。

(二) 一般对症及支持治疗

暴发性心肌炎患者均应给予积极的对症及支持治疗,主要内容包括:①绝对卧床休息,避免情绪刺激与波动;②给予清淡、易消化而富含营养的饮食,少食多餐;③鼻导管、面罩吸氧或机械通气正压给氧;④改善心肌能量代谢可给予磷酸肌酸、辅酶 Q10 和曲美他嗪,有助于改善心脏功能;⑤补充水溶性和脂溶性维生素;⑥液体补充应量出为入,匀速补充,切忌液体快进快出;⑦应用质子泵抑制剂预防应激性溃疡,特别是对使用糖皮质激素的患者;⑧高热时可以物理降温或糖皮质激素治疗,不建议应用非类固醇抗炎药。

(三) 抗病毒治疗

病毒性暴发性心肌炎患者均应尽早给予抗病毒治疗。理论上,病毒感染是引发病毒性心肌炎病理过程的始动因素,抗病毒治疗可抑制病毒复制,应该对疾病转归有益。研究表明,对于 H1N1 感染所致的病毒性心肌炎患者,早期使用抗病毒药物与晚期使用相比,可显著降低病死率并改善远期预后。病毒感染、复制及其引发的心肌直接损伤均发生于疾病早期,故应尽早行抗病毒治疗。新型冠状病毒肺炎患者普遍存在心肌损伤,部分危重患者 COVID-19 可诱导炎症风暴,导致暴发性心肌炎,早期抗病毒治疗可显著降低心血管事件,改善临床预后。

奥司他韦、帕拉米韦等药物可抑制流感病毒的神经氨酸酶,从而抑制新合成病毒颗粒从感染细胞中释放及病毒在人体内复制播散,对 A 型和 B 型流感病毒有显著疗效。奥司他韦胶囊推荐口服 75 mg,2 次/日;帕拉米韦为静脉给药的神经氨酸酶抑制剂,推荐 300～600 mg 静脉滴注,1 次/日,连续使用 3～5 d。

鸟苷酸类似物可干扰病毒 DNA 合成,常用的阿昔洛韦对 EB 病毒等 DNA 病毒有效,而更昔洛韦 0.5～0.6 g/d 静脉滴注则对巨细胞病毒有效。由于大部分患者并未检测病毒种类,可考虑联合使用上述两类抗病毒药物。此外,还可以应用干扰素,特别是对肠道病毒感染的患者。

(四) 免疫调节治疗

暴发性心肌炎患者均应尽早给予糖皮质激素和丙种球蛋白进行免疫调节治疗。暴发性心肌炎时心肌损伤的病理生理机制包括病毒介导的直接损伤和免疫介导的间接损伤。针对免疫反应介导的病理生理环节采用相应的免疫治疗,理论上有阻断发病环节、减轻炎症、缓解临床症状、挽救濒死心肌、改善患者预后的作用。目前尚无大规模多中心的临床研究结果,但已有的临床实践提示其有效性及安全性良好,推荐使用免疫调节治疗。

1. 糖皮质激素 建议起始每天 200 mg 甲泼尼龙静脉滴注,连续 3～5 d 后酌情减量。糖皮质激素具有抑制免疫反应、抗炎、抗休克、抗多器官损伤作用,减轻毒素和炎症因子对心肌组织的不良作用。理论上,糖皮质激素应在病毒性心肌炎的第2阶段即免疫损伤阶段使用,而应避免在第1阶段即病毒复制和病毒直接损伤阶段使用,原因是糖皮质激素可能导致病毒复制增加。对于暴发性心肌炎,第1阶段短暂,而第2阶段的免疫损伤发生较早且严重,对于重症患者推荐早期、足量使用,可以选用地塞米松10~20 mg静脉推注后,立即给予甲泼尼龙静脉滴注使其尽快发挥作用。糖皮质激素应用于暴发性心肌炎目前尚未见大样本临床研究,仅有一些个案报道。

2. 免疫球蛋白 建议每天20~40 g使用2 d,此后每天10~20 g持续应用5~7 d。免疫球蛋白具有抗病毒和抗炎的双重作用。一方面,通过提供被动免疫,有助于机体清除病毒,另一方面,通过调节抗原呈递细胞及T辅助细胞功能,抑制细胞免疫过度激活,降低细胞毒性T细胞对心肌细胞的攻击,并减少细胞因子产生,从而减轻心肌组织损伤,改善左心室功能,减少恶性心律失常发生。目前,小样本研究初步证实静脉使用免疫球蛋白对暴发性心肌炎患者治疗效果良好。免疫球蛋白治疗宜尽早足量应用,应用剂量和治疗时机可能是影响其疗效的关键所在,仍需要大样本随机对照临床试验加以证实。

（五）生命支持治疗

生命支持治疗是暴发性心肌炎各项治疗措施的重中之重,是以生命支持为依托的综合救治方案的中心环节。暴发性心肌炎时心肌弥漫性损伤,泵功能严重受损,加之肺淤血和肺部炎症损伤,难以维持全身血氧供应。通过生命支持可使心脏得到休息,在系统治疗的情况下恢复心脏功能,是首选的治疗方案和救治的中心环节。升压药、强心剂以及儿茶酚胺类药物治疗是在缺乏生命支持治疗条件时的次选方案,是在生命支持治疗准备期间短时间使用的过渡性治疗措施。生命支持治疗包括循环支持、呼吸支持和肾脏替代治疗。

1. 循环支持

（1）主动脉内球囊反搏（IABP）:对于血流动力学不稳定的暴发性心肌炎患者推荐尽早使用IABP进行治疗。IABP通过由动脉系统植入带气囊的导管到左锁骨下动脉开口远端和肾动脉开口上方的降主动脉内,经节律性地在心脏舒张期球囊充气和收缩期前放气,达到辅助心脏减轻心脏负荷的作用。在心脏舒张期球囊充气时,球囊占据主动脉内空间,可升高舒张压,增加心脑等重要脏器的循环灌注;在心脏收缩期前球囊放气瞬间,主动脉内压力下降,可降低心脏收缩时的后负荷,减少心脏做功,增加每搏输出量,改善体循环灌注。IABP可减少暴发性心肌炎血流动力学不稳定患者血管活性药物的使用,帮助患者度过急性期。国内外临床实践均证实IABP对改善暴发性心肌炎心肌严重损伤的疗效显著。

（2）体外膜肺氧合（ECMO）:对于血流动力学不稳定的暴发性心肌炎患者推荐尽早使用体外膜肺氧合进行治疗。在使用IABP仍然不能纠正或不足以改善循环时应立即启用ECMO治疗。ECMO通常与IABP联合使用,可让心脏得到更充分的休息,为其功能恢复赢得时间。危重患者出现心源性休克、心脏指数<2.0 L/(min·m²)、血乳酸>2 mmol/L的患者,更能从ECMO治疗中获益,对于此类患者应更积极地尽早启用

ECMO 治疗。

ECMO 技术始于 20 世纪 70 年代,主要是通过密闭式的体外膜氧合简易体外循环氧合方法。经过不断改进成为一种操作简便、可提供较长时间生命支持的便携式体外机械辅助装置。ECMO 主要由 3 部分组成,即将血液由体内引出及回送的管道系统,保持血液快速流动的动力泵(人工心脏)以及提供血液进行气体交换的密闭式膜氧合器(膜肺),辅助装置包括恒温水箱、供氧管道以及各种监测系统。

2. 呼吸支持 暴发性心肌炎患者若存在呼吸功能障碍均推荐尽早给予呼吸支持治疗。呼吸机辅助通气可改善肺功能,降低心脏负荷,是暴发性心肌炎合并左心功能衰竭时的重要治疗手段,建议尽早使用。当患者出现呼吸急促、呼吸费力时,即使血氧饱和度正常也应给予呼吸支持,以减轻患者的心脏负荷。

呼吸支持有 2 种方式:

(1) 无创呼吸机辅助通气:分为持续气道正压通气和双相间歇气道正压通气两种模式。推荐患者呼吸困难或呼吸频率＞20 次/分,能配合呼吸机通气的患者,效果欠佳或不能适应者应改为气管插管方式。

(2) 气道插管和人工机械通气:呼吸衰竭,尤其是有明显呼吸性和代谢性酸中毒并影响意识状态的患者必须使用;对于有呼吸急促、血氧饱和度在无创辅助通气下仍不能维持者应积极使用;对于呼吸急促或费力的患者也应积极使用气管插管和人工机械通气。

3. 血液净化及连续性肾脏替代治疗 血液净化治疗的主要目的是持续清除毒素和细胞因子,合并肾功能损伤时,更应早期积极使用。血液净化治疗还可以通过超滤减轻心脏负荷,保证体内水、电解质及酸碱平衡,恢复循环对血管活性药物的反应来治疗心力衰竭,对暴发性心肌炎患者有较大帮助。为了清除毒性物质需要连续性肾脏替代治疗(CRRT),由于患者心脏功能极其脆弱,起始和终止过程必须缓慢,以免诱发循环衰竭。

病毒感染可激活细胞免疫和体液免疫,单核细胞和淋巴细胞浸润,细胞黏附分子表达增加,大量抗体形成在疾病的发生发展过程中发挥重要作用,而病毒持续存在状态引起的免疫反应异常是心肌炎进展的主要原因。因此,血液净化治疗对暴发性心肌炎患者具有重要的意义。研究表明,早期有效地稳定暴发性心肌炎患者的血流动力学并减轻继发免疫损伤可以显著改善预后。

CRRT 主要作用包括:①通过对流、弥散及吸附作用,清除各种小分子毒素和水溶性炎症因子,抑制炎症反应,降低器官损伤程度;②纠正水、电解质及酸碱平衡紊乱,维持内环境稳定;③有效减轻组织水肿,改善组织氧供和器官功能;④有助于提供足够液体量,保证其他必要药物治疗和肠外营养支持。CRRT 治疗过程中血容量及胶体渗透压变化程度小,可维持足够的组织灌注,不影响血流动力学。

免疫吸附(immunoadsorption, IA)是自 2002 年发展起来的一种血液净化技术,是将高度特异性的抗原、抗体或有特定物理化学亲和力的物质(配体)与吸附材料(载体)结合制成吸附剂,选择性地清除血液中的致病因子,从而达到净化血液、缓解病情的目的。暴发性心肌炎病理生理过程中体液免疫和细胞免疫过度激活,免疫吸附可以选择性地清除血浆中的致病因子。小样本的临床研究表明，IA 疗法可改善暴发性心肌炎患者的心功能、临床症状、血液动力学参数，并显著降低 NT - proBNP 水平。此外，IA 还可减轻心肌炎症反应，在免疫吸附治疗后，左心室收缩功能得到改善。

（六）休克和急性左心衰竭的药物治疗

暴发性心肌炎合并休克十分常见，急性左心衰竭或全心衰竭几乎见于每位患者。休克的病理机制涉及泵功能衰竭、全身毒性作用和血容量不足，与其他类型休克最根本的不同是泵功能严重受损，这也决定了治疗策略的差异。

1. *休克的药物治疗* 暴发性心肌炎患者大量出汗、呕吐、腹泻导致血容量不足时，可适当增加补液量。根据血流动力学监测指标决定补液速度和补液量，首先给予多巴胺治疗，必要时加用小剂量阿拉明，以维持基本生命体征，补液治疗需要渐进，切忌太快。在特定情况下，α 受体激动剂可以短暂使用，长期使用可导致组织缺氧加重，甚至造成不可逆器官损害。使用多巴胺可能导致心率加快和室性心律失常，增加心脏负荷，应尽量减少使用。作为抗休克治疗的一部分，糖皮质激素应尽早足量使用。

2. *急性左心衰竭的药物治疗* 包括正压通气、血液超滤和利尿剂的合理应用，在心率明显加快时可以小量使用洋地黄类药物，以免增加心肌耗氧和心律失常。为了减少急性左心衰竭发生，应根据液体平衡和血流动力学状况决定液体进出量。对于心力衰竭严重甚至心源性休克的患者，需加强生命支持治疗，维持血流动力学稳定，保证重要脏器的灌注，使心脏得到休息，以帮助患者度过急性期。

（七）心律失常的治疗

暴发性心肌炎患者常存在低血压或休克，若发生严重心律失常，将加重血流动力学障碍，可危及患者生命。其处理原则应遵循现有心律失常指南，同时应在充分考虑患者的心脏泵功能和血压状况下选择治疗策略。出现窦性心动过缓、QRS 波增宽、超声心动图显示左心室功能恶化、肌钙蛋白水平持续升高、持续低灌注或阵发性室性心动过速常预示恶性心律失常的发生。

总体治疗原则：①快速识别并纠正血流动力学异常，若心律失常导致严重血流动力学障碍，需立即纠正心律失常；②血流动力学相对稳定者，根据临床症状、心功能状态以及心律失常性质，选用适当治疗策略及抗心律失常药物；③积极改善心脏功能，关注低血压情况，纠正电解质紊乱和酸碱平衡紊乱；④不宜使用 β 受体阻滞剂、非二氢吡啶类钙拮抗剂等抗心律失常药物，胺碘酮静脉应用为首选，快房颤患者可给予洋地黄类药物控制心室率；⑤心动过缓者考虑植入临时起搏器，无条件时可暂时使用异丙肾上腺素或阿托品静脉滴注；⑥大多数暴发性心肌炎患者度过急性期后可痊愈，急性期不建议植入永久起搏器，需观察 2 周以上，病情稳定后传导阻滞仍未恢复者，再考虑是否植入永久起搏器或植入式心律转复除颤器（ICD）。

总之，暴发性心肌炎作为急性心肌炎中发病迅速、病情危重的特殊类型，血流动力学不稳定，药物治疗效果不佳，机械辅助生命支持治疗对于协助患者度过急性期具有极其重要的意义。临床应予以高度重视，尽早识别和预判，尽早实施全方位救治，严密监护，以生命支持为依托的综合救治方案实施救治，以提高救治存活率，挽救患者生命。现将成人暴发性心肌炎的诊断和治疗策略归纳为流程图(图4-19)以指导临床实践。

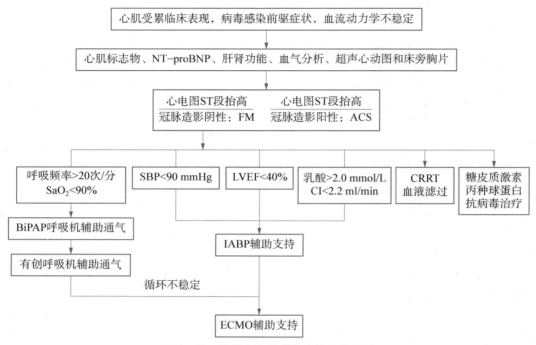

图4-19 暴发性心肌炎临床诊疗流程图

注:NT-proBNP,N末端脑钠肽原;SaO₂,血氧饱和度;LVEF,左心室射血分数;CI,心脏指数;BiPAP,双水平气道内正压;IABP,主动脉内球囊反搏;CRRT,连续性肾脏替代治疗;ECMO,体外膜肺氧合。

（金　波）

第七节　急性心力衰竭

急性心力衰竭(AHF)是一种急性临床综合征,由一系列的特征性症状(呼吸困难、端坐呼吸及下肢肿胀)和体征(颈静脉压升高、肺淤血等)构成。其病因通常是心脏结构和(或)功能上的异常导致心输出量减少。AHF具有发病率高、医疗花费大、病死率高等特点,已经成为重要的全球公共卫生问题之一。

一、流行病学

随着世界和我国人口老龄化趋势,各类慢性病的发病率逐渐上升,加上医疗水平的提高,老年人的预期寿命不断延长,AHF发病率也呈上升趋势。发达国家AHF的患病率约为1%～2%,在70岁以上的人群中患病率上升到>10%。而且这个数字可能低估了疾病的真正规模。因为在65岁以上的人群中,无症状的左心室(LV)收缩功能障碍的估计患病率为5.5%。荷兰鹿特丹研究(the Rotterdam study)指出,男性一生中患心力衰竭的总风险为 33%，女性为 28%。美国弗莱明翰心脏研究（Framingham Heart Study，FHS）指出，40 岁时男性和女性一生中患心力衰竭的风险分别为 21% 和 20%。美国国家健康与营养检查（NHANES）的调查数据（2013—2016 年）显示，美国成年人（≥20 岁）的心力衰竭患病率为 2.2%。中国住院心力衰竭患者流行病学数据（2017—2018 年）显示，住院心力衰竭患者中男性占 60.8%，平均年龄（67.9±13.6）岁；住院心力衰竭患者中<60 岁、60～69 岁、70～79 岁、80～89 岁、≥90 岁的患者分别为 24.5%（女性 6.4%）、25.7%（女性 9.3%）、28.0%（女性 12.7%）、19.9%（女性 9.9%）、1.9%（女性 0.9%），老年患者占总体的 3/4。按照心力衰竭类型，射血分数降低心力衰竭（HFrEF，LVEF<40%）患者占 35.2%，射血分数中间值心力衰竭（HFmrEF，40%≤LVEF<50%）患者占 21.8%，射血分数保留心力衰竭（HFpEF，LVEF≥50%）患者占 43.0%。HFrEF 组患者 LVEF 为（30.6±6.0）%，主要病因为冠心病（47.8%）、高血压（47.1%）、扩张型心肌病（31.4%）。与男性患者比较，女性患者的症状和体征更多，精神和体力活动受限更多，更易发生焦虑和抑郁，生活质量更差，但女性患者的病死率较低。1980 年、1990 年、2000 年我国心力衰竭患者住院期间病死率分别为 15.4%、12.3% 和 6.2%，明显高于同期心血管病的病死率，主要死亡原因为左心衰竭（59%）、心律失常（13%）和猝死（13%）。China-HF 研究（2012—2015 年）显示我国住院心力衰竭患者的病死率为 4.1%。

二、定义

急性心力衰竭（AHF）是指心力衰竭症状和体征突然发作或恶化，危及生命，需要紧急医疗处理和住院治疗的临床情况。心力衰竭是一种具有不同病因和病理生理而非针对特定疾病的临床综合征，其在不同的教科书及指南中有不同的定义。根据我国 2018 年的指南，心力衰竭定义为多种原因导致心脏结构和（或）功能的异常改变，造成心室收缩和（或）舒张功能发生障碍，继而引起的一系列复杂临床综合征。心力衰竭的主要临床表现和体征为呼吸困难、疲乏和液体潴留（肺淤血、体循环淤血及外周水肿）等。美国和欧洲的相关指南也分别给出了不同的定义（表 4 - 21）。2021 年，由美国心力衰竭学会（HFSA）、欧洲心脏病学会心力衰竭协会（HFA）、日本心力衰竭学会（JHFS）共同发布的"心力衰竭的通用定义和分类"提出了心力衰竭的通用定义，即心力衰竭是一种临床综合征，其症状和（或）体征由心脏结构和（或）功能异常引起，并由脑钠肽（BNP）水平升高和（或）肺部或全身充血的客观证据所证实。定义中的心脏结构和（或）功能异常包括：射血分数（EF）<50%，心腔异常扩大，E/E′>15，中/重度心室肥厚，或中/重度瓣膜狭窄或反流。心力衰竭须经客观证据证实，至少符合以下一项：①脑钠肽水平升高；②通过影像学（如胸片或超声心动图检查发现高充盈压）或静态或激发状态时的血液动力学测量（如右心导管、肺动脉导管）获得的肺或全身性充血的客观证据。根据左心室射血分数（LVEF），心力衰竭分为射血分数降低心力衰竭（HFrEF）、射血分数保留心力衰竭（HFpEF）和射血分数中间值心力衰竭（HFmrEF）。2021 年，HFSA/HFA/JHFS"心力衰竭的通用定义和分类"中新增加了射血分数改善的心力衰竭（HFimpEF）（表 4 - 22）。

表 4 - 21　各地区指南对心力衰竭的定义

指　南	心力衰竭定义
ACC/AHA (2013)	心力衰竭是一种由心室充盈或血液喷射的结构性或功能性损伤导致的复杂临床综合征。心力衰竭的主要表现是可能限制运动耐受性的呼吸困难和疲乏,以及可能导致肺部和(或)内脏充血和(或)周围水肿的体液潴留。有些患者无法耐受运动,但很少有体液潴留证据,而另一些患者则主要表现为水肿、呼吸困难或疲乏
ESC/HFA (2016)	心力衰竭是一种以典型症状(如呼吸困难、踝关节肿胀和疲乏)为特征的临床综合征,其可能伴随由结构性和(或)功能性心脏异常导致的体征(如颈静脉压力升高、肺裂和周围水肿),并导致静息或应激时心输出量降低和(或)心内压升高
JCS/JHFS (2017)	心力衰竭是一种包括呼吸困难、不适、肿胀和(或)运动能力下降等症状在内,因心脏结构性和(或)功能性异常导致心脏泵功能补偿丧失所致的临床综合征
CSC(2018)	心力衰竭是多种原因导致心脏结构和(或)功能的异常改变,造成心室收缩和(或)舒张功能发生障碍,继而引起的一系列复杂临床综合征,心力衰竭的主要临床表现和体征为呼吸困难、疲乏和液体潴留(肺淤血、体循环淤血及外周水肿)等
HFSA/HFA/ JHFS(2021)	心力衰竭是一种临床综合征,其症状和(或)体征由心脏结构和(或)功能异常引起,并由脑钠肽(BNP)水平升高和(或)肺部或全身充血的客观证据所证实

注:ACC,美国心脏病学会;AHA,美国心脏协会;ESC,欧洲心脏病学会;HFA,欧洲心脏病学会心力衰竭协会;JCS,日本循环学会;JHFS,日本心力衰竭学会;CSC,中华医学会心血管病学分会;HFSA,美国心力衰竭学会。

表 4 - 22　心力衰竭按左心室射血分数分类

心力衰竭分类	左室射血分数
射血分数降低的心力衰竭(HFrEF)	LVEF≤40%
射血分数保留的心力衰竭(HFpEF)	LVEF 41%～49%
射血分数中间值的心力衰竭(HFmrEF)	LVEF≥50%
射血分数改善的心力衰竭(HFimpEF)	基线 LVEF≤40%,第 2 次测量时 LVEF 比基线增加≥10%,且>40%

注:LVEF,左室射血分数。

三、发病机制

AHF 具有独特的病理生理机制。在新发的 AHF 中,临床表现以急性肺水肿为主,主要由外周血管阻力升高所致,这种升高与神经激素和炎性介质激活有关,而左室射血分数(LVEF)可能正常。新发的 AHF 可由多种原因引起,包括心脏原因和非心脏原因。例如,炎症性心脏损伤(如病毒性心肌病)、毒性心脏损伤(如药物引起的心肌病)、性质不明确心脏损伤(如围产期心肌病)、心包积液、甲状腺风暴及肺栓塞等。最近一项流行病学调查显示,我国住院心力衰竭患者的常见病因依次为高血压(57.2%)、冠心病(54.6%)、扩张型心肌病(14.7%)和瓣膜性心脏病(9.2%)。与新发 AHF 不同,在急性失代偿性心力衰竭中,LVEF 低的患者逐渐出现体液潴留和水肿,例如体重增加、劳累性呼吸困难、直立性呼吸困难及依赖性水肿。这些患者左室收缩功能障碍更明显,血压可能偏低,外周水肿和外周灌注不足可能在临床表现中占主导地位。这是慢性的、经常失调的神经-体液代偿机制的结果。这些机制在左心室功能恶化的情况下仍能保持血流动力学的稳定。但是当机体失代偿的时候,平衡就会向液体超载倾斜,从而发生失调。除此之外,尤其是在心衰病史较长以及合并其他疾病的患者中,右室功能障碍,肾和肝功能不全以及感染也可能在发病中起重要的作用。AHF 的显著特点是神经激素和炎性激活。近年的研究认为这些与 AHF 的直接表现——终末器官损害和充血有重要关系。多年来,人们一直认为肺充血只是肺静脉压力增加和液体外渗的结果。然而,最近的研究使我们对导致肺充血的机制有了新的认识。肺充血主要是由炎症导致的肺泡基底膜上的液体泵转运障碍引起的,造成液体在肺泡中的积聚。炎症和神经激素的激活也可能产生直接影响,或通过其对微血管的间接影响,导致肾、肝、胃肠道和其他器官的广泛损伤。这些器官的损伤放大了充血和低灌注的恶性循环,导致肺和外周血管阻力增加,心脏进一步恶化,最后发生临床 AHF。当 AHF 严重到一定程度时,就需要住院治疗,否则会导致死亡。器官损伤可以通过使用生物标志物来监测。例如,心肌钙蛋白、肌酐、胱抑素 C、天门冬氨酸氨基转移酶(AST)和丙氨酸氨基转移酶(ALT)。一项研究表明,器官损伤或充血的早期标志物的变化与长期死亡风险之间存在关联。

四、临床表现和体征

由于 AHF 的代偿程度和受累心室的不同,患者的症状和体征有较大的个体差异。AHF 的症状通常都是非特异性的。典型的症状包括气促、端坐呼吸、阵发性夜间呼吸困难、运动耐量降低、疲劳、活动后恢复时间延长及下肢水肿。还有一些相对少见的症状,例如夜间咳嗽、气喘、食欲不振、情绪低落、心悸、头晕及昏厥等。详细的病史采集和体格检查可提供心力衰竭的病因和诱因线索。特异性的体征有助于诊断,例如颈静脉怒张、肝颈静脉反流、第三心音(奔马律)及心尖搏动位置改变。除此以外,还有一些特异性较弱的体征,例如每周体重增加>2 kg、体重减少、组织消耗(恶病质)、外周水肿、肺捻发音、心动过速、心律不齐、呼吸急促、肝肿大、腹水、四肢厥冷及少尿等。体格检查时需特别注意液体潴留和充血的证据。

五、辅助检查

(一)影像学检查

影像学检查对于心力衰竭患者的诊断和危险分层至关重要。欧洲心脏病学会(ESC)心力衰竭协会(HFA)最近在一项立场声明中强调了全面超声心动图检查在接受急性心力衰竭(AHF)的患者中的核心地位。一旦患者病情稳定,相比心脏超声,心脏磁共振(CMR)诊断与缺血性心脏病无关的 HF 原因的附加价值受到质疑,因此应该选择性地使用 CMR。不过,CMR 可以更好地定义 HFpEF 表型并选择患者特异性疗法。例如,MRA 可以适用于 HFpEF 合并心肌纤维化的患者。HFpEF 的诊断仍然具有挑战性,尤其是对于合并存在呼吸困难的患者。在这些患者中,舒张功能障碍、左心房增大、左心房压力升高和肺动脉高压常见。与2009年相比,欧洲心血管影像协会提出的"2016年舒张功能障碍分级算法"显示出更好的预后价值。对左心房(LA)力学、LA应变和左心室(LV)整体纵向应变的分析可以更好地对舒张功能障碍的程度进行分类,改善个体风险分层。尽管左心室射血分数(LVEF)是HF分类的关键,但它仍然是对左心室功能的粗略估计。一项研究指出,17%的最初保留左心室收缩功能的患者在随访6个月时,左心室EF下降到40%以下,这与更多的心脏事件有关。与传统的射血分数(EF)相比,经心脏超声的整体纵向应变(global longitudinal strain,GLS)测量在评估左室(LV)收缩功能和预测心力衰竭预后方面的价值正在逐渐被认可。RELAX研究显示LV GLS受损在HFpEF患者中很常见,这表明尽管LV射血分数正常,但存在隐性收缩功能障碍。LV GLS受损与室壁应力和胶原合成的生物标志物以及舒张功能障碍有关。另一项研究显示,在急性HFpEF住院的患者中,有很高比例的患者有异常的LV GLS,这表明存在隐匿的心肌收缩功能障碍。此外,LV GLS异常与30天临床结局较差相关。一篇文献指出,在预测心衰患者预后方面,GLS在EF基础上提供了额外的信息,而且GLS比LVEF有更大的预后预测价值。

(二)生物标志物检查

生物标志物检查可以指导心衰的诊断、预后以及疗效的监测。根据《心力衰竭生物标志物中国专家共识》意见,临床应用的生物标志物应具有可重复性、测量准确、生化结构稳定、测试时间短、价格合理、能够在常规检查的基础上提供额外的信息、可反映诊断预后或指导治疗及有较高敏感度或特异度等特点。心力衰竭生物标志物分为心肌损伤和心肌负荷标志物、炎症介质及心肌纤维化标志物、心肌重构标志物、神经内分泌激素和其他标志物。

目前,临床上应用最多的AHF生物标志物是脑钠肽(BNP)和氨基末端脑钠肽原(NT-proBNP)。它们在大多数形式的AHF中均会升高。心室负荷改变刺激心室肌细胞分泌BNP前体(proBNP),进入血液后分解为具有生物活性的BNP及无活性的NT-proBNP。BNP由血清中的脑钠肽受体C和中性内肽酶降解,NT-proBNP在肌肉、肝脏等组织器官中降解。NT-proBNP的半衰期为120 min,BNP的半衰期为20 min,NT-proBNP水平受脑啡肽酶抑制剂等药物的影响更小。2016年的ESC指南、2017年的ACC/AHA指南和2018年的CSC指南均推荐BNP和NT-proBNP用于心力衰竭的筛查、诊断、鉴别诊断、病情严重程度及预后评估。2021,HFSA/HFA/JHFS发布的《心力衰竭的通用定义和分类》更是将脑钠肽纳入成为HF定义的一部分。中段心房脑钠肽前体(MR-proANP)是脑钠肽(NPs)家族中另一种生物标志物,MR-proANP的半衰期较长、在血浆中相对稳定,可作为心房脑钠肽(ANP)的替代物,是近年来的研究热点。但是NPs的特异度并非100%,多种因素会影响检测的结果,包括房颤、高龄和肾功能不全。BNP是脑啡肽酶的底物,而NT-proBNP不是。血管紧张素受体脑啡肽酶抑制剂(ARNI)影响可能导致BNP水平升高,但不会导致NT-proBNP水平升高。因此,在AHF的诊断中NPs的排除诊断价值更高。

血浆生长分化因子15(GDF-15)是一种新兴的生物标志物。STRONG-HF研究显示,AHF 患者血清 GDF-15 水平明显升高,联合 NT-proBNP 和高敏感性肌钙蛋白(hs-TnI)对新发 AHF 有预测作用。但是 GDF-15 的特异性较差,不能独立作为 AHF 的诊断标志物。

心脏肌钙蛋白(cTn)包括肌钙蛋白 T(TnT)和肌钙蛋白 I(TnI),两者在临床诊断应用中具有较好的一致性。cTn 是评估急性冠脉综合征(ACS)的重要标志物。检测 cTn 水平有助于评估 AHF 患者的严重程度和预后。一项针对新兴的高敏感性肌钙蛋白(hsTn)的研究(RELAX-AHF)显示,hs-cTNT 在 90% 的 AHF 患者中升高,与患者预后不良密切相关。2017 年的 ACC/AHA 指南和 2018 年的 CSC 指南推荐 hsTn 用于 HF 的辅助诊断和预后评估。

心脏型脂肪酸结合蛋白(H-FABP)主要存在于心肌中,发生心肌损伤后可释放到血浆,是早期心肌损伤的生物标志物。在冠心病 HF 患者和非缺血性 HF 患者中均可观察到 H-FBP 水平升高,但具体机制尚不清楚。

心肌细胞外基质(ECM)是心肌的重要组成部分。PARADIGM-HF 研究发现 ECM 的动态平衡和 HFrEF 患者的预后密切相关,通过改善 ECM 动态平衡可以抑制心脏纤维化,继而改善 HFrEF 患者的预后。

目前,心脏特异性生物标志物只有 NPs 和 cTn 得到一致肯定。NPs 是 AHF 的"金标准"生物标志物,可独立应用 AHF 的诊疗和预后评估。cTn 是评估和管理 ACS 的生物标志物,也是 ACS 并发 HF 住院治疗的预测指标。其他多种生物标志物的临床实用性有待进一步确认,包括基质金属蛋白酶(MMP)、可溶性肿瘤发生抑制素 2(sST2)、半乳糖凝集素 3(Gal-3)、成纤维细胞生长因子(FGF)、富含半胱氨酸蛋白 61(CYR61)、C反应蛋白、炎性细胞因子、高迁移率族 B1 蛋白(HMGB1)、内皮素-1(ET-1)、精氨酸加压素(AVP)、脑啡肽酶(NEP)及循环微小 RNA(miRNA)等。

六、诊断

AHF 的诊断依赖于病史、体格检查、实验室检查、心脏影像学检查和功能检查。首先,根据病史、体格检查、心电图及胸片判断有无心力衰竭的可能性;然后,通过脑钠肽检测和超声心动图检查明确是否存在心力衰竭,再进一步确定心力衰竭的病因和诱因;最后,还需评估病情的严重程度及预后,以及是否存在并发症及合并症。

2017 年的 ACC/AHA 指南未给出脑钠肽的具体临界值,2016 年的 ESC 指南和 2018 年的 CSC 指南给出了脑钠肽的临界值。①BNP<100 ng/L、NT-proBNP<300 ng/L 可排除急性心力衰竭。②BNP<35 ng/L、NT-proBNP<125 ng/L,通常可排除慢性心力衰竭,但灵敏度和特异度较急性心力衰竭低。③诊断急性心力衰竭时 NT-proBNP 应根据年龄和肾功能分层:50 岁以下者 NT-proBNP>450 ng/L;50 岁以上者 NT-proBNP>900 ng/L;75 岁以上者 NT-proBNP>1 800 ng/L;肾功能不全(肾小球滤过率<60 ml/min)时 NT-proBNP>1 200 ng/L。

当需要进一步明确病因和病情评估时,可行一些特殊检查,包括心脏磁共振(CMR)、冠状动脉造影、心脏 CT、负荷超声心动图、核素心室造影及核素心肌灌注和

（或）代谢显像、心肺运动试验、6 min 步行试验、有创血流动力学检查、心肌活检及基因检测等。其中 CMR 是测量左右心室容量、质量和射血分数的"金标准"，当超声心动图未能作出诊断时，CMR 是最好的替代影像检查。

七、治疗进展

AHF 是危及生命的急重症，对疑诊 AHF 的患者，必须尽量缩短诊断及开始治疗的时间，在完善检查的同时马上开始药物和非药物治疗。在急性心力衰竭的早期阶段，如果患者存在心源性休克或呼吸衰竭，需尽早提供循环支持和（或）通气支持。应迅速识别威胁生命的临床情况（急性冠状动脉综合征、高血压急症、心律失常、急性机械并发症及急性肺栓塞），并给予相关指南推荐的针对性治疗。

治疗 AHF 患者的一般处理：①吸氧。AHF 患者最常见的症状是呼吸困难，呼吸衰竭是这些患者最常见的危及生命的病症。当 $SpO_2 < 90\%$ 或动脉血氧分压（PaO_2）< 60 mmHg 时应给予氧疗，使患者 $SpO_2 \geq 95\%$（伴 COPD 者 $SpO_2 > 90\%$），吸氧方式可通过鼻导管或面罩吸氧。②体位。在保证安全的前提下，可以使患者采取直立的坐姿，以减少回心血量，降低心脏前负荷。③通气支持。如果上述措施患者仍然不改善，立即应用无创通气支持（CPAP 或 NPPV）。这些已被证明在快速改善与 AHF 相关的症状、血流动力学和代谢异常方面非常有效。如果无创措施无效，应采用气管插管机械正压通气。④容量。一般 HF 患者很少（约 5%）出现低输出综合征，AHF 患者需要严格管理容量，特别是肺淤血、体循环淤血及水肿明显的患者应严格限制饮水量和静脉输液速度。

AHF 患者的药物治疗：①血管扩张药。舌下含服或静脉注射硝酸盐作为血管扩张剂，可降低肺静脉压并缓解呼吸困难。收缩压 > 90 mmHg 的患者可使用，尤其适用于伴有高血压的急性心力衰竭患者；收缩压 < 90 mmHg 或症状性低血压患者禁忌使用。有明显二尖瓣或主动脉瓣狭窄的患者应慎用。还可以使用硝酸酯类药物、重组人脑钠肽和乌拉地尔等药物。②利尿剂。如果有证据表明容量超负荷（而不是容量重新分配），建议使用静脉襻利尿剂。③正性肌力药物。迄今为止，还没有"纯"的正性肌力药，因为所有目前可用的药物都有一些血管作用。所有这些药物都会增加 cAMP 和细胞内钙离子，从而增加心率、心肌耗氧量和心律失常，存在导致心肌缺血的风险，仅适用于低血压（收缩压 < 90 mmHg）和（或）组织器官低灌注的患者。常用药物包括洋地黄类、多巴胺、多巴酚丁胺、米力农及左西孟旦。④镇静。阿片类药物如吗啡可缓解焦虑和呼吸困难，急性肺水肿患者可谨慎使用。但是也有研究（ADHERE 研究）指出，吗啡与 AHF 患者的机械插管率增加、住院时间延长、ICU 入住频率增加和死亡率升高有关。⑤抗凝药物。对于深静脉血栓和肺栓塞发生风险较高且无抗凝治疗禁忌证的患者，可使用抗凝治疗。但是抗凝治疗需要权衡获益与出血风险，2018 年的 CSC 指南建议使用 CHA_2DS_2-VASc 和 HAS-BLED 评分分别评估患者血栓栓塞和出血风险。

血管紧张素受体脑啡肽酶抑制剂（ARNI）是近年来心力衰竭领域中的新型药物，在心力衰竭治疗方案的发展中具有里程碑性意义，其代表药物为沙库巴曲缬沙坦片（SV）。

ARNI 同时具有血管紧张素受体(ARB)和脑啡肽酶抑制剂的作用,可以同时抑制肾素-血管紧张素-醛固酮系统(RAAS)中的血管紧张素受体和脑啡肽酶。在 PARADIGM-HF 研究的一项子分析中显示,无论患者是否使用植入式心脏除颤器,都能降低心脏猝死的风险。患者服用沙库巴曲缬沙坦 3 个月后整体纵向应变改善明显,6 个月后用标准超声心动图观察到患者心室容积减少,LVEF 增加。PARALLAX 研究比较了沙库巴曲缬沙坦与 HFpEF 患者最佳个体化背景治疗的疗效,发现 NT-proBNP 从基线到 12 周有所下降,但从基线到 24 周对 6 min 步行距离没有影响[在 2020 欧洲心脏病学会年会(ESC 2020)上发表,数据未公布]。在针对 HFpEF 患者的 PARAGON 研究中,显示沙库巴曲缬沙坦并没有降低 HF 患者的总住院率和死亡率,通过亚组分析发现,似乎性别和 LVEF 改变了沙库巴曲缬沙坦与缬沙坦对主要综合结果的影响。沙库巴曲缬沙坦不能使男性患者获益,但可以降低女性 HF 患者的住院率。来自 PARADIGM-HF 和 PARAGON-HF 研究(HFrEF 中的沙库巴曲缬沙坦与依那普利比较,HFpEF 中的沙库巴曲缬沙坦与缬沙坦比较)以及 CHARM-Alternative 和 CHARM-Preserved 研究(坎地沙坦与安慰剂)的患者水平数据分析表明,与 RAAS 抑制剂相比,沙库巴曲缬沙坦改善了整个 LVEF 范围内的结果,与安慰剂相比,患者复发的风险降低(RR 0.54,CI 0.45～0.65),相比 LVEF＞60％的患者,LVEF＜60％的患者更能从治疗中获益。目前,AHF 患者使用 ARNI 的有效性尚缺乏循证医学证据,需要开展更多 AHF 患者的相关临床研究。

钠离子-葡萄糖共转运蛋白 2(sodium-dependent glucose transporters 2 SGLT-2)抑制剂是一类新型降糖药物,具有独特的非胰岛素依赖型降糖机制,可抑制肾脏近端小管 SGLT-2 对葡萄糖的重吸收而降低血糖。目前,SGLT-2 抑制剂适用于成人 2 型糖尿病,但其还有降糖以外的效应。SGLT-2 抑制剂恩格列净和达格列净可以显著降低 2 型糖尿病患者 HF 住院风险。2019 年发表的开创性的 DAPA-HF 研究发现,达格列净可以显著降低 HFrEF 患者的心血管相关死亡率和心力衰竭恶化事件,无论患者是否存在糖尿病。同时,达格列净还能降低 HFrEF 患者肾功能下降的速度。EMPEROR-Reduced 研究显示,在接受推荐治疗的 HF 者中,无论是否患有糖尿病,恩格列净组患者的心血管死亡或因心力衰竭而住院的风险均低于安慰剂组。在 SUGAR-DM-HF 研究中,恩格列净减少了 HFrEF 和 2 型糖尿病或糖尿病前期患者通过心血管磁共振测量的左心室容积。EMPA-TROPISM(ATRU-4)研究显示恩格列净对改善非糖尿病 HFrEF 患者的左心室容积、左心室质量、左心室收缩功能、功能能力和生活质量有益处。索格列净是另一种 SGLT-2 抑制剂,具有胃肠道 SGLT-1 的抑制作用,从而减少肠道葡萄糖的吸收。最近的 SOLOIST-WHF 研究针对因 HF 恶化住院的 2 型糖尿病患者,患者的纳入与他们的 EF 无关,78％的患者的射血分数＜50％。其中,接受索格列净治疗的患者,心血管死亡、总住院天数和 HF 急诊的主要终点明显减少。综合这些证据,SGLT-2 抑制剂可降低 HFrEF 患者的全因死亡率和心血管死亡率,并改善肾脏预后。达格列净、恩格列净和索格列净有希望成为 HF 患者新的治疗标准药物。不过,目前尚无 SGLT-2 应用于 AHF 患者的循证医学证据,期待更进一步的研究。

可溶性鸟苷酸环化酶(sGC)激活剂在体内是一种非常重要的信号转导酶，其活化后既可以激活 NO - sGC - cGMP 的信号通路，又可以抑制 TGF - β 信号通路，其在心血管系统调控中发挥重要作用。在 VICTORIA 研究中对 5 050 名失代偿慢性 HF 且 LVEF <45% 的患者进行了研究，sGC 激活剂 Vericiguat 明显减少了患者的心血管死亡或 HF 住院。

还有其他一些新型的 HF 治疗药物正在进行临床试验中。心肌肌球蛋白激活剂和抑制剂 Omecantiv mecarbil 在 GALACTIC - HF 研究中被证明可降低 HFrEF 患者再发心力衰竭或心血管死亡复合终点的发生率，射血分数越低的患者其治疗效果越明显。强心药伊司他肟(istaroxime)是一种激活 SERCA2a 泵的 Na^+/K^+ 泵的抑制剂，在一个小型研究中被证明可以改善急性 HFrEF 患者的心脏功能，并且没有严重不良反应。Cimlanod 是一种在 48 h 内输注的硝基供体，有研究证明其可改善 AHF 的 NT - ProBNP 水平，但对呼吸困难没有改善(在 *HFA Discoveries* 上发表，数据未公布)。

AHF 患者进行主动脉内球囊反搏(IABP)可有效改善心肌灌注，降低心肌耗氧量，增加心输出量。其适应证为：①急性心肌梗死或严重心肌缺血并发心源性休克，且不能由药物纠正；②伴血流动力学障碍的严重冠心病(如急性心肌梗死伴机械并发症)；③心肌缺血或急性重症心肌炎伴顽固性肺水肿；④作为左心室辅助装置(left ventricular assist device，LVAD)或心脏移植前的过渡治疗。目前，临床上，IABP 多用于心肌梗死患者的 AHF。需要注意，在中度至重度主动脉瓣关闭不全和主动脉瘤/夹层的情况下是禁忌使用 IABP 的。

机械循环辅助治疗可用于对于药物治疗无效的 AHF 或心源性休克患者，包括经皮心室辅助装置、体外生命支持装置(extracorporeal life support，ECLS)和体外膜肺氧合装置(extracorporeal membrane oxygenation，ECMO)。ECLS 或 ECMO 可作为急重症心衰或心源性休克的过渡治疗，以便进一步评估是否需要接受心脏移植或长期机械循环辅助治疗。

肾脏替代治疗可用于高容量负荷(肺水肿或严重外周水肿)且存在利尿剂抵抗的患者。难治性容量负荷过重合并以下情况时可考虑肾脏替代治疗：液体复苏后仍然少尿；血钾>6.5 mmol/L；pH<7.2；血尿素氮>25 mmol/L，血肌酐>300 mmol/L。AHF 患者的肾脏替代治疗主要使用超滤(UF)技术，与肾脏科不同，AHF 患者的 UF 技术一般采用小膜面积($0.1\sim0.3\,m^2$)、低血流流速(血泵 $10\sim50\,ml/min$)、低体外循环容积 $33\sim65\,ml$。虽然 UF 被认为有望成为襻利尿剂的替代治疗之选，但是在近年的几项随机对照临床研究中，UF 并未显示出其优势。2012 年，CARRESS - HF 研究纳入了 188 例 HF 患者，结果显示对于急性失代偿性 HF 患者，UF 与有步骤的药物治疗相比没有优势，UF 组患者有肾功能恶化的报道。2016 年，AVOID - HF 研究纳入了 224 例 HF 患者，除了 UF 组的液体清除有显著差异外，体重减轻、肾功能、住院时间和 90 天死亡率均无差异。最近的一项纳入 10 个 RCT 研究的荟萃分析显示，UF 相比利尿剂在治疗心力衰竭和肾功能改善方面均没有显著优势。期待更多的临床研究关注特定 AHF 患者的 UF 治疗。

一项纳入我国 31 356 名 HF 住院患者的多中心研究显示，住院期间，HF 患者襻利尿剂的使用率为 90.2%，静脉正性肌力药物的使用率为 20.4%，HFrEF 组、HFmrEF 组和 HFpEF 组患者静脉正性肌力药物的使用率分别为 26.6%、20.0% 和 15.6%。出院时，HF 患者血管紧张素转化酶抑制剂（ACEI）/血管紧张素 II 受体阻滞剂（ARB）/血管紧张素受体脑啡肽酶抑制剂（ARNI）、β 受体阻滞剂和醛固酮受体拮抗剂使用率在 HFrEF 组分别为 78.2%、79.1% 和 83.6%，在 HFmrEF 组分别为 72.6%、75.5% 和 72.4%。出院时，HF 患者地高辛的使用率为 25.3%（HFrEF 组为 36.7%，HFmrEF 组为 23.1%，HFpEF 组为 17.0%），伊伐布雷定的使用率为 1.6%（HFrEF 组为 3.2%，HFmrEF 组为 1.3%，HFpEF 组为 0.5%），硝酸酯的使用率为 39.6%（HFrEF 组为 36.5%，HFmrEF 组为 41.1%，HFpEF 组为 41.5%），口服抗凝药使用率为 21.8%（HFrEF 组为 19.1%，HFmrEF 组为 20.9%，HFpEF 组为 24.5%），口服胺碘酮的使用率为 9.5%（HFrEF 组为 12.2%、HFmrEF 组为 9.2%，HFpEF 组为 7.4%），他汀类药物的使用率为 68.7%（HFrEF 组为 63.2%、HFmrEF 组为 73.0%，HFpEF 组为 71.1%）。HFrEF 组患者心脏再同步治疗（CRT）和植入式心脏复律除颤器（ICD）的植入率分别为 2.7% 和 2.1%。

（吴志雄）

第八节　心功能及微循环障碍与干预措施

重症血流动力学治疗是急危重症医学的重要组成部分，是以血流动力学理论为基础，根据机体的实时状态和反应，目标导向的定量治疗过程。调整心功能状态是血流动力学治疗的基石，而其最终目的是改善组织灌注。本章将介绍左右心室的功能，调节机制差异以及左右心室之间的相互影响；并将临床实践和最新研究相结合，对心源性肺水肿、肺栓塞、ARDS 的心室功能进行分析解读。本章也对微循环障碍的病理生理做初步的阐述，对其实验室指标的意义和临床处理做简单的介绍。

一、心功能障碍的病理生理特点

1. 左心室的结构和功能　左心心肌层中的心肌纤维呈复杂排列，成束的心肌细胞呈螺旋状排列，肌纤维的方向从心外膜到心内膜也呈旋转状。与心外膜相邻的肌纤维自心尖到基底纵向排列，同时肌纤维向心室内壁旋转，在心壁中层纤维平行于基底，然后向内继续旋转，邻近心内膜处肌纤维又变成纵向排列。这种结构在左心室收缩时，心肌各部分同时作用产生的力使心室近于球形，有利于心脏射血。

2. 右心室的结构和功能　右心室在解剖、功能、生理、病理生理方面与左心室有很大不同，右心室具有复杂的几何形态，通常被描述为锥形。右室心肌壁较左室薄，其重量为左室的 1/6，肺循环阻力是体循环阻力的 1/10，右室做功占心脏做功的 1/4。由于肺循环阻力低，右心室做功量仅为左心室的 25%。右心室泵血量与左心室相同，且右心室长轴缩短较圆周缩短对右心搏出量具有更大的作用。左右心室肌肉的排列方式也有所不同,导致它们的收缩方式有很大的差异,对于前后负荷变化耐受性的不同。右室心肌纤维为横行,左室心肌纤维为斜行,室间隔的肌纤维也主要为斜行并延伸至右室流出道。斜行肌肉较横行肌肉在收缩方面更具机械优势。富含螺旋形纤维的左室的收缩运动被描述成一种拧毛巾样的扭动,而富含横向纤维的右室的运动是一种类似于拉风箱的运动。右室面对肺循环做功,肺循环无论在静息状态下还是运动状态下都是一个低压力循环,肺循环利用塌陷的血管或未使用的血管容纳心输出量的增加。所以,当活动增加时,右心心输出量增加,肺动脉血管阻力下降,肺动脉压轻度增加,一旦肺循环阻力急剧升高,右心功能不全就必然会出现。

一个心室(房)的大小、形态、构型和功能性[收缩性和(或)顺应性]的变化,通过直接机械作用而影响到另一个心室(房)的大小、形态及压力-容量关系,这被称为左右心交互。左右心肌纤维的连续性在功能上相联系,围绕两个心室共享的螺旋肌束和由室间隔发出的两心室室间纤维协调收缩,作为双心室功能"发动机"实现。左右心室的横向运动由环形纤维完成,左右心室的纵向运动由纵行纤维完成,左心室的收缩时旋转运动明显,而右心室此种作用小,左心收缩时对右心存在牵拉作用。

由于解剖结构的差异,左右心室生理及病理生理也有很大区别。左心室的功能是将血液泵入体循环给全身供氧,它对于容量耐受性差,回流的血液越多,根据 Starling 定律,左室就要把越多的血液泵出去,它不能耐受容量的急性扩张;右室本身的作用就是接纳全身回流的静脉血,它的室壁薄可扩张性好,可以接纳一定程度的静脉回流增加,而不是将这些回流增加的血液全部泵入至肺循环,这对肺循环和左心系统也是一个缓冲。

3. 心室间隔 心室间隔为两心室共有,主要由左心室的纵行和环形纤维构成,正常为稍凸向右室,运动时与左室心肌运动相一致。右心室的收缩功能在自身游离壁拉风箱运动的基础上还要依赖于室间隔的摆动,当右室的后负荷正常时右室横向肌肉的收缩可以维持右室功能,但当右室后负荷升高时,右心室后负荷过重产生其收缩比正常更强烈更持久,导致当左室开始舒张时,右室收缩持续,逆转穿过室间隔压力梯度,斜行排列的室间隔肌肉的收缩对右室的帮助就显得十分重要了,当然室间隔的这种收缩是和左室的整体收缩功能有很大关系的。这种左室收缩功能通过室间隔影响右室收缩功能的现象叫作收缩性心室间相互作用。

右心室容积过载,异常的室间隔位置在舒张期持续,甚至可以在舒张末期增强。右心功能不全时右室扩张,左右心室收缩舒张不同步,当左室开始舒张时右室还在收缩,而且扩张的右室会使室间隔在舒张期压向左室,从而影响左室的舒张及充盈导致左室收缩力减低,心输出量减少,当右室压力急剧升高时这种压迫甚至还会出现在收缩期。除此之外,心包腔的容积是相对固定的,右室的扩张也会因为心包的限制进一步影响左心的充盈。这就是右心功能不全对于左室的影响。这种右室对左室的压迫在超声上就会表现为胸骨旁短轴切面上左室的"D"字征,这一现象的形成取决于左右心室舒张末压力的差值。肺阻力正常状态下,容量的增加或减少可以使左右心室舒张末压同步的升高或降低,而当肺阻力升高时,肺血减少,右室舒张末压升高,左心因为得不到充足的血液充盈舒张末压降低,产生左右心室舒张末压差值,使室间隔压向左室进一步影响左室充盈。

此时,如果继续补液使中心静脉压(CVP)升高的话,只会增加右室舒张末压与左室舒张末压的差值,加重左心充盈不良。

左/右心腔的扩大可影响心包的扩张和心包内压力,降低心包顺应性,束缚两个心室的舒张充盈。正常心包容积可代偿急性心室容量增加约 20％而不限制充盈,当严重右心容量超负荷或右心室心梗时,心包容积失代偿致左室充盈减少,心输出量降低。

二、微循环障碍的病理生理特点

微循环由微动脉、后微动脉、毛细血管前括约肌、直捷通路、真毛细血管、动-静脉吻合支等组成。微循环即直接参与组织和细胞物质、能量、信息传递的血液、淋巴液、组织液流动。微循环既是血液循环的重要通路,又是器官、组织、细胞的物质、能量、信息传递的场所,其基本功能是保证血液、淋巴液、组织液在流动的同时把物质、能量及时传递到各个组织和器官,并将组织细胞的代谢产物带走。正常状态下,微血管管径均匀,血流以线流为主,无红细胞的聚集以及白细胞、血小板的滚动与黏附,血管壁平滑、完整,无血浆、白细胞的渗出及出血。

微循环是人体新陈代谢的场所,是人体的内环境,是生命的最基本保证。人体的任何器官、任何部位必须要有一个正常、健康的微循环,否则相应器官就会出现病变,随之出现相应的症状。微循环障碍是一个复杂连续的过程,包括黏附分子暴露、内皮细胞和白细胞活化、白细胞-内皮细胞相互作用、血管基底膜损伤、血管通透性增强、血浆渗出、过氧化物动态产生、血管外肥大细胞脱颗粒、释放组胺和 5 - 羟色胺活性物质、血流速降低,甚至出现血栓、出血、局部血流停止等。寒冷刺激、应激、外伤、感染、缺血/再灌注等都可通过不同的始动环节引发微循环障碍。微循环障碍的变化过程包括缺血性缺氧期(休克Ⅰ期)、淤血性缺氧期(休克Ⅱ期)及衰竭期(休克Ⅲ期)。

缺血性缺氧期微循环血液灌流的变化特点为少灌少流,灌少于流。微循环缺血主要与交感-肾上腺髓质系统兴奋以及与儿茶酚胺增多为主的各种缩血管物质增多有关:①交感-肾上腺髓质系统兴奋,儿茶酚胺增多;②心肌抑制因子;③其他体液因子也都有促使血管收缩的作用。

淤血性缺氧期(休克Ⅱ期)微循环血液灌流的变化特点为多灌少流,灌多于流。微循环在此期表现为酸中毒、局部代谢产物及某些具有扩血管和使血管透透性增高的介质大量释放,是引起微循环淤滞的重要原因:①酸中毒使血管平滑肌对儿茶酚胺的反应性降低;②局部舒血管代谢产物增多。

衰竭期微循环的变化特点为微血管发生麻痹性扩张,微循环中可有微血栓形成,微循环血流停止,出现不灌不流的状态。主要临床表现为循环衰竭、毛细血管无复流(no-reflow)现象以及重要器官功能障碍或衰竭。

三、心功能和微循环的监测

(一) 目前常用的心功能监测的手段

1. 心脏超声检查　虽不能提供连续血流动力学数据,但仍是床旁心功能评价的最佳方法。心脏超声检查可通过测量主动脉根部的速度时间积分(VTI)以及相应的横截面积估计每搏输出量;左室射血分数可用于评价左室收缩功能及后负荷情况;二尖瓣血流的脉冲多普勒图像有助于判断左室充盈压力,通过测定 VTI 的呼吸变异率可以判断前负荷反应性;还可通过比较右心室/左心室舒张末面积评价右心功能。

2. 肺动脉导管(PAC)应用　可评价肺动脉压及右房压力,并可测定心输出量,还可间断或连续监测 SvO_2,间断测定 $PvCO_2$。PAC 的主要缺点是创伤较大,这也是近年来临床应用逐渐减少的部分原因。早期一些非随机对照研究提示,PAC 会增加病死率和并发症,并延长住院时间。然而,近期两项研究采用了倾向评分校正疾病严重程度,结果提示,PAC 的应用不影响危重病患者的病死率。

3. 脉波指示剂　连续心输出量监测(pulse indicator continuous cardiac output,PICCO)跨肺热稀释法较 PAC 创伤更小,且可通过热稀释法间断测量心输出量。此外,跨肺热稀释法还可间断测定以下参数:反映前负荷的全心舒张末容积,反映心脏收缩功能的心指数,以及定量反映肺水肿的血管外肺水等。PICCO 还可通过脉搏波形描记连续监测心输出量,从而更早地发现心输出量的下降,但其测量结果需要间断通过热稀释法进行校正。

(二)微循环障碍的临床及实验室检查

组织灌注判断临床指标包括:①意识变化。休克早期,组织灌注代偿时,表现为精神紧张、兴奋或烦躁不安,但神志尚清楚;严重休克时,意识逐渐模糊,乃至昏迷。②皮肤和黏膜苍白、潮湿,有时可发绀,甚至皮下出血;肢端发凉,末梢血管充盈不良。③尿量减少。早期为肾前性,反映血容量不足、肾血液灌流不良;后期还可能是肾实质性损害,出现无尿。④血压变化。在代偿早期,由于周围血管阻力增加,有短暂的血压升高,但舒张压升高更明显,脉压差小;失代偿时,出现血压下降,收缩压<80 mmHg。⑤脉搏细弱而快。血容量不足,回心血量下降,心脏代偿增快,以维持组织灌流,但每次心搏出量甚少;随着心肌缺氧、收缩乏力加重,致脉搏无力细如线状,桡动脉、足背动脉等周边动脉摸不清。⑥毛细血管再充盈时间≤2 s 为正常,>3 s 表示存在组织低灌注。

目前,最常用的组织灌注判断实验室指标是乳酸及乳酸清除率,Bacher D 等报道了乳酸清除率与毛细血管组织灌注密切相关且独立于其他血流动力学变量。

混合静脉血(中心静脉血)氧饱和度(SvO_2/$ScvO_2$):在休克早期,当血压、心率、尿量和中心静脉压等这些监测指标基本正常时,全身组织灌注已发生改变,表现为 SvO_2 降低,提示 SvO_2 能较早地发现病情的变化。SvO_2 的正常范围是 65%～75%。SvO_2 评估的是全身,包括腹部及下肢的氧供需状况,$ScvO_2$ 测的是上腔静脉的氧饱和度,两者在量值上虽不等同,但有一定的相关性,$ScvO_2$ 所测的值要比 SvO_2 值高 5%～15%,两者所代表的趋势是相同的,可以反映组织灌注状态。

胃黏膜 pH 值:胃黏膜 pH 值(pHi)是测量黏膜组织内的酸度即 pHi 值。当全身各器官组织灌注不足时,胃肠道是血液灌注减少发生最早、最明显且恢复最迟的脏器。pHi 正常值为 7.35～7.45,pHi 值下降表示胃肠道缺血严重。

近几年来新出现的激光多普勒成像技术、激光扫描共聚焦显微镜技术、正焦偏振光谱成像技术等,已经使皮肤微循环活体无损伤观察成为现实,但这些技术真正投入临床实际运用中还需要时日。

四、治疗进展

1. 心源性肺水肿　左右心室心搏量通过 Frank-Starling 机制来保持匹配。肺毛细管静水压决定左心房压,当右心室收缩产生过多每搏量时,才会出现肺毛细血管压力的急剧增加。出现心源性肺水肿是由于液体从循环中丢失进入肺间质,右心室和左心室的心搏量之间必然不匹配。

举一个患有急性和广泛前壁心肌梗死患者的例子:左室心搏量减少,但右心室功能在很大程度上不受影响或可能由于儿茶酚胺驱动而增加。心脏在努力做功时,右室心搏量一过性超过左室心搏量,那么毛细血管静水压也可能增加。依赖儿茶酚胺的全身静脉收缩引起右心充盈压增加,右室则是通过结合 Frank-Starling 机制和心肌直接依赖儿茶酚胺刺激来维持其心输出量。相对于左室,更大的右室心搏量必然会引起毛细血管静水压增加及其两种结果:①液体进入肺间质;②左心房压力增加。左房压力可在一定范围内代偿,在这个范围内左室心搏量能通过 Frank-Starling 机制增加,以匹配右心室心搏量。当左心室每搏量不能和右心室匹配时,这种不均衡必然导致急性肺水肿的发生。

射血分数正常或近于正常的代偿性心力衰竭患者,往往伴有左室肥厚和心肌顺应性的异常,但右室不受影响。舒张末室壁厚度增加导致左室射血分数能够被维持。但增厚的心室壁具有较低的心肌顺应性,因此,需要更高的舒张末压通过拉伸心肌来激活 Frank-Starling 机制。生理状态时,受损的左心在 Frank-Staring 机制作用下接近于功能极限处运动,而右心则具有额外的功能性容量。在疾病状态下(回心血量增多、交感兴奋及快速性心律失常),左室不能克服右室增加的血流动力学负荷,当存在明显且快速每搏量不匹配时会迅速出现肺水肿。

心源性肺水肿发生时,需要进行血液动力学和呼吸支持。吗啡有镇静、降低肾上腺素能刺激的作用,且能扩张静脉和动脉,从而减轻左右心室下、前、后负荷,具有改善左右心室每搏量失衡,治疗肺水肿的作用。洋地黄制剂能进一步提高左心室心肌收缩力,对压力负荷过重的心源性肺水肿治疗效果好,对伴有快速心房颤动急性肺水肿更具效益。常用髓襻利尿药以减少血容量而降低心脏前负荷。常用血管扩张剂如硝酸甘油、硝普钠及酚妥拉明等可扩张静脉和动脉,从而减轻左右心室的前、后负荷。无创正压通气(NPPV)能减少回心血量,从而减轻左心室前负荷,同时改善氧合,提高心肌供氧量,减少呼吸做功,降低肾上腺素能刺激,减轻心脏前后负荷。

2. 大面积肺栓塞导致心功能不全　肺栓塞(PE)是以各种栓子堵塞肺动脉系统为其发病原因的一组疾病或临床综合征的总称,包括肺血栓栓塞、脂肪栓塞、羊水栓塞及空气栓塞等。急性 PE 导致肺动脉管腔阻塞,血流减少或中断,引起不同程度的血流动力学和气体交换障碍。轻者几无任何症状,重者因肺血管阻力突然增加,肺动脉压升高,压力超负荷导致右心室衰竭,是 PE 死亡的主要原因。

PE 可导致肺循环阻力增加、肺动脉压升高。肺血管床面积减少>85％可导致猝死。肺血管阻力突然增加导致右心室压力和容量增加、右心室扩张,使室壁张力增加、肌纤维拉伸,影响右心室的收缩性。右室壁张力增加使右冠状动脉相对供血不足,同时右室心肌氧耗增多,可导致心肌缺血,加重右心功能不全、心室超负荷。右心室收缩时间延长,室间隔在左心室舒张早期突向左侧,右束支传导阻滞可加重心室间不同步,引起左心室舒张早期充盈受损,加之右心功能不全导致左心回心血量减少,使心输出量降低,造成体循环低血压和血液动力学不稳定。心输出量的降低引起混合静脉血氧饱和度降低;阻塞血管和非阻塞血管毛细血管床的通气/血流比例失调,导致低氧血症。由于右心房与左心房之间压差倒转,1/3 的患者右向左分流,引起严重的低氧血症,并增加反常栓塞和卒中的风险。

严重肺栓塞发生时,需要进行血液动力学和呼吸支持。多项随机临床试验证实,溶栓治疗能够快速改善肺血流动力学指标,提高患者早期生存率。积极扩容有害无益;对心脏指数低、血压正常的 PE 患者,给予适度的液体冲击(500 ml)治疗有助于增加心输出量。去甲肾上腺应限于低血压患者;肾上腺素兼具去甲肾上腺素和多巴酚丁胺的优点,而无体循环扩血管效应,可能对 PE 伴休克患者有益。血管扩张剂缺乏肺血管特异性,经体循环给药后可能导致体循环血压进一步降低。吸入一氧化氮可能改善 PE 患者的血液动力学状态和气体交换;左西孟旦在扩张肺动脉的同时可增加右心室收缩力,有助于恢复急性 PE 患者的右心室-肺动脉耦联。肺栓塞患者需机械通气支持时,呼气末正压要慎用,应给予较低的潮气量(约 6 ml/kg 去脂体重)以保持吸气末平台压力<3.0 kPa(30 cmH_2O)。

3. ARDS 时的急性肺源性心脏病　　ARDS 时肺间质压力的不断增加可以压迫毛细血管,毛细血管的损伤导致血流的重新分布。由于整个肺血流通过剩余下的毛细血管导致肺血管阻力增加,肺血管阻力的增加相应伴随着右室收缩力的增加和毛细血管静水压的增高;额外的压力可能损伤残留的毛细血管,并且可以导致血流动力学更严重的恶化,从而导致急性肺源性心脏病(acute cor pulmonale,ACP)的发生。

不恰当的机械通气也是导致 ACP 的重要原因。ARDS 患者呼吸机参数的设置和通气策略明显影响右室功能。机械通气时,右室后负荷的主要决定因素是潮气量,而不是气道压力。潮气量过大和肺顺应性严重降低导致跨肺压增高。跨肺压是导致肺泡扩张的主要因素,扩张的肺泡压迫肺血管,导致肺循环阻力增加,引起右心室功能不全。平台压过高也可导致跨肺压增高,肺泡扩张压迫肺血管,导致肺循环阻力增加。呼吸末正压(PEEP)理论上也增加右室负荷。高 PEEP 导致右室后负荷急剧增加,右室收缩延迟导致收缩末期室间隔压力梯度逆转,右心室扩张。

目前,推荐对 ARDS 患者需遵循右心保护性机械通气策略,即把肺循环和右心室作为临床决策的中心。严格地限制平台压在 2.7 kPa(27 cmH_2O)以下;驱动压在 1.7 kPa(17 cmH_2O)以下;限制 PaCO_2 在 60 mmHg 以下;根据右室功能设定 PEEP;极其严重的ACP 患者应用俯卧位。

4. 微循环障碍的治疗　　在临床治疗上,应采取有效的综合治疗措施,以恢复全身各脏器组织的血液灌注和正常代谢,从而改善微循环障碍。

(1) 病因治疗:及时处理感染病灶。抗生素使用原则为选用强有力、抗菌谱广、对病原微生物敏感的抗生素,剂量要足,必要时联合用药。在有效抗菌治疗下,可短期大量应用肾上腺皮质激素以缓解毒性症状。

(2) 补充血容量:一般原则是先快后慢,先多后少,先晶体后胶体,先盐后糖,用量可视患者具体情况和原心、肾功能状况所定。扩容要求达到:①组织灌注良好;②患者神情安宁、口唇红润、指端温暖及发绀消失;③收缩压>90 mmHg、脉压>30 mmHg;④脉率<100 次/分;⑤尿量>30 ml/h;⑥血红蛋白恢复基础水平,血液浓缩现象消失。

(3) 纠正酸中毒:适当范围的酸中毒在缺氧时对组织细胞具有代偿性保护作用。因此,在 pH≥7.15 时,循环医学不推荐过度纠酸治疗。但当 pH<7.15 时,应积极纠正酸中毒。

(4) 血管活性药物:对于休克患者,应在充分扩容、纠酸基础上选用扩血管药物;去甲肾上腺素是首选药物。在出现心脏低心输出量时,多巴酚丁胺首选。如果液体复苏后仍不能使患者的血压和脏器低灌注状态得到改善,则应给予血管活性药物升压治疗,而如果患者面临威胁生命的休克时,即使其低容量未被纠正,此时也应该给予升压治疗。

(5) 防治 DIC:DIC 早期应尽早给予肝素抗凝。低凝期时补充全血血浆、凝血酶原复合物、纤维蛋白原、血小板等。

(6) 对症治疗:危重患者适当镇静;高热时宜给予物理降温;积极维持水、电解质,酸碱及能量平衡;适当补充维生素及微量元素,改善氧输送,适当输注新鲜血浆、白蛋白或全血等维持重要脏器功能。

(顾国嵘)

参考文献

[1] 王小亭,刘大为,张宏民,等. 重症右心功能管理专家共识[J]. 中华内科杂志,2017,56(12):962-973.

[2] 王吉耀. 临床内科学新进展、新技术、新理论[M]. 2 版. 上海:复旦大学出版社,2009,12.

[3] 王辰,席修明. 危重症医学研究生[M]. 北京:人民卫生出版社,2017.

[4] 中华医学会心电生理和起搏分会,中国医师协会心律学专业委员会. 2020 室性心律失常中国专家共识(2016 共识升级版)[J]. 中国心脏起搏与心电生理杂志,2020,34(3):189-253.

[5] 中华医学会心血管病学分会,中华心血管病杂志编辑委员会. 急性 ST 段抬高型心肌梗死诊断和治疗指南(2019)[J]. 中华心血管病杂志,2019,47(10):766-783.

[6] 中华医学会心血管病学分会精准医学学组,中华心血管病杂志编辑委员会,成人暴发性心肌炎工作组. 成人暴发性心肌炎诊断与治疗中国专家共识[J]. 中华心血管病杂志,2017,45(9):742-752.

[7] 中国医师协会急诊医师分会,国家卫健委能力建设与继续教育中心急诊学专家委

员会,中国医疗保健国际交流促进会急诊急救分会. 急性冠脉综合征急诊快速诊治指南(2019)[J]. 临床急诊杂志,2019,28(4):421-428.

[8] 刘霞,戚文航. 心室扑动和心室颤动[M]//陈新. 临床心律失常学. 2版. 北京:人民卫生出版社,2009:540-551.

[9] 杨跃进,杨进刚. 从欧美指南看急性冠状动脉综合征诊治进展:提升质量和精准化成趋势[J]. 中国循环杂志,2017,32(Supplment):1-4.

[10] 胡建强,曹江,秦永文. 室性心律失常的射频消融治疗[M]. 上海:第二军医大学出版社,2011.

[11] 曹钰,柴艳芬,邓颖,等. 中国脓毒症/脓毒性休克急诊治疗指南(2018)[J]. 临床急诊杂志,2018,19(9):567-588.

[12] AL-KHATIB S M, STEVENSON W G, ACKERMAN M J, et al. 2017 AHA/ACC/HRS guideline for management of patients with ventricular arrhythmias and the prevention of sudden cardiac death: a report of the American College of Cardiology/American Heart Association Task Force on Clinical Practice Guidelines and the Heart Rhythm Society [J]. J Am Coll Cardiol, 2018,72(14): e91-e220.

[13] AMMIRATI E, VERONESE G, CIPRIANI M, et al. Acute and fulminant myocarditis: a pragmatic clinical approach to diagnosis and treatment [J]. Curr Cardiol Rep, 2018,20(11):114.

[14] ANDERSEN L W, HOLMBERG M J, BERG K M, et al. In-hospital cardiac arrest: a review [J]. JAMA, 2019,321(12):1200-1210.

[15] COLLET J P, THIELE H, BARBATO E, et al. 2020 ESC Guidelines for the management of acute coronary syndromes in patients presenting without persistent ST-segment elevation [J]. Eur Heart, 2021,42(14):1289-1367.

[16] GAWINECKA J, SCHÖNRATH F, VON ECKARDSTEIN A. Acute aortic dissection: pathogenesis, risk factors and diagnosis [J]. Swiss Med Wkly, 2017, 147:w14489.

[17] HANG W J, CHEN C, SEUBERT J M, et al. Fulminant myocarditis: a comprehensive review from etiology to treatments and outcomes [J]. Signal Transduct Target Ther, 2020,5(1):287.

[18] IBANEZ B, JAMES S, AGEWALL S, et al. 2017 ESC Guidelines for the management of acute myocardial infarction in patients presenting with ST-segment elevation: the task force for the management of acute myocardial infarction in patients presenting with ST-segment elevation of the European Society of Cardiology (ESC) [J]. Eur Heart J, 2018,39(2):119-177.

[19] LLOYD-JONES D M, LARSON M G, LEIP E P, et al. Lifetime risk for developing congestive heart failure: the Framingham Heart Study [J].

Circulation，2002，106：3068－3072.

[20] MUSSA F F，HORTON J D，MORIDZADEH R，et al. Acute aortic dissection and intramural hematoma：a systematic review [J]. JAMA，2016，316（7）：754－763.

[21] PONIKOWSKI P，VOORS A A，ANKER S D，et al. 2016 ESC Guidelines for the diagnosis and treatment of acute and chronic heart failure：The Task Force for the diagnosis and treatment of acute and chronic heart failure of the European Society of Cardiology（ESC）Developed with the special contribution of the Heart Failure Association（HFA）of the ESC [J]. Eur Heart J，2016，37：2129－2200.

[22] SEYMOURC C W，LIU V X，IWASHYNA T J，et al. Assessment of clinical criteria for sepsis：for the third international consensus definitions for sepsis and septic shock（Sepsis－3）[J]. JAMA，2016，315（8）：762－774.

[23] VAN RIET E E，HOES A W，WAGENAAR K P，et al. Epidemiology of heart failure：the prevalence of heart failure and ventricular dysfunction in older adults over time. A systematic review [J]. Eur J Heart Fail，2016，18：242－252.

[24] VIRANI S S，ALONSO A，BENJAMIN E J，et al. On behalf of the American Heart Association Council on Epidemiology and Prevention Statistics Committee and Stroke Statistics Subcommittee. Heart disease and stroke statistics — 2020 update：a report from the American Heart Association [J]. Circulation，2020，141：e139－596.

[25] WANG S，WEI X，HU H D. STAR evidence evaluation of viral fulminant myocarditis：specificity，timeliness，accessibility，risk [J]. Eur Heart J，2020，41（34）：3281－3282.

第五章 消化系统

第一节 重症急性胰腺炎

一、定义

急性胰腺炎(acute pancreatitis,AP)是一种胰腺急性炎症和组织学上腺泡细胞破坏为特征的疾病,是急诊科常见消化系统急症之一,常常由局部发展累及全身器官及系统而成为重症急性胰腺炎(severe acute pancreatitis,SAP)。80%～85%的患者为轻症急性胰腺炎(mild acute pancreatitis,MAP),病程呈自限性,病死率小于1%～3%;约20%患者会发展为中度或重症胰腺炎,病死率可达13%～35%。

及时诊断或及早预防 SAP 的发生发展以及并发症的出现非常重要。近年来,在SAP 治疗领域逐渐形成以非手术治疗为主的多学科综合救治模式。

二、病因

AP 最常见的病因是胆道疾病、高脂血症及饮酒。其他不常见的病因还有药物、胰腺囊性恶性肿瘤、病毒感染(新型冠状病毒、人类免疫缺陷病毒、流行性腮腺炎、巨细胞病毒、柯萨奇 B 型病毒和甲型流感)、代谢因素(如甲状旁腺功能亢进、高钙血症)、血管炎性、自身免疫性、妊娠、创伤及医源性因素等。

内镜下逆行胰胆管造影(endoscopic retrograde cholangiopancreatography,ERCP)是 AP 最常见的医源性病因。胆道疾病是 SAP 的主要病因,占58.7%;特发性 SAP 占25.2%;酗酒所致的 SAP 占9.0%;其他病因占7.1%。

高脂血症性胰腺炎的发生与血清胆固醇水平无关,而与血清甘油三酯(TG)水平显著升高密切相关,故又称为高甘油三酯血症性胰腺炎(hpertriglyceridemia pancreatitis,HTGP)。近年来,HTGP 发病率呈上升趋势,并往往导致更为严重的临床过程。

三、发病机制

(一)蛋白水解酶在腺泡内的激活

在各种急性胰腺炎模型中,最早的事件之一都是“胰酶持续合成但分泌受阻”。极早期发生的毁灭性事件使胰腺内产生大量活化的胰蛋白酶。腺泡液泡内的组织蛋白酶 B将胰蛋白酶原激活肽从胰蛋白酶原中裂解出来,导致胰腺内胰蛋白酶激活。随后液泡破裂,释放出活性胰蛋白酶。胰腺的正常防御机制无法应对大量释放的胰蛋白酶。此外,胰腺内胰蛋白酶的释放导致更多胰蛋白酶以及其他胰酶激活。胰蛋白酶还可激活其他酶级联反应。活化胰酶在胰腺内的释放导致胰腺自我消化,进而形成活性酶破坏细胞从而释放出更多活性酶的恶性循环。这种破坏沿胰腺蔓延,并进入胰周组织。

(二) 微循环损伤

胰酶的释放损害了胰腺血管内皮、胰腺间质以及腺泡细胞。血管损伤可导致局部微循环衰竭和胰腺损伤加重。受损组织的再灌注导致自由基和炎性细胞因子进入血液循环,这可导致进一步损伤。急性胰腺炎治疗过程中采用积极补液治疗可最大限度地减小损伤。

(三) 白细胞趋化、细胞因子的释放以及氧化应激

在动物和人类胰腺炎的早期阶段,胰腺存在明显的巨噬细胞和多形核白细胞浸润。补体系统激活和随后的补体 5a 释放在这些炎症细胞的募集过程中发挥着重要作用。粒细胞和巨噬细胞的激活可导致促炎细胞因子(TNF-α,IL-1、IL-6、IL-8)、花生四烯酸代谢产物(前列腺素、血小板活化因子以及白三烯)、蛋白水解酶和脂解酶和反应性氧代谢物的释放,且释放量超出内源性抗氧化系统的清除能力。这些物质还可与胰腺微循环相互作用,增加血管通透性,诱导血栓形成和出血,最终导致胰腺坏死。

胰酶激活、微循环损伤以及炎症介质的释放都将导致胰腺损伤和坏死急剧恶化。这种相互作用造成难以评估单个因素在胰腺损伤诱导过程中的作用。此外,约 80% 的胰腺炎患者仅发展为间质性胰腺炎而非坏死性胰腺炎,但尚不清楚哪些因素限制了胰腺损伤。

(四) 全身反应

一些胰腺严重损伤的患者疾病会出现全身并发症,包括发热、急性呼吸窘迫综合征(ARDS)、胸腔积液、肾功能衰竭、休克和心肌抑制。这种全身炎症反应综合征(systemic inflammatory response syndrome,SIRS)很可能是由激活的胰酶和细胞因子所介导,而这些物质是由发炎的胰腺释放进入循环的。

(五) 细菌移位

正常人胃肠道通过由免疫学、细菌学以及形态学因素构成的复杂屏障来防止细菌移位进入全身循环。急性胰腺炎时胃肠道屏障受损,导致细菌移位,引起局部和全身性感染。人们认为胃肠道屏障损坏是缺血的结果,缺血原因为低血容量和胰腺炎诱导胃肠道动静脉分流。

(六) 传易感性

无论何种病因,胰腺炎发病都是一个能导致 SIRS 发生的炎症过程。目前,导致胰腺炎发生和发展的确切细胞内机制并不完全清楚。在急性胰腺炎发生的早期阶段,胰腺腺泡细胞内发生 3 个表型反应:①分泌的改变;②细胞内蛋白酶的激活;③产生炎症介质。蛋白水解酶、胰蛋白酶的不恰当激活被认为是急性胰腺炎发生的最初步骤。阳离子的胰蛋白酶原(PRSS1)突变、胰蛋白酶活化、高钙离子的聚集及 pH 值的下降等促进了胰蛋发白酶原的激活。钙离子水平一定程度上受钙离子敏感受体(CASR)调节,并且酒精可导致其到调节异常。一旦胰蛋白酶在胰腺内激活,炎症反应的结果和丝氨酸蛋白酶

抑制剂（SPINKI）基因会进一步阻断胰蛋白酶原的活化。胰蛋白酶还通过存在于腺泡和导管上皮细胞的胰蛋白酶受体，如已知的蛋白酶激活受体2（PAR-2）等激活细胞。胰腺内蛋白酶激活主要受胰腺分泌蛋白酶抑制剂（PSTI）调控，也称作 SPINKI。PSTI 作为一个有效的蛋白酶天然抑制剂，是在胰腺腺泡细胞内合成的。当胰蛋白酶原在胰腺内分解释放胰蛋白酶时，PSTI 立即与胰蛋白酶结合以阻止其他胰酶的进一步激活，PSTI 还通过胰蛋白酶受体 PAR-2 阻断胰腺细胞的进一步活化。家族性胰腺炎、儿童特发性慢性胰腺炎以及2%的对照人群中存在 SPINKI、N34S 基因突变。这些发生在 SPINKI 中的突变比胰腺炎更常见。因此，这种突变与其说是急性胰腺炎的诱发因素，不如认为其更有可能是疾病的调节因子。

四、诊断

（一）临床表现

腹痛是 AP 的主要症状，多为急性发作，呈持续性，少数无腹痛。典型的腹痛位于上腹或左上腹，可放射至背部、胸部和左侧腹部。多为钝痛或锐痛。但腹痛的程度和部位与病情严重度缺乏相关性。其他伴随症状包括恶心和（或）呕吐、黄疸、腹胀及发热等。

轻型患者呈不剧烈的上腹部深压痛及轻度肌紧张。重型患者呈局限性腹膜炎或全腹腹膜炎表现，可有 Grey-Turner 征及 Cullen 征。出现黄疸者多为胆源性胰腺炎（biliary pancreatitis）。

（二）局部并发症

急性胰周液体积聚（acute peripancreatic fluid collection，APFC）、急性坏死物积聚（acute necrotic collection，ANC）、胰腺假性囊肿（pancreatic pseudocyst，PPC）、包裹性坏死（walled-off necrosis，WON）和感染性胰腺坏死（infected pancreatic necrosis，IPN）均为 AP 的局部并发症，可以为无菌性或感染性。

（三）全身并发症

1. 全身炎症反应综合征（SIRS） SIRS 是 AP 最常见的全身并发症，多发生于中度急性重症胰腺炎（moderately severe acute pancreatitis，MSAP）和 SAP。AP 时符合以下临床表现中的2项及以上，可以诊断为 SIRS：①心率>90次/分；②体温<36℃或>38℃；③WBC<$4×10^9$/L 或>$12×10^9$/L；④呼吸频率>20次/分或 PCO_2<32 mmHg。SIRS 持续存在将会增加 AP 发生器官功能衰竭的风险。SAP 并发 ARDS，病死率急剧升高至50%以上。

2. 器官功能衰竭 AP 相关器官功能衰竭（organ failure，OF）主要为呼吸、循环和肾脏衰竭，是 AP 最严重的全身并发症，也是 SAP 致死的主要原因。OF 可根据改良 Marshall 评分来评定。一个器官评分≥2分则定义为器官功能衰竭；器官功能在48 h 内恢复者为一过性器官衰竭，否则为持续性器官衰竭（persistent organ failure，POF）；≥2个器官衰竭并持续48 h 以上者则为持续性多器官衰竭（persistent multiple organ failure，PMOF）。肠道功能衰竭在 SAP 中也可以发生，但目前其定义和诊断标准尚不明确。

3. **脓毒症** SAP 患者若合并脓毒症(sepsis),病死率升高(50%~80%)。脓毒症主要以革兰氏阴性杆菌感染为主,也可有真菌感染。

4. **腹腔内高压和腹腔间隔室综合征** 在 SAP 中,严重的肠道屏障功能障碍和高内毒素水平可引起腹腔内高压(intra-abdominal hypertension,IAH)和腹腔间隔室综合征(abdominal compartment syndrome,ACS),促炎反应引起了积液、腹水及后腹膜水肿,也可因过度的补液治疗导致 IAH。ACS 会导致腹腔和腹腔外重要的脏器发生功能障碍,病死率明显升高。膀胱压(urinary bladder pressure,UBP)测定是判断腹腔内压力(intra-abdominal pressure,IAP)的间接指标。IAP 持续或反复>12 mmHg 或 1.6 kPa(16 cmH$_2$O)定义为 IAH。IAH 分为 4 级:Ⅰ级,腹腔内压力 12~15 mmHg;Ⅱ级,16~20 mmHg;Ⅲ级,21~25 mmHg;Ⅳ级,>25 mmHg。当出现持续性 UBP>20 mmHg(27 cmH$_2$O),并伴有新发的器官功能不全或衰竭时,就可以诊断 ACS。

5. **胰性脑病** 胰性脑病(pancreatic encephalopathy,PE)是 AP 的严重全身并发症之一,可表现为耳鸣、复视、谵妄、语言障碍及肢体僵硬、昏迷等,多发生于 AP 早期,但具体机制不明。

(四) 辅助检查

血清淀粉酶和(或)脂肪酶升高 3 倍以上时要考虑 AP。与淀粉酶相比,脂肪酶升高出现更早并且持续更久。血清淀粉酶一般在 AP 发作后 6~12 h 内升高,3~5 d 恢复正常;血清脂肪酶一般在 AP 发作后 4~8 h 内升高,24 h 达峰值,8~14 d 恢复正常。因此,对于发病 12 h 后至 3 d 内就诊的患者,淀粉酶的敏感度更高,而对于早期或者后期就诊的患者,脂肪酶的敏感度可能更高,但两者的活性高低与病情严重程度不呈相关性。

血清 C 反应蛋白(CRP)是反映 SIRS 或感染的重要指标,发病 72 h 后的血清 CRP≥150 mg/L 提示 AP 病情较重。持续升高的尿素氮(BUN)>7.5 mmol/L、升高的血细胞比容(Hct)>44%、肌酐进行性上升也是病情重症化的指标。血钙降低通常提示胰腺坏死严重。降钙素原(PCT)水平的升高也是作为有无继发局部或全身感染的参考指标。

(五) 影像学表现

胰腺 CT 平扫有助于 AP 起病初期明确诊断,胰腺增强 CT 检查可精确判断胰腺坏死和渗出的范围,并判断胰腺外并发症是否存在,通常建议起病 5~7 d 后进行。改良的 CT 严重指数评分(modified CT severity index,MCTSI)有助于评估 AP 的严重程度。在 MSAP 或 SAP 的病程中,建议每 1~2 周随访 CT 检查。MRI 检测胰腺水肿比增强 CT 敏感,也能判断局部并发症,磁共振胰胆管造影(magnetic resonance cholangiopancreat ography,MRCP)检查有助于判断胆总管有无结石存在。在部分特发性胰腺炎患者,内镜超声有助于明确有无胰腺微小肿瘤、胆道微结石及慢性胰腺炎。

(六) 诊断标准

需要至少符合以下 3 个标准中的 2 个:

(1) 与发病一致的腹部疼痛。

(2) 胰腺炎的生化证据:血清淀粉酶和(或)脂肪酶大于正常上限的 3 倍。

(3) 腹部影像的典型表现(胰腺水肿/坏死或胰腺周围渗出积液)。

(七) 急性胰腺炎分型

1. 修订的亚特兰大分类标准 2012(the revised Atlanta classification，RAC)

(1) 轻症急性胰腺炎(MAP)：符合 AP 诊断标准，不伴有器官功能衰竭及局部或全身并发症，病死率极低。

(2) 中度重症急性胰腺炎(MSAP)：AP 伴有一过性的器官衰竭(48 h 内可以恢复)，或伴有局部或全身并发症，病死率<5%。

(3) 重症急性胰腺炎(SAP)：AP 伴有持续(>48 h)的器官功能衰竭，病死率36%～50%。

2. 基于决定因素的急性胰腺炎严重程度分类(determinant-based classification of acute pancreatitis severity，DBC)　该分类方法除按有无器官功能衰竭分类以外，还将有无胰腺组织坏死及其状态(无菌性或感染性坏死)将病情严重度分为 4 级：

(1) 轻型(mild)：无器官功能衰竭和胰腺/胰周坏死。

(2) 中型(moderate)：短暂器官衰竭和(或)无菌性胰腺(周围)坏死。

(3) 重型(severe)：持续性器官衰竭或感染性胰腺(周围)坏死。

(4) 危重型(critical)：持续性器官衰竭合并感染性胰腺坏死。

(八) 病因诊断

包括胆源性 AP、酒精性 AP、高甘油三酯血症性 AP 及 PEP 等。

(九) 完整诊断

应包括 AP 诊断、分类诊断、病因诊断和并发症诊断。

(十) 危险分层

大多数评分是基于患者临床特征、实验室参数或影像学特征，并在入院时或 48 h 内进行评估的，包括 Ranson 标准(1974)、Glasgow-Imrie 评分(1978)、急性生理和慢性健康评估Ⅱ(APACHE Ⅱ)、简化急性生理评分(SAPS Ⅱ)(1984)、序贯性器官衰竭评估(SOFA)、CT 严重程度指数(CTSI)、急性胰腺炎床旁严重程度指数(BISAP)评分(2008)及日本 AP 严重程度评分(JSS)等。目前，没有"金标准"来预测严重急性胰腺炎的预后。

五、治疗

AP 的救治过程包括液体管理、镇痛镇静管理、抗生素的使用、急诊(ERCP)、营养支持、脏器功能支持、腹腔间隔综合征的管理、局部并发症的处理、中医学治疗等。每一阶段具体方案的制订需急诊科、ICU、消化科、外科、超声科、介入科、麻醉科、营养科、中医科、影像科及康复科等多学科紧密协作。

(一) 早期液体复苏

早期液体复苏目的是改善有效循环血容量和器官灌注不足，建议采用"目标导向治疗"策略。具体补液措施可分为快速扩容和调整体内液体分布 2 个阶段，必要时使用血管活性药物(如去甲肾上腺素或多巴胺)维持血压。补液量包括基础需要量和流入组织间隙的液体量。输液种类包括胶体物质(天然胶体如新鲜血浆、人血白蛋白)、0.9%NaCl溶液(生理盐水)和平衡液(乳酸林格液)。扩容时应注意晶体与胶体的比例(推荐初始比例为晶体∶胶体＝2∶1)，并控制输液速度［在快速扩容阶段可达 5～10 ml/(kg·h)］。

液体复苏在保障初期快速扩容的同时也应避免过度的液体复苏，否则可能加重组织水肿并影响脏器功能。复苏成功的指标包括尿量＞0.5～1 ml/(kg·h)、平均动脉压（MAP）＞65 mmHg、心率＜120 次/分、BUN＜7.14 mmol/L（如果 BUN＞7.14 mmol/L，在 24 h 内下降至少 1.79 mmol/L）、Hct 在 35%～44%。入院后的 24～48 h，应每隔 4～6 h 评估液体需求。在达到复苏指标后应控制液体输注速度和输液量，并可小剂量应用利尿剂避免组织水肿。

（二）器官功能的维护

1. **肺的管理** 必须密切监测 SAP 患者是否发生低氧和(或)高二氧化碳呼吸衰竭。充分的氧供对所有患者都是一个必需的选择，机械通气常常也是需要的。无创正压机械通气在慎重选择病例的情况下可能是避免患者气管插管的一个选择。SAP 患者常会出现明显复的腹胀以及在此基础上出现功能性肺残余量的消失。继发于 SAP 的急性肺损伤的 ARDS 的管理与发生在其他导致这些问题(如脓毒症)时的管理是相似的。

治疗策略包括以下几点：

（1）尽早识别 ARDS：ARDS 临床特征为进行性低氧血症和呼吸窘迫。

（2）ARDS 的器官保护措施：①控制补液量；②镇痛、镇静处理；③补充白蛋白制剂；④适当给予利尿剂。

（3）ARDS 的器官功能支持措施。

1）机械通气：给予鼻导管或面罩吸氧纠正呼吸困难无效时，可行机械通气。无创和有创呼吸机均可使用，但当支气管分泌物清除无效和(或)患者感到疲劳时，需使用有创通气。当用机械通气时，要采用肺保护通气策略。潮气量 6 mL/kg，平台压上限 3.0 kPa（30 cmH$_2$O），高呼气末正压通气(PEEP)。

2）微创引流：对于合并胸腹水的患者，及时微创引流胸腔积液、腹水可增大肺容积，改善低氧状况，并减轻全身炎症。

3）其他支持治疗：如翻身拍背、胸部叩击振动、辅助咳嗽及呼吸功能训练等。

2. **持续性肾脏替代治疗(CRRT)** 治疗急性肾功能衰竭主要是支持治疗，稳定血流动力学参数，必要时行血液净化治疗。CRRT 的指征是伴急性肾功能衰竭或尿量≤0.5 ml/(kg·h)；早期伴 2 个或 2 个以上器官功能障碍；SIRS 伴心动过速、呼吸急促，经一般处理效果不明显；伴严重水、电解质紊乱；伴胰性脑病等。可联合持续性静脉-静脉血液滤过和持续性血浆滤过吸附两种模式。CRRT 控制 SIRS 的效果目前无强力的临床证据支持，因此需谨慎采用。应用时需控制 CRRT 的次数和持续时间。CRRT 需要留置大静脉置管，因此也有增加血源性感染的风险。

3. **腹腔间隔室综合征(ACS)的处理** ACS 的死亡率极高。对于存在过度补液情况、合并肾功能衰竭以及 CT 可见腹腔大量渗出积液的 AP 患者，建议持续监测腹内压（intra-abnominal pressure，IAP）。当 IAP 持续或反复≥12 mmHg 时，推荐采取非手术治疗，包括胃肠减压、腹内减压(引流腹腔积液)、改善腹壁的顺应性、适量的补液以及控制循环容量、改善肠道功能，目标是将 IAP 维持在＜15 mmHg。在经积极的非手术干预治疗后,IAP 仍>20 mmHg 的患者,如同时存在其他器官功能障碍和衰竭风险,应采取更积极的外科干预治疗,直至剖腹手术减压。

4. 其他器官功能的支持　出现肝功能异常时可予以保肝药物,弥散性血管内凝血时可使用肝素,上消化道出血可应用质子泵抑制剂。对于 SAP 患者还应特别注意维护肠道功能,因为肠黏膜屏障的稳定对于减少全身并发症有重要作用,需要密切观察腹部体征及排便情况,监测肠鸣音的变化,及早给予促肠道动力药物,包括生大黄、芒硝、硫酸镁及乳果糖等,可应用谷氨酰胺(glutamine, Gln)制剂保护肠道黏膜屏障。同时,应用中药如芒硝等外敷有利于肠道功能的改善。

(三) 抑制胰腺外分泌和胰酶抑制剂的应用

生长抑素及其类似物(奥曲肽)可以通过直接抑制胰腺外分泌而发挥作用,也可对抗SIRS,对于预防 ERCP 术后胰腺炎也有积极作用。质子泵抑制剂可通过抑制胃酸分泌而间接抑制胰腺分泌,还可以预防应激性溃疡的发生。蛋白酶抑制剂(乌司他丁、加贝酯)能够广泛抑制与 AP 进展有关的胰蛋白酶、糜蛋白酶、弹性蛋白酶、磷脂酶 A 等的释放和活性,还可稳定溶酶体膜,改善胰腺微循环,减少 AP 并发症,主张早期足量应用。

(四) 营养支持

1. 早期肠内营养的目的　早期采用肠内营养有助于保护肠黏膜屏障,减少菌群移位,从而降低发生感染以及其他严重并发症的风险。

2. 肠内营养时机　推荐在能够耐受的情况下早期经口进食(通常在 24 h 内),而非嘱患者禁食。如果不能耐受经口饮食,应在入院后 72 h 内尽早开始肠内营养治疗,以防止肠衰竭和感染性并发症,尽量避免全肠外营养。如果 AP 患者需要肠内营养,通过鼻-胃管给予。在消化不耐受的情况下,最好通过鼻-空肠管给予。连续喂养比一次性喂养效果更好。

3. 肠内营养支持方法应遵循"个体化"原则　应根据患者腹内压(IAP)和肠功能情况决定重症胰腺炎患者营养支持方法。

(1) IAP<15 mmHg 的患者:早期 EN 通过鼻-空肠或鼻胃管开始,作为首选方法。持续监测肠内营养期间 IAP 及患者临床情况。

(2) IAP>15 mmHg 的患者:通过鼻-空肠管,速率从 20 ml/h 开始,并根据耐受性增加速率。当 IAP 值在 EN 下进一步增加时,应暂时降低或中止肠内营养。

(3) IAP>20 mmHg 或有腹腔间隔室综合征(ACS)或有肠功能衰竭的患者:应停止肠内营养并开始肠外营养。

还应定期复查血常规、肝肾功能、电解质、血脂及血糖等水平,以评价机体代谢状况,调整肠内营养的剂量与剂型。

4. 肠内营养成分　轻度 AP 患者在重新经口饮食时,应给予低脂、软食。EN 可先采用短肽类制剂,再逐渐过渡到整蛋白类制剂。如果肠外途径不能完全耐受,则应考虑部分肠外营养以达到热量和蛋白质的需求。给予肠外营养时应以每天 0.20 g/kg 的 L-谷氨酰胺补充肠外谷氨酰胺。否则,免疫营养在 SAP 中不起作用。

（五）抗菌药物应用

若有胰腺外感染，如胆管炎、肺炎、尿路感染、菌血症及导管相关性感染，应根据血培养或其他病原学证据选择抗菌药物。近年来研究仍表明，预防性抗菌药物的应用不能降低胰腺坏死感染风险，且会增加多重耐药菌及真菌感染风险，故对于 MSAP 及 SAP 患者，不建议常规使用预防性抗菌药物，但对于特定 SAP 亚群如伴有广泛胰腺坏死（坏死面积＞30％～50％）及持续器官功能衰竭的患者，预防性抗菌药物的应用可能有益。

对于胰腺坏死感染的患者，可先经验性使用抗菌药物，再根据细针穿刺活检结果选择针对性的抗菌药物，但细针穿刺活检阳性率较低，也可参考引流液或血液培养结果。对于胆源性 MAP 或伴有感染的 MSAP 和 SAP 应常规使用抗菌药物。胰腺感染的致病菌主要为革兰氏阴性菌和厌氧菌等肠道常驻菌。抗菌药物的应用应遵循"降阶梯"策略，选择抗菌谱为针对革兰氏阴性菌和厌氧菌为主、脂溶性强、可有效通过血胰屏障的药物。如碳青霉烯类、喹诺酮类、第三代头孢菌素及甲硝唑等，疗程为 7～14 d，特殊情况下可延长应用。不推荐常规抗真菌治疗。

（六）益生菌应用

益生菌可调节肠道免疫和纠正肠道内菌群失调，从而重建肠道微生态平衡，但目前对 SAP 患者是否应该使用益生菌治疗尚未达成共识。益生菌可能对于改善 SAP 的肠黏膜屏障有一定作用，但尚需进一步临床评价。

（七）胆源性胰腺炎的内镜治疗

1. 不伴胆总管结石嵌顿或急性胆管炎的急性胆源性胰腺炎（ABP） 不建议急诊行 ERCP 术。超声内镜可在 ERCP 术前早期识别胆总管结石及避免不必要的介入操作；导管内超声检查（intraductal ultrasonography，IDUS）可发现胆道造影和 MRCP 遗漏的胆管小结石或泥沙样结石。

2. 伴发胆总管结石嵌顿且有急性胆管炎的 ABP 推荐入院 24 h 内行 ERCP 术；伴发胆总管结石嵌顿但无明确胆管炎的患者，推荐在入院 72 h 内行 ERCP 术。推荐在有条件的单位，对于怀疑或确诊 ABP，满足以下任意一项为行 ERCP 指征，即鼻胆管引流或内镜下括约肌切开术：

（1）临床表现为腹痛、发热、黄疸及感染等胆管炎症状。

（2）持续性胆道梗阻（结合胆红素＞86 μmol/L，即 5 mg/dl）。

（3）病情进展表现，如疼痛加剧，白细胞计数升高，生命体征恶化。

（4）腹部超声及 CT 片显示胆总管或胰管有结石嵌顿。

ERCP 术前需禁食 6～8 h，复查凝血功能，应使国际标准化比值（INR）＜1.5，血小板计数（PLT）＞75×10^9/L，可预防性使用喹诺酮类或头孢菌素类抗菌药物预防革兰氏阴性杆菌感染。

（八）高脂血症性胰腺炎（HTGP）管理

1. HTGP 诊断标准 符合 AP 诊断，同时患者发病时血清甘油三酯（TG）水平≥11.3 mmol/L（＞1 000 mg/dl）；或 TG 在 5.65～11.3 mmol/L，并排除其他原因如胆石症、酗酒等引起的 AP。

2. HTGP 治疗　发病 72 h 内禁止输入任何脂肪乳剂。需短时间降低 TG 水平,尽量降至 5.65 mmol/L 以下。当患者症状减轻,血 TG≤5.65 mmol/L 而单纯静脉输注高糖补充能量难以控制血糖时,可考虑输入直接经门静脉代谢的短、中链脂乳。

(1) 常规降脂药物:应在患者耐受情况下尽早实施规范化降脂药物方案,贝特类药物能显著降低 TG 并提高高密度脂蛋白水平,可作为 HTGP 治疗首选。

(2) 肝素和胰岛素:低分子肝素出血风险远低于普通肝素,且可显著降低胰性脑病的发生率,提高重症 AP 生存率。两者联合治疗 HTGP 已被临床认可,在降低 TG 浓度、缓解症状、降低复发率及病死率等方面有积极作用,可用作重症 HTGP 的一线治疗。

(3) 血液净化:上述措施效果不佳时,血液净化是临床治疗重症 HTGP 常用的方法。其可快速清除血浆中的乳糜微粒、降低 TG 及胰酶浓度、降低炎症因子对胰腺及全身器官的损伤,明显减轻 HTGP 患者临床症状。HTGP 患者中棘手的特征包括低钙血症的征象、乳酸性酸中毒及 SIRS。

(九) 局部并发症的处理

没有感染征象的部分 APFC 和 ANC 可在发病后数周内自行消失,无须干预,仅在合并感染时才有穿刺引流的指征。部分无症状假性囊肿及 WON 可自行吸收。APFC 可待胰腺假性囊肿形成后(一般>6 周)考虑行进阶式微创引流或清除术(不限定手术方式)。对于有症状或合并感染、直径>6 cm 的假性囊肿及 WON 可施行微创引流治疗。在引流之前需针对性选择增强 CT、MRI、MRCP、超声内镜等排除囊性肿瘤、假性动脉瘤、肠憩室及非炎症性的液体积聚等情况。

有感染征象的患者可先予广谱抗菌药物抗感染,根据穿刺液培养结果选择针对性抗菌药物。坏死伴感染是坏死组织清除术治疗的指征,从传统开腹清创变为进阶式微创引流或清除术(step-up approach),即首先选择 CT 引导下经皮穿刺置管引流术(puncture catheter drainage, PCD)或内镜超声经胃、十二指肠穿刺支架引流(endoscopic transmural drainage, ETD),然后在 PCD 基础上选择经皮内镜坏死组织清除术(percutaneous endoscopic necrosectomy, PEN),在 ETD 基础上行内镜直视下坏死组织清除术和以外科腹腔镜为基础的视频辅助腹腔镜下清创术(videoscopic assisted retroperitoneal debridement, VARD)等多种方式,可减轻胰周液体积聚及压力。究竟采用何种治疗方式取决于患者的一般情况、病变部位、操作器械及条件等因素。胰周液体积聚、感染性坏死引流可选 CT 或超声引导下的经皮引流术,也可选择内镜超声引导下的经胃引流术。经皮穿刺置管引流应避免损伤重要结构如肠管、血管等,并且选择距离引流病灶最短路径。当引流量<10 ml/24 h,复查 CT 确定腔隙减少、消失、无胰瘘时可拔管。胰管离断综合征的患者有假性囊肿复发倾向的,可延长其胰管支架留置时间。

(十) 手术干预

AP 早期剖腹清创因高并发症及死亡率,现已很少应用。内镜下清创可使 90% 的坏死性 AP 得到完全缓解,是目前推荐的治疗 AP 合并感染性胰腺坏死的可选方法,可降低菌血症、多器官功能衰竭、术后并发症的发生率及减少住院时间。在进阶式微创引流或清除术失败且坏死组织界限明确不再扩展时,或合并严重并发症如在 AP 早期阶段严重的、非手术治疗无法缓解的 ACS,或在 AP 后期阶段出现结肠瘘、肠壁坏死及多瘘口的患者,外科治疗仍为首选。外科手术干预的指征:腹腔间隔室综合征、急性持续性出血血管介入治疗不成功、肠缺血或急性坏死性胆囊炎及肠瘘导致胰周积液等。

(十一) 全身并发症的处理

针对早期 SIRS 的治疗因单一靶向药物治疗效果欠佳,SAP 腹腔灌洗联合腹透虽有一定效果,但有较大的腹腔出血及感染扩散风险。胰性脑病(PE)没有针对性治疗,及时有效控制 AP 病情是预防和治疗 PE 的关键。重组人生长激素对早期 PE 有治疗效果,但机制不明。推荐禁食时间长于 10 d 的患者应给予维生素 B_1 治疗,直至患者开始正常饮食,这有助于改善 PE 的临床症状,降低病死率。同时应注意镁的补充。

(十二) 止痛措施

MAP 也可伴有剧烈的腹痛,MSAP 及 SAP 的腹痛程度虽然和病情的严重程度不平行,但是剧烈腹痛会导致患者精神烦躁、SIRS 进展、呼吸幅度受限甚至不能配合治疗。因此,止痛是 AP 的重要辅助治疗措施。根据病情慎重选择止痛药物,可在严密观察病情下注射盐酸布桂嗪(强痛定)、盐酸哌替啶(度冷丁)等。不推荐应用吗啡类药物或胆碱能受体拮抗剂如阿托品、山莨菪碱(654-2)等,因为吗啡类会收缩奥狄括约肌,胆碱能受体拮抗剂则会诱发或加重肠麻痹。常规药物疼痛控制欠佳时也可考虑采用麻醉类镇静药,如右旋美托咪定、芬太尼及咪达唑仑等。在大多数机构中,对于未气管插管的患者,盐酸二氢吗啡酮优于吗啡或芬太尼。对于需要高剂量阿片类药物长时间缓解疼痛的 SAP 患者,可以考虑采用硬膜外镇痛。

(十三) 中医中药特色治疗

1. 中药膏剂外敷　中药外敷具有活血行气、化瘀止痛的作用。选择六合丹、活血止痛膏剂或芒硝,根据积液、囊肿或包裹性坏死在腹腔的位置,外敷在相应部位,6~8 h/次,1 次/天。

2. 通腑泻下　根据"六腑以通为用、以降为顺"特点,对 SAP 应尽早运用通腑泻下疗法。

(1) 大黄:不仅具有泻下的作用,还能清除肠内有毒物质及气体,从而解除肠麻痹。同时具有退热、抗感染、利胆及抑制胰酶活性作用。

(2) 穴位注射:双侧足三里注射新斯的明每侧各 0.5 mg, 1 次/12 h,疗程 3 d。新斯的明禁用于合并癫痫、心绞痛、室速、机械性肠梗阻、尿路梗死及支气管哮喘等患者。

(3) 针刺治疗:取足三里、三阴交、阳陵泉、合谷、内关、支沟等穴位,结合电针治疗等。

(4) 中药汤剂治疗:采用清热化湿、解毒活血、通里攻下的治疗方法。以"大承气汤"、"清胰汤"为代表的通里攻下法,可促进胃肠道运动功能恢复。

(杜施霖)

第二节　消化道大出血

消化道出血是指从食管至肛门之间的任何部位,包括胃、十二指肠、空肠、回肠、盲肠、结肠及直肠的某个或多个部位出血。按照出血部位可分为上、中、下消化道出血,其中,60%～70%的消化道出血源自上消化道。根据出血量与速度分类,可以分为慢性隐性失血、慢性显性失血和急性大量失血。消化道大出血是急诊临床专业常见的危重病,在全球范围内的院内死亡率是7%。近几年,急性消化道大出血临床诊疗出现许多进展,了解和熟悉最新的消化道出血急诊诊治流程对改善患者预后意义重大。

一、部位与病因

(一)上消化道出血

任何病因致屈氏韧带以上的消化道(包括食道、胃、十二指肠及肝、胰腺、胆道等)病变引起的出血,包括胃肠吻合术后的空肠病变出血,需排除口腔、鼻、咽喉部出血和咯血。常见病因为消化性溃疡、食管胃底静脉曲张破裂、急性糜烂出血性胃炎和上消化道肿瘤。其他病因包括:①食管疾病,如食管贲门黏膜撕裂伤、食管损伤(器械检查、异物或放射性损伤;强酸、强碱等化学剂所致)、食管憩室炎及主动脉瘤破入食管等;②胃十二指肠疾病,如息肉、恒径动脉破裂(Dieulafoy 病变)、胃间质瘤、血管瘤、异物或放射性损伤、吻合口溃疡、十二指肠憩室及促胃泌素瘤等;③胆道出血,如胆管或胆囊结石,胆道蛔虫病,胆囊或胆管癌,胆道术后损伤,肝癌、肝脓肿或肝血管瘤破入胆道;④胰腺疾病累及十二指肠,如胰腺癌或急性胰腺炎并发脓肿溃破。

(二)中消化道出血

指屈氏韧带至回盲部之间的小肠出血。病因包括:小肠血管畸形、小肠憩室、钩虫感染、克罗恩病、各类良恶性肿瘤(小肠间质瘤、淋巴瘤、腺癌、神经内分泌肿瘤)、缺血性肠病、肠系膜动脉栓塞、肠套叠及放射性肠炎等。

(三)下消化道出血

指回盲部以远的结直肠出血,痔、肛裂是最常见的原因,其他常见的病因有肠息肉、结肠癌、静脉曲张、神经内分泌肿瘤、炎症性病变(溃疡性结肠炎、缺血性肠炎、感染性肠炎等)、肠道憩室、血管病变、肠套叠及放射性肠炎等。

(四)合并凝血功能障碍的出血

可不具特异性地累及部分消化道,也可弥散于全消化道,是急性上消化道出血死亡的独立危险因素。原因包括药物(抗凝药物、抗血小板药物、非类固醇抗炎药等)、血液病[血友病、白血病、恶性组织细胞增多症、再生障碍性贫血、血小板减少性紫癜及弥散性血管内凝血(DIC)]以及其他可导致凝血机制障碍的疾病(肝功能障碍、肾功能障碍、败血症(septicemia)、系统性红斑性狼疮、流行性出血热及钩端螺旋体病等)。

二、临床表现

消化道大出血的临床表现因出血部位及出血速率而不同,也与患者的年龄及循环功能的代偿能力有关。

1. 大量呕血与黑便 呕血可为暗红色甚至鲜红色伴血块。如果出血量很大,黑便可为暗红色甚至鲜红色,应注意与下消化道出血鉴别。

2. 失血性周围循环衰竭症状 急性大量失血由于循环血容量迅速减少而导致周围循环衰竭。表现为头晕、心慌、乏力,突然起立发生晕厥、肢体冷感、心率加快及血压偏低等。严重者呈休克状态。

3. 氮质血症 分为3种类型:①血液蛋白的消化产物在肠道被吸收,血中尿素氮浓度可暂时增高,称为肠源性氮质血症;②出血致使循环衰竭,肾血流量下降,为肾前性氮质血症;③持久和严重的休克造成急性肾衰竭,即肾性氮质血症。

4. 发热 体温多在38.5℃以下,可能与分解产物吸收、体内蛋白质破坏及循环衰竭致体温调节中枢不稳定有关。

5. 血象变化 红细胞计数、血红蛋白、血细胞比容初期可无变化,数小时后可持续降低。贫血程度除取决于失血量外,还和出血前有无贫血基础、出血后液体平衡状况等因素有关。出血24 h内网织红细胞计数即见增高,出血停止后逐渐降至正常。

三、诊断思维

典型呕血、黑便或便血表现的患者容易诊断。胃液、呕吐物或大便潜血阳性提示出血可能。而对以头晕、乏力、晕厥等不典型症状就诊的患者,特别是生命体征不稳定、面色苍白及无法解释的急性血红蛋白降低的患者,应警惕消化道出血的可能性。严重贫血貌、持续性呕血或便血、晕厥、血压过低或血红蛋白水平过低均提示严重失血。存在活动性出血、循环衰竭、呼吸衰竭、意识障碍、误吸或 GBS>7(表5-1)中任意一项者应考虑消化道大出血。当呕血、黑便量与贫血程度不相符时,应警惕隐匿的消化道大出血。

表5-1 格拉斯哥(GBS)评分系统

指标	参数	得分/分
收缩压/mmHg	100～109	1
	90～99	2
	<90	3
血尿素氮/mmol/L	6.5～7.9	2
	8.0～9.9	3
	10.0～24.9	4
	≥25	6

续　表

指标		参数	得分/分
血红蛋白/ （g/L）	男性	120～129	1
		100～119	3
		＜100	6
	女性	100～119	1
		＜100	6
其他表现	脉搏	≥100 次/min	1
	黑便	存在	1
	晕厥	存在	2
	肝脏疾病	存在	2
	心力衰竭	存在	2

注:GBS 最高得分为 23 分。

（一）确定消化道出血

根据呕血、黑粪、血便和失血性周围循环衰竭的临床表现,呕吐物或黑粪隐血试验呈强阳性,血红蛋白浓度、红细胞计数及血细胞比容下降的实验室证据,可诊断消化道出血,但须除外消化道以外的出血因素:①需鉴别咯血与呕血;②口、鼻、咽喉部出血,需仔细询问病史和局部检查;③食物及药物引起的黑粪,如动物血、炭粉、铁剂或铋剂等药物,详细询问病史可鉴别。

（二）消化道大出血的紧急评估

病情严重度与失血量呈正相关,每天消化道出血＞5 ml,粪便潜血试验阳性;每天出血量超过 50 ml,可出现黑便;胃内积血量＞250 ml 可引起呕血。一次出血量＜400 ml 时,因轻度血容量减少可由组织液及脾脏储血所补充,多不引起全身症状。出血量＞400 ml,可出现头晕、心悸及乏力等症状。短时间内出血量＞1 000 ml,可有休克表现。对意识丧失、呼吸停止及大动脉搏动不能触及的患者应立即开始心肺复苏。

1. **意识评估**　首先判断患者的意识状态。意识障碍既是急性失血严重程度的重要表现之一,也是患者呕吐误吸、导致窒息死亡和坠积性肺炎的重要原因。根据格拉斯哥昏迷评分(GCS)可以对患者的意识情况作出判断。GCS 评分＜8 分表示患者昏迷,应当对呼吸道采取保护措施。

2. **气道评估**　评估患者气道是否通畅,如存在任何原因的气道阻塞时,应当采取必要的措施,保持其开放。

3. **呼吸评估**　评估患者的呼吸频率、呼吸节律是否正常,是否有呼吸窘迫的表现(如三凹征),是否有氧合不良(末梢发绀或血氧饱和度下降)等。如患者出现呼吸频速、呼吸窘迫及血氧饱和度显著下降,特别是当使用高流量吸氧仍不能缓解时,应及时实施人工通气支持。对于伴有意识障碍的消化道出血患者,因无创通气增加误吸的危险,不提倡应用。

4. 循环评估　对疑有消化道出血的患者应及时监测心率、血压、尿量及末梢灌注情况,条件允许时可行有创血流动力学,以估计失血量,判断患者的血流动力学状态是否稳定。出现下述表现提示患者血流动力学状态不稳定,应立即开始液体复苏:心率>100 次/分,收缩压<90 mmHg(或在未使用药物降压的情况下收缩压较平时水平下降>30 mmHg),四肢末梢冷,出现发作性晕厥或其他休克的表现,以及持续的呕血或便血。

(三)判断是否存在活动性出血

临床上,出现下列情况考虑有活动性出血:①呕血或黑便次数增多,呕吐物由咖啡色转为鲜红色或排出的粪便由黑色干便转为稀便或暗红血便,或伴有肠鸣音活跃;②经快速输液输血,周围循环衰竭的表现未见显著改善,或虽暂时好转而又再恶化,中心静脉压仍有波动,稍稳定又再下降;③红细胞计数、血红蛋白与血细胞比容继续下降,网织红细胞计数持续增高;④补液与尿量足够的情况下,血尿素氮持续或再次增高;⑤胃管抽出物有较多新鲜血。

(四)判断出血部位及病因

活动性出血或大出血危及生命的情况被暂时控制、液体复苏和药物治疗开始后,或病情较轻、生命体征稳定时,应开始进行全面评估并推测出血病因和部位。对于疑似静脉曲张出血要注意早期识别,可根据体征和门脉高压风险因素进行评估。

(五)预后估计

应在早期识别再出血及死亡危险性高的患者,并予加强监护和积极治疗,这是急性消化道大出血处理的重点。下列情况死亡率较高:①高龄患者,>65 岁;②合并严重疾病,如心、肺、肝、肾功能不全及脑血管意外等;③本次出血量大或短期内反复出血;④食管胃底静脉曲张出血伴肝衰竭;⑤消化性溃疡基底血管裸露。

四、分层救治与紧急处置

综合临床表现可将患者危险程度分为 5 层,分别为极高危、高危、中危、低危和极低危,根据危险程度分级入相应区域诊治(表5-2)。危险性出血应在急诊诊治。

表5-2　急性上消化道出血危险程度分层

分层	症状体征	休克指数*	处置	医疗区域
极高危	心率 > 120 次/分,收缩压 < 70 mmHg 或急性血压降低(基础收缩压降低 30~60 mmHg),心跳、呼吸停止或节律不稳定,通气氧合不能维持	>1.5	立即复苏	急诊抢救区
高危	心率 100~120 次/分,收缩压 70~90 mmHg,晕厥、少尿、意识模糊、四肢末梢湿冷、持续呕血或便血	1.0~1.5	立即监护生命体征,10 min 内开始积极救治	急诊抢救区

续　表

分层	症状体征	休克指数*	处置	医疗区域
中危	血压、心率、血红蛋白基本正常、生命体征暂时稳定,高龄或伴严重基础疾病,存在潜在生命威胁	0.5~1.0	优先诊治,30 min 内接诊,候诊时间大于30 min 需再次评估	急诊普通诊疗区
低危	生命体征平稳	0.5	顺序就诊,60 min 内接诊,候诊时间大于60 min 需再次评估	急诊普通诊疗区
极低危	病情稳定,GBS≤1	0.5	随访	门诊

注:在保证医疗安全的前提下,根据本地区及医院医疗环境与资源进行适当调整。

* 休克指数＝心率/收缩压;0.5 表示血容量正常;1 为轻度休克,失血量 20%～30%;＞1 为中度休克,失血量30%～40%;＞1.5 为重度休克,失血量 40%～50%;＞2 为极重度休克,失血量＞50%。

常规治疗措施包括"OMI",即吸氧(oxygen)、监护(monitoring)和建立静脉通路(intravenous)。持续监测心电图、血压、血氧饱和度。有意识障碍或休克的患者,可留置尿管记录尿量。严重出血患者应开放至少 2 条静脉通路,必要时行中心静脉置管。对意识障碍、呼吸或循环衰竭的患者,应注意气道保护,预防误吸,必要时给予氧疗或人工通气支持,并开始复苏治疗。复苏治疗主要包括容量复苏、输血及血管活性药物应用。消化道大出血患者需绝对卧床。既往对于意识清楚的患者留置胃管辅助评估出血情况,但目前的证据不支持放置胃管有益。因此,放置胃管应慎重,特别对有肝硬化、食管胃底静脉曲张破裂出血(esophageal-gastric varices bleeding,EGVB)或配合度差的患者,避免操作加重出血或给患者带来不适。

(一) 容量复苏

急性的消化道大出血应积极容量复苏,恢复并维持重要器官灌注。常用的复苏液体包括生理盐水、平衡液、人工胶体和血液制品。无论是否可以立即得到血液制品或胶体液,通常主张先输入晶体液。在没有控制消化道出血的情况下,应早期使用血液制品。

若条件允许应行有创血流动力学监测,综合临床表现、超声及实验室检查,指导容量复苏,注意预防低体温、酸中毒、凝血病和基础疾病恶化。输液量以维持组织灌注为目标,尿量是有价值的参考指标。应注意避免因输液过快、过多而引起肺水肿,原有心脏病或老年患者必要时可根据中心静脉压调节输入量。急性上消化道出血分为非静脉曲张性出血和静脉曲张性出血,对于静脉曲张破裂出血输液需谨慎,采取限制性液体复苏策略,过度输液可能加重出血。

血压恢复至出血前基线水平、脉搏＜100 次/分、尿量＞0.5 mL/(kg·h)、意识清楚、无显著脱水貌、动脉血乳酸恢复正常等表现提示容量复苏充分。

(二) 输血

大量失血患者需适当输注血液制品,以保证组织氧供和维持正常的凝血功能。以下情况时应考虑输血:收缩压＜90 mmHg;心率＞110 次/分;Hb＜70 g/L;血细胞比容

（Hct）＜25％或出现失血性休克。非活动性出血和血流动力学稳定时无须输注血小板，活动性出血且血小板计数＜$50×109/L$应输注血小板。应个体化权衡输血风险和获益，一般采用限制性输血策略，推荐 Hb 目标值为 $70～90\,g/L$。对于门脉高压食管静脉曲张破裂出血的患者，血容量的恢复要谨慎，过度输血或输液可能导致继续或再出血。在液体复苏过程中，要避免仅用生理盐水扩容，以免加重或加速腹水或其他血管外液体的蓄积。必要时根据患者具体情况补充新鲜冷冻血浆、血小板、纤维蛋白原及冷沉淀（富含凝血因子）等。对高龄、伴心肺肾疾病的患者，应防止输液量过多，引起急性肺水肿。对急性大量出血患者，应尽可能施行中心静脉压监测，以指导液体的输入量。

大量输血可导致输血并发症，如低钙血症和凝血功能障碍，应经验性给予钙剂（如输注 4 单位血液制品后，补充 $1\,g$ 氯化钙），并密切监测离子钙水平。大量输血过程还需注意可能出现的低体温、酸中毒和高钾血症。

（三）初始药物治疗

对于不明原因的急性消化道大出血，在急诊胃镜干预可能延迟的情况下，可采取"经验性联合用药"，争取最大可能性减少出血、严重并发症及死亡，为内镜或其他后续治疗创造条件。

病因不明确时在内镜前可应用抑酸药物质子泵抑制剂（proton pump inhibitor，PPI）。此外，肝病史或肝硬化患者由于不能排除溃疡出血，也建议在内镜治疗前使用 PPI。有肝硬化、慢性肝病史或门脉高压体征的患者静脉曲张出血可能性大，此类患者往往出血量大，早期病死率较高，如存在失血性休克导致的持续低血压状态，可加用血管活性药物。

生长抑素及其类似物主要通过降低门静脉血流量来降低门静脉压力，适用于严重急性食管静脉曲张出血、严重急性胃或十二指肠溃疡出血及并发急性糜烂性胃炎或出血性胃炎的治疗。因此，对于危险性急性上消化道出血病因不明时可联合应用 PPI 和生长抑素，病因明确后再行调整。

血管升压素及其类似物包括垂体后叶素、血管升压素及特利加压素等可持久有效地降低门静脉压力，显著控制静脉曲张的出血。其中特利加压素是合成的血管加压素类似物，对全身血流动力学影响较小，最显著的不良反应为外周肢端缺血。如果生长抑素控制出血失败，可考虑联合使用特利加压素。

因静脉曲张出血预防性使用抗生素可以明显改善预后。因此，在高度怀疑静脉曲张出血时，应预防性使用抗生素。

（四）急诊内镜检查

内镜检查在消化道出血的诊断、危险分层及治疗中有重要作用，对急性消化道大出血的患者应当尽快完成内镜检查，并且药物与内镜联合治疗是目前首选的治疗方式，若首次内镜未完全止血，必要时可考虑重复内镜检查治疗。有内镜禁忌证或检查阴性者可经验性治疗，并选择其他诊断方法。可根据病情选择腹部增强 CT 扫描、血管造影、小肠镜、放射性核素扫描或剖腹探查以明确病因。

对于急性非静脉曲张性上消化道出血,若无禁忌,建议在出血后 24 h 内进行内镜检查;积极复苏后血流动力学持续不稳定患者应进行紧急内镜检查;静脉曲张出血常为大出血,应在 12 h 内进行内镜检查。

服用抗凝药物者,内镜检查前 INR 纠正至 2.5 以下即可。此外,在进行内镜检查时,应做好气道保护,预防反流误吸,避免发生吸入性肺炎,尤其是透析、有卒中史且手术时间较长的老年患者。

(五) 三腔二囊管

对于食管胃底静脉曲张破裂出血(EGVB),如果出血量大,内镜难以治疗,可放置三腔二囊管作为短期控制出血和过渡到确定性治疗的临时措施。三腔二囊管放置时间不宜超过 3 d,根据病情 8～24 h 放气一次,拔管时机应在止血成功后 24 h。一般先放气观察 24 h,若仍无出血即可拔管。三腔二囊管治疗易发生再出血及一些严重并发症,如食管破裂和吸入性肺炎,需要注意。

(六) 介入检查治疗

急性大出血无法控制的患者应当及早考虑行介入治疗。等待介入治疗期间可采用药物止血,持续静脉滴注生长抑素＋质子泵抑制剂控制出血,提高介入治疗成功率,降低再出血发生率。选择性胃左动脉、胃十二指肠动脉、脾动脉或胰十二指肠动脉血管造影,针对造影剂外溢或病变部位经血管导管滴注血管升压素或去甲肾上腺素,使小动脉和毛细血管收缩,进而使出血停止。无效者可用明胶海绵栓塞。介入治疗包括选择性血管造影及栓塞(transcatheter arterial embolization,TAE)及经颈静脉肝内门-体静脉支架分流术(transjugular intrahepatic portosystemic shunt,TIPS)。TIPS 主要适用于出血保守治疗(药物、内镜治疗等)效果不佳、外科手术后再发静脉曲张破裂出血或终末期肝病等待肝移植术期间静脉曲张破裂出血。其特点为能在短期内显著降低门静脉压,与外科门-体分流术相比,TIPS 具有创伤小、成功率高、降低门静脉压力效果可靠、可控制分流道直径、能同时行断流术(栓塞静脉曲张)、并发症少等优点,影响疗效的主要因素是术后分流道狭窄或闭塞。

(七) 多学科诊治和外科手术干预

消化道大出血多首诊于急诊,急诊诊治流程见图 5-1,其病因的多样性和病情的紧急性常使其需要不同专业的协作诊治,采用传统单学科治疗和会诊模式往往难以实现有效协作和成功治疗,尤其是对于难治性大出血。多学科诊疗策略的实施可以提高诊疗效率,减少病死率。对于经药物、内镜和介入治疗仍不能止血的患者,条件允许可考虑行手术探查治疗。

(徐云洁)

▌第三节　急性肝衰竭

急性肝衰竭(acute liver failure,ALF)是临床上严重的肝病综合征,病死率极高。

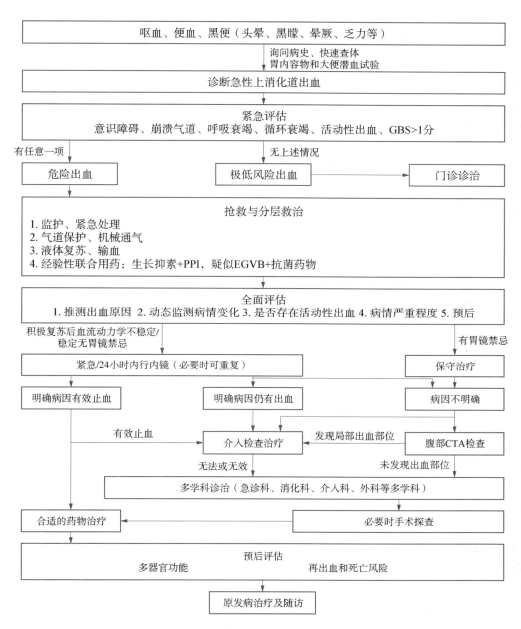

图5-1　消化道出血急诊诊治流程

注：GBS，格拉斯哥-布拉齐福德评分；PPI，质子泵抑制剂；EGVB，食管胃底静脉曲张破裂出血；CTA，计算机断层扫描血管造影术。

ALF 以黄疸、凝血功能障碍、肝肾综合征、肝性脑病及腹水等为主要表现，是各种因素引起的严重肝脏损害，导致合成、解毒、代谢和生物转化功能严重障碍或失代偿所致。不同指南对 ALF 的定义各有不同。中国《肝衰竭诊治指南（2018 年版）》定义 ALF 为 2 周内出现肝衰竭临床表现,而 2011 年美国肝病学会的《急性肝衰竭指南》定义 ALF 为没有肝硬化基础的患者在 26 周内出现肝衰竭临床表现。2017 年,欧洲肝病学会参考英国使用的分类,定义 ALF 为没有慢性肝病基础的患者在 12 周内出现肝衰竭临床表现。不同指南对严重肝脏损伤的定义也有差异,中国的指南定义 ALF 为总胆红素升高超过正常上限 10 倍或每天升高超过 17.1 μmol/L,美国的指南以肝性脑病为诊断要点,欧洲的指南以转氨酶升高超过 3 倍正常上限为诊断要点。但是不同的指南对凝血功能障碍的定义却是一致的,均定义国际标准化比率(INR)≥1.5 为凝血功能障碍。在欧美国家,对乙酰氨基酚是引起 ALF 的主要病因;在亚太地区,主要是病毒性肝炎导致的 ALF,以乙型病毒性肝炎和戊型病毒性肝炎多见。

一、发病机制

在病理上,ALF 肝细胞呈一次性坏死,可呈大块或亚大块坏死或桥接坏死,伴存活肝细胞严重变性、肝窦网状支架塌陷或部分塌陷,导致肝功能障碍的急性失代偿表现(彩图 1~3)。

二、临床表现

ALF 常有极度乏力、食欲缺乏、厌食、恶心、呕吐和腹胀等严重消化道症状,伴有急性黄疸加深、凝血功能障碍,可合并包括肝性脑病、腹水、电解质紊乱、消化道出血、感染、肝肾综合征及肝肺综合征等并发症,以及肝外器官功能衰竭。

三、辅助检查

在急性肝衰竭患者中,肝功能 ALT 升高＞正常上限 10 倍者并不少见,并且总胆红素可≥10 倍正常上限,早期总胆红素可轻度升高,但每天升高≥17.1 μmol/L,伴有凝血功能异常,INR≥1.5 者,需注意除外抗凝药物对凝血功能的影响,凝血酶原时间和部分凝血酶原时间明显延长,纤维蛋白原降低。肝衰竭患者可有水、电解质紊乱,合并肝性脑病时可有血氨升高;合并肝肾综合征时可有血肌酐和尿素氮升高;合并肝肺综合征时动脉血气分析可有低氧血症;合并感染时,血常规白细胞计数升高,中性粒细胞计数和比例升高,炎症指标升高,有条件的单位可开展中性粒细胞 CD64 指数的检测(根据华山医院感染科的研究,发现肝衰竭时 CD64 指数正常,如果 CD64 指数升高,绝大多数是细菌感染,应及时加用抗生素抗感染治疗);合并消化道出血时粪便常规检查示粪便隐血阳性。

入院时应完善病因和病情评估相关实验室检查,包括检测血常规、肝肾功能、电解质、乳酸脱氢酶、血糖、血脂、凝血功能、血栓弹力图、血氨、血乳酸、动脉血气分析、内毒素、病毒性肝炎标志物(嗜肝病毒和非嗜肝病毒,如单纯疱疹病毒、水痘-带状疱疹病毒抗体)、梅毒抗体、艾滋病病毒、铜蓝蛋白、铁蛋白、自身免疫性肝病抗体谱[抗核抗体、抗平滑肌抗体、抗肝肾微粒体抗体、抗肌动蛋白抗体、抗肝细胞溶质抗原Ⅰ型抗体、抗可溶性肝/胰抗体、抗唾液酸糖蛋白受体抗体、抗线粒体抗体、抗丙酮酸脱氢酶复合物抗体、抗可溶性磷酸化核蛋白(Sp100)抗体、抗核孔膜糖蛋白(gp210)抗体、抗早幼粒细胞白血病抗原抗体]、免疫球蛋白分类、免疫球蛋白 G4(IgG4)、血淀粉酶和脂肪酶、血型、对乙酰氨基酚或毒物筛查、妊娠试验(限女性)、腹部超声波(观察肝、胆、脾、胰、肾以及门静脉、肝静脉、下腔静脉;观察有无腹水)、胸部 CT 检查和心电图等检查,并定期监测评估病情变化。

四、诊断及鉴别诊断

急性肝衰竭的临床诊断需要依据病史、临床表现和辅助检查等综合分析而确立诊断。根据《肝衰竭诊治指南(2018 年版)》(以下简称《指南》)急性肝衰竭的定义为:急性起病,2 周内出现Ⅱ级或以上肝性脑病(按Ⅳ级分类法划分)并有以下表现者:①极度乏力,并伴有明显厌食、腹胀、恶心、呕吐等严重消化道症状;②短期内黄疸进行性加深,血清总胆红素≥10 倍正常值上限或每天上升≥17.1 μmol/L;③有出血倾向,凝血酶原活动度(PTA)≤40%(或 INR≥1.5),且排除其他原因;④肝脏进行性缩小。

根据严重程度,肝衰竭可分为早期、中期和晚期。肝衰竭早期患者的凝血功能体现为 1.5≤INR<1.9;肝衰竭中期患者的凝血功能体现为 1.9≤INR<2.6,伴有 1 项并发症和(或)1 个肝外器官功能衰竭;肝衰竭晚期患者的凝血体现为功能 INR≥2.6,伴有 2 项以上并发症和(或)2 个以上肝外器官功能衰竭。

急性肝衰竭的诊断属于功能诊断,鉴别诊断主要是病因的鉴别,具体包括:①病毒性肝炎,即由嗜肝病毒和非嗜肝病毒(巨细胞病毒、EB 病毒、疱疹病毒和肠道病毒等)引起的肝炎;②药物(如对乙酰氨基酚、抗结核药物、抗肿瘤药物、何首乌等中草药,抗风湿病药物以及治疗甲亢等抗代谢药物)引起的肝损伤;③乙醇和毒物等化学物质引起的肝损伤;④免疫性疾病(如干燥综合征易累及肝脏);⑤血吸虫病和脓毒症等感染性疾病;⑥遗传代谢性疾病(肝豆状核变性等);⑦循环衰竭;⑧其他(如创伤等)。

五、治疗进展

急性肝衰竭的治疗包括内科药物治疗、血液净化治疗和肝移植治疗。这些治疗方案不是按照药物治疗无效时再行血液净化治疗,或血液净化治疗无效时再行肝移植治疗的顺序进行的,而是根据患者的预后来选择治疗方案,可以不经过血液净化治疗,直接行肝移植治疗(图 5-2)。

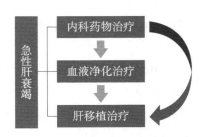

图 5-2 急性肝衰竭治疗的流程图

(一)内科药物治疗

1. 针对病因治疗

(1) 病毒感染:对于乙型肝炎病毒(hepatitis B virus,HBV)DNA 阳性的肝衰竭患者,指南推荐不论其检测出的 HBV DNA 载量高低如何,应立即使用核苷(酸)类似物药物进行抗病毒治疗,选择的药物为恩替卡韦或替诺福韦酯。但是根据复旦大学附属华山医院(以下简称华山医院)感染科的一项研究,HBV 相关肝衰竭患者使用拉米夫定治疗7 d 的病死率低于使用恩替卡韦患者,该差异使医师有足够的时间来评估是否需要行肝移植治疗。因此,推荐 HBV 相关肝衰竭的患者以拉米夫定作为初始的抗病毒治疗方案。建议 HBV 肝衰竭患者筛查 HBV 耐药位点,以发现是否存在原发性耐药,根据耐药位点选择抗病毒治疗方案,如存在拉米夫定耐药,可选择阿德福韦酯或替诺福韦酯进行抗病毒治疗。甲型肝炎病毒感染和戊型肝炎病毒感染为自限性疾病,且无明确有效的抗病毒药物,无须抗病毒治疗。丙型肝炎病毒(hepatitis C virus,HCV)感染罕见发生急性肝衰竭,其既往一线抗病毒治疗干扰素已被直接抗病毒药物代替,由于干扰素是肝衰竭的禁忌药物,可直接使用抗病毒药物抗病毒治疗;已有较多可选择的药物,其中索磷布韦/维帕他韦复方制剂为泛基因型药物,对丙型肝炎各种基因型疗效良好,治愈率接近100%,而索磷布韦为妊娠 B 级药物,与肝移植术后免疫抑制剂无相互作用,终末期肝病评分(model for end-stage liver disease,MELD)大于 20 分的丙型病毒性肝炎相关肝衰竭患者可以先行肝移植术,术后再行抗丙肝病毒治疗,使用索磷布韦时不需要调整抗排异药物剂量。确诊或疑似单纯疱疹病毒或水痘-带状疱疹病毒感染导致急性肝衰竭的患者,应使用阿昔洛韦静脉治疗,按每次 5~10 mg/kg q8h 治疗。

(2) 药物性肝损伤:因药物肝毒性所致的急性肝衰竭,应停用所有可疑的药物,并追溯过去 6 个月服用的处方药、某些中草药、非处方药、膳食补充剂的详细信息(包括服用数量和最后一次服用的时间),尽可能确定其成分。对乙酰氨基酚引起的急性肝衰竭患者,应立即给予 N-乙酰半胱氨酸治疗。其他药物引起的肝损伤,N-乙酰半胱氨酸疗效并不确定。毒蕈中毒引起的急性肝衰竭患者,应予青霉素和水飞蓟素治疗。

(3) 自身免疫性肝炎:应予泼尼松治疗,成人每天 60 mg,儿童每天 2 mg/kg。自身免疫性肝炎引起的肝衰竭不推荐口服布地奈德或硫唑嘌呤治疗。

(4) 妊娠急性脂肪肝:妊娠急性脂肪肝引起肝衰竭时,应立即终止妊娠。

2. 对症治疗　应早期卧床休息,减少体力消耗,病情稳定后适当加强运动,推荐高碳水化合物、低脂、适量蛋白饮食,进食不足者可夜间加餐补充能量。补充维生素 K 以纠正凝血功能紊乱。根据血栓弹力图的指导决定是否需要输注血浆和血小板,如反应时间(reaction time)大于 40 min 可考虑输血浆,如最大振幅(maximum amplitude,MA)小于 30 mm 可输血小板治疗。如行有创操作可临时输注血浆,血小板减少者可输注血小板,或提前 1 周使用促血小板生成素(thrombopoietin,TPO)或 TPO 受体激动剂(阿伐曲波帕)。注意纠正水、电解质和酸碱平衡紊乱。

3. 并发症治疗

(1) 脑水肿:不推荐有创颅内压监测,有颅内压增高者,可予襻利尿剂治疗,一般选用呋塞米或托拉塞米,白蛋白偏低的患者可用人血白蛋白联合利尿剂,也可谨慎给予甘露醇 0.5~1.0 g/kg 脱水治疗,需注意甘露醇的肾毒性。

(2) 肝性脑病:置于安静的环境中,去除感染、出血及电解质紊乱等诱因。调整蛋白质摄入量,一般情况下,急性肝衰竭患者蛋白质摄入量维持在 1.2~1.5 g/(kg·d),Ⅲ度以上肝性脑病患者蛋白质摄入量调整为 0.5~1.2 g/(kg·d),能量摄入量推荐 105~146 kJ(25~35 kcal)/(kg·d)(注:1 cal＝4.184 J),病情稳定后推荐 146~167 kJ(35~40 kcal)/(kg·d)。白天少食多餐,夜间可加餐复合碳水化合物,仅严重蛋白质不耐受患者需要补充支链氨基酸。乳果糖或拉克替醇口服或高位灌肠可酸化肠道,促进氨的排出,调节微生态,减少肠源性毒素的吸收。予利福昔明抑制肠道有害菌群增殖;口服肠道益生菌治疗纠正肠道菌群紊乱。根据患者电解质和酸碱平衡情况酌情选择门冬氨酸-鸟氨酸、精氨酸和谷氨酸钾(钠)等静脉降血氨药物。对Ⅲ级以上的肝性脑病患者建议气管插管。对癫痫发作患者可酌情使用半衰期短的苯二氮䓬类镇静药物;若少数患者镇静治疗无效,癫痫持续发作,在气道保护的情况下可以使用丙泊酚控制症状。Ⅳ级肝性脑病可出现脑功能不可逆损伤,即使行肝移植治疗,也不一定能苏醒。

(3)感染:以腹腔感染和肺部感染多见,病原体常为革兰氏阴性菌,初始经验治疗建议选择通过肾脏代谢、肝脏安全性较好的药物,如青霉素类、头孢菌素或碳青霉烯类药物,再根据病原学检测及药物敏感试验结果调整用药。华山医院于 2017 年与深圳华大基因股份有限公司开展战略合作,成为国内首家使用基于宏基因组二代测序(metagenomics next generation sequencing, mNGS)技术进行病原学检测的临床中心。宏基因组二代测序检测可增加病原学的检出率,特别是苛养菌检出率,并且二代测序可进行耐药基因检测,协助判断有无发生耐药性。现在 Xpert 检测技术已可在 2 h内检测出样本中是否含有相关抗生素的耐药基因,有助于快速选择抗生素的治疗方案。

(4)水、电解质紊乱:低钠血症是常见并发症。水钠潴留所致的稀释性低钠血症是其常见原因,可予精氨酸加压素 V_2 受体阻滞剂托伐普坦治疗低钠血症,需注意血钠水平不能升高过快以免出现不可逆的脑桥髓鞘溶解。

(5)腹水:对出现腹水患者,推荐行腹水常规、生化、培养,腹水打入血培养瓶以增加培养阳性率。予螺内酯联合呋塞米利尿减轻腹水,如有低钠导致的顽固性腹水,可予托伐普坦治疗。如存在低白蛋白血症,予输注白蛋白治疗。可腹腔穿刺放腹水,急性肝衰竭凝血时间延长,常伴血小板计数减少,需注意腹穿操作后有引起腹腔内出血的风险,每放 1 000 ml 腹水可补充 10 g 白蛋白。可予特利加压素 1~2 mg/次,q12 h 治疗,降低门脉压力。

(6)肝肾综合征:停用可能引起肾损伤的药物,包括血管扩张剂、非类固醇抗炎药、减少或停用利尿治疗。如低蛋白血症引起的低血容量,可以予补充白蛋白纠正低血容量。积极控制感染。可用特利加压素治疗,初始剂量为 1 mg/4 h~1 mg/6 h,联合白蛋白20~40 g/d 治疗,治疗 3 d 后血肌酐下降 25% 以上为治疗有效,特利加压素可逐步增加至 2 mg/4 h,特利加压素剂量增加后引起腹痛的情况并不少见,需与自发性腹膜炎鉴别,疗程 7~14 d。若无效,停用特利加压素,可改用去甲肾上腺素(0.5~3.0 mg/h)联合白蛋白 10~20 g/d 治疗。注意避免使用肾毒性药物,需要用静脉造影剂检查的肝衰竭患者需权衡利弊后做出选择。

(7)出血:急性肝衰竭自发性出血并不常见,很少需要输血治疗。可使用维生素 K纠正凝血功能。可以预防性使用 H_2 受体阻滞剂或质子泵抑制剂抑酸治疗防止应激引起的胃出血。仅在出现出血或侵袭性操作前予血小板减少或凝血时间延长的替代治疗。对消化道大出血患者,可选生长抑素类似物或特利加压素治疗。

(8) 肝肺综合征：动脉血氧分压(PO_2)＜80 mmHg 时给予鼻导管或面罩吸氧，对于需要增加氧气量的患者，可以高流量呼吸机(high flow ventilator)等装置辅助给氧；对于上述方法不能纠正的呼吸衰竭或Ⅲ级以上的肝性脑病，建议气管插管。

（二）血液净化治疗

血液净化治疗又被称为人工肝治疗。

适应证：①各种原因引起的肝衰竭早、中期，即 INR 在 1.5～2.6 之间的患者；对于晚期肝衰竭患者，因其病情重、并发症多，应权衡利弊，慎重进行治疗，同时积极寻求肝移植机会。②肝移植术前等待肝源、肝移植术后排异反应及移植肝无功能期的患者。③严重胆汁淤积性肝病经内科药物治疗效果欠佳者，以及各种原因引起的严重高胆红素血症。

禁忌证：①活动性出血或弥散性血管内凝血者；②对治疗过程中所用血制品或药品如血浆、肝素和鱼精蛋白等严重过敏者；③血流动力学不稳定者；④心脑血管意外所致梗死非稳定期者；⑤血管外溶血者；⑥严重脓毒症者。

常用的治疗方法有血浆置换、血液/血浆灌流、血液滤过、血浆胆红素吸附及连续性血液透析滤过。血浆置换主要清除与白蛋白结合的大分子物质以及血浆内的毒素，同时可以补充白蛋白、凝血因子等物质。血液滤过对水、电解质平衡以及酸碱平衡等内环境的紊乱有调节作用，能清除中小分子物质。血浆灌流吸附能清除中大分子毒素。由于单一的血液净化治疗效果有限，又衍生出了组合式血液净化治疗的模式：血浆胆红素吸附＋血浆灌流[即双重血浆分子吸附系统(double plasmamolecular adsorption system，DPMAS)]、血浆滤过透析(plasma diafiltration，PDF)、血浆置换联合血液滤过、配对血浆置换吸附滤过(couple plasm exchange filtration adsorption，CPEFA)等。应根据肝衰竭病因选择合适的治疗模式。例如：药物或毒物引起的肝衰竭可以选择血浆置换联合或不联合血液滤过/血液透析及血浆灌流，如果药物或毒物与蛋白结合率高，血液滤过不能有效清除，应行血浆置换治疗。病毒性肝炎引起的肝衰竭早期，可以做血浆置换；病毒性肝炎引起的肝衰竭中晚期伴有脑水肿或肝性脑病或水、电解质紊乱或急性肾衰竭者，可以血浆置换联合血液滤过治疗。肝衰竭早期以胆汁淤积为主要表现者，可以行胆红素吸附治疗。

急性肝衰竭患者并非需等到药物治疗无效时再考虑血液净化治疗。血液净化治疗的"黄金窗口期"为起病第 1 周，如需要血液净化治疗，应尽早开始。可以根据终末期肝病评分(model for end-stage liver disease，MELD)模型来判断预后，根据预后选择治疗方案。MELD 评分＜20 分的，内科药物治疗生存率在 90％左右；MELD 评分为 20～30 分的，内科药物治疗生存率在 50％左右；MELD 评分＞30 分的，内科药物治疗生存率在 10％左右。因此，血液净化治疗适合 MELD 评分在 20～30 分范围的患者。血液净化治疗在 MELD＜30 分且没有多器官功能衰竭时可能是有效措施。血浆置换不仅能提供生化和临床指标的暂时改善，而且能帮助肝脏自然再生。但是如果患者病情危重，MELD＞30 分，血浆置换的获益依然存在疑问，延迟肝移植往往并发症多，生存率下降。因此，建议早期行肝移植治疗。

（三）肝移植治疗

MELD<30 分的急性肝衰竭患者，可根据 4～7 d 的病情动态评估预后，如病情进展，出现新的器官衰竭，建议早期做肝移植治疗。其中器官衰竭定义是指以下 6 个方面：①肾功能衰竭，血清肌酐＞2 mg/dl；②肝功能衰竭，血清总胆红素＞205 μmol/L（12 mg/dl）；③中枢衰竭，肝性脑病Ⅲ～Ⅳ级；④凝血功能衰竭，INR＞2.5 或血小板计数<20×10^9/L；⑤循环衰竭，升压药物维持动脉压；⑥呼吸功能衰竭，合并肾功能不全［血清肌酐 133～163 μmol/L(1.5～1.9 mg/dl)］或轻中度肝性脑病（Ⅰ～Ⅱ级）（相关的 PaO_2/FiO_2＜200 或 SpO_2/FiO_2＜214）。MELD＞30 分的急性肝衰竭患者，如无肝移植禁忌证，应行肝移植治疗。华山医院感染科的一项关于乙肝相关的肝衰竭预后评估的研究发现，在各种预后评估的模型中，器官衰竭评分（organ failure score system，OFs）优于 MELD 评分，OF 评分＞8.5 分者，提示预后不佳，应考虑肝移植治疗。

华山医院感染科的另一项关于影响肝移植术后生存率危险因素的研究发现，肝移植术后 6 个月，感染发生率为 46.7%，其中肺部感染占 43.4%，肺部感染的病原菌以多重耐药的鲍曼不动杆菌（23.5%）和肺炎克雷伯菌（21.2%）为主。影响肝移植术后感染的病死率的危险因素之一是肝移植前感染，尤其是移植前 2 周内发生的肺部感染。生存曲线分析显示，移植前 2 周内感染的受者累积生存率明显低于无感染者（65.2% vs. 90.0%；HR＝4.480；P＜0.001）。肝衰竭患者住院时间延长，感染的发生率增加，第 1 周感染的发生率为 20% 左右，而 28 天感染发生率超过 50%，常见的感染为自发性腹膜炎和肺部感染，其中 MELD 评分是肝移植后感染发生的独立危险因素。因此，高 MELD 评分患者肝移植前可以考虑预防性使用抗生素。由于有超过 50% 肝移植术后患者的死亡归因于肺部感染。因此，若达到肝移植指征，建议早期行肝移植治疗，以降低肝移植术后感染发生率，降低病死率。

肝移植的禁忌证：4 个及以上器官功能衰竭（肝、肾、肺、心、脑）；脑水肿并发脑疝；循环功能衰竭，需要 2 种及以上血管活性物质维持，且对血管活性物质剂量增加无明显反应；肺动脉高压，平均肺动脉压力＞50 mmHg；严重的呼吸功能衰竭，需要最大限度的通气支持（吸入氧浓度≥0.8，高呼气末正压通气）或者需要体外膜肺氧合支持；持续严重的感染、细菌或真菌引起的败血症、感染性休克、严重的细菌或真菌性腹膜炎、组织侵袭性真菌感染、活动性肺结核；持续的重症胰腺炎或坏死性胰腺炎；营养不良和肌肉萎缩引起的严重虚弱状态。以上这些情况需谨慎评估肝移植。

六、总结

急性肝衰竭是短时间内发生黄疸、凝血功能障碍等肝功能失代偿的严重临床综合征，病死率高，需要早期判断预后，根据 4～7 d 病情的动态变化，采用不同的治疗方案。对于 MELD 评分＞30 分或新出现器官衰竭的患者，应考虑早期行肝移植治疗。

（郑建铭）

第四节　急性梗阻性化脓性胆管炎

急性梗阻性化脓性胆管炎(acute obstructive suppurative cholangitis，AOSC)泛指由胆道梗阻引起的急性化脓性胆道感染，是外科急腹症中死亡率较高的一种疾病。多继发于胆管结石，胆管良、恶性狭窄，胆管内放置支撑管，经导管胆管内造影和经内镜逆行性胰胆管造影(endoscopic retrograde cholangiopancreatography，ERCP)术后、胆道蛔虫等。以上因素造成胆管完全或不完全梗阻，导致胆汁淤积，继发细菌感染。致病菌几乎都来自肠道，逆行进入胆道，也可通过门静脉系统进入肝脏，然后进入胆道。胆道梗阻和感染这两个因素互相作用可使得病情进一步加重。该病发病急骤，并快速进展为重症，如果处理不及时，可能危及生命。因此，临床上对于该疾病应该有充分的认识与重视，早期诊断和治疗才是有效降低病死率的关键，及时有效地帮助患者度过可能面临的威胁、减少死亡的危险是胆道外科临床面临的首要问题。

一、病因

AOSC 最常见的病因为胆道结石(占 76%～88.5%)，其次是胆道蛔虫(占 22.6%～26.6%)和胆道狭窄(占 8.7%～11.0%)，胆管和壶腹部肿瘤、原发性硬化性胆管炎、胆肠吻合术后、经 T 管造影、ERCP 或经皮肝穿刺胆道引流术(percutaneous transhepatic cholangial drainage，PTCD)术后也均可引起 AOSC。

（一）胆管结石

胆管结石是引起 AOSC 最常见的原因，占 80% 以上。它分为原发性胆管结石和继发性胆管结石。原发性胆管结石在四川等地区的发病率较高，主要为胆色素结石，在肝内外胆管均可发生，往往合并局部胆道的狭窄。继发性胆管结石主要为胆固醇结石，主要来自于胆囊结石，随着胆囊收缩排入胆管内。胆管结石引起胆道梗阻，进一步继发细菌感染而发生急性化脓性胆管炎。胆管炎症状的轻重与结石的大小和数目不成正比，但与胆道梗阻的程度和细菌的毒力有密切的关系。临床上，往往胆管扩张明显且伴有多块较大结石的患者并没有出现严重的胆管炎表现；相反，有的患者只有一小块结石嵌顿，但可引起严重的腹痛、黄疸等症状。单纯的胆囊结石并不会引起胆管炎，只有胆囊颈部结石嵌顿压迫胆总管，或者出现米里齐氏(Mirizzi)综合征时才会引起胆管炎。

（二）胆道寄生虫

胆道寄生虫是引起 AOSC 的又一个常见原因。常见的寄生虫有蛔虫、华支睾吸虫等，其中以胆道蛔虫最为常见。在我国一些卫生条件比较差的农村地区，肠道蛔虫的感染率在 50% 以上。当胃肠道功能紊乱、饥饿、胃酸缺乏时，蛔虫容易钻入胆道，在引起胆道不完全梗阻的同时，刺激 Oddi 括约肌，引起括约肌的痉挛，进一步加重胆道梗阻。蛔虫进入胆道的同时还会将肠道内的细菌带入胆道，加速胆管炎的发生。

（三）胆管狭窄

在手术和尸检的患者中常可见到 AOSC 患者存在有胆管狭窄的情况。常见部位有胆总管下端、肝门部胆管及肝内胆管狭窄，狭窄可以是一处，也可以有多处。狭窄的近端胆管扩张，多伴有结石。胆管狭窄还见于医源性胆管损伤、胆肠吻合口狭窄以及先天性胆管囊状扩张症。

（四）胆道及壶腹周围肿瘤

胆道及壶腹周围肿瘤也是引起 AOSC 的原因。肿瘤造成胆道梗阻，胆汁排泄不畅，淤积的胆汁继发细菌感染。有时在胆道梗阻原因不明的情况下，为了明确诊断需要行 ERCP 检查，术后有发生急性胆管炎或急性胰腺炎的风险，因此，在这类患者行 ERCP 等胆道侵入性检查时，建议同时放入支架（stent）或鼻胆管引流等，以预防胆管炎的发生。

二、发病机制

本病的基本病理改变为胆道完全性梗阻和胆道内化脓性感染。梗阻部位可在肝内和（或）肝外胆管。正常情况下，由肠道经门静脉系统进入肝脏的少量细菌可被肝脏的单核巨噬细胞系统所吞噬。少数情况下，由于正常的防御机制未能防止细菌进入胆汁，或细菌由肠道逆流进入胆道，此时如果胆道系统完整无损，胆汁排泄通畅，则足以清除胆汁中的细菌，但当胆道系统梗阻、胆汁排泄不畅时，胆汁中的细菌则会快速繁殖而导致胆管炎的发生。

细菌进入血液与胆道内的压力有关。当胆道内压力超过 1.96 kPa（20 cmH$_2$O）时，就有发生胆血反流的可能；当压力超过 2.45 kPa（25 cmH$_2$O）时，血培养阳性率明显高于胆道压力较低者。正常肝细胞分泌胆汁的压力为 3.0～3.2 kPa（30～32 cmH$_2$O），当压力高于 3.92 kPa（40 cmH$_2$O）时，肝细胞即完全停止分泌胆汁。随着胆道内压力的升高，胆管内脓性胆汁和细菌向上逆流，造成肝内胆管及肝细胞的化脓性感染。梗阻以上的胆管扩张，管壁增厚，胆管黏膜充血水肿，大量炎症细胞浸润，黏膜上皮糜烂脱落，形成溃疡。在胆道内高压的作用下胆管壁可发生坏死，甚至穿孔。肝脏充血肿大，光镜下见肝细胞肿胀、变性，汇管区炎症细胞浸润，胆小管内胆汁淤积。病变晚期肝细胞发生大片坏死，胆小管可破裂形成胆小管门静脉瘘，可在肝内形成多发性脓肿以及引起胆道出血。肝窦扩张，内皮细胞肿胀，内含胆色素颗粒血栓（胆砂性血栓），大量细菌和毒素可经过肝静脉进入体循环引起全身性化脓性感染和多器官功能损害。

胆汁中革兰氏阴性杆菌裂解释放出一种脂多糖，具有很强的毒性作用，称为内毒素。严重感染产生的大量内毒素进入血液，形成内毒素血症。AOSC 内毒素血症的发生率为100%。内毒素直接损害细胞，引起血细胞和血小板聚集、血栓形成，损害毛细血管内皮细胞，使其通透性增加。这种微血管损害可遍及全身各个重要脏器，引起中毒性休克和多脏器功能不全。细菌、内毒素还可损害肝细胞和肝内的巨噬细胞，持续过度激活炎症细胞，并大量产生、释放各种炎症介质，使肝脏吞噬细菌和清除内毒素的能力降低，大量细菌和内毒素冲破胆血屏障进入血液循环，导致全身炎症反应综合征，此时又被称为脓毒症；严重时可引发低血压及脓毒症性休克，常伴有一个或多个脏器功能障碍，其中以肝功能损害表现最早、程度最严重,是 AOSC 患者主要的死亡原因之一。

近年研究证实,AOSC 早期的低血压或休克状态与胆道高压之间可能存在直接关联,其中介导途径是内脏自主神经的活动,即临床常见的"胆心综合征"。及时降低胆道内的压力对于提高血压、纠正休克有非常大的帮助。

胆道感染的细菌中革兰氏阴性细菌的检出率最高,其中以大肠埃希菌、变形杆菌、铜绿假单胞菌和肺炎克雷伯杆菌最多见;革兰氏阳性菌中以粪肠球菌、葡萄球菌和肠球菌较多见。近年来,胆汁中厌氧菌感染也逐渐增多,其中以脆弱杆菌为主。在致病菌中,单一细菌的感染约占 40%,两种细菌的感染约占 40%,3 种以上细菌的感染约占 20%。

三、临床表现

患者以往多伴有胆道系统疾病发作病史或胆道手术史。本病发病急骤,病情进展快,其典型的表现为右上腹疼痛、寒战高热及黄疸[即夏洛特(Charcot)三联征],可伴有恶心、呕吐、尿少,严重者还可出现休克、中枢神经系统受抑制的表现[即雷诺尔德(Reynolds)五联征]。但并非所有的 AOSC 患者都具备以上这些特征,有 50%～70% 的患者有夏科氏(Charcot)三联征,最多见的症状为发热,占 90% 以上;腹痛约占 80%,黄疸约占 80%。

起病初期即可出现畏寒发热,严重时有明显寒战(菌血症的表现),体温持续升高,可高达 39 ℃ 及以上,此时做血培养的阳性率较高。但是少数老年患者或者已经出现感染中毒性休克的患者,体温可以不升高。肝脏一叶内胆管结石所致的胆管炎常常仅有发热,而腹痛和黄疸可不明显。

疼痛的部位一般在剑突下或右上腹部,为持续性疼痛阵发性加重,可放射至右侧肩背部。疼痛的轻重程度不一,因梗阻部位而异,肝外胆管梗阻者疼痛明显,腹痛非常剧烈;肝内胆管梗阻者疼痛较轻,仅感右上腹胀痛、钝痛或隐痛。

绝大多数患者可出现较明显的黄疸。胆总管以下的胆管梗阻容易出现黄疸;但在仅仅为一侧的肝内胆管梗阻时可不出现黄疸;肝内某一支胆管梗阻时可仅仅引起该叶肝脏纤维化萎缩,而不出现黄疸;行胆肠吻合内引流术后的患者黄疸较轻。一般来说,梗阻时间越长、梗阻越完全、胆道内压力越高,黄疸就越深。

神经系统的主要症状为神情淡漠、嗜睡、神志不清、甚至昏迷;合并休克时也可表现为躁动、谵妄等。

重症患者可发生多器官功能衰竭,通常发生的顺序是肝衰竭、肾衰竭、呼吸衰竭、DIC、心力衰竭、脑衰竭和胃肠道出血。肝脓肿多发生于有胆管狭窄、胆汁引流不畅的肝段,偶可并发腹膜炎、胆道出血等,约有 10% 的患者可能同时合并急性胰腺炎。

总体来说,AOSC 的临床表现由于发病时间、病变部位、波及胆道的范围、肝脏损害程度的不同而差异较大。肝外梗阻型 AOSC 大多具有四联征(腹痛、高热、黄疸、休克)或五联征(腹痛、高热、黄疸、休克、神经症状),而肝内梗阻型 AOSC 的临床症状不典型,容易延误诊治,甚至在手术探查时也容易漏诊。对肝内梗阻型 AOSC 要注意以下特点:梗阻部位越高,腹痛越轻,甚至可以没有腹痛症状;若非双侧一级胆管同时梗阻,则可以不出现黄疸或黄疸症状轻;查体可无上腹部压痛和腹膜刺激征,但可有肝脏不对称肿大和肝区叩击痛;由于梗阻部位较高且局限,胆道内高压缺乏缓冲余地,更容易发生胆管炎、肝脓肿以及败血症。

体格检查时患者体温常持续升高达到 39～40 ℃或更高。脉搏快而弱,120 次/分以上,血压降低。呈急性重病面容,神志改变,可出现皮下瘀斑或全身青紫、发绀。皮肤巩膜黄染。剑突下及右上腹有不同范围和不同程度的压痛或腹膜刺激征,通常腹肌紧张不明显。可有肝大及肝区叩痛,有时可扪及肿大的胆囊。合并肝脓肿时,该处的肋间饱满,并有定点压痛。以往有过反复发作局限性胆管炎病史的患者,若发生 AOSC,则受累肝脏纤维化萎缩,患侧肝脏不大,健侧肝脏代偿性增大,无触痛及叩击痛,增大的肝脏肥厚,边缘钝,表面光滑,质地中等硬。

四、辅助检查

(一)实验室检查

80％以上的病例白细胞计数明显升高,中性粒细胞计数升高伴核左移,胞质内可出现中毒颗粒。但在重症患者或者继发性胆源性败血症时,白细胞计数可低于正常值或者仅有核左移和中毒颗粒。血小板计数降低,最低可达$(10～20)×10^9$/L,预示着预后较差。血清总胆红素、结合胆红素升高,尿胆红素、尿胆原阳性,均表现为梗阻型黄疸的特征。血清氨基转移酶轻度升高,血清碱性磷酸酶显著升高,凝血酶原时间延长。肾功能受损,低氧血症,失水、酸中毒及电解质紊乱也较常见,特别是在老年人和合并休克的患者中。在寒战、发热时采血做细菌培养常有阳性结果。手术中可取胆汁做胆汁培养。血培养中的细菌种类和胆汁培养中的细菌种类一般一致。关于急性胆道感染的《东京指南(2018)》(TG18)还将血清降钙素原作为脓毒血症的血清学标志物,对于 AOSC 的严重程度评估有重要的意义。

(二)其他辅助检查

影像学检查以腹部超声检查最为实用,其具有无创、经济、可在床旁进行等优点,能及时了解胆道梗阻的部位和病变性质,以及肝内外胆管的扩张情况,对诊断有很大的帮助,是指南推荐的首选检查。彩超检查可显示肝脏肿大、胆囊或胆管内结石、肝内外胆管不同程度的扩张,但有时候由于肠道内积气的影响,对于肝外胆管内结石主要依靠胆管扩张的间接表现来推测。如果患者的情况允许,必要时可行 CT 和 MRCP 等检查。CT相比彩超分辨率有所提高,不受肥胖、肠道内积气等影响,在诊断胆管扩张程度、梗阻部位、引起梗阻病因方面具有优势,但由于胆固醇结石在 CT 检查中不显影,其还是存在一定的局限性。MRCP 可以三维重建胆道树,无重叠地显示肝内外胆管的影像,对于判断胆道梗阻的部位和范围优势明显,但是检查和重建时间较长,对于病情较重的患者不允许有较长时间的等待。ERCP 对于胆总管结石的诊断准确率在 90％以上,同时可以在内镜下行同步治疗,因此是治疗胆总管下端结石的较优选择,但是 ERCP 可能会插管失败,延误胆道减压的时机,而且有引起胆管炎、胆道出血、急性胰腺炎等并发症的风险,需要综合评估选择。此外,超声内镜检查对于微小结石(直径＜3 mm)的诊断优于 ERCP,其能清晰地显示胆管、壶腹部以及胰腺的结构。

（三）诊断

根据存在可能引发胆道梗阻的病史，结合临床上典型的 Charcot 三联征或 Reynolds 五联征表现，以及实验室检查和影像学检查，常可做出诊断。但是对于不具备典型临床表现的患者，有的甚至已经发生了 AOSC 也没有典型的 Charcot 三联征或 Reynolds 五联征表现，临床上诊断 AOSC 有一定的困难。当患者被证实出现休克的表现，或者其体温持续在 39 ℃ 以上、脉率＞120 次/分、白细胞计数＞20×10^9/L、血小板降低或有精神症状时，即应考虑 AOSC，应该尽早进行干预治疗。

2006 年 4 月，在日本东京召开急性胆道感染的国际会议上，制定出了诊断、评估、处理急性胆管炎的诊治指南《东京指南（2007）》（TG07）。它是国际上首部被大家广泛接受的针对急性胆道感染的诊治指南。其较为全面地制定了急性胆道感染的诊断标准、严重程度分级、治疗流程、胆管引流方式选择及手术注意事项等，为规范急性胆道感染的诊疗作出了极大的贡献。但同时 TG07 也存在着诊断灵敏度低等问题。基于一系列验证实验及临床病例研究结果，2013 年，委员会对其进行了修订，发布了《东京指南（2013）》（TG13）。近年来，由于微创技术的发展及相关理念的进步，2017 年，委员会再次对于该指南进行了更新修订，发布了最新版的《东京指南（2018）》（TG18）。

TG18 把急性胆管炎分为轻、中、重三度（grade），其中重度急性胆管炎即我们所称的 AOSC。首先，对每例急性胆管炎患者要求立即进行支持治疗和抗生素治疗，根据患者对最初的这些内科治疗的反应结果作为分度的依据：轻度（mild，grade Ⅰ），对最初内科治疗反应良好，临床症状缓解，实验室指标改善。中度（moderate，grade Ⅱ），对治疗无反应，仍然存在炎症反应综合征（SIRS）和（或）脓毒血症，但不存在器官和（或）系统功能障碍，此时需改换抗生素或行胆道引流术。重度（severe，grade Ⅲ），存在 1 个或 1 个以上器官和（或）系统功能障碍，如：①心血管功能障碍，低血压需用多巴胺，每分钟≥5 μg/kg，或使用去甲肾上腺素维持血压；②神经系统功能障碍，存在意识障碍；③呼吸系统功能障碍，$PaO_2/FiO_2 < 300$；④肾功能不全，少尿，血肌酐＞176.8 μmol/L；⑤肝功能不全，INR＞1.5；⑥造血功能障碍，血小板计数＜100×10^9/L。

五、鉴别诊断

（一）胆源性急性重症胰腺炎

该疾病主要表现为上腹部持续性疼痛，可出现黄疸，早期可发生休克及多脏器功能障碍。体格检查可见腹部膨隆，有弥漫性腹膜炎体征，腹水征阳性，腹腔穿刺可抽出血性腹水。血、尿、腹水淀粉酶明显升高。B 超和 CT 检查提示胰腺肿大，密度不均，边界毛糙，胰周积液。

（二）血源性细菌性肝脓肿

细菌可经门静脉或肝动脉进入肝内，患者常为老年体弱、免疫功能低下者，约 1/4 患者合并有糖尿病。该疾病起病急，寒战、高热是最常见的症状，体温高达 39 ℃ 及以上，热型为弛张热，伴有脉率增快、虚弱等感染中毒症状。右上腹呈持续性钝痛或胀痛。查体：

右上腹压痛、腹肌紧张、肝大、肝区叩击痛、右季肋区饱满,皮温升高。一般无黄疸,胆囊不大,早期不发生休克。B超检查显示肝内外胆管无扩张,在肝内可以发现1个或多个无回声液性暗区。CT和MRI检查的典型表现为病灶及其周围呈"双环征"或"靶征",MRI T_2 加权成像示脓肿呈高信号。

(三) 胃十二指肠溃疡急性穿孔

患者既往有消化性溃疡史,突发性上腹部持续剧痛,很快波及全腹。查体:全腹压痛、反跳痛,腹肌紧张、板状腹,肝浊音界缩小或消失,肠鸣音减弱或消失。腹部平片可见膈下游离气体,腹腔穿刺可抽出黄绿色混浊液体。

(四) 急性化脓性胆囊炎

该病表现为右上腹持续性疼痛,阵发性加剧。可有黄疸和右上腹局限性腹膜炎,一般不出现休克和精神症状。右上腹可触及肿大的胆囊,压痛明显,Murphy征阳性。B超和CT检查提示胆囊肿大,内有结石,往往在胆囊颈部嵌顿,胆囊床周围积液,肝内外胆管无明显扩张。合并Mirizzi综合征患者可出现黄疸表现。

六、治疗

AOSC的治疗原则是尽快解除胆道梗阻,控制感染。

(一) 非手术治疗

及时行胆道减压是救治成功的关键,但是在胆道减压之前不能忽视必要的术前治疗。在一边准备胆道减压的同时,应该积极地抗休克,纠正水、电解质酸碱平衡紊乱,避免严重并发症的发生。TG18指出对于重症胆管炎的患者,首先应该评估其生命体征,判断病情的严重程度,如果病情紧急,不需要等待诊断明确,应立即开始初始治疗,必要时包括呼吸和循环管理等,一旦确诊即按照TG18急性胆管炎的处理流程图进行治疗。TG18还指出,研究表明,镇痛药的使用并不会影响急性胆道感染的诊断率,因此推荐早期、主动、合理地使用镇痛药物。对于重症胆管炎患者的内科治疗主要包括以下几点。

1. 积极抗休克治疗 鉴于AOSC属于脓毒血症引起的休克大多数为低排高阻型休克,患者较早地进入微循环失代偿期,有效循环血量急剧锐减,因此,早期扩容极为重要,而且输液量往往需要多于一般的低血容量性休克;但要注意调节输液速度,以防液体过量加重心肌和肾的损害。首先,以输注平衡盐溶液为主,适当补充胶体溶液、血浆或全血,以期恢复足够的循环血量,保证正常的心脏充盈压、动脉血氧含量。

2. 纠正水、电解质酸碱平衡紊乱 脓毒性休克患者早期就容易出现严重的酸中毒。代谢性酸中毒可以减弱心肌收缩能力,削弱患者对血管活性药物的反应,并导致DIC。建议尽早根据动脉血气分析结果,在迅速给予液体复苏的同时,纠正酸中毒。

3. 血管活性药物的使用 经过积极的液体复苏、纠正酸中毒后,休克仍未见好转时,需应用血管活性药物。最好联合应用兼有轻度兴奋 β 受体的 α 受体兴奋剂或兼有兴奋 β 受体作用的 α 受体阻滞剂,常用的有多巴胺或合用间羟胺、去甲肾上腺素;或联合应用去甲肾上腺素和酚妥拉明。在血压稳定的情况下,给予呋塞米和(或)适量的甘露醇,保持一定的尿量,最好不少于30 ml/h,达到既增加心输出量又不提高外周血管阻力和心率,并使肾动脉扩张以保护肾功能的目的。

4. **积极抗感染**　应给予足量有效、有针对性的抗生素。对疑似 AOSC 的患者应及时行血培养,并在手术中抽取胆汁做细菌培养和药物敏感试验,以便指导抗生素的使用。在没有细菌培养及药物敏感试验的结果前,采取经验用药,选用对多种需氧菌和厌氧菌且对铜绿假单胞菌感染也有良好疗效的抗生素。一般根据患者情况选用第二代或第三代头孢菌素,与甲硝唑联合应用;对严重胆道感染或者有长期胆道反复感染或多次手术史的患者,可选作用更强的广谱抗生素如第四代头孢菌素或碳青霉烯类抗生素。注意尽量避免应用对肝肾功能有损害的抗生素。

5. **糖皮质激素的应用**　糖皮质激素有助于机体在应激状态下稳定内环境,减缓过度炎症反应及其形成的二次损害。通常早期应用糖皮质激素剂量可以是常用量的 10 倍以上,时间不宜超过 48 h,否则可能会出现糖皮质激素拮抗作用,并有发生急性胃黏膜损害和免疫抑制等并发症的风险。为此,可加用保护胃黏膜药物,如质子泵抑制剂或生长抑素等。

(二) 解除胆道梗阻

随着对 AOSC 病因、发病机制和病理认识的深入,对 AOSC 患者需早期行胆道减压已形成共识。通过胆道减压、控制感染,可改善自身情况以获得再一次行根治性治疗的机会。关键问题是对胆道减压方法和胆道减压时机的选择,仍存在不同看法。

1. **胆道减压方法的选择**　胆道减压的目的在于抢救患者生命。因此,胆道减压的方法力求简单有效,必须引流到梗阻以上的胆管,才能达到目的。

(1) 手术引流:胆总管切开减压、T 管引流。胆总管切开探查是手术治疗的基本步骤。如果患者病情平稳,应尽量仔细探查肝内外胆管,尽可能取尽胆总管下端及左右肝管内的结石。但必须强调,对于危重症患者,手术达到引流梗阻近端胆汁即可,不必强行取尽结石或解除胆道狭窄,残石可待日后经 T 管窦道使用纤维胆道镜取石,或进行二期择期手术。胆囊造瘘手术常难以达到有效的胆道引流,一般不宜采用。但是外科手术胆道引流创伤较大,围手术期死亡率相对较高,因此在 TG18 中并没有推荐其作为首选方案。

(2) 内镜胆道引流(endoscopic biliary drainage,EBD):随着内镜技术的发展和日趋成熟,传统急诊外科手术治疗 AOSC 的方法受到挑战。近年来,大量临床资料显示,通过内镜行鼻胆管引流(endoscopic nasobiliary drainage,ENBD)或胆道内支架或内镜十二指肠乳头括约肌切开术(endoscopic sphincterotomy,EST),对胆总管结石引起的 AOSC 不但可以引流胆汁,还可以通过网篮、球囊取出结石,有效、安全,成功率在 90%以上,多组病例统计内镜胆道引流治疗 AOSC 的死亡率为 1.42%～8%,并发症发生率为 6%左右。特别是对老年人,由于其创伤小,更显示出优越性。因此,TG18 建议在具备条件的医疗单位,EBD 应作为胆道引流的首选。近年来还涌现出一些新的引流技术,如超声内镜引导下胆管引流(EUS － BD)、球囊小肠镜辅助内镜逆行胰胆管造影(BE － ERCP)等,但是这些技术只能在一些大型医疗中心开展,目前还未普及。EUS － BD 可作为 EBD 失败后的替代治疗。考虑到 EST 有术后出血的风险,单纯胆道引流时不建议常规行 EST 术。如果同时存在胆道结石,对无凝血功能障碍且未行抗凝治疗的轻、中度急性胆管炎患者,可考虑同期行胆道引流及 EST 取石。若取石困难,如结石较大或多发结石等,建议在胆道引流之后二期行取石术。对存在凝血功能障碍或正在进行抗凝治疗的患者,应充分评估其出血和血栓栓塞风险,若患者存在高危出血风险,TG18 推荐以 EBS 或 ENBD 替代 PTCD 和 EST 进行治疗。对外科手术后解剖改变的患者,当机构拥有技术熟练的内镜医师时,BE-ERCP 可作为一线治疗,若由于解剖的改变及肠道炎症粘连等致插管失败,推荐 PTCD、EUS-BD 作为替代治疗。

(3)经皮肝穿胆道引流术(PTCD):PTCD 操作简便,创伤小,可在 B 超或 X 线透视引导下进行。对于恶性胆道肿瘤引起的梗阻,由于梗阻比较完全或位置较高,内镜无法达到引流的目的,可选用 PTCD 作为 EBD 失败的替代治疗。PTCD 属于侵入性方法,术后有出血、胆瘘、引流管脱落等并发症的风险,应注意防治。

2. 胆道减压时机的选择 毫无疑问,AOSC 是胆道减压的绝对适应证,然而大量临床实践表明当患者血压下降、有明显精神症状时行手术治疗已为时过晚,术后死亡率高达 40%～60%。因此,掌握好 AOSC 患者胆道减压的时机十分重要。TG18 认为中度急性胆管炎需早期行胆道引流,而重度急性胆管炎强调对器官的支持、监测等内科治疗,待患者情况稳定后再行紧急胆道引流。随着影像学的发展,无损伤的 B 超、CT、MRCP 检查使早期诊断急性胆管炎成为可能;由于认识到 AOSC 是急性胆管炎发展到一个严重时期的病症,早期积极治疗急性胆管炎可以有效地预防 AOSC 的发生。

对于肝外胆管梗阻所致的急性胆管炎,早期梗阻不一定完全,可一方面行非手术治疗,另一方面行内镜胆道减压(EBD);一旦被诊断为 AOSC,无论是否存在休克或器官功能障碍,都应积极抗休克,维持水、电解质平衡,大量使用抗生素等复苏的同时,在准备好手术治疗的前提下行急诊内镜胆道减压。如果内镜治疗失败,应立即行手术治疗。在有内镜技术条件的医院,选择何种治疗方法,最好由外科医师、内镜医师和放射科医师讨论后决定;若行 EBD,应由有经验的内镜医师实施。如果不具备上述条件,应直接手术治疗。若为恶性高位梗阻,可行 PTCD;若为肝内结石造成的梗阻,由于 PTCD 的引流管容易被结石阻塞而致引流不畅,选择手术治疗更为明智。

(陆 录)

第五节 急性腹腔高压

近年来,ICU 医生开始重视重症患者腹胀等胃肠道症状,很大程度上是在关注腹腔内的压力升高对循环、呼吸和腹内脏器功能的影响。1913 年,Wendt 首次提出了腹腔高压(intra-abdominal hypertension,IAH)与肾功能不全的关系;1951 年,Baggot 报道在小肠严重膨胀的情况下强行关腹会产生较高的病死率,其原因就是腹腔高压。1984 年,Kron 等第一次提出了腹腔间室综合征(abdominal compartment syndrome,ACS)这一名词,用来描述腹内压增高后所导致的心血管、肺、肾、胃肠以及颅脑等多器官系统的功能障碍。随着研究的深入,IAH 和 ACS 的诊治开始得到广泛的关注。2006 年,国际腹高压委员会(World Congress on Abdominal Compartment Syndrome，WSACS)给出了腹腔压力、IAH 和 ACS 等概念的标准定义,明确了膀胱压(UBP)作为腹内压(IAP)的标准替代指标。

一、定义

(一)腹内压

腹内压(IAP)是指稳定状态下密闭的腹腔内的压力。正常情况下,多数危重患者的 IAP 为 5～7 mmHg。一项住院患者的前瞻性队列研究发现患者仰卧时平均 IAP 为 6.5 mmHg,并与体重指数直接相关。

(二)腹腔灌注压

腹腔灌注压(abdominal perfusion pressure，APP)的计算方法为:平均动脉压(mean arterial pressure，MAP)减去 IAP,即 APP＝MAP－IAP。IAP 升高会导致腹腔脏器的血流减少。APP≥60 mmHg 可改善 IAH 和 ACS 患者的生存率。APP 对结局的预测优于其他复苏终点(包括动脉 pH 值、碱不足、动脉乳酸和每小时尿量)。

(三)腹腔高压

腹腔高压(IAH)的定义是 IAP 持续≥12 mmHg。根据腹内压高低,IAP 按严重程度可分为 4 级:①Ⅰ级,腹内压为 12～15 mmHg;②Ⅱ级,腹内压为 16～20 mmHg;③Ⅲ级,腹内压为 21～25 mmHg;④Ⅳ级,腹内压＞25 mmHg。

根据 IAH 升高的持续时间,还可将 IAH 分为超急性 IAH、急性 IAH、亚急性 IAH 和慢性 IAH。

1. 超急性 IAH　是指 IAP 升高仅持续数秒,如打喷嚏、咳嗽、屏气用力及排便等。

2. 急性 IAH　是指 IAP 升高持续数小时,常由创伤或腹腔内出血导致,可迅速发展为 ACS。

3. 亚急性 IAH　是指 IAP 升高持续数日。常见于内科患者,也可导致 ACS。

4. 慢性 IAH　是指 IAP 升高持续数月或数年。病态肥胖或妊娠期可见 IAP 缓慢升高,可高达 10～15 mmHg,一般可不会引起 ACS。

(四)腹腔间室综合征

腹腔间室综合征(ACS)的定义为:IAP 持续高于 20 mmHg,同时合并新发器官功能障碍或衰竭,伴或不伴 APP≤60 mmHg。ACS 被认为是 IAH 的后期表现。

IAP 低于 10 mmHg 的患者通常没有 ACS,而 IAP 高于 25 mmHg 的患者则通常有 ACS。IAP 介于 10～25 mmHg 的患者有无 ACS 取决于患者的具体情况,例如血压和腹壁顺应性等。由于 APP 是 MAP 与 IAP 之差,当 IAP 增高时,较高的体循环血压可维持腹腔器官灌注。腹壁的顺应性最初会使随着腹围的增大而升高的 IAP 程度降至最低。一旦腹围达到临界点,腹壁顺应性会突然降低。如腹围进一步增加并超出此临界点,IAP 将迅速升高,如不进行治疗则会出现 ACS。

二、流行病学

腹腔高压在重症患者中并不少见,ICU 中其发生率可达 30%～40%。一项评估了 491 名患者的国际前瞻性多中心研究发现,入院时 IAH 的发生率为 34%,ICU 住院期间的 IAH 发病率增加到 48.9%,其中急诊患者的患病率(56.8%)高于择期手术患者的患病率(35.9%);内科 ICU 患者 IAH 的发生率为 53.2%。这项研究还发现 IAH 与 28 天和 90 天死亡率的增加显著相关。

三、高危因素

临床上,多种情况可以导致腹内压升高。

1. 腹壁顺应性下降　包括肥胖、腹部术后、俯卧位通气腹壁出血和(或)腹直肌血肿、腹部皮肤烧伤、高 PEEP 水平正压通气及机械通气(人机不同步)等。

2. 腹腔内容量增加　包括胃瘫、胃扩张、肠梗阻、结肠假性梗阻、肠扭转、腹腔肿瘤及腹膜后肿瘤等。

3. 腹腔内容物积聚　包括腹腔积液、腹腔积血、气腹、腹部闭合伤、腹膜透析、胰腺炎、炎症性腹膜炎及腹腔脓肿等。

4. 毛细血管渗漏和液体复苏　包括酸中毒、低血压、凝血障碍、大量输血、创伤、脓毒症、大量液体复苏及大面积烧伤等。

四、腹腔高压的病理生理学改变

IAH 乎可损害所有器官系统的功能,进而导致 ACS。

(一)腹腔高压对胃肠道的影响

由于动脉和静脉血流受损,固定腹腔室内的高压导致肠道灌注不良。IAP 升高 10 mmHg 可减少肠系膜血流量。肠灌注减少会导致肠缺血,甚至肠水肿和肠梗阻。肠黏膜灌注也会受到影响,导致 pH 值下降和乳酸性酸中毒(laticacidosis,LA),最终破坏肠黏膜屏障。黏膜屏障的丧失会导致腔内细菌移位,导致脓毒症或感染性休克,继而恶化预后。

(二)腹腔高压对肝脏的影响

IAP 升高可显著降低肝动脉、肝静脉和门静脉的血流量,从而影响肝功能。IAH 直接压迫肝脏会影响肝静脉和门静脉的血流,而肝动脉的血流则因心输出量减少而受损。在细胞水平上,微循环血流量也会减少,通过干扰葡萄糖代谢改变线粒体功能,可导致乳酸产量增加,同时还会损害乳酸清除机制。血清乳酸浓度可作为反映 IAH 病情及液体复苏疗效的有效指标。

(三)腹腔高压对呼吸系统的影响

腹腔高压会显著影响整个呼吸系统,而其核心病理生理过程就是腹内压增高导致膈肌上抬及继发胸腔内压力升高。首要表现为肺容积显著下降,动物模型证实,腹腔高压时肺容积下降的程度与腹内压水平成正比。胸腔内压力升高也会引起肺下叶压缩性肺不张,进而肺内分流和无效腔通气增加,通气血流比例失调,导致肺氧合作用下降,同时引起肺血管阻力、胸膜压及气道压增高,与限制性肺疾病一样,使功能残气量和总肺容积减少,也会降低动、静态肺顺应性和胸壁顺应性,导致高碳酸血症、通气障碍。

腹腔高压也可能增加辅助呼吸伴随的气压性损伤的风险。腹腔高压可造成肺泡塌陷,在利用 PEEP 恢复时,会同时过度膨胀正常充气肺泡,从而引起通气诱导性肺损伤。腹腔高压能促使肺水肿的发展,尤其是在合并 ARDS 的情况下,同时通过释放 IL－6、IL－1 及 TNF－α 等促炎因子,也易导致急性肺损伤、毛细血管渗漏。

最近的研究发现腹腔高压可能是呼吸机相关性肺炎(VAP)的风险因素。一项小型的单中心研究发现,相较于无腹腔高压患者,腹腔高压患者 VAP 的比例更高。患有 VAP 的腹腔高压患者肺中分离出克雷伯菌的概率也增高。腹腔高压所致的微吸气,或腹腔高压增加肠道细菌移位的可能,可导致腹腔高压患者 VAP 发病率升高。降低腹腔高压是否能减低高危患者的 VAP 风险仍需在未来的随机研究做评估。

(四)腹腔高压对循环系统的影响

腹腔高压导致心脏输出量减少和整体心功能下降。在临床上表现为低血压,这是腹腔室隔综合征(ACS)的特征之一。心功能取决于前负荷、收缩力和后负荷,腹腔高压以不同的方式影响心功能的这些组成部分。由于下腔静脉及心腔受压,前负荷会降低;由于肾素-血管紧张素系统的激活以及血管床的直接受压,后负荷增加;由于心脏受压,心肌收缩力也会降低,因而导致心输出量下降。

(五)腹腔高压对肾脏的影响

腹腔高压对肾血管系统有直接影响,特别是对肾静脉和肾小动脉的压迫。直接压迫肾实质可诱发腹腔肾间室综合征,即肾动脉血流量减少,肾静脉压和肾血管阻力升高。这会导致血液从肾皮质和肾小球分流,导致肾小球和肾小管功能受损,从而引发肾缺血和随后的肾功能衰竭。当 IAP>15 mmHg 时,出现少尿,而 IAP>30 mmHg 时出现无尿。临床上可观察到肾功能的变化,如肾小球滤过率(GFR)降低,血尿素氮(BUN)和血肌酐升高,钠排泄分数增加,尿钠和氯化物浓度降低,尿钾浓度升高。然而,如果在实质性器官功能障碍发生之前对 IAH 进行适当的诊断和处理,这些改变都是可逆的。

(六)腹腔高压对中枢神经系统的影响

腹腔高压和 ACS 会导致颅脑静脉回流减少。腹腔压力增高导致膈肌向头侧移位,减少胸腔容积并对右心房造成压迫,导致胸腔压力升高。胸腔压力升高进一步导致中心静脉压和颈静脉压力升高,脑静脉回流压力梯度受损,颅脑静脉回流减少。腹腔高压导致颅内压升高的其他原因是下腔静脉压力增加导致脑脊液吸收减少,随后腰静脉丛压力增加。升高的颅内压会导致严重的脑灌注减少及进行性脑缺血。

五、临床表现

尽早发现 IAH,才能在其进展为 ACS 前给予治疗。

(一)症状

多数出现 ACS 的患者病情危重,无法与医师交流。少数能表达症状的患者会诉乏力、呼吸困难、腹胀或腹痛等。

（二）体征

几乎所有 ACS 患者都表现出严重的腹胀，但腹部体格检查预测 ACS 的能力很差。一项前瞻性队列研究纳入了 42 例成人钝挫伤患者，发现腹部体格检查识别出 IAP 显著升高（界定为 IAP＞15 mmHg）的敏感度为 56％，特异度为 87％，阳性预测值为 35％，阴性预测值为 94％，准确度为 84％。

进行性少尿以及通气需求增加在 ACS 患者中很常见。其他表现包括低血压、心动过速、颈静脉压升高、颈静脉充盈、外周性水肿、腹部压痛以及急性呼吸衰竭。还可能出现低灌注的临床表现，如皮肤发凉、意识混沌、躁动和乳酸性酸中毒。

（三）影像学表现

影像学检查对诊断 ACS 没有帮助。胸片检查可显示肺容量降低、肺不张、横膈抬高。胸部 CT 检查可能显示腹膜后严重浸润，浸润程度与腹膜疾病不相称，下腔静脉外部受压，明显腹胀，肾脏直接受压或移位，肠壁增厚或是形成双侧腹股沟疝。

六、诊断

根据 WSACS 的标准，ACS 的诊断通常包括：①IAP＞20 mmHg（伴有或不伴腹腔灌注压＜60 mmHg）；②出现 1 个或 1 个以上 IAH 相关的新器官功能障碍竭。

病史和体征对 ACS 的诊断能提供有价值的线索。大多数患者都有严重腹部创伤史或手术史，有严重腹腔疾病，如腹主动脉瘤和肠梗阻病史、腹腔感染、腹腔出血或行腹腔填塞等；少数则有如大量液体复苏、大面积烧伤及颅脑损伤等高危因素存在。体征随病情发展而有所区别。临床上，有下述表现者往往提示可能存在 ACS：①急性腹胀和腹壁紧张；②液体复苏后心率加快和（或）血压下降；③气道峰压逐步增加，出现低氧血症，必须增加吸入氧浓度；④出现少尿或无尿，液体复苏后应用利尿剂无效。

七、腹内压监测

确诊 ACS 需要测定 IAP，应积极开展这一检测，尤其是对存在创伤、肝移植、肠梗阻、胰腺炎或其他已知与 ACS 相关情况的患者。IAP 可通过直接穿刺腹腔测压，或经胃、结肠、膀胱、子宫及下腔静脉等来间接检测。这些中空脏器的壁和血管壁在测定时起着压力传导膜的作用。目前，应用最普遍，同时也是最简单、重复性最好的是间接膀胱压测定法。

膀胱压监测的标准方法：完全仰卧位，经尿道插入导尿管至膀胱，排空膀胱后夹闭尿管，经尿管向膀胱内注入 25 ml 的生理盐水，停留 30～60 s，在腹肌放松情况下以腋中线水平为零点，在呼气末读数，建议每 6 h 测一次。

动物实验和临床试验均表明，膀胱压力与直接测定的 IAP 密切相关。然而，当存在腹膜内粘连、腹部填塞、盆腔血肿、盆腔骨折及神经源性膀胱时，膀胱压力可能不准确。

八、治疗

IAH 和 ACS 的治疗包括非手术方法和手术方法。腹腔手术减压被认为是确定性治疗。特殊情况下,可通过焦痂切开减张术来松解烧伤瘢痕造成的机械限制,或者通过经皮插管引流减压来缓解严重腹水。

(一) 非手术治疗

1. 增加腹壁顺应性　应注意患者体位的摆放,采取仰卧位,避免床头抬高大于 30°。适当的镇痛和镇静可改善腹壁顺应性。机械通气患者可能需要降低潮气量、采用压力限制模式或允许性高碳酸血症以降低过高的气道峰压和平均气道压力。如果高碳酸血症特别严重,则可能需要使用肌松剂,以便使腹壁松弛并减少二氧化碳产生。

2. 减少腹腔内容物　胃肠减压、导泻、直肠减压在某些患者可以显著降低腹腔压力。对胃肠动力障碍引起腹腔高压的病例,胃肠动力药物如甲氧氯普胺、莫沙必利有助于胃肠功能的恢复。生长抑素不仅可以减少胃肠道消化液分泌从而降低 IAP,还可以通过抑制中性粒细胞浸润而减轻腹内脏器再灌注时的氧化损伤。

3. 减少腹腔内液体集聚　评估患者腹腔及腹膜后的液体集聚情况,CT 或超声引导下经皮穿刺引流腹水和腹膜后液体集聚可显著降低腹腔压力。对于床旁超声检查发现存在游离腹腔积液或积血的 IAH/ACS 患者,经皮腹腔穿刺减压是有效且侵入性较小的治疗方法。若减压后 4 h 内未能引流出至少 1 000 ml 液体,以及 IAP 未能下降至少 9 mmHg,均视为减压失败,应行紧急手术减压。

4. 减少机体液体负荷　在维持循环有效灌注的前提下,限制液体、使用人工或天然胶体以及利尿剂、纠正或减轻液体的正平衡有助于减轻腹腔压力。连续性肾脏替代治疗可以通过对流或吸附降低炎症介质浓度和减轻机体炎症反应、利用超滤作用促进液体负平衡来减轻腹腔内脏器和腹壁水肿,从而降低 IAP。

5. 器官功能支持　优化通气,使肺泡复张;监测跨壁(tm)气道压($Pplat_{tm}$＝Pplat－$0.5×IAP$)考虑监测容量性前负荷指标;如果使用肺动脉阻塞压/中心静脉压(PAOP/CVP)则应监测跨壁压 $PAOP_{tm}$＝PAOP－$0.5×IAP$, CVP_{tm}＝CVP－$0.5×IAP$。

由 WSACS 发布的《腹腔高压(IAH)和腹腔间隔室综合征(ACS)诊疗指南(2013版)》指出如何选择非手术处理措施及其是否有效与患者导致 IAH/ACS 的病因及临床状况密切相关。对个体患者实施这些措施之前,必须评价每项措施是否合适。

(二) 剖腹减压手术

尽管剖腹减压是发生 ACS 时唯一具有确定性的治疗措施,但对治疗的最佳时机尚无一致意见。推荐仅当患者持续存在 ACS,且采取一系列内科和微创治疗后,腹内压仍无法改善时,才考虑腹腔开放。有学者认为当 IAP＞25 mmHg 时通常要考虑行腹部减压术;而当 IAP＞35 mmHg 时,应当立即进行腹部减压手术。也有研究表明,如果保守治疗不能维持 APP 在 50～60 mmHg,则提示需要开腹减压。虽然剖腹减压手术有很多并发症,但当器官功能或全身情况进行性恶化而非手术治疗不能有效缓解 ACS 时,剖腹减压则成为重要的治疗手段。剖腹减压手术的标准方法是做腹部正中切口,经白线开放腹腔。

一旦决定开放(或再次开放)腹腔,则必须覆盖腹壁缺损。该处理方法称为暂时性腹腔关闭,其主要目的是控制液体丢失及尽量减小腹壁缺损和腹壁功能不全。目前有几种技术可供选择,包括补片关闭、负压系统(基于手术巾和海绵)和放置 silo 袋腹腔关闭技术。在控制液体丢失的能力、敷料更换频率、尽量减小腹壁缺损和腹壁功能不全、操作便利性和费用等方面,上述技术都有各自的优缺点。补片或 silo 袋技术可单独使用或与负压系统联用。上述技术可用于暂时关闭腹腔,但均需要用敷料连接筋膜边缘,同时防止脏器脱出,保留腹腔内液体,并使腹腔保温。对于部分患者,可在水肿消退后行腹壁筋膜延迟一期闭合。然而,若过早关闭腹腔,ACS 可能会复发。

目前还没有最好的暂时性关腹方法,没有哪一种方法适合所有的临床情况。还需开展更多研究以进一步确定哪种技术的一期关腹率最高,以及某种技术可能对哪类人群有益或有害。

(赵　锋)

第六节　急性肠缺血损伤早期标志物研究进展

急性肠缺血可根据发病时间长短和症状、性质、血流减少程度和受累肠段进行分类。累及小肠的缺血为肠系膜缺血,累及大肠的缺血为结肠缺血。急性肠系膜缺血(acute mesenteric ischemia,AMI)是指突发的小肠灌注不足,可能由动脉供血或静脉流出的闭塞性或非闭塞性阻塞引起,是一种危及生命的疾病,尽管在血管手术、介入放射学和复苏方面有显著改善,但短期死亡率仍高达 32%~86%。死亡率较高与诊断和治疗延迟密切相关,若早期实施包括血运重建在内的特定多模式管理,AMI 是完全可逆的。然而,在这个阶段,临床表现主要是急性非特异性腹痛,没有任何特异的临床或生物学特征。因此早期诊断可能只能通过高度的临床怀疑和腹部 CT 扫描血管造影快速确认来确定内脏血管功能不全和肠道损伤的特征。由于缺乏特异的生物标志物,选择需要 CT 评估的患者仍然是一个挑战。因此,寻找肠缺血损伤早期生物标志物进行早期诊断具有重要意义。尽管在临床实践中仍缺乏特定的生物标志物来辅助 AMI 的诊断,但部分临床试验发现有几种具有高特异性的生物标志物,可能成为 AMI 早期诊断的潜在工具,包括肠脂肪酸结合蛋白(I-FABP)、α 谷胱甘肽 S-转移酶(α-GST)、D-二聚体、L-乳酸盐和 D-乳酸盐、瓜氨酸、人缺血修饰白蛋白、降钙素等。但因许多关于这些生物标志物的研究都是以样本量较小的患者人群完成的,所以暂无法在临床上应用。本章中我们将回顾肠缺血性损伤的病理生理学基础、过去和现在的生物标志物发现策略及其存在的差距,并引入"组学"技术开辟的新视角。

一、肠缺血性损伤的病理生理学

(一)肠缺血性损伤的定义
肠缺血性损伤是与肠血管功能不全、闭塞或低内脏-肠系膜血流有关的消化道损伤。

肠缺血性损伤的病理生理学响应于多步骤过程,开始于消化血流的间歇或连续、完全或不完全减少。随后的黏膜/黏膜下缺血演变为透壁缺血,通常是急性的,可引起肠坏死甚至死亡。目前已经提出了几种理论来解释这种非感染性血管疾病如何导致全身炎症反应综合征(SIRS),以及脓毒症和多器官衰竭。

（二）病理生理学

急性肠系膜缺血(AMI)应被视为肠缺血损伤过程的一个阶段,从消化道血管功能不全到肠坏死。缺血在早期从表面开始,然后深入并扩散到肠壁表面。当细胞代谢所需氧气和营养成分不足时,肠道就会发生缺血性损伤。这种体内平衡失调由内脏肠系膜血流的突然减少或中断引起。近端循环中内脏血流的减少引起缺血的深度延伸,然后变为透壁和坏疽。相反,当灌注异常与顶叶内小动脉相关时,缺血损伤仍然是浅表性的。

肠血管功能不全导致缺氧,首先是黏膜和黏膜下层的缺血缺氧。肠黏膜的低灌注导致肠绒毛的早期缺氧,细胞脱落。多形核中性粒细胞是早期主要的损伤因素,其黏附并迁移至缺血部位以确保在坏死期间去除组织碎片。黏膜和黏膜下层细胞代谢转变为无氧糖酵解,在局部产生乳酸,最初由肝脏完全代谢。细胞内酸中毒的增加阻断了无氧代谢和离子与酸碱调节的膜泵,这导致细胞稳态的改变,并最终导致细胞凋亡和坏死。最初,由于肝脏代谢活跃,肠道-肠系膜血高乳酸水平与外周血正常乳酸水平之间存在分离。因此,全身性乳酸酸中毒是一种晚期现象,通常表明肠坏死和多器官衰竭的发生。相关的内皮损伤可导致血小板、促血栓形成剂和抗血栓形成剂(蛋白质 C、S 和抗凝血酶)的消耗,从而导致出血性综合征。

此外,血管舒缩的肠神经激素调节与肾素-血管紧张素-醛固酮系统的活化相关,其维持黏膜氧提取率。这引起反射性内脏动脉血管痉挛,无论初始血管机制如何,就算进行了治疗性血运重建,都可能延长和加重缺血。

由黏膜改变引起的上皮屏障的破坏导致微生物、细菌抗原、肠腔内毒素与黏膜和黏膜下免疫系统之间的相互作用。先天免疫的刺激将导致局部的全身炎症通路激活,如 TLR、NF-κB 或 TNF-α。肠道通透性增高、细菌内毒素及细胞降解产物和活化的免疫细胞易位入血,引起肠源性内毒素血症,促进 SIRS 的发生。细胞因子、趋化因子、细胞和细菌碎片也可以从淋巴循环到达肺循环,从而引起 ARDS。若消化灌注不能快速恢复,可导致不可逆的透壁坏死,然后导致腹膜炎。若没有行肠切除,SIRS 可演变为多器官综合征和死亡。

在"脓毒症的肠原模型"中,肠道被认为是多器官衰竭的"发动机"。除了其屏障功能外,肠道还含有生长因子、腺苷和激素,它们是调节肠道炎症与修复的潜在介质,因为它们在细胞增殖、分化、迁移、凋亡和自噬中发挥着作用。由于细菌、内毒素和其他抗原易位的能力以及促炎细胞因子和毒素的产生,肠道可以引发脓毒症。在"肠道淋巴"理论中,受损肠道产生的细菌、细胞成分、免疫细胞、细胞因子和趋化因子通过淋巴管传播到肺循环,激活肺泡巨噬细胞并导致急性肺损伤、ARDS 以及与 AMI 相关的多器官衰竭。

(三) 肠道自身消化

"自身消化"这个最近的概念描述了胰酶对缺血引起的肠屏障的影响。自身消化会加剧肠缺血性损伤病变的恶化和相关的全身性炎症反应的发展。胰酶的降解产物、细菌产物残留物通过淋巴、血液或腹膜屏障,不仅可能诱发局部区域反应,还可能诱发全身反应。这些酶的作用是将涉及细胞间紧密连接以蛋白如 E-钙黏着蛋白降解。此外,这些酶还会诱导前蛋白酶切割成活性金属蛋白酶。

在没有包括血运重建在内的治愈性治疗的情况下,大多数患者的肠缺血和坏死的全身后果是致命的。然而,由于氧化暴发机制导致中性粒细胞的流入和死亡、中性粒细胞外陷阱的形成和其颗粒内容物的分泌,消化黏膜的再氧化也可以导致上皮和血管病变进一步加重。

早期诊断肠缺血性损伤需要对任何腹痛进行高度怀疑,特别是当疼痛突然或快速发生,异常强烈和需要阿片类药物时。其他临床和生物学相关症状(呕吐、腹泻、胃肠道出血、高白细胞增多症及乳酸性酸中毒)在疾病过程中不是恒定的,或出现得太晚,没有诊断价值。在一项对 221 名患者进行的回顾性研究中,腹膜征、器官衰竭和血清乳酸升高最初分别缺乏(85%、77%和57%)。若此阶段未被识别,诊断只能在坏死和并发症的后期进行,这解释了为什么 184/221(83%)的患者需要肠切除,导致 148/184(80%)短肠综合征。

二、肠缺血性损伤的生物标志物

急性肠系膜缺血(AMI)在临床上很少见,但在大多数腹部急症的诊断和治疗中仍然是一项重大挑战,这是由于氧气的输送或利用不够满足内脏器官的代谢需求所致。有两种主要的病理生理机制可能导致肠系膜缺血:①因心功能不全、休克状态、大手术、腹腔内压增高、外伤、心房颤动、肾功能不全和败血症引起的胃肠道动脉或静脉中的急性血栓栓塞性闭塞;②非闭塞性肠系膜缺血(non-occlusive mesenteric ischemia,NOMI)减少了胃肠道的血流量(表 5-3)。尽管仍没有针对 AMI 的特异性诊断生物标志物,但使用高特异性的 CTA 可以诊断闭塞性肠系膜缺血。不过要获得 NOMI 的明确诊断非常困难,因为它占所有 AMI 病例的 20%～30%。在临床实践中,尤其是在早期阶段,既没有专门的生物标志物,也没有放射学检测方法。通过概述 AMI 的病因,回顾目前存在的生物标志物研究的现状和未来,有助于寻找最有潜力的生物标志物。

表 5-3 急性肠系膜缺血的原因和临床表现

肠缺血损伤	致病因素		临床表现
闭塞性肠系膜缺血	动脉内栓塞(50%)	1) 心房纤颤; 2) 近期心肌梗死; 3) 充血性心力衰竭; 4) 感染性心内膜炎; 5) 洋地黄疗法引起的血栓栓塞	1) 腹痛(95%); 2) 恶心(44%); 3) 腹泻(35%); 4) 呕吐(35%); 5) 胃肠道出血(16%)

续　表

肠缺血损伤		致病因素	临床表现
	肠系膜动脉血栓形成（15%～25%）	1）既有动脉粥样硬化病变； 2）主动脉夹层	
	肠系膜静脉血栓形成（5%～15%）	1）抗凝血酶Ⅲ缺乏症； 2）血栓形成状态； 3）蛋白S缺乏症； 4）怀孕； 5）蛋白C缺乏症； 6）抗磷脂抗体必需的血小板增多症； 7）口服避孕药； 8）高同型半胱氨酸血症； 9）肿瘤； 10）胰腺炎； 11）阵发性夜间血红蛋白尿； 12）败血症； 13）腹膜炎和腹腔内炎； 14）肝硬化和门脉高压症； 15）肾功能衰竭	1）腹胀； 2）发热； 3）心动过速
非闭塞性肠系膜缺血（20%～30%）	—	1）血流动力学不稳定； 2）低血容量，败血症，休克； 3）血管加压药的使用； 4）重症患者，肾功能不全	

改善肠缺血性损伤的预后需要及早发现和拥有敏感、特异性的生物标志物。在过去十年的文献中，出现了一些潜在的生物标志物，其具有较高的肠上皮细胞特异性。

三、临床表现

与 AMI 相关的临床症状包括轻度且突然的疼痛（持续 24 h）、与体格检查不相符的腹痛、腹泻、低胃肠道出血、腹胀伴呕吐、恶心、发热及心动过速。这些症状没有特异性，故不足以区分 AMI 和其他腹部疾病。目前，临床上对 AMI 的诊断主要是通过排除其他急性腹部疾病后高度怀疑并通过腹部 CTA 迅速确认。CTA 以 95%～100% 的准确度、95% 的特异度和灵敏度成为了诊断 AMI 的最为推荐的影像学方法，尤其是对于急性血栓栓塞性闭塞，其对肠系膜血流的阻断非常明显并且很容易做出诊断。AMI 的实验室评估主要依靠血栓形成、缺氧炎症、感染和其他的常规非特异性生物学标志物，包括评估白细胞计数、生理酸碱状态（增加的阴离子间隙、pH 值、碱基过量）、丙氨酸氨基转移酶（ALT）、天冬氨酸氨基转移酶（AST）、乳酸性酸中毒、碱性磷酸酶和淀粉酶水平。但是，所有这些都不足以诊断局部缺血或不足以排除其他疾病。此外，这些炎症标记物的显著增加或减少，主要表明疾病发展为肠坏死的可能性。

四、最有前途的生物标志物

在过去的几十年中，有几种最有前途的生物标志物正处于研究中，包括肠脂肪酸结合蛋白（I-FABP）、α-谷胱甘肽 S-转移酶（α-GST）、D-二聚体、L-乳酸盐和 D-乳酸盐、瓜氨酸、人缺血修饰白蛋白及降钙素（PCT）（表 5-4）。这些生物标志物与肠黏膜层有关，包括肠屏障功能障碍、绒毛损伤和肠细胞紊乱，因此它们可能是 AMI 早期诊断的最佳候选标志物。

（一）非特异性生物标志物

实验室检查可观察到常规生物血液参数（碱剩余、乳酸脱氢酶、AST、肌酸磷酸激酶、碱性磷酸酶、磷酸盐及淀粉酶）的变化，通常可观察到代谢性酸中毒。在血液参数中，研究者已经注意到血小板计数、血小板体积，以及中性粒细胞、淋巴细胞和血小板比例的各种组合可帮助诊断。在系统评价中，低血小板体积被认为可用于诊断 AMI，并认为高血小板体积将是预后不良的指标。但总的来说，这些指标的使用很难转化为临床实践。

（二）血栓形成的生物标志物

D-二聚体是纤维蛋白的酶降解产物，已被认为是最具高灵敏度的早期标记物，但具有低特异性。此外，D-二聚体通常以动脉或静脉闭塞的形式增加，它们在非闭塞性急性肠缺血性损伤中仍保持在正常范围内。在一项荟萃分析中，L-乳酸和 D-二聚体表现出良好的敏感度（96％），尽管两者都不够特异（40％），但仍可作为诊断标志物。另一项荟萃分析估计 D-二聚体的受试者操作曲线（ROC）的曲线下面积（AUC）为 0.81，这是其在临床实践中的潜在用途。

（三）缺氧和氧化应激的生物学标志物

L-乳酸是厌氧症中普遍存在的糖酵解产物。1994 年，L-乳酸盐被鉴定为肠缺血的最佳标志物，其为阴性预测值。然而，血浆中 L-乳酸的升高不能区分肠缺血与腹部紧急情况或重症监护疾病的其他病因。其升高更能反映疾病的晚期，伴有广泛的透壁坏死、全身灌注不足引起的无氧代谢。因此，它不应再被用作 AMI 的早期诊断标志物。

谷胱甘肽 S-转移酶（GST）是参与多种内源和异生生物解毒的酶。其半衰期很短，目前用于肝细胞坏死的诊断。50％的急性肠缺血性损伤患者显示 α-GST 显著增加，与其他 12 种疑似缺血的不明显急性腹痛相比，阴性预测值为 100％，汇总的灵敏度估计值为 68％，汇总的特异度估计值为 85％。然而，利用 α-GST 判断也会增加多器官功能衰竭的非特异性低血压患者。

在急性缺血性病症期间，白蛋白的金属结合能力降低，导致出现被称为缺血修饰白蛋白（IMA）的代谢变体。它是心肌和肌肉缺血、肺栓塞和脑卒中的敏感但非特异性标志物。与健康对照组相比，急性肠缺血性损伤患者入院时 IMA 血浆浓度显著增加。

（四）炎症的生物标志物

C 反应蛋白通常在急性肠缺血性损伤中增加。急性炎症介质如 IL-2 和 IL-6 以及 TNF-α 是肠道损伤的非特异性指标，尽管已提出 IL-6 在 AMI 的小组中具有敏感性和特异性。

急性肠缺血性损伤通常与白细胞增多有关,可能超过 $20 \times 10^9/L$。降钙素原(PCT)已被提出可用于 AMI 的诊断。这种降钙素的前体目前被用于临床实践中,用于鉴别诊断细菌来源的感染。PCT 诊断急性肠缺血性损伤的阳性和阴性预测值分别介于 27%~90% 之间,介于 81%~100% 之间。PCT 通常在败血症、特定细菌感染和各种类型的缺血期间升高。总的来说,PCT 用于诊断急性肠缺血性损伤缺乏特异性。

上述参数均未显示出足够的临床准确性作为早期、有限和可逆的肠缺血性损伤的诊断标志物,这对于预防肠坏死的发生和降低死亡率是强制性的。因此,可以通过当前实验室测定评估的上述标志物显示出可接受的敏感性,但它们中没有一种特异性指标足以用作诊断标志物。

(五) 有希望的候选生物标志物

1. *D -乳酸,肠道屏障功能障碍的生物标志物* D -乳酸是乳酸的第 2 种立体异构体,是细菌发酵的副产物,只有少量由人体细胞产生。它可以在缺血性损伤后的循环中被发现,意味着肠道通透性增加或细菌过度生长。肠缺血性损伤与常驻细菌微生物群的生长有关。该微生物群将 D -乳酸释放到门静脉和全身循环中。D -乳酸浓度的分析需要严格的分析前提,这与评估 L -乳酸浓度所需的条件相当。通常使用酶法或紫外分光光度法来测定脱蛋白质血浆中的 D -乳酸。后一种方法可以自动化。在过去的几十年中,很少有研究关注血清 D -乳酸在肠缺血性损伤的生物学诊断中的应用。在一项前瞻性研究中,Collange 等比较了 29 例外科腹主动脉瘤(abdominal aortic aneurysm,AAA)患者的 D -乳酸浓度,可能与肠缺血性损伤有关。与没有灌注不足的 AAA 患者($n=23$,0.03 mmol/L)相比,手术期间肠系膜下动脉灌注不足的 AAA 患者的 D -乳酸水平升高($n=6$,0.13 mmol/L, $P=0.007$)。总的来说,根据所选择的阈值,该标志物在血浆或血清中的灵敏度范围在 67%~90% 之间,而特异度达到 87%。然而,研究的设计及其对肠缺血的定义是异质的,因此需要对具有充分表征的群体的更大规模的研究来确认 D -乳酸的潜在用途。这可能是一个很有希望的潜在标注物,因为其测定可以很容易地自动化。

2. *脂肪酸结合蛋白(fatty acid-binding protein,FABP),绒毛损伤的生物标志物* 脂肪酸结合蛋白是参与脂肪酸摄取和细胞内转运的细胞溶质蛋白。成熟肠上皮细胞表达 3 种同种型:肠 FABP(I - FABP),回肠胆汁酸结合蛋白(I - BABP)和肝 FABP(L - FABP)。肠、肝和肾表达 L - FABP,而 I - BABP 在回肠表达。I - FABP 是一种相对分子质量为 15 000 的可溶性蛋白,由位于肠黏膜绒毛尖端的肠细胞表达,该处是首先受缺血性损伤影响的解剖区域。在生理条件下,I - FABP 的外周循环较低,并通过尿液清除。在黏膜组织损伤,特别是肠上皮细胞坏死后,蛋白质迅速释放到血液中。生物标志物的释放已经在大鼠中显示出与缺血相伴,对其潜在的兴趣是其可能作为非常早期的诊断标志物。

许多研究报道了血液 I - FABP 浓度与小肠疾病、急性肠缺血性损伤、重症患者或心脏手术后的关系。其中肠缺血性损伤约占常见并发症的 1%,大部分被列于表 5 - 3。在临床环境中,在肠缺血性损伤患者的腹水、血浆和尿液中测量的 I - FABP 浓度明显高于健康对照组和其他急性腹部原因的患者。在存在晚期和严重肠道疾病患者的腹膜液中可检测到高水平的 I-FABP。尿液 I-FABP 可能是一种具有高特异度和灵敏度的生物标志物（受试者 ROC 曲线下面积为 0.88），可用于诊断疑似肠缺血性损伤患者的急性肠缺血性损伤。

在关于平均值和范围的研究中存在较大的变化。血清和血浆值之间的比较尚未公布。此外，使用不同的 ELISA 试剂盒可影响研究结果。最近的一项荟萃分析证实，血清 I-FABP 的汇总敏感为 80%，汇总特异度为 85%，急性肠缺血性损伤诊断的 ROC 曲线下面积为 0.86。

3. 瓜氨酸，肠上皮细胞质量和肠道衰竭的生物标志物

瓜氨酸是由谷氨酰胺通过小肠肠细胞合成的非蛋白原氨基酸。该氨基酸是氮氧化物的前体，参与氨转化为尿素，并参与精氨酸的合成。其血浆浓度取决于肠道合成和肾脏消除率。其在短肠条件下减少，因此被称为肠细胞质量的功能标记，与残余小肠长度和家庭肠外营养依赖相关。瓜氨酸通常使用 ELISA 方法、高效液化色谱或质谱法在血浆或血清中测量。患有休克的重症患者可能出现急性非闭塞性肠缺血性损伤，导致肠上皮细胞质量减少和相关的瓜氨酸合成减少，导致血浆瓜氨酸浓度降低。Piton 团队所做的一项研究显示，血浆瓜氨酸浓度在 24/55 的重症患者休克的最初几小时内降低，并且在 28 d 内与死亡率相关。这些结果表明瓜氨酸作为预后判断指标可能比 AMI 的其他诊断标志物更有希望。此外，对血浆瓜氨酸和肌酐之间比率的解释可以帮助最小化急性肾衰竭的影响，从而导致可能的假阴性结果。

目前，急性肠缺血损伤尚无特异的生物标志物，仍需要扩大样本量、多中心研究和组学技术的进步等多方面的努力。

表 5-4　目前已知的人类肠系膜缺血血清学标志物概述

名称	释放部位或活跃部位	灵敏度（95%CI）	特异度（95%CI）	局限性	诊断价值
肠型脂肪酸结合蛋白（I-FABP）	成熟肠上皮细胞	80%（72%～86%）	85%（73%～93%）	对于肠黏膜和透壁性缺血，iFABP 浓度无明显差异	早期阶段
α-谷胱甘肽巯基转移酶（α-GST）	成熟肠上皮细胞	68%（55%～80%）	85%（76%～92%）	非特异性低血压和多器官功能衰竭，患者的 α-GST 也升高	早期阶段
D-二聚体	血液	96%	40%	低特异度	—
L-乳酸	—	96%	40%	低特异度	晚期阶段
D-乳酸	胃肠道细菌发酵	71.7%（58.6%～82.5%）	74.2%（69.0%～79.0%）	低特异度	晚期阶段
瓜氨酸	成熟肠上皮细胞	39%	100%	低灵敏度	—

续　表

名称	释放部位或活跃部位	灵敏度(95%CI)	特异度(95%CI)	局限性	诊断价值
缺血修饰蛋白(IMA)	—	94.7%（74.0%～99.9%）	86.4%（65.1%～97.1%）	心肌缺血可能导致血浆 IMA 水平升高	—
降钙素原(PCT)	病理下的肝实质	72%～100%	68%～91%	细菌感染、败血症和各种类型的缺血也可能会增加 PCT 水平	取决于阈值
SM-22	平滑肌	—	—	未能在早期"非透壁性肠缺血"阶段准确诊断	晚期阶段

（六）寻找生物标志物的新方法

缺乏适当验证的肠缺血性损伤诊断标志物促使科学界继续研究和寻找有助于早期诊断肠缺血性损伤的分子,同时早期识别肠缺血有助于早期治疗和改善预后。组学技术的应用为发现新型肠缺血标志物开辟了新途径。

关于基因组数据,在急性肠缺血性损伤的遗传研究中没有出现任何线索。然而,该疾病尚没有大型遗传学研究发表。易患静脉血栓栓塞的遗传变异(即因子 V 和 II Leiden、MTHFR 变异体)可能参与疾病的病理生理过程,尽管此类描述很少并且只与少数个别患者有关。蛋白质组学研究调查了全长、截短和后转导修饰的蛋白质和肽的数据库,而代谢组学研究了肽、糖和脂质的整个代谢过程。由于质谱和生物信息学的发展,这两种方法在过去 10 年中已越来越多地用于生物标志物的发现。

五、结论

急性肠缺血性损伤是一种极其严重的疾病,具有高死亡率。急性肠缺血性损伤代表肠道和危及生命的紧急情况,主要的确定性预后因素是早期诊断和治疗。目前已经提出了许多分子作为肠缺血性损伤的潜在生物标志物。然而,不同研究得出相互矛盾的结果不尽如人意。我们的研究重点主要聚焦于 3 种有前景的生物标志物——I - FABP、D - 乳酸和瓜氨酸。尽管这些分子是有潜力的候选者,但报道的研究结果突出了许多局限性。在临床环境中,大多数研究是在小样本群体中进行的,具有高度怀疑肠缺血的预测试概率,并且已处于晚期阶段。对早期和不太严重的疾病的研究仍然缺乏。使用在许多疾病中观察到的几种生物标志物的组合而不是使用单一标志物可能是更好的探索范例。此外,对表型良好的患者使用组学研究可能是另一个具有希望的方法。实际上,在过去10 年中出现了一些使用高级蛋白质组学和代谢组学研究的作品。其优点是可能鉴定出基于病理生理学假设之外的全新候选物。然而这些技术仍未成熟,目前仍然存在对早期肠缺血性损伤诊断生物标志物的迫切研究需求。

六、展望

急性肠系膜缺血是危及生命的疾病,需要紧急治疗,因此必须尽快诊断。但是,要获得确定的早期诊断仍然很困难,因为当前可用的临床、放射学和实验室检查还不足以诊断早期可逆的肠系膜缺血。以上几个潜在的生物标志物显示出高特异度和敏感度,具有良好的组织特异性,从肠到外周血的代谢稳定。目前,这些标志物都不尽完美,无法单独使用。除此之外,仍然没有可用的测试或工具能够将局灶性透壁梗死与广泛的非透壁缺血区分开来。随着缺血从黏膜开始并发展到浆膜,黏膜来源的标志物对于早期诊断将是最有用的。但是,对于肠道来说,它们缺乏与其他组织和器官不同的特定组织。寻找理想的生物标志物仍然是一项挑战。因此,从分子水平研究 AMI 的机制可能是一个很好的方法。研究几种生物标志物的组合结果而不是使用单个标志物,进行适当的分析,可反映肠系膜缺血的不同类型和阶段,可能是一种更好的方法。

（张　　琳）

第七节　急危重症患者肠内外营养支持

急危重症患者肠内外营养支持的重点是在这些急危重症患者中识别出有营养风险的患者,评估其营养状态,估算出需要给予的能量,选择适合患者的喂养途径,开展积极的营养支持。

在此过程中,由于急危重症患者病情复杂,情况多变,需要临床医师反复评估患者的指标,灵活调整营养支持方案,更好地适应患者的各种临床情况。医师需要根据患者的病情,当机决断营养支持何时暂停、何时开始、如何推进以达到营养支持的目标。为了给予患者足够的营养要素,医师需要结合患者的实际情况,在碳水化合物、脂肪和蛋白质的配比上,最优选择这些营养成分的质和量。另外,医师也需要了解一些特殊情况下的营养支持。

由于急危重症患者疾病多种多样,病情严重度差异大,并发症多,每个具体患者的肠内外营养支持都需要医师仔细制订个体化方案,并且在治疗过程中不断调整优化。

一、急重症患者营养状态评估

急危重症患者的营养评估需要详细询问患者的既往史,包括体重的变化,最近一段时间的饮食情况,是否存在食欲缺乏、呕吐、反流、腹泻及便秘等消化道症状。临床上有一些指标可作为参考。

1. 体重　体重是急危重症患者的一个重要指标,但又常常受到众多因素的干扰。其中一个常见的干扰因素是患者接受的输液治疗。有一部分急危重症患者在入院之前已经在社区医院或护理机构接受了一段时间的输液治疗。在这种情况下,可以计算患者最近 3～5 d 的累积液体平衡,以此来校正患者的体重数值。有的患者在入院前虽然没有输液，但长期处于疾病状态，肌肉分解代谢比较严重，同时由于患病卧床、缺少康复活动等原因，机体存在水肿的情况，这对体重的测量同样会造成干扰。因此，体重数值的变化，需要医师根据患者的具体情况加以辨别，才能更好地反映患者的营养状况。

体重的另一个指标是体重指数（body mass index，BMI）。随着经济水平的提高，急危重症患者中，肥胖的患者也日益增多。但这些肥胖的患者中，有相当一部分患者由于疾病的原因，存在分解代谢大于合成代谢，导致肌肉组织减少的情况。即使这部分患者的体重和 BMI 没有变化，但存在着肌肉组织的减少。

2. 肌肉组织　肌肉组织减少是营养不良的重要体征。大量的分解代谢激素、营养摄入和需求的失衡、肢体制动，都是肌肉组织减少的原因。肌肉组织减少得越多，营养不良就越严重。肌肉组织减少越严重，预示住院时间越长，患者越虚弱，脏器功能越差，生活质量也更差。所以医师在评估急危重症患者的营养状况时，应当认识到体重和 BMI 的局限性，重视肌肉组织变化的检查。

测量肌肉组织常用的方法有影像学方法（MRI、CT、双能 X 线吸收测定法）、生物电阻抗法、尿 3 - 甲基组氨酸法及形态学测量法等。对清醒的患者可以用手柄式测功仪测量其肌肉的功能。肌肉功能也可作为清醒的 ARDS 患者的一个预后指标。床旁超声肌肉测量是近年来较为推崇的一种方法，可以动态评估患者的肌肉含量，无创、简便、收费低，是一种评估急危重症患者肌肉含量变化的良好手段。MRI、CT 检查通过软件可对特定节段的肌肉进行定量测量，比如 L3 节段的肌肉截面积。随着床旁 CT 检查的推广，这一方法将变得较为便捷。生物电阻抗法是指在患者没有液体复苏的干扰时，通过测量身体的肌肉、骨骼及脂肪的占比来评估患者肌肉含量的一种方法，该方法操作简便、无辐射，但易受体液变化的影响。

3. 实验室检查指标　在营养状况的实验室检查中，白蛋白和前白蛋白并不是营养状况的良好指标。白蛋白降低反映了疾病的严重度。患者的炎症状态也会造成白蛋白降低。

4. 营养评估表　目前，各个监护室常用的营养评估表有全面主观评定（subjective global assessment，SGA）、微型营养评价精读（mini-nutritional assessment short-form，MNA - SF）、营养风险筛查 2002（nutrition risk screening 2002，NSR2002）及重症营养风险评分（nutrition risk in criticallyill，NUTRIC）等。这些营养评估表基于患者的既往史、体格检查、体重变化、BMI、摄食改变、疾病严重度制定的。其中，MNA - SF 特异性最好，NRS2002 敏感性最好。NUTRIC 评分基于患者的年龄、APACHE Ⅱ评分、SOFA评分、合并症、入 ICU 前的住院天数、IL - 6 水平等，是比较适合 ICU 患者使用的营养评分。同死亡率相比，长期功能测试可能更加适合评价营养支持对急危重症患者的益处。

5. 其他评分方法　目前，欧洲肠外肠内营养学会（European Society for Parenteral and Enteral Nutrition，ESPEN）对营养不良的定义是：$BMI < 18.5 \, kg/m^2$，（无论时间）非意愿性体重减轻 > 10%，或最近 3 个月体重丢失 > 5%，同时如果年龄 < 70 岁，$BMI < 20 \, kg/m^2$，或年龄 > 70 岁，$BMI < 22 \, kg/m^2$，或无脂肪体块（fat - free mass，FFM）指数女性 $< 15 \, kg/m^2$，男性 $< 17 \, kg/m^2$。

另外,也可用显性指标组合来划分营养不良 1 级(中度营养不良)、营养不良 2 级(重度营养不良)。显性指标包括 5 个方面:体重、BMI、肌肉组织、摄食消化吸收情况及疾病炎症应激。

还有监护室针对急危重症中的老年患者使用的临床虚弱评分,从 1～7 分,1 分为完全健康,7 分为非常虚弱。

目前来说,还没有急危重症患者营养风险的"金标准",美国肠外肠内营养学会(American Society for Parenteral and Enteral Nutrition,ASPEN)、欧洲肠内肠外营养学会、我国的重症医学会的标准各有差异。医师在临床实践中都可以借鉴使用。

很多急危重症患者有胃口差、体重减轻、合并症多等情况,尤其是 ICU 住院天数 >2 d、呼吸机治疗、感染、>5 d 喂养不足、具有严重的慢性疾病的患者,在急诊或监护室的救治过程中,存在营养风险。因此,医师需要仔细地制订每个急危重症患者的营养支持方案,同时尽可能地避免发生过度喂养及其他营养支持的并发症。

二、营养支持的时机和途径

1. 喂养时间　对于能够自己进食的急危重症患者,应当由其自己经口摄入,而不必另外予以其他肠内肠外营养。如果患者无法经口摄食,可在 48 h 内启动肠内营养支持,早期肠内营养(48 h 内)优于早期肠外营养。如果口服或肠内营养有禁忌证,可在 3～7 d 内开始肠外营养。对于严重营养不良又有肠内营养禁忌证的患者,应当提供早期、逐步增加的肠外营养。为了避免过度喂养,急危重症患者不能进行早期全量的肠内和肠外营养,可在 3～7 d 内逐步增加至全量。

以下急危重症患者不适合使用肠内营养:①存在未纠正的休克;②未纠正的低氧血症或酸中毒;③未控制的上消化道出血;④胃潴留大于 500 ml/6 h;⑤肠道缺血、肠梗阻、腹腔间隔室综合征及没有远端喂养途径的高输出量瘘管。

营养支持的时机、途径和目标(热卡及蛋白质)这 3 个方面不应该被孤立地对待,应当被看作一个整体,以便综合权衡利弊。在确定时机和喂养途径后,热量及蛋白质的目标应当逐渐推进,逐步达成。不应急于在 48 h 内就达到目标热量及蛋白质,以免发生过度喂养。基于这种逐步增加热量及蛋白质的喂养方法,医师应当给每个急危重症患者制订一个专门的喂养计划,同时,每个病区也应该有一个医护共同参与的营养支持方案,以更好地执行营养支持的计划,以便能够仔细观察患者对营养支持的反应,并及时地反馈发现的问题,对营养方案做出合理调整。通过医护协作的喂养计划,能够在营养支持临床实践中较好地控制常见的喂养速度过快、反流、吸收不良及腹泻等问题。

目标达成的营养支持治疗,热量及蛋白质需要大于静息能量消耗的 70%,但不要超过 100%,以免过度喂养。营养支持的要点包括:①权衡并发症(比如误吸)之后,尽早开始经口摄食;当患者无法自主经口摄食时,在 48 h 内予以早期肠内营养支持,从较低的喂养速率开始,逐步增加。其增加的速度应根据患者及病区所指定的喂养方案来调节;如果病情危重、营养不良严重,应当在肠内营养不足时,及时予以补充肠外营养;在急危重症的早期阶段,应当避免任何途径的过度营养支持。

肠内营养支持时,持续喂养(通常使用喂食泵)优于间断喂养。持续喂养相比间断喂养,可以显著减少腹泻的发生率。但也有学者认为,间断喂养更符合人体生理,能更好地刺激蛋白质合成。

2. 喂养途径　标准的肠内营养首选胃部。如果患者经胃喂养不耐受,而且使用促胃动力药物无效时,应使用经幽门喂养。如果患者被评估有误吸的高风险,应该进行幽门后喂养,主要为空肠喂养。幽门后喂养同鼻胃管喂养相比,喂养不耐受的发生率较低,反流减少,误吸导致的肺炎发生率也更低。但两种方法在死亡率、腹泻和 ICU 住院时间方面无差别。在使用呼吸机治疗的患者中,幽门后喂养可以减少呼吸机相关性肺炎,但是不能减少机械通气的时间、ICU 住院时间或死亡率。虽然已知幽门后喂养可以影响胃肠道和胰腺的分泌,具有胃十二指肠反流的不同风险,但是不同的幽门后喂养的位置(十二指肠和空肠)并没有区别。由于幽门后置管需要专门的技术和有经验的操作者,临床上常常因为等待幽门后置管而出现启动喂养时间延迟的情况。另外,从患者的生理学角度来看,鼻胃管相对较好。因此不推荐常规使用幽门后喂养。如果胃的远端肠道动力有障碍,幽门后喂养反而可能有害。

综合考虑,目前认为可将胃内营养作为标准途径,在出现胃动力不足而引起喂养不耐受的情况下,予以幽门后喂养。对于误吸风险高的患者,早期予以幽门后喂养可以使患者从中受益。根据美国肠内肠外营养协会的建议,高误吸风险的患者具有以下一些特征:吞咽咳嗽反射功能障碍、呼吸机治疗、年龄＞70 岁、意识水平下降、口腔护理较差、病区护士/患者的比例较低、仰卧位、神经系统功能障碍、胃食管反流、患者转运出 ICU、使用间歇注入式喂养。这些患者可以早期予以幽门后喂养。加拿大的《重症实践指南》(*The Canadian Critical Care Practice Guideline*)也证实了这一观点,同胃内喂养相比,幽门后喂养可以减少危重患者肺炎的发生率。

胃内喂养不耐受的危重症患者,静脉给予红霉素可以作为一线的促动力治疗。促胃动力治疗也可以使用甲氧氯普胺(胃复安)或甲氧氯普胺和红霉素联合治疗。促胃动力治疗与肠内营养的耐受性相关。静脉每天给予红霉素 100～250 mg,分 3 次给药,使用 2～4 d,能够改善患者的肠内营养耐受性。但是其他促动力药疗效不明显。促动力药的使用对患者肺炎的发生率也没有改变。红霉素和其他促动力剂的效果在 72 h 后减少到 1/3,建议使用 3 d 后停止。

临床上常常通过测量胃潴留来评估胃肠道功能障碍,可能有助于了解在启动和推进肠内营养的过程中患者对肠内营养的耐受程度。然而,对于已经建立肠内营养的患者,没有必要进行持续的胃潴留监测。当胃潴留大于 500 ml/6 h 时,应当延迟肠内营养。在这种情况下,如果腹部检查没有提示急腹症,可以予以促动力药。在这种喂养不耐受的情况下,可以使用促动力剂甲氧氯普胺(10 mg,每天 3 次)和红霉素[3～7 mg/(kg·d)]。也有专家推荐在 24～48 h 内只使用红霉素。这两个药物都有延长 QT 间期、容易诱发心律失常的不良反应;对神经科的患者,有诱发癫痫的可能性。如果胃潴留持续大于 500 ml,在排除了腹部的并发症(肠梗阻、肠穿孔及肠扩张等)后,需要使用幽门后喂养。

三、营养支持的目标

提供多少营养支持,需要估算急危重症患者的能量消耗。急危重症患者的能量消耗随着时间而发生变化,不易精确计算。需要考虑以下因素:住院之前患者的营养状况,患者营养元素是否缺乏,患者在 ICU 的能量平衡,入院之后的累积能量平衡,再喂养综合征的风险。

使用呼吸机的急危重症患者,能量消耗应当使用间接热量仪来测定。如果没有间接热量仪,利用肺动脉导管的 VO_2(氧气消耗)和呼吸机的 VCO_2(二氧化碳产生)算出能量消耗($REE = VCO_2 \times 8.19$),相比于能量消耗的预测方程式,可以更好地估算能量消耗。能量消耗的预测方程式常常不准,可以发生高达 60% 的误差,容易高估或低估患者的能量需求,导致过度喂养或喂养不足。预测方程式产生误差的一个重要原因是不能精确测量重症患者的体重。能量消耗也可以从肺动脉导管得到 VO_2 计算。在间接热量仪、VCO_2 或 VO_2 测定都无法获得的情况下,可使用简单的根据患者体重估算的方法,如 $83.7 \sim 105$ kJ $[20 \sim 25$ kcal/(kg·d)]。

1. 肠内营养支持　在急危重症患者的急性疾病早期阶段,可以使用低热量营养(不超过能量消耗的 70%)。在患者度过急性疾病的早期阶段后,可以根据间接热量仪测定的能量需求,逐步实施等热量营养。此时,等热量营养优于低热量营养。在这样治疗 3 d 后,所给予的热量可以逐步增加至所测能量消耗值的 80%~100%,当热量摄入接近能量消耗的预测值时,或者在反复测量的静息能量消耗值的 70%~100% 时,患者的生存率明显提高。摄入不足或过度喂养都对患者有害。

目前,虽然已知过度喂养对重症患者是有害的,但是针对急危重症患者疾病的不同阶段,很难明确应该给予多少目标热卡。在急危重症早期 72 h 内,实际的能量消耗不应该作为能量目标。若早期进行全热量喂养,由于增加了患者内源能量 $2\,092 \sim 5\,857.6$ kJ($500 \sim 1\,400$ kcal/d),容易导致过度喂养。评估内源性能量的产生有助于校正和阻止过度喂养的不利影响(延长住院时间、延长呼吸机治疗及增加感染率)。早期全热量喂养也可能增加再喂养综合征的风险。另一方面,能量摄入过少、低于能量消耗的 50% 会导致严重的能量负平衡,患者的能量储备耗竭,造成瘦体重减少,增加感染的发生率。喂养不足或过度喂养都是有害的,最佳的喂养量在测量出的能量消耗的 70%~100% 之间。

如果使用能量预测公式来评估患者的能量需求,入住 ICU 的第 1 周,应当使用低热量营养(低于 70% 的评估能量需求)。在特定的时间,给予的热量需要与消耗的能量相匹配。但因患者个体化差异,最佳的时间选择至今还没有确定。脱离了疾病的不同时间阶段,各种热量营养的比较在临床治疗中没有实际意义。理想的热量目标仍然不明确,目前认为预测能量需求的 80% 可能是理想的能量目标,有望达到最好的生存率。太高或太低的能量摄入都会增加死亡率。能量负平衡的患者预后较差。这些患者存在蛋白质分解代谢、瘦体重减少、脂肪减少,预后较差。因此,在特定阶段,能量摄入应当匹配能量消耗。每个急危重症患者应当有自己个体化的能量目标。

2. 肠外营养支持　急危重症患者入住 ICU 的第 1 周,其中不能耐受医师处方肠内营养的患者,需要根据情况考虑启动补充性肠外营养;各种提高肠内营养耐受性的措施都尝试之后,如果不能达到肠内营养的目标,可以考虑肠外营养;当重症患者入住 ICU 3 d 后,如果肠内营养无法达到能量目标的 60%,可以启动补充性肠外营养以达到能量需求。

尽管早期肠内营养支持广泛开展,但在很多情况下,能量和蛋白质的目标难以达到。大量研究证明了负能量平衡的危害性。当肠内营养的患者出现能量负平衡时,予以补充性肠外营养已经达成共识。然而,对启动补充性肠外营养的最佳时机仍有争议。有学者认为肠内营养的患者,持续 2 d 小于计划的能量支持,就应当启动补充性肠外营养,但也有学者指出,在重症疾病的急性期,医师可能会过高预测了患者的能量需求,在此基础上追求全量达到能量目标,可能会对重症患者造成潜在的危害,包括 ICU 住院时间延长、呼吸机治疗延长、感染率增加、肾脏替代治疗增加,最终增加死亡率。这些有争议的观点表明,达到目标能量的补充性肠外营养最佳启动时间仍然不明确,通常认为在重症患者入住 ICU 的第 4 天到第 7 天之间。美国肠内肠外营养学会(ASPEN)、美国危重医学会(SCCM)认为,无论重症患者营养风险的高低,如果他们入住 ICU 后用肠内营养,在 7~10 d 后不能达到 60% 的营养和蛋白质目标,才考虑补充性肠外营养。因为在 ICU 入院后的前 7~10 d,在肠内营养基础上开始补充肠外营养不会改善临床结果,反而可能产生不利后果。另外一些研究提示,早期予以肠内营养和补充性肠外营养,对患者的死亡率、感染率、长期功能评估没有差异,可能是因为在疾病早期,影响感染率的主要原因是营养支持的总量(过度喂养),而不是营养支持的途径。这些有争论的观点涉及补充性肠内营养的剂量、时机和成分,仍然需要前瞻性的随机对照研究加以比较。

3. 蛋白质的支持目标 在急危重症患者中,蛋白质的目标是 $1.3\,g/(kg \cdot d)$,逐步予以推进。同时,帮助患者进行肢体的康复锻炼可以提高营养支持的效果。

肌肉构成了患者最大的蛋白质储备。危重疾病会导致显著的蛋白质分解代谢,肌肉组织减少,甚至达到每天减少 1 kg 肌肉。这也是 ICU 相关虚弱症发生的原因。较高的蛋白质支持和肢体康复锻炼可能有助于克服疾病和年老引起的蛋白质分解代谢。

重症患者对于能量和蛋白质的需求可能不是平行的,所以应当分别对待。太多的能量支持可能会造成过度喂养和再喂养综合征,因此是有害的。然而增加重症患者的蛋白质支持可能是有益的。临床研究观察到,大部分重症患者得到的蛋白质支持小于患者的蛋白质消耗。在商品化的营养产品中,同热量的产品相比较,蛋白质含量往往不足,由此造成重症患者蛋白质摄入不足。每 100 g 蛋白质水解可产生 83 g 氨基酸。最近,蛋白质/热量比值较高的产品开始进入临床。ESPEN 建议给予重症患者 $1.2~1.5\,g/(kg \cdot d)$ 的蛋白质以改善患者的氮平衡。观察性研究证实了高蛋白质营养支持的益处。高蛋白质营养可以改善患者的氨基酸代谢平衡,减少患者的 28 天死亡率,甚至有研究证实了蛋白质营养和患者的生存率之间存在正相关的线性关系。蛋白质摄入每增加 10%,死亡率减少 6.6%。达到患者蛋白质目标的 80% 以上就可以改善其生存率。接受较多氨基酸营养治疗,可以改善患者的虚弱感,使超声检测到的上臂肌肉厚度增加、氮平衡更好。但是同时也有实验没有发现这些改善,因此仍然有待进一步研究。

3. **碳水化合物与脂肪的支持目标**　给予急危重症患者葡萄糖或者碳水化合物的量不应超过 5 mg/(kg·min)。静脉给予脂肪乳剂应常规地作为肠外营养支持的一部分。静脉给予脂质(包括非营养性脂质)不应超过 1.5 g 脂质/(kg·d),且应该在患者的耐受范围内。

理想的营养制剂组分是由营养成分的最低需要量和最高限制来决定的。碳水化合物的最高限量是 5 mg/(kg·min),静脉用脂肪推荐剂量是 1 g/(kg·d),患者耐受的上限是 1.5 g/(kg·d),超过上限不仅浪费,也会在体内堆积,还可能产生毒性作用。

碳水化合物是产生能量的优先物质,但在急危重症患者中,由于应激而产生胰岛素抵抗,患者存在高血糖血症。患者机体的很多脏器优先需要葡萄糖,比如大脑每天需要 100～120 g 葡萄糖,红细胞、免疫细胞、肾髓质、眼睛的所有透明组织都优先需要葡萄糖。碳水化合物的最优总量很难精确决定。危重疾病改变了胃肠道营养成分的吸收。患者机体增加了内源性葡萄糖的产生,给予患者营养成分和胰岛素,内源性葡萄糖的产生也不会减少。过多葡萄糖产生的能量,造成高血糖、二氧化碳产生增多、脂肪生成增多及胰岛素需求增多。同碳水化合物的能量供给方案相比,脂肪的能量供给方案更具有节省蛋白质的优势,适用于糖尿病患者的肠内营养配方,是 ICU 的糖尿病患者较好的葡萄糖配方,有利于患者的预后。肠外营养中葡萄糖较多的配方造成的高血糖需要更多的胰岛素,因此,葡萄糖输注不能超过 5 mg/(kg·min)。

患者每天需要 8 g 必需脂肪酸。最近有研究发现给予儿童患者纯的鱼油脂肪乳,数月之后也没有发生必需脂肪酸的缺乏。鱼油脂肪乳中含有 20% 的其他脂肪酸,使得患者具有更好的耐受性。脂肪同碳水化合物一样,可以肠内给予,也可以肠外给予。患者确切的需求总量目前仍不清楚。在重症患者中也存在着脂肪的吸收功能障碍。在各种危重疾病中,脂肪的代谢也各不相同,甘油三酯较低、高密度脂蛋白较高的患者预后较好。提高氮平衡是理想的葡萄糖/脂肪比值配方的衡量标准。然而,过多的碳水化合物和脂肪会造成高血糖和血脂异常,尤其是不饱和脂肪酸,会造成患者肺功能损害、免疫系统抑制。密切监测甘油三酯和肝功能可以指导临床医师调节最佳的葡萄糖/脂肪比值。如果患者使用丙泊芬,需要注意这也是脂肪制剂,每毫升含有 4.6 kJ(1.1 kcal)的热量。目前,专家推荐混合脂肪乳,包含中链甘油三酯、n-9 单不饱和脂肪酸、n-3 多不饱和脂肪酸。

四、特殊问题

1. **谷氨酰胺的补充**　如果患者烧伤面积 >20% 的体表面积,在开始肠内营养的时候,需要额外加入谷氨酰胺[0.3～0.5 g/(kg·d)],持续 10～15 d。对重症创伤的患者,在肠内营养的最初 5 d 可以添加谷氨酰胺[0.2～0.3 g/(kg·d)]。在复杂伤口的愈合过程中,添加的时间可延长至 10～15 d。患者如果没有烧伤和创伤,可以不必添加谷氨酰胺。

谷氨酰胺是蛋白质的一个普通成分,占所有氨基酸的 8%,标准的肠内营养制剂都含有谷氨酰胺。1994 年就已有静脉使用的谷氨酰胺。但由于制剂稳定性的缘故,标准的肠外营养制剂不含有谷氨酰胺。

谷氨酰胺在细胞和器官间运输传递氮,是快速增殖细胞的代谢燃料。在生理状况下,充足的内源性谷氨酰胺源于日常营养摄入(80 g 混合蛋白质含有 10 g 谷氨酰胺)和内源性合成(骨骼肌和肝脏)。

在急危重症患者中,血浆谷氨酰胺水平下降。患者较低的谷氨酰胺水平与较差的预后相关。然而,并非所有的重症患者谷氨酰胺都会耗竭。有着较高谷氨酰胺水平的患者常有肝功能的异常。

在严重烧伤的患者中,补充谷氨酰胺能够减少患者的感染并发症和死亡率。与其他氨基酸相比,谷氨酰胺在烧伤患者的渗出液中损失较多。

在重大创伤患者中,肠内营养添加谷氨酰胺能够减少患者的感染发生率。谷氨酰胺在这些患者中能够增加瘦体重、血浆白蛋白及生活质量评分。

做连续性肾脏代替治疗(CRRT)的重症患者每天会损失更多的谷氨酰胺,这些患者也更适合在肠内营养中额外添加谷氨酰胺。

在肝功能和肾功能不全的重症患者中,不适合添加静脉滴注的谷氨酰胺。

2. ω-3 脂肪酸的补充　添加大剂量 ω-3 脂肪酸的肠内营养不能在较短时间内给药,也不能常规给予重症患者。缓慢持续地给药可以缩短患者的住院天数,减少呼吸机治疗的时间。

健康人每天建议摄入二十碳五烯酸(eicosapentaenoic acid,EPA)和二十二碳六烯酸(docosahexaenoic acid,DHA)总共 500 mg,对 ICU 患者而言,这个剂量的 3~7 倍就是高剂量。目前,尚不清楚重症患者需要添加多少剂量的 ω-3 脂肪酸。

对接受肠外营养的患者可以添加富含 EPA、DHA 的鱼油 0.1~0.2 g/(kg·d)。目前已知,基于大豆油的 18 碳 ω-6 脂肪酸有促炎作用,因此不建议在肠外营养中使用。含有橄榄油、鱼油及椰子油的脂肪乳目前已经有各种商品化组合并进入了临床。鱼油脂肪乳在脓毒症患者中显示出增加生存率的优势,但由于重症患者疾病的多样性,尚未得到广泛的认可。

3. 微量元素和维生素的补充　在碳水化合物、蛋白质和脂肪的代谢中,在免疫和抗氧化反应中,在内分泌功能中,在 DNA 合成、基因修复、细胞信号传递中,微量元素和维生素都是必不可少的。

由于制剂稳定性的原因,肠外营养中,微量元素和维生素需要临时配置。在脓毒症患者中,锌元素会出现明显的缺少。肾替代治疗 2 周以上者也会出现微量元素和维生素的缺乏,比如铜元素的严重缺乏。这些患者都需要通过肠内肠外营养补充微量元素和维生素。

氧化应激反应常常出现在需要机械通气治疗的患者中,例如脓毒症休克、重症胰腺炎、ARDS、严重烧伤和创伤患者。抗氧化的微量元素和维生素,如铜、硒、锌、维生素 E、维生素 C,在发生炎症和氧化应激时,其浓度明显降低。除了常规添加的日常需要量外,在氧化应激时应额外添加抗氧化的微量元素和维生素,但不应该超过日常需要量的 10 倍。

　　危重患者如果血浆 25 -羟维生素 D$<$12.5 ng/ml 或者 50 nmol/L,应当补充维生素 D$_3$。这些患者在补充日常剂量的基础上,在治疗的第 1 周,可以给予一剂负荷剂量。

　　4. 气管插管患者的营养支持　一部分患者在气管插管拔管之后可出现吞咽功能的障碍,这可能需要一段时间才能恢复。在此期间,应当予以肠内肠外营养支持,比如管饲肠内营养。

　　5. 脓毒症休克患者的营养支持　对脓毒症休克的重症患者进行肠内营养可能会使休克相关的脏器灌注进一步受损。因为消化会增加额外的工作负荷,理论上可以导致肠缺血或坏死。对休克不能控制的重症患者,与其在 48 h 内进行肠内营养,不如等患者成功复苏和血流动力学参数稳定之后,开始给予延迟的肠内营养(入院 48 h 后)更加可行。同时,在脓毒症休克的重症患者,早期肠内营养会导致更多的消化并发症,因此需要避免休克期间全热量喂养。补充肠外营养在某些患者中是安全的。

　　对脓毒症休克的重症患者可采取:①尽早开始全营养支持的一小部分(20%～50%),"开放"肠道途径,喂养量应当根据胃肠道的耐受性逐步增加,以便在患者克服与脓毒症相关的血液动力学不稳定后,获得最佳的营养支持。对于不能长时间肠内营养的患者,可以在成功复苏后,通过肠外营养给予一半预测需求的能量,并在有条件的情况下尽快采用肠内营养。

(楼浩明)

第八节　急危重症患者肠道微生态调节

　　肠道微生态的平衡对于人体尤为重要,与许多疾病密切相关,在急危重症患者中更是至关重要。肠道是人体最大的"储菌所"和"内毒素库"。健康情况下肠黏膜有严密的屏障功能;当人体处于急危重症状态时,肠道缺血缺氧,屏障功能受损,引发肠道菌群失衡(微生物群组成和多样性发生显著变化),肠内致病菌和内毒素经肠道移位而导致肠源性感染。与此同时,肠道微生物群为适应肠道环境变化,主动改变表型,增强毒力基因表达,进而导致全身机体损伤加重。如此严重的病理生理过程,临床上却表现隐匿,无特异性,常常被忽视。治疗以调节急重症患者肠道微生态的平衡为原则包括:避免或减少对肠道微生态的破坏,早期肠内营养支持,补充有益细菌,粪菌移植,原生动物、自体大分子物质等生物治疗以及中医药治疗等。目前,国内外学者对于急危重病患者肠道微生态的研究取得了一些成果,然而有些理论观点尚需继续探究,未来需要更多、更深入的研究以探讨肠道微生态对于急重症患者的意义。

一、肠道微生态的含义

　　肠道微生态是人体微生态系统的重要组成部分,是对人体最重要,研究最早、最多的系统之一。肠道是体内细菌定植的主要场所,肠道定植的细菌具有数量巨大、多样化、复杂性和动态性高等特点,其构成了人体的肠道菌群(intestinal microflora)。肠道菌群从无到有,伴随着人的一生而变化,直至生命结束。肠道微生态由肠道菌群及其所生活的环境共同构成,其中肠道菌群是核心部分。肠道微生态在调控宿主营养、代谢、炎症、免疫及器官组织功能等方面发挥着举足轻重的作用。肠道菌群最显著的特征之一是其稳定性,若失去平衡则会导致一系列肠道和肠道外疾病的出现。肠道微生态犹如人体内的"原始森林",若其平衡被打破,则可与疾病形成恶性循环。肠道——机体最大的细菌库和内毒素库,是重要的隐匿性感染源。目前,肠源性感染已成为院内感染的主要来源,病死率超过30%。大量临床和实验室研究资料表明,在严重创伤、休克、感染等许多病理情况下,可造成肠黏膜屏障功能损害,导致肠道内的细菌移位和内毒素吸收,诱发白细胞系统释放大量炎性介质和细胞因子,引起全身炎症反应综合征(SIRS)和多器官功能障碍综合征(MODS)。近年来的研究表明,急危重症患者肠道微生态失衡严重,可影响疾病的发生、进展及预后。

二、肠道微生态失衡的病因与诱因

在严重创伤、休克、感染和严重应激等许多病理情况下,宿主的肠道定植微生物的生态环境和菌落构成发生了改变,导致患者出现肠道菌群组成成分的改变和肠道内环境的紊乱。急危重症引起肠生态失调的宿主因素如下:①健康状态下口咽部细菌随着进食逐步向肠道迁移,成为肠道菌群的主要来源,而对于急危重症患者,由于禁食或不能正常进食,口腔细菌的食物相关迁移显著减少,胃肠道蠕动减弱,肠道微生态失衡,从而进一步使正常菌群生长受阻;②肠道缺血、缺氧和水肿,导致肠动力障碍,胃肠道蠕动减少,肠道大便淤积,致病菌异常生长;③肠道低灌注/再灌注损伤导致肠黏膜屏障完整性受损;④应激性高血糖和电解质紊乱;⑤内源性阿片类、儿茶酚胺和炎症因子等物质的产生,严重影响肠道正常细菌生长的内环境;⑥肠道免疫功能受损。

同时,在急危重症状态的诊疗过程中,多种临床干预可能进一步加重肠道微生态失衡,比如:①卧床与制动治疗使肠道动力减弱;②抑酸剂治疗改变肠道酸碱环境,不利于益生菌的繁殖和生长;③部分血管活性药物,如血管加压素减少肠道血流;④肠内营养不足和(或)胃肠不耐受,导致部分营养物质缺乏;⑤长期肠外营养;⑥镇静、镇痛与肌松药的使用使胃肠动力进一步破坏,大肠致病菌异常繁殖;⑦口腔消毒和选择性消化道去污(selective digestive decontamination,SDD);⑧长疗程、大剂量应用广谱抗生素,正常菌群被杀灭,耐药菌大量生长;⑨气管插管和机械通气。这些治疗措施通过改变肠道pH值、肠黏膜通透性或胃肠道动力,导致肠道微生物组成改变以及肠道屏障破坏,最终损伤肠道微生态。

三、发病机制

(一)肠道微生态失衡

肠道微生态由肠道微生物、食物、胃肠道黏膜、消化道分泌液、脱落的上皮细胞及胃肠动力等构成。由此形成了肠道的四大屏障:①机械屏障,包括黏液层、肠上皮细胞及紧密连接蛋白、黏膜固有层等;②化学屏障,包括胃酸、胆汁、消化酶、溶菌酶、黏多糖等;

③免疫屏障，包括 IgA、巨噬细胞、T 淋巴细胞及浆细胞等；④生物屏障，包括微生物，主要为双歧杆菌和乳酸菌等。其中任何一个屏障功能的受损，均会引起急危重症患者病情的发生发展，而肠道菌群在肠道微生态中起关键作用，是近年来研究的热点。

肠道微生物数量庞大，是人体微生态系统中的重要部分，也是人体最复杂的微生态系统。其参与调控宿主的营养、代谢、炎症、免疫及多器官功能，但在急危重症医学中往往又是一个被忽视的因素。肠道微生态失衡可导致一系列肠道和肠道外疾病的出现。近年来，随着肠道微生态领域研究的不断深入，肠道微生态与人类健康和疾病的关系日益成为基础医学和临床医学研究的重点和热点。人体正常的肠道微生物约有 2 000 种，数目达 $10^{12} \sim 10^{14}$ 个，其中绝大部分为细菌，也有小部分真菌、病毒、古生菌等。肠道微生态系统是一个复杂的生态系统，各微生物群体之间相互依存、相互制约，彼此保持着稳定的比例，且按照一定的顺序定植于肠壁，达到稳定的微生态平衡，对宿主有生物屏障等功能。

根据所处肠道位置和功能，肠道菌群主要分为 3 种类型：①膜菌群，即共生细菌，与机体为共生关系的生理性菌群，专性厌氧，是最占优势的原籍菌，正常情况下占肠道菌群的 89%～98%，宿主终身携带，其中厚壁菌门和拟杆菌门是两个主要的细菌门，包括双歧杆菌、乳酸杆菌、丙酸菌和消化球菌等，与肠黏膜上皮细胞紧密结合，形成微生物屏障；②腔菌群，主要存在于肠腔中，黏附能力较弱，为潜在条件致病菌，约占 10%，与宿主为共栖关系，部分细菌也为共生关系，以兼性需氧菌为主，是肠道非优势菌群，包括无致病性的肠杆菌、链球菌及肠球菌等；③过路菌，长期定植的机会很少，肠道微生态平衡时菌量极少（<0.01%）并不致病，当其数量超出生理范围和（或）毒力增强时可致病，如假单胞菌、葡萄球菌、变形杆菌、弧菌及部分真菌等。由此可见，肠道微生物在生理情况下菌群保持动态平衡，其中由以双歧杆菌和类杆菌为主的专性厌氧菌（98%）以及以肠杆菌科细菌为主的兼性厌氧菌（0.1%）组成。在急危重症时，潜在致病性需氧菌或外来菌定植或侵入，导致专性厌氧菌比例下降，而致病菌比例上升，潜在致病性需氧菌或外来菌定植或侵入，肠道微生态出现失衡状态。

在严重疾病、创伤、脓毒症和应激等情况下，肠道是首要的损伤靶器官。疾病本身以及随之而来的治疗如禁食、抗生素和制酸剂的使用，均可使肠道环境发生改变，生理性菌群显著减少，条件致病菌群和侵入式致病菌群显著增加。有学者通过对重症患者的粪便微生物组成分析发现，重症患者厚壁菌门和拟杆菌门所占比例显著减少，甚至下降至<89%，而致病性变形菌门如大肠埃希菌及其他多种产脂多糖（lipopdysaccharide，LPS）的革兰氏阴性菌含量显著增加，甚至可出现单一菌属占 50% 以上，以肠球菌、葡萄球菌和梭菌等为主，部分样本甚至与尸体的菌群相当。研究证实，ICU 患者皮肤、口咽、呼吸道呈现与粪便中同源的病原微生物，包括革兰氏阴性杆菌、念珠菌属、假单胞菌和葡萄球菌属等致病耐药菌。随着 ICU 住院时间的延长，患者肠道中肠球菌属、支原体属和链球菌属等致病菌逐渐增多。由此可见，急危重症状态患者的肠道屏障受损，肠道菌群种属和数量的失调，肠道菌群和内毒素移位，这些因素导致肠道微生态失衡。此外，ICU 患者急性期肠道菌群的动态变迁、肠道菌群的显著失调与重症患者的预后密切相关。然而，急重症患者是由于病情危重而表现出不同的菌群组成，还是由于紊乱的菌群导致临床预

后不良,仍有待研究。

有研究者提出,急危重症患者肠道微生态由共生模式向致病模式转变的理论机制。生理状态下,肠道和微生物处于互利共生状态。一方面,肠道为微生物群提供栖息地及其所需的营养物质,下调免疫应答以形成免疫耐受,促进其在肠道内定植;另一方面,肠道共生微生物群通过多种方式促进机体健康,形成稳定的共生模式,维持机体稳态。然而,在脓毒症、创伤及大手术等急危重症状态下,肠道微生态可由共生模式向致病模式转变,造成机体损伤;肠道缺血再灌注损伤、上皮细胞屏障完整性的破坏、胃肠道动力改变、肠腔内营养物质缺乏等导致肠道菌群迅速且持续性改变,表现为肠道微生物菌群丰富度和多样性的丧失,拟杆菌门/厚壁菌门比例严重失衡,单个菌群(常为潜在病原体)过度生长,即菌群失衡或微生态紊乱;同时也表现在微生物表型和毒力的改变。由此,在救治急重症患者期间更好地保护肠道微生态,以防止其由共生模式向致病模式,这对医师提出了新的挑战。

(二)肠道微生态失衡对器官的影响

1. 对肠道的影响　在急危重症状态下,肠道是首要的损伤靶器官,对肠道屏障产生重要的影响。其中最为典型的特征是急危重症患者肠道微生态严重失衡,表现出益生菌数量的减少与致病菌数量的增多;肠道微生物多样性下降,继而引发胃肠道功能障碍,如腹胀、腹泻、黏膜屏障损伤等,甚至诱发肠原性脓毒症。另一个典型特征是肠上皮细胞的凋亡增加,其机制为急危重症患者持续暴露于广泛的内环境改变状态(如儿茶酚胺产生增加和葡萄糖代谢改变等)以及临床干预措施下。

2. 对免疫系统的影响　急危重症患者的肠道微生态失衡不仅可导致肠道局部损伤,也可对全身免疫及器官功能产生影响。急危重症患者,尤其是脓毒症患者常出现 T 细胞耗竭,持续炎症-免疫抑制-分解代谢综合征(persistent inflammation immune-suppression catabolism syndrome,PICS)发生率升高,这可能与肠道微生物群模式的改变削弱了全身或局部免疫保护作用有关。

3. 对全身器官功能的影响　肠道被认为是脓毒症的发动机。肠道微生态失调不仅能触发病原入侵(微生物移位),还可介导远隔器官炎症损害(肠道淋巴假说)。严重的应激状态下,如严重创伤、烧伤和大手术术后,肠道组织易发生缺血缺氧,肠上皮屏障渗透性增加,细菌/毒素通过损伤的肠黏膜屏障经门脉系统回流到肝脏,进而扩散至全身,肠腔内的细菌发生移位,加重炎症反应,这是肠源性或内源性感染的一个重要途径,也是急危重症患者后期出现继发性感染甚至 MODS 的一个重要原因。同时,肠系膜淋巴液在重症应激早期即通过肠系膜淋巴途径快速转运肠道的各种炎性介质与细胞毒性物质,引起全身炎症反应和远隔内脏器官的损害。肠源性感染与肠道微生态失调形成恶性循环,加重疾病进展,最终导致脓毒症和 MODS 的产生。另外,脓毒症也反过来影响肠道微生物的组成和功能,而后者的变化又进一步促进 MODS 的进展。

四、肠道微生态的评价指标

根据肠道微生态系统的组成,其评价体系包含:①肠道菌群的评价,检测大便球菌与大便杆菌的数量比、双歧杆菌与肠杆菌的数量比（B/E 值），微生物分析采用高通量测序技术（high-throughput sequencing）——Illumina Miseq 测序进行微生物群多样性和组成分析，然后使用 QIIME 软件包进行分析。②黏膜状态评价，即血浆内毒素含量检测，内毒素是革兰氏阴性菌体细胞壁中的脂多糖物质，进入人体后可引起内毒素血症等多种病症。肠道是内毒素产生的主要场所。在正常情况下，肠黏膜会阻止大部分的内毒素进入机体。但当黏膜损伤时，内毒素就会大量渗透入血液，造成血浆内毒素升高。因此，内毒素测定能在一定程度上反映肠黏膜的通透性。血二胺氧化酶（diamine oxidase，DAO）含量检测也有助于评价肠道黏膜的状态。③肠道菌群代谢物评价，肠道腐败物主要包括氨、硫化物、吲哚和粪臭素等物质。这些物质大多是由肠道腐败菌代谢所产生。通常，当肠道腐败菌占多数时，肠道腐败物会增加。血氨可预测微生物培养阳性的脓毒症，氨水平可以是一种脓毒症新的生物标志物，影响患者的预后，氨水平高低与住院时间延长有关。血氨可作为临床检测指标。④肠道免疫状态评价，目前与肠道菌群关系较为密切的免疫指标有 IL-2、IL-6、IL-10、IL-12、sIgA 和 T 淋巴细胞亚群等，其中促炎因子（TNF-a、IL-6、IL-8）、抗炎因子（IL-10）和 T 淋巴细胞亚群与肠道免疫耐受有关。近几年来，随着 16sRNA 基因测序及宏基因分析等非培养依赖性技术的发展，人们逐渐认识到肠道微生态失调与急危重症的发生发展有着千丝万缕的联系。未来将会有更多的相关研究探讨急危重症与肠道微生态之间的联系，提供急危重症患者肠道功能保护的治疗靶点，为临床有效救治急危重症提供理论和临床基础。

五、肠道微生态失衡的临床表现

肠道作为人体内最大的储菌库和内毒素库，临床上却是隐匿性的感染源。肠道微生态失衡是指由于缺血、药物和机体应激等因素的影响，肠黏膜完整性和屏障保护功能遭到破坏，肠道内的细菌或内毒素向肠外组织移位，可引起肠道局部或全身性不可控制的炎症反应，故认为肠道是 SIRS 的触发器和始动器及 MODS 的中心器官，参与多种严重疾病器官损伤的病理生理过程。临床表现轻者可出现胃肠道功能障碍，如腹胀、腹泻及肠鸣音异常等；严重者表现为细菌性腹膜炎、内毒素血症及脓毒症休克等。

六、治疗进展

除了加强生命体征、血糖的监测，纠正水、电解质、酸碱平衡紊乱，休克时积极抗休克治疗等常规治疗外，更需要做的是：①保护肠道屏障，调节肠道菌群，维持肠道微生态平衡，其治疗进展包括避免或减少对肠道微生态的破坏；②早期肠内营养与尽早恢复正常进食，提供肠道菌群营养；③添加有益细菌与促进益生菌生长，去除有害细菌；④粪菌移植、原生动物、肠三叶因子（ITF）、生长激素（GH）、生物治疗和中医中药治疗等。

（一）避免或减少对肠道微生态破坏是治疗的基石

避免抗生素的不合理使用，减少抑酸药的应用，减少镇静镇痛药物对肠动力的干扰，以及避免长期肠外营养等，其中尤为重要的是抗生素的合理使用。不管是口服或是静脉使用抗生素，其在清除病原菌的同时也破坏了肠道有益菌，且可能筛选出耐药致病菌。

抗生素治疗不仅能在短期内影响菌群组成,而且表现出持久的作用。研究已证明,抗生素对肠道菌群的影响与几种医源性感染(包括由艰难梭菌和耐万古霉素肠球菌引起的感染)的风险增加具有相关性。合理使用抗生素,包括在药物的品种选择、是否联合用药、剂量和疗程等方面,都可以降低抗生素对肠道微生态的影响。

难辨梭状芽孢杆菌感染是最常见的抗生素相关腹泻致病菌。治疗上应立即停用正在使用中的抗生素;如果必须使用抗生素,则选用针对性比较强的窄谱抗生素。同时给予:①甲硝唑,250 mg 4 次/天口服,连续应用 10～14 d(公认、首选);②万古霉素,125～250 mg 4 次/天口服,用药 1～2 周,症状可痊愈。

(二) 营养支持

原则上主张早期肠内营养与尽早正常进食。其对肠道微生态的保护机制为:①直接提供胃肠道营养,促进肠道黏膜灌注,改善肠黏膜通透性,有效维护肠黏膜屏障结构和功能的完整性;②刺激胃肠道激素和消化液的分泌,促进肠道蠕动;③维护肠道原籍菌,与肠道微生态相互影响,共同参与机体新陈代谢和能量平衡的调节。此外,尽早营养支持还有助于改善免疫抑制状态。

1. **尽早进行营养支持** 在患者能进食的情况下,经口进食优于肠内营养(EN)或肠外营养(PN)支持治疗。无法经口进食的急危重症患者,首选 EN,并且情况允许时尽早启动 EN,通常宜选择连续性输注而非间断性输注。无法实施 EN 时,可暂时性或过渡性使用 PN,并适时开始渐进性添加 EN,同时逐渐减少 PN 用量。更有研究人员提出了生态免疫营养的概念,通过传统肠内营养补充肠道有益菌群。肠道内有益菌群有生物拮抗作用,可减少致病菌、提高肠道细菌的酵解效能。其目的是维护肠道微生态及肠道功能;改善机体营养状态及免疫功能;减少急危重患者感染率。

2. **谷氨酰胺(Gln)** Gln 是小肠上皮细胞和淋巴细胞的重要能源物质,抑制 Toll 样受体(Toll-like receptor,TLR)、4mRNA 的表达,减轻肠组织的损伤。急危重症患者由于分解代谢增加、负氮平衡、免疫功能抑制和肠黏膜屏障功能损伤等因素,可出现 Gln 的相对不足。以往认为,补充 Gln 有助于改善急危重症患者的预后,然而近年来出现一些与前期研究结果相互矛盾的报道。因此,补充 Gln 对急危重症患者的预后是否有益还有待进一步研究。

3. **膳食纤维** 膳食营养是影响肠道菌群结构和功能最重要的因素。其可促进黏液产生,防止细菌黏附,保护黏膜完整性;发酵产生短链脂肪酸(short-chain fatty acids,SCFAs)(如丁酸)可刺激黏膜细胞生长与胰液分泌,增加血流量。高纤维饮食可能通过富集产短链脂肪酸菌、增加肠道内 SCFAs 水平来降低产脂多糖(LPS)菌水平,进而减少 LPS 入血引起组织器官炎症反应。一项研究显示,在膳食中添加混合纤维能减少 ICU 患者广谱抗菌药物相关腹泻的发生。

(三) 微生态制剂

近年来,益生元、益生菌、合生元等应用于急危重病患者的研究层出不穷,但各研究使用的该类制剂种类繁多,疾病种类也不尽相同,显示其对肠道微生态有一定的调节作用。2016 年,美国肠外和肠内营养学会(ASPEN)指南中也建议,益生元可作为血流动力学稳定的内、外科 ICU 患者的肠内营养常规添加剂；不推荐重症患者常规使用益生菌，但同时也提出益生菌的使用是安全的。因此，在急危重症患者中，将微生物的补充作为一种常规的治疗策略仍需更多设计良好的大型、多中心、随机、对照临床研究加以证实。

（四）选择性肠道净化

选择性肠道净化（SDD）策略是目前研究最广泛的去定植策略之一。通过口咽部和胃肠道常规使用抗生素抑制细菌的生长，减少潜在致病微生物的产生，调整肠道微生物群，从而降低肠道微生态失衡所致肠源性感染的发生。诸多临床研究和荟萃分析均显示 SDD 可预防危重患者院内感染和降低整体病死率。SDD 可靶向控制肠道菌群以防止 ICU 患者体内致病微生物如铜绿假单胞菌、肠杆菌科和金黄色葡萄球菌的潜在生长，从而降低危重症患者的总体病死率。然而，另有研究证实 SDD 不仅不能提高存活率，反而会增加耐药细菌筛选的风险。此外，研究发现，经 SDD 处理的 ICU 患者表现出肠菌多样性降低，大肠埃希菌、革兰氏阳性厌氧菌和产丁酸菌丰度下降，拟杆菌和肠球菌丰度升高，但由于 ICU 患者队列混杂因素太多，无法解释 SDD 对 ICU 患者住院时间和抗菌药物耐药性的影响。因此，以上的发现限制了 SDD 的广泛使用；急危重症患者的治疗应该更注重维护肠道微生态，维持肠道屏障功能的完整性。

（五）粪菌移植

粪菌移植（fecal microbiota transplantation，FMT）是近年来治疗肠道微生态紊乱的新方法。FMT 是将健康人粪便中的功能菌群，通过胃管、十二指肠管、结肠镜、灌肠、胶囊途径移植入患者胃肠道内，重建新的肠道菌群，实现肠道及肠道外疾病治疗的一种方法。近年来，FMT 已被证明能有效治疗复发性难辨梭状芽孢杆菌感染、重症难辨梭状芽孢杆菌感染和难治性脓毒症。FMT 的潜在优势在于除了调节肠道微生态外，一些生物产物如胆汁酸、蛋白质和噬菌体等也随着移植进入患者体内，有助于形成更加稳定和持久的微生物菌落。FMT 与补充益生菌相比，肠内存在时间更长，在体内起到有益菌同致病菌竞争营养物质、直接抑制致病菌和免疫调节的作用。因此，临床通过 FMT 干预重建肠道微生物群并改善肠道微生态可能是治疗急危重症的新途径。

通过 FMT 重新种植肠道菌群可以纠正肠道微生态失调，促进肠道微生物屏障的恢复。然而，由于急危重症患者多处于免疫抑制状态，FMT 可能出现严重脓毒症的风险，在实际应用中需经过严格的疗效性和安全性评估，临床应用仍面临诸多挑战。此外，FMT 治疗急危重症的有效性却很少被研究，仅仅个案或少量病例报道，同时受到医学伦理的限制。

（六）中医药

中医学博大精深，具有独特的理论体系。肠道菌群是中药药效发挥的重要介质，中药可以通过影响肠道菌群的结构和数量，纠正和改善肠道菌群失调，发挥治疗疾病作用；以肠道菌群为靶点探索中医药作用机制正逐渐成为研究热点。

大黄是临床中常用的廉价中药，是近年来在脓毒症等危急重症领域中主要研究的单味中药之一。大黄是传统泻下类药物的代表之一，其中的大黄素是药效活性成分，具有改善胃肠黏膜微循环及抗氧自由基、抑制炎症因子减轻 SIRS、抑制肠道致病菌和维持肠道菌群微生态平衡、促进肠道黏液和免疫球蛋白分泌、促进肠道蠕动、止血解毒等作用；同时，其可减轻肠道上皮细胞凋亡，增加紧密连接蛋白的表达，维持应激状态下胃肠道黏膜屏障的完整性，降低胃肠黏膜通透性，增加急危重患者对胃肠营养的耐受性，有效阻止 MODS 的发生。因此，在急危重症的发生发展过程中，大黄素对于保护肠上皮细胞的屏障功能、维持肠黏膜屏障的完整性具有较为显著的作用。

此外，枸杞子、地黄、黄芪和四君子汤等单味药或方剂可促进双歧杆菌和乳酸杆菌等有益菌群的繁殖和生长，调节肠道菌群；党参可增强双歧杆菌的定植；连翘和黄连对痢疾杆菌有明显的抑菌效能；大黄、丁香、黄柏和姜黄等对金色葡萄球菌均有抑制作用；清胰汤和姜黄素可调整肠道微生态，治疗重症急性胰腺炎（SAP）。中药成分中的多糖、皂苷和黄酮等通过与肠道菌群的多靶点、多途径的作用，调整肠道菌群构成，达到平衡肠道微生态的目的，从而为治疗疾病提供新的途径。

（七）其他治疗进展

1. 原生生物　近年来，学者新发现，一种原生生物可阻止它的宿主小鼠遭受肠道细菌感染。原生动物是一种新的原生动物寄生虫（*Tritrichomonas musculis*），可调节结肠黏膜免疫，在人体粪便中普遍存在，通过干扰素调节因子（IRF-8、IRF-4）依赖的树突细胞调节结肠免疫，通过促进 IL-18 等的释放发挥抗菌作用。

2. 肠三叶因子（ITF）　由肠杯状细胞特异分泌的小分子多肽组成，在肠黏膜的保护及自我修复中发挥着重大作用。其机制为：改变细胞间连接，诱导正常上皮向受损区域迁移；同黏蛋白的糖链结合，形成稳定的凝胶复合物，稳定胃肠黏液层；抑制细胞从 G1 期向 S 期分化，调控干细胞向肠上皮分化；通过脑外信号调节（蛋白）激酶（ERK）、Janus 激酶/信号转导和转录活化蛋白（JAK/STAT3）通路调节免疫减少细胞凋亡等。

3. 生长激素（GH）　调控 *Fas*、*FasL*、*Bax*、*Bcl-2*，抑制肠黏膜细胞凋亡；有效减轻细菌/内毒素移位，减少炎性介质释放；上调 CD4$^+$ 百分率、CD4$^+$/CD8$^+$ 比值及免疫球蛋白 IgG、IgA。

4. 胰高血糖素样肽 2（GLP-2）　具有肠道特异性、促进营养物质吸收、减轻炎症反应和抗菌的作用。新型长效 GLP-2 类似物 Glepaglutide 可减少短肠综合征患者的排便量和提高肠道吸收能力。

5. 单克隆抗体　鸡卵黄抗体 IgY 通过中和细菌毒素，可抑制细菌黏附、凝集，对大肠埃希菌、沙门菌属等较多肠道细菌有效，经过大鼠鸡卵黄抗体 IgY 处理后 TNF-α 水平下降，而抗炎因子 IL-10 水平上升，从而保护肠道黏膜的免疫屏障。

七、总结

随着肠道微生态对人类疾病影响的相关研究不断增加，其在急危重症医学领域中应用的研究也日益增多。目前，有关急危重症患者肠道微生态的研究是一个既充满挑战，又具有潜力的领域。急危重症患者由于疾病本身及治疗干预，肠道微生态遭受严重破坏，出现肠源性感染，并引发 SIRS 及 MODS 发生发展，影响疾病转归。然而，由于急危重症患者病因和发病机制的复杂性,难以对肠道微生态失衡的因果关系进行较为精准的判断。此外,肠道微生态失衡会对急危重症患者产生怎样的医学影响尚需进一步观察。尽管如此,通过对肠道菌群的丰度、多样性及稳定性进行分析,我们仍将从肠道微生态的视角寻找出急危重疾病的发生发展规律,并制订出规范化、合理化、精准化和个性化的治疗措施,从而预防急危重症患者的肠道微生态失衡并适时进行肠道微生态的重建。

(何岱昆)

参考文献

［1］ VEGE S S. 急性胰腺炎的发病机制［EB/OL］. ［2021 – 01 – 18］. https://www. uptodate. com/contents/zh-Hans/pathogenesis-of-acute-pancreatitis? search.

［2］ VINCENT J L, ABRAHM E, MOORE F A, et al. 重症医学［M］. 7 版. 周飞虎,康红军,主译. 北京:人民卫生出版社,2021.

［3］ 中华医学会急诊分会,京津冀急诊急救联盟,北京医学会急诊分会,等. 急性胰腺炎急诊诊断及治疗专家共识［J］. 中华急诊医学杂志,2021,30(2):161 – 172.

［4］ 中华医学会消化病学分会胰腺疾病学组,中华胰腺病杂志编辑委员会,中华消化杂志编辑委员会. 中国急性胰腺炎诊治指南(2019 年,沈阳)［J］. 中华消化杂志,2019,39(11):721 – 730.

［5］ 中华医学会感染病学分会肝衰竭与人工肝学组,中华医学会肝病学分会重型肝病与人工肝学组. 肝衰竭诊治指南(2018 年版)［J］. 临床肝胆病杂志,2019,35(1):38 – 44.

［6］ 刘大为,邱海波,许媛,等. 实用重症医学［M］. 2 版. 北京:人民卫生出版社,2017:701 – 704.

［7］ 李维勤,郭丰,段军,等. 重症患者腹内高压监测与管理专家共识(2020 版)［J］. 中华消化外科杂志,2020,19(10):1030 – 1037.

［8］ 邱春芳,欧阳彬. 重视重症患者肠道微生态失调［J］. 中华重症医学电子杂志(网络版),2018,4(1):22 – 25.

［9］ 徐若霆,谭楚红,尹恕,等. 危重症患者肠道菌群变化及干预措施的研究进展［J］. 中华危重病急救医学,2018,30(11):1099 – 1102.

［10］ 温珍亮,陈德昌. 重症患者肠道微生态共生模式破坏的临床意义［J］. 中华医学杂志,2019,99(25):1921 – 1924.

［11］ 管向东,陈德昌,严静,等. 中国重症医学专科资质培训教材［M］. 3 版. 北京:人民卫生出版社,2019:256 – 261.

［12］ ACOSTA R D, ABRAHAM NS, CHANDRASCKHARA V, et al. Guidelines for the management of antithrombotic agents for patients undergoing gastrointestinal endoscopy ［J］. Gastrointest Endosc, 2016,83(1):3 – 16.

［13］ AKRAMI K, SWEENEY D A. The microbiome of the critically ill patient ［J］. Curr Opin Crit Care,2018,24(1):49 – 54.

[14] ALEXANDRINO G M A, DIAS DOMINGUES T, CARVALHO R, et al. Endoscopy timing in patients with acute upper gastrointestinal bleeding [J]. Clin Endosc, 2019,52(1):47 – 52. DOI:10. 5946/ce. 2018. 093.

[15] BENDAVID I, SINGER P, THEILLA M, et al. NutritionDay ICU: a 7 year worldwide prevalence study of nutrition practice in intensive care [J]. Clin Nutr, 2017,36:1122 – 1129.

[16] COLLANGE O, TAMION F, MEYER N, et al. Early detection of gut ischemia-reperfusion injury during aortic abdominal aneurysmectomy: A pilot, observational study [J]. J Cardiothorac Vasc Anesth, 2013,27(4):690 – 695.

[17] CORCOS O, NUZZO A. Gastro-intestinal vascular emergencies [J]. Best Pract Res Clin Gastroenterol, 2013,27(5):709 – 725.

[18] CROCKETT S D, WANI S, GARDNER T B, et al. American gastroenterological association institute guideline on initial management of acute pancreatitis [J]. Gastroenterology, 2018,154(4):1096 – 1101.

[19] CUDNIK M T, DARBHA S, JONES J, et al. The diagnosis of acute mesenteric ischemia: A systematic review and meta-analysis [J]. Acad Emerg Med, 2013, 20(11):1087 – 1100.

[20] European Association for the Study of the Liver. EASL Clinical Practical Guidelines on the management of acute (fulminant) liver failure [J]. J Hepatol, 2017,66(5):1047 – 1081.

[21] FLAMM S L, YANG Y X, SINGH S, et al. American Gastroenterological Association Institute Guidelines for the diagnosis and management of acute liver failure [J]. Gastroenterology, 2017,152(3):644 – 647.

[22] GENSOLLEN T, IYER S S, KASPER D L, et al. How colonization by microbiota in early life shapes the immune system [J]. Science, 2016, 352 (6285):539 – 544.

[23] GOMI H, DOLOMKIN J S, SCHLOSSBERG D, et al. Tokyo Guidelines 2018: antimicrobial therapy for acute cholangitis and cholecystitis [J]. J Hepatobiliary Pancreat Sci, 2018,25(1):3 – 16.

[24] GURUSAMY K S, GILJACA V, TAKWOINGI Y, et al. , Ultrasound versus liver function tests for diagnosis of common bile duct stones [J]. Cochrane Database Syst Rev, 2015(2):CD011548.

[25] KIRIYAMA S, KOZAKA K, TAKADA T, et al. Tokyo Guidelines 2018: diagnostic criteria and severity grading of acute cholangitis (with videos) [J]. J Hepatobiliary Pancreat Sci, 2018,25(1):17 – 30.

[26] LAET I E D, MALBRAIN M L N G, WAELE J J D, et al. A clinician's guide to management of intra-abdominal hypertension and abdominal compartment

syndrome in critically ill patients [J]. Critical Care，2020，24：97.

[27] LEE W M，STRAVITZ R T，LARSON A M. Introduction to the revised American Association for the Study of Liver Diseases Position Paper on acute liver failure 2011 [J]. Hepatology，2012，55(3)：965 – 967.

[28] LLAU J V，ACOSTA F J，ESCOLAR G，et al. Multidisciplinary consensus documento n the management of massive haemorrhage (HEMOMAS document) [J]. Med Intensiva，2015，39(8)：483 – 504.

[29] MENKE J. Diagnostic accuracy of multidetector ct in acute mesenteric ischemia： Systematic review and meta-analysis [J]. Radiology，2010，256(1)：93 – 101.

[30] MIURA F，OKAMOTO K，TAKADA T，et al. Tokyo Guidelines 2018：initial management of acute biliary infection and flowchart for acute cholangitis [J]. J Hepatobiliary Pancreat Sci，2018，25(1)：31 – 40.

[31] MUKAI S，ITOI T，BARON T H，et al. Indications and techniques of biliary drainage for acute cholangitis in updated Tokyo Guidelines 2018 [J]. J Hepatobiliary Pancreat Sci，2017，24(10)：537 – 549.

[32] NUZZO A，MAGGIORI L，RONOT M，et al. Intestinal resection in acute mesenteric ischemia：Predictive factors in 221 consecutive patients followed in an intestinal stroke center [J]. Gastroenterology，2016，150 S692.

[33] OAKLAND K，CHADWICK G，EAST J E，et al. Diagnosis and management of acute lower gastrointestinal bleeding：guidelines from the British Society of Gastroenterology [J]. Gut，2019，68(5)：776 – 789.

[34] PADHI S，KEMMIS-BETTY S，RAJESH S，et al. Blood transfusion：summary of NICE guidance [J]. BMJ，2015，351：h5832.

[35] SINGER P，BLASER A R，BERGER M M，et al. ESPEN guideline on clinical nutrition in the intensive care unit [J]. Clin Nutr，2019，38(1)：48 – 79.

第六章 泌 尿 系 统

第一节 急性肾损伤的诊治进展

急性肾损伤(acute kidney injury，AKI)是一组以肾功能急速下降而导致的临床综合征，表现为肾小球滤过率下降，伴有尿素和其他含氮废物潴留以及细胞外液容量和电解质失调，严重者可致多脏器受累。作为危急重症，其发病率在重症监护室可达30%～80%。根据病因和发病机制的不同，可大致将AKI分为肾前性、肾性和肾后性，这三大类在临床上常相互混杂。AKI重在预防，同时作为急症，早期诊断可保证及时治疗，减少AKI的不良预后。AKI的预后不佳，危重AKI死亡率高达30%～80%，存活患者大约50%会遗留不同程度的肾功能损伤，部分患者需要长期肾脏替代治疗。

一、发病机制

AKI的特点是肾功能急剧下降，病因可分为肾前性(肾脏低灌注)、肾性(血管、肾小球或肾小管间质病变)和肾后性(梗阻性)。

肾前性AKI又称肾前性氮质血症，常见两种情况：除肾缺血外，存在全身组织灌注减少；选择性肾缺血。常见病因包括低容量血症(严重出血、胃肠道疾病、肾性失水、皮肤或呼吸道失水、第三间隙液体潴留)、低血压(心源性休克、脓毒性休克或在严重高血压治疗后)、严重水肿状态(心力衰竭、肝硬化及肾病综合征)、选择性肾缺血(双侧肾动脉狭窄或功能性孤立肾单位狭窄，ACEI/ARB或直接肾素抑制剂治疗加重病情)、影响肾小球动力学的药物(非类固醇抗炎药或钙调磷脂酶抑制剂、ACEI/ARB)。

肾性AKI主要指肾实质损伤。根据其发病机制及病理特征又可分为4个亚型，即急性肾小管坏死(acute tubular necrosis，ATN)、急性肾间质肾炎(acute interstitial nephritis，AIN)、急性肾小球-小血管炎症性病变、肾内梗阻。ATN是肾性AKI最常见的形式，几乎达到全部AKI患者的88%。在长时间和(或)严重者缺血时可发生ATN，可出现组织变化，包括坏死、出现上皮细胞脱落和管型、细胞碎片堵塞肾小管管腔。ATN的主要病因有：肾缺血、脓毒症及肾毒性药物/物质、肌红蛋白/血红蛋白。ATN进展迅速，伴有明确的肾小管功能损伤，尿沉渣可见脱落肾小管上皮细胞。另外，所有引起严重肾前性疾病的病因都可引起缺血性ATN，特别是在伴有低血压和(或)脓毒症的情况下，而内源性/外源性毒物(包括万古霉素、氨基糖苷类抗生素、血红蛋白、顺铂、放射性造影剂、喷他脒、膦甲酸、西多福韦、替诺福韦、静脉用免疫球蛋白、甘露醇、羟乙基淀粉及合成大麻类物质等)则引起坏死性 ATN。AIN 常有明确的药物使用史和典型的全身过敏反应(药物热、药疹、血嗜酸性粒细胞增多),伴有肾小管功能损伤、贫血,尿沉渣可见白细胞、嗜酸性粒细胞。

肾后性 AKI 通过肾脏影像学检查可以很快诊断。尿路的任何部位都可能发生梗阻,尽快解除梗阻可以使肾功能迅速恢复。对于无基础肾脏病的患者,肾小球滤过率大幅度下降表明双侧梗阻(或只有单个肾脏有功能侧梗阻)。最常见的是由前列腺疾病(增生或肿瘤)或者转移癌引起。

二、临床表现

急性肾损伤是由多种病因引起肾脏排泄功能在短时间内(数小时至数周)急剧下降而出现的一组临床综合征,表现为血尿素氮和血肌酐水平升高,水、电解质和酸碱失衡以及全身各系统症状。总的来说,可以归结为肾脏及肾外表现的症状和体征,部分患者可无明显症状。急性肾损伤会在数小时和数日内出现,通常表现为水肿、高血压和(或)尿排出量减少,或在严重 AKI 中出现无尿,少数患者出现呕吐、神志改变以及抽搐。然而许多患者并没有临床症状,仅在常规实验室检查过程中发现肌酐升高。实验室检查也可能表现为尿素、血钾升高。部分患者,尤其是液体超负荷的患者,可出现低钠血症。尿液分析表现白蛋白尿和(或)尿沉渣检查异常。

三、辅助检查

对于所有患者,应仔细回顾病史,特别是 AKI 的起病时间,因为起病时间常提示基础病因。常规血液实验室检测中包括经常测定血清肌酐浓度,或者准确记录尿排出量,通常能精确推断患者的起病时间。低血压的发生(如呕吐、腹泻、出血或脓毒症)、放射造影剂暴露、药物使用(氨基糖苷类药物、利尿剂、ACEI/ARB 药物使用等)等的病史回顾对于提示病因至关重要。

体格检查可以提示低血容量,如无法解释的心动过速、眼窝凹陷、黏膜干燥、皮肤弹性下降、四肢湿冷、仰卧位和(或)直立性低血压。在心力衰竭和肝硬化者可导致水肿、腹水、肺充血及颈静脉压升高。

尿常规检查可以帮助鉴别肾性 AKI 的病因。与 ATN 不同,各种原发性肾小球肾炎、血管炎等自身免疫性疾病,以及急性间质性肾炎等所引起的肾性 AKI 尿中有较多红细胞、蛋白尿等,往往合并高血压、血尿、水肿等急性肾炎综合征。急性间质性肾炎尿中可见较多嗜酸性粒细胞。

血液生化和免疫学检查在肾性 AKI 诊断中具有重要价值。如免疫学检查可帮助排除自身免疫性疾病所致的 AKI;血嗜酸性粒细胞增多须怀疑急性间质性肾炎;抗中性粒细胞胞质抗体阳性须考虑各种血管炎;补体降低须怀疑感染后肾小球肾炎、膜增生性肾小球肾炎和自身免疫性疾病导致的 AKI。

肾脏影像学检查在 AKI 诊断中具有重要价值,除了帮助诊断肾后性 AKI,影像学检查还能用于诊断慢性肾衰竭、肾动脉栓塞及深静脉血栓形成等。值得注意的是,对于先天性肾发育不良或老年 AKI 患者,肾脏本身偏小或者皮质偏薄,应避免漏诊;而多囊肾、肾淀粉样变性、癌细胞浸润及糖尿病肾病、慢性肾脏病(chronic kidney dlsease,CKD)患者的肾脏体积大。

四、诊断

由于不同诊断标准影响发病率和死亡率统计,统一 AKI 的定义及诊断标准至关重要。首先,2004 年,急性透析质量倡议(acute dialysis quality initiative,ADQI)第二次会议提出了 AKI/ARF 的 RIFLE 分级诊断标准,将 AKI/ARF 分为 3 个级别——危险(risk)、损伤(injury)、衰竭(failure),以及 2 个预后级别——肾功能丧失(loss of kidney function)、终末期肾病(end-stage kidney disease)。RIFLE 标准是目前诊断 AKI/ARF 最常用的标准之一。2010 年,英国肾脏病协会(UK Renal Association)第五次会议提出了改善全球肾脏病预后组织(Kidney Disease:Improving Global Outcomes,KDIGO)的诊断标准,协调了 RIFLE 标准和急性肾损伤网络(acute kidney injury network,AKIN)诊断标准,2012 年确立了最新的 AKI 定义、诊断及分期标准。该标准被广泛地应用和接受,要求先诊断、后分期。AKI 的严重程度分期与死亡风险及入住 ICU 和住院的时长相关。AKI 分期见表 6 - 1。

表 6 - 1　AKI 的 KDIGO 分期标准

期别	肾小球功能指标(Scr)	尿量指标
1 期	升高≥26.5 μmol/L(≥0.3 mg/dl)或升高 1.5～1.9 倍	<0.5 mL/(kg・h),持续 6～12 h
2 期	升高 2～2.9 倍	<0.5 mL/(kg・h),持续≥12 h
3 期	升高≥353.6 μmol/L(≥4 mg/dl),或需要启动肾脏替代治疗,或<18 岁的患者估计 GFR 降低到<35 ml/(min・1.73 m^2),或升高≥3 倍	<0.3 mL/(kg・h),持续≥24 h,或无尿≥12 h

注:单用尿量改变作为判断标准时,需除外尿路梗阻及其他导致尿量减少的原因。AKI,acute kidney injury,急性肾损伤;KDIGO,KidneyDisease:Improving Global Outcomes,改善全球肾脏病预后组织;Scr,serum creatinine,血肌酐;GFR,glomerular filtration rate,肾小球滤过率。

AKI 诊断主要通过血肌酐升高和(或)尿量减少来判断,两者不一致时,取最高判断:①48 h 内血肌酐增加≥26.5 μmol/L(≥0.3 mg/dL);②7 d 内血肌酐增加,高于基线≥1.5 倍;③尿量<0.5 mL/(kg・h),持续 6 h。

五、鉴别诊断

AKI 需要和慢性肾脏病进行鉴别,要点包括询问病史,明确发病前血肌酐值、尿检结果,测定肾脏大小,判断是否存在贫血、骨矿物质代谢紊乱等。临床也有较多在慢性肾脏疾病(CKD)基础上出现的 AKI,应注意排除。肾活检在 AKI 病因诊断中具有重要价值,在 AKI 时肾活检指征包括:①临床怀疑重症肾小球疾病导致 AKI;②临床表现符合

ATN,但少尿期＞2周;③怀疑急性间质性肾炎;④以往存在 CKD,但本次发病肾功能急剧下降无法用原发病解释;⑤无法解释的 AKI。

另外,近年来新兴的生物标志物如中性粒细胞明胶酶相关脂质运载蛋白、肾损伤分子-1 对症早期诊断 AKI 有帮助,部分可预测预后,但是目前其敏感性和特异性尚需进一证实。

院内发生 AKI 有 2 个主要病因,即肾前性疾病和急性肾小管坏死,两者共占 AKI 病例的 65%～75%。另外,严重的肾前性疾病是 ATN 的常见病因。若病史或体格检查结果提示 AKI,但无 AKI 其他病因的证据,那就应该考虑鉴别 ATN 及肾前性疾病。在适当的情况下,有 3 种主要的诊断方法用于鉴别。

(一) 尿液分析

在肾前性疾病中,除非合并其他肾病原因,否则尿液分析及尿微生物检查尿沉渣的结果应该正常或接近正常。相比 ATN,典型的尿液分析结果表现为浑浊的棕色颗粒上皮细胞管型及游离的肾小管上皮细胞。肾小管上皮细胞的缺血性或中毒性损伤可导致细胞脱落至肾小管管腔,其原因在于细胞死亡或者细胞-细胞/细胞-基底膜黏附缺陷。值得注意的是,没有这些尿液检查结果时不能排除 ATN,并且这些检查结果的存在也并不总能确定 ATN 的诊断。

(二) 尿素排泄分数

可采用钠排泄分数(fraction excretion of sodium,FENa),也可采用尿钠浓度(urine sodium concentration,UNa)。尿素排泄分数有助于评估利尿剂的使用。

尿钠浓度测定被广泛应用于疑似容量不足的患者。在没有钠消耗状态的情况下,血容量不足患者的尿钠浓度应＜20 mmol/L,并且可能低至 120 mmol/L。但在鉴别是肾前性疾病还是 ATN 引起的 AKI 时,优选 FENa 检测。肾前性疾病时,由于机体尝试保钠,尿钠浓度往往较低(＜20 mmol/L)。而发生 ATN 时,部分是因为肾小管损伤导致肾小管功能障碍,所以尿钠浓度往往较高(高于 40～50 mmol/L);然而由于水重吸收程度不一,尿钠浓度会出现变化,因为水重吸收可以影响尿钠浓度而不影响总钠排泄。

FENa 包含尿钠浓度。对于 AKI 患者来说,测定 FENa 是较好的检查方法,因为它仅评价机体对钠的处理能力(排泄的滤过钠符合所占比例)。该检查不受尿量改变影响。通过 GFR 乘以血清钠浓度(SNa)可以得出滤过钠负荷。钠排泄率等于尿钠浓度(UNa)乘以尿量(V):

$$FENa(\%) = UNa \times V/SNa \times [(UCr \times V) \div Scr] \times 100 \qquad 公式(2)$$

简化如下:

$$FENa(\%) = UNa \times Scr/SNa \times Ucr \times 100 \qquad 公式(3)$$

在 AKI 患者中,肾前性疾病的 FENa 通常＜1%(提示有钠潴留),而 ATN 的 FENa 高于 2%(表 6-2)。但是,FENa 存在一定的局限性,例如,ATN 合并慢性肾前性疾病(如肝硬化或心力衰竭)时 FENa 可能还是＜1%。另外,并非只有肾前性疾病会使 FENa＜1%,急性肾小球肾炎、血管炎及对比剂引起的肾病也可能出现这种情况。同时,在使用利尿剂的情况下,即使是肾前性疾病患者的 FENa 也会升高。

表 6-2　缺血导致肾前性及肾性 AKI 鉴别

参数	肾前性 AKI	肾性 AKI
尿比重	>1.02	≤1.01
尿渗透压[mOsm/(kg·H$_2$O)]	>500	≤300
尿钠浓度(mmol/L)	<10	>20
尿肌酐/血肌酐	>40	<20
尿尿素氮/血尿素氮	>8	<3
血尿素氮/血肌酐	>20	<10~15
肾衰竭指数	<1	>1
钠排泄分数	<1	<1

注:肾衰竭指数=UNa/Ucr×Scr。

(三) 液体补充治疗

对于具有容量不足证据的患者,给予液体补充治疗是有效的,这是诊断肾前性疾病的"金标准"。但是该方法不适用于心力衰竭(心肾综合征)或肝硬化(肝肾综合征)引起的肾前性疾病。

对补液治疗的反应是鉴别容量不足的肾前性疾病与肾后性或肾毒性 ATN 的"金标准"。若给予充足液体可以逆转任何容量不足的体征(低血压、四肢冰冷、FENa 及尿钠浓度降低),血肌酐在 24~72 h 内恢复至先前的基线值,则认为肾前性疾病已被纠正,而 AKI 持续存在则考虑为 ATN。虽然肾前性疾病和肾后性 ATN 通常不同,但是部分患者可出现中间情况,即同时具有肾前性疾病特征和 ATN 特征。单纯性肾前性疾病在补充容量后肾功能可迅速恢复至基线水平,而具有 ATN 肾脏特征的肾前性疾病在补液治疗后肾功能可能延迟恢复。这可能反映在正常功能的肾单位散在分布着片状的肾小管损伤。除非有禁忌证,否则对于临床病史提示体液丢失和体格检查符合低血容量的患者应尝试进行静脉补液治疗;相反,对于病史及体格检查或实验室检查结果都没有提示低血容量的危重症 AKI,不应给予液体补充治疗,因为可能会加重病情。

另外,肾前性疾病患者的尿素氮/肌酐比值通常>20:1 mg/dl,而 ATN 的比值通常正常,为 10:1~15:1 mg/dl。因为随着水和钠在近端小管的重吸收增加,尿素的被动重吸收也增加。因此,若除外消化道出血(血尿素氮不成比例升高)或慢性疾病患者的肌肉质量消耗(肌酐降低),高比值可以提示肾前性疾病。对于 ATN 患者,血肌酐浓度逐渐升高,通常以每天>26~44 μmol/L(0.3~0.5 mg/dL)的速度上升,Scr 上升速度比较慢且伴周期性下降波动,提示肾前性疾病。浓缩能力下降是 ATN 的早期表现,几乎在 ATN 中普遍存在,几乎所有 ATN 的尿渗透压都<450 mOsmol/kg,而且通常<350 mOsmol/kg。相比之下,尿渗透压>500 mOsmol/kg 者高度提示肾前性疾病,因为这反映了低血容量刺激抗利尿激素分泌以及肾小管功能维持正常。同时,对于肾前性疾病,由于钠和水的重吸收适当增加,限制了体液进一步丢失,因此尿量通常很少,而ATN 患者不一定有尿。值得注意的是,对于存在基础肾脏疾病的患者,可能不符合上述肾前性疾病的任何一项诊断标准。在这种情况下,肾脏保钠能力和浓缩能力通常受损,且尿液分析可能出现异常,反映病变为原发性。

六、病情评估和早期防治

AKI 重在预防,应尽可能避免使用肾毒性药物。一般认为,老年患者、有慢性肾脏病史、糖尿病、冠心病、肾病综合征、周围血管病变以及存在绝对或相对血容量不足等的人群为 AKI 的高危人群。当该类患者接受大手术、使用肾毒性药物、多种药物联合使用时尤其应该警惕,密切监测血流动力学,慎用或者不用肾毒性药物,尤其应该避免肾毒性药物的联合使用。无禁忌证时,给予充分扩容,存在容量不足风险时暂停使用影响肾脏自身血流动力学调节的药物(如 RAS 阻断剂)。早期液体复苏可减轻肌红蛋白尿的肾毒性,预防 AKI。在某些情况下(使用造影剂、横纹肌溶解症等)采用水化、抗氧化剂、碱化等预防措施。造影剂肾病危险性分层见表 6-3。

表 6-3　造影剂肾病风险评估

因素	指标	分值/分
GFR [ml/(min・1.73 m²)]	<20	6
	20~40	4
	40~60	2
低血压	收缩压<80 mmHg	5
慢性肾功能不全	—	5
充血性心衰(肺水肿病史、IABP)	—	5
年龄	—	4
糖尿病	—	3
贫血	—	3
造影剂用量	每增加 100 ml	1
Scr	>133 μmol/L(1.5 mg/dl)	4
6~10	14.0	—
11~16	26.1	—
≥16	57.3	—

对于造影剂相关 AKI 高风险患者,应考虑使用其他替代的成像技术;高危患者应使用非离子等渗造影剂,并尽可能减少造影剂剂量;静脉输入等张液体可降低造影剂肾病的发生率,等张碳酸氢钠溶液优于等张盐水,但口服效果差。建议在造影前后 12 h,以 1

ml/(kg·h)速率进行水化碱化预防。不建议使用茶碱、非诺多泮预防;不建议预防性间断血液透析或者血液滤过治疗清除对比剂。造影剂肾病处理流程见图6-1。

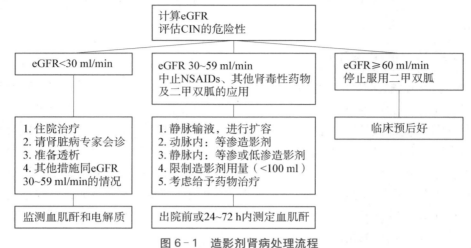

图6-1 造影剂肾病处理流程
注:eGFR,估计的肾小球滤过量;NSAID,非类固醇抗生药。

目前,并无药物可用于预防AKI,甚至有些药物还可加重病情。脓毒症相关性AKI用中大剂量血管升压药物被证实有益。小剂量多巴胺在应用的最初几天能够增加尿量,但不能改善肾脏功能,甚至肾脏剂量的多巴胺会恶化AKI患者的肾脏灌注。前列腺素主要应用于造影剂性肾病,静脉应用前列腺素E和前列环素可以减缓造影剂所致的血肌酐的升高。大剂量应用所致的主要不良反应如低血压、面部潮红和恶心限制了此类药物的应用。脑钠肽通过扩张入球小动脉增加肾脏血流,进而增加肾小球滤过率和尿钠排出。大型随机对照研究发现,无论是非少尿型还是少尿型ATN,应用前脑钠肽均无效。襻利尿剂能降低氧耗,不推荐用于预防AKI,除用于控制容量超负荷,不建议用于治疗AKI。不推荐用重组人胰岛素样生长因子-1预防或治疗AKI。不建议使用氨基糖苷类药物治疗感染,除非无其他更合适的、低肾毒性的替代药物。建议使用两性霉素B脂质体,而非普通两性霉素B。

AKI患者应尽可能避免低血压、维持心输出量、平均动脉压和血管容量以保持有效肾脏灌注,有利于肾功能恢复。血流动力学评估包括容量与心功能(图6-2)。对容量复苏无反应的主张早期启用血管活性药物,首选去甲肾上腺素。可通过扩容改善低血容量状态。不恰当的快速和过量补液可增加肾间质水肿和肾实质的压力,加重AKI。而限制输液则存在休克或低灌注风险,同样会加重AKI。因此,需要制订个体化的液体输注剂量和速率。如果无失血性休克,主张使用等张晶体补液而非胶体补液(白蛋白、羟乙基淀粉)。并非所有的晶体液的补液效果都是一样的。生理盐水含氯和钠浓度高,大量输注可引起高氯血症和代谢性酸中毒,从而导致肾血管收缩及肾血流量下降。大量输注晶体液时应考虑选用平衡盐溶液。

2018年《休克:诊断与治疗指南》推荐常规扩容20 ml/kg液体。如果有容量反应,中

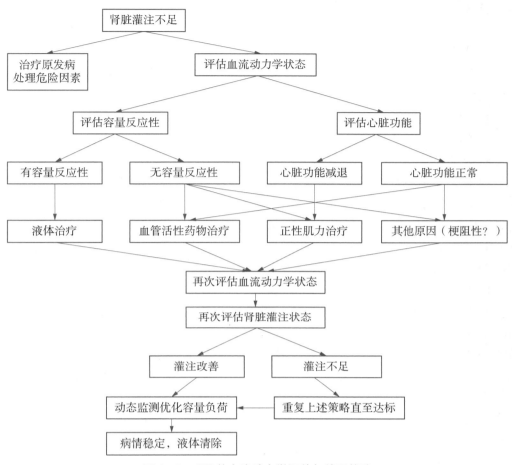

图 6-2　AKI 的血流动力学评估与处理策略

心静脉压将从 $0\sim5\,mmHg$ 升高到 $9\sim15\,mmHg$。每搏心输出量至少增加 15%。无自主呼吸患者的下腔静脉直径比值将大于 18%。下腔静脉直径最好经胸超声在距右心房入口 $1\sim2\,cm$ 处测量,按公式(4)来计算:

$$下腔静脉直径＝(最大直径－最小直径)/最小直径 \qquad 公式(4)$$

对于没有应用血管活性药物的低血压患者,被动抬腿实验是评估有无容量反应性的最佳方法。方法:首先将患者的头部抬高与水平面呈 $45°$,然后迅速将患者下肢抬高与水平面呈 $30°\sim45°$,与此同时将头部迅速放平。血压的升高表明患者对于液体冲击有反应。该试验适用于机械通气和自主呼吸,并且结果准确可靠,但无统一标准。

快速确定 AKI 的病因十分重要。迅速识别及处理基础病因,在许多情况下 AKI 是可以逆转的。如对肾前性 AKI 予以及时补充血容量,肾后性 AKI 及时解除梗阻,重症肾小球疾病予以降压、利尿处理,免疫介导的则可予以糖皮质激素或免疫抑制剂治疗,自身免疫性疾病导致的继发性肾小球病变可予免疫抑制或血浆净化治疗,急性间质性肾炎可考虑糖皮质激素治疗,浆细胞病等血液系统病变可针对基础病治疗等。

七、AKI 的肾脏替代治疗

存在危及生命的水、电解质及酸碱平衡紊乱时应紧急启动肾脏替代治疗(RRT)。可能需要 RRT 的 AKI 并发症包括：①肺水肿；②高钾血症＞6.5 mmol/L,高钾血症引起症状或体征(心脏传导异常、肌无力),或高钾血症＞5.5 mmol/L 且组织持续分解(如横纹肌溶解)或有持续钾吸收(如显著消化道出血)；③尿毒症征象,如心包炎或其他原因无法解释的神志不清；④重度代谢性酸中毒(pH＜7.1)和血容量过多,除非可以通过迅速纠正基础病因(如糖尿病酮症酸中毒)来快速缓解酸中毒；⑤急性中毒。

若适当药物治疗无法缓解上述并发症,通常就要紧急实施 RRT。对 AKI 患者何时开始 RRT 尚未达成一致意见。近年来,越来越多的研究提示：早期开始(AKI-1 期或 2期)连续性肾脏替代疗法(CRRT)治疗可改善危重患者的预后,而在 3 期选择 RRT 则难以改善预后。但既往对早期肾脏替代治疗量化的标准还没有达成一致。

RRT 包括间歇血液透析(intermittent hemodialysis，IHD)、腹膜透析、连续性肾脏替代疗法(CRRT)以及混合型治疗,如延长的间歇性肾脏替代治疗(prolonged intermittent renal replacement therapy，PIRRT)。现有数据不支持任何一种特殊 RRT 模式在 AKI 患者中比其他模式更有优势。因此,应根据当地专家经验及专业人员和机器设备的具体条件决定治疗模式。血流动力学不稳定者,合并急性脑损伤,或由其他原因导致颅内压增高或广泛脑水肿的,或脓毒症患者,建议予 CRRT。CRRT 的启动时机可参考维琴察国际肾脏病研究所(International Renal Research Institute Vicenza，IRRIV)的评分表(表 6-4)。

表 6-4 CRRT 启动时机：IRRIV 评分表

参数	数值	AUC	评分/分
ICU 第 1 天最低 MAP	≤65 mmHg	0.61	1
ICU 第 1 天最高体温	≥38.2 ℃	0.57	2
ICU 第 1 天最低 HCO_3^-	≤23 mmol/L	0.60	1
ICU 第 1 天最少尿量	≤40 ml/h	0.60	1
ICU 第 1 天最高 SOFA 肾评分	≥2 分	0.73	2
ICU 第 1 天有创机械通气		0.52	1.5
ICU 内 Scr 评分	≥0.3 mg/dl	0.63	1.5
液体超负荷	≥10%	0.47	1
启动 CRRT 建议(包括一项肾性评分)	≥3.5 分	0.81	0~11

SOFA 的肾评分见表 6-5。

表 6-5　序贯器官衰竭估计(SOFA)评分

系统	参数	评分				
		0	1	2	3	4
呼吸	氧合指数(kPa)	>53.3	40~53.3	26.6~40	13.3~26.6	<13.3
	呼吸支持(是/否)	否	否	否	是	是
凝血	血小板(×10⁹/L)	>150	101~150	51~100	21~50	<21
肝脏	胆红素(μmol/L)	<20	20~32	33~101	102~204	>204
循环	平均动脉压(mmHg)	≥70	<70	<70	<70	<70
	多巴胺[μg/(kg·min)]	≤5	≤5	≤5	>5	>5
	肾上腺素[μg/(kg·min)]	≤0.1	≤0.1	≤0.1	≤0.1	>0.1
	去甲肾[μg/(kg·min)]	≤0.1	≤0.1	≤0.1	≤0.1	>0.1
	多巴酚丁胺(是/否)	否	否	是	是	是
神经	GCS 评分(分)	15	13~14	10~12	6~9	<6
肾脏	肌酐(μmol/L)	>110	110~170	171~299	300~400	>400
	24 h 尿量(ml)	>500	>500	>500	201~500	<200

CRRT 的启动时机也可以根据表 6-6 的具体指标来决定。

表 6-6　推荐开始 CRRT 治疗指标

指征	具体指标	替代治疗
代谢异常	Scr>300 μmol/L 或 BUN>30 mmol/L	符合 1 项即可开始 CRRT；符合 2 项必须开始 CRRT
	血钾>6.5 mmol/L	
	血钠>160 mmol/L 或血钠<115 mmol/L	
	高镁血症>4 μmol/L 伴无尿或腱反射消失	
酸中毒	pH<7.1 或 HCO₃⁻ <13 mmol/L	
少尿/无尿	非梗阻性少尿 4 d(尿量<200 ml/12 h)	
	无尿 2 d(尿量<50 mL/12 h)	
容量超负荷	利尿剂无反应的水肿(尤其是肺水肿)	
怀疑累及相关终末器官	心内膜炎、脑病、神经系统病变或肌病	

合并循环性休克、合并肝衰竭和(或)乳酸性酸中毒的 AKI 患者行 RRT 时,推荐用碳酸氢盐而非乳酸盐作为透析液和置换液的缓冲碱。

置换液的配置方法见表 6-7,配置完成后各种置换液的溶质终浓度详见表 6-8。

表 6-7 各种置换液的配置方法

组成	标准	钾 3.5	钾 4.0	钠 130	钠 135
0.9%氯化钠(ml)	3 000	3 000	3 000	2 260	2 800
注射用水(ml)	1 000	1 000	1 000	1 340	1 200
10%氯化钾(ml)	10	11	12.8	10	10
5%氯化钙(ml)	20	20	20	20	20
25%硫酸镁(ml)	3.2	3.2	3.2	3.2	3.2
5%碳酸氢钠(ml)	250	250	250	250	250
50%葡萄糖(ml)	10	10	10	10	10
总量(ml)	4 293.2	4 294.2	4 296	4 293.2	4 293.2

表 6-8 各种置换液的溶质终浓度

置换液	钾	钠	氯	钙	镁	碳酸氢根	葡萄糖
标准(mmol/L)	3.1	142	114.8	2.10	1.55	34.7	6.47
钾 3.5(mmol/L)	3.5	142	115.1	2.09	1.55	34.7	6.47
钾 4.0(mmol/L)	4.0	142	115.6	2.09	1.55	34.6	6.47
钠 135(mmol/L)	3.1	135	107.7	2.10	1.55	34.7	6.47
钠 130(mmol/L)	3.1	130	88.3	2.10	1.55	34.7	6.47

为达到溶质的清除充分,AKI 患者行 CRRT,推荐超滤量为 $20\sim25$ ml/(kg·h),推荐每周尿素清除指数(Kt/V)值为 3.9。要达到指南的目标,需选择合适的滤器,采取合适的治疗模式(表 6-9)。CRRT 有多种模式,主要区别在于溶质运输机制的不同。RRT 通过弥散/对流清除溶质。弥散是由血液和透析特有的溶质浓度差来驱动的。血液滤过会运用对流,这一过程中的溶质会顺着流体静压梯度移动。现今,CRRT 多用静脉-静脉通路连接透析器/血液过滤器,借助体外血泵驱动循环,均需放置双腔静脉血液透析导管。动脉-静脉方式由 MAP 与静脉压之间的梯度来驱动循环,因存在栓塞、出血风险,目前已不再使用。

表 6-9 CRRT 的不同治疗模式

类别	治疗原理		滤器超滤系数	血流量 Qb(ml/min)	置换(透析)液速率		主要特点
	对流	弥散			Qf[ml/(kg·h)]	Qd (ml/min)	
CVVH	高	低	高通量	100~200	>35	无	血流动力学稳定,可持续清除水分和溶质
CVVHD	低	高	高或低通量	100~200	无	10~20	中分子溶质清除率低

续 表

类别	治疗原理		滤器超滤系数	血流量 Qb(ml/min)	置换(透析)液速率		主要特点
	对流	弥散			Qf[ml/(kg·h)]	Qd(ml/min)	
CVVHDF	高	高	高通量	100~200	35	20~40	中小分子物质清除效率高
SCUF	低	低	高或低通量	100~200	无	无	治疗单纯液体过剩,溶质清除效率低

注:CVVH,持续性静脉-静脉血液滤过;CVVHD,持续性静脉-静脉血液透析;CVVHDF,持续性静脉-静脉血液透析滤过;SCUF,缓慢持续超滤。高通量,滤器 Lp>20;低通量,滤器 Lp<10;Lp 为单位面积膜超滤系数。

AKI 液体超负荷是开始 RRT 的重要时机。有研究显示,相对于间歇性血液透析(IHD),CRRT 更有助于 AKI 时患者的液体管理。CRRT 时液体管理的策略包括设定患者溶质清除目标及液体平衡目标;设定置换液量时注重超滤量、补液量,以达到 CRRT 的液体平衡及患者总的液体平衡(图 6-3)。

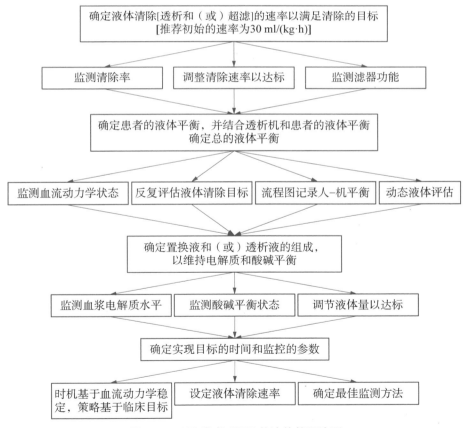

图 6-3 AKI 患者 CRRT 的液体管理流程

精准的 CRRT 已经要求从 24 h 对液体平衡的评估到每小时对液体平衡的评估,并由液体清除向液体调节转化。CRRT 中超滤率是变化的,需根据患者需求和治疗的目标随时再评价;液体的清除量由患者的具体情况及治疗的目标决定,而不是仅仅基于医师的评估。逐步的液体管理包括:①确定液体清除[透析和(或)超滤]的速率以满足清除的目标[推荐初始的速率为 30 ml/(kg·h)];②确定患者的液体平衡,并结合透析机和患者的液体平衡确定总的液体平衡;③确定置换和(或)透析液的组成,以维持电解质和酸碱平衡;④确定实现目标的时间和监控的参数。

AKI 患者进行 RRT 时,体外循环导致凝血的内源性、外源性激活和血小板活化。通常需要通过抗凝来预防透析器或血滤器凝血。进行 RRT 时,对于无明显出血风险、无明显凝血功能障碍、未使用全身抗凝治疗的 AKI 患者推荐抗凝。关于 RRT 的抗凝决策见图 6-4。

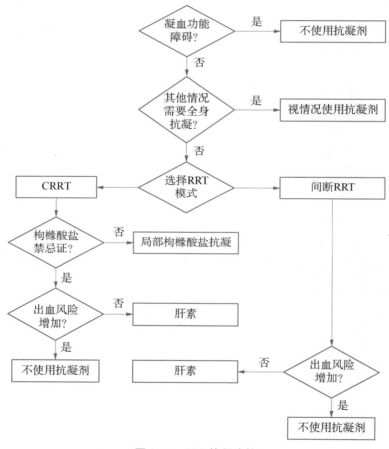

图 6-4　RRT 抗凝决策

对无活动性出血以及基线出凝血相关指标基本正常的患者,可采用全身肝素或低分子肝素抗凝。肝素抗凝经验性方法见表 6-10。

表 6-10　肝素抗凝经验性方法

分类	首剂	维持剂量
无体重数据	2 000~5 000 U	500~2 000 U/h
有体重数据	25~30 U/kg	5~10 U/(kg · h)

低分子肝素用法:首剂 20~50 IU/kg,维持 10~20 IU/(kg · h)。低分子肝素剂量单位为 WHO IUa Xa, 0.3 ml 含 3 075 IU, 0.4 ml 含 4 100 IU, 0.6 ml 含 6 150 IU。抗凝靶目标:抗 Xa 因子 0.25~0.35 IU/ml。

对于高出血风险且无肝衰竭患者,可采用枸橼酸盐抗凝。枸橼酸盐理想的抗凝血浓度是 3~4 mmol/L,滤器后的游离钙离子浓度<0.35 mmol/L,外周血游离钙离子浓度维持在 1.0~1.2 mmol/L。高出血风险是指有活动性出血,过去 24 h 内有过出血,血小板计数<60×10⁹/L, INR>2,APTT 超过 60 s。

BEST 肾脏研究组评估了当前关于 CRRT 终止的试验,发现大约 50% 接受 CRRT 治疗的危重患者于还在接受其他完全生命支持治疗的时候就终止了 CRRT 的治疗。尿量是一个能够成功判断 CRRT 治疗的重要的预测指标。在没有任何利尿措施干预的情况下,尿量>400 ml/d 是一个有效指征。在急性肾小球坏死(ATN)研究中,当测得肌酐清除率>20 ml/min 时,停止甚至行支持疗法,而肌酐清除率在 12~20 ml/min 时需要谨慎评估。简而言之,CRRT 何时终止取决于为何开始。CRRT 停机时机见图 6-5。

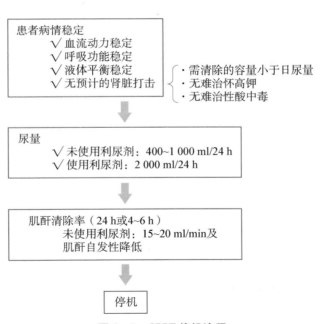

图 6-5　CRRT 停机流程

（薛　骏）

第二节　横纹肌溶解症

横纹肌溶解症(rhabdomyolysis，RM)是多种因素造成的横纹肌细胞损伤、细胞膜完整性受损、大量肌红蛋白和肌酸激酶等肌细胞内容物释放进入血液的一种临床综合征。表现为肌酸激酶(CK)显著升高，并可能出现肌肉疼痛和肌红蛋白尿。患者出现肌肉肿胀、酸痛，同时伴有肌肉紧张，严重者皮肤可出现张力性水泡和局部组织坏死。病情的严重程度不一，轻则为无症状的血清肌酶升高，重则出现严重的电解质紊乱和急性肾损伤相关的危及生命的疾病。据报道，横纹肌溶解症约有 1/3 的患者发生急性肾损伤(AKI)，病情严重时可以出现少尿、无尿及严重的氮质血症。横纹肌溶解症病因及并发症多样，不同的发病机制导致临床表现不一，容易造成误诊漏诊，并导致治疗复杂化。

一、病因

横纹肌溶解症的病因在不同的年龄阶段中存在差异。创伤、药物及感染是成人发生横纹肌溶解症的主要病因；创伤、病毒感染及运动是造成儿童横纹肌溶解症的主要病因；感染、肌肉缺血/缺氧、内分泌代谢异常是老年人发生横纹肌溶解症的主要病因。通常可以依据病史或发病前的情况以及临床表现来明确具体病因。住院患者也易合并横纹肌溶解症，尤其是入住 ICU 的重症患者。横纹肌溶解症的潜在病因有多种，已知的病因有200 种以上，例如骨骼肌损伤、长期卧床、肌肉过度活动、中暑或高热、低温、大面积烧伤、遗传性代谢性肌病、服用膳食补充剂或减肥补充剂、感染、电解质紊乱、内分泌失调、肾脏疾病、血管或心脏手术、镰状细胞性贫血、炎症性肌病、过度/长期饮酒或吸毒、服用他汀类药物和抗精神病药物等。这些病因大致可以分为 3 类：创伤性或肌肉挤压性病因、非创伤劳累性病因、非创伤非劳累性病因。

(一) 创伤性或肌肉挤压性病因

横纹肌溶解症是严重创伤后的一种危重并发症，最常见的病因为挤压伤。在挤压伤综合征患者中，横纹肌溶解的发生是因为坏死的肌肉组织在肌肉压迫解除后进入血液循环，可见于在车祸或建筑倒塌受到挤压的伤员。创伤性或肌肉挤压性病因还可以见于以下情况：用力摆脱束缚者、酷刑受害者或受虐待者；长时间手术中保持体位造成的肌肉受压，或是血管在手术中长时间闭塞(如使用止血带或长时间血管钳闭)；任意原因导致昏迷或是清醒患者被迫数小时保持相同姿势而导致的制动；高压电击伤(如闪电击中或接触高压电源)或大面积Ⅲ度烧伤，可直接导致肌纤维损伤。

(二) 非创伤劳累性病因

在肌肉正常的个体中，当肌肉的能量供应不能满足需求时也会发生横纹肌溶解症。过量体育锻炼或军事训练，尤其是在闷热潮湿的环境下，常出现亚临床肌红蛋白血症、肌红蛋白尿和血清肌酸激酶升高。病理性运动功能亢进状态可以导致肌肉正常的个体发生横纹肌溶解症，例如癫痫大发作、震颤性谵妄及精神病性激越等。

代谢性肌病包括脂质沉积性肌病、糖原累积病及线粒体肌病等。患者通常表现为骨骼肌易疲劳性。在较高强度运动、饥饿、发热或重症疾病的情况下,容易出现肌细胞的坏死,从而导致横纹肌溶解症。代谢性肌病在总体横纹肌溶解症病例中所占比例极小,劳累后反复发作是其特征性表现。代谢性肌病出现肌肉坏死的确切机制尚未明确,但很可能是由于运动时肌肉产能不足导致腺苷三磷酸(ATP)和磷酸肌酸耗竭,从而导致肌细胞完整性受损。此外,进行性肌营养不良症患者在过量运动后也会出现横纹肌溶解症。

极度炎热和体温调节障碍也是常见的病因,例如神经阻滞剂恶性综合征、恶性高热和中暑等。恶性高热可导致钙不受调控地从肌质网进入细胞内间隙,钙持续升高会导致肌肉持续收缩,造成 ATP 耗竭,从而引起高钾血症和横纹肌溶解症。低体温引起血管显著收缩或者过度颤抖和(或)全身缺氧,同样可以导致横纹肌溶解症。

(三)非劳累非创伤性病因

非劳累非创伤性原因包括药物和毒素、感染、电解质紊乱、内分泌疾病及炎性肌病等。

造成横纹肌溶解症最常见的毒物为代谢性毒物,如一氧化碳。重度一氧化碳中毒后患者处于缺氧昏迷状态,人体的诱导运动机制等生理反射消失,自主运动消失,受压一侧受到持续压迫,加之在严重缺氧状态下,受压部位组织损害更为严重,进而导致横纹肌溶解症。蛇毒、昆虫毒液、蕈类中毒等也可引起横纹肌溶解症。某些鱼类中含有未知毒素,在食用鱼类 24 h 内出现的横纹肌溶解症被称为哈夫病(Haff disease)。

某些药物(例如他汀类药物)可导致直接肌肉损伤。他汀类药物引起的横纹肌溶解症发病率为 0.1%~0.2%,多在服药后 36 h 至 24 个月间发生,大部分发生在用药 3 个月以后。部分药物还通过限制肌肉血供来间接损伤肌肉。可引起横纹肌溶解症的药物分成 6 大类:抗精神病药和抗抑郁药、镇静催眠药、抗组胺剂、降血脂药、成瘾药及其他。

甲型和乙型流感病毒、柯萨奇病毒、EB 病毒、单纯疱疹病毒、副流感病毒(parainfluenza viruses,PIV)、腺病毒、埃可病毒、HIV 和巨细胞病毒、COVID-19 病毒感染也可导致横纹肌溶解症。肺炎球菌和军团菌感染后所致的细菌性肺炎更易发生横纹肌溶解症。对于无直接肌肉感染的脓毒症患者,肌肉损伤可能是由于毒素,或是由于发热、寒战和脱水导致的。中毒性休克综合征(最常由循环中的链球菌或葡萄球菌外毒素引起)也可导致横纹肌溶解症。

临床上,引起横纹肌溶解症的电解质紊乱以低钾血症、低磷血症、低钠血症及低钙血症等较为多见。出现横纹肌溶解症后又可加重电解质紊乱,造成一种恶性循环。在运动过程中肌细胞释放的钾通常能介导血管舒张,适当增加肌肉的血流量。严重低钾血症时由于钾释放减少,导致运动时肌肉血流量减少,从而促发横纹肌溶解症。在低钾血症性和低磷血症性横纹肌溶解症中,血清钾和磷水平可能低估或掩盖了全身电解质耗竭的情况,因为肌肉坏死时细胞内储存的这些电解质被释放。

内分泌疾病,包括糖尿病和甲状腺疾病,也与横纹肌溶解症相关。甲状腺功能减退患者常伴有肌痛和轻至中度血清肌酸激酶升高。1892 年,Kocher 首次描述甲减性肌病,肌肉无力和肌肥大最具特征,触之硬,可有压痛。假性肌强直可为本病的另一个特点,血清肌酶增高,临床上容易漏诊和误诊。其他一些内分泌疾病中也偶有横纹肌溶解的报道,包括甲状腺功能亢进和嗜铬细胞瘤。

二、发病机制

横纹肌溶解症的中间环节为肌细胞死亡造成的,肌细胞死亡可能由各种原因触发。损伤的最终共同途径是细胞内游离的胞质和线粒体钙离子增加。这可能是由作为细胞能量来源的 ATP 耗竭和(或)质膜的直接损伤和破裂引起。而质膜的损伤也会导致 ATP 耗竭。

正常情况下,肌细胞的钠-钾- ATP 酶泵和钙- ATP 酶泵使细胞内保持低的 Na^+ 和 Ca^{2+} 浓度以及高的 K^+ 浓度。各种原因导致的肌细胞膜直接损伤或能量产生障碍会导致泵功能障碍(钠、钾- ATP 酶泵和钙- ATP 酶泵)。细胞转运机制崩溃后细胞内 Na^+ 和 Ca^{2+} 浓度升高,高细胞内钙水平增强了钙依赖性蛋白酶和磷脂酶的活性。这两种酶可破坏肌原纤维、细胞骨架和膜蛋白,导致大量的细胞内代谢物以及细胞内物质等渗漏入循环。临床上,诱发横纹肌溶解症的因素多种多样,不同诱因引起横纹肌溶解症的具体作用机制还有待于进一步研究。

三、临床表现

横纹肌溶解症的临床表现差异很大,与严重程度有关。轻症患者无明显临床症状,部分严重患者可出现典型三联征——肌肉酸痛、全身乏力及肌红蛋白尿(外观为红色至棕色尿),以及血清肌酶升高。肌肉酸痛及全身乏力或红棕色尿在程度上有很大差异。50%以上的患者可能没有肌肉症状,不过偶尔也有患者发生剧痛。近端肌群(如大腿和肩部)以及腰部和小腿肌肉的疼痛通常最为显著。尿中肌红蛋白>1 g/L 时尿呈红褐色。在成人患者中高达 80%有深色尿,而在儿童患者中,具有深色尿的比例为 5.3%~68%不等。其他肌肉症状包括僵硬和痉挛。存在典型三联征的患者不足 10%。多数患者表现为无症状或非特异性症状,如发热、腹痛、恶心及呕吐等。

横纹肌溶解症的其他临床表现包括电解质异常、肝功能异常等。可能出现低血容量、高钾血症、高磷血症、低钙血症、高尿酸血症及代谢性酸中毒。高钾血症可能导致心律失常。严重的情况下会出现急性肾损伤、高钙血症、骨筋膜室综合征以及罕见的弥散性血管内凝血(DIC)。

四、辅助检查

横纹肌溶解症的特征性实验室检查结果为肌酸激酶及其他肌酶急剧升高,血清肌酸激酶水平在肌肉损伤开始后的 2~12 h 内开始升高,并在 24~72 h 内达峰。其通常在肌肉损伤停止后的 3~5 d 内下降。肌酸激酶的血清半衰期约为 1.5 d,下降速度相对恒定,约为前一天的 40%~50%。若患者的肌酸激酶水平没有出现预期的降低,则可能存在持续性肌肉损伤或发生骨筋膜室综合征。其他特征性表现为红色至棕色的肌红蛋白尿,但肌红蛋白清除较快。因此,患者经常无此表现。血清肌酸激酶一般完全或几乎完是全

MM 亚型,即骨骼肌型,但有可能存在少量的肌红蛋白亚型。肌酸激酶水平通常至少 5 倍于正常上限,常大于 5 000 U/L。心肌、骨骼肌和脑中均存在肌酸激酶,为鉴别肌酸激酶的来源,常进行其同工酶分析,健康人心肌型肌酸激酶同工酶(CK - MB)/肌酸激酶(CK)<1%,当其比值在 1%～3% 提示为骨骼肌受损。肌红蛋白尿会导致试纸尿干化学测显示血细胞阳性,但尿液显微镜检查不会发现红细胞。

肌活检对于明确横纹肌溶解症的病因非常重要,尤其是在可疑代谢性肌病的时候。但是选择肌活检的时机很重要,因为在横纹肌溶解症发生时大量坏死肌纤维可能会掩盖遗传性肌病的特征。所以,建议肌活检在横纹肌溶解症恢复之后进行检查。值得注意的是,对于免疫介导的坏死性肌病,肌活检特点为坏死肌纤维为主,与横纹肌溶解症不易区分,这时需要行肌炎特异性抗体的检测,如信号识别颗粒(signal recognition particle, SRP)、羟甲基戊二酰辅酶 A 还原酶(HMG-CoA reductase, HMGCR)抗体。在一些肌痛的患者中,如果出现下述症状时行建议行肌活检:肌红蛋白尿、再振作现象、肌肉肥大或萎缩、肌酸激酶高于正常 2～3 倍,或者肌电图存在肌源性损害。特殊组织病理染色能够提供横纹肌溶解症的病因,例如肌肉活检显示空泡合并糖原累积性肌病可考虑糖原代谢障碍,镜下可见破碎红纤维、细胞色素 C 氧化酶(cytochrome C oxidase,COX)阴性纤维可考虑线粒体肌病。必要时行免疫组织化学染色。

五、诊断

快速识别横纹肌溶解症极其重要,但目前尚无统一的诊断标准。肌酸激酶升高仍然是目前临床采用的主要诊断标准,但不同研究确立的阈值并不统一。大多数研究将肌酸激酶>200 U/L 作为临界值,将>5 倍临界值,即大于 1 000 U/L 作为横纹肌溶解症的诊断标准。但是,值得注意的是肌酸激酶的数值并不能完全反映横纹肌溶解症严重程度。而且肌酸激酶的数值受检测方法、种族、性别及运动等多方面的影响,并且在急性状态下可迅速升高。因此,应该结合临床实际情况审慎地解读肌酸激酶水平。

若患者长期制动或者昏迷,或因其他原因而不能提供病史,且至少有 1 种下列情况时,则应怀疑横纹肌溶解:肌肉压痛;皮肤压迫性坏死;多发性创伤或挤压伤的体征;提示细胞破坏的血液生化检查异常,如高钾血症、高磷血症和或低钙血症;有急性肾损伤的证据;急性肌无力;肌酸激酶显著升高。

诊断性实验室检查主要包括肌酸激酶和尿液分析。

1. 肌酸激酶 除了肌酸激酶升高,其他肌酶通常也会升高(如醛缩酶、氨基转移酶、乳酸脱氢酶),但诊断时通常无须进行此类检查。但对于氨基转移酶或乳酸脱氢酶升高且原因可能为肌肉损伤而非肝损伤或其他问题时,尚未检测肌酸激酶的患者可能需要进行此类检测。

2. 尿液分析 包括试纸尿干化学检测和显微镜评估。应通过常规的试纸尿干化学检测结合显微镜检查来寻找肌红蛋白尿的证据。若存在肌红蛋白尿,那么即使无肉眼可见的红色至红棕色尿,用未分离尿液或离心尿液上清液进行试纸尿干化学检测时也可见"血红素"阳性。需要对新鲜尿液标本的沉渣进行肉眼观察和显微镜检查,以排除红细胞引起的阳性结果。值得注意的是,红细胞经过长时间放置会逐渐溶解,干扰检查结果。

对于持续出现红色至红棕色尿的患者,离心后试纸尿干化学检测血红素为阳性,同时血浆颜色正常且血红素检测结果为阴性,则提示肌红蛋白尿。肌红蛋白尿对诊断横纹肌溶解症的灵敏度不高;患者中有 $25\%\sim50\%$ 可能不存在肌红蛋白尿,因为其清除速度快于肌酸激酶。急性肾功能损伤患者中的肌红蛋白也以相似的方式迅速减少,提示这类患者中存在肾外代谢和清除。

3. 血常规检查 包括血红蛋白、红细胞计数、红细胞比容检查,以估计创伤性横纹肌溶解症中失血、血浆成分的丢失、贫血和少尿期尿潴留的程度;测定血小板、出凝血时间,可确定机体是否存在凝血、纤溶机制的异常;白细胞计数可提示有无感染存在;血气分析及 pH 值测定可提示有无酸中毒。还有一些检查取决于实际临床情况,例如疑似代谢性肌病的评估或者针对滥用药物的毒理学筛查。诊断横纹肌溶解症常不需要肌电图、肌肉磁共振和肌肉活检,这些检查通常仅用于鉴别炎性肌病。

对于有急性神经肌肉疾病的患者或有红棕色尿而不伴其他症状的患者,在血清肌酸激酶水平急剧升高时可将其诊断为横纹肌溶解症。肌酸激酶水平通常至少 5 倍于正常上限,常高于 5 000 U/L。

各种代谢性肌病的临床表现存在细微差别,但存在以下临床情况时应怀疑这类疾病:劳累后横纹肌溶解症复发或伴随禁食或病毒性疾病复发。后两者最常见于肉碱棕榈酰基转移酶缺乏和其他脂质代谢性疾病。病史里有始于童年期的运动不耐受、复发性痛性痉挛及疲劳,以及青春期发作的红棕色尿。

六、鉴别诊断

肌痛、肌酸激酶及其他肌酶升高以及红棕色尿的鉴别诊断范围都相当广泛。但若这几个表现同时存在,肌酸激酶急剧升高且存在肌红蛋白尿,则一般可确诊为横纹肌溶解症。可以根据具体的表现来考虑以下情况,但通常很容易通过病史、体格和实验室检查的结果完成鉴别。

1. 心肌梗死 血清肌酸激酶水平也会在心肌梗死时急剧升高,但单纯横纹肌溶解症患者不会出现缺血性胸痛或心肌梗死的心电图征象。此外,一般表现为骨骼肌型肌酸激酶同工酶(CK-MM)升高,而心肌型肌酸激酶同工酶(CK-MB)只是轻度增高或者不增高。检测肌钙蛋白I(TN-I)和肌钙蛋白T(TN-T)对心肌损伤的灵敏度和特异度均较高,不过它们有时候也会在横纹肌溶解症患者中同时升高。其升高可能与横纹肌溶解患者中的非缺血性心脏事件有关。如果仅是肌钙蛋白T升高,可能是由病变骨骼肌的交叉反应所致。

2. 炎性肌病 炎性肌病患者也可表现出肌痛和肌酸激酶升高,并可能出现肌红蛋白尿。炎症性肌病为慢性,通常有在数周至数月里发生的对称性近端肌无力,实验室异常比横纹肌溶解症患者稳定,以及有全身性特征,如皮肌炎。除了两种疾病同时存在的罕见患者,横纹肌溶解症患者一般不会表现出提示肌炎的肌电图或组织学改变。

3. 免疫介导的坏死性肌病 应用他汀类药物的患者可能会发生免疫介导的坏死性

肌病,表现为肌酸激酶水平显著升高和肌无力,停用他汀类药物后仍无改善,但积极的免疫抑制治疗有效。此类患者的症状和表现(包括肌酸激酶升高)在不进行免疫抑制剂治疗时持续存在。此外,组织病理学变化也可协助鉴别诊断。

4. 周期性瘫痪　周期性瘫痪是一个离子通道病,是由于某些特定的原因导致的细胞膜由于钾离子的缺乏,导致的肌肉细胞出现了一个功能障碍性的疾病。通过监测血清电解质可以进行鉴别诊断。

5. 肾绞痛　对于表现为背痛的患者,横纹肌溶解症可能会与肾绞痛相混淆。肾绞痛大都是由结石所致,而且大部分属于输尿管结石。肾绞痛患者的试纸尿干化学检测可能显示血细胞阳性,但泌尿系结石不会出现肌酸激酶显著升高,也没有肌红蛋白尿。

七、治疗

横纹肌溶解症的治疗主要基于回顾性临床研究、病例报告、动物实验等,尚无治疗指南或专家共识。治疗原则主要包括停止进一步的横纹肌损伤,迅速识别潜在的危及生命的并发症并进行纠正,预防急性肾功能衰竭。

1. 积极治疗原发病、终止肌细胞破坏　针对引起横纹肌溶解症的病因进行治疗,去除破坏肌细胞的因素,遏制肌红蛋白继续入血,避免发生肾损害。具体措施如控制躁动、停止服用药物、治疗感染、纠正代谢异常及必要时手术等。

2. 积极液体复苏是治疗横纹肌溶解症的基石　液体复苏主要功效为保证有效循环血量,防止低血压休克,保证肾脏灌注,排出肾小管中的肌红蛋白,防止肾功能损害。起始时输液速度可达到 $10\sim20\,ml/(kg \cdot h)$,过多输入 0.9% 氯化钠可出现高氯性代谢性酸中毒,可输注林格氏液以避免高氯性代谢性酸中毒。不同研究中,液体类型的选择存在差异,目前并无统一标准。关于液体的量,在避免液体超负荷的情况下,24 h 给予 $6\sim12$ L 的液体可能是合理的。液体开始治疗的时间也暂未明确,有研究认为越早进行补液效果越好,但目前仍缺乏大样本随机试验证实以上观点。

3. 纠正电解质紊乱　常见的高钾血症需要被快速纠正,以免引起严重的心律失常,甚至心跳骤停。在横纹肌溶解症早期阶段存在的低钙血症通常不需要纠正,除非引起急性临床症状或与高钾血症引起心律失常相关时,才需要被纠正。纠正高磷血症时需密切监测血磷及血钙水平,原因是血磷水平升高可能会加重坏死肌肉组织中钙沉淀。

4. 碱化尿液　输注碳酸氢钠可碱化尿液以防止肾小管内管型沉积,一般尿液 pH>6.5;另外,输注碳酸氢钠还同时可以纠正酸中毒及高钾血症。临床上,通过使用碳酸氢盐碱化尿液达到预防急性肾损伤(AKI)的目的,但缺乏前瞻性随机研究。肌红蛋白在酸性条件下更易于沉淀,理论上碱化尿液可减少肌红蛋白沉淀及毒性作用,降低氧化还原反应的发生,从而减少肾损伤。当尿液 pH>6.5 时,能纠正代谢性酸中毒及预防 AKI。但在不引起全身代谢性碱中毒的情况下,可能很难实现尿液碱化。因此,碳酸氢盐在治疗横纹肌溶解症患者时并不是必需的,可能并不比生理盐水获益更多。

5. 甘露醇的应用　目前,关于甘露醇的使用研究甚少,且并未达成共识。有研究认为,甘露醇可预防急性损伤的发生,使用甘露醇理论上可以利尿,增加肾脏灌注、肌红蛋白排泄,以及减轻对肾脏的直接损伤,甘露醇还有一定的抗氧化作用。此外,甘露醇可以作为血管内容量扩张剂和血管扩张剂,减轻肾缺血。甘露醇还可用于降低筋膜间隔压力,以防止骨筋膜室综合征的发展,但也可能引起肾前氮质血症的潜在恶化。有学者认为不应常规使用甘露醇,尤其是对低血容量和无尿的患者。在有效循环血量不足和急性肾损伤时不给予甘露醇。

6. 血液净化治疗　　肌红蛋白的相对分子质量为17 500,应用血液滤过和血浆置换可有效清除肌红蛋白。血液透析可清除小分子物质,正常情况下无法清除肌红蛋白,但采用高截留的血液透析也可清除血中肌红蛋白。肌红蛋白浓度越高越容易出现急性肾功能障碍。目前,建议血肌红蛋白>15～20 mg/L时行血液净化治疗。当出现肌红蛋白相关的急性肾损伤时血液滤过还可清除水分及肌酐等小分子物质,纠正电解质紊乱,缩短肾功能恢复的时间,减少并发症的发生。

7. 其他治疗　　可使用自由基清除剂(己酮可可碱、维生素C及维生素E等)和抗氧化剂治疗横纹肌溶解症,但目前仍缺乏对照试验。其他并发症:①骨筋膜室综合征,通常需给予筋膜室切开术治疗;②肝功能及心肌损伤,加用保肝及保护心肌等药物治疗。通常情况下,引起横纹肌溶解症的根本原因得到纠正,DIC会在几天后自行消退,但如果出现出血性并发症,就需使用血小板、维生素K及新鲜冰冻血浆进行治疗。

八、预后

横纹肌溶解症的预后取决于原发病因及由此导致的并发症,病情严重程度及预后与血肌红蛋白升高程度相关。另外,肾损伤的程度越严重,患者预后也越差。因此,临床上应密切监测血肌酸激酶及肌红蛋白,早期积极治疗、及时祛除病因,尽可能避免出现肾功能异常;若肾功能恢复,则大部分患者预后良好。

(田　觅)

参考文献

［1］李文哲,潘鹏飞,宋云林,等. 急性肾损伤的液体管理［J］. 肾脏病与透析肾移植杂志,2018,24(5):478-482.

［2］BELLOMO R, RONCO C, KELLUM J A, et al. Acute renal failure-definition, outcome measures, animal models, fluid therapy and information technology needs: the Second International Consensus Conference of the Acute Dialysis Quality Initiative (ADQI) Group ［J］. Crit Care, 2004,8:R204-212.

［3］BOSCH X, POCH E, GRAU J M. Rhabdomyolysis and acute kidney injury ［J］. N Engl J Med, 2009,361(1):62-72.

［4］HOHENEGGER M. Drug induced rhabdomyolysis ［J］. Curr Opin Pharmacol, 2012,12(3):335-339.

［5］KHWAJA A. KDIGO clinical practice guideline for acute kidney injury ［J］. Nephron Clin pract, 2012,120(4):179-184.

［6］ MACEDO E, MEHTA R L. Continuous dialysis therapies: core curriculum 2016 [J]. Am J KidneyDis, 2016, 68:645.

［7］ MCMAHON G M, ZENG X, WAIKAR S S. A risk prediction score for kidney failure or mortality in rhabdomyolysis [J]. JAMA Intern Med, 2013,173(19): 1821 - 1828.

［8］ MEHTA R L, PASCUAL M T, SOROKO S, et al. Spectrum of acute renal failure in the intensive care unit: the PICARD experience [J]. Kidney Int, 2004; 66:1613.

［9］ PETEJOVA N, MARTINEK A. Acute kidney injury due to rhabdomyolysis and renal replacement therapy: a critical review [J]. Crit Care, 2014,18(3):224.

［10］ ZIMMERMAN J L, SHEN M C. Rhabdomyolysis [J]. Chest, 2013,144(3): 1058 - 1065.

第七章 感 染

第一节 重症感染与脓毒症

重症感染、严重脓毒症和脓毒症休克的治疗虽然取得了一些进展，但病死率仍居高不下。美国重症感染的人群发病率为300/10万，50％为非ICU住院患者，25％在院内死亡，脓毒症休克的病死率高达50％以上。多中心临床研究结果显示我国重症感染的发病率和病死率与美国持平甚至更高，但不同地区重症感染的流行病学特征差异很大。

1995—2015年间，脓毒症全球年均发病率为437/10万。全球数据显示，2017年估计有4890万例新发脓毒症，死亡人数约为110万（死亡率19.7％）。其中60％～85％为年龄≥65岁的老年患者，随着人口老龄化程度的增加，脓毒症发生率将继续增加。

近年来，引起脓毒症的病原微生物正发生改变，革兰氏阴性菌数量继续持平，革兰氏阳性菌成为最常见的病原体，真菌的数量有所增加，但仍低于细菌。还有50％脓毒症病例未发现微生物（培养阴性）。

一、感染的定义

由病毒、细菌、真菌、衣原体、支原体、立克次体、螺旋体、原虫及蠕虫等引起的疾病称为感染性疾病，其中具有传染性并可导致不同程度流行的疾病被称为传染病。

二、重症感染定义

重症感染是指致病微生物在机体内生长繁殖，引起某一脏器或全身感染，且因感染而致该脏器或全身多脏器功能衰竭或死亡。

三、重症感染的常见病原体

引起重症感染的细菌主要包括肺炎克雷伯菌、大肠埃希菌、不动杆菌、变形杆菌、铜绿假单胞菌、金黄色葡萄球菌、肺炎双球菌及表皮葡萄球菌等。同时，病毒、真菌所致的重症感染的发生率有所增加。

四、重症感染的部位和病种

（1）中枢神经系统感染：包括化脓性脑膜炎、脑膜脑炎及脑室炎等。
（2）呼吸系统感染：包括呼吸机相关性肺炎、重症肺炎等。

（3）心血管系统感染：包括感染性心内膜炎、暴发性心肌炎。

（4）消化系统感染：包括化脓性胆管炎、坏死性胰腺炎、弥漫性腹膜炎等。

（5）血液系统和全身性感染：包括血流感染、败血症、脓毒症及感染性休克。

（6）软组织感染或多发性脓肿：包括脑、肺、肝、胸腔、腹腔等并发的器官功能衰竭或微循环障碍。

五、常见的重症感染

（一）重症肺炎

（1）定义：主要是指除常见呼吸系统症状外，并发急性呼吸衰竭、血流动力学障碍及其他器官功能障碍，需要呼吸循环支持和加强支持治疗的肺炎。病例多见于社区获得性肺炎（community acquired pneumonia，CAP），也可发生于医院获得性肺炎（hospital acquired pneumonia，HAP）中。

（2）诊断标准：主要依据为美国 IDSA/ATS 成人社区获得性肺炎诊疗指南。

1）主要标准：①需要有创机械通气；②需要应用升压药物的脓毒症休克。

2）次要标准：①呼吸频率＞30 次/分；②氧合指数（PaO_2/FiO_2）＜250；③多肺叶受累；④意识障碍；⑤尿毒症［BUN＞7.1 mmol/L（20 mg/dl）］；⑥白细胞减少症（WBC 计数＜4×10⁹/L）；⑦血小板减少症（血小板计数＜100×10⁹/L）；⑧体温降低（中心体温＜36 ℃）；⑨低血压需要液体复苏。

符合 1 条主要标准或至少 3 项次要标准，可予诊断。

（二）血流感染

（1）定义：各种病原微生物浸入血流后导致的全身炎症反应，严重的可导致脓毒血症、多器官功能衰竭、感染性休克及弥散性血管内凝血等并发症。

（2）诊断标准：菌血症持续数小时至数天以上且伴有畏寒、寒战、发热体温＞38 ℃或＜36 ℃，并伴有下列情况之一者。①有入侵门户或迁徙病灶；②有全身中毒症状而无明显感染灶；③有皮疹出血点、肝、脾肿大、血液中性细胞增多伴核左移，且无其他原因可以解释；④收缩压低于 12 kPa（90 mmHg）或较原收缩压下降超过 5.3 kPa（40 mmHg）。

凝固酶阴性葡萄球菌感染需注意两次血培养获同一种病原菌，或血培养结果与脓液、胸腔积液、腹水等标本或置入物培养结果为同一种病原菌。

具备下列任一项，可拟诊导管相关的血流感染：①具有导管相关的严重感染表现，在拔除导管和适当抗生素治疗后症状消退；②菌血症或真菌血症患者，有发热、寒战和（或）低血压等临床表现且至少有 1 各血培养阳性（导管血或外周血均可），其结果为皮肤共生菌（例如类白喉菌、芽孢杆菌、丙酸菌、凝固酶阴性葡萄球菌、微小球菌和念珠菌等），但导管节段培养阴性，且没有其他可引起血行感染的来源可寻。

（三）重症中枢性感染

（1）定义：中枢神经系统感染系指各种生物性病原体侵犯中枢神经系统实质、被膜及血管等引起的急性或慢性炎症性（或非炎症性）疾病。根据感染的部位可分为：①脑炎、脊髓炎或脑脊髓炎；②脑膜炎、脊膜炎或脑脊膜炎；③脑膜脑炎，脑实质与脑膜合并受累；④脑脓肿。

(2) 临床表现：重症中枢神经系统感染以惊厥、呼吸衰竭、意识障碍及持续高热为主要临床症状，甚至可以出现脑疝，病死率高，可遗留严重的后遗症。

（四）重症皮肤软组织感染

皮肤软组织感染的定义为涉及皮肤和皮下软组织的感染。重症皮肤软组织感染则是指除局部表现外还出现系统症状，如发热、心动过速及血压下降等，甚至危及生命，比如坏死性筋膜炎；复杂性皮肤和软组织感染的定义为深层软组织感染、手术或创伤创面感、巨大脓肿、蜂窝织炎及感染溃疡或烧伤后感染。

六、重症感染的特点

（一）器官功能损害

感染可以直接导致受累器官的损害，也可以因失调的免疫炎症反应导致其他器官的损伤，甚至多器官功能障碍。

（二）早期诊断困难

早期确诊重症感染是治疗成功的基础，需要综合症状、体征、监测指标、实验室结果做出判断，其中生物标志物是协助诊断的有力工具。理想的生物标志物能帮助早期诊断、危险分层、治疗监测和预后判断。迄今为止，可用于感染的标志物多达170种，但各有局限性，理想的标志物仍需探索。

（三）治疗方法复杂

既要针对感染原发病进行有效处理，又要针对脓毒症的病理生理进行全身管理。重症感染全身性特点导致对其发病机制、治疗方案和疗效评价的研究困难。

七、重症感染的处理原则

(1) 去除病因和诱因：①内科抗感染治疗；②外科手术干预。

(2) 液体复苏。

(3) 重要器官功能支持治疗。

(4) 合理营养支持治疗。

(5) 维持内环境的稳定。

八、成人脓毒症综合征

（一）定义

脓毒症是包括生理、生物和生化异常的临床综合征，严重程度不一，轻则感染和发生菌血症，重则进展成严重脓毒症和脓毒性休克、多器官功能不全(MODS)和死亡。目前，脓毒症定义未完全统一，主要按照美国危重病医学会(SCCM)和欧洲重症监护医学会(ESICM)的专家意见。

1. **脓毒症** 2016年，SCCM/ESICM工作组将脓毒症定义为宿主对感染的反应失调导致危及生命的器官功能障碍；SCCM/ESICM工作组将器官功能障碍定义为SOFA

评分增加 2 分或以上的情况。

2. **严重脓毒症**　最初是指脓毒症引起的组织灌注不足(如乳酸升高和少尿)或器官功能障碍(如肌酐升高和凝血障碍);自 2016 年起脓毒症和脓毒性休克的定义涵盖了有组织灌注不足和器官功能障碍证据的患者,从此就不再使用严重脓毒症和全身炎症反应综合征(SIRS)了。

3. **脓毒性休克**　脓毒性休克是一种血管扩张性/分布性休克。脓毒性休克是指循环、细胞和代谢异常的脓毒症,比单纯脓毒症的死亡风险更大。

(二) 脓毒症发病机制

脓毒症的根本发病机制尚未明确,涉及复杂的全身炎症网络效应、基因多态性、免疫功能障碍、凝血功能异常、组织损伤以及宿主对不同感染病原微生物及其毒素的异常反应等多个方面,与机体多系统、多器官病理生理改变密切相关。

1. **细菌内毒素**　研究表明细菌的内毒素可以诱发脓毒症。脓毒症病理生理过程中出现的失控的炎症反应、免疫功能紊乱、高代谢状态及多器官功能损害均可由内毒素直接或间接触发。

2. **炎症介质**　脓毒症中感染因素激活机体单核巨噬细胞系统及其他炎症反应细胞,产生并释放大量炎症介质。脓毒症时,内源性炎症介质,包括血管活性物质、细胞因子、趋化因子、氧自由基、急性期反应物质、生物活性脂质、血浆酶系统产物及血纤维蛋白溶解途径等相互作用形成网络效应并引起全身各系统、器官的广泛损伤。同时某些细胞因子,如肿瘤坏死因子(TNF)-α 等,可能在脓毒症的发生、发展中起到重要作用。

3. **免疫功能紊乱**　脓毒症免疫障碍的特征主要为丧失迟发性过敏反应、不能清除病原体、易感医源性感染。脓毒症免疫功能紊乱的机制:一方面,作为免疫系统的重要调节细胞 T 细胞功能失调,炎症介质向抗炎反应漂移,致炎因子减少,抗炎因子增多;另一方面,表现为免疫麻痹,即细胞凋亡与免疫无反应性,T 细胞对特异性抗原刺激不发生反应性增殖或分泌细胞因子。

4. **肠道细菌/内毒素移位**　20 世纪 80 年代以来,人们注意到应激的发生可导致机体最大的细菌及内毒素储存库——肠道发生功能失调,进而引起的肠道细菌/内毒素移位所致的感染与随后发生的脓毒症及多器官功能不全密切相关。研究表明,严重损伤后的应激反应造成肠黏膜屏障破坏,肠道菌群生态失调及机体免疫功能下降,从而发生肠道细菌/内毒素移位,触发机体过度炎症反应与器官功能损害。

5. **凝血功能紊乱**　凝血系统在脓毒症的发病过程中起重要作用。它与炎症反应相互促进、共同构成脓毒症发生、发展中的关键因素。内毒素和肿瘤坏死因子(TNF)通过诱发巨噬细胞和内皮细胞释放组织因子,可激活外源性凝血途径,被内毒素激活的凝血因子Ⅻ也可进一步激活内源性凝血途径,最终导致弥散性血管内凝血(DIC)。

6. **基因多态性**　临床上常见受到同一致病菌感染的不同个体的临床表现和预后截然不同,提示基因多态性等遗传因素也是影响人体对应激打击易感性与耐受性、临床表现多样性及药物治疗反应差异性的重要因素。

（三）脓毒症发病机制研究进展

1. **内皮功能障碍**　内皮屏障完整性的破坏是脓毒症发病机制中一个关键因素。在稳态条件下，内皮屏障功能由细胞骨架、细胞间黏附分子和其他支持性蛋白质维持。细胞-细胞连接由黏附体连接维持，如血管内皮（vascular endothelial，VE）、钙黏着蛋白和紧密连接蛋白。针对局部感染，白细胞和血小板黏附于内皮表面并迁移至细菌繁殖的部位。在脓毒症中，过度炎症会加剧这些过程，从而导致屏障功能不全。凝血酶和基质金属蛋白酶1（matrix metalloprotease 1，MMP1）与内皮屏障功能障碍发病机制有关，其作用是由1型蛋白酶活化受体（protease-activated receptor type 1，PAR1）活化介导。屏障完整性的丧失会导致血管内蛋白质和血浆渗漏到血管外空间、组织水肿和微血管灌注减少。

2. **血小板的作用**　出血的预防和血管完整性的维持由血小板（黏附并聚集在血管损伤部位）和凝血系统的激活介导。血小板计数低与脓毒症患者的死亡率独立相关。在小鼠血流感染期间，血小板有助于肝脏通过与库普弗细胞（Kupffer cell）和补体系统相互作用。因此，血小板减少症小鼠在肺炎衍生的分离过程中表现出受损的宿主防御。血小板过度活化通过几种机制与脓毒症时的器官损伤有关，包括增加免疫细胞募集和炎症、促进毛细血管床中血管闭塞性血栓的形成以及血小板衍生微颗粒介导的直接细胞毒性作用。尽管几种抗血小板药物可提高脓毒症动物模型的存活率，但尚未在随机试验中研究血小板功能抑制剂在人类脓毒症中的作用。

3. **B细胞的作用**　最近的研究集中于B细胞在脓毒症炎症反应中的潜在作用。B细胞通过 I 型干扰素（IFN）促进细胞因子的产生（和）细菌清除。重要的是，各种药理学或遗传学策略对淋巴细胞凋亡的抑制改善了实验模型中脓毒症的结局，这表明淋巴细胞丢失与脓毒症的致死性有因果关系。脓毒血症患者有证据表明 $CD4^+$ T 辅助细胞 1（Th1）细胞、Th2 细胞和 Th17 细胞功能受到抑制。对死于脓毒症的患者进行的尸检研究显示 T 细胞耗竭：从脾脏中获取的 T 细胞产生的 IFNγ 和 TNF 的量低于从死于非感染性原因的患者中获取的脾 T 细胞。此外，从败血症死亡患者中获得的 $CD4^+$ T 细胞的程序性细胞死亡 1（PD1）表达增加，而其巨噬细胞和内皮细胞的 PD1 配体 1（PDL1）表达增加，这可能会在局部组织水平上损害 T 细胞的功能。PD1 - PDL 1 相互作用受到抑制的小鼠在诱导脓毒症后存活率提高，这表明 T 细胞衰竭具有因果性有害作用，并确定 PD1 - PDL 1 轴为脓毒症中的潜在治疗靶点。脓毒症患者的调节性 T（Treg）细胞比例增加，这可能是导致效应 T 细胞功能下降的原因之一。在稳态过程中，Treg 细胞会抑制效应 T 细胞功能，以维持自身耐受。Treg 细胞还可以抑制单核细胞和中性粒细胞的功能。这种效应进一步促进了它们的免疫抑制效应。

4. **Toll 样受体 4（Toll-like receptor 4，TLR 4）**　TLR 4 属于 TLR 受体家族，可诱导对侵袭性病原体的促炎反应。TLR4 被革兰氏阴性菌的脂多糖（LPS）激活，继而触发两个信号级联反应：第一个信号转导途径涉及 TIRAP 和髓分化因子 88（MyD88）接头蛋白在质膜中被诱导，第二个结合接头蛋白转位链关联膜蛋白质（TRAM）和诱导 β 干扰素的含 TIR 域的衔接蛋白（TRIF）在受体内吞作用后开始了早期的内吞。LPS 诱导的 TLR4 内化以及 TRIF 依赖途径的激活是由 GPI 型锚定蛋白 CD14 控制的。TLR4 的内吞作用终止了髓分化因子 88(MyD88)依赖的信号转导,而随后 TLR4 的内体成熟和溶酶体降解决定了 TRIF 依赖信号转导的持续时间和幅度。或者,TLR4 可能会回到质膜,对这一过程仍然知之甚少。因此,LPS 诱导的促炎反应的进程严格依赖于 TLR4 的内吞和通过溶酶体内室转运的速率。TLR4 的长时间激活与几种遗传性人类疾病、神经退化以及自身免疫性疾病和癌症有关。不同的蛋白在 TLR4 诱导的 LPS 或大肠埃希菌吞噬引起的炎症中起调节早期、晚期和再循环内小体功能的作用。与 TLR4 介导革兰氏阴性菌的信号传导相比,TLR2 可能是革兰氏阳性菌的信号传导受体,它能识别肽聚糖(PGN)、脂蛋白、脂阿拉伯甘露聚糖(LAM)和酵母聚糖。

5. 神经炎症反射　炎症可被所谓的神经炎症反射抑制,这需要外周感觉输入通过传入迷走神经传递到脑干,刺激传出迷走神经,随后激活腹腔神经丛中的脾神经,导致去甲肾上腺素释放和 CD4$^+$ T 细胞亚群分泌乙酰胆碱。乙酰胆碱抑制巨噬细胞释放促炎细胞因子。动物研究证实了神经炎症反射在体内的重要性,表明迷走神经切断术可增加内毒素休克的易感性,而刺激传出迷走神经可减轻实验性脓毒症的全身炎症。迷走神经刺激可抑制促炎细胞因子的产生,并改善类风湿关节炎患者的疾病严重程度,这表明刺激神经炎性反应也会抑制人类的炎症。

6. 细胞代谢过程的失衡　其在脓毒症的免疫分解中起着至关重要的作用,尽管其机制似乎比氧化磷酸化和糖酵解之间的简单转变更复杂。与 LPS(引发经典 Warburg 效应)相反,其他细菌刺激(尤其是完整微生物)会诱导单核细胞糖酵解和氧化磷酸化增加。同样,出现免疫抑制体征的脓毒症患者单核细胞代谢缺陷不仅涉及糖酵解,还包括对糖酵解、脂肪酸氧化和氧化磷酸化等代谢过程的广泛抑制。细胞代谢调控似乎是脓毒症有吸引力的新治疗方法,尽管靶向特定细胞类型可能具有挑战性。

(四) 临床表现

疑似或确诊脓毒症的患者通常表现为低血压、心动过速、发热和白细胞计数增多。随着病情恶化,出现休克体征(如皮肤变冷和发绀)和器官功能障碍体征(如少尿、急性肾损伤和精神状态改变)。这些表现是非特异性的,其他许多情况(如胰腺炎、急性呼吸窘迫综合征)也可出现相似表现。

(五) 症状和体征

脓毒症的症状和体征是非特异性的,可能包括以下几点。

(1) 感染源特有的症状和体征。例如:咳嗽和呼吸困难可能提示肺炎,手术伤口疼痛和脓性渗出物可能提示潜在脓肿。

(2) 动脉血压下降,如收缩压(SBP)<90 mmHg,平均动脉压(MAP)<70 mmHg,SBP 降低>40 mmHg,或低于年龄正常值 2 个标准差以下。

(3) 体温>38.3 ℃或<36 ℃。

(4) 心率>90 次/分或超过年龄正常值 2 个标准差以上。

(5) 呼吸过速,呼吸频率>20 次/分。

(6) 终末器官灌注的体征:脓毒症早期可能出现皮温升高、皮肤潮红。随着脓毒症进展为休克,血液流向核心器官,皮肤可能变冷。毛细血管再充盈减少、发绀或斑点可能提示休克。灌注不足的其他体征包括精神状态改变、意识混沌或躁动、少尿或无尿。肠蠕动消失或肠鸣音消失常是灌注不足的终末期体征。

(六) 实验室检查

实验室特征也是非特异性的,结果异常可能是由脓毒症的基础病因或脓毒症导致的组织灌注不足或器官功能障碍引起,包括以下几点。

(1) 白细胞增多(白细胞计数$>12\times10^9$/L)或白细胞计数减少(白细胞计数$<4\times10^9$/L)。

(2) 白细胞计数正常但超过 10% 为未成熟形式。

(3) 无糖尿病但高血糖(血糖>7.7 mmol/L)。

(4) 血浆 C 反应蛋白(CRP)高于正常值 2 个标准差以上。

(5) 动脉低氧血症(PaO_2/$FiO_2<300$ mmHg)。

(6) 急性少尿,尽管充足的液体复苏,尿量<0.5 ml/(kg·h)持续至少 2 h。

(7) 肌酐升高>44.2 μmol/L 或 0.5 mg/dl。

(8) 凝血功能异常:国际标准化比值(INR)>1.5 或活化部分凝血活酶时间(APTT)>60 s。

(9) 血小板计数减少(血小板计数$<100\times10^9$/L)。

(10) 高胆红素血症(血浆总胆红素>70 μmol/L 或 4 mg/dl)。

(11) 肾上腺功能减退症和正常甲状腺功能病态综合征,也可见于脓毒症。

(12) 高乳酸血症。

(13) 血浆前降钙素水平超过正常值 2 个标准差以上。

(14) 肾上腺髓质素前体中段肽(mid-regional pro-adreno medullin,MR - proADM)已用于预测危重症患者器官衰竭的发生和恶化。MR-proADM 的参考值为 0.19~0.56 nmol/L。MR-proADM>1.5 nmol/L 时诊断脓毒症的灵敏度为 81.7%,特异度为 80.5%,与 PCT 相当。

(七) 影像学检查

除了特定部位感染相关的影像学征象(如胸片上的肺炎、腹部 CT 片上的积液)之外,没有任何影像学征象对脓毒症的鉴别具有特异性。

(八) 微生物学

在符合脓毒症定义的患者中培养出的微生物高度支持脓毒症的诊断,但不是必需的。脓毒症诊断标准没有纳入这一条的主要原因是,高达 50% 的脓毒症患者往往没有发现致病微生物,也不需要阳性培养来决定使用经验性抗生素治疗。

(九) 脓毒性休克

脓毒性休克是指病原微生物感染所引起的休克,是临床上常见的休克类型之一。革兰氏菌感染引起的脓毒性休克在临床最为常见,细菌所释放的内毒素即脂多糖(LPS)是其重要的致病因子。如给动物直接注射 LPS,可引起脓毒性休克类似的表现,称为内毒素性休克(endo-toxic shock)。

脓毒性休克的死亡率高达 60%。尽管目前临床上采用多种抗生素和器官支持疗法,但死亡率仍居高不下。脓毒性休克的发生机制十分复杂,尚有待进一步研究阐明。目前已知脓毒性休克的发生与休克的 3 个始动环节均有关。感染灶中的病原微生物及其释放的各种毒素均可刺激单核-巨噬细胞、中性粒细胞、肥大细胞及内皮细胞等,表达释放大量的炎症介质,引起 SIRS,促进休克的发生、发展。其中某些细胞因子和血管活性物质可增加毛细血管通透性,使大量血浆外溢,导致血容量减少;或引起血管扩张,使血管床容量增加,导致有效循环血量的相对不足。此外,细菌毒素及炎症介质可直接损伤心肌细胞,造成心泵功能障碍。

脓毒性休克按其血流动力学变化可分为两种类型。

1. 高动力型休克　高动力型休克(hyperdynamic shock)指病原体或其毒素侵入机体后,引起高代谢和高动力循环状态,即出现发热、心输出量增加、外周阻力降低、脉压增大等临床特点,又称为高排低阻型休克或暖休克(warm shock)。患者临床表现为皮肤呈粉红色,温热而干燥,少尿,血压下降及乳酸性酸中毒等。脓毒性休克一般首先表现为高动力型休克,可继续发展为低动力型休克(hypodynamic shock)。

2. 低动力型休克　低动力型休克具有心输出量减少、外周阻力增高、脉压明显缩小等特点,又称低排高阻型休克或称冷休克(cold shock)。临床上表现为皮肤苍白、四肢湿冷、尿量减少、血压下降及乳酸性酸中毒,类似于一般低血容量性休克。

(十) 诊断

对于怀疑脓毒症或脓毒性休克患者,在不显著延迟启动抗菌药物治疗的前提下,推荐常规进行微生物培养(至少包括两组血培养)。对于留置静脉导管超过 48 h 且感染部位不明显的患者,建议至少进行 2 组需氧瓶和厌氧瓶血培养。对于怀疑导管感染的患者,建议一组血标本经皮肤穿刺抽取,一组血标本由每个血管通路装置分别抽取。

最常用的两种评分系统包括快速序贯器官衰竭评分(qSOFA)和英国国家早期预警评分(national early warning score,NEWS)。

qSOFA 评分包含 3 个特征,这些特征在床旁即可测定,各 1 分,分别为呼吸频率≥22 次/分、精神状态改变、收缩压≤100 mmHg。qSOFA 评分是序贯器官衰竭评分(SOFA)的修订版。评分≥2 的脓毒症预后不良。qSOFA 最初设计为计算脓毒症死亡风险的预测工具,而不是诊断工具。

NEWS 评分是包含 6 项生理参数的综合评分系统:呼吸频率、氧饱和度、收缩压、脉率、意识水平或新发意识模糊、体温。总分代表脓毒症的死亡风险,以及治疗的急迫性:0～4 分为低危(任意一项参数的得分为 3 分则为低-中危)、5～6 分为中危、≥7 分为高危。

(十一) 治疗

为了使严重感染的早期加强治疗得到落实,并使指南发挥其应有的作用,严重感染集束治疗(sepsis bundle)的概念被提出。由于"sepsis bundle"自 2005 年起得到大量研究的认可,故被认为是改善脓毒症预后的基石。集束化治疗的每个部分在被引入时,都随着新证据的出现而不断发展。

1. 严重感染及感染性休克集束化治疗

(1) 3 h 之内完成(3 h Bundle):①测量乳酸水平;②在使用抗生素之前获得血培养标

本;③应用广谱抗生素;④对低血压或乳酸≥4 mmol/L 的患者应用 30 ml/kg 的晶体液进行液体复苏。

（2）6 h 之内完成（6 h Bundle）：

1）应用血管加压药（针对初始液体复苏失败的低血压）将平均动脉压（MAP）维持在≥65 mmHg。

2）在进行复苏（脓毒性休克）后动脉持续低血压或者初始乳酸≥4 mmol/L（36 mg/dl）的情况下：①测量中心静脉压（CVP）；②测量中心静脉氧饱和度（$ScvO_2$）；③如果初始乳酸升高，则重新测量乳酸。

（3）6 h 早期液体复苏目标（early goal-directed therapy，EGDT）：①CVP 8～12 mmHg；②MAP≥65 mmHg；③$ScvO_2$≥70%；④尿量≥0.5 ml/(kg·h)。

2016 年的 SSC 指南发布，最重要的变化就是把原来的 3 h 和 6 h Bundle 整合成一个"1 h Bundle"，并明确主张要立即开始复苏和治疗。强调获取测定血乳酸和血培养的血标本、补液和抗生素的使用，以及在出现威胁生命的低血压时使用升压药物治疗等时需要立即开始治疗。2018 版脓毒症 Bundle 的更新也保留了这些原则（表 7-1）。

表 7-1　Bundle 组成要素及推荐强度和证据质量级别

Bundle 要素	推荐强度和证据水平
测定乳酸水平，若初始乳酸>2 mmol/L，则需重新测定	弱推荐、低证据质量
在应用抗生素前获取血培养	最佳实践声明
应用广谱抗生素	强推荐、中等证据质量
对低血压或乳酸≥4 mmol/L 的患者，30 ml/kg 快速补充晶体液	强推荐、低证据质量
若为维持 MAP≥65 mmHg，患者在液体复苏期间或之后仍存在低血压则应用升压药	强推荐、中等证据质量

2. 液体复苏　脓毒性休克患者的液体复苏应尽早开始。对脓毒症所致的低灌注，推荐在拟诊为脓毒性休克起 3 h 内输注至少 30 ml/kg 的晶体溶液进行初始复苏；完成初始复苏后，评估血流动力学状态以指导下一步的液体使用。早期开始液体复苏对于脓毒性休克至关重要。

建议使用动态指标预测液体反应性。采用被动抬腿试验、容量负荷试验、补液后每搏输出量的变化、收缩压变化、脉压变化及机械通气后胸内压变化等动态检测指标预测液体反应性可以提高诊断精度。

对于需使用血管活性药物的脓毒性休克患者，推荐以 MAP≥65 mmHg 作为初始复苏目标；对于血乳酸水平升高的患者，建议以乳酸指导复苏，将乳酸恢复至正常水平。

初始液体复苏以及容量替代治疗中，推荐使用晶体液，不推荐使用羟乙基淀粉进行容量替代治疗。

在早期复苏及随后的容量替代治疗阶段，当需要大量的晶体溶液时，建议加用白蛋白。

推荐只有在患者血红蛋白降至<70 g/L且排除心肌缺血、严重低氧血症或急性出血等情况时才可输注红细胞。

对无出血或无计划进行创伤性操作的脓毒症患者，不建议预防性输注新鲜冰冻血浆。对于血小板计数<10×10⁹/L且无明显出血征象，或<20×10⁹/L同时存在高出血风险的患者，建议预防性输注血小板。对存在活动性出血或需进行手术或有创操作的患者，血小板计数需要达到≥50×10⁹/L。

3. 抗感染治疗　推荐抗菌药物在入院后或判断脓毒症后在1 h内开始，延迟不超过3 h。抗菌药物的尽早使用对脓毒症或脓毒性休克患者的预后至关重要。

对于脓毒症或脓毒性休克患者，推荐经验性使用可能覆盖所有病原体的抗菌药物。对于脓毒性休克早期处理，推荐经验性联合使用抗菌药物，对于脓毒症而没有休克的患者或中性粒细胞减少的患者，不推荐常规联合使用抗菌药物。

在病原学诊断及药敏结果明确或临床症状充分改善后推荐进行降阶梯治疗。

在脓毒症或者脓毒性休克患者中，抗菌药物的剂量优化策略应基于目前公认的药效学/药动学原则及药物的特性。

建议脓毒症及脓毒性休克患者的抗菌药物疗程为7~10 d；对于脓毒性休克，如果初始联合治疗后临床症状改善或感染缓解，推荐降阶梯，停止联合治疗。

建议以测定降钙素原水平为辅助手段指导脓毒症患者抗菌药物疗程。

推荐对可能有特定感染源的脓毒症患者，尽快明确其感染源，并尽快采取适当的控制措施。

4. 血管活性药物　推荐去甲肾上腺素作为首选血管加压药；对于快速性心律失常风险低或心动过缓的患者，可将多巴胺作为替代药物。

建议在去甲肾上腺素基础上加用血管加压素（最大剂量0.03 U/min）以达到目标MAP或降低去甲肾上腺素的用量。对于脓毒性休克患者，推荐在使用血管活性药物的基础上加用参附注射液以增加提升血压、稳定血压和减少血管活性药物用量。不推荐使用低剂量多巴胺用于肾脏保护。

经过充分的液体复苏以及使用血管活性药物后，如果仍持续低灌注，建议使用多巴酚丁胺。

建议所有需要血管活性药物的患者置入动脉导管进行连续性血压测定。

5. 糖皮质激素　对于脓毒性休克患者，在经过充分的液体复苏及血管活性药物治疗后，如果血流动力学仍不稳定，建议静脉使用氢化可的松，剂量为每天200 mg。

6. 抗凝治疗　不推荐使用抗凝血酶治疗脓毒症和脓毒性休克。

7. 肾脏替代治疗　对于脓毒症合并急性肾损伤（AKI）的患者，如需行肾脏替代治疗（RRT），连续性肾脏替代治疗（CRRT）和间歇性RRT均可。对于血流动力学不稳定的脓毒症患者，建议使用CRRT。

对于脓毒症合并AKI的患者，如果仅有肌酐升高或少尿而无其他透析指征时，不建议进行RRT。

8. **机械通气**　对脓毒症诱发急性呼吸窘迫综合征(ARDS)的患者,进行机械通气时推荐设定潮气量为 6 ml/kg。推荐设定平台压上限为 3.0 kPa(30 cmH₂O)。对脓毒症导致的中到重度 ARDS(PaO₂/FiO₂≤200 mmHg)患者,建议使用较高的 PEEP。

推荐对成人脓毒症导致 PaO₂/FiO₂<150 mmHg 的 ARDS 患者使用俯卧位通气,不推荐使用高频振荡通气(HFOV)。

建议使用神经肌肉阻滞剂(NMBAs)的时间≤48 h。

对于脓毒症导致的 ARDS,如无组织低灌注证据,推荐使用限制性液体治疗策略;如果无支气管痉挛,不推荐使用 β₂ 受体激动剂;不推荐常规使用肺动脉置管。

对于脓毒症导致的呼吸衰竭患者,在可以耐受脱机时,推荐使用脱机方案。在脓毒症患者计划脱机前,推荐进行自主呼吸试验。

9. **镇静和镇痛**　对于需要机械通气的脓毒症患者,推荐应用最小剂量的连续性或者间断性镇静,以达到特定的镇静目标。

10. **血糖管理**　对于 ICU 脓毒症患者,推荐采用程序化血糖管理方案,推荐每 1~2 h 监测一次血糖,连续两次测定血糖>10 mmol/L 时启用胰岛素治疗,目标血糖为≤10 mmol/L,血糖水平及胰岛素用量稳定后每 4 h 监测一次。建议对有动脉置管的患者采集动脉血测定血糖。

11. **应激性溃疡**　对于脓毒症及脓毒性休克患者,如果存在消化道出血危险因素,推荐进行应激性溃疡的预防。

(十二) 预后判断的研究进展

脓毒症的死亡率较高,死亡率取决于数据的收集方式,估计范围为 10%~52%。

早期恰当的抗生素治疗对菌血症性脓毒症有积极作用,与使用感染病原体耐药的抗生素治疗相比,早期恰当抗生素治疗患者的死亡率下降了 50%。

1. **革兰氏阳性菌/阴性菌脓毒症的比较**　内毒素是多种革兰氏阴性菌的细胞壁成分,是由菌体裂解后释出的毒素,其化学成分主要为脂多糖(LSP),脂质 A 是内毒素的主要毒性组分。当病灶或血流中革兰氏阴性病原菌大量死亡,释放出来的大量内毒素进入血液时,可发生内毒素血症,乃至引发内毒素休克。

超抗原是细菌产生的最强毒素之一,即金黄色葡萄球菌和化脓性葡萄球菌。

最初,人们认为引起细菌败血症的主要微生物是革兰氏阴性菌。然而最近研究表明革兰氏阳性菌是引起败血症的最常见的原因。脓毒症中最常见的分离细菌是金黄色葡萄球菌、化脓性链球菌、克雷伯氏菌属、大肠埃希菌和铜绿假单胞菌。

多项研究发现,败血症休克患者的革兰氏阴性菌血症的发生率明显高于脓毒症或严重脓毒症患者。在导管相关菌血症患者中,革兰氏阴性菌所占比例增加。此外,革兰氏阴性菌菌血症患者的 CRP 和 IL-6 水平明显高于革兰氏阳性菌血症患者。

在危重病患者中,革兰氏阴性菌血症的常见来源包括呼吸道和中心静脉导管。在 ICU 患者中,铜绿假单胞菌引起的革兰氏阴性菌血症比例通常更高。ICU 患者抗生素的使用可增加铜绿假单胞菌及其他非发酵革兰氏阴性杆菌(例如不动杆菌)的感染风险。而在社区发生的革兰氏阴性菌血症病例中,大肠埃希菌感染占主导。

革兰氏阴性菌和革兰氏阳性菌对侵袭反应的分子机制不同,对脓毒症的临床病程和预后的影响需要进一步阐明。

2. 脓毒症生物标志物和预后的关系　脓毒症引起的炎症反应是由细胞因子介导的,分为促炎性与抗炎性两类。细胞因子表达的改变和宿主防御机制的功能低下与脓毒症的发生密切相关。

(1) 早期标志物:主要为细胞因子,如 TNF - α、IL - 1β 和 IL - 6。这些细胞因子在感染的最早期释放,可以作为感染的早期生物标志物。但是其可由感染以外的因素触发,因此特异性不强,其临床应用价值不高,多用于感染模型研究中。

(2) 晚期标志物:主要为高迁移率族蛋白 1(high mobility group box 1,HMGB 1)和巨噬细胞移动抑制因子(macrophage migration inhibitory factors,MIF)。HMGB 1是一种胞质和核蛋白,在健康人群中检测不到。受到刺激的 8～12 h 达到高峰,18～32 h达到一个平台期,与脓毒症的严重程度成比例升高。MIF 正常血清浓度很低,仅 2～10 ng/ml,当感染发生时可迅速升高,在严重脓毒症或者脓毒症休克的时候,其浓度明显升高,其值越高,预后越差。

(3) 降钙素原(PCT):推荐其作为鉴别急性细菌性感染与其他炎症性疾病的辅助性诊断标志物。感染部位不同,宿主和病原微生物不同,PCT 的界值不同。PCT 在非感染如手术、心源性休克以及免疫治疗等情况下也可增高,因此需要结合患者的实际情况解读 PCT 诊断感染的价值。

(4) 乳酸:反映了组织低灌注的总体严重程度。当乳酸高于 2 mmol/L 时,患者病死率升高 1.94～10.89 倍。因此,监测乳酸变化趋势对于严重感染患者危险分层、治疗监测以及预后具有重要意义。

(5) MR - proADM:肾上腺髓质肽(adrenomedullin,ADM)是血管内皮分泌物,具有强大的扩张血管活性,在脓毒症时表达明显增强,但半衰期短,不易被检测到。MR - proADM 是 ADM 前体片段,没有生物学活性,半衰期较长,可间接反映 ADM 的水平。越来越多的研究表明 MR - proADM 对于严重感染的早期诊断和预后价值优于其他标志物。

(6) TNF - α:可刺激急性期全身炎症反应,也可以诱导细胞凋亡,抑制肿瘤形成和病毒复制。研究表明,脓毒症和脓毒症休克患者 TNF - α 水平显著升高。死亡患者中TNF - α 增加更显著。因此,TNF - α 与疾病严重程度和死亡率相关。

(7) IL - 6:在全身炎症反应中起关键作用,IL - 6 升高与严重脓毒症患者的死亡率增加相关。IL - 6 与脓毒症的严重程度相关。

(8) IL - 10:抗炎细胞因子,主要是由 Th2 细胞和单核细胞产生。IL - 10 可抑制淋巴细胞活化,使 TNF - α 和 IL - 6 的生成减少,降低机体炎症反应水平,防止器官功能障碍的发生。目前,许多研究正进行重组 IL - 10 蛋白治疗脓毒症。

(9) IL - 6/IL - 10 比例:IL - 6/IL - 10 比例升高表明全身炎症反应,特别是促炎症反应的活性增加。这种炎症反应发展为多器官功能衰竭和死亡的可能性更高。

(10) IFN - γ:研究证实 IFN - γ 在脓毒性休克的发生过程中起重要作用。IL - 6、

TNF-α、IL-1β和IFN-γ的过量产生可造成"细胞因子风暴",形成全身性炎症级联反应。天然杀伤细胞(NK)活化失调通过分泌大量IFN-γ促成炎症风暴。血清中IL-6、INF-γ与其在支气管肺泡灌洗液中的水平存在显著的正相关性。

(11)NLR:即中性粒细胞的绝对数除以淋巴细胞的绝对数。研究证实NLR可反映机体的炎症状态。有研究发现死亡脓毒症患者的NLR水平显著高于存活者,且NLR升高与死亡率上升有关联,NLR与脓毒症患者的不良预后相关。

(12)可溶性髓样细胞触发受体-1(sTREM-1):在细菌和真菌感染引起的炎症反应情况下,TREM-1表达升高。sTREM-1是TREM-1的可溶形式,在外周血及组织液中易测得。随着TREM-1上调,sTREM-1的释放增加。sTREM-1对脓毒症诊断意义大于CRP及PCT,与脓毒症预后有关。

(13)新型脓毒症生物标志物presepsin:在确诊脓毒症早期,受试者外周血中presepsin浓度升高,后逐渐下降,且在60 d内死亡者外周血中presepsin平均浓度明显高于幸存者。presepsin是预测脓毒症合并DIC的最佳指标。

(14)可溶性尿激酶型纤溶酶原激活物受体(suPAR):suPAR特异性不强,并不能作为诊断脓毒症的特异性生物标志物,但是可预测脓毒症预后。

(15)睾丸蛋白聚糖-1(testican-1):testican-1是一种高度保守的多结构域蛋白聚糖,在丘脑中高表达,并在大脑活化的星形胶质细胞中表达上调。血清中testican-1水平可作为判断脓毒症及评估脓毒症严重程度的生物标志物。

(16)microRNAs(miRNA):miRNA是非编码单链RNA,平均由15~23个核苷酸组成。miR-146a及miR-223可反映机体感染水平,对脓毒症与非感染性全身炎症反应综合征的鉴别诊断及评估病情的严重程度有一定价值。

生物标志物在脓毒症的早期诊断、病情及预后判断、疗效评估中发挥着重要作用,目前单独使用一种标志物在临床上已经得不到满意效果,几种生物标志物联合诊断脓毒症的能力有所提高,生物标志物组合越来越多。生物标志物组合可以提高临床医师的实时诊断和预后的能力。

(祝禾辰)

第二节　侵袭性真菌病

真菌感染是临床常见的感染类型之一,根据其侵犯部位的不同可分为浅部真菌感染和深部真菌感染两类。浅部真菌感染简称为癣,是由寄生于表皮角质、毛发和甲板的真菌引起的一类疾病,可分为头癣、体癣、股癣、手足癣和甲癣等。深部真菌感染是指真菌侵入人体组织、血液,并在其中生长繁殖所致的组织损害、器官功能障碍、炎症反应的病理改变及病理生理过程,也称为侵袭性真菌感染(invasive fungal infection,IFI)或侵袭性真菌病(invasive fungal disease,IFD)。

侵袭性真菌感染的病原菌以念珠菌和曲霉最为常见,其次为隐球菌、接合菌及肺孢子菌等。急危重症患者往往合并多种基础疾病,广泛接受侵入性监测与治疗手段以及广谱抗生素、免疫抑制剂的应用,其解剖生理屏障完整性易受破坏,免疫力低下,使正常定植于其体表或体腔的条件致病真菌及环境真菌更易侵入深部组织与血液,相较其他临床科室的患者具有更高的侵袭性真菌感染风险。同时,由于唑类等抗真菌药物在预防和治疗中的广泛使用,在提高耐药率的同时,侵袭性真菌病的病原菌谱发生了变化,对临床治疗的开展带来更加严峻的考验。

侵袭性真菌病病情凶险、进展迅速,但传统培养往往耗时较长而灵敏度、特异度偏低,组织病理学活检常因急危重症患者病情而有所限制。近年来,肺部高分辨 CT、血清曲霉特异性抗原半乳甘露聚糖检测(GM 试验)等技术手段为侵袭性真菌感染的早期诊断提供了可能。同时,该病还需与细菌、结核等其他感染性疾病,以及恶性肿瘤等非感染性疾病相鉴别。

随着对真菌致病机制研究的不断深入,越来越多的抗真菌药物不断问世。目前,抗真菌药主要包括三唑类(如氟康唑、伊曲康唑)、咪唑类(如酮康唑、克霉唑)、多烯类(如两性霉素 B)、棘白菌素类(如卡泊芬净)、嘧啶类(如氟尿嘧啶)、尼可霉素类、$(1,3)-\beta-D$ 葡聚糖合成酶抑制剂等,在临床上需根据不同药物的抗菌谱、生物利用度、药物相互作用、药代动力学等特点准确选用。同时,根据不同患者的临床特点和分级诊断的策略,临床上应采取相应的抗真菌药物分级治疗策略,包括预防治疗(prophylaxis)、经验性治疗(empirical therapy)、抢先治疗(preemptive therapy)和目标治疗(target therapy)。值得注意的是,通常不建议对 ICU 患者进行预防治疗,而对于合并严重脓毒症或感染性休克的危重患者、下呼吸道分泌物曲霉阳性的患者等,建议采用经验性抗真菌治疗,并根据相关指南合理制订治疗方案。

在我国,ICU 患者常见的真菌感染病原体包括念珠菌、曲霉菌、隐球菌及马尔尼菲篮状菌等,现分述如下。

一、念珠菌病

念珠菌病(candidiasis)指念珠菌属所引起的急性、亚急性或慢性感染,多为机会感染,既可侵犯皮肤、黏膜,又能累及内脏和血液,是目前发病率最高的侵袭性真菌病。念珠菌属感染是 ICU 患者 IFD 的主要致病菌,可显著增加入住 ICU 和住院时间,增加医疗费用。虽然目前大多数念珠菌对常用新型抗真菌药的灵敏度仍较高,但抗真菌药物的广泛使用会导致念珠菌病原菌谱和耐药性发生变化,给临床抗真菌治疗带来巨大的挑战。

(一)发病机制

念珠菌感染包括外源性感染以及内源性感染,其中大部分为内源性感染。念珠菌是一种具有酵母相和菌丝相的双相性条件致病真菌。在内外环境变化和人体免疫功能低下时,毒力较弱的酵母相可生成芽管,进一步发展为具有更强黏附和侵袭能力的菌丝相,并释放多种因子、念珠菌毒素和蛋白酶,引起组织损伤。

(二)临床表现

1. **黏膜念珠菌病** 念珠菌侵犯口咽、食管、阴道等皮肤黏膜时,可引起黏膜念珠菌病。其中,口咽部念珠菌病表现为口咽黏膜表面灰白色假膜,去除假膜后可见湿润的红色糜烂面,好发于长期使用广谱抗菌药物、激素、免疫抑制剂、化疗的患者或恶性肿瘤患者,需高度警惕可能伴有消化道、呼吸道甚至播散性念珠菌病。

2. 播散性念珠菌病　免疫功能低下患者的皮肤、黏膜屏障功能受损,使念珠菌得以侵入血液,如未经治疗可进一步播散至其他系统。

(1)念珠菌血症:多见于粒细胞缺乏及其他高危患者,表现为发热、畏寒、寒战等菌血症症状,发热常超过 38 ℃,抽取血培养提示念珠菌阳性,但无器官受累证据。

(2)播散性念珠菌病:念珠菌可经血流播散至全身多处器官,临床表现多样。念珠菌侵犯中枢神经系统可有低热、头痛、呕吐、情绪淡漠及肌肉反射性痉挛等症状;侵犯泌尿系统表现为发热、腰痛、尿路刺激征及血尿等症状;侵犯肺和支气管表现为咳嗽、咳痰及流涕,严重者表现为发热、畏寒、咳白色黏液胶冻样痰或浓痰,甚至咯血、呼吸困难等症状;侵犯骨和关节常无发热,表现为局部疼痛,并可形成瘘管等。

(三)病原学诊断

1. 常规生物学方法

(1)直接镜检:念珠菌在镜下往往呈卵圆形芽孢或孢子、假菌丝或菌丝,真菌荧光染色可提高检测阳性率。本法对无菌体液和组织标本具有诊断意思,阴性不能完全排除本病。

(2)真菌培养与鉴定:来源于无菌体液标本(如血液、脑脊液、胸腔积液、腹水等),或活检组织标本培养阳性且伴有组织侵袭证据,是本病诊断的"金标准"。对非无菌标本,同一部位多次培养阳性或多个部位同时分离出同一种念珠菌,也常提示侵袭性念珠菌感染可能。培养分离阳性菌后,可进一步通过 DNA 测序行菌种鉴定,并通过肉汤稀释法行体外药敏试验。

2. 免疫生化方法　血清真菌特异性细胞壁成分$(1,3)-\beta-D$葡聚糖检测在感染早期即可呈阳性,也可因其他真菌感染如曲霉、肺孢子菌以及血液透析、使用丙种球蛋白等因素而呈假阳性。其他用于诊断念珠菌感染的免疫生化方法还包括组织胞浆抗原检测、甘露聚糖检测等。

3. 分子生物学方法　目前,可应用病原体宏基因组学检测技术,即二代测序技术(mNGS)直接检测临床标本,其在疑难、罕见真菌感染的病原学诊断中发挥重要作用。

4. 组织病理检查　侵袭性念珠菌感染的组织反应不具有特征性,但若组织病理切片中查见念珠菌芽孢和菌丝且有组织侵袭证据,即可确诊。

(四)临床诊断

根据宿主高危因素、临床特征、病原学检查结果进行拟诊(possible)、临床诊断(probable)和确诊(proven)的分层诊断。①拟诊(possible):同时符合宿主发病危险因素、临床特征或微生物学检查依据者。②临床诊断(probable):同时符合宿主发病因素、临床特征和微生物学检查依据者。③确诊(proven):无菌体液培养阳性或组织病理检查阳性者。

其中,宿主高危因素包括抗菌药物的使用、持续粒细胞缺乏、实体器官或干细胞移植、置入导管、全胃肠外营养(total parenteral nutrition，TPN)、腹腔手术、胰腺炎、糖皮质激素、其他免疫抑制剂的使用等；临床特征充分抗细菌治疗无效等；病原学检查包括真菌涂片、培养、血清(1,3)-β-D葡聚糖检测(G试验)及组织病理学活检等。

(五) 治疗

1. 治疗原则

(1) 应尽可能明确感染部位和致病菌，一旦明确后，根据患者基础情况、感染部位、严重程度、病原菌及药敏试验结果等进行个体化治疗。

(2) 对严重感染者，可根据病区流行病学，在病原菌未明确前开展经验性抗真菌治疗，再结合病原菌鉴定和药敏试验结果调整方案。

(3) 侵袭性念珠菌病患者应选择静脉给药，必要时可联合用药或手术治疗。

(4) 定期评估和监测患者器官功能，积极治疗基础疾病，调节机体免疫功能。

2. 治疗策略

(1) 预防治疗：主要针对以下高危人群。①急性髓性白血病患者；②异基因造血干细胞移植患者；③肝、肺、小肠或胰腺等实体器官移植患者，而普通心脏、肾移植患者常无须预防性抗真菌治疗；④入住ICU的复发性消化道穿孔、腹部大手术吻合口漏的患者酌情开展。

(2) 经验性治疗：即念珠菌病高危患者已出现感染症状而采取的治疗，多见于：①血液恶性肿瘤高强度化疗或异基因造血干细胞移植后，持续发热伴粒细胞缺乏患者，在充分抗菌治疗无效后应启动发热驱动治疗。常选用药物：棘白菌素类、伏立康唑、两性霉素B脂质体。②ICU或实体器官移植后非粒细胞缺乏的、伴有感染临床症状的患者。③发热伴念珠菌病高危因素患者，出现血流动力学不稳定时应在24 h内予棘白菌素类药物经验性治疗。

(3) 诊断驱动治疗(抢先治疗)：即念珠菌感染高危患者出现感染临床表现，且病原学非确诊检查(如真菌G试验)提示阳性时启动的抗真菌治疗。对病情危重患者可选用棘白菌素类药物进行治疗，并于5 d后评估疗效。

(4) 目标治疗：对已明确病原菌的患者，根据其感染部位、药敏试验结果等合理选用抗真菌药物。药物治疗首选棘白菌素类药物(如卡泊芬净、米卡芬净)；病情稳定、近期未使用过唑类药物或药敏试验提示氟康唑敏感时，可使用足量氟康唑治疗；上述方案疗效不佳时可使用伏立康唑或两性霉素B。

3. 治疗细则

(1) 念珠菌血症：念珠菌血症的确诊有赖于血培养，一旦血培养阳性，应尽早启动抗真菌治疗，并进一步明确是否存在持续血流感染、原发感染部位、是否耐药以及是否发生播散性感染。若怀疑感染来源为中心静脉置管，应在可安全拔除的前提下，尽早拔除导管。

对于念珠菌血症患者的抗真菌治疗，危重患者首选推荐棘白菌素类药物。当病情稳定、随访血培养阴性后，可改为氟康唑续贯治疗5～7 d。若患者不能耐受棘白菌素类药物或氟康唑，或对其耐药，可选用两性霉素B或两性霉素B脂质体治疗。抗真菌治疗期间,应每天或隔天进行血培养,建议血培养转阴且菌血症临床症状缓解后继续治疗2周。

（2）播散性念珠菌病：对本病的治疗,一方面应根据不同受累部位积极进行抗真菌治疗,另一方面应去除诱因,改善患者免疫功能。常用的抗真菌药物包括两性霉素B脂质体、氟胞嘧啶、棘白菌素类药物及氟康唑等,可根据感染部位及药敏试验结果选用。

对念珠菌心内膜炎和中枢神经系统念珠菌病,可选用两性霉素B脂质体±氟胞嘧啶进行初始治疗。对氟康唑敏感的患者,在病情稳定后可选用氟康唑降阶梯治疗。对念珠菌骨髓炎和骨关节炎患者常以氟康唑或棘白菌素进行初始治疗,同样以氟康唑续贯治疗。如怀疑起搏器、人工关节、导尿管等置入物相关性念珠菌感染,应尽可能取出。

二、曲霉病

曲霉病（aspergillosis）是曲霉侵犯皮肤、黏膜、肺、脑等全身各器官所致的感染,包括侵袭性曲霉病和非侵袭性曲霉病。侵袭性曲霉病多见于免疫功能低下的患者,病死率高,常见病原体包括烟曲霉、黄曲霉、黑曲霉及土曲霉等。

（一）发病机制

曲霉为条件致病菌,主要经空气传播,有变应性致病和侵袭性致病两种致病类型。当具有特异性变应性体质的患者暴露于曲霉存在的环境时,可引起由IgE介导的Ⅰ型变态反应和IgG介导的Ⅲ型变态反应,引起曲霉性鼻-鼻窦炎及变应性支气管肺曲霉病。当患者皮肤黏膜屏障的完整性受损,和（或）机体免疫功能低下时,曲霉孢子和菌丝可侵入机体内部生长繁殖,并产生烟曲霉素、烟曲霉酸等致病物质,引起侵袭性曲霉菌病。当患者合并严重的免疫力低下或缺陷时,可引起播散性病变,进一步加重病情。

（二）临床表现

侵袭性曲霉病好发于免疫力低下人群。常见的侵袭性曲霉病包括侵袭性肺曲霉病、侵袭性曲霉性鼻-鼻窦炎以及播散性曲霉病。

1. 侵袭性肺曲霉病　恶性肿瘤、器官移植和慢性阻塞性肺疾病是本病的前3位易感因素。表现为发热、干咳及胸痛,可有咯血。肺内广泛病变时表现为呼吸困难,甚至呼吸衰竭。

2. 侵袭性曲霉性鼻-鼻窦炎　急性感染多见于骨髓移植、应用化疗药物等免疫功能严重低下患者,常表现为发热、流涕及头面部肿痛,部分患者出现骨质坏死,甚至累及眼球和颅脑,引起视力丧失和昏迷。慢性感染早期表现为顽固性鼻塞、流涕,有时鼻分泌物可有曲霉团块及臭味,晚期可侵犯眼眶、颅底,表现为眶周肿胀、疼痛、突眼、头痛,甚至昏迷、癫痫等。

3. 播散性曲霉病　本病多见于骨髓移植、实体器官移植、长期应用糖皮质激素等免疫抑制患者,系曲霉由肺或受损的皮肤黏膜侵袭入血,继而播散至全身所致。常见的播撒部位依次为心脏、肾脏、中枢神经系统、上消化道、脾脏及骨骼等。

（1）曲霉菌性心内膜炎：病原体以烟曲霉、黄曲霉多见,常累及主动脉瓣和二尖瓣,多有发热,瓣膜赘生物大而质脆,易脱落并造成肺、脑、肾等脏器的血管栓塞,病死率极高。心脏超声检查有助于早期发现赘生物,血培养阳性有临床诊断价值,但阳性率偏低。

（2）脑曲霉病:脑曲霉病的症状、体征无特异性,表现为头痛、癫痫发作、偏瘫、意识障碍等定位体征或感觉异常,约 1/4 患者可迅速出现深昏迷,起病初起发热不常见。脑曲霉病常继发于鼻-鼻窦曲霉感染以及肺曲霉病,故往往合并鼻、鼻窦及肺部的相应临床表现及影像学改变。

（3）肝曲霉病:主要表现为腹痛、黄疸、肝区触痛,部分患者仅表现为肝功能异常,CT 片呈肝内数个小的透光性损害,组织活检有助于确诊。

（4）骨曲霉病:免疫低下的成年患者多见烟曲霉、黄曲霉感染,儿童则以黑曲霉、黄曲霉多见。骨髓炎患者局部疼痛、叩痛明显,但局部无明显红肿或皮温升高,确诊有赖于组织活检或组织培养。

（三）辅助检查

1. 直接镜检　曲霉菌在镜下呈 45°分支的无色有隔菌丝,有时可见曲霉分生孢子头。常用于镜检的标本包括痰、脓液、支气管肺泡灌洗液及组织活检标本等。

2. 真菌培养　组织或无菌体液培养阳性可确诊。痰标本易受污染,且灵敏度低,确诊有赖于组织标本培养。支气管肺泡灌洗液培养阳性率低,但阳性结果可作为肺曲霉病诊断的重要指标。

3. 组织病理学检查　急性侵袭性病变以凝固型坏死和血管炎性改变为主,而慢性侵袭性病变以慢性化脓性炎症及肉芽肿反应为主,可伴有慢性非特异性炎症,或发生凝固型坏死及真菌性血管炎改变。多数霉菌菌丝经 HE 染色后可见,坏死组织中可加用过碘酸雪夫染色(periodic acid-schiff stain，PAS)或六胺银染色(Gomori methenamine silver stain，GMS)两种染色法加强菌丝染色。

4. 曲霉特异性抗原、抗体检测

（1）特异性抗原检测:主要包括半乳甘露聚糖检测(GM 试验)和血清真菌特异性抗原(1,3)-β-D 葡聚糖检测(G 试验),常用于血液系统恶性肿瘤、实体器官移植等患者侵袭性曲霉菌的诊断。

（2）特异性抗体检测:主要包括免疫双扩散试验(ID)、对流免疫电泳(CE)和乳胶凝集试验(LPA)等,常用于免疫功能正常的侵袭性曲霉菌患者,但阳性率较低。

（四）诊断和鉴别诊断

本病的诊断需建立在对临床症状、辅助检查、基础疾病等多因素综合考虑的基础上。从病理学活检组织或无菌体液标本中分离出曲霉可确诊本病,仅血清学试验阳性或非无菌体液分离出曲霉则为考虑临床诊断。临床工作中,由于曲霉感染的临床表现不具有特异性,而真菌培养往往阳性率较低,因此对本病的诊断十分困难,还需与细菌、其他真菌,以及肿瘤等疾病相鉴别。

（五）治疗

1. 治疗原则　侵袭性曲霉菌病好发于免疫低下人群,其治疗应在治疗基础疾病、纠正免疫缺陷的基础上,积极行抗真菌治疗,必要时可联合手术治疗。

2. 抗真菌治疗　针对高危患者可进行经验性或抢先治疗,常用药物包括伏立康唑、伊曲康唑、泊沙康唑以及两性霉素 B 及其脂质体等,并可根据治疗效果、菌株鉴定和药敏试验结果确定下一步抗真菌方案。

3. **手术治疗**　部分患者联合手术清除感染灶可有效改善预后,如急性侵袭性鼻-鼻窦曲霉病可在中性粒细胞数恢复正常后行窦内清创术,以及对曲霉菌性心内膜炎患者行心脏瓣膜置换术。

三、隐球菌病

隐球菌病(cryptococcosis)是由隐球菌所引起的真菌性感染,主要侵犯中枢神经系统和肺部,也可引起播散性感染。临床上分离的致病性隐球菌主要为新型隐球菌,可分为 A、B、C、D、AD 5 种血清型。A 型、D 型主要对艾滋病患者易感,而 B 型、C 型易侵犯正常免疫功能者,我国以 A 型最多见,未发现 C 型。

(一) 发病机制

隐球菌存在于鸽粪和土壤中,可通过空气中的孢子、皮肤黏膜伤口和消化道进行传播。体外无荚膜的隐球菌侵入人体后,迅速形成荚膜并产生致病力。健康人群通过细胞免疫抗隐球菌感染,可引起潜伏感染。而免疫抑制患者(如 HIV 感染者、实体器官移植者、应用激素者及糖尿病患者等)多发生播散性隐球菌病。

隐球菌可通过荚膜多糖和黑色素等致病因子削弱免疫功能,诱导免疫耐受。目前认为,脑脊液中的可溶性抗隐球菌抗体和补体激活系统的缺乏,以及作为黑色素底物的多巴胺的存在,是隐球菌易侵犯中枢神经系统的可能原因。

(二) 临床表现

1. **中枢神经系统感染**　2/3 以上的隐球菌病患者存在中枢神经系统感染,临床上可分为脑膜炎型、脑膜脑炎型以及脑瘤型。

(1) 脑膜炎型:系隐球菌侵犯脑(脊)膜所致,主要表现剧烈头痛,伴眩晕、恶心、呕吐等颅内高压症等,多有高热。查体可有脑膜刺激征阳性,眼底检查可见视神经盘水肿、眼底出血。脑神经损害者可出现视力或听力减退、面瘫等。

(2) 脑膜脑炎型:系隐球菌侵犯脑实质所引起,可有颅内高压、脑膜刺激征等表现,也可合并抽搐、瘫痪等定位体征。

(3) 脑瘤型:当机体反应较强时,颅内可形成由组织细胞、巨噬细胞、淋巴细胞及成纤维细胞形成的肉芽肿,并产生相应部位占位病变的表现,如意识障碍、瘫痪及眼球震颤等。

2. **肺部感染**　肺隐球菌病在肺部真菌感染中占 20%,仅次于肺曲霉病,可分为以下3 种类型。

(1) 无症状型:常见于免疫健全者,多于接受胸部 X 线检查时偶然发现。

(2) 慢性型:多隐匿起病,表现为咳嗽、咳痰、胸痛、发热、夜间盗汗及全身乏力等非特异性症状。

(3) 急性型:多见于艾滋病患者,表现为严重的急性下呼吸道感染,有高热、气促,甚至可引起急性呼吸衰竭综合征。

3. **隐球菌败血症**　隐球菌入血引起的全身器官播散性感染,常侵犯肾、脑、肺、肾上腺等器官,并有寒战、发热、昏迷等败血症表现,病情凶险,预后差。

4. 其他 隐球菌侵犯皮肤、黏膜可产生软疣样丘疹、结节、脓肿,继而破溃;侵犯骨和关节可引起局部肿痛、瘘管形成等。

(三) 辅助检查

1. 常规实验室检查 本病患者的外周血白细胞计数正常或轻度升高,少数患者明显升高,且以中性粒细胞升高为主。脑脊液外观清澈或微浑浊,压力多超过 2.0 kPa(20 cmH_2O),绝大多数患者细胞数轻中度升高,以淋巴细胞和单核细胞为主,蛋白含量轻中度升高,而糖含量常降低。

2. 病原学检查 隐球菌脑膜炎患者的脑脊液墨汁涂片染色和脑脊液培养阳性率高,其中艾滋病合并隐球菌脑膜炎患者培养阳性率可达 90%。对肺隐球菌病,临床上多取痰和(或)支气管肺泡灌洗液进行培养,其中肺泡灌洗液的阳性率高于痰培养。

3. 抗原检测 隐球菌抗原检测的灵敏度、特异度高,对早期诊断隐球菌感染十分重要。目前,临床常采用乳胶凝集试验进行检测,常用的标本有血清、脑脊液、胸腔积液和支气管肺泡灌洗液,检测阳性后还需排除肿瘤、系统性红斑狼疮及结节病等疾病。

4. 影像学表现 中枢神经系统隐球菌感染的影像学表现多种多样,缺乏特异性。肺隐球菌病患者的影像学表现受病情严重程度和患者免疫功能的影响。在免疫功能受损患者中表现为间质和肺泡的渗出和实变,而在免疫功能健全患者中表现为肺下叶胸膜下单个或多个结节,直径多为 0.5~4 cm。

(四) 诊断和鉴别诊断

隐球菌病的确诊有赖于病理学检查发现隐球菌或从各种标本中分离出隐球菌。其中,乳胶凝集试验和墨汁涂片染色镜检是隐球菌病常用的诊断方法,血常规、脑脊液的常规和影像学检查也有助于诊断。

中枢神经系统隐球菌感染需与结核性脑膜炎、化脓性脑膜炎、病毒性脑肿瘤及脑肿瘤等相鉴别。肺隐球菌病需与肺炎、肺结核、肺肿瘤等相鉴别。

(五) 治疗

对于肺隐球菌病,治疗目标是改善患者临床症状,并预防隐球菌进一步播散至中枢神经系统。在肺隐球菌病的分层治疗策略中,抗真菌药物往往选用对隐球菌有较高活性的唑类药物和两性霉素,而不选用对隐球菌活性差的棘白菌素类。

1. 对无症状的免疫健全患者 可随访观察或每天口服氟康唑 200~400 mg,疗程 3~6 个月。

2. 对轻中度患者 每天口服氟康唑 400 mg,疗程 6~12 个月。

3. 对重症患者 推荐两性霉素 B 联合氟胞嘧啶治疗 4 周后,以氟康唑或伊曲康唑、伏立康唑、泊沙康唑续贯治疗。

对中枢神经系统隐球菌感染的治疗,需在抗真菌治疗的基础上,兼顾降颅压、纠正电解质紊乱等对症治疗。常用药物包括两性霉素 B、两性霉素 B 脂质体、氟胞嘧啶及氟康唑等。目前主张首先联合使用两性霉素 B(或两性霉素 B 脂质体)和氟胞嘧啶进行为期 8 周的诱导治疗,再使用氟康唑进行 8 周的巩固治疗。需要注意的是,应用两性霉素 B 的过程中可出现输液反应、肝肾功能损伤、肾小管性酸中毒、静脉炎及正细胞性贫血等不良反应。此时，可通过改用两性霉素 B 脂质体、联合激素、定期检测肝肾功能和电解质等方法减少或及时发现上述不良反应。

四、篮状菌病

篮状菌病(talaromycosis)是由马尔尼菲篮状菌感染引起的侵袭性真菌病，也称为马尔尼菲青霉菌病。本病多发生于免疫功能受损的宿主，尤其是艾滋病患者，病死率高。

(一)发病机制

马尔尼菲篮状菌是具有菌丝相和酵母相的双相性真菌，其孢子经吸入的空气黏附于肺泡上皮细胞。马尔尼菲篮状菌主要侵犯富含单核-巨噬细胞的组织和器官，如肝、脾、淋巴结及肺等，引起巨噬细胞肉芽肿和多核巨细胞反应。马尔尼菲篮状菌与 HIV 协同感染可进一步降低患者免疫功能，加剧病原菌的播散。

(二)临床表现

本病临床症状并无特异性，典型症状包括发热、皮疹、体重减轻和肝、脾、淋巴结肿大，多数患者出现脐凹样皮疹等多种皮损；40%～70%的艾滋病合并本病患者出现呼吸系统感染，表现咽痛、声嘶、咽喉部肿块及颈部和腋窝淋巴结肿大等上呼吸道感染症状，或发热、咳嗽、咳痰、胸痛及呼吸困难等下呼吸道感染表现；少数患者出现腹痛、腹胀、腹泻及便血等消化道症状，以及骨痛、关节功能障碍等骨骼累及表现。其中，本病累及骨骼往往提示预后不佳。

(三)辅助检查

1. 实验室检查　本病的确诊依赖病原学培养，其中骨髓和淋巴结活检组织培养最为敏感，皮肤组织和血液培养次之，标本染色后可见巨噬细胞内典型圆形或卵圆形有明显横隔的细胞。真菌血清(1,3)-β-D 葡聚糖检测(G 试验)和半乳甘露聚糖检测(GM 试验)具有一定的诊断价值，聚合酶联反应(polymerase chain reaction，PCR)技术和甘露聚糖蛋白(Mp1p)检测特异度高，具有良好前景。

2. 影像学检查　X 线胸片和胸部 CT 片无特征性改变，可表现为渗出、结节、磨玻璃及粟粒样等一种或多种表现。累及腹部时，腹部彩色多普勒超声、腹部 CT 及腹部 MRI 检查可见肝脾肿大、腹膜后及肠系膜淋巴结肿大、腹腔积液等表现。累及骨骼系统时，X 线、CT 检查可表现为骨质破坏、骨膜增生和骨折等；PET/CT，^{18}F - FDG 等检查可显示骨代谢活跃和骨质破坏。

(四)诊断和鉴别诊断

本病的诊断需综合考虑临床表现和实验室检查结果。镜检发现马尔尼菲篮状菌，抗原检测或 PCR 检测阳性，或病原学培养阳性有确诊意义。本病需与传染性软疣、皮肤隐球菌病、结核、组织胞浆菌病及淋巴瘤等进行鉴别。

(五)治疗

对 HIV 患者，建议采用两性霉素 B 0.5～0.7 mg/(kg·d)诱导治疗＋伊曲康唑 200 mg q12 h 巩固治疗的续贯疗法。如患者无法耐受两性霉素 B，可使用伏立康唑替代治疗 2 周后,继续以伏立康唑或伊曲康唑巩固治疗。若本病累及神经系统,建议使用两性霉素 B 脂质体行诱导治疗;累及骨骼系统导致病理性骨折或化脓性骨髓炎时,应行手术和外固定。

五、毛霉病

毛霉病(mucormycosis)也称接合菌病(zygomycosis),是有毛霉菌目真菌引起的系统性感染,可侵犯鼻、肺、胃肠道、脑等,进展快,病死率高。

(一)发病机制

毛霉菌为条件致病菌,正常情况下寄生于人鼻咽部。当患者有应用免疫抑制剂、皮质类固醇激素、恶性肿瘤等高危因素时,机体免疫低下,使毛霉得以经孢子或血流侵袭人体。

(二)临床表现

肺和鼻窦为毛霉最常见和最早感染的部位。

肺毛霉病表现为发热、咳嗽、咯血、呼吸困难、胸痛及白细胞计数升高,累及肺动脉可引起致命性大咯血。胸部 X 片表现多样,可无异常,也可表现为渗出性阴影、软组织密度肿块影、肺叶实变、空洞形成及胸腔积液等。

鼻-脑毛霉病起病急,发展快,菌丝侵入鼻咽部血管可引起鼻、腭、眶周组织进行性坏死,表现为发热、局部疼痛、眼球突出及鼻脓性分泌物等。本病累及大脑可有癫痫、失语或偏瘫表现,病死率极高,预后凶险。

毛霉还可经胃肠道侵犯人体,或由皮肤外伤处血行播散至脑、肺、肾及心脏等器官,其临床表现缺乏特异性,诊断困难。

(三)辅助检查

可通过痰、脓液、病灶坏死组织、肺泡灌洗液等标本进行直接镜检或真菌培养,以及组织病理学检查。毛霉菌在镜下呈宽大、几乎无分隔的菌丝;其菌落生长快,呈长毛状,具有特征性孢子囊和孢子囊孢子;组织病理学多为化脓性炎症反应伴脓肿形成和化脓性坏死,可在坏死组织中发现菌丝。值得注意的是,毛霉广泛存在于自然界,单纯真菌培养常出现假阳性,但配合上述标本的真菌镜检阳性则具有诊断意义。

(四)诊断与鉴别诊断

本病需通过病原学和组织病理学检查才能确定诊断,尽早留取标本进行真菌学检测是关键。目前,最常用的方法是纤维支气管镜活检,同时可见气道狭窄、黏膜红肿等气管内病变。

肺毛霉病需与细菌性肺炎、肺曲霉病及肺无色丝孢霉病相鉴别。鼻-脑毛霉病需与鼻-脑曲霉病、细菌性眼眶蜂窝织炎、无色丝孢霉病等相鉴别。

(五)治疗

早期诊断和早期治疗对本病至关重要。药物首选两性霉素 B 及其脂质体,与棘白菌素联用具有协同作用。坏死组织通常需要外科手术清除。

六、肺孢子菌病

肺孢子菌病(pneumocystis)多发生于免疫功能缺陷患者,尤其是艾滋病患者。肺孢子菌通过空气传播,最常侵犯肺部引起肺孢子菌肺炎(pneumocystis pneumonia,PCP)。

(一)发病机制

肺孢子菌具有滋养体和包囊两种病原体形态,在患者体内以滋养体为主。肺孢子菌经空气传播,免疫功能正常的人群受感染后5~6周产生特异性抗体,多无临床表现或仅有轻微临床表现。免疫缺陷患者,尤其是艾滋病患者免疫功能低下,可出现严重的肺部感染。

(二)临床表现

肺孢子菌最常引起肺部感染,肺外感染罕见。艾滋病患者合并肺孢子菌肺炎可早期表现出发热、干咳、呼吸急促和低氧血症,并可快速发展为呼吸衰竭。非艾滋病患者合并肺孢子菌肺炎多见于长期应用免疫抑制剂药物的患者,常提示预后不良。

(三)辅助检查

1. 血气分析　本病患者血气分析常提示低氧血症,可分为:轻度($PO_2 > 70$ mmHg或肺泡动脉血氧分压差 < 35 mmHg)、中度(肺泡动脉血氧分压差 < 45 mmHg)、重度($PO_2 < 70$ mmHg,肺泡动脉血氧分压差 > 45 mmHg)。

2. 影像学检查　X线胸片和CT片上可表现为双侧肺门及肺间质弥漫性浸润表现,部分可有单侧局限性结节、空洞、气胸等。对X线胸片正常或不典型的可疑患者,高分辨率的CT片可表现出肺部磨玻璃样阴影改变。

3. 病原学检查　临床上,可通过自然排痰、诱导排痰或纤维支气管镜灌洗等方法获取标本,通过六胺银染色(GMS)或吉姆萨染色镜检明确是否为肺孢子菌感染,也可通过PCR技术进行检测。

(四)诊断

本病的临床表现、影像学检查缺乏特异性,需依靠肺组织、痰液或支气管肺泡灌洗液病原学检查进行确诊。

(五)治疗

1. 一般治疗　卧床休息、吸氧、维持水和电解质平衡,必要时予以呼吸机辅助通气。

2. 病原治疗　由于肺孢子菌细胞膜不含麦角固醇,因此两性霉素B和唑类药物对本菌治疗无效。目前,本病的病原治疗首选复方磺胺甲噁唑,对重症患者可加用卡泊芬净。需注意的是,部分艾滋病患者应用复方磺胺甲噁唑后可出现皮疹、发热、粒细胞减少、肝损害等不良反应,应该用克林霉素、氨苯砜等药物替代治疗。

3. 其他治疗　早期应用糖皮质激素可改善中重度PCP患者的症状,可部分免除呼吸机使用,降低病死率;对艾滋病合并本病的患者,可在PCP病情稳定后尽早开始抗病毒治疗,重症患者应暂缓。

(唐建国)

第三节　中枢神经系统感染

中枢神经系统感染是由各种病原体侵犯中枢神经系统实质、被膜及血管引起的急性或慢性炎症性（或非炎症性）疾病，包括脑膜炎、脑炎、脑膜脑炎、脑脓肿以及脊髓膜炎、脑脊髓膜炎等。临床上，可表现为一系列非特异的体征和症状，包括头痛、发热、精神状态改变和行为改变，经典的体格检查（例如 Kernig 征和 Brudzinski 征）对其相对不敏感。脑实质受累的患者，如脑炎和脑脓肿，也可能有局灶性神经功能缺损或癫痫发作。在脑膜炎和脑炎的早期，神经影像学检查和脑脊液分析可能表现为阴性，诊断和治疗需要保持高度警惕，延误抗生素和抗病毒治疗会对预后产生负面影响，特别是对于细菌性脑膜炎和单纯疱疹病毒性脑炎。

中枢神经系统感染是一系列疾病的统称，本章节着重叙述这类疾病的共性特征以及大体诊治原则，对于其中具有代表性的疾病做简单介绍，更多内容将留待于进一步拓展学习及实践中探索。

一、病原学

中枢感染的病原体可以为病毒、细菌、真菌、寄生虫、立克次体、螺旋体及朊粒等。

病毒感染最为常见，大体可引起两种不同形式的脑炎。一种是由于病毒血症（西尼罗河病毒）或神经元组织中的病毒被激活［如单纯疱疹病毒（HSV）、水痘-单纯疱疹病毒（VZV）］引起的脑实质的直接感染。一种是感染后的脑脊髓炎［也称为急性播散性脑脊髓炎（acute disseminated encephalomyelitis，ADEM）］，是一种自身免疫性炎症。HSV脑炎（HSV-1）仍是目前散发性病毒性脑炎的最常见原因（占 10％～15％），水痘-带状疱疹病毒（varicella-zoster virus，VZV）排在第 2 位。实际上，在免疫力低下的人中 VZV比 HSV 更普遍。其他还有肠病毒（如柯萨奇 A/B 病毒，埃可病毒）、单纯疱疹病毒（herpes simplex virus，HSV）1 型和 2 型、巨细胞病毒（cytomegalovirus，CMV）、EB 病毒（Epstein-Barr virus，EBV）、腮腺炎病毒和人类免疫缺陷病毒（HIV）等。

细菌侵犯中枢多通过菌血症（通常为上呼吸道来源），牙源性、耳源性或鼻窦的感染扩散，创伤性、先天性或神经外科手术造成的与外界的通道等实现。成人社区获得性细菌性脑膜炎最常见的病原体包肺炎链球菌（约占 1/2）和脑膜炎奈瑟菌（约占 1/4），其他还有金黄色葡萄球菌、B 组链球菌、单核细胞增多性李斯特菌、嗜血杆菌及革兰氏阴性杆菌等。金黄色葡萄球菌和凝固酶阴性葡萄球菌是神经外科术后感染常见的病原体，其中革兰氏阴性杆菌（尤其是鲍曼不动杆菌）占比呈升高趋势，在手术耗时长、术后 ICU 住院时间长的患者中感染发生率大大增加。

中枢真菌感染通常是继发于机体其他地方的全身性真菌病（如新型隐球菌、球孢子菌、荚膜组织胞浆菌病等）。此类病例常可追溯到免疫基础低下患者的肺部感染灶。

二、发病机制与病理生理学

(一)中枢神经系统的防御机制

正常生理状态下,中枢神经系统位于人的脑脊髓腔中,从外到内有皮肤、皮下组织、骨性结构(颅骨、脊柱)、脑脊髓膜性结构构成的物理性保护层。其中脑膜结构主要有3层:硬脑膜、蛛网膜和软脑膜。蛛网膜和软脑膜之间是蛛网膜下腔,其间充满脑脊液(cerebrospinal fluid,CSF)和出入的穿行血管。脑脊液是中枢的重要组成部分,主要由脑室的脉络丛产生,最终经静脉窦的蛛网膜粒回收入血,产量约500 ml/d,而成人的脑脊液总量约为150 ml,CSF每天更新3~5次。脑脊液在物理层面为大脑和脊髓提供一个缓冲层,保护其免受压力的突然变化带来的影响。同时脑脊液可以协助转运大脑代谢产物(如二氧化碳和乳酸),调节中枢神经系统细胞外间隙的pH值和电解质平衡,协调神经递质、激素和抗体等的循环,故可对中枢病变提供一定的线索。

在健康人群的中枢神经系统中仅发现少量的免疫细胞。脑实质和脊髓中常驻的小胶质细胞是高度分化的神经系统原位巨噬细胞,其他还有血管周围巨噬细胞,以及脉络丛和脑膜内的少量血源性树突状细胞和巨噬细胞,以及脑脊液中少量的血源性单个核细胞,包括T细胞(90%)、B细胞(5%)、单核细胞(5%)和树突状细胞(1%)。它们共同构成了中枢神经系统的免疫体系。

在中枢与外周之间还存在一个生物屏障结构,将中枢系统隔离开来形成相对独立而又动态平衡的微环境,保护其免受体循环剧烈生化改变的影响,也是病原体入侵中枢的最大阻障,即血脑屏障。完整的血脑屏障(图7-1)包括血-脑组织屏障(blood-brain barrier,BBB)和血-脑脊液屏障(blood-cerebrospinal fluid barrier,BCSFB)。BBB构成脑和血液交换的最大平台,其主要结构为由内皮细胞、星形胶质细胞和周细胞组成的功能单元。BCSFB由脑室脉络丛上皮细胞和蛛网膜下腔内静脉和小静脉的内皮细胞之间的紧密连接形成。

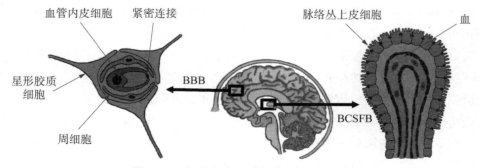

图7-1 血-脑组织屏障与血-脑脊液屏障

(二)病原微生物入侵的病理生理学

常见的病原入侵途径包括血行感染或直接感染(穿通性外伤、手术或邻近组织感染)蔓延,部分病原体可经神经干逆行感染(常为嗅神经/三叉神经,如嗜神经病毒 HSV)入颅。

以经典的社区获得性细菌性脑膜炎为例,病原入侵常始于呼吸系统。病原微生物最初附着定植于鼻咽上皮,穿过上皮细胞间紧密连接或通过细胞膜结合囊泡转运入血,进而随血运转移至脑部。接着,病原体穿过血脑屏障进入中枢神经系统,这个过程有 3 条经典途径(图 7 - 2):通过跨细胞途径、旁细胞途径以及通过外周循环中感染的白细胞("特洛伊木马"机制)进入中枢神经系统。

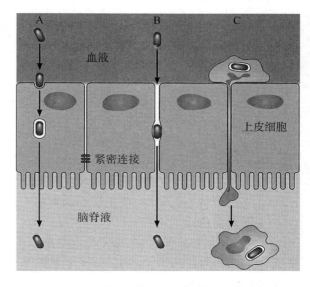

图 7 - 2 病原体穿过血脑屏障的 3 条途径

由于缺乏有效的宿主免疫防御,细菌进入中枢后快速繁殖。而在血脑屏障破坏、病原感染中枢后,免疫细胞(包括原位小胶质细胞、星形胶质细胞及血源性单个核细胞等)开始募集,炎症因子及趋化因子大量释放。这个过程可诱导发生组织及脑膜的免疫炎症反应。这也是中枢感染许多神经系统表现和并发症出现的主要原因,而非病原感染的直接损伤所致,故可在抗菌治疗后继续进展。同时脑脊液中 TNF - α 和 IL - β 的升高增加了血脑屏障的通透性,导致血管源性水肿和血清蛋白渗入蛛网膜下腔,这可引起阻塞性和交通性脑积水及随之而来的间质水肿,大脑底部血管狭窄,在这个过程中若血栓形成阻塞血管分支也可有血栓性静脉炎的发生。脑脊液炎性渗出的增加同时可引起毒性代谢产物的大量释放,继而造成神经细胞毒性水肿、细胞损伤和死亡。这些病理生理过程的共同作用造成颅内压升高,甚者可导致脑疝、昏迷。新的观点认为在病原体侵入中枢后,脑脊液内的白细胞对于病原体的清除并无实际作用。

三、临床表现

(一)中枢神经系统病毒感染

中枢神经系统病毒感染常以脑炎形式出现。当有证据表明以局部神经系统表现或癫痫发作形式出现脑实质受累时,必须考虑脑炎(病毒性多见)的可能。脑炎的临床表现与所涉及的脑实质的功能相关。例如,由于 HSV 脑炎通常累及颞叶,因此可出现人格改变、精神病、嗅觉或味觉障碍或惊恐发作。这些发作最初可能被误诊为精神病。脑干脑炎可表现为自主神经功能障碍,下颅神经受累和呼吸动力障碍。EB 病毒脑炎多见于新生儿及免疫抑制的成年人,可表现对基底节区有特殊的亲和性,也可累及丘脑、皮质等。原发性 EB 病毒感染患者往往伴随全身性并发症。

(二)细菌性脑膜炎

细菌性脑膜炎的经典三联征为发热、颈强直及意识水平改变,但并不总是同时存在。

其他症状包括头痛,恶心和呕吐、皮疹、畏光、癫痫发作等。颅高压是细菌性脑膜炎的常见并发症,也是其造成患者反应迟钝和昏迷的主要原因。颅高压具体表现包括意识水平降低、视乳盘水肿、瞳孔对光反射迟钝、去大脑强直和脑缺血反应(心动过缓、血压升高和呼吸不规律),严重者可发生脑疝。

(三) 脑脓肿

脑实质内感染引起的化脓即为脑脓肿,诱因以中耳炎、乳突炎、鼻窦炎、脑膜炎和牙源性感染最为常见,脑实质的转移性或血源性播种次之,穿透性脑外伤、神经外科手术也可能造成脑脓肿。脑脓肿的典型临床表现为颅内占位病变的扩展,具体表现取决于其位置。在许多情况下,头痛可能是唯一的初始症状,尤其是在疾病早期,表现为持续性逐渐加重的难治性钝痛。不到半数患者表现为典型的头痛、发热和局灶神经功能缺损的临床三联征。当脓肿破裂入脑室或扩散到蛛网膜下腔时会出现脑膜炎表现。

(四) 真菌感染

真菌感染以隐球菌为例,多发生在细胞免疫功能低下的人群中。鸽粪是新生隐球菌新生变种临床感染的重要来源。通常起病常隐匿,表现为慢性或亚急性过程,起病前可有上呼吸道感染或肺部感染史。少数接受免疫抑制治疗或免疫缺陷者可急性起病,病死率高。通常头痛是最早或唯一的症状,个别患者可出现高热,其他症状尚有恶心、呕吐、食欲不振、体重下降,也可发生阵发性眩晕、晕厥及癫痫。约1/3的患者在入院时有不同程度的意识障碍,与颅内压显著增高及脑实质弥散性损害密切相关,预后不佳。

对于老年人来说,中枢神经系统(central nervous system,CNS)感染的临床体征和症状各不相同,并且更不典型,需警惕。

除了上述疾病外,中枢神经系统感染还见于传染病中。

(五) 流行性乙型脑炎

流行性乙型脑炎是由嗜神经的乙型脑炎病毒(encephalitis B virus,简称乙脑病毒)经蚊虫叮咬传播感染所致的急性中枢神经系统感染,是一种人畜共患的自然疫源性疾病。人和动物(包括猪、牛、羊、马、鸭、鹅及鸡等)感染乙脑病毒后可出现病毒血症并成为传染源。蚊虫是乙脑的主要传播媒介,国内传播乙脑病毒的蚊种有库蚊、伊蚊和按蚊的某些亚种,其中三带喙库蚊是主要的传播媒介。乙脑分布在以东南亚为主的亚洲地区。其人群对乙脑病毒普遍易感,流行地区主要发病对象是10岁以下儿童,以2~6岁高发。患者病后1周内血清中出现特异性抗体,有持久免疫力。潜伏期为5~15 d,绝大多数易感者呈无症状隐性感染,仅少数发病。临床表现为高热、意识障碍及惊厥等脑炎症状。典型患者的病程可分4期,其中极期以全身毒血症状及脑部损害症状为突出表现。

(六) 流行性脑脊髓膜炎

流行性脑脊髓膜炎是由脑膜炎奈瑟菌,又称脑膜炎球菌(*Meningococcus*)引起的化脓性脑膜炎。致病菌由鼻咽部侵入血循环,形成败血症,最后局限于脑膜及脊髓膜,形成化脓性脑脊髓膜病变。主要临床表现有发热、头痛、呕吐、皮肤瘀点及颈项强直等脑膜刺激征。脑脊液呈化脓性改变。本病常在冬春季节流行。带菌者和患者是本病的主要传染源。飞沫传播是主要传播途径。人群普遍易感,但6个月~2岁婴幼儿患病率最高。

潜伏期为 1~10 d,平均 2~3 d。分为 4 种临床类型:普通型、暴发型、轻型及慢性败血症型。

(七)中枢神经系统结核病

中枢神经系统结核病是由结核杆菌引起的中枢神经系统非化脓性炎症,可继发于粟粒性结核及其他器官的结核病灶,为非典型传染病。起病缓急不一,以缓慢者居多。在感染的最初 2~4 周,人体并不产生免疫反应,这时几乎每个患者都存在血行播散,结核杆菌可以不同程度地播散到全身各个器官。起病后发热者可占 90% 以上,常伴畏寒、全身酸痛、乏力、畏光、精神萎靡及食欲减退等。可隐匿起病,也可表现出中枢感染的所有症状体征,包括脑膜脑炎、血管内膜炎、脑积水、脑实质受损、自主神经受损及脊髓受损等临床症候群。

(八)李斯特菌脑膜炎

李斯特菌脑膜炎是由单核细胞增多性李斯特菌入侵引起的急性中枢神经系统感染。大多数成人的李斯特菌感染源于经口摄入病菌,来源多见于冰箱冷藏储物中过期变质的乳制品,随后病菌穿透肠道黏膜,引起全身性感染。正常宿主若摄入大量李斯特菌,常表现为自限性发热性胃肠炎,在免疫功能受损患者则易侵犯中枢神经系统。最常见表现是脑膜脑炎。当发生于脑实质及脑干受累时,病情可进展迅速,预后不佳。

四、体格检查

评估脑膜炎的经典体格检查已使用数年,包括颈强直、凯尔尼格征(Kernig sign)和布鲁津斯基征(Brudzinski sign),这些体征对预测脑脊液的细胞增多具有较低的灵敏度和较高的特异度。

五、实验室及影像学检查

(一)腰椎穿刺(LP)及脑脊液(CSF)分析

除非有明确的临床禁忌证,例如凝血异常,腰椎穿刺(lumbar puncture,LP)部位的局部感染或影像学发现明显的占位,否则所有怀疑中枢神经系统感染患者均应进行 LP 检查。

LP 结果的解读包括 LP 压力和 CSF 常规/生化检查,两者同样重要,应综合分析。正常 LP 压力波动在 8~18 kPa(80~180 mmH$_2$O)范围内,流出道梗阻引起的 LP 压力升高可表现为脑脊液滴速的迅速衰减。正常脑脊液无色透明,陈旧出血或蛋白含量过高时,脑脊液可呈黄色。出现血性 CSF 时应区分是否为穿刺损伤。穿刺损伤时,最初留取的脑脊液可呈血性,但随之很快变得澄清透明,同时生化检查中外周血渗入 CSF 的红白细胞常呈一定比例存在(约 700:1)。反之,出血性感染引起的血性 CSF 可持续存在。发生细菌性脑膜炎时,脑脊液可呈乳白色或绿色混浊,垂直静置后可出现薄膜样沉淀物,如结核性脑膜炎有由液面倒悬至试管底部的漏斗样蛛网状薄膜等,在薄膜样沉淀物中寻得细菌的阳性率一般较高。不同病因引起的 CSF 变化可见表 7-2。

表 7 - 2　各种脑膜炎的鉴别

特征项	细菌性脑膜炎	病毒性脑膜炎	隐球菌性脑膜炎	结核性脑膜炎
起病	急性	急性	多慢性,可呈亚急性	多呈亚急性
发热	早期出现	早期出现	早期不明显	较早出现
脑神经受累	多由脑水肿、脑疝引起,仅发生于暴发型	早期多见锥体系及锥体外受累,重者多有呼吸中枢受累	视神经病变及视神经盘水肿多见	视神经盘水肿少见,展神经受累多见,脉络膜上可见结核结节
LP 压力	升高	正常、轻度升高	显著升高	常升高,可降低(出现 CSF 梗阻时)
脑脊液细胞数	明显增加:(100～5 000)×10^6/L	中度增加:(10～500)×10^6/L	轻、中度增加:(0～500)×10^6/L	中度增加:(0～1 000)×10^6/L
主要细胞	中性粒细胞	淋巴细胞	淋巴细胞	淋巴细胞
糖	明显降低	基本正常	明显降低	多为 0.2～0.4 g/L
蛋白质	明显增高	轻度增高	轻、中度增高	明显增高
氯化物	降低	基本正常	降低	降低

(二)病原学/分子生物学检查

当怀疑中枢感染时应积极留取标本查找病原。传统的检查包括脑脊液涂片、血培养、脑脊液普通培养、抗酸染色与结核培养等,真菌特异性检测、半乳甘露聚糖检测(GM 实验、乳胶凝集实验)的应用越来越多。有研究表明,将脑脊液注入血培养瓶中行病原学培养可将检出灵敏度提高约 5 倍。在各种真菌性脑膜炎中,脑脊液涂片墨汁染色对隐球菌性脑膜炎的诊断灵敏度可高达 70%。

近年来,随着分子生物学技术的发展,如二代测序、Filmarray、X-PERT 广泛应用于临床实践,其时效性强、灵敏度高,弥补了传统病原培养的部分不足,但检出的高灵敏度常常伴随着假阳性结果的大大增加。此时,对于检出结果的判读变得尤为重要,时刻考验着临床医师的判断能力。

然而,在分子生物学高速发展的今天,传统病原学检查仍有其不可替代的优势,无菌体液的病原学培养结果特异度高,且可行体外药敏试验辅助临床决策。在实际临床应用中,此两类手段可互相补充,临床选择时不可偏废,不可偏善,应根据病情需要综合考虑,进行个体化选择。

(三)降钙素原(PCT)

在细菌感染的患者中 PCT 会异常增加,PCT 有区分细菌与病毒性脑膜炎的潜力,但实际价值仍待研究。

（四）神经影像学检查

在中枢神经系统感染的诊断中，神经影像学检查也占据着重要地位，可对于疾病诊断的建立及鉴别、病情评估及随访等方面起到协助作用。

如果患者有中度至重度意识障碍、局灶性神经功能缺损、不自主体位、视神经盘水肿、癫痫发作、相对心动过缓伴高血压或免疫功能低下等表现，则应尽可能在 LP 前进行头颅影像学检查，以头颅 CT 扫描最常用。

中枢感染早期，神经影像学检查常无特异性表现。相较于 CT，MRI 检查常常有更高的软组织分辨率以及更高的灵敏度。MRI 检查还具有识别脑炎病因的优势。因此，应对所有诊断仍不确定的疑似脑炎患者应进行 MRI 检查。

（五）脑电图检查

在某些情况下，脑电图可能是有用的辅助检查。在昏迷或反应不良的患者中，脑电图检查可能识别出非惊厥性癫痫持续状态，提示需要进行抗癫痫治疗。对于出现精神症状的患者，可提示器质性原因。例如，HSV 脑炎与特征性的非特异性弥散性高振幅慢波相关，有时与颞叶波峰活动和周期性的侧向癫痫样放电有关。

六、诊断与鉴别诊断

在实际临床工作中，患者症状、体征、实验室及影像学检查均可以呈现不典型表现，而特征性的病史、临床表现与检查结果及治疗反应等常可为诊断提供重要线索，切忌紧盯一处，一叶障目，做出诊断应综合考虑所有因素，不能脱离实际。

除非有明确的临床禁忌证，所有怀疑中枢神经系统感染患者均应尽快完善 LP 检查，如果细菌性感染可疑性很高，当无法立即进行 LP 时应立即开始使用经验性抗菌治疗。因治疗时机的延误会对预后产生负面影响，特别是对于细菌性脑膜炎和单纯疱疹病毒性脑炎。

临床中，应注意脑炎与脑病的区别：两者均可以表现出神经系统受累、发热等症状。值得注意的是，脑炎是脑实质炎症性病变，而脑病反映非结构性脑功能紊乱状态，常通过代谢过程介导，可由中毒、全身器官功能障碍、药物滥用及代谢性疾病等引起。

七、治疗

（一）抗病原微生物治疗

中枢神经系统感染是急重症，理想情况下应在患者就诊后 60 min 内开始抗菌治疗，而这时常常难以拿到病原学结果，故多为经验用药。对于社区获得性脑炎/脑膜炎的经验用药包括三/四代头孢菌素（头孢曲松、头孢噻肟）、万古霉素、氨苄青霉素及阿昔洛韦，怀疑有厌氧菌感染者，如中耳炎、鼻窦炎、乳突炎患者可加用甲硝唑。对医院获得性脑膜炎，尤其是神经外科术后患者，经验性用药方案常应包括万古霉素、头孢他啶、头孢吡肟或美罗培南以覆盖葡萄球菌及铜绿假单胞菌、鲍曼不动杆菌等。抗病毒治疗无特异药物，阿昔洛韦对 HSV、VZV 有效，在怀疑病毒性脑炎，尤其有局灶性症状时，应开始经验性治疗。

精准的抗病原微生物治疗应建立在病原学的基础上。对所有怀疑中枢感染的患者应利用一切条件尽可能寻找病原,尤其是在初期经验性治疗效果不佳时。

(二)激素

地塞米松于抗生素治疗前 20 min 给药,可通过抑制巨噬细胞及小胶质细胞中 TNF-α 和 IL-1βmRNA 的合成,最终降低 CSF 流出梗阻和稳定血脑屏障。临床研究证实地塞米松在减少脑膜炎症和神经系统后遗症,如感音性耳聋方面有一定疗效,但没有证据表明联合激素能降低死亡率。

激素应用应遵循个体化原则。

(三)降低颅内压

颅内压升高的紧急治疗包括将患者头部抬高呈 30°～45°、气管插管后过度通气 (PaCO$_2$ 25～30 mmHg)和药物脱水(甘露醇、甘油果糖)。一般可用 20% 甘露醇 0.5～1 g/kg 静脉注射或快速静滴(30 min 内),必要时 4～6 h 重复使用,可同时联合呋塞米(干扰 CSF 形成和促使尿液排放),使颅内压快速降低且持续时间较长。

(四)支持治疗

安静的环境与良好的休息有利于患者的恢复。密切监测精神、意识、体温、呼吸、脉搏、血压以及瞳孔的变化,尤其病毒性脑炎患者病程早期可能需要进入监护病房。保证足够的营养及维生素,早期开放肠内营养支持。高热、惊厥者易脱水,注意维持水、电解质平衡。

1. 降温 采用物理方法或药物控制体温,持续高热患者必要时可采用亚冬眠疗法,肌内注射氯丙嗪及异丙嗪各 0.5～1 mg/kg,每 4～6 h 一次;同时加用物理降温,使体温降至 38 ℃左右。氯丙嗪的缺点是可导致呼吸道分泌物增多,甚者可致痰堵。

2. 惊厥或抽搐处理 应根据惊厥、抽搐原因采取针对性的措施,加用抗惊厥药物。重症脑炎患者应考虑预防性治疗:①多数由高热所致抽搐者,降温后即可止惊。②呼吸道分泌物阻塞所致缺氧者,应及时吸痰,保持呼吸道通畅。③脑水肿或脑疝者,应立即采用脱水剂治疗。④脑实质炎症引起的抽搐,可用中药、新针治疗。给予镇静剂或亚冬眠疗法。频繁的抽搐可同时加用氢化可的松治疗。⑤低血钙引起的抽搐应及时补充钙剂。⑥由脑性低血钠引起的抽搐加强补钠。

3. 呼吸衰竭处理 ①保持呼吸道畅通:定时翻身拍背、吸痰及给予雾化吸入以稀释分泌物。②给氧:一般用鼻导管低流量给氧。③气管切开:凡有昏迷、反复抽搐、呼吸道分泌物堵塞而致发绀、肺部呼吸音减弱或消失、反复吸痰无效者,应及早气管切开。④应用呼吸兴奋剂:在自主呼吸未完全停止时使用效果较佳。可用山梗菜碱、可拉明及盐酸哌甲酯(利他林)等。⑤应用脱水剂:脑水肿所致颅内高压是乙脑常见的征象,也为昏迷、抽搐及中枢性呼吸衰竭的原因,并可形成脑疝,故应及时处理。应用脱水疗法时应注意水与电解质平衡。必要时应用人工呼吸机。

4. 循环衰竭处理 重型乙脑患者于疾病后期常有循环衰竭与呼吸衰竭同时出现,可根据病情选用强心剂、升压药及利尿剂,补充血容量,注意电解质平衡。

(五)对于传染病的防治

在对于疾病本身的诊治之外,重点在于消灭/隔离传染源、切断传播途径、保护易感人群。近年来,随着疫苗的普及接种,类似乙脑、流脑等发生率已经大大减少。

八、预后

一般来说,中枢神经系统感染的死亡风险与下列因素相关:①入院时的意识水平较低;②初始抗菌治疗延误;③休克和(或)机械通气并发症。

约25%细菌性脑膜炎患者可遗留中重度后遗症,但确切发生率与感染病原相关,常见症状包括智力下降、记忆力减退、癫痫样发作、听力丧失、头晕及步态异常等。病毒性脑炎的后遗症发生率及严重程度有很大差异,与病原种类、患者年龄及开始治疗时的意识状态直接相关。治疗开始时伴有严重神经系统损害(GCS评分6分)的患者预后较差,不是死亡就是有严重后遗症。

(陈明泉)

第四节　重症感染的抗菌药物治疗

一、启动抗感染治疗时机

重症感染通常指感染导致了机体脏器功能不全或血流动力学异常(即脓毒性休克)。有研究显示,重症感染患者,尤其是合并脓毒性休克时,启动抗感染治疗每延迟1h,死亡风险上升9%。2017年初,美国危重症医学会(SCCM)和欧洲危重病医学会(ESICM)更新了《拯救脓毒症行动:脓毒症和脓毒性休克的管理国际指南2016》(以下简称SSC2016)。SSC2016推荐,一旦诊断脓毒症或脓毒性休克,应在1h内尽快启动抗菌药物治疗,并建议使用1个以上的抗菌药物、经验性广谱抗感染治疗,以尽可能覆盖所有可能的病原体(包括细菌、真菌及病毒)。指南要求,在每一个医疗中心,针对每一位具体患者选择抗菌药物时,需评估以下几个因素:①抗菌药物渗透到感染部位或组织中的浓度;②评估该社区、医院或病房流行什么病原体;③这些病原体的耐药状况如何;④患者是否存在免疫缺陷(如中性粒细胞减少、脾切除、未控制的HIV感染以及先天的免疫球蛋白缺陷等);⑤患者年龄及基础疾病状况(如糖尿病、慢性肝肾功能不全、存在深静脉导管或导尿管等)。SSC2016从脓毒症的定义、诊断标准到治疗推荐都有较多的修改和更新,引起了全球专业领域人士的密切关注。

出乎意料的是,于2017年11月22日,美国感染病学会(IDSA)在旗下 *Clinical Infections Diseases* 杂志发表声明,表示不接受SSC2016新指南的推荐,并质疑新指南的细节和表述的严谨性。IDSA提出了8个有争议的核心问题,其中对关于启动抗菌治疗的2个问题概括如下:①应区分脓毒症与非感染综合征。IDSA认为,有证据显示高达40%的初始诊断为脓毒症的患者,而后被证实为非感染性疾病,或者为虽存在感染,但抗菌药物不能带来获益的情况,如病毒感染。因此认为新指南推荐有导致广谱抗菌药物过度使用的隐患。②启动经验性抗菌治疗的"时间窗"问题。IDSA认同重症感染的患者应该尽快启动抗感染治疗,早期诊断和缩短从临床诊断到使用抗菌药物时间对患者有益。但认为 1 h 内启动抗感染治疗的推荐过于机械,对于紧迫性稍低的非休克的脓毒症患者,应允许在获得更多的检查资料支持后再尽快启动抗菌药物治疗,以免盲目地追求 1 h 时间窗而导致广谱抗菌药物的过度使用。而且,IDSA 认为新指南没有具体说明"time to antibiotics"这个 time 是指发病时间、患者入急诊室时间,还是医师接诊时间,细节方面不够严谨。

两大学会所处的角度不同,侧重点有所差异,因此观点存在分歧。毫无疑问,重症感染患者尽快启动抗感染治疗有诸多裨益,但前提必须是有针对性的、有效的抗感染治疗;另外,初始感染往往是单数菌引起,且重症感染不等于耐药菌感染,广谱抗菌药物的过度使用是一个令人担忧的问题。平衡两大学会的观点,知其然而知其所以然,会给我们的日常临床实践带来更多的启发。

二、初始经验性抗感染治疗的选择

虽然某一解剖部位感染的病原谱在世界范围内大致类似,但同一病原体的耐药状况在不同国家和地区中却有显著差异,呈现明显的地域性特征。以成人社区获得性肺炎(CAP)为例,ATS/IDSA 颁布的 CAP 指南中,明确指出该指南推荐适用于北美地区。本文以肺炎为例,将我国 2016 年颁布的《CAP 指南》和 2018 年颁布的《HAP/VAP 指南》中关于重症感染抗菌药物治疗部分摘录如下(表 7-3~7-5)。

表 7-3 需入住 ICU 的 CAP 患者初始经验性抗感染药物选择

不同人群	常见病原体	初始经验性抗感染药物选择	备注
无基础疾病青壮年	肺炎链球菌、金黄色葡萄球菌、流感病毒、腺病毒及军团菌	①青霉素类/酶抑制剂复合物、三代头孢菌素、头霉素类、氧头孢烯类、厄他培南联合大环内酯类;②呼吸喹诺酮类	①肺炎链球菌感染最常见,其他要考虑的病原体包括金黄色葡萄球菌、军团菌属、流感病毒等;②流感流行季节注意流感病毒感染,考虑联合神经氨酸酶抑制剂,并注意流感继发金黄色葡萄球菌感染,必要时联合治疗(MRSA)肺炎的药物
有基础疾病或老年人(年龄≥65岁)	肺炎链球菌、军团菌、肺炎克雷伯等肠杆菌、金黄色葡萄球菌、厌氧菌、流感病毒、RSV病毒	①青霉素类/酶抑制剂复合物、三代头孢菌素或其酶抑制剂的复合物、厄他培南等碳青霉烯类联合大环内酯类;②青霉素类/酶抑制剂复合物、三代头孢菌素或其酶抑制剂复合物、厄他培南等碳青霉烯类联合呼吸喹诺酮类	①评估产(ESBL)肠杆菌科细菌感染风险;②关注吸入风险因素及相关病原菌的药物覆盖

续 表

不同人群	常见病原体	初始经验性抗感染药物选择	备注
有铜绿假单胞菌感染危险因素CAP有结构性肺病患者	铜绿假单胞菌、肺炎链球菌、军团菌、肺炎克雷伯等肠杆菌、金黄色葡萄球菌、厌氧菌、流感病毒、RSV病毒	①具有抗假单胞菌活性的β-内酰胺类；②有抗假单胞菌活性的喹诺酮类；③具有抗假单胞菌活性的β-内酰胺类联合有抗假单胞活性的喹诺酮类或氨基糖苷类；④具有抗假单胞菌活性的β-内酰胺类、氨基糖苷类、喹诺酮类三药联合	危险因素包括：①气道铜绿假单胞菌定植；②因慢性气道疾病反复使用抗菌药物或糖皮质激素。重症患者或明确耐药患者推荐联合用药

注：三代头孢菌素（静脉）包括头孢曲松、头孢噻肟、头孢唑肟等，三代头孢菌素（口服）包括头孢地尼、头孢克肟、头孢泊肟酯及头孢托仑匹酯等；呼吸喹诺酮类包括左氧氟沙星、莫西沙星及吉米沙星；氨基青霉素包括阿莫西林、氨苄西林；青霉素类/酶抑制剂复合物（不包括有抗假单胞菌活性的青霉素类如哌拉西林、替卡西林）包括阿莫西林/克拉维酸、阿莫西林/舒巴坦及氨苄西林/舒巴坦等；大环内酯类包括阿奇霉素、克拉霉素及红霉素；有抗假单胞菌活性的喹诺酮类包括环丙沙星、左氧氟沙星；有抗假单胞菌活性的β-内酰胺类包括头孢他啶、头孢吡肟、氨曲南、哌拉西林、哌拉西林/他唑巴坦、替卡西林、替卡西林/克拉维酸、头孢哌酮、头孢哌酮/舒巴坦、亚胺培南/西司他丁、美罗培南、帕尼培南/倍他米隆及比阿培南；头霉素类包括头孢西丁、头孢美唑、头孢替坦及头孢米诺；氧头孢烯类包括拉氧头孢、氟氧头孢；氨基糖苷类包括阿米卡星、庆大霉素、依替米星、奈替米星及妥布霉素等；神经氨酸酶抑制剂包括奥司他韦、扎那米韦及帕拉米韦；治疗MRSA肺炎的药物包括万古霉素、利奈唑胺、替考拉宁、去甲万古霉素及头孢洛林；MRSA包括甲氧西林耐药金黄色葡萄球菌；ESBL包括产超广谱β-内酰胺酶。

表7-4 HAP(非VAP)的初始经验性抗感染治疗建议

不同人群		抗感染治疗建议
非危重患者	MDR菌感染低风险	单药治疗或β内酰胺酶抑制剂合剂（阿莫西林/克拉维酸、哌拉西林/他唑巴坦，头孢哌酮/舒巴坦等）或第三代头孢菌素（头孢噻肟、头孢曲松、头孢他啶等）或第四代头孢菌素（头孢吡肟、头孢噻利等）或氧头孢烯类（拉氧头孢、氟氧头孢等）或喹诺酮类（环丙沙星、左氧氟沙星、莫西沙星等）
	MDR菌感染高风险	单药或联合治疗（哌拉西林/他唑巴坦、头孢哌酮/舒巴坦等）或抗铜绿假单胞菌头孢菌素类（头孢他啶、头孢吡肟、头孢噻利卡星、异帕米星等），有MRSA感染风险时可联合糖肽类（万古霉素、去甲万古霉素、替考拉宁等）或利奈唑胺
危重患者		联合治疗（哌拉西林/他唑巴坦、头孢哌酮/舒巴坦等）或抗铜绿假单胞菌碳青霉烯类（亚胺培南、美罗培南、比阿培南E）或替加环素，有MRSA感染风险时可联合糖肽类（如万古霉素、去甲万古霉素、替考拉宁等）或利奈唑胺

注：HAP，医院获得性肺炎；VAP，呼吸机相关性肺炎。

表7-5 VAP患者的初始经验性抗感染治疗建议

不同人群	用药方式	经验性用药
MDR菌感染低风险	单药或联合治疗	抗铜绿假单胞菌青霉素类（哌拉西林等）或抗铜绿假单胞菌的第三、四代头孢菌素（头孢他啶、头孢吡肟、头孢噻利等）或β内酰胺酶抑制剂合剂（哌拉西林/他

续　表

不同人群	用药方式	经验性用药
		唑巴坦、头孢哌酮/舒巴坦等)或抗铜绿假单胞菌碳青霉烯类(亚胺培南、美罗培南、比阿培南等)或喹诺酮类(环丙沙星、左氧氟沙星等)或氨基糖苷类(阿米卡星、异帕米星等)
MDR 菌感染高风险	联合治疗	(1) 抗铜绿假单胞菌 β 内酰胺酶抑制合剂(哌拉西林/他唑巴坦、头孢哌酮/舒巴坦等)或抗铜绿假单胞菌第三、四代头孢菌素(头孢他啶、头孢吡肟、头孢噻利等)或氨曲南或抗铜绿假单胞菌碳青霉烯类(亚胺培南、美罗培南、比阿培南等)或抗假单胞菌喹诺酮类(环丙沙星、左氧氟沙星等)或氨基糖苷类(阿米卡星、异帕米星等) (2) 有 XDR 阴性菌感染风险时可联合多黏菌素类(多黏菌素 B、多黏菌素 E)或替加环素; (3) 有 MRSA 感染风险时可联合糖肽类(万古霉素、去甲万古霉素、替考拉宁)或利奈唑胺

注:MDR,多药耐药;XDR,广泛耐药。

以上是近期国内指南关于肺部感染的推荐,需要指出的是,指南推荐并不能完全取代临床医师决策。临床医师应充分评估所在地区、医院和病房的病原谱及耐药情况来制订初始抗感染药物治疗策略,并于 48～72 h 后,对实验室检查结果和初始抗菌治疗的临床反应进行再评估。如临床病情无改善、病原学无确诊价值,需进一步拓宽诊疗思路,如进一步完善病原学检查、鉴别非感染疾病、重视感染性疾病的脓液引流等,切忌无依据而盲目地升级治疗。

重症感染以肺部感染最为常见,其他部位感染有导管相关性血流感染、肠道感染、胆道感染、肝脓疡及尿路感染等,可以借鉴相关的指南或专家共识,参照以上肺部感染的诊疗思路,举一反三,不再一一叙述。

三、病原学检测

《抗菌药物临床应用的基本原则》(2015 年版)建议,对临床诊断为细菌性感染的患者,应在启动抗菌药物治疗前,及时留取相应合格标本(尤其是血液等无菌部位标本)送病原学检测,以期尽早明确病原菌和药敏结果,为由抗菌药物经验性治疗向目标治疗转化提供依据。

以 CAP 为例,对于门诊患者,不推荐常规进行微生物学检查,但对于需要住院治疗的 CAP 患者,特别是重症 CAP 患者,需尽快完善病原学检测,为由广谱抗菌药物治疗向目标治疗转化提供可靠依据。可选的微生物学检查包括痰培养及涂片、血培养、胸腔积液培养、肺炎链球菌和军团菌尿抗原检测、血清特异性抗原和抗体以及核酸检测等。

(一) 微生物学培养

传统的微生物培养目前仍是 CAP 病原学诊断的主要方法。在大多数情况下,可及性最高的样本来自咳痰标本。但有资料显示,40%以上的CAP患者表现为干咳,无法获取痰液标本,应寻求另外的病因学检测方法。咳痰标本经由多种定植微生物存在的口咽部排出,因此避免痰标本的污染至关重要。推荐方法是:①咳痰前需清洁口腔;②最好是清晨第一口痰;③在抗菌药物治疗前采样,必要时应多次送检;④2 h内送达检验室以防污染菌过度增殖。痰培养前涂片和镜检很重要。首先,合格的下呼吸道标本在镜检时需满足鳞状上皮细胞<10个/低倍视野,多核白细胞>25个/低倍视野,或两者比例<1:2.5。不合格痰标本不应进行痰培养。其次,痰涂片可行革兰氏染色或相关特殊染色直接镜检,寻找病原体。对于气管插管患者,采集气管内吸痰(ETA)、防污染毛刷(PSB)或支气管肺泡灌洗液(BALF)标本,可靠性要高于痰标本,阳性预测值更高。痰培养标本对病因学诊断有重要参考意义的检测结果:①合格下呼吸道标本半定量培养优势菌重度生长(≥+++);②合格下呼吸道标本细菌少量生长,但与涂片镜检结果一致(肺炎链球菌、流感嗜血杆菌及卡他莫拉菌);③合格的下呼吸道标本涂片镜检时可见明显的中性粒细胞吞噬细菌现象。

对CAP患者进行无菌体液标本(血标本和胸腔积液)或组织标本进行培养,阳性预测值更高。血培养应包括需氧菌和厌氧菌培养,在抗菌药物治疗之前采集的标本灵敏度更高,但总体血培养阳性率低于20%。在CAP患者中合并胸腔积液的患者约占40%。对这些患者,尤其是胸腔积液位于肺部感染病灶同侧的患者,可考虑行胸腔积液培养。

(二)尿抗原检测

针对特定病原体的尿抗原检测可用于肺炎链球菌、军团菌的早期诊断,其优势在于标本采集简便,且诊断灵敏度、特异度高。军团菌尿抗原检测不受先前抗感染治疗的影响,可用于早期快速诊断,灵敏度达80%,但只限于检测嗜肺军团菌血清型I型,其他血清型的诊断仍需依靠血清学方法。肺炎链球菌尿抗原检测利用免疫层析法检测荚膜多糖C,后者为可溶性抗原,可随尿液排出,无论是否存在菌血症,均可被检出,敏感度50%~80%,特异度90%。敏感度与菌株的血清型有关,其可用于CAP的快速诊断。由于诸多原因,虽然尿抗原检测是一项很成熟的检测方法,但在国内一直没有常规开展。

(三)血清特异性抗体检测

血清特异性抗体检测可用于非典型病原体的诊断,如肺炎衣原体、肺炎支原体和军团菌等。这些病原体对培养要求高、技术复杂,大部分实验室难以实现。对于病因学诊断具有重要参考意义的血清学检测结果包括:①单份血清IgG抗体滴度达到诊断标准;②急性期和恢复期双份血清特异性IgG抗体滴度4倍或4倍以上增高;③特异性IgM抗体增高达到诊断标准。血清特异性抗体检测对于早期诊断、指导抗生素治疗的价值有限,尤其是IgG抗体,更多用于回顾性诊断。因此血清特异性抗体检测在临床应用价值并不高。

(四)病毒抗原检测

病毒分离培养是确诊呼吸道病毒感染的"金标准",但耗时长、实验室要求高,不是临床检测的常规项目。合格采样的呼吸道标本的病毒抗原检测可作为早期快速诊断的初筛方法,但敏感度不高,低于核酸检测方法,对其结果的解释应结合患者的流行病史和临床症状综合考虑。病毒抗原检测常用于流感病毒、副流感病毒、人偏肺病毒、呼吸道合胞病毒（respiratory syncytial virus，RSV）及腺病毒等病毒感染的诊断。

（五）真菌抗原检测

目前，临床上开展的有血清（1,3）-β-D 葡聚糖检测（G 试验）、半乳甘露聚糖检测（GM 试验）和隐球菌荚膜多糖抗原检测。G 试验主要依靠检测真菌的细胞壁（1,3）-β-D 葡聚糖，除接合菌及隐球菌外，其他真菌的细胞壁几乎均含有（1,3）-β-D 葡聚糖，是广谱的真菌感染标志物。GM 试验主要检测曲霉菌细胞壁的半乳甘露聚糖，半乳甘露聚糖是曲霉菌特有的细胞壁成分。G 试验和 GM 试验都存在假阳性和假阴性结果的情况。G 试验容易受链球菌血流感染和静脉输注血制品的影响，假阳性率高。GM 试验的假阳性可能与一些抗菌药物（如哌拉西林、他唑巴坦等半合成青霉素）以及食品有关。联合 G 试验和 GM 试验可在一定程度上提高曲霉感染的诊断效能。乳胶凝集试验是以乳胶颗粒为载体吸附隐球菌荚膜多糖抗体，以检测血清隐球菌抗原的方法，广泛应用于隐球菌感染的诊断。据报道，其敏感度和特异度都在 90％以上，是一个临床上非常成熟而又可靠的检测方法。

（六）核酸分子扩增检测

核酸分子扩增检测（nucleic acid amplification test，NAAT）是通过聚合酶链式反应（polymerase chain reaction，PCR），用针对病原特异片段的引物将待测核酸分子的数量放大，进行定性或定量检测的方法。反转录 PCR（reverse transcription PCR，RT-PCR）、靶序列富集多重 PCR（target-enriched multiplex-polymerase chain reaction，Tem-PCR）等技术陆续被用于微生物的鉴定。据报道，NAAT 的灵敏度与特异度均达 90％以上，且 NAAT 不依赖于病原体活性，先前的抗感染治疗对其结果无明显影响，并可在数小时内快速获得检测结果，因此对疾病早期诊断、指导抗感染药物治疗带来很大帮助。其中，多重 PCR 技术可同时检测样本中包括细菌、病毒、非典型病原体等在内的多种病原体，这是 NAAT 的优势，也是未来 NAAT 的发展方向。

（七）宏基因组学第二代测序

宏基因组学第二代测序（以下简称二代测序）是近年来新兴开展的病原体检测技术，具有无偏倚性、广覆盖及快速等优点，它在感染性疾病诊断领域中的优势在于其能检测到其他传统手段无法检测到的病原体。因此，二代测序可能在应用于临床疑难杂症或免疫抑制患者时具有更大意义。《中国宏基因组学第二代测序技术检测感染病原体的临床应用专家共识》中的一些重要推荐如下：

（1）针对患者感染部位的不同，采集的样本类型主要分为静脉血、脑脊液、痰液、肺泡灌洗液、胸腔积液、腹水、组织、咽拭子及局灶穿刺物等多种类型。

（2）采集的样本应尽量选取感染部位的体液或组织，如此可提高检测结果的可信度。若感染部位的样本采集难度较大，可选择外周血液标本，但有可能会降低检测结果的准确性。

（3）对于无菌体液标本，如静脉血、脑脊液、胸腔积液及腹水等，需按照严格的无菌操作采集样本，采集前对局部或周围皮肤进行消毒处理，消毒液需与皮肤作用一定时间，待皮肤干燥后再取样,一般收集第 2 管标本送检。采集的样本须置于无菌容器内。

（4）对于有菌部位的样本,如痰液、肺泡灌洗液、咽拭子等,应标明样本的采集部位,在样本采集过程中应尽量避免引入该部位的正常菌群,以免干扰后续检测结果。

（5）在怀疑细菌、真菌、DNA 病毒、寄生虫、不典型病原体感染且需进行二代测序检测时,建议采用 DNA 检测;若怀疑 RNA 病毒感染,则建议采用 RNA 检测。

（6）二代测序结果应在与患者临床表现及实验室检查密切结合的前提下进行解读和验证。对于呼吸道感染,二代测序在病毒及少见病原体的检测中体现出较好的检测效能;但在细菌、真菌等病原体的检测中,二代测序尚不能准确判断菌群定植或感染状态,仍依赖临床医师结合患者病情进行进一步分析。

四、优化抗感染药物治疗策略

优化抗感染药物治疗通常指的是"为达到最佳疗效和降低抗菌药物耐药选择性压力"而采取的抗感染治疗策略。目前,临床上广泛采纳的抗感染治疗策略如下。

（一）基于药动学/药效学(PK/PD)原理制定抗感染方案

PK 主要研究机体对药物作用的动态变化,如药物在体内的吸收、分布、代谢与排泄连续变化的过程。这个过程可用血液、感染部位体液或组织中的药物浓度-时间曲线定量地表现出来。PD 主要研究药物对机体的作用,反映药物的生物学效应和临床疗效。抗菌药物最低抑菌浓度(minimun inhibitory concentration, MIC)是体外测得的抗菌活性,在体内或临床能否达到相应疗效还必须看该药在体内的过程(即所达到的浓度和持续时间),即必须将 PK 和 PD 加以整合,现已成为耐药菌时代优化抗菌药物治疗的理论基石。与临床疗效或防止耐药发生密切相关的 PK/PD 参数主要有 3 个:①血药浓度高于 MIC 的时间占比,即%T>MIC;②抗菌药物血药峰浓度(C_{max})与 MIC 的比值,即 C_{max}/MIC;③药时曲线下面积(area under curve, AUC)与 MIC 的比值,即 AUC/MIC。

根据 PK/PD 原理,依据抗菌作用与血药浓度或作用时间的相关性,可将抗菌药物分为浓度依赖性(concentration-dependent)药物和时间依赖性(time-dependent)药物,再结合抗生素后效应(antibiotic effect, PAE)的长短,可以分为以下 3 类:①浓度依赖性抗菌药物。杀菌效果与其药物浓度相关,浓度越高,则杀菌效果越强,而与作用时间关系不密切。主要 PK/PD 参数为 C_{max}/MIC 以及 AUC/MIC。此类药物往往有较长的PAE,代表药物为氨基糖苷类和喹诺酮类,可以通过提高剂量的方法提高疗效,一般采用一日一次给药。②时间依赖性抗菌药物。当药物浓度为病原菌的 MIC 的 4~5 倍时杀菌效果与浓度相关,但超过该浓度范围后,杀菌速率达饱和状态,其杀菌效果与药物浓度大于病原菌 MIC 的时间有关。此类抗菌药中某些抗菌药无或有短 PAE,主要 PK/PD参数为药物浓度高于 MIC 的时间占给药间期的百分比(%T>MIC),代表药物有 β-内酰胺类的青霉素类、头孢菌素类、碳青霉烯类及单酰胺类等,对于这些半衰期短的药物可以通过一天多次给药、提高%T>MIC 来提高临床疗效;③另一类抗菌药物亦属时间依赖性药物,且具有较长的 PAE,主要 PK/PD 参数为 AUC/MIC,如糖肽类、替加环素、利奈唑胺、阿奇霉素及唑类抗真菌药物等,给药间隔可适当延长,也可通过增加剂量来提高

AUC/MIC。

许多实验研究证明,能够满足 PK/PD 参数的抗菌药物治疗方案不仅可提高疗效,而且可降低耐药发生率。临床上,如果药敏试验结果缺少敏感药物,对于低水平耐药菌感染仍可通过调整方案(在安全范围内提高剂量、增加给药次数、延长滴注时间或持续滴注)来达到 PK/PD 参数的要求,从而改善预后。

(二)"重锤猛击"与"降阶梯治疗"

重症感染若初始经验性治疗不恰当或不及时,病死率显著增高。故一旦临床诊断,应尽快启动经验性抗菌治疗。由于病原学检测的相对滞后,初始的抗感染治疗希望选择最佳的广谱抗菌药物,以尽可能覆盖可能的致病菌。通过早期、适当而充分的抗感染治疗以迅速控制感染,即采用抗菌药物"一步到位、重锤猛击"的原则。同时,在抗菌治疗前必须留取病原学诊断标本,并及时送检。待出具病原学诊断报告后,结合临床治疗反应重新进行一次病情评估。倘若病原学诊断结果具有较高特异性或者能确认病原,则可将最初的广谱治疗方案调整为针对性的窄谱抗菌药物,谓之"降阶梯治疗"(de-esclation therapy)。此策略是一个平衡点,介于为改善预后采用的广谱联合治疗与为避免耐药而尽可能缩短广谱抗菌药物的使用时间两者之间,也是基于目前病原学诊断时间相对滞后而采取的抗感染治疗两阶段(经验治疗和目标治疗)设计的。

"重锤猛击"与"降阶梯治疗"概念曾经开启了一个重症患者抗菌药物应用的新时代,影响了一大批急危重症临床医师的抗菌药物应用理念。需要指出的是,初始治疗的广覆盖不可避免地会造成抗菌药物的过度使用,从而增加耐药的发生率。尤其近年来,多重耐药(MDR)、广泛耐药(XDR)和全耐药(PDR)菌株的出现与快速增长更增添了这种担忧。"重锤猛击"与"降阶梯治疗"概念在理论上符合逻辑,但在实践上不易把控。针对每位具体患者,如何把握早期"重锤猛击"广覆盖治疗的覆盖范围、后期如何解读病原学结果并结合临床评估进行有效的"降阶梯",一直是临床医师所要面临的重大挑战。需要指出的是,重症感染不等于耐药菌感染,在没有对病原体进行仔细评估的情况下,盲目地扩大覆盖范围,导致了针对耐药菌感染抗菌药物的超适应证使用,这不仅增加了抗生素选择性压力,也给患者预后带来不利的影响。近年来,我们更趋于提倡初始经验性抗菌治疗应选择抗菌谱覆盖恰当(appropriate)和选择在靶器官达到 PK/PD 目标值足够(adequate)的抗生素(antibiotics),简称 3A。

(三)转换治疗

先予静脉给药,一旦病情改善,即可改为口服给药。从药理学角度,按静脉转为口服后血药浓度的变化可将其分为:①使血清浓度降低的(如 β-内酰胺类药物,其口服生物利用度低),称为降级治疗(down step therapy);②维持血清浓度基本不变的(如喹诺酮类药物),称为序贯治疗(sequence therapy)。两者统称转换治疗(switch therapy)。降级治疗并不影响疗效,因为静脉治疗一旦有效,感染菌浓度便降低,而口服血药浓度虽然较静脉给药低,但仍然高于 MIC。转换治疗的优点是节约费用,节省医疗资源,减少医院感染机会,利于患者早日回归家庭和社会。这是目前抗菌治疗中最为肯定而无争议的策略。

（四）短程治疗

临床治疗中，抗菌药物暴露时间过长是造成选择性压力增加的重要因素之一。多项研究显示，在 CAP 和 VAP 治疗中，5～8 d 的短疗程与 10～16 d 的长疗程相比，疗效无显著差异，而短程治疗组的无抗菌药物日显著多于长程治疗组，长程治疗组中更容易在治疗过程中出现新的定植菌，特别是铜绿假单胞菌和肠杆菌科细菌，并成为继发感染的隐患。但需要指出的是，适用短程治疗是有一定前提的，如宿主免疫机制健全、对初始治疗应答良好、单一敏感菌感染、不存在影响抗菌药物作用的局部组织因素（如 pH 值过低、脓肿形成或包裹）以及选择快速起效和穿透强的杀菌剂等。有些特定病原体感染不适合采用短程治疗。短程治疗策略尚需要更多的研究以确定各类感染的应用指征和最适当的短程疗法应用天数。

五、结语

近年来，重症监护病房支持治疗技术突飞猛进，重症患者生存时间得以延长，这也给患者的病因治疗带来时机。但对于重症感染患者，初始第一剂抗菌药物的选择至关重要。只有早期、及时和充分的抗感染治疗，才能最大限度地保障抗感染治疗的疗效、降低病死率；一旦初始的抗感染药物选择不当，即使后来病原学明确后再改用敏感的抗菌药物，也往往不能逆转多脏器功能不全的趋势。在处方第一剂抗菌药物前，应充分做好病原体及其耐药性的评估，牢牢把握宿主-抗菌药物-病原菌相互作用的 3 个重要环节，充分考虑患者生理和病理生理状况，并以 PK/PD 理论指导合理的给药方案。我们既要重视重症感染患者初始抗菌药物选择时针对可能病原体的广覆盖，也应避免片面地、盲目地扩大覆盖范围，做到"到位而不越位"。同时，我们应该进一步提高病原学检测方法的精准性，加快快速病原学检测方法的研发和临床推广，使第一剂经验性抗菌药物治疗即为目标治疗成为可能，这才能真正改善目前抗菌药物使用不合理的现状。

（施东伟）

第五节　免疫功能低下患者重症感染

免疫功能低下患者发生重症感染的比例已上升至 ICU 入院总人数的 1/3 左右，高危因素包括接受长期（>3 个月）或大剂量[>0.5 mg/(kg·d)]的糖皮质激素、其他免疫抑制药物、实体器官移植（solid organ transplant，SOT）、造血干细胞移植（hematopoietic stem cell transplant，HSCT）、5 年内实体瘤化疗导致中性粒细胞减少、5 年内诊断或治疗血液肿瘤和原发性免疫缺陷等，因此预计有大量免疫功能低下患者面临严重的感染风险。

严重和长期的中性粒细胞减少症（中性粒细胞$<100\times10^{6}/L$，>7 d）与细菌性肺炎密切相关；T 淋巴细胞减少症与各种病原体引起的肺炎相关；B 细胞体液免疫抑制和低丙种球蛋白血症是细菌性肺炎危险因素，尤其是肺炎链球菌和流感嗜血杆菌感染；慢性阻塞性肺疾病（COPD）、支气管扩张、糖尿病、吸烟和酗酒等与假单胞菌肺炎相关；补体抑制(ravulizumab 和 eculizumab)可导致脑膜炎奈瑟菌鼻咽部定植;造血干细胞或实体器官移植与红球菌肺炎相关;大剂量使用糖皮质激素或肿瘤患者生物疗法容易引发军团菌感染等。

严重感染可涉及或者播散到终末器官,特别是肺和 CNS 占据相当大的比例。因此,本文主要讲述呼吸道和 CNS 感染。

一、细菌感染

呼吸道感染因免疫抑制功能低下情况的不同而不同。细菌性肺炎发病率在肺癌化疗后为 5%,急性白血病诱导化疗后为缓解 30%,肺移植后发生率为 30%,心脏或肝移植后为 10%,肾移植后为 5%。

在 SOT 或 HSCT 后接受免疫抑制维持的患者中,CNS 感染风险亦由免疫抑制状态决定。移植后 1 个月内,免疫抑制尚未完全发挥作用,大多数感染与手术或住院导致的院内感染有关;移植后 1~6 个月,患者处于真菌和病毒机会性感染的最高风险期;6 个月后,随着免疫抑制逐渐减弱,社区获得性病原体变得更加常见。

异基因造血干细胞移植患者的 CNS 感染风险增加 30 倍,4% 的病例发生在异基因造血干细胞移植后的第 1 年,3% 发生在心脏移植后的前 4 年。

(一) 临床表现

肺炎患者出现的症状(如咳嗽、非特异性呼吸困难、发热、咳痰和胸膜炎性胸痛)和肺部浸润,在免疫功能低下患者的症状相对较轻。细菌性肺炎可能并发感染性休克和(或)急性呼吸窘迫综合征(ARDS),病原体如支原体、军团菌和衣原体并发 ARDS 的情况相对少见。

免疫功能低下的患者脑膜炎传统三联征(精神状态改变、颈部僵硬和发热)少见,可合并其他症状包括皮疹、头痛、脑神经异常、恶心、呕吐和癫痫发作。脑炎患者可能会出现头痛、发热、局灶性神经功能缺损和癫痫发作。该类患者细菌感染血行播散形成亚急性脑脓肿,新发癫痫是一种相对常见的症状,一半的患者发热,共济失调和脑神经麻痹少见,恶心和头痛可能由占位效应导致的颅内压升高引起。

CT 是脑脓肿的首选成像方式。MRI 扫描区分多种病变的能力比 CT 扫描更强。胸片和 HRCT 表现没有特异性,包括结节、微结节、磨玻璃改变、空洞、树芽征、实变和胸腔积液等。不同的 CT 表现可能提示采取不同的实验室检查(表 7 - 6)。

表 7 - 6　不同的 CT 表现提示实验室检查选择

肺 HRCT 影像结果	临床状况	检查选择
结节	细菌性肺炎 曲霉 诺卡氏菌 毛霉	痰和血细菌＋真菌培养 尿抗原检测 G 试验和 GM 试验 曲霉和毛霉 PCR BAL

肺 HRCT 影像结果	临床状况	检查选择
微结节	细菌性肺炎 病毒性肺炎 非典型病原菌肺炎	痰和血培养 多项病毒 PCR 不动杆菌培养 HSR、VZV 和 CMV 血 PCR
空洞	分枝杆菌 组织胞浆菌 金葡菌肺炎	痰和血培养 分枝杆菌培养 组织胞浆菌 PCR
树芽征	细菌性肺炎 毛霉 诺卡氏菌 曲霉 放线菌	痰和血培养 毛霉 PCR 诺卡氏菌 PCR G 试验和 GM 试验 曲霉 PCR
磨玻璃征	卡氏肺孢子 病毒性肺炎 非典型病原菌肺炎	痰和血细菌培养 军团菌尿抗原检测 卡氏诱导痰抗原检测 G 试验 多项病毒 PCR HSR、VZV 和 CMV 血 PCR BAL(卡氏肺孢子和 IFI 感染 PCR)
实变	细菌性肺炎 曲霉	痰和血培养 尿抗原检测 痰真菌培养 G 试验和 GM 试验
胸腔积液	细菌性肺炎 肺结核	痰和血培养 尿抗原检测 分枝杆菌培养 胸腔积液培养

（二）诊断

识别病原体对于免疫功能低下患者的抗菌药物管理至关重要。混合感染是由一种以上细菌、真菌、病毒或寄生虫感染所致，最佳取样法和抗菌药物治疗前取样可以提高细菌检出阳性率。气道吸引痰比诱导痰更有可能检出病原体，插管取样痰检出的细菌可能不仅仅反映定植菌，还反映病原菌。脑脊液中脑膜炎奈瑟菌在开始抗生素治疗的 2 h 内可能被杀死，而杀死肺炎链球菌可能需要 4 h 以上，因此腰椎穿刺（LP）最好在经验性广谱抗生素治疗开始前的 2 h 内进行，最大限度地提高 CSF 培养物的产量，对临床不稳定患者立即开始经验性广谱抗生素治疗是合理的。

由于许多无法识别的非典型病原体的存在，细菌性肺炎的发生率可能被低估。纤维支气管镜检查和支气管肺泡灌洗（FOB/BAL）常用于诊断，非侵入性诊断测试（如血液、血浆、痰、尿液或鼻咽拭子）具有高灵敏度和特异度，可明显减少 FOB/BAL 的需求。

非感染性因素可导致急性呼吸衰竭(ARF),包括放射性损伤、药物相关性肺损伤、弥漫性肺泡出血、肺水肿、潜在疾病(如白血病)引起的肺部浸润、移植综合征、移植物抗宿主病(graft-versus-host,GVHD)、癌性淋巴管炎和肺血管炎等。

免疫功能低下的 ARF 诊断基本规则和策略:根据呼吸系统症状发作天数、免疫功能低下类型和临床状况(表 7-7)、临床经验和高分辨率计算机断层扫描(HRCT)的影像学结果等。

表 7-7　不同临床状况与病原体之间的关系

类型	临床状况	病原体	临床表现
T 细胞	(1) 应用糖皮质激素、SOT (2) 毛细胞白血病、急性 T 细胞白血病、T 细胞淋巴瘤 (3) 化疗,应用多柔比星(阿霉素)、氟达他滨、阿仑单抗	机会性感染、全身病毒感染、肺孢子菌感染 肺隐球菌、分枝杆菌、组织胞浆菌	细菌性肺炎 真菌性肺炎 呼吸道病毒
B 细胞低球蛋白血症	(1) 脾切除、无脾症 (2) 补体缺乏 (3) 常见的免疫缺陷 (4) 利妥昔单抗、抗-CD20 (5) 多发骨髓瘤、慢性淋巴细胞白血病 (6) 应用糖皮质激素、SOT	肺炎链球菌 脑膜炎球菌 嗜血流感杆菌 全身病毒感染	细菌性肺炎 真菌性肺炎 呼吸道病毒
中性粒细胞	中性粒细胞减少	曲霉菌	细菌性肺炎
	骨髓增生不良综合征	分枝杆菌	真菌性肺炎
巨噬细胞	急性髓系白血病	诺卡氏菌	呼吸道病毒
	异基因造血干细胞移植	毛霉菌、组织胞浆菌	—

将病因限制在 2～3 个,选择侵入性和非侵入性诊断项目时,必须评估风险/收益比。FOB/BAL 考虑用于诊断率高的情况(如器官移植、风湿性疾病、肺孢子菌和弥漫性磨玻璃影肺部感染等),而某些情况下(如恶性肿瘤、中性粒细胞减少症、肺泡实变或支气管/细支气管疾病)则不考虑。

社区获得性肺炎(CAP)患者的尿抗原检测对肺炎链球菌的敏感度为 61%,特异度为 39%;对于嗜肺军团菌的相应值为 63% 和 35%;血培养的检出率很低,为 5%～14%;当肺部受累严重时检出率更高;胸腔积液培养的诊断率约为 35%,血培养瓶培养可达到60%。聚合酶链反应(PCR)对呼吸道样本细菌鉴定灵敏度高达 81%,优于 CAP 普通细菌培养,尤其是对取样前使用过抗生素的患者来说。

脑膜炎奈瑟菌感染的诊断依据是血液和脑脊液培养。红球菌在普通培养基上很容易生长。血清学检测是 Q 热诊断的基石。实时 PCR(real time-PCR,RT-PCR)的定量信息有助于区分定植和感染。PCR 可用于检测耐药基因,指导初始抗生素治疗。二代测序(NGS)可识别呼吸道样本中的细菌、真菌和病毒;宏基因组测序(mNGS)可快速诊断各种肺炎病原体。

肺炎链球菌、流感嗜血杆菌和 N 型脑膜炎球菌仍然是细菌性脑膜炎最常见病原体。对 CNS 感染疑似脑膜炎或脑炎的患者,在脑脊液(CSF)检测遵守无菌技术、避免样本污染和足够量 20 ml 脑脊液对诊断 CSF 的各种病原体至关重要。典型细菌性脑膜炎 CSF 蛋白质升高,葡萄糖降低,白细胞计数增加以中性粒细胞计数为主,而 10% 的真菌和病毒感染病例可能则以淋巴细胞的增加为主。CNS 感染的革兰氏染色对肺炎链球菌和流感嗜血杆菌的诊断率最高。由于革兰氏染色和细菌培养的综合诊断率高,不需常规使用核酸扩增检测细菌病原体。

分流术、鞘内化疗病史可以指导 CNS 感染的诊断和经验性抗生素治疗,术后继发皮肤菌群感染(如凝固酶阴性葡萄球菌、金黄色葡萄球菌和革兰氏阴性杆菌)的风险增加。

(三)治疗和预后

免疫功能低下肺炎患者初始经验性治疗应遵循临床实践指南和当地细菌耐药状况。在对青霉素耐药的肺炎链球菌菌株普遍存在的国家,在痰、BAL 培养和抗生素药敏试验之前,应经验性地添加万古霉素。该类患者的严重肺炎通常是致命的。

第三代和第四代头孢菌素头孢曲松和头孢吡肟通常被推荐用于治疗社区获得性细菌性脑膜炎。对疑似 CNS 感染的该类患者初始行经验性抗生素治疗也应覆盖社区获得性细菌(即肺炎链球菌和葡萄球菌)和单核细胞增生李斯特菌,可以采用万古霉素、头孢吡肟和氨苄西林的组合。预防性抗菌药物不一定可以减少机会性感染,患者仍可能发生具有临床意义的突破性感染。若发生颅内肿块占位效应和(或)疝则需要神经外科紧急手术。

(四)特殊类型的细菌性肺炎

1. 诺卡氏菌　免疫功能低下患者的诺卡菌病与血液肿瘤、实体肿瘤、大剂量糖皮质使用、钙调神经磷酸酶抑制剂和肿瘤坏死因子(TNF)拮抗剂有关;在 1 050 例诺卡菌病中,22% 存在 CNS 受累,44% 存在全身感染。CNS 诺卡菌病可表现为单个或多个脑脓肿,症状范围从急性局灶性神经功能缺损到精神状态改变。诺卡氏菌缺乏血清学或分子检测方法,诺卡菌病的诊断需要特定的培养基和 PCR。其 CSF 伴有中性粒细胞增多、蛋白质升高和葡萄糖水平降低等表现,与细菌性脑膜炎一致。

CNS 诺卡氏菌病的治疗常用高剂量复方磺胺甲噁唑(TMP/SMZ)磺胺类药物或阿米卡星与亚胺培南联用。对 TMP/SMZ 的耐药很少见。典型剂量的 TMP/SMZ 可用于预防卡氏肺孢子菌肺炎,但并不能预防诺卡氏菌感染。

2. 李斯特菌　免疫功能低下的患者严重 CNS 感染的病原体可能是单核细胞增生李斯特菌。90% 的 CNS 李斯特菌感染与免疫抑制有关,是实体器官移植最常见并发症。CNS 李斯特菌感染的死亡率接近 30%,40% 的幸存者完全康复,一半的患者会出现长期的神经系统后遗症。脑膜脑炎是最常见的表现,但也可能发生孤立性脑膜炎和脑炎。脑炎是死亡的独立危险因素。菱形脑炎(脑干或小脑受累)占不到 20% 的病例,表现为头痛、发热和呕吐,也有脑干特异性症状,如脑神经麻痹、小脑功能障碍、运动和感觉缺陷。90% 的 CNS 李斯特菌感染患者存在发热,并且大多数患者有精神状态改变。单核细胞增生李斯特菌是少数在 CSF 白细胞计数升高中以淋巴细胞升高为主的细菌之一。尽管 CSF 培养通常呈阳性,但革兰氏染色仅在 1/3 的病例中呈阳性。

通常用于覆盖典型的社区获得性细菌的头孢菌素对 CNS 李斯特菌感染无效。不适当地进行经验性抗生素治疗与不良预后的结果相关。青霉素(如氨苄西林)是 CNS 李斯特菌感染的一线药物,也可以使用美罗培南和 TMP/SMZ。

3. 分枝杆菌 与 CAP 相比,免疫功能低下患者的分枝杆菌感染的症状更为隐匿,包括持续咳嗽、淋巴结肿大、发热、盗汗和体重减轻。尽管该类患者病原体的肺外表现很常见,但症状可能很轻微,例如持续发热。HRCT 片通常表现为粟粒状结节、实变、空洞、树芽结节、空洞、纵隔淋巴结肿大和胸膜积液等,通常位于肺上叶。

诊断依据包括 3 个诱导痰样本(涂片和培养物)或 1 个 FOB 样本抗酸杆菌染色阳性。第一个样本培养后进行 PCR 检测,但假阴性培养很常见。对诱导痰进行 PCR 检测的总体敏感度为 89%,特异度为 99%,对于诱导痰涂片阴性的患者,相应值分别为 67% 和 99%。腺苷脱氨酶和 IFN-α 是肺结核的标志物,可在胸腔积液中被检测到。干扰素释放试验(IGRA)和结核菌素皮肤试验(TST)可用于检测潜伏期的结核病。

联合使用抗结核药物,同时应用糖皮质激素可降低结核病和 ARF 重症患者的死亡率,结核病和 ARF 患者的病死率在 50%~70%。

CNS 结核分枝杆菌脑膜炎最初表现为非特异性头痛、发热,进而出现嗜睡和意识模糊,最后进展为昏迷、癫痫发作和死亡。对 CSF 标本进行抗酸杆菌染色涂片和分枝杆菌培养应基于对结核分枝杆菌(MTB)患者危险因素的评估(如密切接触结核分枝杆菌病例、在流行地区长期暴露、护理机构居住史和免疫抑制等),并咨询传染病专家。CSF 检查结果多变,分枝杆菌培养时间较长,结核感染 T 细胞试验(T-spot)具有很高的特异度和阴性预测价值。

4. 非结核分枝杆菌 除结核分枝杆菌和麻风分枝杆菌以外的非结核分枝杆菌(NTM)通常在环境中无处不在,已确定 200 种 NTM 物种。NTM 感染有 4 种临床综合征:慢性肺病、淋巴结炎、皮肤病和播散性疾病。疾病播散的风险因素与结核病相似,包括大剂量应用糖皮质激素、TNF 拮抗剂,糖尿病,肿瘤和实体器官移植(SOT)等。临床表现为咳嗽、疲劳、不适、虚弱、呼吸困难及胸部不适,偶尔还有咯血。疾病播散的肺外表现为关节炎、腱鞘炎、皮肤病变和胃肠道表现等。发热和体重减轻不如肺结核患者常见。由于 NTM 广泛存在于环境中,也存在于非无菌呼吸道标本中,并不一定表明其在肺部疾病中起作用。

美国胸科学会(American Thoracic Society,ATS)/美国传染病学会(Infectious Disease Society of American,IDSA)对 NTM 肺病的诊断标准如下:肺部临床表现、影像学结果、2 份诱导痰培养阳性/1 份 BAL 样本培养阳性或其他 NTM 证据,例如具有组织病理学特征和肺活检培养阳性结果。疾病播散诊断应取特殊培养基上的细菌进行血培养,分枝杆菌培养物必须至少培养 6 周。受累部位骨髓/体液/组织样本应进行培养/组织学检查并使用特殊染色法。采用抗生素联合治疗,NTM 的类型和临床表现决定治疗持续时间。

二、病毒性肺炎

免疫功能低下患者可引起肺社区获得性呼吸道病毒（community acquired respiratory virus，CARV）感染，严重时可致命。CARV 包括流感病毒、呼吸道合胞病毒（RSV）、副流感病毒（PIV）、鼻病毒/肠道病毒和人类偏肺病毒（human metapneumovirus，hMPV）。可导致全身性病毒感染的 DNA 病毒包括单纯疱疹病毒（HSV）、水痘病毒（VZV）和巨细胞病毒（CMV）。

流感由甲型和乙型病毒引起，以每年季节性和零星大流行为特征。据世界卫生组织（WHO）统计，每年流感暴发可达 4880 万例，其中约 2270 万人就医，近 100 万人住院。在流感重症患者中，12.5% 的患者免疫功能低下，其死亡率是非免疫功能低下患者的 2.5 倍。

RSV 感染通常是季节性的，HSCT 的患者 RSV 感染率高达 12%，其中 1/3 进展为下呼吸道感染，约 30% 的病例可致命。PIV 引起的呼吸道疾病与 RSV 相似。血液肿瘤患者鼻咽拭子 RSV 和 PIV 的比例分别 11% 和 2.5%。接受造血干细胞移植（HSCT）患者的前瞻性研究表明，PIV-3 占病毒性呼吸道感染的 71%。该病毒通常在社区获得并由工作人员带入移植病房并导致机会性感染。血液肿瘤患者中，鼻病毒/肠道病毒是入住 ICU 时检测到的最普遍病毒（56%）。hMPV 与 RSV 密切相关，老年患者和（或）有合并症的患者通常会出现严重感染。

（一）临床表现

病毒性肺炎和细菌性肺炎的风险因素可重叠。当肺部受累时，可出现呼吸急促和（或）呼吸困难、缺氧等非特异性呼吸道症状。细菌感染影像学表现为弥漫性空洞的情况比较常见，病毒性肺浸润通常表现为铺路石样、磨玻璃样混浊、微结节和（或）实变。主要影像结果是树芽征和磨玻璃征。

HSV 是病毒性脑炎最常见的病原体。HSV 感染可以表现为脑炎、无菌性脑膜炎、小脑炎、脊髓炎，甚至脑卒中综合征。HSV-1 和 HSV-2 病毒类型的临床表现有明显的重叠，HSV-1 引起的脑炎比 HSV-2 症状更常见。HSV 脑炎的典型表现定位于颞叶，伴有局灶性癫痫发作和行为改变（如轻躁狂、性欲亢进及口齿不清），并且经常与急性精神疾病相混淆。单纯疱疹病毒脑炎如果未及时治疗，病死率可接近 70%，治疗后病死率为 20%，并且近一半患者可能会出现长期的神经系统后遗症。

在发达国家，水痘-带状疱疹病毒是病毒性脑炎的第二大常见原因。

巨细胞病毒可引起广泛的神经系统表现，包括脑炎、脑室脑炎、视网膜炎和多发性神经根脊髓病。其最常见的体征和症状包括嗜睡、意识模糊和昏迷，但这些并非巨细胞病毒脑炎所特有。非神经性 CMV 疾病，如肺炎和结肠炎不常见。

（二）诊断

病毒感染可能是由社区获得性、机会性或潜伏感染再激活引起，也可能来自移植供体或移植受者，内源性再激活似乎是主要原因。病毒的诊断依赖于最适合的检测样本，如鼻/咽拭子、BAL、微型 BAL、CSF、细胞病理学和肺活检等。

肺 CARV 病毒 PCR 可能取代培养而作为检测和鉴定病毒的主要手段，PCR 诊断平台可在一天内同时检测多种呼吸道病毒,增加病毒识别范围。对于病毒性肺炎,BAL 液中病毒分离发现、培养和各种技术或 PCR 检测病毒对诊断十分重要。BAL 液上使用实时定量 PCR 是研究的热点,可能可以区分巨细胞病毒肺炎和定植。对于单纯疱疹病毒、水痘-带状疱疹病毒和巨细胞病毒等 CNS 感染,CSF 的 PCR 检测对于诊断具有很高的敏感度和特异度。在病毒性脑炎中,CSF 检测可表现出淋巴细胞增多、蛋白质正常或轻度升高以及葡萄糖正常或轻度降低。

免疫功能低下患者有急性呼吸道症状时进行流感病毒检测,流感病毒的存在通常表明感染。使用 BAL 检测结果为研究标准,鼻咽 PCR 检测的阳性和阴性预测值分别为 88% 和 89%。大约有三分之一的造血干细胞移植患者可在呼吸道合胞病毒感染的血浆样本中检测到 RSV - RNA,并且与不良预后相关。

下呼吸道中单纯疱疹病毒检测为阳性可能仅表明气道污染,而没有实质受累。在纤维支气管镜检查期间,可能会看到肉眼可见的支气管病变,尽管这种情况很少见。需要进一步提高亚临床阶段对全身性病毒感染的早期诊断研究。CT 扫描可见单纯疱疹病毒病毒脑炎与一般脑炎无特殊,在颞叶和岛叶皮质中可见轻微低密度,可随后发展为出血;MRI 显示颞叶的特征性对比增强。

水痘-带状疱疹病毒肺炎通常很容易根据典型的皮疹进行诊断,但皮疹有时可能不会发生。发生水痘-带状疱疹病毒再激活的免疫功能低下的患者更有可能患中枢神经系统疾病,并且病情更严重。实体器官移植和造血干细胞移植患者中,由于水痘-带状疱疹病毒再激活引起的 CNS 感染不多见。水痘-带状疱疹病毒具有高度传染性,怀疑 CNS 水痘-带状疱疹病毒感染的患者应立即采取空气传播和接触预防措施以保护医护人员。

巨细胞病毒肺炎的确诊需要临床表现和病毒分离、快速培养、组织病理学、免疫组织化学或 DNA 杂交技术鉴定肺组织中的巨细胞病毒。然而,尚未确定巨细胞病毒 DNA 载量的可靠阈值。此外,巨细胞病毒脱落可能发生在下呼吸道。因此,无症状携带者的巨细胞病毒 DNA 载量可能较低。另一方面,在一份采样满意的 BAL 液中,巨细胞病毒 DNA 检测呈阴性具有接近 100% 的阴性预测值,则排除巨细胞病毒肺炎。巨细胞病毒血液 PCR 的阳性和阴性预测值较差,不应用于诊断 CNS 感染。

腺病毒科包括人类腺病毒(human adenovirus,HAdV)A 至 G 7 个亚属,每种亚属都会产生不同的临床表现,HAdV 可导致危及生命的多器官功能损伤(MODS)。

(三) 治疗

早期抗病毒治疗对于降低死亡率至关重要。

在最近的流行病学研究中,CARV 在血液肿瘤患者中患病率与普通 CAP 人群相似;然而,CARV 使死亡率增加了 1 倍。异基因造血干细胞移植患者死于 CARV 感染的风险特别高。

WHO 和美国疾病控制和预防中心(Center for Disease Control and Preventton,CDC)推荐奥司他韦作为流感的一线药物。除非有强烈指示,一般不全身使用糖皮质激素。病情严重的患者,可能需要延长治疗时间,但最佳持续时间尚不确定。此阶段患者出现病毒耐药和脱落时间延长的风险较高。患有严重流感的免疫功能低下患者,1/3 需要入住 ICU 并进行机械通气,1/5 的情况是致命的。

建议使用静脉注射免疫球蛋白和利巴韦林进行呼吸道合胞病毒治疗,但没有证据表明这种治疗对患者有益。

抗病毒药物和免疫调节是主要的治疗手段。免疫功能低下的患者经常使用抗生素预防机会性感染。预防巨细胞病毒感染可显著降低巨细胞病毒、单纯疱疹病毒和水痘-带状疱疹病毒再激活的风险。

对于免疫功能低下患者的疑似病毒性 CNS 感染,鉴于单纯疱疹病毒脑炎的高发病率和死亡率,最初的抗病毒经验性治疗应包括单纯疱疹病毒脑炎,建议将静脉注射阿昔洛韦与广谱抗菌疗法联合使用。

水痘-带状疱疹病毒脑炎用静脉注射阿昔洛韦治疗。

巨细胞病毒脑炎的治疗方法是更昔洛韦和(或)膦甲酸。

三、侵袭性真菌感染

真菌肺部感染的 3 个最重要的原因是肺孢子菌属、曲霉属和隐球菌属感染。

肺孢子菌属是一种通过空气传播的病原体,从无症状携带者传播到免疫功能低下宿主。危险因素包括 T 细胞免疫治疗(大剂量应用糖皮质激素)、急性淋巴细胞白血病、造血干细胞移植、实体器官移植和原发性免疫缺陷患者等。

曲霉属是导致肺部和鼻窦感染的霉菌,与肺孢子菌属感染危险因素稍有不同,它不包括急性淋巴细胞白血病,包括严重长期中性粒细胞减少症和急性髓系白血病。侵袭性曲霉病(invasive aspergillosis, IA)最常见于大量曲霉暴露患者。实体器官移植后 12 个月内 IA 的累计发生率为 0.7%,在肺移植受者中最高。造血干细胞移植受者中,手术后 12 个月的 IA 累计发生率为 1.6%。血液肿瘤和骨髓移植患者占所有曲霉病病例的 45% 和 25%。与肝移植或肾移植相比,曲霉菌的风险显著增加。

肺隐球菌病的危险因素包括恶性肿瘤、造血干细胞移植、实体器官移植、肝硬化、慢性肾病、慢性肺病、糖尿病、大剂量应用糖皮质激素、钙调神经磷酸酶抑制剂或 TNF 拮抗剂治疗等。在实体器官移植受者中,隐球菌病约占侵袭性真菌感染的 8%,总发病率为 0.25%。新型隐球菌是免疫功能低下患者机会性 CNS 感染的常见原因之一,高达 3% 的实体器官移植受者发展为隐球菌病,52%~61% 中枢神经系统受累,70% 的病例发生在移植后 1 年以上。

(一) 临床表现

肺部真菌感染患者有非特异性症状,如发热、咳嗽、呼吸困难、胸膜炎性疼痛和(或)咯血。肺外症状可能有助于侵袭性肺真菌感染的诊断。

卡氏肺孢子虫肺炎(pneumocystis carinii pneumonia, PCP)中,HRCT 显示双侧磨玻璃样混浊,从肺门向外延伸,但不影响肺底和肺尖。

隐球菌常见于 T 细胞免疫缺陷患者的肺和中枢神经系统感染。新型隐球菌和格特隐球菌占大多数,自身激活可能是肺部受累的主要机制。

肺隐球菌病的最常见表现是位于胸膜孤立的或稀疏的、边界清楚的非钙化结节。脑隐球菌感染的典型表现是亚急性脑膜脑炎,伴有缓慢进行性发热、头痛、疲劳和畏光。大约47%的患者头部CT扫描结果正常,部分表现为传染性肉芽肿。MRI片可能显示软脑膜增强和假性囊肿,CSF检查结果为轻度异常。60%～80%患者的开放压力升高至2.5 kPa(25 cmH$_2$O)以上,与神经系统症状的严重程度和真菌量有关,真菌多糖阻塞蛛网膜绒毛可导致颅内压升高。

在肺侵袭性曲霉病(IA)中,HRCT可显示具有晕圈征的大结节、基于胸膜的楔形实变或肿块。脑曲霉通常直接从鼻窦或中耳侵入CNS,导致额叶或颞叶的脓肿,表现为局灶性神经功能缺损或癫痫发作,血行播散可导致灰白质交界处的多灶性病变或血管侵袭性疾病,从而导致脑卒中。

CNS念珠菌属侵袭性感染较少发生。造血干细胞移植患者该病的发生风险特别高,长期留置静脉导管的患者也是如此。念珠菌心内膜炎在注射吸毒患者中更常见,可导致中枢神经系统脓毒症栓塞,包括脑卒中和真菌性动脉瘤,导致脓肿形成。CNS念珠菌病最常见的表现是非特异性脑病,继发于多发性脑微脓肿,没有局灶性表现,常被误认为是其他原因导致的脑病,尸检时可做出诊断。另一部分患者表现为脑膜炎,其特征是亚急性发作的头痛和发烧。

毛霉在血液肿瘤和造血干细胞移植患者该病的患者中可引起肺侵袭性感染。毛霉病和IA具有相同的临床表现和影像学结果,但如果存在鼻窦受累、既往伏立康唑治疗或HRCT上出现逆转的晕征,则应怀疑毛霉病。

镰刀菌主要影响血液肿瘤和造血干细胞移植患者该病的患者,并累及肺和鼻窦。

CNS地方性真菌病表现为脑膜炎,可能难以与细菌性脑膜炎相区分。常见症状包括发热、头痛、局灶性神经功能缺损和精神状态改变,可能伴随肺部病变。

(二)诊断

侵袭性肺真菌感染(invasive pulmonary fungal diseases,IFI)分为确诊(通过组织病理学、细胞病理学、培养确定感染和真菌迹象)、拟诊[基于宿主因素、临床标准、显微镜检查、培养、半乳甘露聚糖抗原(GM)试验],或临床诊断(基于宿主因素和临床标准)。

免疫功能低下患者的PCP诊断依赖于BAL或者诱导痰荧光免疫和定量PCR;G试验有助于解决临床状况和PCR结果不一致的问题,在PCR结果不能区分定植和感染时,G试验的敏感度为95%,特异度为86%。

肺IA中,BAL的显微镜和培养结果显示有隔菌丝,有分支,BAL的曲霉PCR和GM检测结果比血清好。曲霉菌的生长周期为25 d,生长缓慢,产量低。IA的血清GM诊断敏感度和特异度分别为81.6%和91.6%,血清G试验的敏感度和特异度分别为76.9%和89.4%,高危患者的血清G检测并非针对IA。PCR的敏感度和特异度分别为77%～88%和75%～95%。

不管是隐球菌孤立肺结节还是中枢神经系统受累,都可通过CSF、血液和(或)痰培养显微镜检查发现病原体,隐球菌的生长周期是23 d。对于隐球菌肺炎患者,隐球菌的抗原检测值为56%～83%。隐球菌血清多糖抗原检测极为敏感,CSF抗原检测敏感度和特异度高。在实体器官移植的SOT患者中,大约有0.2%地方性真菌病引起的CNS

感染,移植后发病为 12 个月。

对于 CNS 的念珠菌感染,CSF 检测中淋巴细胞占优势,蛋白质含量升高,葡萄糖含量低;80% 的念珠菌很容易在真菌培养物中被分离出来,脑脓肿比较少见。

毛霉病通过显微镜检查、培养和(或)组织病理学来诊断,免疫组织化学具有 100% 的敏感度和 100% 特异度。毛霉既不含 G 也不含 GM,其 HRCT 结果与 IFI 一致,检测阴性结果提示毛霉病,有伴随曲霉感染的可能。与培养相比,毛霉菌抗原和 PCR 检测显示出良好的敏感度和特异度,早期呈现阳性。

尿组织胞浆菌抗原检测已被证明对播散性肺炎的诊断高度敏感。

侵袭性肺真菌感染(IFI)患者的质谱检测中,泛真菌血清双糖对诊断侵袭性念珠菌病和 IA 的敏感度分别为 51% 和 64%,特异度分别为 87% 和 95%;对于毛霉病,质谱检测与定量 PCR 相似。对 IFI 患者进行二代测序,不仅可以早期诊断,而且灵敏度更高。

（三）治疗

（1）PCP 可用甲复方磺胺甲噁唑治疗。

（2）对肺 IA 患者用伏立康唑治疗。与使用两性霉素相比,伏立康唑可提高生存率并减少不良事件。

（3）对高度怀疑隐球菌、念珠菌、地方性真菌、毛霉菌和组织胞浆菌脑病的患者,初始治疗用脂质体两性霉素 B 和(或)氟胞嘧啶是合理的,然后是氟康唑序贯。脂质体两性霉素 B 优于其他两性霉素 B 制剂,因为其在脑组织中浓度高。艾沙康唑是不能耐受脂质体两性霉素患者的有效替代剂。棘白菌素(如米卡芬净)不能充分渗透中枢神经系统,故不用于治疗中枢神经系统念珠菌病。

（4）镰刀菌感染可用伏立康唑或两性霉素 B 治疗。

（5）氟康唑是治疗球虫脑膜炎的首选药物。

（6）复方磺胺甲噁唑可同时预防肺孢子和弓形虫病,但不能预防诺卡氏菌病。

（四）预后

造血干细胞移植(HSCT)患者随着移植时间的推移,生存期逐步延长,但 IA 仍然是移植后常见的致命并发症。回顾性研究证实,血液肿瘤患者因 IA 导致 ARF 的 1 年病死率为 72%。移植患者总体病死率为 49.4%,HSCT 的病死率为 57.5%,高于 SOT 的 34.4%。与 HIV 阳性患者相比,PCP 在 HIV 阴性患者中的病死率更高,在 HIV 阴性患者中,病死率差异很大,从 18%~50%。曲霉侵袭性中枢神经系统的患者预后极差,文献报道的病死率为 99%。肺毛霉病患者的病死率则高达 66%。

四、寄生虫感染

免疫功能低下患者的呼吸道和 CNS 感染的寄生虫最常见有两种——弓形虫和粪类圆线虫。

呼吸道弓形虫的体内激活因素包括 T 细胞免疫受损、HIV 感染、血液肿瘤、造血干细胞移植、接触猫排泄物和实体器官移植等。异基因造血干细胞移植后,16% 的患者血 PCR 呈阳性,6% 患者有侵袭性寄生虫感染,接受心脏移植的血清反应为阴性的受者从血清反应为阳性的供者那里获得弓形虫的比例最高,实体瘤化疗的患者则很少报告有肺弓形虫病。

粪链球菌是一种线虫,即粪类圆线虫,易感染人类 T 淋巴细胞白血病病毒 1 型 (HTLV - 1)患者、赤脚行走或皮肤接触含有幼虫的土壤者,以及卫生条件差,非洲、南美洲和亚洲等高流行地区患者,从流行地区返回的移民、游客和军事人员等。全球约有 30 亿人被感染。糖皮质激素应用是粪链球菌播散性感染的关键危险因素,而细胞毒性药物、实体器官移植和造血干细胞移植者的免疫抑制也是危险因素。

(一)临床表现

免疫功能低下患者的弓形虫病的主要症状是发热,是非特异性的,会播散发展为多器官功能不全综合征(MODS),肺和中枢神经系统常受累,可能发生肝炎、心肌炎和脉络膜视网膜炎,其他并发症包括淋巴细胞减少、血小板减少、横纹肌溶解和乳酸脱氢酶升高。

弓形虫病的孤立肺病例罕见,临床表现类似于间质性肺炎、PCP 或 CMV 肺炎。CT 可能显示肺叶实变、磨玻璃影和小叶间隔增厚。CNS 弓形虫脑炎的特征是发热、头痛、局灶性神经功能缺损、精神状态改变和癫痫发作,CT 通常显示单一或多个灰质病灶周围有明显血管源性水肿。

粪链球菌感染综合征(streptococcus faecalis infection syndrome,SSIS)的患者可出现非特异性呼吸道症状,如咳嗽、发热、咯血、哮喘和 ARF,胸部影像学可能显示结节、网状或肺泡混浊,反映肺炎、出血和水肿的组合。该类患者为慢性感染,或幼虫过度增殖,并播散到终末器官,包括肺、肝和脑等。弓形虫导致的 CNS 脑膜炎,神经影像学可显示脓肿和脑膜强化,胃肠道症状包括肠梗阻和出血。幼虫侵入肠壁会促进细菌移位,SSIS 常并发革兰氏阴性败血症。

(二)诊断

免疫功能低下患者的既往血清检测阴性的血清学抗原检测可能有用,血液和 BAL 样本行 PCR 以及染色涂片显微镜检查,血液 PCR 的敏感度为 90%。CNS 弓形虫感染在 MRI 上比 CT 更敏感,弓形虫患者 CSF 的 PCR 不敏感,不能用于排除疾病。血清 IgG 抗体是几乎所有脑弓形虫病患者都存在的,可能需要进行脑活检才能明确诊断。CNS 弓形虫病也可能类似于进行性多病灶脑白质病(progressive multifocal leukoencephalopathy,PML)、原发性中枢神经系统淋巴瘤(primary central nervous system lymphoma,PCNSL)或结核分枝杆菌(mycobacterium tuberculosis infections,MTB)感染,因此应该做 CSF JC、EB 病毒 PCR 和分枝杆菌培养鉴别诊断。脑脊液检查结果包括淋巴细胞增多、蛋白质升高和葡萄糖正常。

SSIS 患者体液中可发现丝状幼虫,例如痰液、BAL 和胸膜液和(或)腹膜液。大多数免疫功能正常的患者都存在血液嗜酸性粒细胞增多症,但在免疫功能低下的患者中可能不存在,血清学检测不可靠。鉴于 SSIS 的非特异性表现,鉴别诊断范围很广,包括引起肺出血、ARF 和败血症的所有原因。

(三)治疗

肺和 CNS 的弓形虫病等患者的治疗包括至少 6 周的乙胺嘧啶、磺胺嘧啶和亚叶酸诱导,然后是减量维持治疗。涉及肺部的播散性弓形虫病的预后很差,ICU 患者的病死率为78％。对于 CNS 感染影像学有水肿或占位效应的患者,可考虑使用小剂量的糖皮质。

粪类圆线虫伊维菌素是 SSIS 的一线治疗药物,可持续到最后一次阳性粪便样本后2 周,以覆盖一个完整的寄生虫生长周期。如果不进行治疗,SSIS 的病死率可达 60％。

（朱　彪）

第六节　器官移植围术期感染

一、器官移植受者严重感染的流行病学研究

感染是心脏或肺移植术后 1 年内死亡的主要原因,分别占这一期间死亡人数的32％和35％。虽然感染率较低,但感染仍然是导致移植术后死亡和(或)移植物无法存活的重要原因。实体器官移植(SOT)受者对感染的易感性取决于多种因素,包括移植前特征(即既往免疫和非免疫状况及危重疾病)、移植器官类型、术中特征(即冷缺血持续时间延长、移植过程持续时长和输血需要)和移植后因素(即免疫抑制程度与预防、巨细胞病毒感染)。值得注意的是,巨细胞病毒感染本身的发展会导致免疫抑制,这进一步增加了严重细菌和真菌感染的风险。有人提出了移植后常见感染的时间线:严重感染可发生在 3 个经典时期,即术后期(<4 周),最大免疫抑制期(1～12 个月)以及之后(>12 个月)。随着年龄的增长和病情的加重,器官移植的指征增加,移植后感染并发症的发生率也随之增加。移植前危重疾病总是与较高的感染风险相关,与术后发病率和死亡率相关。在美国,大约 6％的肺移植受者在移植时使用呼吸机或体外膜氧合(ECMO)。最近,对心脏移植受者的研究表明,25％的患者在移植时接受了 ECMO 支持。在移植后的第 1 个月,感染是由手术并发症、供体来源感染、既往受者感染和医院感染引起的。与肾移植相比,心脏、肺和肝移植受者的风险更高,易发生术后早期感染的危险因素(图 7-3)可分为移植前(受体或供体)和术中或移植后的继发因素。

同种异体肾移植受者术后早期感染风险较高的特点包括输尿管吻合口瘘、污染的灌注、导尿管、输尿管支架和中心静脉导管。在以后的时间点感染的风险因素包括膀胱输尿管反流、多囊肾病、白蛋白排泄增加和供体肾死亡。同种异体肾移植受者术后早期感染风险较高的特点包括输尿管吻合口瘘、污染的灌注、导尿管、输尿管支架和中心静脉导管。晚期感染的危险因素包括膀胱输尿管反流、多囊肾病、白蛋白排泄增加和移植肾失功。最常见的感染部位是泌尿道,腹部超声检查通常被用来识别可能的病灶以控制传染源,如肾周脓肿、真菌球或输尿管阻塞。在肝脏受者中,风险因素直接与同种异体移植物的解剖结构有关。移植前条件如原发性硬化性胆管炎使受者易于发生术后胆道狭窄和吻合口狭窄,两者都与细菌脓毒症的高风险相关。移植前胆红素水平越高,移植后发生严重感染的风险就越高。值得注意的是,比如用于胆道引流的胆道-胆道吻合术,Roux-en-Y 胆道空肠吻合术与胆道感染的相关性更高。临床表现包括急性胆管炎、肝内或腹

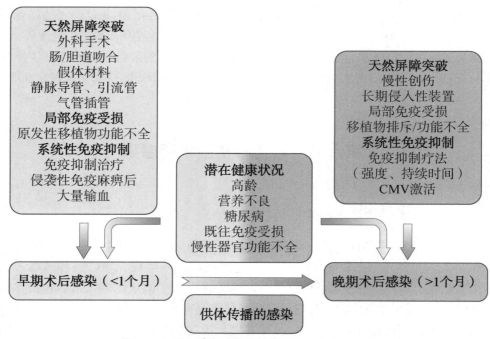

图 7-3　SOT 受者感染的基线和获得性决定因素

注：受者术前的健康状况决定了整个移植后期间的感染风险。早期感染与获得性防御改变有关，包括自然
屏障的突破和免疫抑制。晚发感染大多与免疫抑制方案的强度有关。

腔脓肿、继发性腹膜炎及菌血症。肝脓肿的复发提示肝动脉血栓形成，而腹膜炎的发展提示胆漏的存在。在接受肝移植的丙型肝炎病毒（hepatitis C virus，HCV）阳性患者检测到 HCV 病毒血症的情况下，器官移植后数小时内同种异体移植物的感染以及反复感染几乎是普遍的。在肝移植前完成直接抗病毒治疗可预防 HCV 复发，如果不可行，可在移植当天开始治疗，直到术后 4 周。在心脏移植受者中，移植前需要心室辅助装置、气囊内泵、起搏器和除颤器与移植后纵隔炎、主动脉缝合感染和破裂的高风险相关。在肺移植受者中，同种异体移植物去神经伴随着咳嗽反射减少以及黏液纤毛清除率受损，这反过来增加了严重肺炎和脓毒症的易感性。

供体源性感染可能由巨细胞病毒（CMV）、EB 病毒和弓形虫引起，应根据供体和受体的血清学状况采取预防措施。意外的捐赠者来源感染包括结核分枝杆菌、乙型和丙型肝炎病毒、西尼罗河病毒、荚膜组织胞浆菌或 HIV。最后，供体来源的细菌和（或）真菌感染也可能被观察到。保存液的污染是一种罕见的，但有时是可怕的并发症，特别是涉及念珠菌时。

移植后（移植后 1~12 个月）的感染主要是由于潜伏感染[CMV、单纯疱疹病毒/带状疱疹病毒（HSV/VZV）]和条件致病菌（曲霉、吉氏肺孢子虫、新型隐球菌、刚地弓形虫、嗜肺军团菌、分枝杆菌及诺卡氏菌属等）的重新激活。

12 个月后发生的感染包括社区获得性感染和卫生保健相关感染。难辨梭状芽孢杆菌感染在移植后常见，在腹泻的情况下应予以考虑。

总的来说,30%～60%的 SOT 受者在移植后的任何时候都可发生脓毒症,主要是在前 2 个月发生于医院,其后发生于社区。与非移植患者相比,SOT 受者从急诊科入院的频率是它的 3 倍,发生医院感染的风险是它的 18 倍。SOT 受者明显更容易发生医院感染,也就使他们更容易受到多重耐药(multidrug-resistant,MDR)细菌感染,包括革兰氏阴性杆菌和耐甲氧西林金黄色葡萄球菌(methicillin-resistant staphylococcus aureus,MRSA)。急性呼吸衰竭(ARF)是最常见的症状,在需要 ICU 收治的肾移植患者中可观察到高达 50%的急性呼吸衰竭。在最近的一项多中心的国际研究中,SOT 受者占因急性低氧性呼吸衰竭入院 ICU 的免疫功能低下患者的 9%。呼吸道感染是 SOT 后最常见的并发症,依据移植后的时间,其模式相对可预测。

二、评估实体器官移植受者感染的风险

移植前淋巴细胞减少可预测肝移植后 2 年内的感染发生率。在移植后时期,淋巴细胞亚群动力学是不准确的机会感染预测指标。免疫学评分可以通过免疫学标志物,包括免疫球蛋白、补体水平和淋巴细胞亚群计算得到。在心脏移植受者中,高免疫评分与未来 3 个月内严重感染风险增加独立相关。然而,用于预测感染的受体-操作者特征曲线表明,感染的风险不仅依赖于免疫效应因子的定量耗损,也依赖于细胞的定性功能障碍。

细胞内 ATP 水平的测量反映了 T 细胞的代谢活动。因此,其可作为 T 细胞适应度的替代标志物。低和高 ATP 水平分别与感染和排斥的风险增加有关。然而,评估 ATP 水平在识别感染和排斥风险方面表现的研究一直相互矛盾。就在最近,一个全球免疫试验该研究旨在评估抗 CD3 抗体 T 细胞和 TLR7 配体 R848 天然细胞刺激后全血中 IFN－γ的产生。IFN－γ的产生能力取决于免疫抑制方案的类型。因此,在应用抗胸腺细胞球蛋白和更高剂量的泼尼松和霉酚酸盐的患者中 IFN－γ的产生能力明显受损。1 个月、3 个月和 6 个月时 IFN－γ产生能力低与进一步的细菌和机会感染的发展有关。需要进一步研究确定个体免疫功能的特征,并评估特定感染病因的相对风险。

三、抗感染性预防要点

SOT 术后第 1 个月的预防主要针对与供体和手术相关的医院感染。抗菌预防应始终考虑移植的类型以及供体和受体的定植,并应在尽可能短的时间内给予药物(表 7-8)。如果受体被产生超广谱 β－内酰胺酶(extended spectrum β-lactamase,ESBL)的肠杆菌科细菌定植,预防措施应包括对这些微生物有效的抗生素,如果可能的话保留碳青霉烯类。在产碳青霉烯酶的肠杆菌科细菌(carbapenemase-producing enterobacteriaceae,CPE)定植的情况下,风险-效益比可能不有利于预防性使用针对 CPE 有抗菌活性的抗生素,除非在手术部位感染发生率高的中心。囊性纤维化肺移植受者在移植前经常携带 MDR 细菌。这些患者应根据供体和受体支气管培养结果尽早接受移植后预防。

表 7-8　SOT 预防方案

分类		病原体	风险因素	预防	持续时间
肺移植	细菌	肠杆菌科	延长和重复的手术、影响移植的技术问题、血管和留置导管、不排水的收集、支气管吻合口漏	头孢呋辛、适合 5～7 d 受体和供体支气管培养	
		假单胞菌			
		伯克霍尔德菌			
		葡萄球菌			
	真菌	耶氏肺孢子虫	所有患者	TMP-SMZ	12 个月
心脏移植		曲霉	所有患者或根据风险因素：菌落、高剂量类固醇、急性排斥反应、巨细胞病毒感染、第 2 次移植	雾化两性霉素 B、伏立康唑	4～6 周
	病毒	CMV	D+或 R-	缬更昔洛韦	3～6 个月
		HSV/VZV	D+或 R+	伐昔洛韦	3 个月
	细菌	肠杆菌科、葡萄球菌	延长和重复手术、影响移植的技术问题、血管导管、胸管、不排水的收集、纵隔出血、吻合口漏	头孢呋辛、头孢唑啉	48～72 h（尽可能短）
肝移植	细菌	肠杆菌科	手术时间长、输血次数多、影响移植的技术问题、血管导管、未引流的积液、胆道漏、Roux-en-Y 胆道吻合	头孢呋辛、哌拉西林-他唑巴坦	48～72 h（尽可能短）
		肠球菌			
		链球菌			
	真菌	耶氏肺孢子虫	MELD 评分高（>30 分），抗胸腺细胞球蛋白，第 2 次移植	TMP-SMZ	3～6 个月
		念珠菌	>2 危险因素：定植>3 处，广谱抗生素>5 d，血液透析，第 2 次移植，重复手术，输血量大	棘白菌素，其次是氟康唑	2～4 周
		曲霉	定植、高剂量类固醇、同种异体移植功能障碍、第 2 次移植、CMV 感染、急性排斥反应	雾化两性霉素 B 三唑类抗真菌药（伏立康唑，泊沙康唑或异沙康唑）（取决于肝毒性）	4～6 周
	病毒	CMV	D+/R-，R+在诱导时接受抗胸腺细胞球蛋白	缬更昔洛韦	3～6 个月
		HSV/VZV	D+或 R+	伐昔洛韦	3 个月
肾移植	细菌	肠杆菌科	延长和重复手术、影响移植的技术问题、血管和输尿管导管、不排水的积液、尿漏、膀胱输尿管返流	环丙沙星、头孢呋辛	48～72 h（尽可能短）
	真菌	耶氏肺孢子虫	所有患者	TMP-SMZ	3～6 个月
		念珠菌	念珠菌尿	氟康唑	10～14 d
		曲霉	定植、高剂量类固醇、CMV 感染、急性排斥	雾化两性霉素 B、伏立康唑	4～6 周

分类	病原体	风险因素	预防	持续时间
病毒	CMV	D+/R−,R+在诱导时接受抗胸腺细胞球蛋白	缬更昔洛韦	3~6个月
	HSV/VZV	D+或R+	缬更昔洛韦	3个月

预防性治疗显著降低了机会感染的发生率。对于CMV的预防,在普遍预防和尽早治疗之间的选择取决于移植的类型以及供体-受体的血清学状况。6个月后,随着免疫抑制剂使用的逐步减少,对机会性病原体的预防可以逐渐停止。然而,在免疫抑制增加的情况下,应重新开始预防治疗排斥事件。

值得注意的是,SOT术后严重的低丙种球蛋白血症与CMV、真菌和呼吸道感染相关,并伴有1年生存率的下降。然而,IgG水平升高至≥400 mg/dl并不意味着患者或移植物存活率的提高。

四、急性呼吸衰竭

SOT术后的呼吸并发症是常见的,包括感染性和非感染性并发症,如肺水肿、原发性移植物功能障碍(primary graft dysfunction,PGD)、肺出血及急性呼吸窘迫综合征(ARDS)。SOT受者发生ARF的病因多变,适当的治疗需要及时、准确的诊断,而后者由于免疫抑制使得感染的体征和症状变得模糊而复杂。在一些病例中,需要采用侵入性诊断方法来区分ARF的感染性和非感染性病因。实验室和影像学异常时可能会怀疑感染,但多达10%的免疫功能低下的肺炎患者胸部X线检查可能是正常的。证据可能只显示在CT片中。肺超声正在发展成为SOT危重患者的准确床边诊断工具。可弯曲支气管镜是评估SOT患者ARF的有用工具,应尽早考虑。支气管肺泡灌洗(BAL)中的微生物取样、BAL和血浆中的生物标志物(降钙素原、β-D-葡聚糖和半乳甘露聚糖)测定和分子诊断测试有助于推动这些患者的抗菌治疗。此外,在有重叠临床特征的肺移植受者中,需要进行肺活检以排除移植排斥反应。呼吸道感染严重影响SOT的最终结果,可增加慢性移植肺功能不全的发病率和术后死亡率。移植后感染中MDR病原体的出现使SOT受者发生致命的难以治疗并发症的风险增加。

五、感染性休克

在处理SOT患者感染性休克时,应考虑一些特殊的要点。在高度怀疑脓毒症的情况下,考虑到耐MDR的特定危险因素后,要紧急进行广谱抗生素及抗真菌治疗,直到确定感染原。用于筛查感染的非侵入性检测有助于更早开始适当的抗菌治疗。多重PCR或二代测序技术的实用性可能会引起人们的兴趣,但这些技术应该在SOT受者中得到验证。要尽力寻找感染的原因,需特别注意鉴别诊断或需要进行手术治疗的感染灶。非感染性并发症(如急性同种异体排斥反应或药物诱导毒性)的鉴别诊断非常复杂,可能具有类似脓毒症的特征。

免疫抑制剂[如钙调神经磷酸酶或哺乳动物的雷帕霉素靶（mTOR）抑制剂]和抗生素（如利福平、大环内酯类）或唑类抗真菌药物之间的药物相互作用应该被系统性地考虑。任何延迟的经验抗生素治疗都是有害的。因为它与 SOT 受者的死亡率升高有关。

对于脓毒症危重患者使用免疫抑制药物的管理尚无共识。一些专家建议停用免疫抑制药物以加速脓毒症的恢复。然而，该策略的益处尚未得到证实，并可能使患者面临同种异体移植排斥的风险。在进入 ICU 前，所有接受脓毒性 SOT 治疗的患者均应考虑使用氢化可的松，以避免肾上腺功能不全。关于液体的选择，晶体液应该作为首选，而慎用胶体液，若羟乙基淀粉用于已故器官捐赠者时，与受者移植肾功能延迟有关。血管升压药的使用也应遵循目前的指南，其中建议将去甲肾上腺素作为首选药物。对于那些对足够的液体和血管升压药物没有反应并且有心肌抑制的患者，应该考虑使用肌力药物。然而，SOT 受者对血管升压药的反应可能有所改变，如一些专家提出，肾移植术中去交感神经状态可能会增加去甲肾上腺素对肾血管阻力的影响。心脏移植受者对肌力药物的反应也可能减少。

六、中枢神经系统感染

在 SOT 术后接受慢性免疫抑制治疗的患者中，中枢神经系统（CNS）机会性感染通常发生在移植后 6～12 个月内。

真菌是 SOT 受者发生脑脓肿的常见原因，如曲霉、毛霉、多孢菌或镰刀菌。曲霉也可能导致脑缺血和出血性病变。应用伏立康唑是 CNS 曲霉病的标准治疗方法，但需要监测治疗药物以优化治疗并避免毒性（血清中最佳谷浓度为 2～5 μg/ml）。伏立康唑在 CNS 中的渗透系数为 50%，常规不需要测量脑脊液浓度。对于伏立康唑类药物治疗后出现严重不良反应的患者，脂质体两性霉素 B 是一种替代疗法。精神状态改变的患者的治疗反应监测应基于连续 CT 或 MRI 扫描，初始间隔 1～2 周。任何疑似 CNS 曲霉病或其他霉菌感染的患者都应该咨询神经外科。在没有 CNS 外受累（即肺部或鼻窦感染原）的情况下，明确诊断需要进行脑活检，并及时检查标本。对于出现占位性病变或脑积水的患者，应分别进行手术减压（病灶去体积或立体定向引流）和置入脑室外引流管。

SOT 受者脑脓肿中其他常见的微生物分离物有诺卡氏菌、刚地弓形虫和结核分枝杆菌。在采用强烈的免疫抑制方案（钙调磷酸酶抑制剂谷浓度高，高剂量类固醇）和（或）使用他克莫司的情况下，诺卡菌病在胸椎移植和 ICU 住院时间延长后更为常见。超过 40% 的患者存在播散性感染，包括肺部和皮肤受累。1/3 的患者 CNS 受累，可无症状，这提示在诊断时必须进行系统的脑成像。复方磺胺甲噁唑是首选药物，但也有其他药物，如利奈唑胺、碳青霉烯类和阿米卡星也被提出。SOT 受者中弓形虫感染最常见的表现是原发性（多）器官（如视网膜脉络膜炎、肺炎、心肌受累）感染，并伴有或不伴有神经学特征，如脑膜炎和（或）（多）局灶性脑损伤。移植前血清状态阴性是与该疾病相关的唯一风险因素。在大多数患者,可通过特异性脑脊液 PCR 进行诊断。心肌受累与不良预后相关。

SOT 受者细菌性脑膜炎的发病率是一般人群的 7 倍,病原体包括肺炎链球菌和革兰氏阴性杆菌。隐球菌病是 SOT 受者的一种罕见而严重的并发症,特别是在肺移植受者中,50% 的患者中枢神经系统受累。在 SOT 受者中也有结核性脑膜炎的报道,但其确切发病率尚不清楚。

HSV 和 VZV 是引起免疫功能低下患者发生脑炎的常见病毒,但其临床表现可能不典型(如无发热、脑脊液多胞症、不典型 MRI 模式)。因此难以识别。在 SOT 的环境中,供体传播感染可导致罕见原因的脑炎,包括人类疱疹病毒-6 和 BK 病毒感染。据报道,SOT 受者中存在进行性多灶性白质脑病(PML),其病死率和发病率高于 HIV 患者或接受纳他利单抗治疗的多发性硬化症患者。未来使用多重脑脊液 PCR 和二代测序技术可能可以更快地诊断和帮助识别新的病原体。

七、MDR 细菌对 SOT 受者严重感染风险的影响

SOT 受者代表了一种高 MDR 感染风险患者的情况,因为他们经常和广泛地暴露于多种抗生素疗程、侵入性程序、免疫抑制治疗和与医疗机构的反复接触——所有这些都是被高度公认和证实的 MDR 细菌感染的风险因素。目前,还没有关于这种情况下的预防和治疗的具体建议。

移植受者面临医院和医疗保健相关感染的风险,尤其是在移植后的早期阶段。SOT 受者通常感染非发酵革兰氏阴性杆菌(即铜绿假单胞菌、伯克霍德氏菌、窄食单胞菌或耐碳青霉烯的鲍曼不动杆菌)、产 ESBL 和 CRE 的肠杆菌科细菌,特别是耐碳青霉烯的克雷伯菌以及革兰氏阳性菌,如万古霉素耐药肠球菌(VRE)和耐甲氧西林金黄色葡萄球菌(MRSA)。

移植前如果有 MDR 微生物定植,它可能对手术预防常用的抗生素耐药。对于这类受者,应按以下原则定期进行管理:①获得所有菌株(定植菌和病原体)的耐药性谱;②供体定植不应构成移植禁忌证,应避免 CRE 菌血症的供者进行捐赠,避免 CRE 尿路感染的供者进行肾移植,避免 CRE 肺部感染的供者进行捐赠;③受体定植与感染风险增加相关,但不被认为是 SOT 的禁忌证;④对于碳青霉烯耐药病原体定植的患者,不建议采用不同的手术预防方案;⑤带菌者的检测、接触隔离的防范、手卫生依从性和抗生素控制政策是预防 MDR 感染的重要措施。

需要注意其他一些重要事项,包括:肺移植患者可从预防性吸入抗生素中获益,特别是预防鲍曼不动杆菌和铜绿假单胞菌感染;定植 SOT 受者应接受包括有抗菌活性的抗生素在内的经验性治疗,并应根据易感性和疾病严重程度调整指导治疗。最后,目前尚无关于肠道去定植的潜在益处的数据。

SOT 患者和其他 ICU 患者的治疗规则相似。因此,需要指出 3 点:①SOT 受者 MDR 细菌感染的风险较高;②药物相互作用和多种药物暴露可能增加患者剂量不足和毒性的风险;③缩短治疗时间在 SOT 受者中未得到证实,应在个体基础上进行讨论。

八、侵袭性真菌感染

侵袭性真菌病(IFD)与 SOT 受者的发病率、移植物存活率和死亡率降低相关。IFD 的风险和类型主要取决于移植的类型。侵袭性念珠菌病是最常见的 IFD,主要发生在移植后的第 1 年。在 SOT 受者中,侵袭性曲霉病(IA)占 IFD 的 25%(肺移植除外,为 59%),隐球菌病占 7%。霉菌感染发生在术后 1 年,尤其是肺移植患者,但早发感染在肝移植患者中也有被报道,这些患者更容易出现播散性疾病(55%)。因此,IFD 的预防措施和诊断策略取决于器官移植的类型和相关风险因素。供体来源的感染大多发生在移植后 30 d 内。保存液污染引起的念珠菌血管感染在肾和肝移植中被报道得最多。移植物传播的隐球菌病、球孢子菌病和曲霉病也有被报道。SOT 术后接受 IFD 治疗的患者在免疫抑制减少后也有发生免疫重建综合征(immune reconstitution syndrome,IRS)的风险。这在隐球菌病中有经典的报道,组织胞浆菌病也有报道。据报道,有 15% 的 SOT 患者发展为隐球菌病。风险因素包括中枢神经系统疾病和停用钙调神经抑制剂。IRS 与更多的移植排斥反应有关。其治疗主要包括应用糖皮质激素,在极少数情况下还包括应用 TNF - α 抑制剂。

在 SOT 受者中,侵袭性念珠菌病占 IFD 的 50%~60%。主要是血流感染(44%),其次是腹腔内感染(14%),主要发生在肝移植(41%)和肾移植(35%)。肝移植的死亡率更高。诊断依赖于血液培养和棘白菌素或氟康唑对非重症、非唑类暴露前患者的治疗。

肺和心脏移植受者中曲霉病的发病率很高(在一项瑞士的队列研究中分别为 8.3% 和 7.1%)。诊断依赖于 CT 扫描[只有一半患者的血管侵入性肺曲霉病(invasive pulmonary aspergillosis,IPA)有改变],呼吸标本检测包括直接检查(49%)、培养(70%)和血液半乳甘露聚糖检测(GM 试验)阳性(35%)或 BAL 检查(39%)。血清 β - D - 葡聚糖在 SOT 受者(主要是肺)的队列中对 IFI 的阳性预测值较低,为 27%。已有两项研究表明伏立康唑对于肾和肝移植受者 IA 治疗的重要性,证明其降低了死亡率。

肺孢子虫肺炎主要发生在移植后的第 2 年,因为第 1 年通常会进行普遍预防。它与年龄、淋巴细胞总数和 CMV 感染有关。临床表现可能很严重,40% 的患者会进入 ICU。在肺孢子虫肺炎的 SOT 接受者中使用糖皮质激素是一个有争议的问题。

九、病毒感染

SOT 受者的病毒感染可分为机会性病毒感染和常见呼吸道病毒感染。机会性病毒感染主要由疱疹病毒科引起,以 CMV 最为常见。在没有预防的患者中,CMV 感染(定义为只要有 CMV 复制的证据,无论患者是否有临床症状)典型地发生在移植后的前 3 个月,但在有预防的患者中可能会延迟。巨细胞病毒病(定义为有 CMV 感染的证据及相关的临床症状)通常在病毒激活之前可能表现为孤立的发热、淋巴细胞减少或器官受累(结肠炎、肺炎、肝炎或较少见的心肌炎、胰腺炎或 CNS 受累)。此外,巨细胞病毒病与细菌和真菌感染(由于病毒诱导的免疫抑制)和移植后淋巴增生性疾病的发病率增加有关。巨细胞病毒病或 CMV 累及器官的治疗包括静脉注射更昔洛韦,持续时间取决于临床表现和病毒载量,但至少2~3周,以及减少免疫抑制。通过采取预防措施(预防和早期治疗),巨细胞病毒病的发病率有所下降。对于从CMV IgG阳性供者(D+)到CMV IgG阴性受者(R−)的所有移植,常规推荐的预防包括在固定时间段内(一般为3~12个月,取决于移植的器官)给予缬更昔洛韦或更昔洛韦。早期治疗是基于病毒载量监测(CMV−DNA检测)而定的。然而,抗病毒治疗的这个阈值并没有标准化,在1 500~4 000 IU/ml。这应该根据器官和个体的风险进行调整。CMV IgG阴性的受者(R−)来自阴性供者(D−)的器官不应接受预防治疗或监测CMV的重新激活,但在临床怀疑的情况下需要进行检测。

与其他免疫抑制的情况一样,SOT是重症流感的危险因素。最近的一项多中心研究显示,流感肺炎在SOT患者中较为常见,但通过流感疫苗接种和早期抗病毒治疗,可能可以降低其发生率,并降低患者的ICU住院率。SOT受者的流感疫苗接种策略:与单一剂量相比,高剂量或双剂量方案(间隔5周)与增加抗体应答相关。非流感呼吸道病毒(鼻病毒、冠状病毒、人偏肺病毒、呼吸道合胞病毒和腺病毒)也可能导致严重的呼吸道感染,特别是在肺移植受者中,在某些情况下可导致慢性异体肺移植功能不全。此外,病毒-细菌和(或)真菌联合感染似乎在免疫力强的个体中更为常见,而且SOT受者的病毒脱落时间比免疫能力强的患者更长。尽管抗病毒治疗有限,给药时间也不明确,但应对所有疑似呼吸道感染的SOT受者进行采样(如机械通气,应采集鼻咽样本或深部肺样本),通过PCR检测这些病毒(包括流感病毒)。治疗主要为支持性治疗,但也包括特定的抗病毒治疗(如果有的话)和减少免疫抑制。在SOT受者流感期间,对所有呼吸道感染的患者应尽早给予经验性的奥司他韦治疗,并根据PCR结果继续或停止使用。在严重流感的情况下,肺移植受者和其他免疫抑制特别严重的SOT受者[即最近接受了抗排斥治疗和(或)抗胸腺细胞球蛋白]应接受包括口服奥司他韦和巴洛沙韦在内的联合治疗。没有证据表明双剂量的奥司他韦优于单剂量,因此建议所有患者每天2次75 mg。如果口服治疗不可获得,静脉注射帕拉米韦也是一种选择。吸入扎那米韦尚未在严重流感患者和SOT受者(特别是肺移植受者)中进行评估,因此不建议作为常规使用。静脉注射扎那米韦可能是另一种替代方法,特别是在对奥司他韦有耐药性的流感感染的情况下,但只作为同情使用。治疗时间应取决于治疗反应和PCR测量的呼吸道病毒载量:如果出现临床改善和不再检测到病毒,可以在5 d后停止使用奥司他韦,但在所有其他病例中应继续使用10 d,特别是对于严重流感。

十、不常见的病原体

非结核分枝杆菌(non-tuberculous mycobacteria,NTM)在环境中普遍存在,是SOT受者中最重要的不常见病原体。其中,鸟分枝杆菌和胞内分枝杆菌[通常称为鸟分枝杆菌复合体(mycobacterium avium complex,MAC)]是SOT受者中最常见的导致疾病的NTM物种。较少常见的NTM包括生长缓慢的堪萨斯分枝杆菌、嗜血分枝杆菌、海洋分枝杆菌、快速生长的偶发分枝杆菌、龟分枝杆菌和脓肿分枝杆菌。50%的病例肺会受到累及。和肾受者(0.16%~0.38%)和肝受者(0.04%)相比,心、肺受者更容易受到影响(0.2%~2.8%、0.5%~8.0%)。移植后中位发病时间≥1年,晚于结核。慢性咳嗽、咳痰、咯血多见于肺部感染,播散性疾病(发热、盗汗等)和皮肤感染较少见。快速生长的分枝杆菌常引起局部皮肤疾病;脓肿分枝杆菌和龟分枝杆菌可能导致更严重和播散性的疾病。在有肺部症状的 SOT 受者,特别是伴有慢性同种异体移植功能障碍的肺移植受者中,应该怀疑 NTM;所有支气管镜标本和所有非典型皮损应活检、染色以及培养抗酸杆菌。放射学特征与许多其他实体和结核病重叠。NTM 相关的死亡率通常较低,但缺少大型研究。脓肿分枝杆菌引起的感染预后较差,特别是在肺移植受者中,一些移植中心认为移植前定植是肺移植的禁忌证。肺部受者的 NTM 感染和死亡率的增加与同种异体移植功能恢复差相关,尽管感染得到了控制。NTM 治疗方案的两种重要成分——克拉霉素和雷帕霉素的相互作用可能会对治疗产生挑战。如上所述,对于真菌感染,降低免疫抑制剂的剂量可能引发各种分枝杆菌感染引起的缺血再灌注综合征(ischemia reperfusion syndrome,IRS)。

地方性真菌(荚膜组织胞浆菌、球虫属、副球虫属、皮炎芽孢杆菌及假体隐球菌)可在特定的地理区域引起疾病,而环境中常见的其他病原体,如新型隐球菌、曲霉 A 属和隐孢子虫属,则在全球范围内分布。与正常宿主或其他免疫抑制宿主组(即 HIV 患者)相比,其临床特征、感染的严重程度和持续时间可能存在显著差异。淋巴细胞脉络膜炎病毒(lymphocytic choriomeningitis virus,LCMV)、狂犬病毒、利什曼原虫、克氏锥虫(引起南美锥虫病)、巴氏阿米巴虫、兔脑炎微孢子虫(引起微孢子虫病)、圆线虫、细粒棘球蚴、丝虫、血吸虫和疟原虫均可引起供体来源性感染。由于免疫抑制,大多数感染可表现为重症或非典型病程,死亡率取决于病原体、免疫抑制的深度和诊断的速度。LCMV 可传播给所有器官移植受者,在一份报告中,来自同一供者的 8 个受者中有 7 个死亡。上述是大多数病原体引起地域限制的感染。因此,必须根据供者和(或)受者预期的局部异常病原体暴露情况,对供者和(或)受者实施严格的筛选方案。

十一、结论

SOT 受者的感染是 ICU 入院的常见原因,并与其发病率和死亡率有关。需早期诊断,以改善预后。诊断方法应结合已有的术后感染知识和早期的免疫抑制、中期的免疫抑制状态、晚期的社区感染和机会性感染。经验性治疗应根据流行病学、临床表现和紧急诊断程序及早决定,并考虑可能的毒性、药代动力学和与免疫抑制治疗的相互作用。

(李瑞东)

参考文献

[1] 王来,张继华,李栋梁.肾上腺髓质素前体中段肽水平对脓毒症患者诊断及预后的评估价值[J].现代中西医结合杂志,2019,28(2):129~132,152.

[2]《中华传染病杂志》编辑委员会.中国宏基因组学第二代测序技术检测感染病原体的临床应用专家共识[J].中华传染病杂志,2020,38(11):681-689.

[3] 中华医学会呼吸病学分会.中国成人社区获得性肺炎诊断和治疗指南(2016 年版)

［J］. 中华结核和呼吸杂志,2016,39(4):253-279.

［4］ 朱利平,管向东,黄晓军,等. 中国成人念珠菌病诊断与治疗专家共识[J]. 中国医学前沿杂志(电子版),2020,12(01):35-50.

［5］ 何礼贤. 重症感染降阶梯抗菌治疗策略的修正刍议[J]. 中华内科杂志,2015,54(10):827-830.

［6］ 宋元林,候东妮. 社区获得性肺炎病因学检测新进展[J]. 中华全科医学,2018,16(9):1530-1534.

［7］ AZOULAY E, RUSSELL L, VAN DE LOUW A, et al. Diagnosis of severe respiratory infections in immunocompromised patients [J]. Intensive Care Med, 2020,46(2):298-314.

［8］ BURKE V E, LOPEZ F A. Approach to skin and soft tissue infections in non-HIV immunocompromised hosts [J]. Curr Opin Infect Dis, 2017, 30 (4): 354-363.

［9］ CORNELY O A, ALASTRUEY-IZQUIERDO A, ARENZ D, et al. Global guideline for the diagnosis and management of mucormycosis: an initiative of the European Confederation of Medical Mycology in cooperation with the Mycoses Study Group Education and Research Consortium [J]. Lancet Infect Dis, 2019, 19(12):e405-421.

［10］ DENNIS L, ANTHONY S. Harrison's Infectious Diseases [M]. 3rd ed. New York: McGraw Hill, 2010.

［11］ GARCIA-VIDAL C, ALASTRUEY-IZQUIERDO A, AGUILAR-GUISADO M, et al. Executive summary of clinical practice guideline for the management of invasive diseases caused by Aspergillus: 2018 update by the GEMICOMED-SEIMC/REIPI [J]. Enferm Infecci Microbiol Clin, 2019,37(8).

［12］ GUPTA S, SAKHUJA A, KUMAR G, et al. Culture-negative severe sepsis: nationwide trends and outcomes [J]. Chest, 2016,150:1251.

［13］ KALIL A C, GILBERT D N, WINSLOW D L, et al. Infectious Diseases Society of America (IDSA) POSITION STATEMENT: Why IDSA did not endorse the surviving sepsis campaign guidelines [J]. Clin Infect Dis, 2018, 66 (10): 1631-1635.

［14］ LIMPER A H, ADENIS A, LE T, et al. Fungal infections in HIV/AIDS [J]. Lancet Infect Dis, 2017,17(11):e334-e343.

［15］ MIRIJELLO A, IMPAGNATIELLO M, ZACCONE V, et al. Catheter-related bloodstream infections by opportunistic pathogens in immunocompromised hosts [J]. Eur Rev Med Pharmacol Sci, 2015,19(13):2440-2445.

［16］ OICHI I W A, HIROSHI K, FUMIKAZU S, et al. Executive summary of JSMM clinical practice guidelines for diagnosis and treatment of cryptococcosis

2019 [J]. Medical Mycology Journal，2020，61(4)：61－89.

[17] REID G E，LYNCH J P 3rd，WEIGT S，et al. Herpesvirus respiratory infections in immunocompromised patients：epidemiology，management，and outcomes [J]. Semin Respir Crit Care Med，2016，37(4)：603－630.

[18] RHODES A，EVANS L E，ALHAZZANI W，et al. Surviving sepsis campaign：international guidelines for management of sepsis and septic shock：2016 [J]. Intensive Care Med，2017，43(3)：304－377.

[19] RHODES A，EVANS L E，ALHAZZANI W，et al. Surviving sepsis campaign：international guidelines for management of sepsis and septic shock：2016 [J]. Intensive Care Med，2017，43(3)：304－377.

[20] RUSSO，MCGAVERN. Immune surveillance of the CNS following infection and injury [J]. Trends Immunol，2015，36(10)：637－650.

[21] SEYMOUR C W，LIU V X，IWASHYNA T J，et al. Assessment of clinical criteria for sepsis：for the third international consensus definitions for sepsis and septic shock (sepsis－3)[J]. JAMA，2016，315：762.

[22] STEPHENS R J，LIANG S Y. Central nervous system infections in the immunocompromised adult presenting to the emergency department [J]. Emerg Med Clin North Am，2021，39(1)：101－121.

[23] ZAHAR J R，TIMSIT J F，GARROUSTE-ORGEAS M，et al. Outcomes in severe sepsis and patients with septic shock：pathogen species and infection sites are not associated with mortality [J]. Cri Care Med，2011，39：1886.

第八章　急性中毒

▍第一节　急性农药中毒

急性农药中毒是国内急诊的常见病,其引起的患者器官功能衰竭也是 ICU 的常见病种。急性农药中毒在各个医院急诊和 ICU 的疾病谱中的比例,随医院级别、所处区域的不同而差异较大。国内农药中毒流行病学数据与国外也有很大不同。我国目前仍缺乏大样本的农药中毒的流行病学数据。急性农药中毒占急性中毒的比例约为 40%;而急性农药中毒的病死率为 $7.12\% \sim 9.30\%$,百草枯(paraquat,PQ)中毒的总病死率为 $50\% \sim 70\%$。有机磷农药(organophosphorus pesticides,OPs)中毒和百草枯中毒,仍然是我国农药中毒最主要的种类。自杀是急性农药中毒最重要的原因,慢性中毒则多为意外接触。

一、农药概述

农药是用于帮助维护植物生长发育的药物以及用于植物灭菌、灭虫的药物。我国常用的农药有 300 多种。农药的毒性差异巨大,一般分为高毒、中等毒、低毒 3 类。

虽然有些农药国家已经禁用或者禁止生产,但其中毒病例在临床工作中仍屡见不鲜。

二、急性农药中毒救治过程中的注意事项

因农药种类繁多,完全记住这些农药的种类、名称、救治方法比较困难。医护人员在工作中也常会遇到患者喝了不知名的农药前来就诊的情况。因此,对农药中毒救治应把握以下几个原则。

(1)工作中,应做到可随时进行资料检索、辨别农药的种类,能检索毒物的名称、作用机制和治疗方式。

(2)抢救室桌边可放一些中毒救治的书籍和图谱,及时进行资料比对;利用好网络、移动通讯设备,随时查找农药的信息及救治要点。可利用图像识别软件对其进行识别,对农药的标签以及条码、植物的外形照片等进行检索,了解农药标签上各项标注的意义;尽早明确毒物的性质。

(3)熟悉中国国家中毒控制中心的联系方式以及当地毒物检测中心的联系方式,便于获取信息,获取帮助;了解不熟悉的农药及其性质、中毒解救方法。

（4）尤其应该注意，有些农药成分复杂，虽标注为无毒或者微毒，或者标志不清，但不法厂家为了追求杀灭效果，其实际成分有可能会掺杂有高毒性的农药成分。

（5）难以确切判断自杀患者是否喝了农药、是否需要进行洗胃时，应注意把握几个原则：

1）尽可能快且准确地了解患者的毒物接触史，了解患者有无精神疾患、赌气等情况；根据所获得的病史资料进行综合判断。

2）在无法判定是否真实服用了剧毒、致命农药时，采取"疑喝从有"原则，进行洗胃，避免漏诊。有条件时，尽快对洗胃液毒物进行检测确认。

（6）多数农药的包装上，对该药物中毒如何进行救治有简要的说明，可供参考。

（7）急性农药中毒，应重视最基础的方法，即充分的"清、阻、排"。清，即催吐和洗胃；阻，即草木灰、泥浆水、活性炭的使用；排，即甘露醇和硫酸镁的导泻。这是现场、家庭、各级医院都能最先开始实施的急救措施。

三、急性百草枯中毒

（一）百草枯简介

百草枯（PQ）是一种高效的非选择性的接触性除草剂，其化学名称是 1,1-二甲基-4,4-联吡啶阳离子盐，又名"对草快""克芜踪"及"一扫光"等。其纯品为白色结晶，市售溶液多为 20% 的浓度。百草枯是无挥发性的非脂溶性物质，易溶于水，遇水、紫外线可发生分解，可被碱迅速水解，在酸性和中性溶液中稳定。其具有较强的腐蚀性，可以经过消化道、呼吸道和皮肤吸收，但也会对这些器官造成腐蚀。

百草枯对人和动物毒性强烈且无特效解毒药，百草枯中毒的病死率居农药中毒死亡的首位。其成人的致死剂量为 20% 浓度的百草枯溶液 5～15 ml 左右，这相当于 20～40 mg/kg 的剂量。

（二）百草枯急性中毒的损害机制

1. 吸收途径　经口摄入后，在胃肠道中吸收，主要的吸收部位在小肠。食物可延缓其吸收，机体可以经肠道吸收其中的 5%～15%，未吸收的大部分经粪便排出。完整皮肤并不吸收 PQ，但磨损的会阴、阴囊等处皮肤可以吸收 PQ。吸入 PQ 也可造成肺的中毒性损伤。

2. 代谢动力学　PQ 在人体内的代谢动力学目前仍不清楚，只能通过动物实验获得的数据进行推断。一般认为，PQ 吸收后的 0.5～4 h，血浆浓度渐达峰值，虽在体内各个组织、器官分布，但各个器官中分布并不均匀。1 h 左右，大鼠胃、肺内质量浓度最高；3 h 左右肾、肝最高。胃、肺、肾、肝中质量浓度较高，大脑、小脑和心脏中质量浓度相对较低。其在体内几乎不降解；10～20 h 后，毒物浓度开始缓慢下降。在血液中与血浆蛋白的结合率较低，肾脏是其浓度最高的器官。PQ 经肾小球滤出，肾小管不对其重吸收；肺和肌肉组织也是 PQ 浓度较高的器官，肺组织中其浓度是血浆的 10～90 倍；富集 PQ 的肺组织和肌肉组织，在达到峰浓度后，可逐步释放入血。吸收了 PQ 的几天至几周内，机体逐步发生急性肾衰竭、呼吸衰竭、急性肝衰竭以及急性心力衰竭。

3. 排泄　主要通过肾脏以原型排除，24 h 经肾脏排出 60%～90%。

4. 毒理机制 目前,主流的观点认为其主要通过以下几个机制造成损害:脂质过氧化损伤、免疫激活和炎症介质造成的损伤,以及线粒体损伤、细胞凋亡等。PQ 通过多种途径诱导肺血管内皮细胞和肺上皮细胞凋亡;还可透过血脑屏障,诱导大脑神经元凋亡,产生各种中枢神经元的损伤。这些机制均可造成肺、肝脏、肾脏及心脏等的损害。

百草枯的化学性损害主要是直接的黏膜、皮肤等局部损害,呈现浓度依赖性;而造成的代谢性损害主要是全身性损害,表现为剂量依赖性。

(三) 百草枯急性中毒的诊断

1. 百草枯暴露史 急诊所见百草枯中毒基本都是急性中毒,有明确的自杀史和误服史,病史多由别人代诉。

2. 临床表现

(1)病史的追问:重点追问服药量和来诊时间。因家庭矛盾或者别的难以启齿的原因而无法获得详细病史者,应尽快通过空药瓶、亲友的诉说等,确认服药史。

(2)症状:多数自杀患者,较少在就诊时诉说症状。PQ 溶液具有强烈的化学腐蚀作用,可引起口腔烧灼感以及胸骨后烧心感。PQ 溶液中加入的臭味剂及催吐剂等,可致患者恶心、呕吐。患者可出现腹痛、腹泻、呕血及便血等症状。

(3)体征:应对可疑接触患者进行全身检查,注意会阴及阴囊处有无皮肤磨损,接触部位可以出现皮肤红斑或者溃疡;眼结膜和角膜可以出现溃疡或穿孔。早期 PQ 可以造成胃肠道穿孔,急性胰腺炎等,出现相应的腹痛、肌肉紧张等体征。随病情进展,出现呼吸困难、呼吸急促、发绀等;两肺呼吸音减弱,闻及干湿啰音,提示肺组织受到损害;黄疸、肝大,提示肝脏功能受损;皮下及纵隔气肿,提示食管处穿孔等。

3. 辅助检查

(1)确定性检查:在患者洗胃液、血液、尿液中检出 PQ。

(2)实验室检查与影像学改变:

1)血常规检验:可以见到白细胞计数升高,血小板计数下降,贫血。

2)呼吸功能损伤:肺损伤表现较突出,患者的血气分析可见低氧血症、代谢性酸中毒,或伴有呼吸性碱中毒。氧合指数进行性降低,< 300 mmHg 提示肺损伤,< 200 mmHg 提示 ARDS。

百草枯急性中毒的肺 CT 表现多样。中毒较轻微时,可以仅是纹理增多、散布的肺纤维化,随病情好转,可以完全吸收;中重度中毒,早期即出现双肺局部或弥漫性的密度增高,双肺胸膜下磨玻璃样改变影,渗出增加呈肺实变,出现胸腔积液等,一般1~2周为快速进展期,渗出加重,甚至呈现出白肺,直至死亡。经过1~2周病情逐渐减轻者,肺部表现减轻,渗出吸收,数月后可完全吸收。

3)肾功能损伤出现最早、最常见,几小时内即出现血尿、蛋白尿、血肌酐(SCr)和尿素氮(BUN)的升高以及尿少等改变。

4)肝功能损伤:肝酶升高、胆红素迅速升高。

5)心脏受损:肌红蛋白、乳酸脱氢酶(LDH)、CK - Mb、肌钙蛋白等升高。心电图出现心率改变、心律失常、Q - T 间期延长、ST 段下移等表现。

6）脑损害：重症患者出现意识障碍。

7）内分泌系统的损害：部分患者出现甲状腺功能减退。

（3）确定诊断：根据服药史和药物检出的情况，两者符合任意一种时，即确定诊断。

（四）百草枯急性中毒的救治

某些医院中经综合救治，抢救成功率可以达到 61.8%。不要对急性 PQ 中毒放弃救治，第一时间对毒物的彻底清除是救治的最关键因素。

1. 阻止吸收 需特别强调第一时间急救，以最快速度脱离与毒物的接触，同时进行催吐、洗胃。在田间、地头可即刻进行催吐，在有些农村区域可以使用泥浆水催吐、灌胃。

院内洗胃首选清水，也可以使用 1%～2% 的碳酸氢钠溶液。洗胃总量不低于 5 L，洗至洗出液无色无味。上消化道出血不是洗胃的禁忌证，如有上消化道出血，可以使用去甲肾上腺素的冰水持续洗胃。

洗胃后尽快灌胃。可以采取漂白土或蒙脱石散，漂白土具有高吸附力，选择 15% 的漂白土溶液，成人 1000 ml，儿童 15 ml/kg 的量；蒙脱石散可用蒙脱石（思密达）30 g 溶于 250 ml 中，2 h 内服用，第 2 天重复一次，第 3、4 天减半。或使用活性炭，成人 50～100 g，儿童 2 g/kg。

皮肤暴露者，立即脱去衣物进行清洗。伤及眼睛者，用清水冲洗眼睛 20 min。

2. 促进排出 使用甘露醇、硫酸镁进行导泻、促排。或加用大黄、甘草和芒硝进行导泻。

3. 血液灌流与血液透析 快速降低中毒者血及组织中的 PQ 浓度，是降低病死率的一个重要环节。目前，国内已经将血液灌流（hemoperfuscon，HP）、血液透析（hemodialysis，HD）、持续性动静脉滤过（continuous arterio-venous hemofiltration，CAVH）及持续性静脉血液滤过（continuous veno-venous hemofiltration，CVVH）作为治疗 PQ 中毒的基础手段。

理论上，PQ 是水溶性小分子物质，更适于 HD 治疗，但因为 PQ 本身的肾脏清除率在 170 ml/min 左右，远大于 HD 的毒物清除率，建议 HD 只用于合并肾功能损伤的 PQ 中毒患者。

HP 通过吸附作用可有效清除中分子、大分子的水溶性和脂溶性毒物，HP 现已成为清除 PQ 的首选手段，应在 2～4 h 内开始使用。根据具体情况决定使用一个或多个灌流器。HP 后，血液中 PQ 浓度下降，组织中的 PQ 可因浓度差而再入血。因此，提高使用频率可改善预后。HP 的缺点是无法纠正电解质和酸碱平衡紊乱，对 BUN、SCr 的清除作用差。

连续性肾脏替代治疗（CRRT）可以吸附清除 PQ 以及中毒所产生的炎性介质和炎症因子，早期使用 CRRT 可以降低 PQ 中毒患者的病死率。患者血浆 PQ 的浓度在 1～5 mg/L 时，CRRT 对急性 PQ 中毒患者的预后改善强于 HP。CRRT 联合 HP 可以明显改善患者的存活率。

由于 PQ 的蛋白结合率较低，不推荐使用血浆置换治疗 PQ 中毒。

4. 补液利尿 急性百草枯中毒患者存在不同程度的脱水。但应注意 PQ 造成的中毒性肺水肿和中毒性肺炎是造成死亡的重要原因,应予以适量补液;容量足够的情况下,使用利尿药物,维持尿量在 200 ml/h 以上,有助于 PQ 通过肾脏排出。

5. 糖皮质激素和免疫抑制药物的使用　糖皮质激素具有强大的抗炎、对抗脂质过氧化、稳定细胞膜及非特异性的免疫抑制作用,可明显减轻 PQ 中毒患者的肺部病变,减轻肺损伤和肺纤维化,改善预后。可早期使用甲泼尼龙或者等效剂量的氢化可的松,甲泼尼龙的推荐剂量为 15 mg/(kg·d)。应用糖皮质激素时,长时间使用应注意肺部真菌感染的可能性。

6. 其他药物　经典的抗氧化的药物,如维生素 C、维生素 E、过氧化物歧化酶、谷胱甘肽及乙酰半胱氨酸等,可减轻 PQ 诱导的脂质过氧化,增强自由基清除,减轻 PQ 对细胞的损害。

血必净可清除自由基,改善微循环,减轻肺损伤,抑制 PQ 介导的肺损伤和肺纤维化。乌司他丁、依达拉奉、丹参及银杏叶提取物等,也被观察到有减轻肺损伤的效果。

7. 支持治疗　早期患者如能维持足够的氧合,则应尽量避免吸氧,避免加重肺损伤。不足以维持患者足够氧合时,应积极予以鼻导管、面罩、无创通气和机械通气等给氧治疗。

8. 抗生素的使用　发生化学腐蚀作用造成皮肤黏膜等的损害以及使用激素及免疫抑制药物后,可使用抗生素,经验用药时结合细菌培养和药敏选择抗生素。后期注意抗真菌治疗。

9. 营养治疗　尽早恢复肠内营养。为避免 PQ 及洗胃造成的消化道损害,早期经空肠管予肠内营养支持。无法肠内营养者,则静脉营养支持。

10. ECMO 的支持,等待肺移植　已有 ECMO 用于百草枯中毒所导致肺纤维化并等待肺移植的案例,患者经 52 d 的 ECMO 后,成功进行了肺移植。

四、急性有机磷农药中毒

(一) 概述

有机磷农药(OPs)指含磷的有机化合物农药。OPs 除了敌百虫和敌敌畏外,都是有大蒜味的油状液体,易挥发,一般不溶于水,易被碱破坏;敌百虫能溶于水,遇碱后变为毒性更大的敌敌畏。急性有机磷农药中毒(acute organophosphorus pesticides poisoning, AOPP)是最为常见的农药中毒,全球每年有数百万 AOPP,其中 20 万人死亡。我国 AOPP 病死率在 3%~40%。OPs 通过消化道摄入、呼吸道吸入以及皮肤黏膜的接触吸收而引起中毒。临床上,常见的中毒原因有自杀、误服、劳动和生活中不当的暴露等。OPs 毒性较大,作用较快,若中毒后救治不及时,可在短时间内致命,对人危害大。

OPs 多为磷酸酯类或硫代磷酸酯类,毒性差异巨大。目前,有机磷农药的毒性,是按照大鼠的半数致死量(LD$_{50}$)的实验数据进行毒性分类的。在临床治疗时,不能单纯以 OPs 的毒性来判断预后,应根据症状及摄入量的多少等综合判定。

(二) 有机磷农药的损伤机制

1. 吸收　OPs 主要经消化道、呼吸道以及完整的皮肤和黏膜 3 个途径进入体内。通常,经消化道的比经呼吸道或皮肤吸收的中毒症状出现快且病情重,但呼吸道吸入浓度过高或量较大时,也可在 5 min 内发病,严重时可迅速致死。OPs 进入体内后,迅速遍布各器官,6～12 h 血液中浓度达到高峰,肝脏中浓度最高,肾脏、肺及脾脏浓度次之,脑组织和肌肉组织中最少。

2. 代谢动力学　进入机体的 OPs 主要在肝脏中代谢,通过氧化和水解方式代谢,经氧化酶氧化成为毒性更强的化合物,再经磷酸酯酶水解失去毒性。部分代谢产物经葡萄糖醛酸和硫酸的结合反应,代谢产物直接通过肾脏经尿排出;少部分代谢产物经过肺排出。多数 OPs 及代谢产物在 48 h 后完全排出体外,但有些则在体内停留数周。

3. 中毒机制 OPs　引起中毒的最重要机制,就是与胆碱酯酶(cholinesterase,ChE)结合形成了磷酰化胆碱酯酶,使胆碱酯酶失去了催化分解乙酰胆碱的能力,乙酰胆碱蓄积,并促使胆碱能神经持续冲动,主要产生 3 种作用:毒蕈碱样作用、烟碱样作用和中枢神经系统作用。机体出现相应的症状,严重者快速死亡。OPs 与胆碱酯酶结合形成两种形式的磷酰化胆碱酯酶。一种结合不稳固,可以部分水解复能;另一种结合稳固,使被抑制的胆碱酶不能复能,出现胆碱酯酶老化,引起迟发性的损害,如引起周围神经和脊髓的轴索变性,导致迟发性周围神经病变。

(三) 急性有机磷农药中毒的诊断

1. 暴露史　多能找到明确的农药暴露史。以自杀、误服及工作生活中不慎暴露多见。

2. 临床表现　口服 10 min～2 h 内发病,最快可在 5 min 左右出现症状;皮肤接触者在 2～6 h 内出现症状。

患者来院时,其衣物、皮肤、呼吸道分泌物、胃内容物以及洗胃液等有典型的大蒜味。

(1) 毒蕈碱样症状(M 受体兴奋):主要是副交感神经末梢过度兴奋产生的平滑肌痉挛和腺体分泌增加,是急性有机磷杀虫剂中毒(AOPP)最早的症状。表现为恶心、呕吐、胸闷、呼吸困难、腹痛、大汗、流涕、流涎、腹泻、尿频、大小便失禁、心跳减慢和瞳孔缩小、支气管痉挛和分泌物增加、两肺明显的干湿啰音及气急。

(2) 烟碱样症状(N 受体兴奋):是乙酰胆碱在横纹肌神经肌肉接头处过度蓄积和刺激所致。颜面、眼睑、舌、四肢和全身各处的横纹肌发生肌纤维颤动,重者全身肌肉强直性痉挛。出现全身压迫感,肌力减退甚至瘫痪、呼吸肌麻痹,患者呼吸不能、呼吸衰竭。交感神经节受乙酰胆碱持续刺激,节后交感神经纤维末梢释放的儿茶酚胺使血管收缩,引起皮肤苍白、心率增快及血压增高等。

(3) 中枢神经系统症状:出现头昏、头痛、乏力、走路不稳、言语不清、躁动不安、谵妄、抽搐、惊厥、意识障碍及昏迷等。

(4) 中间综合征:中间综合征(intermediate syndrome,IMS),是指 OPs 引起的一组以肌无力为主要表现的综合征。其发生时间介于胆碱能危象与迟发性神经病之间,一般发生在急性中毒后的 1～4 d,少数在 1 周后出现,患者突然死亡。主要原因为蓄积在突触内的大量乙酰胆碱持续作用于突触后膜上的 N_2 受体,导致了神经肌肉接头处信号传递障碍,出现骨骼肌麻痹。并非所有患者均出现 IMS,IMS 的个体差异极大,推测与某些患者的 N_2 受体容易失敏以及胆碱酯酶复能剂使用不足相关。

IMS 主要表现为突然的屈颈肌和四肢近端肌无力及第 3～7、9～12 对脑神经支配的肌无力,出现睑下垂、面瘫以及呼吸肌麻痹,导致通气障碍,患者呼吸困难、呼吸频率增加,进行性昏迷,甚至死亡。

IMS 一旦发生,死亡率极高。迅速建立有效的人工呼吸是 IMS 抢救的关键。需密切观察,警惕 IMS,一旦发现前兆,应尽快机械通气并应用足量的胆碱酯酶复能剂。

(5) 迟发性神经病:多数患者 AOPP 救治成功后,不遗留后遗症,但有部分患者在 3～4 周出现感觉神经和运动神经功能障碍,影响肢体远端的感觉和运动,表现为肢体麻木、运动无力,甚至下肢瘫痪,并逐渐出现肢体肌肉萎缩。目前认为是 OPs 抑制神经靶酯酶所致,而非胆碱酯酶受抑制所致。

(6) 反跳:某些 OPs,如乐果和马拉硫磷中毒,经救治后好转,但在几天或 1 周后突然出现病情的急剧恶化,中毒症状重新出现,甚至出现肺水肿而死亡。其原因多在于残留于皮肤、毛发和胃肠道中的 OPs 继续入血,或胆碱酯酶复能剂和阿托品等停药过早所致。

AOPP 反跳与 IMS 不同。反跳是中毒症状明显好转后又突然出现的流涎、多汗、肌颤及瞳孔缩小等 AOPP 的表现,但没有脑神经麻痹;阿托品加大用量后,上述症状消失。

(7) 脏器损伤的表现:

1) 心脏损伤:表现为 ST 段压低,T 波低平、倒置或者双向改变;可以出现窦性心动过速、传导阻滞及 QT 间期延长等改变。

2) 肺损伤:肺毛细血管通透性增强,渗出增加,出现干湿啰音。

3) 肝脏损伤:肝细胞水肿、变性、坏死,肝功能受损,严重者肝衰竭。随病情好转,肝功能可逐步恢复。

4) 肾脏损伤:肾脏损害一般轻微,表现为血尿、蛋白尿,急性肾衰少见,多数肾脏功能可以恢复。

(8) 皮肤、黏膜的损伤:接触 OPs 的皮肤或者黏膜出现水疱、局部皮肤坏死、黏膜糜烂,眼角膜及结膜可出现溃疡等化学性损伤。

3. 辅助检查

(1) 胆碱酯酶(ChE)活力测定:ChE 活力是急性有机磷中毒诊断时的特异性指标。ChE 是一种糖蛋白,以多种同工酶的形式存在,分为真性胆碱酯酶(acetylcholinesterase,AChE,又称为乙酰胆碱酯酶),和假性胆碱酯酶[pseudocholinesterase,PChE,又称为丁酰胆碱酯酶(butyrylcholinesterase,BuChE)]。AChE 一般简称为胆碱酯酶,主要存在于胆碱能神经末梢突触间隙内,在运动神经终板突触后膜的中较多;还存在于胆碱能神经元内和红细胞中,对乙酰胆碱的水解作用强,特异度高。PChE 广泛存在于神经胶质细胞、血浆、肝、肾及肠中,可水解如琥珀胆碱的其他胆碱酯类。

神经突触和肌肉接头处的 AChE 的活力无法检测,而全血胆碱酯酶活力包括红细胞 AChE 活力(占总活力的 60%～80%)和血清 BuChE 活力(占总活力 20%～40%),其反映了血液中 ChE 活力受损的情况,可反映神经突触受抑制的程度,提示中毒的严重程度,可作为特异性诊断指标。动态检测包括血清胆碱酯酶活力的全血胆碱酯酶活力。据此将急性有机磷农药中毒分为轻、中、重三度：全血 ChE 活力 50％～70％为轻度；30％～50％为中度；＜30％为重度。

（2）毒物检测：对患者血液、胃液及尿中有机磷的检测，可确定毒物。

（3）实验室检查：常规检测血、尿及粪常规、肝肾功能、电解质、动脉血气以及出凝血变化，动态观察，综合判断病情变化。

（4）诊断：根据自杀、误服或意外暴露史，结合典型的临床症状和体征表现，以及 ChE 活力测定，可做出诊断。

应注意，氨甲基甲酸酯类的杀虫剂也可造成 ChE 活力显著下降，其临床症状与 AOPP 类似，但其造成的 ChE 活力抑制恢复较快，可通过具体毒物接触史或毒物检测进行鉴别。

（四）急性有机磷农药中毒的救治

1. 现场急救　现场发现或者怀疑 AOPP 时，应迅速使患者脱离中毒环境，脱下暴露农药的衣物，立即进行催吐，争分夺秒地送往医院救治。因现场无阿托品及胆碱酯酶复能剂等，不要因清洗而耽误送往医院的时间。

2. 阻断毒物吸收　洗净皮肤，更换衣物。清洗头发或直接剃光头发后进行清洗。眼睛污染可直接用清水冲洗眼睛。

3. 洗胃、催吐、导泻　洗胃是救治的关键，把握尽早、彻底、足量的洗胃原则。无法确定哪种 OPs 时，使用清水洗胃。明确非敌百虫中毒时，可用 2％的碳酸氢钠溶液洗胃；排除对硫磷时，可用 1∶5 000 的高锰酸钾溶液洗胃。

除非确切证实洗胃不彻底，否则不予反复洗胃。无论有机磷农药的毒性大小，均建议在 4～6 h 内洗胃，且如果摄入的毒性大、量多，即使超过 6 h，也可洗胃。

院内急救洗胃后，不再进行催吐。

导泻也是除肠道 OPs 的有效方法。常用 20％甘露醇 250 ml 或者复方聚乙二醇电解质散经胃管灌入进行导泻。重度中毒时，出现呼吸抑制，不用硫酸镁导泻，因高镁血症会加重呼吸抑制。

给予活性炭 50～100 mg 灌胃，对毒物进行吸附。

4. 胆碱酯酶复能剂使用　胆碱酯酶复能剂和阿托品使用是救治 AOPP 的两个基础。胆碱酯酶复能剂与磷酸化胆碱酯酶结合形成磷酸肟，复活乙酰胆碱酯酶，恢复水解乙酰胆碱的能力。阿托品是 M 受体的竞争性抑制剂，可逆转 M 受体的兴奋，解除中枢抑制，减少腺体分泌。

使用复能剂和抗胆碱药物应遵循尽早、适量、联合、反复给药、疗程足够的原则。

我国常用的复能剂有氯磷定、碘解磷定。复能剂只能选择一种使用。

复能剂首选氯磷定。肌注或静脉注射。推荐的首次剂量：轻度中毒 0.5～1.0 g；中度中毒 1.0～2.0 g；重度中毒 1.5～3.0 g。随后 0.5～1.0 g，每 2 h 肌内注射给药，维持 3～5 d，如病情严重，可适当延长用药时间。

无氯磷定时以碘解磷定代替，但碘过敏者禁用。首次推荐剂量：轻度中毒 0.4 g；中度中毒 0.8～1.2 g；重度中毒 1.0～1.6 g。静脉注射给药。随后根据症状和 ChE 水平，每 2～6 h 重复给药并决定维持天数。碘解磷定对氨基甲酸酯类杀虫剂抑制的胆碱酯酶无复活作用。

目前认为,使用胆碱酯酶复能剂疗效可疑或者无效者,基本存在复能剂使用量及疗程不足的情况。复活磷酰化胆碱酯酶的氯磷定有效血药浓度至少应达到 4 mg/L,首剂给药必须至少 1 g,才能达到有效血药浓度。氯磷定半衰期为 1.0～1.5 h,必须连续静脉或肌注给药,才能维持足够的有效浓度。氯磷定每日 12 g 总量以下是安全的。

磷酰化胆碱酯酶在 48～72 h 内可发生"老化",老化后,复能剂无法复能,这是既往使用复能剂 3 d 的理论依据。但有某些剧毒的有机磷农药,如对硫磷、甲拌磷、内吸磷等,在体内可存留数周时间并持续与胆碱酯酶结合,这类中毒患者应适当延长复能剂至 7 d 甚至更长时间。

5. 抗胆碱能药物的使用　抗胆碱能药物通过阻断乙酰胆碱的 M 样作用,减轻呼吸中枢抑制、减轻腺体分泌、改善循环衰竭,但对 N 样症状和 ChE 活力的恢复没有作用。

(1) 阿托品:是最可靠、最常用的抗胆碱能药物。遵循尽早、足量、反复的原则,要求 2 h 内尽快达到"阿托品化"。阿托品化的标准:颜面潮红,皮肤黏膜干燥,口干无流涎,肺部湿啰音消失,瞳孔较前扩大,心率 90～100 次/分。

强调阿托品的个体化用药原则,一定要根据患者的症状、体征,并结合 ChE 活力,动态、谨慎评估,及时调整用量、给药方式、给药时间。阿托品过量使用的情况并不少见,有人认为 AOPP 中 70% 的死亡是与阿托品过量和中毒相关。阿托品过量或中毒表现为:瞳孔明显扩大甚至固定,颜面红、皮肤干燥、意识模糊、谵妄、幻觉、躁动不安、抽搐、昏迷、心动过速及尿潴留等。同时还要避免阿托品使用不足,使用不足则不足以对抗 M 样作用,无法解除呼吸中枢抑制。

阿托品静注后,1～4 min 起效,8 min 效果可达到峰值,作用维持 2～3 h。如首剂后 10 min 无症状缓解,应立即重复给药,重症者可以 5 min 重复给药。阿托品首剂推荐量:轻度中毒 2～4 mg;中度中毒 4～10 mg;重度中毒 10～20 mg。阿托品化后予维持剂量:轻度中毒 0.5 mg,4～6 h 1 次;中度中毒 0.5～1 mg,2～4 h 1 次;重度中毒 0.5～1 mg,1～2 h 1 次。症状好转后减量。

(2) 盐酸戊乙奎醚:商品名长托宁,可选择性地对 M_1、M_3、M_4 受体作用,对 M_2 受体作用弱,可透过血脑屏障。其对心脏(M_2 受体)无明显作用,对心率和瞳孔无明显影响,在治疗 AOPP 时,不能以心率增快和瞳孔来判断是否已经达到阿托品化,而应以口干、出汗停止、皮肤干燥及两肺啰音消失为判断标准。其特点:用药剂量小,作用时间长,生物半衰期长,重复次数少。长托宁有中枢不良反应,如烦躁和谵妄等。

长托宁推荐的首次剂量:轻度中毒 1～2 mg;中度中毒 2～4 mg;重度中毒 4～6 mg。肌注给药。随后维持:轻症每 12 h 1 mg;中重度则根据病情,每 8～12 h 1～2 mg。

6. 血液净化　越来越多的研究认为,血液净化在 AOPP 救治方面疗效显著。对重度的有机磷农药中毒,应尽早行血液灌流治疗,仅在合并肾功能不全或者 MODS 时,应用 CRRT 或者血液透析。血液灌流尽早应用,2～3 次即可。

7. IMS 和反跳的治疗

(1) IMS 没有特效的治疗方法,但我们通过熟悉 IMS 概念,重视患者症状和体征的变化,并严密监测,对家属提前告知 IMS 会突然出现应加强观察,同时床边备有气管插管和呼吸机等措施,可尽早识别并准确救治,挽救生命。

IMS 发生后,须迅速建立有效的呼吸支持。予突击剂量的氯磷定 1 g,1 次/h,连用 3 次;再 1 次/2 h,连用 3 次;随后 1 次/4 h,直到满 24 h;24 h 后,1 次/24 h,3 d 为 1 个疗程;随后,每 4～6 h 给药 1 次。同时给予足量阿托品及保肝药物、维生素类药物等。

(2) 发现 AOPP 治疗中反跳:寻找、去除可能的病因,如毛发或皮肤清洁不足、肠道中的有机磷再吸收等。予以清洗及通便治疗。按照胆碱能危象的治疗原则,增加解毒药物进行治疗。

8. 脏器支持治疗

(1) 常规药物及氧疗:及时予鼻导管、面罩、高流量吸氧及呼吸机辅助通气。

(2) 尽早予胃肠营养,由流质饮食过渡到正常饮食。出现上消化道出血或者胰腺炎者,予以暂时禁食,可以给予经鼻空肠管进行营养支持。

(3) 一般不需要抗感染治疗。但有感染证据或使用呼吸机者,及时予以合理的抗感染治疗。

(五) 预后及出院标准

出院标准:中毒症状消失,体征正常,停药后 3 d 左右无反复;神志清楚,饮食正常;全血 ChE 活力在 50%～60% 以上,或者血浆 ChE 活力不再下降;无心、肝、肺、肾、胰的严重并发症。

(马　可)

第二节　急性鼠药中毒

急性鼠药中毒在急诊并不少见,原因多为自杀或者误食。虽然很多杀鼠药物已被国家禁止,但临床上被禁药物引起的中毒仍然屡见不鲜。

鼠药的种类较多,杀鼠机制各不相同,商品名称较多,一般按照起效快慢,分为:急性杀鼠药,如毒鼠强、氟乙酰胺及肉毒素等;慢性杀鼠药,如敌鼠钠盐、华法林(杀鼠灵)、溴敌隆、大隆及溴鼠灵等。

根据毒理机制,可以分为:抗凝血类灭鼠药,如华法林、敌鼠钠);含氟类灭鼠药,如氟乙酰胺、氟乙酸钠;有机磷类灭鼠药,如毒鼠磷、除毒灵;无机化合物类灭鼠药,如磷化锌、磷化铝、硫酸锌、醋酸锌、碳酸钡和亚砷酸钠等;其他灭鼠药,如毒鼠强等。

一、急性毒鼠强中毒

毒鼠强是一种神经毒素,化学名四亚甲基二砜四胺(tetramethylene-disulfone tetramine,TETS),又称没鼠命、四二四、一扫光、三步倒和闻到死等,对各种哺乳动物、人的毒性都极高,由于其性质稳定,不易分解,可以引起二次中毒以及环境污染,毒鼠强可以残留在毒杀动物的体内,误食毒杀动物的肉类也可以引起毒鼠强中毒。我国将其列为剧毒物品,明确禁止使用、生产和销售。临床上可以见到投毒导致的多人、单人中毒病例以及单发的自杀病例。

（一）毒理学机制

毒鼠强是一种神经毒素,最致命的鼠药之一,可以引起致命性的抽搐、痉挛,它的毒性比氰化钾强 100 倍。毒鼠强对中枢神经系统,特别是脑干具有兴奋作用,对 γ-氨基丁酸（GABA）有拮抗作用,可阻断 γ-氨基丁酸受体,使氯离子通道和神经元丧失功能,导致强直性痉挛和抽搐。毒鼠强同时抑制单胺氧化酶和儿茶酚胺氧位甲基移位酶等,致其无法发挥灭活肾上腺素和去甲肾上腺素的作用,使中枢神经功能的兴奋性增强。同时,毒鼠强还可以造成哺乳动物和人的多器官功能伤害,这方面的毒理学机制并不明确。哺乳动物经口的半数致死剂量（LD_{50}）为 0.10 mg/kg,人致命量大约是 5～10 mg。呼吸衰竭是毒鼠强导致死亡的主要原因。

（二）临床症状

急性毒鼠强中毒的症状多种多样。轻度中毒的症状有头晕、头痛、胸闷、乏力、心悸、恶心及呕吐、口唇麻木、上腹部不适、腹痛等感觉;重度中毒表现为躁动、痉挛发作、神志不清、突然晕倒,或者癫痫样大发作,全身阵发性抽搐、口吐白沫、小便失禁、意识丧失等症状。强直性抽搐每次持续约几分钟到十几分钟不等,可以自行停止,间隔数分钟后再次发作,每天发作几次甚至几十次。患者可以因为剧烈抽搐和痉挛导致呼吸衰竭而死亡。

（三）辅助检查

1. 实验室检查　患者的血常规可以正常,少数可出现白细胞计数升高,也有并发低血钾症的报道。肝功能可以不同程度的受损改变,部分患者转氨酶升高,可以在 7～17 d 后逐渐恢复正常。可以出现血尿、无尿,尿素氮和肌酐升高。心肌酶可出现升高。

2. 心电图检查　可以见到窦性心动过缓或者窦性心动过速,部分心电图呈现 ST-T 改变等心肌损伤或缺血表现,以及 QT 间期延长、心律失常等表现。

3. 脑电图检查　可以见到 α 波部分受抑制,出现中波幅的 δ 波和 θ 波。

（四）诊断及鉴别诊断

根据毒鼠强的服用、误用,或者职业接触史,结合患者的抽搐、强直、痉挛以及癫痫大发作的情况;并对可疑中毒患者的洗胃液、血、尿等进行毒物检测,可以对毒鼠强中毒确定诊断。

毒鼠强中毒与氟乙酰胺中毒的抽搐、惊厥等症状相似。但氟乙酰胺中毒有特效的解毒药乙酰胺。鼠药中毒而具体药物不明时,出现抽搐及惊厥,要进行鉴别诊断。如无法立即明确诊断,可先给予乙酰胺（解氟灵）治疗,避免错过氟乙酰胺的使用时机。

（五）治疗

毒鼠强现无特效解毒药物。因此,分秒必争地对患者进行催吐、洗胃以清除毒物至关重要。

1. 促进毒物排出　对毒鼠强中毒或者可疑中毒患者,常规给予催吐、洗胃,可以反复洗胃。留取洗胃液,进行毒物检测。洗胃后,用活性炭 50～100 g 灌胃。可使用 50% 的硫酸镁和 20% 的甘露醇导泻,强化毒物的排出,减少吸收。

2. 对症治疗　预防和治疗严重惊厥是治疗的关键。使用地西泮等苯二氮䓬类药物、巴比妥类及苯妥英钠等,静脉滴注或者肌注,可控制癫痫抽搐。静脉推注地西泮 10～20 mg,随后肌内注射苯巴比妥 200～300 mg/d,或静脉滴注丙戊酸钠 800～1 200 mg/d,或者使用咪达唑仑 50～120 mg/d,癫痫发作停止后静脉给药逐渐减量,序贯口服抗癫痫药治疗,能确保有效控制癫痫发作。持续用药 3 d 左右。大剂量使用这类药物时,注意呼吸抑制,必要时予辅助呼吸。

3. 生命支持　根据临床情况进行氧治疗,必要时使用呼吸机进行辅助通气治疗。

4. 血液灌流、CRRT 治疗　血液灌流(HP)可以降低毒鼠强中毒患者血液中的药物浓度,目前主张尽早、反复应用,其疗效可靠。因毒鼠强水溶性差,血液透析不能有效地降低血液中毒鼠强的浓度。研究证实血液灌流能迅速降低毒鼠强浓度,明显缩短中毒昏迷时间,改善预后,毒鼠强中毒后 2～4 h 内开始血液灌流,即使中毒时间已经达到 48 h,血液灌流仍然仍有较好效果,每次 HP 时间间隔建议在 8～24 h 之内进行,直至症状得到控制、血中不能测出毒鼠强为止。连续性静脉-静脉血液过滤(CVVH)能持续有效地清除毒鼠强,可以避免 HP 后的反跳,且能清除炎性因子、炎症介质,HP 联合 CVVH 的序贯治疗效果较好。

5. 二巯基丙磺酸钠　近年来,有使用二巯基丙磺酸钠(Na－DMPS)治疗毒鼠强中毒等的实验,在动物实验中见到了一定效果,但对人的疗效仍有争论。首剂 0.125～0.25 g,肌注,10 min 后起效。推测其机制是竞争性地解除了毒鼠强对 GABA 受体的作用。

6. 癫痫发作治疗　对急性中毒经治疗恢复后遗留的癫痫发作,按照癫痫发作治疗的正规用药进行规范化减量。

二、抗凝血类灭鼠药中毒

通过抗凝血作用发挥灭鼠作用的老鼠药,称为抗凝血类灭鼠药,是目前最常用的一类慢性灭鼠剂。此类灭鼠剂品种较多,主要有溴敌隆、华法林(杀鼠灵)、杀鼠迷、敌鼠钠盐和氯敌鼠等。这类药物的毒理机制都是阻碍肝脏对维生素 K 的利用,抑制凝血因子 Ⅱ、Ⅶ、Ⅸ、Ⅹ,对凝血酶原合成产生影响,导致凝血时间延长,老鼠体内出血而导致死亡。维生素 K_1 是这类灭鼠剂的特效解毒剂。

(一)临床表现

患者一般多由于自杀、误服来院,少数病例为投毒导致的中毒,部分患者无法回忆如何摄入,通过毒物检测发现为此类药物中毒。

因抗凝血类灭鼠药多是慢性药物,如果中毒量少,可以不出现明显的症状,甚至能自愈。一般误服 3～4 d 后出现恶心、呕吐、头昏、头痛、腹痛、精神差、低热、血尿、黑便或者便血、牙龈出血以及皮肤紫癜等症状。严重者,逐渐出现肾脏损害、颅内出血,甚至出血性休克而死亡。

（二）诊断

根据患者毒物服用史、接触史,同时有出血倾向或者出血症状,结合毒物检测,可以做出确定诊断。

实验室检查发现不明原因的凝血功能障碍,出血时间延长、凝血时间延长、凝血酶原时间延长,凝血因子Ⅱ、Ⅶ、Ⅸ、Ⅹ减少等,临床上要考虑灭鼠剂中毒的可能。

（三）治疗

（1）发现误服、用此类药自杀者,尽早进行催吐、洗胃处理,洗胃应充分;拔出洗胃管前,给予 50～100 g 活性炭进行灌胃,使用硫酸镁或者甘露醇进行导泻。

（2）特异性治疗,维生素 K_1 是特效药物。症状轻微者,给予 10～20 mg 肌肉注射,每天 3～4 次;症状严重者,10～20 mg 静脉滴注,随后 60～80 mg 静滴维持,每日维生素 K_1 总量可达 120 mg。持续给药时间至少在 2 周左右。

（3）可以给予糖皮质激素治疗,如氢化可的松 100～300 mg/d,较大剂量维生素 C 3 g/d。

（4）有出血者,给予止血药物:酚磺乙胺 1.0 g/d。

（5）出血严重者,给予输注新鲜冰冻血浆及凝血酶原复合物等,同时,加强对凝血酶原时间的监测。

（6）抗凝血类灭鼠药在体内的半衰期长,而且不容易排出体外,有病例显示体内毒物可达到 1 年之久。在判断病情时,不应该以凝血功能恢复正常为指标,而重点应该以血液中检测不到毒物为衡量标准。不要过早停药,以免病情反复。

三、氟乙酰胺中毒

氟乙酰胺又名敌蚜胺、三步倒,是一种有机氟类灭鼠药。因氟乙酰胺无臭、无味,常被用于许多民间配置的灭鼠药中。其可以经消化道、皮肤以及呼吸道吸收。在体内代谢缓慢,容易蓄积中毒。

（一）毒理机制

氟乙酰胺进入人体后,经酰胺酶脱胺形成氟乙酸,干扰了正常的三羧酸循环,导致腺苷三磷酸(ATP)合成障碍。同时,对中枢神经系统有直接刺激作用,导致神经症状如抽搐等的发作。既往曾认为氟乙酰胺和氟乙酸代谢产物氟柠檬酸会导致中枢神经功能障碍,但实验证实,氟乙酰胺和氟乙酸在人和动物体内不能代谢生成氟柠檬酸。造成人和动物死亡的原因多是室颤和抽搐导致的呼吸衰竭。

氟乙酰胺的人类口服半数致死量(LD_{50})为 2～10 mg/kg。

（二）临床表现

摄入量大时可在摄入后 30～120 min 出现症状,摄入量少时,可长至 10～15 h 才发病。

轻度中毒者,可出现突然开始的头痛、头晕,瞳孔扩大、视力模糊等症状,并伴有恶心、呕吐、乏力、腹痛及肢体抽动等症状,还可出现心率加快及体温下降等。中度中毒者,还可出现躁动不安、呼吸道分泌物增多导致的口吐白沫,伴有呼吸困难、肢体间歇性抽搐,监护看见血压下降、心率继续加快等表现;心电图呈低电压、Q-T间期延长、ST-T段低平、U波及心肌损害的心电图表现。重度中毒者,逐渐惊厥甚至昏迷,血压下降、肠麻痹以及大小便失禁等,甚至室颤、呼吸衰竭直至死亡。

(三)诊断

氟乙酰胺暴露史或可能暴露史,误服或者自杀史;神经系统的表现,呼吸系统受损,心脏受损等全身多器官不典型的症状表现;实验室检查可以见到血氟、尿氟含量增高,血钙降低、血酮增加:应想到氟乙酰胺中毒的可能。而洗胃液中检测出氟乙酰胺,血液中检测出氟乙酰胺和氟乙酸,可以确定诊断。

(四)治疗

1. 常规治疗 规范的"清、阻、排":进行催吐、洗胃等清理;使用活性炭吸附毒物,阻止吸收;使用甘露醇、硫酸镁等进行导泻排出。

2. 乙酰胺 又名解氟灵,是氟乙酰胺中毒的特效解毒剂。成人,每次2.5～5.0g肌内注射,每天2～4次。首剂为全日量的1/2。重症患者剂量可以加倍,通常持续用药5～7 d。无乙酰胺时,可以用无水乙醇,5 ml溶于100 ml GS中,静脉滴注,每天2～4次。

3. 对各种症状进行支持治疗 使用地西泮(安定)、苯巴比妥类药物控制抽搐;昏迷患者注意脑水肿的防治;呼吸受影响者,以呼吸机辅助呼吸。

（马　　可）

第三节　急性一氧化碳中毒

一、简述

一氧化碳(carbon monoxide,CO)为无色、无臭、无刺激性的窒息性气体,由含碳物质在不完全燃烧时产生。2021年9月22日,世界卫生组织发布《全球空气质量准则》(AQG2021),建议24 h平均CO浓度不超过4 mg/m³。急性一氧化碳中毒(acute carbon monoxide poisoning,ACOP)是吸入较高浓度CO后引起的急性心脑缺氧性疾病,部分患者有迟发性神经精神症状和其他脏器的缺氧性改变。

急性一氧化碳中毒是生活和生产中常见的中毒事件之一,也是中毒死亡的主要原因之一。户外的汽车交通要道、内燃机和工业燃烧排放的废气附近以及通风不良的区域(如停车场和隧道)的CO浓度最高;在户内密闭的环境中使用煤炉、煤气热水器、取暖器、管道堵塞的壁炉以及煤气泄漏,是生活性CO中毒最常见的原因。

二、一氧化碳中毒机制

CO被人体吸收的量依赖于每分钟通气量、CO暴露时间、CO浓度及环境含氧量(表8-1)。CO经呼吸道吸入后,立即与血红蛋白结合形成碳氧血红蛋白(carboxyhemoglobin COHb)。CO与血红蛋白的亲和力较O_2大200～300倍,解离速度却仅为氧合血红蛋白

1/3 600。COHb 不仅不能携带氧,还使氧解离曲线左移,阻碍氧的释放和传递,导致低氧血症,引起组织缺氧。CO 与肌红蛋白结合,影响细胞内氧弥散,它使细胞内细胞色素部分失活,损害线粒体功能,延缓还原型辅酶 I(NADH)的氧化,抑制细胞呼吸。以上因素可导致全身组织缺氧,尤其是大脑和心肌对缺氧更为敏感。此外,CO 还会引起大脑脂质过氧化。

表 8-1 空气中 CO 浓度、暴露时间与血液中 COHb 的关系

空气中 CO 浓度 (mg/m³)	血液 HbCO(%)		
	暴露 1 h	暴露 8 h	达到平衡状态时
5	3.6	12.9	12.0~13.0
70	2.5	8.7	10.0
35	1.3	4.0	5.0
23	0.8	2.8	3.3
12	0.4	1.4	1.7

急性 CO 中毒导致脑缺氧后,脑血管迅即麻痹扩张,脑容积增大。脑神经细胞钠钾泵运转失灵,钠离子在细胞内堆积,导致严重的脑细胞肿胀。脑组织缺血、缺氧导致酸性代谢产物增多,血脑屏障通透性增高,发生细胞间质水肿。缺氧和全脑肿胀进一步导致脑血液循环障碍,促使血栓形成、缺血性软化或广泛的脱髓鞘变,致使一部分急性 CO 中毒患者经 2~60 d"假愈期"后,又出现多种神经精神症状的迟发性脑病。

三、临床表现

(一)临床表现与中毒程度

临床表现的严重程度与血 COHb 浓度往往不一致。COHb 浓度受脱离环境时间、途中是否接受吸氧治疗等有关。

患者中毒程度又与下列因素有关:①CO 浓度越大,CO 暴露时间越长,中毒越重;②患者原有贫血、心肌缺血、脑供血不足、发热、糖尿病等基础疾病的低氧血症的表现就更严重;③高温高湿环境可加重病情。

(二)CO 中毒分类

根据血液中碳氧血红蛋白浓度,将 CO 中毒分为轻、中、重度。

1. 轻度中毒 血液碳氧血红蛋白浓度可高于 10%。具有以下任何一项表现者可以诊断:

(1)出现剧烈的头痛、头昏、四肢无力、恶心及呕吐。

(2)轻度至中度意识障碍,但无昏迷者。

2. 中度中毒 血液碳氧血红蛋白浓度可高于 30%。除与轻度中毒相同的症状外,

其意识障碍表现为浅至中度昏迷,经抢救后恢复且无明显并发症者。

3. **重度中毒** 血液碳氧血红蛋白浓度可高于 50%,具备以下任何一项表现者可以诊断:

(1)意识障碍程度达深昏迷或去大脑皮质状态。

(2)患者有意识障碍且并发有下列任何一项表现者:①脑水肿;②休克或严重的心肌损害;③肺水肿;④呼吸衰竭;⑤上消化道出血;⑥脑局灶损害如锥体系或锥体外系损害体征。

(三)急性 CO 中毒迟发性脑病

急性 CO 中毒对神经功能损害分为两类。一类是急性缺氧引起的急性缺氧性脑病,另一类是初期缺氧造成神经元损伤后,引起脑迟发性脱髓鞘病变。后一类患者表现为急性 CO 中毒意识障碍恢复后,经约 2~60 d 的"假愈期",又出现下列临床表现之一:①精神及意识障碍,如痴呆,谵妄,精神异常、人格改变、注意力不集中或去大脑皮质状态;②锥体外系神经障碍,如表情淡漠、四肢肌张力增高、静止性震颤等;步态障碍或帕金森质综合征;③锥体系神经损害,如偏瘫、尿失禁等;④大脑皮质局灶性功能障碍,如失语、视觉障碍、失忆等,或出现继发性癫痫。

头部 CT 检查可发现脑部有病理性密度减低区;脑电图检查可发现中度及高度异常。对急性 CO 中毒患者的尸检研究表明苍白球的对称性坏死是典型的神经损害。对 15 例发生迟发性脑病患者的核磁共振成像(MRI)检查发现脑白质弥漫性可逆的脱髓鞘过程。

老年人 CO 中毒后持续昏迷 2~3 d 以上,意识恢复后持续头昏和疲劳,提示患者发生迟发性脑病的可能性大。但与 COHb 水平相关性不大。这类临床表现的患者在治疗中可进行多疗程高压氧舱的治疗。

四、诊断

1. **病史询问** CO 中毒的临床特征是非特异性,诸如头痛、呼吸急促、心率加快、视物模糊、恶心、胸闷、缺血性胸痛、气短和心悸、癫痫发作、意识丧失等与常见的疾病症状相似,偶见皮肤、口唇、甲床樱桃红色。仔细询问患者的工作环境和生活环境和习惯尤为重要,尤其是不明原因的昏迷,同时询问环境中有无类似症状的患者。急性 CO 中毒的临床诊断提示见表 8-2。

表 8-2 急性 CO 中毒的临床诊断提示

注意事项	临床诊断提示
为什么 CO 中毒诊断很重要	识别出这些患者,可以及时进行 100% 或高压氧治疗,防止患者发生神经精神后遗症
	识别出危及生命的患者,追溯 CO 中毒的源头

续 表

注意事项	临床诊断提示
什么时候怀疑患者 CO 中毒	意识障碍或昏迷,没有局灶性或单侧性神经体征
	癫痫发作
	头痛或类似流感的疾病
	不稳定性心绞痛
病史询问内容	可能导致 CO 暴露的地点(车库、仓库、浴室、汽车及火灾)
	同住者也有相似的症状
	室内采暖类型
	患者无意识、无法采集病史时检测 COHb 水平
鉴别要点	与慢性代谢疾病,如糖尿病、尿毒症、阿片类药物成瘾相鉴别
不排除一氧化碳中毒的情况	因轻微不适而就诊急诊的患者,也可能是一氧化碳中毒

2. 体格检查 包括生命体征、神志、皮肤黏膜、呼吸系统、心脏循环系统、神经系统及视神经等全面体检。

3. 实验室检查

(1) 血液 COHb 测定:血液 COHb 测定能明确诊断,有助于分型和估计预后。患者送入急诊后需迅速采集血标本,因为脱离现场后数小时内 COHb 逐渐消失。需要强调的是临床严重程度与血 COHb 浓度往往不一致(表 8-3)。

表 8-3 CO 中毒的临床特征和 COHb 水平

COHb 水平	临床症状
<10%	无症状
10%~20%	冠心病表现,如不稳定心绞痛
20%~30%	头痛,眩晕
30%~50%	严重头痛,呕吐,意识障碍
>50%	昏迷,抽搐,呼吸窘迫,死亡

(2) 其他辅助检查:急诊检查包括血气分析、血糖、心肌酶谱、肝肾功能、出凝血时间、心电图、头颅 CT 扫描,适时行脑电图及头颅 MRI 检查等。严重 CO 中毒会导致阴离子间隙性代谢性酸中毒。可使用阴离子间隙结果及血气分析确定酸碱失衡的严重程度。

轻、中度 ACOP 患者头颅 CT 平扫可有或无异常改变。重度 ACOP 患者早期表现为脑水肿,双侧大脑白质弥漫性低密度,灰白质界限不清,双侧苍白球对称性低密度灶,脑室缩小或脑沟脑池变窄。后期 CT 片显示脑水肿消失后仍可见苍白球及脑白质低密度影像,为苍白球软化灶和脑白质神经纤维脱髓鞘,可伴有脑萎缩,少见合并脑梗死。

4. 鉴别诊断 急性 CO 中毒应与急性脑梗死、出血性脑血管疾病、脑膜炎（或脑炎）、糖尿病酮症酸中毒以及其他中毒引起的昏迷相鉴别。既往史、体检及实验室检查有助于鉴别诊断。

五、处理原则

1. 现场急救

（1）立即打开门窗或迅速转移患者到空气新鲜处，解开衣领，保持呼吸道畅通，将昏迷患者摆成侧位，避免呕吐物误吸，做好保温措施。

（2）吸氧转运 ACOP 现场氧疗的原则是高流量、高浓度。尽可能利用氧疗设备，如鼻导管吸氧，面罩吸氧：①简易面罩，氧流量 5～6 L/min；②储氧袋面罩：以较低流量氧提供高 FiO_2；③文丘里（Venturi）面罩：常用的氧浓度为 24％～40％；④双相气道正压力（BIPAP）无创呼吸机：有利于 COHb 迅速解离，适用呼吸道通畅，痰液不多的患者；⑤便携式高压氧舱：2009 年，Lueken 等报道了第 1 例使用便携式高压氧舱治疗一名 40 岁英籍男子，其在阿富汗首都堪布尔因神志不清诊断为 ACOP，在使用便携式高压氧舱治疗后，患者神经状况几乎完全恢复正常。

2. 早期抢救治疗

（1）生命体征评估和氧疗：快速评估生命体征、气道和循环和神经系统。保持气道通畅，给予高流量、100％浓度吸氧，呼吸不通畅立即给予气管插管，呼吸机辅助治疗。强调的是一旦怀疑急性 CO 中毒，即刻给予 100％浓度吸氧，无须等待 COHb 报告。

急救时强调高浓度氧气吸入。CO 在呼吸空气时，COHb 释放排出半量约需 3～20 min，常压下（normobaric oxygen，NBO）吸入 100％纯氧可缩短至 80 min，吸入 3 个大气压（1 大气压＝101 千帕）的高压氧高压氧（hyperbaric oxygen，HBO）治疗可缩短至 23 min，同时物理溶解氧从 0.3 ml 提高到 6.6 ml，此时溶解氧可满足组织需要。故有高压氧舱的医院，在迅速评估患者生命体征稳定后，尽早进行高压氧治疗。高压氧可加速 CO 的清除，迅速改善或纠正组织缺氧，同时可改善脑缺氧、脑水肿，改善心肌缺氧和减轻酸中毒，减少或防止迟发性脑病的发生。第一届欧洲高压氧专家共识建议，对 CO 中毒伴有神志不清或昏迷或神经精神异常的患者，或 COHb 超过 25％的患者，或孕妇，都应积极尽早采取高压氧治疗。HBO 治疗适应证见表 8－4，唯一的绝对禁忌证是未治疗的气胸。

表 8－4 高压氧治疗急性 CO 中毒适应证

比较项	内容
绝对适应证	1）AMS 和（或）神经系统检查异常，如吸氧时评估正常，暂时停止供氧重复评估 2）意识丧失或有晕厥的病史 3）癫痫病史 4）昏迷 5）CO 暴露期间或暴露后短期内低血压病史 6）心肌缺血 7）暴露时间延长 8）妊娠伴 COHb＞15％

续　表

比较项	内容
相对适应证	1）持续神经系统症状，包括 100％正常压力吸氧 4 h 后头痛和头晕 2）持续酸中毒 3）合并热或化学灼伤 4）妊娠伴 CO 暴露史，无论 COHb 浓度如何

国内的《一氧化碳中毒临床治疗指南》推荐高压氧治疗压力为 0.20～0.25 MPa。舱内吸氧时间 60 min。治疗次数根据患者病情决定，但连续治疗次数不超过 30 次。高压氧治疗间期是否吸氧应根据血气分析的结果来判断（表 8 - 4）。

（2）防治脑水肿和脑保护：开通多路静脉或深静脉。一路静脉积极扩容维持血压平稳，稳定心血管系统，纠正酸碱平衡和水、电解质平衡的失调；另一路积极纠正肺水肿和脑水肿。急性中毒后 2～4 h 即可出现脑水肿，24～48 h 达高峰，可持续多天，尽早应用高渗脱水剂、利尿剂和糖皮质激素等药物。同时，积极做好脑保护措施，控制体温，预防癫痫，醒脑，可适当补充维生素 B 族、ATP、细胞色素 C、辅酶 A 及胞磷胆碱促进脑细胞功能的恢复。

（3）全面评估器官功能：对脑、心、肝、肾、胃肠道、出凝血功能、神经内分泌功能进行评估，并予对症治疗和支持治疗，维持全身缺氧所致的脑、心、肺、肾、胃肠道等功能。常规监测血糖，尽早开放肠内营养。

（4）出院标准：偶然中毒、临床表现良好、100％O$_2$ 治疗后 COHb 浓度＜5％的患者可准予出院。对所有出院患者进行 CO 中毒预防教育。

（夏志洁）

第四节　食物中毒

一、食物中毒与食源性疾病

（一）食物中毒

中华人民共和国国家标准《食物中毒诊断标准及技术处理总则》（GB14938 - 94，1994 年 8 月 1 日起实施）将食物中毒（food poisoning）定义为：摄入了含有生物性、化学性有毒有害物质的食品，或者把有毒有害物质当作食品摄入后出现的非传染性（不属于传染性）的急性、亚急性疾病。群体性食物中毒是最常见的突发公共卫生事件之一。

（二）食源性疾病

世界卫生组织（2002 年）将食源性疾病（foodborne diseases）定义为：凡是通过摄食而进入人体的病原体，使人体患感染性或中毒性的疾病，统称为食源性疾病。因此，食源性疾病泛指摄入食物中含有致病因子引起的以急性病理过程为主要临床特征的中毒性或感染性的疾病。包括常见的食物中毒、经食物和水引起的肠道传染病、寄生虫病及化学性有毒有害物质所造成的疾病。常见水源或食源性疾病见表8-5。

表8-5　常见水源或食源性疾病

来源	病原体
营地未处理的河水	梨形鞭毛虫属
炒饭	蜡样芽孢杆菌
生牛奶	沙门氏菌属,弯曲杆菌,李斯特菌,产志贺菌毒素的大肠埃希菌
海产品	霍乱弧菌,副溶血性弧菌
未煮熟的肉制品	蜡样芽胞杆菌,弯曲杆菌,产气荚膜梭菌,李斯特菌,沙门氏菌,产志贺菌毒素的大肠埃希菌,金黄色葡萄球菌,耶尔森氏鼠疫杆菌

（三）食源性疾病与食物中毒的区别

食源性疾病的概念比食物中毒更广泛,包含食物中毒的内容。食物中毒强调非传染性的急性或亚急性疾病,而食源性疾病还包括具有传染性的急性或亚急性疾病,包括食源性肠道传染病、食源性寄生虫病、变态反应性疾病及暴饮暴食引起的急性胃肠炎等。

食源性疾病有暴发和散发两种形式,群体性食物中毒属于食源性疾病暴发的形式。

二、食物中毒流行病学特点

食物中毒流行病学有以下几个特点：

（1）中毒患者在相近的时间内均食用过某种共同的中毒食品,未食用者不发病。

（2）潜伏期短,发病急骤,短时间内可能有多人同时发病。

（3）所有中毒患者的临床表现基本类似,病程短。

（4）停止食用中毒食品后,发病很快停止。

（5）人与人之间无传染性。

（6）有一定的季节性。例如,微生物性食物中毒在夏秋季节高发。

三、食物中毒分类及临床特点

按国家标准《食物中毒诊断标准及技术处理总则》,根据导致食物中毒的致病因素,通常将食物中毒分为以下6类。

（一）细菌性食物中毒

细菌性食物中毒是所有食物中毒中最常见的一类食物中毒。

1. 细菌性中毒食品　指含有细菌或细菌毒素的食品。

2. 细菌性食物中毒　指摄入含有细菌或细菌毒素的食品而引起的中毒。

3. 细菌性食物中毒机制　细菌性食物中毒有明确的病原菌。细菌入侵后释放出毒素造成内毒素作用,也有病原菌和内毒素共同发挥作用引起的中毒,其发病机制分为：

①感染型,指在肠道继续生长繁殖,附于肠黏膜或侵入黏膜及其下层而引起肠黏膜的系列病理变化;②毒素型,指由病原菌污染食物后大量繁殖并产生肠毒素;③混合型,指致病菌侵入肠道黏膜发生炎性反应外,同时产生引起急性胃肠道症状的肠毒素。

4. 细菌性食物中毒特点

(1) 细菌性食物中毒有明显的区域性、饮食习惯、季节性。尤以夏秋季节 5 月～10 月份最多见。其发病率高、病死率较低、恢复快。各类食物均可发生。临床症状分胃肠型和神经型,以消化道症状为主。

(2) 细菌性食物中毒的发生与不同区域人群的饮食习惯有密切关系。美国人多食肉、蛋和糕点,葡萄球菌食物中毒最多;日本人喜食生鱼片,副溶血性弧菌食物中毒最多;我国食用畜禽肉、禽蛋类较多,多年来一直以沙门氏菌食物中毒居首位。

(3) 常见的细菌性食物中毒致病菌包括沙门菌、葡萄球菌、副溶血性弧菌、志贺菌、肉毒梭菌、椰毒假单胞菌酵米面亚种、O157:H7 大肠杆菌(致泻性大肠埃希菌)、蜡样芽胞杆菌及空肠弯曲菌。常见的细菌性食物中毒临床表现如表 8－6 所示。

5. 细菌性食物中毒急救措施　大多以胃肠炎症状为主,治疗以补液,维持水、电解质酸碱平衡,支持治疗为主。生命体征不稳定者按急救处理原则施行。

6. 肉毒杆菌毒素食物中毒(foodborne botulism)　属神经型细菌性食物中毒,是指因进食含有肉毒梭状芽孢杆菌外毒素(botulinum neurotoxins,BoNTs)污染的食物引起的中毒性疾病。"肉毒杆菌毒素中毒"这个名词是 1870 年德国穆勒(Müeller)医生从拉丁单词"*botulus*"中派生出来的,意思是香肠。家庭罐装食品或传统腌制食品是肉毒杆菌中毒的主要来源。

肉毒杆菌属革兰氏阳性梭状芽孢杆菌,厌氧,BoNTs 是肉毒杆菌在繁殖过程中所产生的一种神经毒素蛋白,对酸有特别强的抵抗力,胃酸和消化酶短时间内无法将其破坏,100 ℃经 10 min 或 80 ℃经 30 min 才可破坏它。目前,已知有 7 种神经毒素(A～G 型),其中 A、B 和 E 型对人类有毒。肉毒杆菌外毒素经胃和小肠上段吸收,进入血液循环,主要作用于脑神经核、外周神经、神经肌肉接头处及自主神经末梢,抑制胆碱能神经传导介质乙酰胆碱的释放,使肌肉收缩运动障碍而发生瘫痪。呼吸中枢麻痹、心力衰竭等是肉毒杆菌中毒的主要死亡原因。

肉毒杆菌毒素中毒以急性无发热对称性下行性弛缓症为主要表现,包括瞳孔扩张、复视、外眼肌麻痹和双侧上睑下垂、吞咽困难、构音障碍和渐进式肌肉瘫痪,经常伴有自主神经功能障碍如口咽干燥或疼痛。严重病例因广泛性弛缓性麻痹导致上呼吸道阻塞而引起呼吸功能障碍,需要紧急口插管和机械通气。

(1) 实验室诊断:从污染食物标本和(或)粪便中分离到 BoNTs;动物中毒试验阳性(即用患者血清或原可疑食品的浸出液注入小白鼠腹腔内或口饲,动物发生典型的瘫痪症状并迅速死亡)。

(2) 治疗:除对症处理外,主要采用多价抗毒素血清治疗,必要时行呼吸机支持治疗。

(3) 鉴别诊断:主要与 Miller-Fisher 综合征、河豚中毒等进行鉴别(表 8－7)。

表8-6 常见细菌性食物中毒临床表现

致病原	潜伏期	临床特点	诊断参考	常见中毒食品
沙门菌属	6～72 h（一般12～36 h）	恶心、呕吐、腹痛、腹泻,黄绿色水样便,脓血和粘液便,高热,重者有惊厥、抽搐、昏迷等神经系统症状	食品、呕吐物或粪便中检出血清学型别相同的沙门菌	肉、禽、蛋、鱼、奶类及其制品等
副溶血性弧菌（嗜盐菌）	8～12 h	上腹部或脐周阵发性胀痛或绞痛,腹泻,水样或洗肉水样便,次数可达20次/日以上。重者脱水、虚脱、血压下降	食品、容器、呕吐物、粪便中检出生物学特征或血清型一致的副溶血性弧菌	海产品、卤菜、咸菜等
葡萄球菌	一般2～4 h,不超过6 h	恶心、反复剧烈呕吐、上腹痉挛性疼痛或剧痛、水样便,易失水和休克	食品中检出葡萄球菌肠毒素,食品、呕吐物和粪便培养检出金黄色葡萄球菌	奶、蛋及其制品、糕点、熟肉等
肉毒杆菌毒素	1 h至7 d	对称性脑神经受损为主,视觉障碍、构音障碍、吞咽困难和口咽干燥或疼痛是最典型的神经症状。病死率较高。胃肠道症状少见	食品、血液、粪便中检出肉毒毒素,食品检出肉毒梭菌	发酵豆、谷类制品（面酱、臭豆腐）、肉制品、低酸性罐头等
致泻性大肠埃希菌（分为5型：①产肠毒素ETEC；②肠道侵袭型EIEC；③肠道致病型EPEC；④肠道出血EHEC；⑤肠聚集性黏附型EAEC）	6～72 h	1) ETEC：水样腹泻、腹痛、恶心、低热； 2) EIEC：发热、剧烈腹痛、水样腹泻、粪便中有少量黏液和血,与痢疾相似； 3) EPEC：发热、呕吐、腹泻,粪便中有大量黏液但无血,有类似感冒症状； 4) EHEC：潜伏期长,3～10 d,突发性腹部痉挛,类似阑尾炎的疼痛,水样便继而转为血性腹泻,可引起多器官损害,病死率高； 5) EAEC：成年人中度腹泻,病程1～2 d,婴幼儿为2周以上的持续性腹泻	食品、呕吐物和粪便检出血清型相同的致泻性大肠埃希菌	熟肉制品、蛋及其制品、奶、奶酪、蔬菜、水果、饮料等
产气荚膜梭菌	8～24 h	腹痛和腹泻	食品、粪便检出产气荚膜梭菌,粪便检出产气荚膜梭菌毒素	肉类、水产品、熟食、奶等

续　表

致病原	潜伏期	临床特点	诊断参考	常见中毒食品
蜡样芽孢杆菌	8～16 h	1) 呕吐型:恶心、呕吐伴头晕、四肢无力等; 2) 腹泻型:腹痛和腹泻为主	食品检出蜡样芽孢杆菌,呕吐物或粪便中检出相同型菌株	剩米饭、剩菜、凉拌菜、奶、肉、豆制品等
志贺菌	10～24 h	剧烈腹痛、呕吐和频繁地腹泻、水样便混有血液或黏液,并有里急后重,寒战、高热,体温达40 ℃,重者会出现痉挛	食品、呕吐物分离出志贺氏菌,恢复期血清凝集效价比初期明显升高	含水量高的食品、熟食品,冷盘和凉拌菜等
单增李斯特菌	8～24 h	初期为一般胃肠炎症状,重者可表现为败血症、脑膜炎等,有时引起心内膜炎,孕妇可发生流产或死胎	食品和粪便检出单核细胞增多性李斯特菌	禽蛋类、奶、肉及其制品、水果、蔬菜等
变形杆菌	5～18 h	上腹部刀绞样痛和急性腹泻为主,伴有恶心、呕吐、头痛、发热	食品、粪便检出血清型相同的变形杆菌;患者急性期和恢复期(12～15 d后)的血清凝集效价有4倍增高	动物性食品和豆制品、凉拌菜等
椰毒假单胞菌酵米面亚种	2～24 h	恶心、呕吐,重者呈咖啡色,轻微腹泻、头晕、全身无力等;重者出现黄疸、肝大、皮下出血、呕血、血尿、少尿、意识不清、烦躁不安、惊厥、抽搐、休克,一般无发热。病死率极高,达40%～100%	食品检出椰毒假单胞菌酵米面亚种或检出其代谢毒物米酵菌酸	玉米面制品、银耳、淀粉类制品等
其他致病性弧菌(河弧菌、创伤弧菌等)	24～48 h	恶心、呕吐、水样便、腹泻,创伤弧菌还有发热、畏寒、肌肉痛、血压下降、血小板计数减少等	食品、容器、呕吐物和粪便检出生物学特征或血清型相同的致病性弧菌;分离到的弧菌对实验动物具有毒性或与患者血清有抗原抗体反应	生的或未煮熟的鱼、贝类海产品等

表8-7　肉毒杆菌毒素中毒的鉴别诊断

鉴别要点	Miller-Fisher综合征	肉毒杆菌毒素中毒
传染性疾病(如流感样综合征)阳性史	可能	无
Oculobulbar综合征 [上睑下垂和(或)复视]	有	有(早期)
瞳孔	正常	扩大

续　表

鉴别要点	Miller-Fisher 综合征	肉毒杆菌毒素中毒
神经性麻痹发展	下降性	下降性
深部腱反射	消失	减少或正常
肌肉协调性	异常(共济失调)	正常
感觉异常	有	无
对称性神经系统表现	有	有
自主神经障碍	有	有
脑脊液	蛋白升高(早期阶段)	正常
治疗	血浆置换或静脉注射免疫球蛋白	注射抗毒素血清

（二）化学性食物中毒

1. 化学性中毒食品　常见 4 种：①被有毒有害的化学物质污染的食品；②指误为食品、食品添加剂、营养强化剂的有毒有害的化学物质；③添加非食品级的或伪造的或禁止使用的食品添加剂，营养强化剂的食品，以及超量使用食品添加剂的食品；④营养素发生化学变化的食品(如油脂酸败)。

2. 化学性食物中毒　是指食入化学性中毒食品引起的中毒。

3. 化学性食物中毒特点

（1）发病与食入含有毒化学物的食物有关。诸如误食农药喷洒过的蔬菜水果；误用被化学毒物污染的容器；误将化学毒物当调味剂或添加剂。被有毒、有害的化学物质间接污染食品；无毒或毒性小的化学物在体内转化为毒性强的物质，硝酸盐变亚硝酸盐。

（2）化学性食物中毒的发病与进食时间、食用量有关，进食量越大，发病时间越快，病情越重。无地域性、季节性和传染性。剩余食物、呕吐物、血尿等样品中可检出相应的化学毒物。

（3）常见化学性食物中毒机制

1）亚硝酸盐中毒：因为亚硝酸盐为强氧化剂，进入血液后可使血中低铁血红蛋白氧化成高铁血红蛋白，从而失去输送氧的功能而致组织缺氧，临床上出现紫绀症状。

2）砷中毒：砷在肌体中与细胞内酶的巯基结合而使其失去活性，影响组织细胞新陈代谢，引起细胞死亡；砷对消化道有直接腐蚀作用；砷直接作用于毛细血管，使血管扩张、血压下降；砷可致肝、心及脑等缺氧性损害。

3）甲醇中毒：甲醇分布于脑脊液、血、胆汁和尿中且含量极高，骨髓和脂肪组织中最低，在体内氧化和排泄均缓慢，有明显蓄积作用。甲醇对神经系统有麻醉作用；甲醇经脱氢酶作用，代谢转化为甲醛、甲酸，抑制某些氧化酶系统，致需氧代谢障碍，体内乳酸及其他有机酸积聚，引起酸中毒；由于甲醇及其代谢物甲醛、甲酸在眼房水和眼组织内含量较高,可致视网膜代谢障碍,易引起视网膜细胞、视神经损害及视神经脱髓鞘。

4）锌中毒:锌化物易从胃肠道吸收,口服大量可溶性锌盐可引起腐蚀性胃肠炎,穿孔等。

5）钡盐中毒:可溶性钡盐迅速被消化道吸收,Ba^{2+} 使细胞膜上 Na^+ ，K^+-ATP 酶活性增强,K^+ 持续逆转入细胞内,血清 K^+ 降低。同时,Ba^{2+} 抑制细胞膜上外向 K^+ 通道,阻止细胞内 K^+ 排出,导致血清 K^+ 进一步降低,导致严重的心律失常。

4. 常见的化学性食物中毒 包括有机磷中毒、亚硝酸盐中毒、鼠药中毒（毒鼠强、氟乙酰胺、敌鼠钠盐等）、砷化物中毒、甲醇、氟化钠、钡盐及铊等。临床表现及特点见表8-8。有机磷中毒及杀鼠药中毒详见第八章第一节和第二节。

5. 化学性食物中毒的急救措施 化学性食物中毒除按常规的食物中毒原则处理外,亚硝酸盐中毒可使用亚甲蓝（美蓝）解毒,砷中毒可使用二巯基丙硫酸钠、二巯丙醇特效解毒药。

表8-8 常见化学性食物中毒临床表现及特点

致病原体	潜伏期	临床特点	诊断参考	常见中毒食品
亚硝酸盐	1～3 h	口唇、指甲以及全身皮肤发绀,重者呼吸衰竭而死	食品检出亚硝酸盐大于 20 mg/kg	腐烂、存放或腌制过久的蔬菜,腊肠、腊肉及火腿等
砷化物	10 min 至数小时	口内金属味、烧灼感、恶心、呕吐、剧烈腹痛、顽固性腹泻、米泔样便,严重者脱水、昏迷、循环衰竭死亡	食品检出砷化物	污染食品
甲醇	8～36 h	中毒早期呈酒醉状态,出现头痛、乏力、视力模糊,复视,失明。严重时谵妄、意识不清、昏迷等,甚至死亡。眼底检查视网膜充血、出血、视神经盘苍白及视神经萎缩等	血液中甲醇、甲酸增高	假酒、自制酒
氟乙酰胺（又名敌蚜胺、氟素儿）和氟乙酸钠	30 min 至 6 h	恶心、呕吐、上腹不适、头痛、烦躁不安、神志恍惚、肌颤,重者出现全身阵发性、强直性抽搐,进行性加重,可因呼吸衰竭而死亡	食品、呕吐物检出氟乙酰胺或氟乙酸钠,血氟和尿氟增高	污染食品
磷化锌	0.5 h 至数小时	喉头麻木、干渴、呼吸及呕吐物有蒜臭味。1～2 d 后出现血尿、蛋白尿、黄疸、肝昏迷	食品检出磷化锌	污染食品
钡盐	0.5～48 h,多在1～4 h	恶心、呕吐、心悸,以进行性向心性肌肉麻痹为特点,神志清醒,低血钾,因呼吸肌麻痹死亡	食品检出钡	盐井卤水（含钡的）、其他污染食品等

(三) 真菌毒素食物中毒

1. **真菌性中毒食品** 指被真菌及其毒素污染的食品。

2. **真菌性食物中毒** 指食入真菌或其毒素污染的食品。

3. **真菌性食物中毒特点** 真菌生长繁殖及产生毒素需要一定的温度和相对湿度。因此,中毒往往有明显的季节性和地区性,一般的烹调和加热处理不能破坏食品中的真菌毒素。因真菌毒素分子量小,对机体不产生抗体,同时也没有传染性。

4. **常见真菌性食物中毒临床表现及特点** 见表8-9。

表8-9 常见真菌性食物中毒临床表现及特点

致病原	潜伏期	临床特点	诊断参考	常见中毒食品
霉变谷物(黄曲霉毒和脱氧雪腐镰刀菌烯醇)	1h内	恶心、呕吐、腹痛、腹泻、头晕、乏力,可有发热、黄疸、嗜睡。重症者2~3周内出现腹水、下肢水肿、肝脾肿大,甚至死亡	食物检出黄曲霉毒素或脱氧雪腐镰刀菌烯醇;血、尿检出黄曲霉毒素 M_1	各类谷物(玉米、花生、粳米、麦等)
霉变甘蔗(3-硝基丙酸)	10 min 至 10 h	呕吐、头晕、视物模糊,进而眼球向一侧凝视,阵发性抽搐,四肢强直、屈曲、内旋、手呈鸡爪状,继而昏迷,甚至死亡。脑电图呈弥散性变化,CT检查可见双侧豆状核区密度减低。重症多为儿童,1~3d内死亡	进食霉变甘蔗史,吃剩甘蔗中分离出节菱孢和3-硝基丙酸毒素	甘蔗

(四) 动物性食物中毒

1. **动物性中毒食品** 主要有2种:①将天然含有有毒成分的动物或动物的某一部分当作食品;②在一定条件下,产生了大量的有毒成分的可食的动物性食品(如鲐鱼等)。

2. **动物性食物中毒** 指食入动物性中毒食品引起的食物中毒。

3. **动物性食物中毒的特点** 发病与进食时间、食用量有关,进食量越大,发病时间越快,病情越重。无传染性。

4. **动物性食物中毒机制** 动物性食物中毒的机制因动物的种类而异。①河豚中毒:春季多发,因2~5月份为河豚鱼的产卵期,河豚毒素产生最多。河豚毒素会阻碍人体的神经传导,使神经末梢和中枢神经发生麻痹。②鱼类引起的组胺中毒:是因这些鱼类中含有较多的组胺,一旦其含量超过200 mg/100 g,即可引起中毒。③麻痹性贝类中毒:食用某些贝类发生的中毒特点是神经麻痹,故称麻痹性贝类中毒。④毒蜂蜜中毒:蜂蜜本无毒,但在生产过程中被污染或蜜蜂采集有毒花蜜酿制的蜂蜜,主要含有雷公藤碱,可致中毒。

5. **动物性食物中毒急救处理** 河豚中毒主要采用催吐、洗胃、导泻等常规食物中毒处理原则。含高组胺鱼类中毒采用抗组胺药物治疗,如口服盐酸苯海拉明或静脉注射葡萄糖酸钙或地塞米松,严重者可皮下注射肾上腺素急救。麻痹性贝类中毒以及有毒蜂蜜中毒按常规食物中毒原则处理。

6. 常见的动物性食物中毒 常见食物包括河豚鱼、含高组胺鱼类、鱼胆、贝类。详见表 8-10。

表 8-10 常见动物性食物中毒

致病原体	潜伏期	临床特点	诊断参考	常见中毒食品
河豚鱼	10 min 至 3 h	唇、舌、面部或肢端感觉异常，有麻木或漂浮感，可抵制呼吸中枢，病死率极高	进食河豚史，食品中检测出河豚毒素	河豚鱼
含高组胺鱼类	0.5~1 h	类似过敏性症状，如脸红、头晕、心跳、呼吸急促、心慌、脉快、胸闷和血压下降等，部分患者眼结膜充血、瞳孔散大、视物模糊，口舌及四肢发麻、恶心、呕吐、腹痛、荨麻疹等	检测剩余食品组胺含量大于 100 mg/100 g	青皮红肉鱼类，如鲭鱼、鲐鱼、金枪鱼、黄鳝等
麻痹性贝类毒素	0.5~4 h	唇、舌、手指麻木感，进而四肢末端和颈部麻痹，步态蹒跚，并伴有发音障碍、流涎、头痛等，重者因呼吸肌麻痹而死亡。根据毒素不同，可有腹泻和呕吐型、记忆丧失和意识障碍型、肝损害型和日光性皮炎型	进食贝类史，剩余食品中检出石房蛤毒素及其衍生物	贝类
有毒蜂蜜	1~5 d	头晕、疲倦、肢体麻木、发热、肝肿大、血尿，可因循环呼吸衰竭死亡	生物碱及其有毒花粉鉴定	蜂蜜

（五）植物性食物中毒

1. 植物性食品 可能引起中毒的植物性食品主要有 3 种：①将含有天然有毒成分的植物或其加工制品当作食品（如桐油、大麻油等）；②将在加工过程中未能破坏或去除有毒成分的植物当作食品（如木薯、苦杏仁等）；③在一定条件下，产生大量的有毒成分的可食的植物性食品（如发芽马铃薯等）。

2. 植物性食品中毒 指进食有毒植物性食品引起的中毒。主要分为毒蕈中毒、含氰苷植物中毒及粗制棉籽油棉酚中毒。我国蕈类品种繁多，而毒蕈虽占比例少，若误食后中毒，预后差。毒蕈中毒可分为胃肠毒型、神经精神型、溶血型、肝肾损害型 4 种（表 8-11）。含氰苷类食物中毒是指食用苦杏仁、桃仁、李子仁、枇杷仁等含氰苷类食物引起的中毒，有毒成分为氰苷。它被果仁所含有的水解酶水解释放出氢氰酸，并迅速被黏膜吸收入血而引起中毒。粗制棉籽油棉酚中毒是指棉籽未经蒸炒加热直接榨油，所得粗制棉籽油含有毒物质，如游离棉酚为细胞原浆毒，其可损害人体的肝肾、脑与心等实质器官及神经系统，并可损害生殖系统。

表 8-11　毒蕈中毒分型及临床症状

类型	潜伏期	主要症状	常见中毒食品
胃肠型	0.5～6 h	剧烈腹痛、腹泻、水样便、体温不高	红菇属、乳菇属、口蘑属、枝瑚菌属、牛肝菌属、粉褶菌属
神经精神型	0.5～4 h 也可＜10 min	流涎、流泪、大量出汗、瞳孔缩小、缓脉、精神错乱、幻视、幻听	黄丝盖伞、裂丝盖伞、星孢丝盖伞、紫丝盖伞、茶褐丝盖伞、白霜杯伞
溶血型	6～12 h	恶心、呕吐、腹泻	鹿花菌
肝肾损害型	6～7 h 可发病 10～24 h 多见	消化道症状、肝功能异常、黄疸、肝肿大、凝血障碍	含鹅膏毒肽、鬼笔毒肽、毒伞肽、丝膜菌毒素的蘑菇

3. 植物性食品中毒的特点　植物性食品中毒的季节性、地区性比较明显。植物中的有毒物质多种多样,毒性强弱差别较大,临床表现各异,救治方法不同,预后也不一。植物性食物中毒多散在发生,多数没有特效疗法。除毒蕈外,其他常见植物性食品中毒临床表现及特点见表 8-12。

表 8-12　其他常见植物性食品中毒临床表现及特点

致病原	潜伏期	临床特点	诊断参考	常见中毒食品
菜豆	0.5～5 h	上腹部不适,恶心、呕吐、腹痛,部分患者出现头痛、出汗、畏寒、四肢麻木	进食菜豆史,排除蜡样芽孢杆菌引起的食物中毒	菜豆(又叫扁豆、四季豆、芸豆及刀豆等)
发芽马铃薯	数十分钟至数小时	咽喉烧灼感,胃肠炎症状,有溶血性黄疸,重者有头痛、烦躁不安、瞳孔散大、视物模糊、多汗、抽搐等,可因心脏和呼吸麻痹而死亡	进食发芽马铃薯史,剩余食品中检出龙葵素	马铃薯(土豆)
生豆浆	0.5～1 h	胃肠炎症状伴头晕、乏力等	进食生豆浆史,排除蜡样芽孢杆菌引起的食物中毒,豆浆中脲酶含量大于60 mg/kg	豆浆
黄花菜(金针菜、萱菜)	1～3 h	咽喉及胃部烧灼感,恶心、呕吐、腹痛、腹泻频繁剧烈,多呈水样便或血性便;头痛、麻木、抽搐等。可抑制呼吸而死亡	进食新鲜黄花菜史	新鲜黄花菜
野菜和树叶	几小时至十几天	皮肤裸露部位出现刺痒、麻木、潮红、灼痛等,逐渐肿胀,严重者有皮下出血、小水疱或血疱,胃肠症状少见,一般无全身症状	进食野菜和树叶史	灰菜、苋菜、刺菜、马齿苋、荠菜、杨树叶、榆树叶、槐树叶等

续 表

致病原	潜伏期	临床特点	诊断参考	常见中毒食品
黑斑甘薯(红薯)	几小时至1d,长者连续食用2个月才发病,大多在食后10～30d	恶心、呕吐、腹胀、腹泻,个别出现便秘,较重者还有头晕、头痛、心悸、口渴、肌肉痉挛、视物不清,甚至复视、幻视,个别患者出现嗜睡或昏迷等	进食黑斑甘薯史	甘薯(红薯)
苦杏仁等(含氰苷类植物)	0.5～2h	流涎、头晕、头痛、恶心、呕吐、心慌、胸闷、四肢无力、呼吸困难等。重者意识不清、呼吸急促、四肢冰冷,可因呼吸肌麻痹而死亡	进食相关食物史,吸入亚硝酸异戊酯,再用3%亚硝酸钠溶液缓慢静脉注射,25%～50%硫代酸钠静脉注射有特效	苦杏仁、桃仁、李子仁、枇杷仁、苹果仁、杨梅仁、樱桃仁、亚麻仁、木薯等
桐油	0.5～4h	胸闷、头晕、恶心、呕吐、腹痛、腹泻。重者有肾脏损害,伴有全身无力、呼吸困难、抽搐,可因呼吸肌麻痹而死亡	食品中检出桐油	桐油污染食品或误将桐油用作食用油
白果(银杏)	1～12h	除胃肠症状外,出现头痛、恐惧感、惊叫、抽搐,重者意识丧失,1～2h内死亡	进食白果史	生白果
茄碱	7～19h	腹痛、呕吐、腹泻、发热、意识模糊、幻觉、视力改变持续1～3d	食品中茄碱含量大于25mg	西红柿
粗制棉籽油	数小时至数天	恶心、呕吐、腹胀、口干、无汗、乏力、心慌、皮肤烧灼感。重者出现头晕、嗜睡及四肢软瘫	游离棉酚超标(0.02%)	棉籽油
曼陀罗	0.5～3h	口干,皮肤干燥呈猩红色,尤其是在面部显著。头晕、心跳过速、呼吸加深、血压升高、极度躁动不安,抽搐;谵妄、幻觉、幻听、痉挛;有时体温升高,可达40℃;瞳孔散大、视物模糊、对光反应消失或减弱。重者死于呼吸衰竭	鉴别曼陀罗籽或进行生物碱化色定性或薄层层析定性阳性	曼陀罗叶子、花朵、果实和种子

4. 植物性食物中毒急救措施 植物性食物中毒因其中毒的发病机制不同,临床救治措施也有不同,详见表8-13。

表 8‑13　植物性食物中毒急救措施

中毒食品成分	有毒成分	临床表现	急救与治疗措施
蕈类中毒	胃肠型：类树脂物质、苯酚等	临床表现见表 8‑11	及时催吐、洗胃导泻与灌肠
	神经精神型：毒蝇碱、蜡子树酸及其衍生物等		按常规食物中毒处理，阿托品治疗
	溶血型：鹿花素		按常规食物中毒处理，用肾上腺皮质激
	肝肾损害型：有毒肽类等		按常规食物中毒处理，二巯基丙磺酸钠治疗
含氰苷类食物中毒	氰苷	口苦流涎、恶心、呕吐，重者呼吸困难、呼吸不规则	迅速彻底洗胃，尽快使用特效解剂，如亚硝酸异戊酯、亚硝酸钠合硫、代硫酸钠综合治疗
粗制棉籽油棉酚中毒	棉酚、棉酚紫、棉酚绿	皮肤潮红、烧灼难忍、口干、无汗	无特效解毒剂

（六）致病物质不明的食物中毒

临床上还存在一些致病物原不明的食物中毒，包括由于取不到食物中毒样品或取到的样品无法查出致病物质，或者学术上中毒物质尚不明的食物中毒。

四、食物中毒诊断原则

（一）食物中毒的流行病学和临床特征

食物中毒的原因各有不同，临床表现及特点各异（详见表 8‑7～8‑13）。但大多具有如下流行病学和临床特征。

（1）潜伏期短，一般由几分钟到几小时。食入"有毒食物"后于短时间内几乎同时出现一批患者。来势凶猛，很快形成高峰，呈暴发流行。

（2）患者临床表现相似，大多表现为发病急骤，伴有腹痛、腹泻、呕吐等急性肠胃炎症状，常有畏寒、发热，严重的上吐下泻可引起脱水、酸中毒和休克。

（3）患者在同一段时间内都食用过同一种"有毒食物"，发病范围与食物分布呈一致性。不食者不发病。停止食用该种食物后很快不再有新病例。

（4）无传染性，发病曲线呈骤升骤降的趋势。

（5）临床症状虽有共同之处，但也有一定的特点，如亚硝酸盐中毒时呈青紫症，肉毒中毒特有的如眼睑下垂、吞咽困难等神经症状，砷中毒时有咽喉烧灼感和米泔水样便等。

（二）实验室检测

患者残留食物、呕吐物、粪便、血、尿等分离培养出病原菌是诊断食物中毒的依据。

（三）食物中毒诊断标准

以流行病学调查资料、患者的潜伏期和中毒的特有表现为依据，中毒的病因根据实验室结果确定。

（四）食物中毒的诊断机构

在《食物中毒诊断标准及技术处理总则》中明确规定食物中毒患者的诊断由食品卫生医师以上(含食品卫生医师)诊断确定；食物中毒事件的确定由食品卫生监督检验机构根据食物中毒诊断标准及技术处理总则确定。

五、食物中毒的处理原则

（一）急救措施

（1）根据患者病情进行分级诊疗，危重症中毒患者按急救原则施行，保持气道通畅，维持生命体征稳定，维护重要脏器器官功能。

（2）轻至中度患者的治疗。可采用催吐、洗胃、灌肠、补液及维持水、电质与酸碱平衡。

（3）积极清除毒物。快速补液利尿加速毒素排出，必要时采用血浆置换、CRRT 方法。

（4）特效解毒药治疗。特效解毒药指具有高度专属性解毒作用的药物，如解磷定、阿托品用于有机磷急性中毒，二巯基丙醇用于砷、汞等重金属中毒，亚甲蓝(美蓝)用于亚硝酸盐中毒，硫代硫酸钠(大苏打)用于氰化物中毒等。肉毒杆菌需要抗毒素治疗，多价肉毒素(a、b、e 型)对本病有特效。

（二）采集患者标本送检

尽量留取食物中毒患者残余食物、呕吐物、血、尿等标本送检。

（三）及时报告当地卫生监督机构

总之，对食物中毒患者需要仔细询问病史，积极查询可能中毒的种类；根据病情进行分级，救治危重患者，同时要密观毒物对较轻患者的潜在危害；积极清除毒物，包括催吐、洗胃、导泻等，通过利尿剂以及 CRRT 等治疗加速毒素或毒物的排出；予特效解毒药治疗。及时向相关机构上报。

（夏志洁）

第五节　急性药物中毒

一、概述

急性中毒是指人体在短时间内接触毒物或超过中毒量的药物后，机体产生的一系列病理生理变化及其临床表现。急性中毒病情复杂、变化急骤；严重者出现多器官功能的障碍或衰竭甚至危及患者生命。

1994～2007 年我国发表的急性中毒流行病学研究表明，男女比例为 1∶1.31；年龄集中在 20～29 岁和 30～39 岁，20～29 岁占 40.28％；有意接触毒物者高于意外接触者，自杀是急性中毒的重要原因；急性中毒途径以消化道为主，地点以家庭为主；静脉注射途径多在娱乐场所出现。急性中毒病死率为 $1.09\% \sim 7.34\%$。

近些年,随着我国城市化进程快速推进,以往较容易获得的农药、镇静催眠药物等易导致自杀/误服的药物很难大量获得,但电子商务的逐步发展,又反而简化了一些有毒药物的获取流程。因此,对于药物中毒仍然要保持高度警惕。一氧化碳中毒与北方冬季家用燃煤取暖以及目前家庭使用燃气、热水器或以液化石油为燃料的食火锅有密切关系。

1. 病情分级与评估中毒严重程度评分标准(分 5 级)

(1) 无症状(0 分):没有中毒的症状体征。

(2) 轻度(1 分):有一过性、自限性的症状或体征。

(3) 中度(2 分):有明显、持续性症状或体征;出现器官功能障碍。

(4) 重度(3 分):出现严重的威胁生命的症状或体征;出现器官功能严重障碍。

(5) 死亡(4 分):死亡。

2. 药物中毒机制

(1) 药物到达靶组织后的直接毒性,如磺胺尿道结晶——取决于终毒物在作用部位的浓度及其持续时间。

(2) 与靶器官相互作用后产生毒性,是否激发毒性,取决以下因素。

1) 终毒物与靶分子反应的类型:

非共价键结合:药物通过非极性交互作用或氢键与离子键的形成与靶分子的作用,如毒物与膜受体、细胞内受体、离子通道以及酶等靶分子的交互作用。因为键能相对低,通常是可逆的或可解救,例如筒箭毒碱和 N_2 受体结合,中毒时可用新斯的明解救。

共价键结合:抗肿瘤药物烷化剂,如氮芥类、亚硝脲类、乙烯亚胺类等,以共价键与癌细胞中的生物大分子(DNA、RNA、酶等)发生共价结合,使其丧失活性或使 DNA 分子发生断裂,抑制肿瘤细胞的增殖,并导致肿瘤细胞死亡,同时也导致其他细胞的毒性反应。其最大的特点是从根本上改变了生物大分子结构,具有不可逆性,发挥高效和持久的治疗/毒性作用。

去氢反应:如对乙酰氨基酚的中间代谢物 N-乙酰对位苯醌亚胺可通过从脂肪酸去氢而产生膜脂质过氧化降解,导致肝细胞膜的破坏。

电子转移:如非那西丁可使血红蛋白氧化产生高铁血红蛋白。

酶促反应:如蓖麻蛋白可导致和核蛋白体水解破坏;蛇毒所含的水解酶可以造成组织损伤。

2) 靶分子本身特点与属性:

内源性分子均是终毒物(如药物及其活性代谢物)的潜在作用靶点,如酶、受体、蛋白、DNA 等。

靶分子的反应性/空间构型:是指终毒物是否容易和靶分子结合,如黄曲霉素容易与 DNA 形成加成物,导致基因突变而产生致癌性。

靶分子的易感性:是指靶分子是否容易被终毒物所影响,某些线粒体酶如丙酮酸脱氢酶、细胞色素 C 氧化酶等极易成为肾毒物的巯基结合靶点。

靶分子的关键功能:靶分子的关键功能决定其毒性大小,如氨甲蝶呤与二氢叶酸还原酶作用,发挥抗肿瘤作用,同时可引起骨髓、毛发、胃肠道等毒性。

3) 毒物/药物对靶分子的毒性效应:

功能紊乱:如阿托品阻断 M 型胆碱受体,导致胆碱能功能紊乱,引起口干、尿潴留等。

结构破坏:如阿霉素可嵌入肿瘤细胞 DNA 双螺旋结构,与 DNA 分子形成加成物,破坏 DNA 结构;又如氮芥能与细胞骨架蛋白、DNA 或 DNA 与蛋白形成交叉联接,通过交叉联结等使靶分子结构被破坏。

新抗原生成:如氟烷,在肝药酶作用下转为三氟乙酰基,与蛋白质可形成全抗原,引起肝炎样综合征。

(3) 细胞功能失调导致的毒性:

1) 基因表达失调:

转录失调:如药物可作为外源性配基,引起转录因子介导的毒性,如致畸性、致癌性。

信号转导失调:药物影响转录因子(磷酸化或脱磷酸化),影响基因的表达,如烷化剂引起胸腺细胞凋亡、肝毒物引起肝细胞凋亡等。

信号产生失调:如巴比妥的甲状腺毒性。

2) 细胞活动失调:

电兴奋细胞活动失调:药物可影响神经细胞、骨骼肌、心肌、平滑肌的正常功能,导致毒性表现。具体包括:①药物导致神经递质水平的改变;②药物与神经递质受体相互作用;③药物与信号传导相互作用。

非电兴奋细胞活动失调:包括外分泌腺细胞、内分泌腺细胞的活动失调。

二、诊断

正确的诊断是治疗一切疾病的先决条件,药物中毒更是如此。确定药物中毒的病因是治疗的关键。药物中毒诊断主要依据为毒物接触史和临床表现。

(一) 询问病史

详细询问病史是药物中毒诊断的主要方法。对有些药物中毒患者,必须应用细致而带有探索性询问方法,才能获得确诊的资料。询问病史应注意以下几点。

(1) 起病情况。出现症状是急起还是缓起? 患者原来的健康状况如何? 家中或食堂中是否有类似病情的患者? 是否突然发生严重病状?

(2) 从事何种工作,有无接触毒物?

(3) 最近是否患病? 曾用何种药物治疗? 剂量多少? 用后有无反应? 是否有同时使用几种药物史?

(4) 发病前吃过哪些食物? 之前是否吃过,吃后有无不适感觉? 有无他人同食此类食物?

(5) 有无有毒动物咬伤或接触史?

(6) 室内有否有导致一氧化碳产生的设施? 是否存在通风不良状况?

若怀疑为药物中毒患者,可按下表 8 - 14 记录以下关键资料。

表 8 - 14　急性药物中毒病史快速问询表

病史分类	询问内容							
基本情况	姓名、性别、年龄、职业	健康状况,女性要询问是否妊娠	生活习惯,包括但不限于烟酒等不良嗜好	情绪及行为改变	既往疾病及长期药物使用情况	有无药物滥用史	家中备药留存	经济状况,有条件可查询近期电商购物记录及电子支付记录
毒物名称	接触途径	接触药物时间	接触药物剂量	有无呕吐及呕吐物性状(包括气味)	接触药物地点	接触药物前情况(有无诱因)	接触药物后有无及时处置及处置方式	接触药物时现场人员情况(有无同时使用者)

对于难以询问病史的患者或有刻意隐瞒病史的患者,如出现以下情况,也要考虑急性中毒的可能:①突然出现发绀、呕吐、昏迷、惊厥、呼吸困难、休克而原因不明的患者;②不明原因出血倾向;③出现难以解释的嗜睡、神经症状或其他奇怪行为(尤其是儿童);④无法解释的代谢性酸中毒;⑤(年轻人)出现急性胸痛和心律失常;⑥从火灾现场或化学车间解救出来的患者;⑦不明原因的多系统多脏器功能损害。

(二) 临床检查

1. 临床诊查　也可以在详尽询问病史之前进行。可以根据中毒患者的面容、呼出气味、症状、体征、排泄物的性状以及病史内容等综合分析,得出初步诊断,选择性采留标本做毒物鉴定,作为确诊的根据。中毒患者查体相关注意事项见表 8 - 15。

表 8 - 15　药物中毒患者查体关键点汇总

分类	临床表现
神志状态	清醒、嗜睡、昏睡、昏迷、谵妄、惊厥、精神失常等
神经系统	瞳孔缩小或扩大及对光反射情况、肌纤维震颤、瘫痪、强直
衣物、头发、被褥	患者衣物有无药(毒)渍、呕吐物、颜色和特殊气味
皮肤黏膜外观	体温、化学灼伤、伤口及出血等;皮肤、口唇颜色的改变:发绀、黄染、樱红、苍白或灰白色等;各种皮疹
眼部表现	结膜有无充血,巩膜有无黄染,视力有无减退或突然失明
循环系统表现	注意心率快慢,节律是否整齐,有无心律失常,以及血压高低情况(判断有无休克、心跳骤停表现)
呼吸系统表现	呼吸速率、节律,有无呼吸困难,肺部有无啰音,呼气有无特殊气味
排泄表现	有无大小便失禁,有无腹泻便秘,有无呕吐(喷射/非喷射),腹部有无疼痛;呕吐物性状(血性、咖啡色、胆汁、食物残留);尿液性状(气味、颜色、浑浊度);大便性状(气味、色泽、软硬未消化食物)

2. 常见药物急性中毒患者临床表现 各种急性中毒表现常具有一定的特征,可为中毒诊断提供重要线索和依据。某些毒物或药物引起的各系统的临床表现如下(表8-16)。

表8-16 药物中毒患者各系统临床表现及相关毒物

分类	临床表现及相关毒物
体温	(1) 过低:乙醇、巴比妥、异丙醇、阿片类物质、酚噻嗪类药物 (2) 过高:阿莫西林、苯丙胺(安非他明)、可卡因、抗胆碱能药、甲状腺激素、铁、水杨酸盐等
呼吸、呕吐物、体表气味	(1) 蒜臭:有机磷农药、磷/砷化合物 (2) 苦杏仁:氰化物及含氰苷果仁 (3) 酒味:乙醇及醇类化合物 (4) 酮味(刺鼻甜味/烂苹果味):丙酮、氯仿、指甲油祛除剂 (5) 辛辣味:氯乙酰乙酯 (6) 香蕉味:醋酸乙酯、醋酸乙戊酯等 (7) 氨味:氨水、硝酸铵 (8) 其他特殊气味:汽油、煤油、苯、硝基苯等
皮肤黏膜	(1) 樱桃红:氰化物、一氧化碳 (2) 潮红:乙醇、阿托品类、抗组胺类 (3) 发绀:亚硝酸盐、一氧化氮、氯酸盐 (4) 黄疸:四氯化碳、砷/磷化物、蛇毒、毒蕈及其他肝毒物 (5) 无汗:抗胆碱能药物、阿托品、BZ失能剂及曼陀罗等茄科植物 (6) 多汗:有机磷、毒蕈、毒扁豆、毛果芸香碱及吗啡 (7) 红斑、水疱:芥子气、氮芥、路易氏剂、光气肟及硫酸二甲酯
眼	(1) 瞳孔缩小:有机磷、毒扁豆碱、毛果芸香碱、毒蕈、阿片类、巴比妥类及氯丙嗪类 (2) 瞳孔扩大:抗胆碱能药物、曼陀罗等、BZ失能剂、抗组胺药、三环类抗抑郁药、苯丙胺类及可卡因 (3) 眼球震颤:苯妥英钠、巴比妥类 (4) 视力障碍:有机磷、甲醇、肉毒中毒及苯丙胺类 (5) 视幻觉:麦角酸二乙胺、抗胆碱药、曼陀罗及BZ失能剂
口腔	(1) 唾液分泌增加:有机磷、毒蕈、毒扁豆碱、毛果芸香碱及砷/汞化合物 (2) 口干:抗胆碱能药、曼陀罗、BZ失能剂、抗组胺药物、苯丙胺类
神经系统	(1) 嗜睡、昏迷:镇静催眠药、抗组胺药物、抗抑郁药、醇类及阿片类、有机磷、有机溶剂 (2) 抽搐、惊厥:毒鼠强、氟乙酰胺、有机磷、毒扁豆碱、毒蕈、抗组胺药、氯化烃类、氰化物、肼类化合物、士的宁、三环类抗抑郁药、柳酸盐及中枢兴奋药 (3) 肌颤:有机磷、毒扁豆碱 (4) 谵妄:抗胆碱能药、BZ失能剂、曼陀罗、甲喹酮、水合氯醛及柳酸 (5) 瘫痪:箭毒、肉毒中毒、高效镇痛药及可溶性钡盐
消化系统	(1) 呕吐:有机磷、毒蕈、毒扁豆碱、重金属盐类及腐蚀性毒物 (2) 腹绞痛:有机磷、毒蕈、毒扁豆碱、斑蝥、乌头碱、巴豆、砷/汞/磷化合物及腐蚀性毒物 (3) 腹泻:有机磷、毒蕈、砷/汞化合物、巴豆及蓖麻子

续　表

分类	临床表现及相关毒物
循环系统	(1) 心动过速:抗胆碱能药、BZ 失能剂、曼陀罗、拟肾上腺药、甲状腺片、可卡因及醇类 (2) 心动过缓:有机磷、毒扁豆碱、毛果芸香碱、毒蕈、乌头、可溶性钡盐、洋地黄类、β 受体阻滞药及钙拮抗药 (3) 高血压:苯丙胺(安非他明)、可卡因、麻黄碱、肾上腺素及大麻、苯环利定、抗精神病药、β 受体兴奋药及有机磷农药 (4) 低血压:巴比妥、β 受体阻滞药、钙离子拮抗药、肼屈嗪、硝酸盐、茶碱、氰化物、砷化合物、阿片类物质及有机磷农药等
呼吸系统	(1) 呼吸加快:呼吸兴奋药、抗胆碱药、曼陀罗及 BZ 失能剂 (2) 呼吸减慢:阿片类、镇静催眠药、有机磷、蛇毒及高效镇痛药 (3) 哮喘:刺激性气体、有机磷毒剂 (4) 肺水肿:刺激性气体如光气、双光气、氮氧化合物、氯、氯化氢、二氧化硫、胺等气体,以及有机磷农药、毒蕈及硫酸二甲酯
泌尿系统	(1) 红色即肉眼血尿:杀虫脒、磺胺及斑蝥 (2) 葡萄酒或酱油色尿(即溶血):砷化氢、毒蕈、苯胺及硝基苯 (3) 蓝色尿:亚甲蓝 (4) 棕黑色尿:酚、亚硝酸盐 (5) 棕红色尿:安替比林、辛可芬 (6) 绿色尿:麝香草酚

3. 辅助检查及毒理学筛查　多种药物中毒有其特异性实验室检查表现(表 8-17)。

表 8-17　临床常用中毒辅助检查项目及意义

项　目	意　义
碳氧血红蛋白	一氧化碳中毒
高铁血红蛋白含量	亚硝酸盐类中毒
全血胆碱酯酶	有机磷中毒
阴离子间隙和血渗透压	甲醇、乙醇及乙二醇等中毒
血钾低	肾上腺素、β 受体兴奋药、咖啡因、茶碱、甲苯及钡等中毒
血钾高	α 肾上腺素能激动药、β 受体阻滞药、洋地黄、夹竹桃及锂等中毒
腹部 X 线平片	纽扣电池、违禁药品整包吞入胃肠道,重金属、铁剂及钙片等定位

毒理学筛查虽然可发现大部分中毒毒物,但并非所有怀疑有中毒而毒物接触史不明确者都适合进行血清和尿液毒理学筛查。毒理学筛查费用昂贵,且常常不能给予临床医师所期望的全部信息,临床印象也经常与筛查结果不符。对大多数急性药物中毒的患者来说,治疗是为了争分夺秒,挽救生命,以清除毒物为主要目标;诊断依据主要还是依赖问诊、临床表现和部分实验室检查结果判断。

（三）临床病情严重程度及预后评估

1. 出现下列情况均表示病情危重

（1）中枢神经系统抑制：出现昏迷、呼吸抑制、血压下降、抽搐及惊厥。

（2）中毒性肺水肿。

（3）严重的心律失常。

（4）休克。

（5）急性溶血性贫血，血红蛋白尿。

（6）急性肾功能衰竭、少尿及尿毒症。

（7）中毒性肝病。

2. 急性中毒预后判断　影响预后的因素有以下几点。

（1）中毒途径影响危险程度：血液＞呼吸道＞消化道＞皮肤。

（2）毒物剂量：越大越危险。

（3）潜伏期：潜伏期越短预后越差。

（4）毒物损伤中枢及心、肺、肝及肾等器官和造血系统，预后差。

（5）中毒后至就诊间隔时间越长越差。

三、治疗措施

（一）急救原则

争分夺秒，时间就是生命。具体急救流程如下（图8-1）。

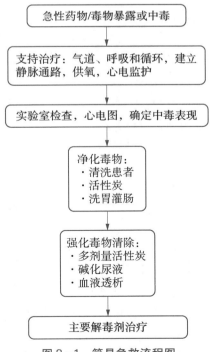

图8-1　简易急救流程图

（1）立即终止毒物接触,迅速脱离中毒环境并清除未被吸收毒物。

（2）迅速判断患者的生命体征,及时处理威胁生命的情况,紧急复苏和对症支持治疗。

（3）清除体内尚未吸收的毒物。

（4）尽早足量地使用特效解毒剂。

（5）对症治疗与并发症处理。

（6）器官功能支持与重症管理。

（二）治疗措施

1. **立即终止毒物接触**　吸入性中毒应立即撤离中毒现场,保持呼吸道通畅,呼吸新鲜空气,吸氧。接触中毒应立即脱去污染衣服,用清水洗净皮肤和毛发上的毒物。用清水彻底冲洗清除眼内的毒物,局部一般不用解毒药。注意冲洗皮肤不要使用热水以免增加毒物的吸收;毒物如遇水能发生反应,则应先用干布抹去沾染物,再用水冲洗。

2. **紧急复苏和对症支持治疗**　治疗目的是保护和恢复患者重要器官功能,帮助危重患者度过危险期。对急性中毒昏迷患者,要保持呼吸道通畅,维持呼吸和循环功能;观察神志、体温、脉搏、呼吸和血压等情况。严重中毒出现心搏和呼吸停止时应迅速施行心肺复苏(CPR);对休克、循环衰竭、肾功能衰竭、严重心律失常、中毒性肺水肿、呼吸衰竭、水电解质和酸碱平衡紊乱等应及时对症救治,稳定生命体征。中毒性脑病救治重点是早防治脑水肿,保护脑细胞。脑水肿时应用甘露醇、呋塞米(速尿)、地塞米松。出现抽搐、惊厥可用苯妥英钠,必要时用地西泮。

3. **清除体内尚未吸收的毒物**　经口中毒者,早期清除胃肠道尚未吸收的毒物可使病情明显改善,进行得越早、越彻底,效果越好。

（1）催吐:对于清醒的口服毒物中毒患者,催吐仍可考虑作为清除毒物方法之一,尤其是小儿中毒患者,但对大多数严重药物中毒患者来说,目前不建议将催吐作为主要的清除毒物方法使用,同时要严格把握催吐禁忌证。

1）禁忌证:①昏迷(有吸入气管的危险);②惊厥(有加重病情的危险);③食入腐蚀性毒物(有消化道穿孔、出血的危险);④休克、严重心脏病、肺水肿及主动脉瘤;⑤最近有上消化道出血或食管胃底静脉曲张病史;⑥孕妇。

2）催吐方式:① 物理催吐,让患者快速饮入300～500 ml温清水或盐水,用压舌板、手指、筷子、匙柄等刺激咽喉部、舌根部诱发呕吐,反复进行,直到呕出液清亮为止。②药物催吐,用0.2％～0.5％硫酸铜100～250 ml、1％硫酸锌200 ml,或先饮水,然后用吐根糖浆口服或阿朴吗啡5～8 mg皮下注射。

（2）洗胃:是经口中毒清除未吸收毒物的主要方法,能有效减少毒物进一步吸收;同时可取样对毒物进行鉴定;也为可能进行的手术作准备。

建议越早洗胃越好,一般建议在服毒后1 h内洗胃,但对某些毒物或有胃排空障碍的中毒患者也可延长至4～6 h;对无特效解毒治疗的急性重度中毒,如患者就诊时即已超过6 h,酌情仍可考虑洗胃。

1）适应证:经口服中毒,尤其是中、重度中毒,无洗胃禁忌证。

2）禁忌证：口服强酸、强碱及其他腐蚀剂者；食管与胃出血、穿孔者，如食管静脉曲张、近期胃肠外科手术等。

3）洗胃前以及洗胃的注意事项：①充分评估洗胃获益与风险；②征得患者或家属同意，病方能理解并予以配合；③若患者昏迷，失去喉反射（即气道保护功能），需在洗胃前先经口或经鼻放置气管插管以保护呼吸道，避免或减少洗胃液吸入；④洗胃全程对患者实行生命体征监护；⑤洗胃前应检查生命体征，如有缺氧或呼吸道分泌物过多，应先吸取痰液、保持呼吸道通畅，再行胃管洗胃术；⑥在插入胃管过程中如遇患者剧烈呛咳、呼吸困难、面色发绀，应立即拔出胃管，休息片刻后再插，并评估胃管是否位于胃内，避免误入气管；⑦胃液的温度一般为 35 ℃左右；⑧洗胃液总量视毒物酌情应用，每次灌入量一般为 300～500 ml，并视患者体重予以调整；⑨注重每次灌入量与吸出量的基本平衡。

4）结束洗胃应满足下述条件之一：①洗胃的胃液已转为清亮；②患者的生命体征出现明显异常变化。

5）洗胃方法：洗胃一般由专门的洗胃器和负压吸引器完成。洗胃时，患者取左侧卧位，头稍低并转向一侧。将一粗橡皮管插入胃内，将洗胃液体（200～300 ml）灌入胃内，然后利用负压吸引的方法将入液引出，反复进行，直到引出液清亮为止（自动洗胃机可自行进行），需注意洗胃过程中管路通畅情况，有无剧烈呕吐等，预防相关并发症（穿孔、出血、误吸、黏膜损伤、寒冷反应导致呼吸心跳骤停等）。各种毒物可使用不同的洗胃液（表 8 - 18）。

表 8 - 18　洗胃液选择及注意事项

洗胃液	清除毒物类型	注意事项
牛奶、蛋清、植物油	腐蚀性毒物	—
液状石蜡	汽油、煤油、甲醇等	口服液状石蜡后再用清水洗胃
10％活性炭悬液	河豚、生物碱及其他大多数化学毒物	—
1：5 000 高锰酸钾	生物碱中毒及有机物中毒；阿片、士的宁、烟碱、毒扁豆碱、氰化物、无机磷等	对硫磷中毒禁用
2％碳酸氢钠	有机磷杀虫药、苯、汞、硫酸亚铁中毒等	对敌百虫及强酸中毒禁用
10％氢氧化镁悬液	硝酸、盐酸、硫酸等	—
3％～5％醋酸、食醋	氢氧化钠、氢氧化钾等	—
生理盐水	砷、硝酸银等，毒物不明首选	—
石灰水上清液	氟化钠、氟乙酰胺等	—
5％～10％硫代硫酸钠	氰化物、汞、砷等	—
0.3％过氧化氢	阿片类、氰化物、高锰酸钾等	—
1％～4％碘化钠	铊中毒	—

续　表

洗胃液	清除毒物类型	注意事项
1.5%～3%葡萄糖酸钙	氟及草酸盐中毒	—
7%～8%淀粉液	碘中毒	—
3%～5%鞣酸液	可使大部分有机物及无机物沉淀	—
0.2%～0.5%硫酸铜	无机磷中毒	—

（3）消化道内吸附剂使用：建议当患者在短时间吞服了有潜在毒性、过量的药物或毒物后，立即活性炭口服（成人50 g，儿童1 g/kg）。国外文献报道，服毒小于1 h给予活性炭治疗有意义。对于腐蚀性毒物及部分重金属，可口服鸡蛋清以保护胃黏膜，减少或延缓毒物吸收。消化道梗阻是活性炭治疗的禁忌证。

（4）导泻：不推荐单独使用导泻药物清理急性中毒患者的肠道。可在洗胃完毕，用胃管注入。

常用导泻药有甘露醇、山梨醇、硫酸镁及复方聚乙二醇电解质散等。

有中枢抑制者，慎用硫酸镁；脂溶性毒物中毒者，慎用油类泻剂；严重脱水、腐蚀性毒物中毒者不宜导泻。肠穿孔者禁忌导泻。

（5）灌肠：除腐蚀性毒物中毒外，灌肠可用于口服中毒6 h以上，导泻无效及抑制肠蠕动毒物（巴比妥类、阿片类）中毒者，应用1%温肥皂水连续多次灌肠至排便顺畅。

4. 促进已吸收毒物的排出

（1）利尿排毒：大多毒物可由肾脏排泄，因此救治急性中毒者时应注意保肾，才能有利于充分发挥迅速利尿来加速毒物排泄的作用。

1）积极补液是促使毒物随尿排出的最简单措施。

2）碳酸氢钠与利尿剂合用：可碱化尿液（pH＝8）使有些化合物（如巴比妥酸盐，水杨酸盐及异烟肼等）不易在肾小管内重吸收。

3）应用维生素C 8 g/d，使尿液pH＜5，维生素C可促使有些毒物（苯丙氨等）加速排出。

（2）氧疗：CO中毒时，吸氧可促使碳氧血红蛋白解离，加速一氧化碳排出，高压氧治疗是一氧化碳中毒的特效疗法。

（3）血液净化治疗：一般用于血液中毒物浓度明显增高、中毒严重、昏迷时间长、有并发症和经积极支持疗法病情日趋恶化者。

1）血液透析：用于清除血液中分子量较小和非脂溶性的毒物（如苯巴比妥、水杨酸类、甲醇、茶碱及乙二醇和锂等）。一般中毒12 h内进行血液透析疗法效果较好。如中毒时间长，毒物与血浆蛋白结合，则不宜透出。

2）血液灌流：血液流过装有活性炭或树脂的灌流物，毒物被吸附后，再将血液输回患者体内。此法能吸附脂溶性或与蛋白质结合的化合物，能清除血液中巴比妥类和百草枯等，是目前最常用的中毒抢救措施。应注意，血液灌流时，血液的正常成分如血小板、白细胞、凝血因子、葡萄糖,二价阳离子也能被吸附排出。因此,需要认真监测并作必要的补充。

3) 血浆(液)置换:本疗法用于清除游离或与蛋白结合的毒物,特别是生物毒及砷化物等溶血毒物中毒。一般需在数小时内置换 3～5 L 血浆。

(4) 体外膜肺氧合(ECMO):在抢救治疗重症急性中毒中可提高成活出院率,主要针对中毒重症合并循环与呼吸功能障碍,包括心脏呼吸骤停复苏后的患者。可有效维持循环氧合,为进一步清除毒物治疗创造条件。

5. 特殊解毒药的应用

(1) 金属中毒解毒药:

1) 氨羧螯合剂:依地酸钙钠是最常用的氨羧螯合剂,可与多种金属形成稳定而可溶的金属螯合物排出体外,主要治疗铅中毒。

2) 巯基螯合剂:常用药物有二巯丙醇、二巯丙磺钠、二巯丁二钠等。此类药物均含有活性巯基,进入人体后可与某些金属形成无毒、难解离的可溶性螯合物并随尿排出。此外,还能夺取已与酶结合的重金属,使酶恢复活力。主要治疗砷、汞、铜、锑及铅等中毒。

(2) 高铁血红蛋白血症解毒药:常用亚甲蓝(美蓝)。小剂量亚甲蓝可使高铁血红蛋白还原为正常血红蛋白,是亚硝酸盐、苯胺、硝基苯等高铁血红高蛋白生成性毒物中毒的特效解毒药。用法:1%亚甲蓝 5～10 ml(1～2 mg/kg)稀释后静脉注射,2～4 h 后可重复一次,以后视病情逐渐减量,直至发绀消失。24 h 总量一般不超过 600 mg。注意大剂量(10 mg/kg)使用亚甲蓝的效果则刚好相反,可产生高铁血红蛋白血症,适用于氰化物中毒的治疗。

(3) 氰化物中毒解毒药:氰化物中毒一般采用亚硝酸盐-硫代硫酸钠疗法。中毒后立即给予亚硝酸盐,适量亚硝酸盐可使血红蛋白氧化,产生一定量高铁血红蛋白。高铁血红蛋白一方面能与血中氰化物结合,另一方面还能夺取已与氧化型细胞色素氧化酶结合的氰离子,形成氰化物高铁血红蛋白。后者与硫代硫酸钠作用,可转化为毒性较低的硫氰酸盐排出体外,从而达到解毒的目的。方法:立即以亚硝酸异戊酯吸入,3%亚硝酸钠溶液 10～15 ml 缓慢静脉注射,随即用 50%硫代硫酸钠 20～40 ml 缓慢静脉注射。

(4) 有机磷杀虫药中毒解毒药:主要有阿托品、长托宁、解磷定及氯磷啶等。

(5) 中枢神经抑制中毒解毒药:

1) 纳洛酮:为阿片受体拮抗剂,对麻醉镇痛药所致的呼吸抑制有特异性拮抗作用,对急性酒精中毒和镇静催眠药中毒引起的意识障碍亦有较好的疗效。用法:0.4～0.8 mg 静脉注射,酌情重复,总量可达 10～20 mg。

2) 氟马西尼:为苯二氮䓬类中毒的特效解毒药。用法:0.2 mg 静脉注射,酌情重复,总量可达 2 mg。

(6) 其余特殊解毒药物见表 8-19。

表 8-19 特殊药物中毒解毒剂汇总

解毒药物	对应中毒药物	作用机制
阿托品	适用于拟胆碱药中毒,如毛果芸香碱、毒扁豆碱、新斯的明等中毒;有机磷农药和神经性毒气中毒;含毒蕈碱的毒蕈中毒等	节后抗胆碱药,能阻断节后胆碱能神经支配的乙酰胆碱受体,对抗各种拟胆碱药导致毒蕈碱样作用。适用于拟胆碱药中毒,对胆碱能受体亚型具有高度选择性,抗胆碱作用强而全面,持续作用时间长
盐酸戊乙奎醚(长托宁)	是治疗有机磷农药中毒解毒药之一	
碘解磷定和氯磷定	有机磷农药、神经性毒气中毒	胆碱酯酶复能剂
纳洛酮	用于阿片类药物中毒	可竞争性结合阿片受体
硫代硫酸钠(次亚硫酸钠)	主要用于氰化物中毒	
亚硝酸异戊酯和亚硝酸钠(亚硝酸盐-硫代硫酸钠法)	主要用于氰化物中毒	为氧化剂,可将血红蛋白中的二价铁氧化成三价铁,形成高铁血红蛋白
亚甲蓝(美蓝)	用于亚硝酸盐、苯胺、硝基苯等中毒引起的高铁血红蛋白血症	氧化还原剂
乙酰胺(解氟灵)	为氟乙酰胺(有机氟农药)及氟乙酸钠中毒的解毒剂	—
氟马西尼	用于苯二氮䓬类药物中毒	—
乙醇	用于甲醇或乙二醇中毒	直接作用于毒物代谢过程,抑制甲醇分解生成毒性更强的甲醛和甲酸
二巯基丙醇/二巯基丁二酸钠	用于砷、汞、锑、金、铋、镍、铬、镉等中毒	巯基与重金属结合形成复合物,后者经尿液排出 严重肝病、中枢神经系统疾病者慎用
二巯基丙磺酸钠	用于砷、汞、铅、铜、锑等中毒	作用与二巯基丙醇相似,但吸收快、疗效好,毒性较小,不良反应少
依地酸钙钠(乙二胺四乙酸二钠钙)	用于铅中毒,也可用于镉、锌、锰、铜、钴等中毒	分子中的钙离子可被铅和其他二价、三价金属离子结合成为稳定且可溶的络合物,并逐渐随尿排出而呈解毒作用
奥曲肽	可用于磺脲类药物过量或中毒	—
青霉胺(二甲基半胱氨酸)	有促排铅、汞、铜的作用,非首选药物	优点是可以口服,不良反应较轻,在其他药物有禁忌证时可选用
去铁敏	主要用于急性硫酸亚铁中毒	本品 100 mg 可络合 8.5 mg 的铁
抗蛇毒血清及蛇药	用于毒蛇咬伤,有解毒、止痛、消肿功效	包括抗眼镜蛇毒血清、精制抗蝮蛇毒血清、精制抗银环蛇毒血清、精制抗五步蛇毒血清及各种蛇药等

续 表

解毒药物	对应中毒药物	作用机制
鱼精蛋白	用于肝素使用过量治疗	与肝素结合形成稳定的无活性的复合物
肉毒抗毒血清	用于肉毒中毒	—
去铁胺	用于中、重度急性铁中毒,慢性铁过量以及铝过量	与铁离子结合形成螯合物经尿液排出
甲吡唑	甲醇中毒的首选解毒剂。同时可用于乙二醇、乙醇中毒	是乙醇脱氢酶的强效抑制剂
乙酰半胱氨酸	可用于对乙酰氨基酚中毒	—
脂肪乳	用于重度亲脂性药物中毒的治疗,尤其是麻醉药	需要关注脂肪乳剂不良反应
吡哆辛(维生素 B_6)	可用于异烟肼、肼及其衍生物中毒	—
胰高血糖素	可用于 β 受体阻滞剂、钙通道受体阻滞剂中毒	—
羟钴胺素(维生素 B_{12})	可用于氰化物中毒	—
地高辛特异性抗体	可用于强心苷中毒	—
葡萄糖酸钙/氯化钙	可用于氟化物、钙通道阻断剂中毒	—
碳酸氢钠	可用于钠通道阻滞剂中毒	—

6. 对症治疗 多数中毒并无特殊解毒药物,只能通过积极的对症支持治疗,帮助危重患者渡过难关,为重要器官功能恢复创造条件。

具体措施包括:

(1) 保持呼吸道通畅,充分供氧(百草枯中毒除外)。

(2) 肠外或肠内营养。

(3) 选用适当抗生素防治感染。

(4) 应用巴比妥类、地西泮等药物抗惊厥治疗(已有镇静催眠药物中毒者除外)。

(5) 对脑水肿、肺水肿、呼吸衰竭休克、心律失常、肾功能衰竭、电解质及酸碱平衡紊乱等情况给予积极救治。

(朱会耕 葛 梓)

参考文献

[1] 王冉,吴晓飞,潘柳华. HA230、HA330 串联与单 HA230 灌流对百草枯浓度及细胞因子变化的影响[J]. 蚌埠医学院学报,2020,45(12):1627 – 1631.

［2］王洪宗,李云祥,刘哲,等.氟乙酰胺、氟乙酸中毒代谢产物"氟柠檬酸"的 GC/MS 分析研究[J].刑事技术,2004,1:21－23.

［3］王维展,李敬,朱保月,等.百草枯解毒组方联合持续血液灌流治疗对 APP 患者的疗效及 Presepsin 的临床价值[J].中华危重病急救医学,2017,29(11):967－972.

［4］中华医学会妇产科学分会产科学组.一氧化碳中毒临床治疗指南[J].中华航海医学与高气压医学杂,2013,20(5):72－74.

［5］中国医师协会急诊医师分会,中国毒理学会中毒与救治专业委员会.急性中毒诊断与治疗中国专家共识 2016 [J].中华急诊医学杂志,2016,25(11):1361－1375.

［6］中国医师协会急诊医师分会中国毒理学会中毒与救治专业委员会[J].急性中毒诊断与治疗中国专家共识[J].中华急诊医学杂志,2016,25(11):1361－1375.

［7］李鹏飞,范家明,刘河,等.大鼠体内百草枯组织分布研究[J].首都医科大学学报,2019,40(5):726－730.

［8］张文武,急诊内科学[M].3 版.北京:人民卫生出版社,2012.

［9］陈少金,陈锦生,邱杰华.38 例鼠药中毒行血液灌流治疗的临床分析[J].中国医药指南,2015,13(5):102－103.

［10］林果为,王吉耀,葛均波.实用内科学(上册)[M].15 版.北京:人民卫生出版社,2017.

［11］庞忠,黄素杏,黄凤珠,等.毒鼠强中毒所致癫痫持续状态处理的临床体会[J].中国医学工程,2019,27(4):103－106.

［12］赵景波,张丽君,张王亮.序贯性血液净化治疗毒鼠强中毒 16 例[J].中国血液净化,2004,3(8):459－460.

［13］陶于洪.儿童化学毒物及生物毒素中毒的血液灌流治疗共识解读[J].中国小儿急救医学,2018,25(8):574－577.

［14］菅向东,郭广冉,阮艳君,等.急性百草枯中毒治疗的临床研究[J].中华劳动卫生职业病杂志,2008,26(9):549－552.

［15］曹岩,杨祥明,李铁刚.血液灌流强度对急性百草枯中毒患者预后的影响[J].中华危重病急救医学,2016,28(10):870－875.

［16］GB14938－94,食物中毒诊断标准及技术处理总则[S].北京:中国标准出版社,1994.

［17］GBZ23－2002,职业性急性一氧化碳中毒诊断标准[S].北京:中国标准出版社,2002.

［18］BARRY J D. Diagnosis and management of the poisoned child [J]. Pediatr Ann, 2005,34:937－946.

［19］HACK J B, HOFFMAN R S. General management of poisoned patients. [M]// TINTINALLI J E, CLINE D M, CYDUKLA R K, et al. Tintinalli's emergency medicine: a comperehensive study guide. 7th ed. New York: McGraw Hill, 2011:1187－1193.

［20］ JARRETT S，BEVIN D. Common gastrointestinal infections primary care ［J］. Prim Care，2018，45（3）：519－532.

［21］ LONATI D，SCHICCHI A，CREVANI M，et al. Foodborne botulism：clinical diagnosis and medical treatment ［J］. Toxins，2020，12：509.

［22］ MANINI A F，NELSON L S，HOFFMAN R S. Prognostic utility of serum potassium in chronic digoxin toxicity ［J］. Am J Cardiovasc Drugs，2011，11：173－178.

［23］ RAUB J A，MATHIEU-NOLF M，HAMPSON N B，et al. Carbon monoxide poisoning — a public health perspective ［J］. Toxicology，2000，145：1－14.

第九章 创伤与凝血

▌第一节 多 发 伤

创伤是指各种物理、化学和生物等外源性因素作用于机体,导致体表皮肤、黏膜和(或)机体组织器官结构完整性的破坏,同时或相继出现的一系列功能障碍和精神障碍。其造成的死亡率约占全球死亡率的7%。原始社会的人类所受创伤多来自于洪水、地震等自然灾害;冷兵器时代结束后,热兵器在到处不断爆发的局部战争和两次世界大战中引起的战伤是创伤的主要原因。我国现阶段由交通事故、工程事故、自然灾害及坠落等所致的严重创伤发生率居高不下。各类创伤每年导致的死亡人数约70万人,在人口死因构成中排名第4位,在45岁以下人群死因中排名第1。

多发伤(multiple injury)是临床常见的严重创伤,是指在同一致伤病因作用下,人体同时或相继出现2个以上解剖部位和脏器的严重损伤,如脑外伤同时有股骨干骨折。其概念上需与多处伤和复合伤相鉴别。多处伤是指同一解剖部位或脏器有2处以上的损伤,如股骨多部位骨折,小肠多发穿孔等。复合伤虽然也可伤及多个解剖部位或脏器,但却是2种以上致伤因素的作用结果,如烧伤复合冲击伤、枪伤复合冲击伤。

由于损伤部位多、涉及范围广,多发伤造成的机体生理功能紊乱常较单发创伤严重而持久。急性期多因休克、大出血、呼吸障碍而死亡,后期也可发生急性呼吸窘迫综合征(ARDS)、多脏器功能衰竭(MODS)、凝血功能紊乱、脓毒症等严重并发症。多发伤绝非伤情简单的叠加,而是对全身多系统产生深远影响的严重创伤,是致死、致残和脏器功能障的重要原因。它需要多学科参与,分阶段处理,是重症医学科学的工作重点之一。

一、发病机制

致伤过程实际上是一个能量的相互传递和转换的过程,巨大的能量释放可在短时间内造成人体多个解剖部位损伤。例如,高速车辆撞击人体后,除造成直接作用部位的创伤外,能量还以压力波的方式短时间内在体内播散,造成远隔致伤处其他的解剖部位的脏器损伤。多余的巨大能量造成的人体位移还会产生继发性损伤。

多发创伤刺激、失血及精神紧张等可引起神经-内分泌方面的变化。通过中枢兴奋交感-肾上腺髓质系统,心输出量增加,以保证心、脑等器官得到较好的血液灌注。低血容量又可激活肾素血管紧张素-醛固酮系统,促进肾小管对水、钠的重吸收。下丘脑-垂体系统分泌大量的抗利尿激素,促进远端肾小管对水的重吸收,与醛固酮协同维持血容量。

机体受伤后,炎症起源于组织断裂、胶原纤维暴露和细胞破坏。创伤性炎症对组织修复功能有利,但广泛或剧烈的创伤性炎症对机体又有不利影响。多发伤早期,炎症介质作用于体温中枢导致发热,而休克晚期体温反而可能受抑制,出现低温。异常炎症反应会严重抑制细胞免疫功能。出血性休克引起肠黏膜缺血水肿、局部坏死及肠道机械屏障遭到破坏,出现"细菌移位",易继发感染。随着免疫抑制细胞活性增高和大量炎症介质的释放,体液、血糖、蛋白质代谢、电解质等都会引起相应变化,最终各个脏器相继出现功能障碍而发生 MODS。

二、临床表现

根据各种致伤因素引起的不同部位受伤,患者可以出现神志昏迷、呼吸困难、骨折、出血、疼痛及肢体运动障碍或感觉缺失等原发病临床表现。

由于多发伤的伤情往往严重而复杂,失血量多,生理功能严重紊乱,所以常具有以下临床表现。

1. 休克　多发伤时,易合并大量出血。肝、脾等重要内脏损伤,骨盆、股骨等骨折,都可能造成血液大量丢失,出现中、重度休克,低血容量性休克还可能与心包填塞、心肌挫伤等所致的心源性休克并存。若休克状态持续,可能促发低体温、酸中毒及凝血功能障碍,即发生"致死性三联征"。一旦出现,预示着患者的生理潜能已达极限,是预后不良的警示指标,病死率非常高。

2. 低氧血症　大量的失血患者常常有通气功能障碍,因而早期低氧血症的发生率可高达 90%。若以脑部或胸部损伤为主且伴有休克或昏迷,PaO_2 的水平可低至 $30 \sim 40\,mmHg$,部分患者仅表现为淡漠或躁动不安,无明显呼吸困难,易被误认为是疼痛和精神紧张所致,这种隐蔽型低氧血症,如不及时处理,易产生严重后果。

3. 易合并严重感染、MODS 等并发症　由于组织损伤广泛、伤口污染、外科处理延迟以及伤后监测治疗用的各种侵入性导管多,伤员容易发生严重感染。感染后的毒性物质的吸收加重了组织器官损伤,促进了病情的发展,如此形成恶性循环。多发伤的首次打击不仅使组织受到严重创伤,也激活了炎症介质,削弱了机体的抗炎机制。休克减弱了肠道的屏障功能,内毒素与细菌可以发生移位,最终为脓毒症、ARDS 和 MODS 的发生奠定基础。多发伤治疗后期由于大量使用广谱抗生素,还易发生耐药菌和真菌感染。

4. 多因素共同作用下多发伤患者死亡率明显增高　患者伤后早期多死于失血性休克;度过急性期的伤员,由于伤后血容量减少,持续的低灌流和缺血再灌注损伤可以造成代谢失衡,加重组织缺氧,造成 MODS 而死亡。死亡率与以下因素相关:①受伤的部位和脏器越多,死亡率越高;②受伤部位合并颅脑或胸部时,死亡率也会升高;③与失血量及手术时间有关,休克后不能进行及时有效的液体复苏,或必需的手术时间推迟,也导致死亡率高。

三、辅助检查

根据伤情选择适当的辅助检查,对帮助诊断有重要意义。严重多发伤在完成早期救治后可追加检查,从而完成全面诊断。运送患者外出检查时,仍需随时做好急救准备。

1. 实验室检查 血常规检查可提示贫血、血浓缩或感染等;尿常规检查可提示泌尿系统损伤;电解质和血气分析可提示体液紊乱;凝血功能可体现凝血状态;血栓弹力图可以反映全血的凝血和纤溶水平;通过血清胆红素、转氨酶、尿素氮及肌酐等,可了解肝肾功能;通过心肌酶谱的变化,可了解心肌情况。

2. X 线摄片 拍摄平片对各部位的骨折、胸部伤、腹部伤或异物存留等诊断具有重大意义。

3. 超声波检查 床旁超声检查可用以观察心血管,判断心功能及液体容量,体腔有无积血积液,以及肝、脾等实质脏器损伤情况。肺超声还可以观察气胸、肺不张等;动态随访可观察有无延迟性内脏出血等病情变化。其具有快速、无创、方便及可重复性等特点,是即时诊断、重复评估的重要方法。

4. CT 扫描 病情允许情况下,可行 CT 快捷观察了解颅脑、胸部、腹部及四肢骨骼伤情,病情变化时需随访。

5. 诊断性穿刺 常用于闭合性腹部创伤,试验穿刺简捷可行,无须特殊设备。穿刺抽出血液、气体等,一般表示内脏器官发生破裂。腹腔内留置导管,可以动态地观察腹内出血情况。某些气胸或血胸可用胸腔闭式引流,兼具诊断和治疗意义。

6. 血管造影 用于确定血管损伤或外伤性动脉瘤、动静脉瘘。此种检查有一定的损伤作用,故用于可疑的血管破裂,或虽已诊断血管破裂,但需选择手术方式(修补、血管移植等)时。在确定损伤血管的基础上,部分患者可行血管栓塞止血。

7. 其他 导尿、中心静脉压监测、脉搏指示连续心输出量监测(PiCCO)等操作可辅助指导观察液体复苏,平衡多发伤患者心肺功能与液体负荷之间的关系。中心静脉压上升,脉压小,提示心包填塞。中心静脉压下降,无明显外出血,提示隐匿性内出血。

四、诊断及鉴别诊断

收集详细而完整的病史对病情的明确诊断有重要作用,但是对于多发伤患者,一切都以挽救生命为重,切勿为了追求受伤史的全面而延误了对伤员生命的抢救。应首先处理危及伤员生命的紧急情况,然后再尽可能详细地收集受伤史,做到诊断简捷而全面。

多发伤的严重程度视创伤严重度评分(injury severity score, ISS)而定。ISS 评分表将人体的区域分为 6 个部分,包括头颈部、面部、胸部、腹部、四肢及皮肤。ISS 就是多发伤患者简明损伤分数(AIS)评分中,3 个最严重部位的最高 AIS 值的平方之和,ISS<16 分是轻伤,ISS≥16 分是重伤,ISS≥25 分是危重伤。

多发伤早期容易发生漏诊和误诊。多发伤常是开放伤和闭合伤并存,开放伤的存在容易转移临床视线和思路,也容易掩盖闭合伤。颅脑伤伤员常因昏迷而不能自诉伤情,并掩盖伤员的痛苦表现,而且颅内压的升高可能使合并内脏出血者的血压相对稳定,因而对其他部位的损伤容易忽略。所以应注意:①昏迷或高位截瘫时应注意检查腹部有无损伤。②颅脑和颌面外伤,CT 或 X 线摄片时应注意颈椎有无骨折和脱位。③胸部外伤尤其是左侧多发性肋骨骨折及血气胸,要注意有无心肌挫伤、外伤性心肌梗死及心包填塞征等。④下胸部的肋骨骨折多伴有脾脏破裂或左肾损伤，右侧下胸部肋骨骨折往往伴有肝脏破裂或右肾损伤。⑤严重腹部挤压伤应注意检查有无膈肌损伤。⑥腹部钝性损伤所致的十二指肠、胰腺和降结肠等损伤，腹部体征出现得较为缓慢，需要进行连续观察才能明确诊断。⑦骨盆骨折要排除泌尿系损伤，行腹腔穿刺排除腹腔内脏损伤。为减少漏诊和误诊，可参照下文的诊断顺序进行。

（一）初步诊断

（1）迅速判断有无呼吸道梗阻、休克、大出血等致命征象。

（2）观察神志、瞳孔、面色、呼吸、脉搏及血压等。

（3）通过"CRASH PLAN"，逐一观察，对患者进行快速全面的大致检查：

C＝cardiac（心脏）

R＝respiratory（呼吸）

A＝arteries（动脉）

S＝spine（脊柱）

H＝head（头部）

P＝pelvis（骨盆）

L＝limb（四肢）

A＝abdomen（腹部）

N＝nerves（神经）

（二）继续诊断方法

（1）系统检查：对头颅、五官、皮肤、胸腹脏器、四肢甚至直肠、阴道等，均应一一进行检查，以防漏诊。

如果是张力性气胸和心包填塞，没有合并出血性休克，则颈静脉是怒张的；而神经源性休克或出血性休克，颈静脉是塌陷的。单侧胸前壁皮下气肿，呼吸音低，X线检查见气管和纵隔向对侧移位，提示张力性气胸，床旁超声检查也可协助诊断。此时，应立即行胸腔闭式引流术。若胸腔持续引流有大量空气排出、肺功能不良、引流血液＞200 ml/h且3 h以上仍不减少者，应考虑胸腔进行性大出血和心血管损伤。腰部淤血、压痛和腰部刺激征提示泌尿系损伤；下腹部压痛、腹膜刺激征考虑膀胱破裂。导尿顺利并导出血尿，考虑膀胱以上损伤，导尿困难则提示尿道损伤。骨盆变形，局部压痛、骨盆挤压分离试验阳性，髋部、会阴部淤血斑提示骨盆骨折。肢体畸形、骨擦音、反常活动提示长骨骨折。关节盂空虚、弹性固定提示脱位。末梢动脉搏动减弱或消失、皮肤苍白提示血管损伤。肢体远端感觉及运动障碍提示神经、肌腱损伤。肛门指诊：血迹，提示出血及直肠损伤；前列腺位置升高，提示尿道断裂；肛门括约肌松弛，提示腰椎及马尾损伤所致瘫痪。

每侧胸腔积血可达2000 ml；单侧股骨骨折，软组织内积血可达800 ml；骨盆骨折，无尿路损伤，失血量为1000～1500 ml。年轻人失血1200～1500 ml血压仍可正常，但临床上可出现皮肤湿冷、面色苍白、心动过速、出冷汗、少尿或无尿、烦躁不安等症状。

（2）特殊检查：随访床旁X片、B超等，必要时复查CT。

（3）相关专科会诊，以明确诊断。

（三）观察诊断

观察诊断即在观察治疗中，继续进行观察诊断。

（1）观察诊断主要是针对隐性或迟发性损伤而言。由于多发伤病情变化多端，有的损伤在早期检查不出潜在病变。只有继续、仔细、重复进行观察和检查，最终方能做出最后诊断。休克复苏困难或经手术处理后伤员一般情况得不到改善，甚至恶化，又无其他原因可以解释时，应注意检查体腔有无闭合性损伤。

（2）观察诊断主要内容是观察有无隐性大出血。多见胸部挤压伤、闭合性腹部损伤以及骨盆骨折等，要考虑是否存在胸腔、腹腔以及后腹膜的出血。进行液体复苏和应用血管活性药物后，血压仍呈进行性下降，同时腹部膨隆，叩诊浊音，床旁超声见肝肾或脾肾间隙存在液性暗区，行诊断性穿刺抽出不凝血，考虑腹腔存在活动性出血，立即联系相关外科行手术治疗。

（3）患者常需要机械通气支持，如有必要，可以让患者短暂恢复意识以便进行神经系统检查后再给予镇静剂和肌肉松弛剂。

五、治疗

严重创伤总的治疗原则是在保证伤员生命的前提下处理各部位创伤。如何在多发伤诸多伤情中快速准确地筛查出最危及生命的伤情并及时处理，是多发伤处置的重点与难点。

院前急救内容包括止血、包扎、固定及搬运等，此处不再赘述。

多发伤处理上要求及时正确，而且要分清主次，兼顾全局。严重多发伤的救治往往是保持呼吸道通畅、控制出血和抗休克同时进行，因而容易顾此失彼。约半数的多发伤伤员需要进行复杂的手术处理。最危及生命，需要立即处理的伤情包括张力性气胸、急性心包填塞、体表可见的血管破裂、胸腹盆腔脏器破裂或血管破裂的活动性出血、颅内压进行性升高的重型颅脑损伤。

对于严重多发伤和复合伤的患者，所有的损伤部位的彻底性治疗一般都需要手术。手术方法要以抢救生命为第一要旨，不必拘泥于一般的原则，而应按制止外出血和控制大出血为原则，以度过危险期。有些严重的脏器损伤只有经过手术处理才能中断休克的过程。为了挽救生命，即使患者仍处于严重休克状态，也只能边进行液体复苏边做手术。对于创伤严重、血流动力学不稳定，创伤修复困难且需时长的患者，可行损伤控制手术（damage control surgery，DCS）。即当重伤患者生理耐受程度低时，采用分阶段的方式完成手术治疗。救治过程中早期简化手术，然后复苏，待患者生理紊乱得到适当纠正，全身情况改善后再次进行确定性手术。"致死性三联征"也适用DCS，这样可以较大限度地减少生理紊乱对患者的损害，降低患者的死亡率。

以下重点介绍重症相关治疗。

（一）基础治疗

迅速稳定多发伤患者的呼吸循环，为后续处理争取更多的时间。解除气道梗阻，机械辅助通气，留置深静脉导管建立静脉通路，给需要固定的颈椎、胸廓或骨盆适当的外固定。

(二) 改善休克

1. **复温**　低温对机体的危害非常大。低温使血红蛋白对氧的亲和力增加,不利于组织对氧的摄取;低温抑制凝血因子活性,使血小板含量下降、聚集和释放功能降低;使肝脏产生凝血因子减少;引起心肌缺血和心律失常等。机体复温可以采用复温毯,增加室内温度,加温输液、输血,机械通气的加温湿化,放置胸腔引流管行热生理盐水胸腔灌洗,必要时建立动脉-静脉或静脉-静脉体外通路复温等方法。复温应该一直持续到体温正常、没有凝血功能异常的临床表现、各项凝血指标恢复正常为止。

2. **限制性液体复苏疗法**　多发伤患者常伴有不同程度血容量的丢失。传统的观点认为应尽早快速、充分地进行液体复苏,从而保证有效的脏器和组织的灌注,阻止休克的进一步发展。近年来的研究证实:在未控制出血的情况下,大量输注液体复苏可加重病情,增加肺水肿、稀释性凝血病、大出血的发生率和死亡风险。可能是由于血压恢复正常后,血管形成的血栓被冲落,使得已经止血的血管再次出血,保护性血管痉挛解除使血管扩张,大量液体的输注降低了血液黏滞度使得出血量增加。因此,相对于大量输液,临床上更加推荐限制性液体复苏疗法。最好能在有效血流动力学检测下进行补液。这是因为限制性液体复苏能减少出血量,同时在降低机体炎症因子水平方面更加显著,甚至能降低全身炎症反应综合征、ARDS 等并发症的发生率。目前,在无颅脑损伤的多发伤诊治中多采取允许性低血压并且已经成为多发伤的标准诊疗方法之一。允许性低血压是指机体处于活动性出血的创伤性失血性休克时,通过控制液体输入的速度和液体量,使机体血压处于一个较低水平的范围内,限制收缩压在 $80\sim90$ mmHg,直至彻底止血。但对于严重颅脑损伤的患者,平均动脉压要维持 $\geqslant80$ mmHg。

临床可以根据临床情况,进行血流导向肺动脉漂浮导管或 PiCCO 指导复苏,输注晶体液(乳酸钠林格氏液、生理盐水)、低分子右旋糖酐、胶体液(羟乙基淀粉、白蛋白)、血浆等,以纠正器官低灌注和组织氧合不足以及血浆乳酸水平的正常作为复苏的终点。通常创伤患者出血控制前的液体复苏目标为:平均动脉压 $50\sim60$ mmHg,心率 <120 次/min,动脉氧饱和度 $>96\%$,尿量 >0.5 ml/(kg·h),动脉乳酸水平 <1.6 mmol/L,中心静脉压 $0.3\sim0.8$ kPa($3\sim8$ cmH$_2$O)。

3. **血管升压药物及糖皮质激素的使用**　低灌注状态下积极纠正代谢性酸中毒,并可使用血管活性药物通过收缩血管来提升血压,糖皮质激素可改善机体对儿茶酚胺制剂的敏感性。

(三) 纠正凝血障碍,改善出血及血栓形成

创伤引起的组织因子活化、全身炎症反应等造成凝血级联活化,使血液呈高凝状态,大量血小板和凝血因子被消耗,从而使高凝状态转变为低凝状态。休克所导致的组织低灌注被视为急性创伤性凝血病的原发驱动因素,血液稀释、低体温、酸中毒和炎症反应等也均与创伤性凝血病密切相关。组织损伤本身的严重程度与创伤性凝血病病情密切相关,ISS 为 $16\sim24$,创伤性凝血病发生率为 26%;ISS 为 $25\sim49$,发生率为 42%;而当 ISS >50 时,发生率高达 70%。

因此,在控制出血的基础上应尽早补充血液制品及凝血因子。《2016 欧洲严重创伤出血及凝血病管理指南》(第 4 版)指出,血红蛋白水平维持在 70～90 g/L 较理想。大量输血时,建议血浆与红细胞的输注比率至少为 1∶2;如果出血明显且血栓弹力图表现为功能性纤维蛋白原缺乏或血浆纤维蛋白原水平低(1.5～2.0 g/L),建议输注纤维蛋白原浓缩物或冷沉淀物;建议输注血小板,以维持其计数大于 $50×10^9/L$;对于创伤出血或有明显出血危险的患者,建议尽早给予氨甲环酸;在大量输血期间,建议监测钙离子浓度,并将其维持在正常范围内;若采取常规措施积极控制出血后仍然持续存在大出血且伴创伤性凝血病,建议使用重组活化凝血因子Ⅶa(rFⅦa),100 g/kg 或更高剂量,可重复使用。基本上大出血创伤者丢失一份全血即应该考虑补充一份全血。有研究数据显示,接受新鲜全血及全血输血量都与良好预后独立相关,但限于目前多数国家难以获取全血,可以利用现有血液成分按照 1∶1∶1 输注"重组全血"。

多发伤患者常由于凝血功能障碍导致深静脉血栓(尤其以双下肢最常见)。多发伤患者由于病情危重,安全有效的药物预防时间并不确定,一般认为,在伤后 3 d 以内不应使用血栓预防药物。在多发伤患者病情稳定后应早期采取抗凝措施,可予以小剂量低分子肝素预防血栓;定期复查双下肢动静脉,早期发现血栓,可有效改善多发伤患者预后。《创伤出血管理指南》推荐使用弹力袜和间歇性气囊加压装置来预防深静脉血栓的形成,下腔静脉滤网装置不应作为常规预防血栓的措施。

(四) 多脏器功能的观察保护

为降低 MODS 发生率,降低死亡率,对多发伤患者的生命指征及各脏器功能需进行严密监测和治疗。

1. **急性肺功能衰竭** 肺为最早且最常见的受累脏器,休克后毛细血管通透性改变和液体复苏的共同作用,会让多发伤患者出现肺水肿,加重肺炎、肺不张的表现。应严密观察呼吸状况及潮气量;定时进行动脉血气分析;对胸外伤伴有肺部挫伤(创伤性湿肺)者及早进行理疗及雾化治疗,防治肺部感染。必要时予以无创呼吸机辅助通气、有创呼吸机辅助通气。

2. **急性心力衰竭** 注意血流动力学监测,如脉搏、血压、中心静脉压、心输出量等,控制补液量及速度,正确使用血管活性药物和洋地黄类药物。

3. **急性肝功能衰竭** 定期监测肝功能,维持稳定的血液循环,避免肝毒性药物的不当使用,早期采用保肝措施。

4. **急性肾损伤** 监测尿量、血肌酐及尿素氮等;维持水、电解质和酸碱平衡;早期适量使用利尿剂,保持每小时尿量在 30～50 ml 以上;选用肾毒性小的抗生素;早期使用高营养支持疗法;如发生急性肾损伤,及时进行肾脏替代疗法。

5. **急性胃肠功能衰竭** 观察有无腹胀、呕血、黑便及肠鸣音情况,胃肠减压排空胃内容物;质子泵抑制剂或 H_2 体阻滞剂,可减少应激性溃疡出血或穿孔发生率;一旦胃肠功能恢复,应尽快恢复胃肠道营养,以免引起肠源性感染。

6. **感染** 早期(伤后 3～4 h 内)静脉使用足量广谱抗生素;正确处理各种类型的创伤,适当安置引流管并根据病情尽早拔除;开放性伤口通过彻底清创后设法早期覆盖,污染严重者应引流通畅,待创口干净后延期覆盖;若有腹腔残余脓肿应及时引流。

(李　响　张　璐)

第二节　急性骨筋膜室综合征

急性骨筋膜室综合征(acute osteofascial compartmental syndrome,AOCS)又称急性肢体骨筋膜室综合征(acute extremity compartment syndrome,AECS),是指由骨、骨间膜、肌间隔和深筋膜形成的骨筋膜室内肌肉和神经因急性缺血、缺氧而产生的一系列早期的症状和体征。据统计,急性肢体骨筋膜室综合征的年发病率男性为 7.3/10 万,女性为 0.7/10 万。AOCS 是创伤后常见的临床急症,其早期诊断和治疗具有一定的难度和挑战性。不及时救治可能会带来灾难性的后果,如永久性感觉障碍、缺血性肌挛缩、肌肉功能障碍、肢体坏疽,甚至导致死亡。

一、前言

AOCS 是一种创伤外科急症,也是骨科急症中最为严重的临床表现之一,处理起来较为棘手,被称为骨折后的沉默杀手。AOCS 临床表现最快可以在创伤发生 30 min 后出现,表现为"5P"征:感觉异常、被动牵拉痛、皮肤苍白、麻痹及无脉。虽然本病早在 130 年前就被详细描述,但其早期诊治仍然具有挑战性。AOCS 的定义与许多其他筋膜室综合征相似:筋膜室内压力升高引起组织灌注压力降低,进而导致组织缺血缺氧。而组织灌注的持续降低可引起组织的不可逆性坏死,进而导致肢体功能损害甚至肢体坏疽,患者死亡。AOCS 对患者的影响非常大,严重影响患者生存预后及生活质量,因此及时诊治至关重要。

二、病因

AOCS 可由多种原因引起。四肢的主要肌群和神经血管结构被称为筋膜的致密结缔组织分隔成筋膜室。筋膜的生物力学功能是为肌肉提供附着位置,在运动时保持肌群的位置,在收缩时提高肌肉的机械优势。深筋膜受神经支配,也可能在肌肉协调和本体感觉中起作用。而筋膜的致密纤维性质创造了一个低顺应性的实质性解剖空间。任何只增加筋膜室体积而不增加肌筋膜包膜直径的情况均可引起 AOCS。筋膜室压力的急性增加可以是由于内部因素(如肿胀、出血),也可以是由于外部因素如外伤和筋膜的扩张能力受限,或两者同时存在所导致。与上肢相比,下肢的 AOCS 更为常见。不管是上肢还是下肢,多数 AOCS 的病因都与创伤性损伤,特别是骨折或肢体的急性缺血/再灌注损伤有关。其他原因还包括烧伤、挤压伤、自发出血、蛇虫咬伤、皮肤软组织感染、非创伤性肌炎/肌坏死/横纹肌溶解、全身炎症反应综合征和大量补液等。

三、病理生理和发病机制

急性骨筋膜室综合征的主要发病机制是直接损伤或组织缺血再灌注引起的组织损

伤,其病理生理机制较为复杂,目前存在多种假说。这些假说中,目前最广泛被接受的是动静脉压力梯度理论。这一理论不再强调零灌注的概念,因此更符合临床实际。各种致伤因素可导致小动脉扩张,小静脉萎缩塌陷,血管通透性增加,从而增加了组织液的外渗和组织间液的压力。组织灌注压随筋膜室压力升高而降低。一旦降低到一定程度,就会导致组织缺氧。筋膜室内低氧,氧化物压力增加和低血糖引起腺苷三磷酸酶通道关闭,进而导致组织水肿。AOCS 早期的微循环功能障碍导致毛细血管灌注减少,细胞损伤增加,并且与严重的急性炎症反应有关。细胞膜功能丧失引起氯离子和水分子内流,导致细胞水肿进而坏死。组织水肿加重组织低氧,形成一个正反馈式的恶性循环。静脉引流不畅会进一步增加筋膜室压力,当筋膜室内压力升高到平均动脉压在 $10 \sim 30$ mmHg 以内时,可损害组织灌注;当筋膜室内压力接近平均动脉压时,组织的氧供进一步降低。当筋膜室内压力增高引起组织灌注压降低,不能充分满足组织的代谢需求时,可能会发生骨筋膜室综合征。

当筋膜室内压力与舒张压之差小于 30 mmHg 或筋膜室内压力大于 30 mmHg 时,就会出现神经传导减退。一旦发生这种状况,患者会出现受影响部位的感觉改变,表现为两点辨别觉下降。然而,神经传导障碍不够敏感,不能准确反映筋膜室内压力的增加。随着筋膜室内压力的继续上升,超过该临界点,神经传导最终停止,出现运动麻痹。在筋膜室综合征的背景下,神经传导检查显示感觉神经动作电位的振幅和复合肌肉动作电位均下降。缺血进一步发展会导致细胞死亡和肌细胞溶解。肌肉损伤的程度取决于肢体缺血的持续时间和组织的代谢率,但这种损伤通常在 $4 \sim 8$ h 后不可逆转。最终,长时间的缺血可能导致筋膜室内的肌肉液化坏死。

AOCS 引起全身器官功能损害的另一个原因是再灌注损伤。经过长时间的缺血后,一旦血流恢复,大量的脂质过氧化、氧自由基的产生和钙离子的涌入导致了线粒体氧化磷酸化障碍和最终细胞膜破坏。随后的高钾血症和乳酸的释放也可能导致肾功能衰竭、心律失常,在严重情况下,还可能导致多器官损害,最终导致患者死亡。

四、临床表现和分期

AOCS 的早期临床表现以局部为主,只在肌肉缺血较久,已发生广泛坏死时,才出现全身症状,如体温升高、脉率增快、血压下降、血中白细胞增多、血沉加快及尿中出现肌球蛋白。根据其病程可以分为骨筋膜室综合征前期、骨筋膜室综合征期和缺血终末期。

1. **骨筋膜室综合征前期** 是指即将发生急性骨筋膜室综合征。此期,组织压力开始增加,组织灌注减少,但不足以造成肌肉或神经损伤。筋膜室内压力通常处于或低于一个临界压力阈值。AOCS 前期可由创伤后肿胀和(或)全身炎症反应综合征引起。此外,由于再灌注损伤可导致肿胀和筋膜室内压力增加,长时间缺血后的肢体再灌注也可归入这一类。此阶段需要仔细地做系统性的临床检查,防止漏诊,有时可行预防性筋膜切开术。

2. **骨筋膜室综合征期** 急性骨筋膜室综合征发生时,筋膜室的压力上升到足以导致组织缺血。当病理组织压升高短于 4 h 时,AOCS 被定义为早期,如果超过 4 h,则为晚期。早期和晚期 AOCS 的认定与肌肉损伤的可能性有关;不可逆性肌坏死的可能性随着缺血的持续时间和强度的增加而增加。肌肉损伤一般在肌肉缺血 4 h 后开始,认识到不同患者对缺血的耐受性可能会根据缺血的严重程度和侧支血流的存在而有所不同。危重患者间歇性/重复低血压发作可引起或加重筋膜室综合征。与全肢缺血相比,部分肢体缺血可导致更大的细胞膜功能障碍。晚期急性冠脉综合征并不一定排除筋膜切开术,必须根据具体情况决定是否进行筋膜切开术。及时进行筋膜间隔减压,缺血性改变可能是可逆的,但在 8 h 后,不可逆的可能性更大。肢体筋膜切开术是唯一公认的治疗急性筋膜室综合征的方法;然而,一些不可逆的变化可能发生再缺血。根据时间的不同,坏死的肌肉需要清创以减少随后的肌肉纤维化和关节挛缩的严重程度。筋膜切开术治疗晚期筋膜室综合征存在争议。在决定进行筋膜切开术而不截肢的情况下,临床医师必须进行外科清创术,并仔细监测伤口和患者是否存在感染和其他系统性问题。

3. 缺血终末期　除了肌坏死导致纤维化外,肢体筋膜室综合征延迟诊断可导致不可逆的神经损伤。在上肢,最常见的是前臂骨筋膜室综合征导致的 Volkmann 挛缩;而在下肢,最常见的是小腿骨筋膜室综合征导致的足下垂。

(1) 上肢(Volkmann 挛缩):Volkmann 挛缩是急性上肢前臂的缺血所导致的不可逆性骨筋膜室综合征。肘关节周围骨折,特别是肱骨髁上骨折,可导致 Volkmann 挛缩。在此类病例中,骨折引起的肿胀会导致 AOCS。伴随的肱动脉压迫加重了前臂屈肌的肌肉缺血和神经病变。术后挛缩的临床表现各不相同,但挛缩通常表现为手指和手腕弯曲,手指不能被动伸展。严重情况下,掌指关节过度伸展,指间关节屈曲,称为"固有负变形"。AOCS 的早期多会出现疼痛,而发展至完全挛缩则不出现疼痛。通常,这种变形会持续数月。

(2) 下肢(足下垂):在下肢,神经损伤最常累及腓深神经,导致足第一背蹼区域麻木,并损伤腓浅神经,这导致腿前外侧和足背的皮肤感觉变化,足下垂麻痹,纤维化挛缩伴畸形和疼痛。残障程度与筋膜室内压力释放的及时性直接相关,也可能因损伤类型而异。

五、诊断

1. 临床诊断　急性骨筋膜室综合征(AOCS)可根据临床症状体征、筋膜腔内压力或同时根据两者进行诊断。临床症状和体征是 AOCS 诊断的基石。AOCS 其临床表现可归纳为 5P,即苍白(pallor)、感觉异常(paresthesias)、无脉(pulseless)、麻痹(paralysis)以及拉伸骨筋膜时产生疼痛(pain)。疼痛包含了过去所强调的"不成比例的疼痛"和被动牵张痛。所谓的"不成比例的疼痛"是指与已知损伤不相称的剧烈疼痛,以及通过适当的镇痛无法改善的疼痛。而被动牵张痛是指被动拉伸受累肌肉时的疼痛。在清醒的患者中,不成比例的疼痛和被动牵张痛,曾经被认为是骨筋膜室综合征最初和最敏感的症状。然而疼痛具有其主观性,不同个体对疼痛的耐受性也不一样,因而单纯依据疼痛诊断 AOCS 比较困难。同时,在晚期由于神经缺血引起的感觉异常,疼痛可以减轻并且一些罕见病例甚至不出现疼痛的症状。在这种情况下,更彻底地评估症状、体征和实施临床检查对于指导决策至关重要。AOCS 的其余 4 个"P"(苍白、感觉异常、无脉和麻痹)大多是在长时间的局部缺血和随后的重大神经血管损伤后出现的晚期症状。此外,它们缺乏特异性和敏感性,并且其出现常与其他病理学相关,尤其是动脉疾病引起的慢性肢体缺血。因为症状和体征通常在最初表现出来后的一段时间内会发生变化,应该动态观察病情变化再确定诊断。因此,应该进一步研究客观指标,在所有临床症状和体征出现以前实施经验性切开减压术,否则如果患者到达疾病终末期,不可逆损伤可能已经发生。此外,当临床医师与患者之间存在沟通障碍,患者意识受损,或使用镇痛、区域麻醉或硬膜外镇痛导管时,诊断会更加复杂。特别是硬膜外镇痛导管有掩盖筋膜室综合征的重要风险,高危患者应避免使用。

2. 骨筋膜室内压力测定　骨筋膜室内压力测定曾经被认为是诊断急性骨筋膜室综合征最客观、最权威的方法。骨筋膜室内压力测定对 AOCS 诊断的灵敏度和特异度均高于临床检查结果。然而无论是单次测量,还是连续测量,在常规使用过程中仍存在争议。骨筋膜室内压力绝对值大于 30 mmHg 一度被认为是组织灌注受损的指征,认为此时需要行紧急手术筋膜切开术。然而,有学者对使用骨筋膜室内压力绝对值诊断 AOCS 提出了质疑,因为组织供氧所需的灌注压力不仅取决于筋膜室的压力,同时部分也依赖于患者的血压,即 AOCS 的发生取决于筋膜室的压力和全身血压状况。例如,与血压正常的患者相比,低血压患者对筋膜室内压力的增加耐受性更差。因此,以压力绝对值诊断 AOCS 可能会导致不必要的筋膜切开术。鉴于此,一些学者建议使用压力差(ΔP),即舒张压减筋膜室内压力,当 $\Delta P \leqslant 30$ mmHg 时可诊断为 AOCS。也有学者对此持反对意见,因为许多患者 $\Delta P \leqslant 30$ mmHg,但是没有临床症状,因此严格使用该临界值同样会增加许多不必要的筋膜切开手术。近来,有学者推荐对筋膜室内压力进行连续监测,其方法是通过将导管连接到动脉换能器上,这样可以连续测量筋膜室内压力。虽然这种方法的技术难度略大于其他方法,但它可能会降低漏诊 AOCS 的风险。研究表明,筋膜室内压力随时间变化的趋势比单一压力值更具价值,单一测量值具有显著的假阳性率。而连续监测筋膜室内压力的灵敏度和特异度很高,阳性和阴性预测值分别为 93% 和 99%。连续监测的好处在于减少了单次读数可能错误的影响,并且可以识别出筋膜室内压的变化趋势,有助于临床体征出现之前的诊断。尽管如此,仍然需要关注其风险和并发症,如住院时间延长、增加感染机会、伤口愈合延迟以及潜在的骨愈合延迟。

3. 其他有助于诊断的工具　近红外光谱(near-infrared spectroscopy,NIRS)作为一种新的测量组织氧合的工具,其原理类似于脉搏血氧仪,目前已被引入 AOCS 的临床实践中。NIRS 通过比较皮下 3 cm 左右软组织中静脉血氧合血红蛋白和脱氧血红蛋白的浓度来评估人体组织的氧合程度。当血流量减少时,可以看到局部血氧饱和度和肌肉血氧张力降低。因此,从理论上讲,近红外光谱可以通过间接测量筋膜室内压升高所致的组织灌注不足来监测患者发生 AOCS 的风险。尽管 NIRS 具有非侵入性和连续的方式客观地测量组织灌注的优点,但是还需要进行大样本研究以验证持续监测 NIRS 在临床 AOCS 诊断中的作用。NIRS 的其他局限性包括组织渗透深度有限以及皮肤颜色、皮下淤青和血肿对 NIRS 读数的不利影响。

床旁超声近来在 AOCS 的诊断中也显示了很好的临床应用前景。通过超声测量前筋膜室的宽度(CW)和压平隆起的浅表筋膜所需的压力(CFFP)，可以间接反映筋膜室内压力，从而预测筋膜减压切开术的必要性。此外，基于超声的 ΔTFA（胫骨筋膜夹角，即胫骨前外侧皮层与前室筋膜之间的夹角）也可以很好地估计小腿前房内的压力。近期，鉴于剪切波传播速度，超声弹性成像被用于测量软组织弹性。研究表明剪切波的传播速度随着筋膜室内压力的增加呈线性比例增加，存在很强的相关性。这种非侵入性技术可能帮助外科医师早期检测、监测和预测筋膜室内压。

实验室检查结果也被用于疑似 AOCS 患者的诊断和监测。肌红蛋白尿和血清肌钙蛋白水平可能有助于诊断 AOCS。在由股动脉栓塞引起的非常特殊的 AOCS 中，中度推荐股静脉乳酸浓度用于 AOCS 的诊断。需要强调的是，在缺乏可靠证据的情况下，血清生物标记物不能作为是否筋膜切开术或诊断 AOCS 的单一指标来指导临床决策。

六、治疗

AOCS 是一种严重的残疾性疾病，如不及时地诊断和治疗，可导致肢体感觉或运动功能丧失、截肢等严重的后果。其治疗主要包括一般治疗和手术治疗。需要强调的是，本病一经确诊，应立即切开筋膜减压。早期彻底切开筋膜减压是防止肌肉、神经发生缺血性坏死的唯一有效方法。AOCS 的处置流程见图 9-1。

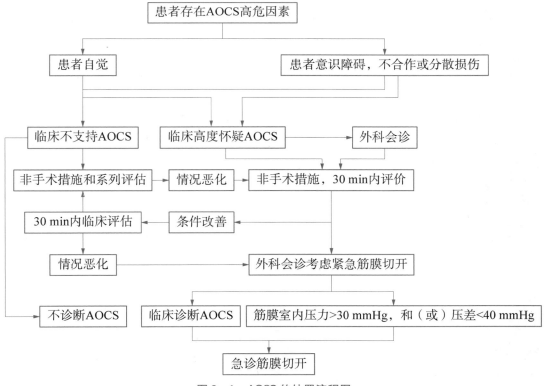

图 9-1　AOCS 的处置流程图

1. **一般治疗**　及早解除伤处挤压,并将其暴露或降温。立即给予脱水药物如甘露醇或β-七叶皂苷钠。脱水治疗是治疗此病的主要方法,早期应予以甘露醇治疗,甘露醇的脱水能力很强,是治疗的首选药物。早期应用20%甘露醇预防和改善症状,及时改善局部循环,降低组织内压,是减少本病的有效措施。保护肾功能,静脉给予碳酸氢钠溶液碱化尿液,以防止肌红蛋白堵塞肾小管引起急性肾功能衰竭。维持水、电解质及酸碱平衡,有效补充血容量,需注意大量补液会加重本病。防治并发症,应用抗生素等。开放性损伤应肌内注射破伤风免疫球蛋白。

2. **手术治疗**　因AOCS发展迅速、后果严重,一旦确诊,经保守治疗无效后,即应立即行手术切开减压,切开减压是治疗AOCS的有效方法,可减轻骨筋膜室的压力,彻底打开全部受累骨筋膜室。临床实践表明,切开减压术可预防神经变性坏死,不使其产生永久性损害,是减轻伤残率的最为有效的方法。筋膜切开减压指征:有明确临床表现,筋膜室内压力超过30 mmHg或ΔP(舒张压减筋膜室内压力)≤30 mmHg,组织受压迫时间不确定或推测超过8 h的患者;不合作或昏迷患者。

然而,需要注意的是,筋膜切开术后的肌肉再灌注也可导致潜在的危及生命的全身性并发症和严重的组织肿胀,使伤口处理复杂化。这种再灌注损伤的全身性并发症的初期处理重点是恢复血容量,然后预防和治疗相关的代谢异常,包括高钾血症、代谢性酸中毒和肌红蛋白尿,这些可能导致致命性的急性肾损伤。有学者建议在筋膜切开术后前5天内不要闭合皮肤伤口,以评估肌肉的肿胀程度和生存能力。因为,肿胀充分消除前的过早闭合可导致复发性筋膜间隔综合征。同时,伤口内不能存活的组织也会导致其他伤口并发症,如顽固性的感染。切开术后伤口可立即使用生理盐水纱布敷料覆盖,以便在需要时进行频繁的伤口评估和反复的坏死组织清创。一旦筋膜切开术伤口稳定,可使用主动张力(如鞋带技术)和负压伤口治疗(NPWT)来促进筋膜切开术闭合。对于不能在2周内闭合的伤口,可以进行植皮,或覆盖肌皮瓣来促进手术伤口的愈合。

3. **术后并发症**　筋膜切开术后的持续神经功能缺损是AOCS术后常见的并发症。神经损伤可以是因创伤事件本身引起的软组织损伤,也可以是筋膜室灌注减少期间的神经缺血;或者是筋膜切开术、剥离或肌肉清创的结果。伤口并发症很常见,多达40%的患者在接受下肢筋膜切开术后发生。伤口并发症的危险因素包括血管损伤、损伤与筋膜切开术之间的时间间隔大于8 h、下肢部位、预防性筋膜切开术和筋膜切开术伤口过早闭合。

七、预防

首先医务工作者需要熟悉筋膜间室综合征的致病原因,对肢体的外伤,尤其是闭合性外伤的患者必须有充分的判断,在骨折复位时要轻柔稳妥,切忌反复粗暴地进行整复,以免加重软组织损伤。避免抬高、按摩、热敷患肢,以防增加渗出及组织对无氧代谢产物的吸收。在使用石膏、绷带、夹板及牵引等方式进行外固定时,应严密观察,注意末梢血运的情况,并将注意事项告知患者,24 h内复查。使用止血带最长时间不得超过1.5 h,重复使用要间隔5～10 min。对某些疾病所致意识丧失者应注意了解当时的姿势,肢体受压的时间及局部的表现,2 h 翻身一次,避免长时间的压迫而引起本征。在动脉和静脉中输液、输血时因操作要慎重,护理需仔细,避免使液体或血液外渗,特别是一些刺激性药物渗到筋膜间室内,使其内容体积增加,毛细血管通透性增强,组织液渗透压上升。

八、留观及出入院指征

1. 留观指征

(1) 四肢或臀部软组织广泛挤压伤者。

(2) 四肢骨折伴有局部肿胀或软组织损伤,石膏或夹板外固定后。

(3) 疑有急性骨筋膜室综合征。

2. 住院指征

(1) 诊断明确,需切开骨筋膜室减压或有肢体坏疽需截肢者。

(2) 出现全身中毒症状者。

3. 出院指征

(1) 生命体征稳定。

(2) 感染控制。

(3) 伤口完全愈合。

(唐跃东)

第三节　弥散性血管内凝血

一、定义

弥散性血管内凝血(DIC)是指在某些致病因子的作用下,大量促凝物质入血,凝血因子和血小板被激活,使凝血酶增多,在微循环中形成广泛的微血栓,继而因凝血因子和血小板大量消耗,引起继发性纤维蛋白溶解功能增强,机体出现以止、凝血功能障碍为特征的病理生理过程。主要临床表现为出血、休克、器官功能障碍和微血管病性溶血性贫血等,是一种危重的综合征。

二、流行病学

由于医院的类型、地理覆盖范围、研究参与者的选择、诊断标准、潜在的疾病和严重程度、医师对 DIC 的态度以及凝血异常的诊断能力等存在很大不同,DIC 的发生率在不同研究之间没有直接的可比性。例如,没有在所有医院系统地实施 DIC 诊断评分系统,并采用不同的标准来诊断 DIC。一些研究可能低估了 DIC 的真正负担,特别是轻度、亚临床和短暂发作的 DIC。此外,许多关于 DIC 流行病学的研究为单中心研究,样本规模较小,缺乏关于所有 DIC 病因的单独数据,没有提供证据表明存在微血栓形成或伴随凝血异常的出血症状。

三、病因

DIC 的常见病因见下表 9-1。

表 9-1 DIC 的常见病因

类型	所占比例	主要疾病
感染性疾病	31%～43%	革兰氏阴性或阳性菌感染、败血症等；病毒性肝炎、流行性出血热、病毒性心肌炎等
肿瘤性疾病	24%～34%	胰腺癌、结肠癌、食管癌、胆囊癌、肝癌、胃癌、白血病、前列腺癌、肾癌、膀胱癌、绒毛膜上皮癌、卵巢癌、子宫颈癌、恶性葡萄胎等
妇产科疾病	4%～12%	流产、妊娠中毒症、子痫及先兆子痫、胎盘早期剥离、羊水栓塞、子宫破裂、宫内死胎、腹腔妊娠、剖宫产手术等
创伤及手术	1%～5%	严重软组织创伤、挤压伤综合征、大面积烧伤、前列腺、肝、脑、肺、胰腺等脏器大手术，器官移植术等

此外，疾病过程中并发的缺氧、酸中毒以及相继激活的纤溶系统、激肽系统和补体系统等也可促进 DIC 的发生、发展。

四、发病机制

1. 组织因子释放，外源性凝血系统被激活，启动凝血过程 严重的创伤、烧伤、大手术、产科意外等导致的组织损伤，肿瘤组织坏死，白血病放、化疗后所致的白血病细胞大量破坏等情况下，可释放大量组织因子入血，激活外源性凝血系统，启动凝血过程。同时，F Ⅶa 激活 F Ⅸ 和 F Ⅹ 产生的凝血酶又可反馈激活 F Ⅸ、F Ⅹ、F Ⅺ、F Ⅻ 等，扩大凝血反应，促进 DIC 的发生。

2. 血管内皮细胞损伤，凝血、抗凝调控失调 缺氧、酸中毒、抗原-抗体复合物、严重感染、内毒素等因素，均可损伤血管内皮细胞，产生如下作用：①损伤的血管内皮细胞释放组织因子，启动外源性凝血系统；②血管内皮细胞的抗凝作用降低。主要表现：血栓调节蛋白-蛋白 C 和肝素- AT -Ⅲ 系统功能降低及产生的组织因子通道抑制剂（tissue factor pathway inhibitor，TFPI）减少；血管内皮细胞产生组织型纤溶酶原激活物减少，纤溶酶原激活物抑制因子- 1（plasminogen activator inhibitor-1，PAI - 1）增多，使纤溶活性降低；血管内皮细胞损伤，使一氧化氮、前列腺素、ADP 酶等产生减少，其抑制血小板黏附、聚集的功能降低，而且由于血管内皮细胞损伤，基底膜胶原暴露，血小板的黏附、活化和聚集功能增强；胶原暴露后，可激活 F Ⅻ，启动内源性凝血系统，并可激活激肽和补体系统，促进 DIC 的发生。

3. 血细胞大量破坏，血小板被激活

（1）红细胞大量破坏：异型输血、疟疾、阵发性睡眠性血红蛋白尿等，特别是伴有较强免疫反应的急性溶血时，可引起红细胞大量破坏。一方面，破坏的红细胞释放大量腺苷二磷酸(ADP)等促凝物质,促进血小板黏附、聚集,导致凝血;另一方面,红细胞膜磷脂可浓缩并局限 FVII、FIX、FX 及凝血酶原等,生成大量凝血酶,促进 DIC 的发生。

(2) 白细胞的破坏或激活:急性早幼粒细胞白血病患者放、化疗导致白细胞被大量破坏时,释放组织因子样物质激活外源性凝血系统,启动凝血,促进 DIC 的发生。内毒素、IL-1、TNF-α 仅等可诱导血液中的单核细胞和中性粒细胞表达组织因子,启动凝血。

(3) 血小板的激活:在 DIC 的发生发展中,血小板多为继发性作用,只有在少数情况下,如血栓性血小板减少性紫癜时,血小板起原发性作用。

4. 促凝物质进入血液　急性坏死性胰腺炎时,大量胰蛋白酶入血,可激活凝血酶原,促进凝血酶生成。蛇毒,如斑蝰蛇毒含有的两种促凝成分或在 Ca^{2+} 参与下激活 FX,或可加强 FV 的活性,促进 DIC 的发生;锯鳞蝰蛇毒可直接将凝血酶原变为凝血酶。某些肿瘤细胞也可分泌促凝物质,激活 FX 等,羊水中含有组织因子样物质。此外,内毒素可损伤血管内皮细胞,并刺激血管内皮细胞表达组织因子,促进 DIC 的发生。

五、分期和分型

(一) 分期

根据 DIC 的发展过程,典型的 DIC 可分为 3 期。

1. 高凝期　各种病因导致凝血系统激活,凝血酶产生增多,血液凝固性异常增高,微循环中形成大量微血栓。

2. 消耗性低凝期　大量凝血酶的产生和微血栓形成,使凝血因子和血小板被大量消耗,同时可能继发性激活纤溶系统,使血液处于消耗性低凝状态。此期患者可有明显的出血症状。

3. 继发性纤溶亢进期　DIC 时产生的大量凝血酶及 FXIIa 等激活了纤溶系统,产生大量纤溶酶,导致纤溶亢进和 FDP 的形成。此阶段出血十分明显。

(二) 分型

1. 按 DIC 的发生速度分型

(1) 急性型:在数小时或 1～2 d 内发病,临床表现明显,常以出血和休克为主,病情迅速恶化,分期不明显。实验室检查明显异常。常见于严重感染,特别是革兰氏阴性菌引起的败血症性休克、异型输血、严重创伤及急性移植排斥反应等。

(2) 亚急性型:在数天内逐渐形成 DIC,临床表现介于急性与慢性之间。常见病因有恶性肿瘤转移、宫内死胎等。

(3) 慢性型:病程长,由于此时机体有一定的代偿能力,且单核-吞噬细胞系统功能较健全,临床表现较轻,不明显,常以器官功能不全为主要表现。有时仅有实验室检查异常,尸检病理检查时始被发现。慢性型 DIC 在一定条件下可转为急性型。常见于恶性肿瘤、胶原病、慢性溶血性贫血等。

2. 按 DIC 的代偿情况分型　在 DIC 的发生、发展过程中,一方面凝血因子和血小板被消耗;另一方面,肝脏合成凝血因子及骨髓生成血小板的能力相应增强。根据凝血物质的消耗与代偿情况可将 DIC 分为代偿型、过度代偿型及失代偿型。

(1) 代偿型：凝血因子和血小板的消耗与代偿基本保持平衡。实验室检查常无明显异常。临床表现不明显或仅有轻度出血或血栓形成症状. 可转为失代偿型。常见于轻度 DIC。

(2) 失代偿型：凝血因子和血小板的消耗超过生成。实验室检查可见血小板和纤维蛋白原明显减少。患者常有明显的出血和休克等。常见于急性型 DIC。

(3) 过度代偿型：机体代偿功能较好，凝血因子和血小板代偿性生成迅速，甚至超过消耗，可出现纤维蛋白原等暂时性升高，出血或血栓形成症状不明显。常见于慢性 DIC 或恢复期 DIC，也可转为失代偿型 DIC。

有时 DIC 主要发生于病变局部，称为局部性 DIC。如静脉瘤、主动脉瘤、心脏室壁瘤、人造血管、体外循环及器官移植后的排斥反应等，病变局部常有凝血过程的激活，主要产生局限于某一器官的多发性微血栓症，但全身也有轻度的血管内凝血存在，严格地说，局部性 DIC 是全身性 DIC 的一种局部表现。

六、临床表现

(一) 出血

出血常为 DIC 患者最初的症状，可有多部位出血，如皮肤瘀斑、紫癜、呕血、黑便、咯血、血尿、牙龈出血、鼻出血及阴道出血等。严重者可同时多部位大量出血，轻者只有伤口或注射部位渗血不止等。

DIC 导致出血的机制可能与下列因素有关。

1. *凝血物质被消耗而减少*　在 DIC 发生、发展的过程中，大量血小板和凝血因子被消耗，虽然肝脏和骨髓可代偿性产生增多，但若其消耗过多，代偿不足，则使血液中纤维蛋白原、凝血酶原、FV、FⅧ、FX 及血小板明显减少，使凝血过程发生障碍，导致出血。

2. *纤溶系统激活*　血液中 FⅫ 激活的同时，激肽系统也被激活，产生激肽释放酶，使纤溶酶原变成纤溶酶，激活纤溶系统。有些器官富含纤溶酶原激活物，如子宫、前列腺、肺等，当大量微血栓形成，导致这些器官缺血、缺氧、变性坏死时，可释放大量纤溶酶原激活物。应激时，交感-肾上腺髓质系统兴奋，肾上腺素等增多可促进血管内皮细胞合成、释放纤溶酶原激活物。缺氧等原因使血管内皮细胞损伤时，也可使纤溶酶原激活物释放增多，从而激活纤溶系统，导致大量纤溶酶生成。

纤溶酶是活性较强的蛋白酶，除可使纤维蛋白降解外，还可水解凝血因子，如 FV、FⅧ、凝血酶、FⅫ等，使凝血功能发生障碍，引起出血。

3. *纤维蛋白(原)降解产物(FDP)形成*　如前所述，在凝血过程中，凝血酶使纤维蛋白原转变为纤维蛋白单体，最终形成交联的纤维蛋白多聚体。FDP 形成是导致 DIC 出血的一种非常重要的机制。各种 FDP 片段检查在 DIC 的诊断中具有重要意义。目前临床常用的是 D-二聚体检查。D-二聚体(D-dimer，DD)是纤溶酶分解纤维蛋白多聚体的产物。原发性纤溶亢进时，因血中没有纤维蛋白多聚体形成，故 D-二聚体并不增高。换言之，只有在继发性纤溶亢进时，血液中才会出现 D-二聚体。因此，D-二聚体是反映继发性纤溶亢进的重要指标。

4. *微血管损伤*　在 DIC 的发生、发展过程中，各种原发病因和继发性的缺氧、酸中毒、细胞因子和自由基产生增多等可引起微血管损伤，导致微血管壁通透性增高，这也是DIC 出血的机制之一。

（二）器官功能障碍

DIC 时，大量微血栓引起微循环障碍，可导致缺血性器官功能障碍。尸检常可见微血栓，典型的微血栓为纤维蛋白血栓，也可为血小板血栓。这些微血栓既可在局部形成，也可来自别处。但有时因血栓尚未形成或继发性纤溶使血栓溶解等原因，患者虽有典型的临床表现，病理学检查却未见微血栓。微血栓主要阻塞局部的微循环，造成器官缺血、局灶性坏死。严重者持续时间较长可致器官功能衰竭。不同脏器受累可有不同的临床表现。如发生在肾脏可累及入球小动脉或肾毛细血管，严重者导致双肾皮质坏死及急性肾衰竭，出现少尿、蛋白尿、血尿等症状。如肺脏受累，可出现呼吸困难、肺出血及呼吸衰竭。肝脏受累可出现黄疸、肝功能衰竭等。胃、肠道受累可出现呕吐、腹泻、消化道出血。肾上腺受累可引起肾上腺皮质出血性坏死，导致沃 - 弗综合征（Waterhouse-Friederichsen syndrome），又称出血性肾上腺综合征。垂体受累发生坏死，可致希恩综合征（Sheehan syndrome）。神经系统受累可出现神志模糊、嗜睡、昏迷、惊厥等症状，这可能与微血管阻塞、蛛网膜下腔、脑皮质及脑干等出血有关。

总之，由于 DIC 的累及范围、病程及严重程度不同，轻者可影响个别器官的部分功能，重者可累及多个器官，同时或相继出现两种或两种以上脏器功能障碍，即发生多器官功能衰竭，这也是 DIC 引起患者死亡的重要原因之一。

（三）休克

急性 DIC 时常伴有休克。DIC 和休克可互为因果，形成恶性循环。DIC 导致休克的机制如下：①大量微血栓形成，阻塞微血管，使回心血量明显减少。②广泛出血可使血容量减少。③心肌损伤使心输出量减少。④FⅫ 的激活可激活激肽系统、补体系统和纤溶系统，产生一些血管活性物质，如激肽、补体成分（C3a、C5a）。C3a、C5a 可使嗜碱性粒细胞和肥大细胞释放组胺等，激肽、组胺均可使微血管平滑肌舒张，管壁通透性增强，外周阻力降低，回心血量减少。⑤FDP 的某些成分可增强组胺、激肽的作用，促进微血管的扩张。这些因素均可导致全身微循环障碍，促进休克的发生、发展。

（四）贫血

DIC 患者可出现微血管病性溶血性贫血。患者外周血涂片中可见一些特殊的形态各异的红细胞，其外形呈盔形、星形、新月形等，统称为裂体细胞或红细胞碎片。由于该碎片脆性高，易发生溶血。DIC 是产生这些碎片的主要原因。这是因为在凝血反应的早期，纤维蛋白丝在微血管腔内形成细网，当血流中的红细胞通过网孔时，被黏着、滞留或挂在纤维蛋白丝上，然后这些红细胞在血流不断的冲击下发生破裂。当微循环受阻时，红细胞还可通过血管内皮细胞间的裂隙，被挤压到血管外，出现扭曲、变形、破碎。除机械作用外，某些 DIC 的病因（如内毒素等）也可使红细胞变形能力降低，容易破碎。

七、诊断

诊断是基于存在一个或多个相关的基础条件、DIC 的症状和异常的实验室测试结果而做出的。这些测试包括血小板计数、活化部分凝血活酶时间(PTT)、凝血酶原时间(PT)、纤维蛋白原、纤维蛋白分解产物,以及在可用的情况下抗凝血酶活性。血小板计数低或迅速下降提示明显的 DIC。PT 和 PTT 通常延长,而纤维蛋白原和抗凝血酶水平由于消耗而降低。纤维蛋白分解的 D-二聚体和其他纤维蛋白分解产物升高,反映纤维蛋白形成和降解增加。血 D-二聚体升高虽然不一定具有特异性,但具有较高的阴性预测值。

对于多个静脉置管部位广泛渗血或有其他出血征象的患者,可能会怀疑 DIC,偶尔对不明原因的血栓形成患者也会怀疑 DIC。大多数 DIC 患者均有引起 DIC 的明显基础疾病,例如脓毒症或恶性肿瘤,但偶尔 DIC 会是这些基础疾病的首发表现。DIC 是一个临床和实验室诊断,诊断依据的是在适当临床情况下(如脓毒症、恶性肿瘤)有凝血病和(或)纤溶相关表现。单一实验室检测均不能准确地确诊或排除诊断。一些检测结果对诊断相对敏感但不具有特异性,例如血小板减少、低纤维蛋白原及 D-二聚体水平升高;然而,目前尚缺乏阐明敏感性和特异性的临床试验数据。

若患者明显存在已知能引起 DIC 的基础疾病,实验室评估通常包括全血细胞计数、外周血涂片检查,以及凝血筛查试验(如 PT、APTT、纤维蛋白原和 D-二聚体)。对于没有出血和血栓形成的患者,可以先检测 PT 和 APTT,只在 PT 和 APTT 延长的患者中检测纤维蛋白原和 D-二聚体。对于有出血或血栓形成的患者,需要同时进行上述所有检测。国际血栓形成与止血协会已制定了一个评分系统用于存在可引起 DIC 的基础疾病的患者,该系统整合了多个实验室指标,包括 PT、血小板计数、纤维蛋白原水平和 D-二聚体。该系统已经过验证,但是并未广泛应用。

生物标志物对诊断具有较大潜力。由于目前 DIC 的诊断生物标志物存在一定的局限性,人们对开发辅助生物标志物以支持 DIC 诊断、预测 DIC、诊断显性 DIC 和辅助预后有很大的兴趣。①凝血酶产生标志物:过量的凝血酶形成是 DIC 的一个重要组成部分,因此凝血酶生成(TG)的标志物可能是 DIC 及其严重程度的具体衡量指标。凝血酶形成的最广泛应用的标志物是体内外 TG 测定、凝血酶-抗凝血酶(TAT)复合物水平和凝血酶原片段 1+2(F1+2)。②黏弹性检验:动态黏弹性即时检验(血栓弹力图或旋转血栓弹力仪)提供了另一种潜在的用于 DIC 的诊断和预后评估的实验室方法。

八、鉴别诊断

DIC 的鉴别诊断包括可引起出血和高凝状态的其他疾病,以及引起微血管病性溶血性贫血(MAHA)和血小板计数减少的其他病因。某些疾病既可能是 DIC 的病因又可能是 DIC 的结果,如肝功能衰竭。在这些病例中,诊断出其他病因并不能排除 DIC 的可能性,反之亦然。

1. **严重肝病**　当肝病严重到足以损害肝脏合成凝血因子的功能时,可导致严重凝血病。与 DIC 一样,严重肝病可减少促凝血因子和抗凝因子,并能引起血小板减少;患者会发生出血或血栓形成。严重肝病患者的凝血因子减少和血小板减少通常是由于脾功能亢进和血小板生成素(thrombopoietin,TPO)缺乏共同导致的,因为肝脏是 TPO 合成的主要部位。与 DIC 不同,严重肝病患者通常有已知的肝损伤(如急性肝炎、酒精性肝硬化)和肝功能指标异常,不过在肝脏合成功能严重受损时,转氨酶可能趋于正常。一些临床医师认为因子Ⅷ水平有助于诊断,因为因子Ⅷ不是肝细胞生成的,其在 DIC 中通常较低,而在严重肝病中较高。

2. 肝素诱导的血小板减少症　肝素诱导的血小板减少症(heparin induced thrombocytopenia,HIT)是暴露于肝素后的一种危及生命的并发症,致病机制是肝素和血小板结合后产生了针对血小板 4 因子(PF4)表位的自身抗体;也有文献报道在无肝素暴露的情况下出现的罕见 HIT 病例。和 DIC 一样,HIT 患者可出现血栓形成[由于血小板被 HIT 抗体和(或)其他需接受肝素的基础疾病所激活]和出血(由于肝素或用于治疗 HIT 的非肝素抗凝剂)。与 DIC 不同的是,HIT 患者通常有近期肝素暴露史和实验室肝素- PF4 抗体(HIT 抗体)阳性检查结果;HIT 患者除了由抗凝剂引起的异常或 D -二聚体升高所致的血栓栓塞外,没有全身凝血异常。

3. 血栓性血小板减少性紫癜或其他血栓性微血管病　血栓性血小板减少性紫癜(thrombotic thrombocytopenic purpura,TTP)和其他血栓性微血管病(thrombotic microangiopathy,TMA)中。由于微血管血栓导致血小板消耗,表现为微血管病性溶血性贫血(microangiopathic hemdytic anemia,MAHA)和血小板减少。和 DIC 一样,患者可能病情危急,出现血小板减少,外周血涂片可见破碎红细胞。和 DIC 不一样,TTP 等患者的微血管血栓主要富含血小板且缺乏纤维蛋白,不会引起消耗性凝血病(即在 TTP 和其他 TMA 中 PT、APTT、纤维蛋白原和 D -二聚体正常),所以凝血试验结果正常。一个罕见的例外情况是 TMA 引起器官缺血,进而导致 DIC。此外,与 DIC 不同,TTP 和其他 TMA 的血涂片上往往有更严重的微血管病相关表现,对 TMA 特异的其他实验室异常也更严重。

九、治疗

防治原发病积极治疗原发病可预防和去除引起 DIC 的病因,这是防治 DIC 的根本措施。改善微循环疏通被微血栓阻塞的微循环,增加其灌流量等,在防治 DIC 的发生、发展中具有重要作用。通常采取扩充血容量、解除血管痉挛等措施。建立新的凝血、抗凝和纤溶间的动态平衡在DIC 的高凝期可用低分子肝素等抗凝。消耗性低凝期和继发性纤溶亢进期不使用肝素,此时可以输入血小板以及新鲜冰冻血浆和冷沉淀等补充凝血因子。

1. 治疗基础病因　DIC 是一个持续性凝血酶生成和纤溶激活的过程,治疗这些异常依赖于消除其诱因。因此,DIC 的主要处理原则是治疗基础病因,从而消除持续性凝血和血栓形成的诱因。

2. 支持治疗　根据患者具体情况决定是否需要额外的支持治疗,如血流动力学和

(或)通气支持、积极补液治疗 AHTR、红细胞输注治疗严重出血。

3. **全身性治疗** 一般来说,不会预防性使用全身性治疗来预防出血或血栓形成,如应用促止血药或抗凝药。然而,需要密切监测患者是否发生出血或血栓性并发症,一旦出现并发症需立即治疗。治疗措施主要依据观察性研究和经验,目前指导 DIC 治疗的随机试验非常少。目前的处理推荐意见基本上与英国血液学标准委员会(British Committee for Standards in Haematology, BCSH)止血和血栓形成工作组发布的共识文件以及其他国际共识文件一致。

4. **出血的预防和治疗** 由于血小板减少和凝血因子消耗,DIC 患者存在出风险。然而,不能可靠地预测哪些患者将会出血。对没有出血或没有出血高风险的患者中,只要血小板计数$\geqslant 10 \times 10^9$/L,一般不常规预防性使用血小板和凝血因子。采取这种做法的依据是:缺乏证据表明使用这些治疗可以防止出血;如果基础疾病得以治疗,DIC 很可能只是一过性的;DIC 合并血栓形成风险增加。一个国际共识小组建议在没有出血的情况下把血小板计数阈值定为 20×10^9/L。

然而,对于有大出血、出血高风险(如术后),或需要有创操作的患者,应给予治疗。

(1) 大出血或需要紧急/急诊手术而血小板计数$< 50 \times 10^9$/L 的患者应输注血小板。通常,给予 $1 \sim 2$ 个单位/10 kg 体重的随机供者血小板,或者每天给予 1 个单位的单采血小板。因为血小板持续性消耗,血小板计数的增加可能低于预期。

(2) 血小板计数$< 10 \times 10^9$/L 的患者由于自发性出血风险增加,应给予血小板输注。除急性早幼粒细胞白血病或其他可致严重骨髓功能障碍的疾病外,这种程度的血小板减少在 DIC 中罕见。

(3) 严重出血伴 PT 或 aPTT 显著延长,或者纤维蛋白原水平< 50 mg/dl 伴严重出血的患者,应补充凝血因子。可选治疗包括新鲜冰冻血浆(FFP)、相关的血浆产物(如24 h 冰冻血浆 PF24),或者冷沉淀。冷沉淀是纤维蛋白原的良好来源,其容量负荷显著小于 FFP 或 PF24。输注的具体阈值和输注量应根据具体临床情况和其他患者因素个体化确定,例如容量状态和出血严重程度。以下方案可能是合适的:①如果血浆纤维蛋白原水平< 100 mg/dl,一般给予冷沉淀以使血浆纤维蛋白原水平增至> 100 mg/dl;②如果血浆纤维蛋白原水平> 100 mg/dl,而 PT 或 APTT 仍明显延长,一般给予 FFP 或 PF24。目的是减少出血,而不是使凝血指标正常化。一般不使用抗凝血酶来治疗 DIC 患者的出血。

一般禁用抗纤溶药物,如氨甲环酸(TXA)、氨基己酸(EACA)或抑肽酶,因为阻断纤溶系统可能增加发生血栓性并发症的风险。然而,这些药物可用于伴纤溶亢进状态的大出血患者。目前,尚无在 DIC 中应用凝血酶原复合物浓缩物(PCC)的数据。

(4) 预防/治疗血栓形成:DIC 患者持续暴露于组织因子、凝血酶或其他促凝物,导致凝血持续激活,所以存在血栓形成风险。某些感染原因所致 DIC 似乎更常见血栓形成(但总体上仍少见),如重症疟疾或登革病毒感染。这些病例中,血栓形成会危及生命或损害肢体。指/趾坏疽也有被报道。这种情况下可以使用肝素治疗,不过目前没有大型试验探讨这种情况下抗凝药的疗效或给药方案。尽管急性或慢性 DIC 患者存在血栓形成的风险,但几乎没有证据支持这类患者进行预防性抗凝,不过在术前或住院治疗急性躯体疾病期间是例外,其与无 DIC 患者的处理相同。相比之下,抗凝一般适用于静脉血栓栓塞形成(VTE)治疗,指征与非 DIC 患者相似。对于重症患者,无论是否存在DIC,均建议使用未分离肝素(UFH)或低分子量肝素(LMWH)预防血栓形成。

DIC 所致轻至中度血小板减少[例如血小板计数为$(50\sim150)\times10^9/L$]并不是抗凝治疗 VTE 或动脉血栓栓塞的禁忌证。DIC 抗凝的监测可能较复杂,因为凝血试验可能显示基线 PT 或 APTT 延长。

(5) 暴发性紫癜/蛋白 C 缺乏症:纯合性蛋白 C 缺乏或获得性蛋白 C 缺乏(如脑膜炎球菌血症所致)患者可能发生暴发性紫癜。对于包括成人在内的暴发性紫癜患者,给予蛋白 C 浓缩物似乎能改善病情。初始剂量为 100 IU/kg,单次静脉给药,随后每 6 h 给予50 IU/kg,直到 D-二聚体趋于正常或呈下降趋势。因为血浆中蛋白 C 的半衰期短,输注 FFP 作为蛋白 C 的来源更为困难。如果可以耐受,可能需要大约每 6 h 给予 $2\sim3$ 个单位的 FFP。

(6) 其他抗凝剂:有一些研究证据表明,直接凝血酶抑制剂可能会下调 DIC 患者的高凝状态,但尚未在临床进行测试。抗 Xa 药物磺达肝癸钠未在 DIC 患者中评估,同样是抗 Xa 药物的达那肝素钠以及合成蛋白酶抑制剂已经被日本血栓和止血协会建议用于 DIC 期间的抗凝治疗。抗凝血酶在 DIC 过程中,凝血酶的消耗导致抗凝血酶水平下降,而在脓毒症相关 DIC 中,抗凝血酶被中性粒细胞弹性蛋白酶和细菌溶菌酶的分解而使失活。一些研究报道说,抗凝血酶水平降低和不良预后之间存在关联。因此,抗凝血酶替代治疗可能对 DIC 患者有益。血栓调节蛋白血栓调节蛋白与凝血酶形成复合物并抑制其活性,同时促进活化蛋白 C 的形成。组织因子途径抑制物组织因子途径抑制剂(TFPI)可以直接抑制 FXa,并且是 TF/FⅦ复合物的主要抑制剂。因此,理论上,应用TFPI 将是 DIC 中抑制凝血系统不可控活化的最好方法。

5. 出血并发症的支持性治疗　患者在需要侵入性手术和(或)出血并发症的风险特别高的情况下,建议行血小板和(或)凝血因子替代治疗。因此,不应仅根据实验室异常结果就开始替代治疗。血小板浓缩液根据专家的共识,对于有大出血或高出血风险的DIC 患者,建议给予浓缩血小板的阈值为 $50\times10^9/L$。对于产科相关 DIC 并发产后出血,将血小板浓度保持在 $50\times10^9/L$ 以上尤为重要。对于 DIC 轻微出血或无出血的患者以及癌症患者,浓缩血小板的阈值为 $20\times10^9/L$。凝血因子根据专家共识,在严重出血和 APTT 和(或)PT 超过正常值 1.5 倍的患者中,建议用凝血因子替代治疗。凝血因子替代治疗的首选是新鲜冷冻血浆,初始剂量为 $15\sim30$ ml/kg。

维生素 K 是纠正维生素 K 依赖性凝血因子缺乏的有效替代方法,但其实质性作用的起效需要等待超过 6 h。如果明确缺乏纤维蛋白原,则可应用纤维蛋白原浓缩物和冷沉淀作为纤维蛋白原的替代治疗。对出血患者,目标是使纤维蛋白原的水平保持在 1.5g/L(≈4.41 mol/L)以上,而伴有产后出血的妇女则建议更高的水平(2.0 g/L 以上)。每千克体重服用 30 mg 纤维蛋白原浓缩物后,每千克体重增加 1 g/L(≈2.91 mol/L)。对于冷沉淀,建议使用两袋以增加纤维蛋白原水平。

不同于其他病因引起的出血(如使用抗凝剂),DIC 在纠正了诱因后不会马上恢复正常。DIC 的恢复通常需要满足以下条件:合成凝血因子,其产生速率不同;抗凝因子和纤维蛋白降解产物从循环中清除,取决于肝脏功能;骨髓产生的新的血小板,可能需要数天。DIC 相关的实验室异常结果通常在诱因被移除或者终止后的数天内开始改善。如果肝脏严重损伤,这些异常结果的恢复可能需要更长时间,因为肝脏是凝血因子合成和清除的主要部位。肾衰竭通常不影响 DIC 的恢复,除非存在肝肾综合征,或者肾脏是血栓形成的主要部位。

十、预后

DIC 的死亡率高度取决于凝血损害的严重程度以及基础疾病的可治疗性。在脓毒性休克开始时抗凝血酶水平的显著下降可能是不良预后的敏感指标,可能是由于其能导致促凝状态持续存在。据报道,严重脓毒症、创伤或烧伤患者的病死率为 40%～80%。死亡的风险因素包括年龄增加、器官功能障碍的严重程度和止血异常。然而,尚不清楚脓毒症和创伤的不良结局是 DIC 所致的还是全身炎症反应的后果。

弥散性血管内凝血对发病率和死亡率的影响取决于潜在的临床状况和凝血障碍的强度。显然,弥漫性和持续性出血患者或出血高危患者(如手术后康复的患者)血小板和凝血因子缺乏的严重性是不争的。此外,一些证据表明弥散性血管内凝血增加了器官衰竭和死亡的风险。首先,组织学研究表明,弥散性血管内凝血患者的器官血管系统中纤维蛋白沉积与缺血和坏死的迹象有关。其次,动物实验性弥散性血管内凝血的改善降低了器官衰竭的风险,在某些情况下,还降低了死亡的风险。在大量的临床研究中,弥散性血管内凝血的发生似乎与不良预后有关,是死亡率的独立预测因子。前瞻性临床研究表明,脓毒症或严重创伤患者发生弥散性血管内凝血,死亡风险增加 1 倍。尽管弥散性血管内凝血与死亡风险之间存在明显的相关性,仍不确定血管内纤维蛋白或凝血蛋白酶在多大程度上是决定临床进程的关键因素,而不仅仅是更严重的全身炎症反应的后果。

(祝禾辰)

参考文献

[1] 北京协和医院. 急诊科诊疗常规[M]. 2 版:北京:人民卫生出版社,2012.

[2] 刘伟国,杨小锋. 神经损伤的基础与临床[M]. 杭州:浙江大学出版社,2008.

[3] 邱海波,于凯江. 重症医学基础教程——临床病例解析和基本技能规范[M]. 北京:科学技术文献出版社,2017.

[4] 何振扬. 重症医学科管理制度与诊疗常规[M]. 海口:海南出版社,2009.

[5] 陈士信. 重症监护与急诊急救[M]. 长春:吉林科学技术出版社,2016.

[6] 钱义明,熊旭东. 实用急救医学[M]. 上海:上海科学技术出版社,2018.

[7] ADAM S S, KEY N S, GREENBERG C S. D-dimer antigen:current concepts and future prospects [J]. Blood,2009,113(13):2878 - 2887.

[8] CESARMAN-MAUS G, HAJJAR K A. Molecular mechanisms of fibrinolysis

[J]. Brit J Haematol. 2005,129(3):307 - 321.

[9] GOLDENBERG N A, MANCO-JOHNSON M J. Protein C deficiency [J]. Haemophilia, 2008,14(6):1214 - 1221.

[10] LEVI M, CATE H T. Disseminated intravascular coagulation [J]. New Engl J Med, 1999,341(8):586 - 592.

[11] OSBORN C P M, SCHMIDT A H. Management of acute compartment syndrome [J]. J Am Acad Orthop Surg, 2020,28(3):e108 - 114.

[12] SQUIZZATO A, HUNT B J, KINASEWITZ G T, et al. Supportive management strategies for disseminated intravascular coagulation. an international consensus [J]. J Thromb Haemost, 2016,115(5):896 - 904.

[13] VON KEUDELL A G, WEAVER M J, APPLETON P T, et al. Diagnosis and treatment of acute extremity compartment syndrome [J]. Lancet, 2015, 386 (10000):1299 -1310.

第十章 妇产和儿科

第一节 妊娠期高血压疾病

妊娠期高血压疾病（hypertensive disorders of pregnancy）是妊娠期特有的一类疾病，包括妊娠期高血压（gestational hypertension）、子痫前期（preeclampsia）、子痫（eclampsia）、慢性高血压合并妊娠（chronic hypertension complicating pregnancy）和慢性高血压并发子痫前期（chronic hypertension with superimposed preeclampsia）。有报道显示我国妊娠期高血压疾病的发病率为 6%～8%，其中妊娠期高血压发病率约为 3.3%，子痫前期的发病率约为 4.5%。该组疾病以高血压和蛋白尿为主要特征，并伴有全身多脏器的损害，严重者可出现子痫发作、脑血管意外、心衰和胎盘早剥等，严重影响母婴健康，是孕产妇和围产儿死亡的主要原因。

一、发病机制

（一）风险因素

子痫前期的相关危险因素详见下表 10-1。其中，子痫前期既往史、慢性高血压、糖尿病、多胎妊娠、慢性肾脏疾病、某些自身免疫性疾病如抗磷脂综合征和系统性红斑狼疮等是子痫前期风险度最高的危险因素。

表 10-1 子痫前期发病的相关危险因素

类 别	风 险 因 素
病史及家族遗传史	既往子痫前期史、子痫前期家族史（母亲或姐妹）、高血压家族史等
一般情况	年龄≥35 岁、体重指数（BMI）≥28 kg/m²
有内科疾病或隐匿存在（潜在）的基础病理因素	高血压病、肾脏疾病、糖尿病或自身免疫性疾病如系统性红斑狼疮、抗磷脂综合征等，存在高血压危险因素如阻塞性睡眠呼吸暂停
本次妊娠的情况	初次妊娠、妊娠间隔时间≥10 年、收缩压≥130 mmHg 或舒张压≥80 mmHg（首次产前检查、妊娠早期或任何时期检查时）、妊娠早期尿蛋白定量≥0.3 g/24 h 或持续存在随机尿蛋白≥（2+）、多胎妊娠
本次妊娠的产前检查情况	无规律产前检查、社会经济状况较差

其中,孕妇潜在的基础内科疾病包括高血压病、肾脏疾病、糖尿病及自身免疫性疾病。既往子痫前期史和多胎妊娠为高度风险因素,肥胖、高龄和子痫前期家族史是中度风险,低度风险是指经历过成功妊娠且无并发症者,风险人群的孕前检查和产前检查非常重要。

(二) 病因

妊娠期高血压疾病的发生机制尚未完全阐明,环境、免疫、营养、遗传学因素均可在子痫前期发病过程中发挥作用。目前,较为公认的是子痫前期发病机制的"两阶段学说":第 1 阶段,孕早期由于免疫、遗传、内皮细胞功能紊乱等因素导致子宫螺旋小动脉生理性血管重铸障碍,滋养细胞侵袭力减弱,导致胎盘浅着床和胎盘灌注不足。第 2 阶段,孕中晚期缺血缺氧的胎盘局部氧化应激反应,释放大量炎症因子,诱发内皮细胞损伤,形成炎症级联效应和过度炎症反应的发生,导致子痫前期的临床症状。

1. 滋养细胞侵袭异常　正常妊娠时,绒毛外滋养细胞(extravillous trophoblast,EVT)侵袭子宫内膜直至子宫肌层的内 1/3 处,进入子宫螺旋动脉管腔并逐渐替代血管内皮细胞和平滑肌细胞,称为"血管重铸"。充分的子宫螺旋动脉重铸使血管管径扩大,动脉由高阻力低容量血管转变为低阻力高容量血管,增加胎盘的血流量以满足胎儿生长的需要。妊娠期高血压疾病患者的 EVT 侵袭过浅,仅达蜕膜部分的螺旋动脉,称为"胎盘浅着床",子宫螺旋动脉重铸不足使其管径为正常妊娠的 1/2,血管阻力增大,胎盘灌注减少。

2. 免疫学因素　胎儿及胎盘含有父系来源的抗原成分,母体免疫系统对其充分的免疫耐受是正常妊娠的关键,需要母胎界面上的母体免疫细胞对胎盘滋养细胞呈低反应性。母胎界面的免疫耐受不良包括 T 细胞比例失衡、NK 细胞杀伤作用以及补体激活等免疫过程均参与了妊娠期高血压疾病的发生。

3. 血管内皮细胞受损　血管内皮细胞损伤是子痫前期的基本病理变化。促血管生成因子如血管内皮生长因子(vascular endothelial growth factor,VEGF)、胎盘生长因子(PlGF)和抗血管生成因子(sFlt-1)之间的平衡异常导致子痫前期的血管内皮功能障碍。可溶性内皮因子(soluble endoglin,sEng)等作为 sFlt-1 的协同因子发挥作用。神经激素系统失衡,包括交感神经系统、肾素血管紧张素醛固酮系统(RAAS)和内皮素的激活,通过影响血管舒张和收缩功能,影响各器官的血流灌注,引起子痫前期的临床症状。

4. 营养因素　多种营养缺乏如低蛋白血症,钙、镁、锌及硒的缺乏等,与子痫前期的发生发展有关,其发生机制尚不完全明确。目前认为肠道菌群及其代谢产物可能在其中发挥着重要作用,其代谢产物如短链脂肪酸、支链氨基酸(branched-chain amino acid,BCAA)等可能通过氧化应激或者免疫失调,进一步导致子痫前期的相关临床症状。

5. 遗传因素　子痫前期的家族多发性提示遗传因素的作用。研究发现,13 号染色体携带有 *sFlt-1* 和 *Flt-1* 基因,携带该染色体拷贝数增加的胎儿(如 13 三体)与该染色体正常者相比,子痫前期的风险增加。

（三）病理生理改变

基本病理生理改变是全身小动脉痉挛、内皮细胞功能障碍、全身各系统靶器官血流灌注减少而造成功能损害，出现不同的临床征象。

1. 脑　脑血管痉挛、通透性增加，可造成脑组织缺血、水肿、点状或片状出血，轻度患者可出现头痛、恶心呕吐等，严重者可发生视力下降、视物模糊、视野缺损，脑梗死和脑出血。

2. 肾脏　肾小动脉痉挛及病理性血管病性微血栓形成，肾小球内皮增生引起肾小球滤过率下降，肾脏血流灌注减少，严重者可出现肾小球皮质梗死，肾功能严重受损，导致少尿或肾衰竭。

3. 心血管　外周血管痉挛，阻力增加，血压升高，可致心脏后负荷增加，心血管系统处于低排高阻状态，血管内皮的损伤及通透性增加，可致心肌缺血、间质水肿、心肌点状出血或坏死，严重时出现心衰。

4. 肝　肝小动脉的痉挛导致肝细胞缺血并发生不同程度的坏死，重度子痫前期孕妇可出现肝包膜下血肿形成，包膜下出血，甚至肝破裂等严重并发症。

5. 血液系统　全身小动脉痉挛、血管内皮细胞损伤、血管壁通透性增加、血液浓缩、循环血量相对不足可激活外源性及内源性的凝血机制，表现为血小板减少、凝血因子缺乏或变异所致的高凝状态，严重者可导致 DIC。

6. 胎盘　绒毛的浅着床及血管痉挛导致胎盘灌注下降、子宫螺旋动脉管腔狭窄、微血栓形成及胎盘梗死，导致胎盘功能下降，出现胎儿生长受限、胎儿窘迫，底蜕膜血管破裂可致胎盘早剥。

二、妊娠期高血压疾病的分类和临床表现

妊娠期高血压疾病分为妊娠期高血压、子痫前期、子痫、妊娠合并慢性高血压及慢性高血压并发子痫前期。

（一）妊娠期高血压

妊娠期高血压是指妊娠 20 周后首次出现的高血压[收缩压≥140 mmHg 和（或）舒张压≥90 mmHg]并于产后 12 周内恢复正常，尿蛋白检测阴性，少数患者可伴有上腹部不适或血小板减少。当收缩压≥160 mmHg 和（或）舒张压≥110 mmHg 时为重度妊娠期高血压，妊娠风险明显增加，临床处理原则与重度子痫前期相同。

妊娠期高血压是暂时性诊断，其可能进展为子痫前期，也可能因产后 12 周血压仍未恢复而诊断为慢性高血压，所以妊娠期高血压在产后 12 周以后才能确立诊断。

（二）子痫前期

子痫前期是指妊娠 20 周后出现高血压[收缩压≥140 mmHg 和（或）舒张压≥90 mmHg]，伴有下列任意 1 项：①尿蛋白定量≥0.3 g/24 h；②尿蛋白/肌酐比值≥0.3；③随机尿蛋白≥（＋）（无条件进行蛋白定量时的检查方法）；④无蛋白尿但伴有以下任何 1 种器官或系统受累——心、肺、肝及肾等重要器官，血液系统、消化系统、神经系统的异常改变，胎盘-胎儿受到累及等。子痫前期也可发生在产后，评估需要持续至产后 12

周,以确立最终诊断。

ACOG 指南认为无蛋白尿但出现高血压同时伴有以下表现,仍可诊断为子痫前期:①血小板减少(血小板计数<100×10⁹/L);②肝功能损害并排除其他肝脏疾病(血清转氨酶水平为正常参考值 2 倍以上);③肾功能损害并排除其他肾脏疾病(血肌酐升高大于 1.1 mg/dL 或为正常参考值 2 倍以上);④肺水肿;⑤新出现的中枢神经系统异常表现包括头痛和视觉功能障碍等。

美国妇产科医师学会(American College of Obstetricians and Gynecology,ACOG)发布的指南建议将子痫前期分为无严重表现的子痫前期(preeclampsia without severe features)和伴有严重表现的子痫前期(preeclampsia with severe features),替代以往的轻度及重度子痫前期诊断。因为轻度子痫前期可能只是暂时性诊断,随着妊娠的继续有可能进展为重度子痫前期。

伴有以下表现者可诊断为伴有严重表现的子痫前期:

(1) 收缩压≥160 mmHg 和(或)舒张压≥110 mmHg,2 次间隔至少 4 h(除非在此之前开始降压治疗)。

(2) 血小板计数减少(血小板计数<100×10⁹/L)。

(3) 排除其他病因的肝功能受损:转氨酶浓度异常升高(超过正常上限两倍)或药物治疗无效的持续右上腹疼痛。

(4) 排除其他肾脏疾病后的肾功能不全[血清肌酐浓度超过 97 μmol/L(1.1 mg/dl)]或血清肌酐浓度超过参考值 2 倍。

(5) 肺水肿。

(6) 药物治疗无效的新发头痛且排除其他病因。

(7) 视觉障碍。

尿蛋白定量和胎儿生长受限也不再作为子痫前期严重表现的诊断标准,因为大量蛋白尿与妊娠结局的相关性较差,而胎儿生长受限病因复杂,且无论是否诊断为子痫前期,胎儿生长受限的临床处理是类似的。

(三) 子痫

子痫是指在子痫前期基础上可发生不能用其他原因解释的强直性抽搐,可以发生在产前、产时或产后,也可以发生在无临床子痫前期表现时。59%的子痫发生在妊娠晚期或临产前,称为产前子痫;20%发生于分娩过程,称为产时子痫;21%发生于产后,称为产后子痫,其中 90%发生在产后 1 周内。78%~83%的子痫患者会有前驱症状,如持续性枕部或前额的头痛、视物模糊、畏光、精神状态改变等。子痫典型发作过程分为 4 个阶段:①前驱期,表现为眼球固定,瞳孔放大,口角及面部肌颤动,约数秒钟;②强直期,瞬即头扭向一侧,眼睛突出,两臂屈曲,两手紧握,双腿内旋,全身处于强直状态,约半分钟左右;③阵挛期,全身肌肉强烈抽动,牙关紧闭,抽搐时呼吸暂停,面色青紫,口吐白沫,持续约 1 min;④昏迷期,抽搐强度减弱,全身肌松弛,随即深长吸气,发出鼾声而恢复呼吸,面色改善,处于昏迷状态,可伴有大小便失禁,然后逐渐清醒,常遗留头痛等症状。一般不伴有局灶性神经功能缺损。

（四）妊娠合并慢性高血压

妊娠合并慢性高血压是指妊娠前或妊娠 20 周前发现高血压[收缩压≥140 mmHg 和（或）舒张压≥90 mmHg]，妊娠期无明显加重；或妊娠 20 周后首次诊断高血压并持续到产后 12 周后。慢性高血压合并妊娠有可能发展为子痫前期或子痫。

（五）慢性高血压并发子痫前期

慢性高血压并发子痫前期是指慢性高血压孕妇，妊娠 20 周以前无尿蛋白，妊娠 20 周后出现尿蛋白≥0.3 g/24 h 或随机尿蛋白≥（2＋）；或孕 20 周前虽有蛋白尿，孕 20 周后尿蛋白定量明显增加；或出现血压进一步升高等上述子痫前期的任何一项表现。慢性高血压并发重度子痫前期的靶器官受累的临床表现时，临床上均应按重度子痫前期处理。

三、诊断及鉴别诊断

根据病史、临床表现、体征及辅助检查即可作出诊断，同时应注意有无并发症及凝血机制障碍。

（一）病史

了解妊娠前有无高血压、肾病、糖尿病及自身免疫性疾病等病史或表现，有无妊娠期高血压疾病史或家族史；了解此次妊娠后高血压、蛋白尿等症状出现的时间和严重程度。

（二）高血压的诊断

高血压是指收缩压≥140 mmHg 和（或）舒张压≥90 mmHg，对首次发现血压升高者，应间隔 4 h 或以上复测血压，如两次测量均为收缩压≥140 mmHg 和（或）舒张压≥90 mmHg，则诊断为高血压。对严重高血压孕妇[收缩压≥160 mmHg 和（或）舒张压≥110 mmHg]，间隔数分钟重复测定后即可以诊断。对于"白大衣高血压"、隐匿性高血压及短暂性或一过性高血压等各种表现形式的高血压，都需要进行动态监测、评估及管理。若血压低于 140/90 mmHg，但较基础血压升高 30/15 mmHg 时，虽不作为诊断依据却需要密切随访，还要注意血压升高幅度的变化。

（三）蛋白尿的检测和诊断

蛋白尿的诊断标准：随机中段尿检测尿蛋白≥（2＋）；或 24 h 尿蛋白定量≥0.3 g/24 h；或尿蛋白/肌酐比值≥0.3。2019 年，ACOG 指南中将随机尿蛋白定量≥2＋作为蛋白尿的诊断标准。因为尿蛋白 1＋的患者中有 71％的 24 h 尿蛋白定量＜300 mg，即便是随机尿蛋白定量 3＋，也有 7％患者 24 h 尿蛋白未达诊断标准。

（四）辅助检查

妊娠期高血压疾病孕妇应完善以下检查，必要时定期复查：尿液检查（尿比重、尿常规）、血液检查（全血细胞计数、血红蛋白含量、血细胞比容、血黏度）、凝血功能检查、肝功能、肾功能、电解质、心电图、心脏超声、肝脏超声、B 超查胸腹水、眼底检查、胎心监护及产科超声检查（包括胎儿生长测量和脐动脉多普勒血流检测），必要时行胸片检查有无肺水肿，头颅 CT 或 MRI 检查了解有无颅内出血、脑水肿及可逆性后部脑病综合征等，自身免疫抗体检查以排除合并自身免疫系统疾。

（五）鉴别诊断

1. **妊娠期高血压、子痫前期**　应当与慢性肾炎合并妊娠鉴别慢性肾炎合并妊娠者常常有既往肾炎病史,孕前即有蛋白尿,重者可发现管型及肾功能损害,产后肾功能损害和蛋白尿依然存在。隐匿性肾炎较难鉴别,需仔细询问有关病史,如果年轻孕妇在中期妊娠时即发现有持续性蛋白尿,应进一步做肾小球及肾小管功能检查,同时需要排除自身免疫性疾病,必要时需评估至产后以明确诊断。

2. **子痫**　需要与下列疾病鉴别：①脑血管疾病,包括颅内出血、蛛网膜下腔出血(动脉瘤破裂或畸形)、动脉栓塞或血栓形成、脑静脉血栓形成,颅内占位性病变(良性、肿瘤、原发、转移性)、后部可逆性脑病综合征、颅脑创伤及颅内感染等；②代谢性疾病引起的抽搐,包括低血糖、糖尿病高渗性昏迷和低钙血症等。需要行脑部影像学检查如 CT 及 MRI、腰椎穿刺等,必要时需要脑外科、神经内科、内分泌科等多学科联合诊治。

四、治疗

妊娠期高血压疾病治疗的目的是预防子痫发生、降低母胎围产期严重并发症的发生。治疗时需综合考虑孕周和疾病的严重程度,终止妊娠是最有效的治疗措施。治疗基本原则是正确评估母胎情况；休息镇静,积极降压,预防子痫发作,有指征地纠正低蛋白血症和利尿,密切监测母胎情况,预防和及时治疗严重并发症,适时终止妊娠,做好产后管理和随访。

（一）评估和监测

（1）基本监测。注意头痛、眼花、胸闷、上腹部不适或疼痛等症状,监测血压、体重、浮肿、尿量变化,注意胎动胎心改变。

（2）孕妇的检查。包括眼底、血常规、凝血功能、肝肾功能、尿蛋白定量、电解质等,随访胸腹水。

（3）胎儿的检查。包括胎心监护、超声监测胎儿生长情况、羊水量,如可疑胎儿宫内生长受限,应检测脐动脉和大脑中动脉的血流多普勒。

（4）根据病情决定检查的频度,便于及时掌握病情变化,必要时每周 1 次或每周 2～3 次。

（二）一般治疗

1. **治疗地点**　重度妊娠期高血压、重度子痫前期及子痫孕妇均应住院监测和治疗,妊娠期高血压和子痫前期不伴重度表现的孕妇评估后病情平稳可以门诊随访。

2. **休息和饮食**　注意休息,保证充足的睡眠,以左侧卧位为宜,保证摄入足量的蛋白质和热量,适度限制食盐的摄入。

（三）降压治疗

对于收缩压≥160 mmHg 和(或)舒张压≥110 mmHg 的高血压孕妇必须进行降压治疗；收缩压≥140 mmHg 和(或)舒张压≥90 mmHg 的高血压患者可考虑降压治疗。

1. **目标血压**　孕妇未并发器官功能损伤,收缩压控制在 130～155 mmHg,舒张压控制在 80～105 mmHg；并发器官功能损伤者,收缩压应控制在 130～139 mmHg,舒张压应控制在 80～89 mmHg。血压不可低于 130/80 mmHg,以保证子宫-胎盘血流灌注。降压过程力求平稳,血压不可波动过大。在出现严重高血压,或发生器官损害如急性左心室功能衰竭时,需要紧急降压到目标血压范围,以平均动脉压(MAP)的 10%～25% 为宜,在 24～48 h 内达到稳定。

2. 降压药物选择的原则　对胎儿无不良影响,不影响心输出量、肾血浆流量及子宫胎盘灌注量,不致血压急剧下降或下降过低。孕期一般不使用利尿剂降压,以防血液浓缩、有效循环血量减少和高凝倾向。孕期禁止使用血管紧张素转换酶抑制剂(ACEI)和血管紧张素 Ⅱ 受体拮抗剂(ARB)。

(1) 拉贝洛尔(labetalol)。为一线用药,用法为 50～150 mg 口服,3～4 次/d,最大量 2 400 mg/d。静脉注射:初始剂量 20 mg,10 min 后未有效降压则剂量加倍,最大单次剂量 80 mg,直到血压被控制,每日最大总剂量 220 mg。静脉滴注使用方法:50～100 mg 加入 5% 葡萄糖溶液 250～500 ml,根据血压调整滴速,血压稳定后改口服。

(2) 硝苯地平(nifedipine)。为一线用药,尤其是紧急未建立静脉通路时,降压作用迅速,目前禁止舌下含化,以免出现血压的快速下降。用法:5～10 mg 口服,每日 3～4 次,24 h 总量不超过 60 mg。缓释片 20～30 mg 口服,1～2 次/日。

(3) 尼卡地平(nicardipine)。用法为口服初始剂量 20～40 mg,3 次/日。静脉滴注:每小时 1 mg 为起始剂量,根据血压变化每 10 min 调整用量。高血压急症时从每分钟 0.5 μg/kg 开始静脉给药,将血压降到目标值后,根据血压变化调节滴注速度。

(4) 酚妥拉明(phentolamine)。静脉滴注:10～20 mg 加于 5% 葡萄糖溶液 100～200 ml,以 10 μg/min 的速度开始,根据降压效果调整滴注剂量。

(5) 硝酸甘油(nitroglycerin)。主要用于合并急性心功能衰竭和急性冠状动脉综合征时的高血压急症的降压治疗。起始剂量 5～10 μg/min 静脉滴注,每 5～10 min 增加滴速至维持剂量 20～50 μg/min。

3. 高血压急症的处理　急性发作的重度高血压[收缩压≥160 mmHg 和(或)舒张压≥110 mmHg]持续时间≥15 min 诊断为高血压急症(hypertensive emergency),常常伴有多个重要器官功能损伤,包括子痫前期或子痫的孕妇。妊娠期及产后高血压急症的一线治疗方案是静脉使用拉贝洛尔或肼屈嗪。在无法立即使用静脉药物时,口服短效硝苯地平也是可选择的治疗方案。

(1) 拉贝洛尔用法。①静脉给药 20 mg、持续 2 min;②若 10 min 后收缩压或舒张压未降至阈值下,再次 40 mg 静推、持续 2 min;③若 10 min 后收缩压或舒张压未降至阈值下,再次 80 mg 静推、持续 2 min;④若 10 min 后收缩压或舒张压未降至阈值下,静推肼屈嗪 10 mg、持续 2 min;⑤若 20 min 后收缩压或舒张压仍未降至阈值下,则需要包括产科、麻醉、ICU 及心血管等的多学科联合诊治,决定进一步用药。

(2) 硝苯地平用法。①10 mg 口服;②若 20 min 后收缩压或舒张压未降至阈值下,继续 20 mg 口服;③若 20 min 后收缩压或舒张压仍未降至阈值下,再次 20 mg 口服;④若 20 min 后收缩压或舒张压未降至阈值下,拉贝洛尔 40 mg 静推、持续 2 min,同时开展多学科联合诊治决定进一步治疗方案。硝苯地平与硫酸镁均为钙离子拮抗剂,若与硫酸镁联用,需严密监测孕妇生命体征,注意心率血压变化。

(四) 硫酸镁防治子痫

硫酸镁(magnesium sulfate)是治疗子痫和预防子痫的一线药物。对于不伴有严重表现的子痫前期患者是否应当应用硫酸镁仍存在争议。

1. 作用机制 ①抑制运动神经末梢释放乙酰胆碱,阻断神经肌肉接头间的信息传导,使骨骼肌松弛;②刺激血管内皮细胞合成前列环素,抑制内皮素合成,降低机体对血管紧张素Ⅱ的反应,缓解血管痉挛状态;③阻断脑组织内谷氨酸通道阻止钙离子内流,解除血管痉挛、减少血管内皮损伤;④提高孕妇和胎儿血红蛋白的亲和力,改善氧代谢。

2. 用药指征 ①控制子痫抽搐及预防再次抽搐;②预防重度子痫前期进展为子痫;③子痫前期临产后用药,目的是预防产时和产后子痫。

3. 用药方案 目前研究显示使用持续亚治疗水平的镁离子浓度也能够显著降低子痫或复发性子痫的发生率,而且产前镁离子水平达到稳定的速度比产后要慢。常用方案为负荷剂量4～5g,继而1～2g/h静脉滴注维持。若难以建立静脉通路或为了保证充足的休息,也可通过肌肉注射给药,初始10g为负荷剂量(每个臀部5g),随后每4h肌注5g。药物与1ml 2%利多卡因溶液混合以缓解肌注引起的疼痛。子痫复发时可以追加静脉负荷剂量用药2～4g,静脉推注2～3min,24h的硫酸镁总量25～30g。剖宫产者术中或术前应用硫酸镁并持续至产后24～48h,在重度子痫前期的期待治疗中,可间歇性应用。

4. 毒性反应 正常孕妇血清镁离子浓度为0.75～1mmol/L,治疗有效浓度为2.5～3.5mmol/L,若血清镁离子浓度超过3.5mmol/L即可发生镁中毒。毒性与血清镁浓度相关:浓度为3.5～5.0mmol/L时发生腱反射消失;浓度为5.0～6.5mmol/L时发生呼吸麻痹;浓度大于>7.5mmol/L时心脏传导发生变化;浓度大于>12.5mmol/L时发生心跳骤停。

5. 注意事项 用药前及用药过程中应定时检查膝反射是否减弱或消失;呼吸不少于16次/分;尿量每小时不少于25ml或每24h不少于600ml;硫酸镁治疗时需备10%葡萄糖酸钙,一旦出现中毒反应,立即停用硫酸镁并缓慢(5～10min)静脉注射10%葡萄糖酸钙10ml。如孕妇同时合并肾功能障碍、心功能受损或心肌病、重症肌无力等,或体重较轻者,用药期间可监测血清镁离子浓度,根据血清镁离子浓度调整用量及给药速度。

(五) 镇静

适当镇静可消除患者的焦虑和精神紧张,改善睡眠、预防子痫发作。如果存在硫酸镁应用禁忌证或者硫酸镁治疗效果不佳,可以使用镇静药物预防并控制子痫,比如地西泮或者苯巴比妥钠等。

(六) 利尿药物

不主张常规使用利尿剂,仅当孕妇出现全身性水肿、肺水肿、脑水肿、肾功能不全、急性心功能衰竭时,可酌情使用呋塞米等快速利尿剂。

(七) 促胎肺成熟

孕周<37周并预计在1周内分娩的子痫前期孕妇,应接受糖皮质激素促胎肺成熟

治疗。用法:地塞米松 5 mg,肌内注射,每 12 h 1 次,连续 4 次;或倍他米松 12 mg,肌内注射,每天 1 次,连续 2 d。初次促胎肺成熟后又经过 2 周左右保守治疗,且分娩孕周仍 <34 周时,可以考虑再次促胎肺成熟治疗,但不应为了完成促胎肺成熟的疗程而延误子痫前期或子痫的治疗和终止妊娠的时机。

(八) 适时终止妊娠

在子痫前期孕妇经积极治疗,而母胎状况无改善或者病情持续进展的情况下,终止妊娠是唯一有效的治疗措施。

1. 终止妊娠时机

(1) 妊娠期高血压、病情未达重度的子痫前期孕妇可期待至孕 37 周以后。

(2) 子痫前期伴有严重表现的孕妇:妊娠不足 26 周孕妇经治疗病情危重者建议终止妊娠。孕 26 周至不满 28 周患者根据母胎情况及当地母儿诊治能力决定是否可以行期待治疗。孕 28 周~34 周,如病情不稳定,经积极治疗病情仍加重应终止妊娠;超过孕 34 周孕妇,一旦疾病有进展应积极终止妊娠。

(3) 子痫:控制病情后立即终止妊娠。

(4) 对已经发生胎死宫内者,可在稳定病情后尽快终止妊娠。

2. 分娩方式

(1) 阴道分娩:妊娠期高血压疾病不是绝对剖宫产指征。病情控制后,宫颈条件成熟者,行人工破膜和缩宫素静脉滴注引产。第一产程应密切观察产程进展状况,保持产妇安静和充分休息。第二产程可行会阴侧切术、胎头吸引或低位产钳助产缩短产程。第三产程应预防产后出血。产程中应加强母儿安危状况及血压监测,血压控制在<160/110 mmHg。一旦出现头痛、眼花、恶心及呕吐等症状,病情加重,立即以剖宫产结束分娩。若宫颈条件不成熟,可以先促宫颈成熟后引产。但对于重度子痫前期而言,尽量避免时间过久的引产及成功可能性较低的引产。但伴有严重表现的子痫前期随着诊断孕周的降低,阴道分娩的成功率也逐渐降低。对孕龄小于 32 周且 Bishop 评分较低的重度子痫前期/子痫患者采取剖宫产分娩更为合理。

(2) 剖宫产:适用于有产科指征者。血小板计数大于 $70×10^9$/L 且功能正常,无凝血功能障碍及未使用抗凝及抗血小板之治疗时,可以选择硬膜外麻醉或椎管内麻醉,出血及硬膜下血肿风险较低。剖宫产术中建议继续使用硫酸镁,减少产后子痫的发生概率,术中需严密监测产妇心肺功能。

3. 分娩期间的注意事项　①密切观察自觉症状;②监测血压并继续降压治疗,应将血压控制在<160/110 mmHg;注意硫酸镁的继续使用和启用;③监测胎心率的变化;④积极预防产后出血;⑤产时、产后不可应用任何麦角新碱类药物。

(九) 子痫的处理

子痫是妊娠期高血压疾病所致母儿死亡的最主要原因,应积极处理,同时注意病因治疗并做好鉴别。

子痫处理原则:控制抽搐、纠正缺氧和酸中毒、控制血压,抽搐控制后终止妊娠,避免损伤。

（1）一般紧急处理：预防患者坠地外伤、唇舌咬伤，须保持气道通畅，维持呼吸、循环功能稳定，密切观察生命体征、尿量（留置导尿管监测）等。避免声、光等一切不良刺激。

（2）控制抽搐和预防抽搐再发生：硫酸镁是治疗子痫及预防复发的首选药物。当孕妇存在硫酸镁应用禁忌证或硫酸镁治疗无效时，可考虑应用地西泮、苯巴比妥或冬眠合剂控制抽搐。

（3）控制血压和预防并发症：脑血管意外是子痫患者死亡的最常见原因。当收缩压持续≥160 mmHg、舒张压≥110 mmHg 时要积极降压以预防心脑血管并发症。对于控制高血压和抽搐发作后 10～20 min 内病情仍无好转的患者，或者有神经系统异常体征的患者，需要行头颅影像学检查，应请神经科医师进行评估。注意监测子痫之后的胎盘早剥、肺水肿等并发症。

（4）纠正缺氧和酸中毒：面罩和气囊吸氧，根据血气分析的结果，必要时给予适量 4%碳酸氢钠纠正酸中毒。

（5）适时终止妊娠：子痫控制且病情稳定后，尽快终止妊娠。子痫本身并不是剖宫产的指征，分娩方式取决于胎龄、胎儿宫内状况和宫颈条件等综合评估结果。

（十）产后处理

重度子痫前期孕妇产后应继续使用硫酸镁至少 24～48 h，预防产后子痫，警惕产后迟发型子痫前期及子痫（发生在产后 48 h 后的子痫前期及子痫）的发生。子痫前期孕妇产后 1 周内是产褥期血压高峰期，高血压、蛋白尿等症状仍可能加重，如产后血压升高≥140/90 mmHg，应继续给予降压治疗。哺乳期可继续应用产前使用的降压药物，但禁用 ACEI 和 ARB 类降压药。产后血压持续升高要评估和排查孕妇其他系统疾病的存在。产后 6 周患者血压仍未恢复正常时应于产后 12 周再次复查血压，以排除慢性高血压，必要时建议内科诊治以及调整降压药物使用。

（胡 蓉 王 昊）

▌第二节 羊 水 栓 塞

羊水栓塞（amniotic fluid embolism，AFE）是指在分娩过程中羊水及其内容物进入母体血液循环后引起的过敏样综合征。其临床特点为起病急骤、病情凶险、难以预测，可引起母儿严重并发症甚至死亡等不良结局，是极其严重的分娩期并发症。

羊水栓塞病例散发、少发，全球范围内 AFE 的发生率和死亡率存在很大差异，根据现有的文献，AFE 的发生率为（1.9～7.7）/10 万，死亡率为 19%～86%。随着近几年早期诊断技术的提高和支持疗法的快速启动，病死率已经明显下降。

一、病因及发病机制

羊水栓塞的确切发生原因目前仍不清楚，最早认为主要是母胎屏障破坏时，羊水及胎儿成分进入母体循环，引起肺血管栓塞和痉挛所致，但近几年临床研究和动物实验的证据显示,在母胎血循环中发现羊水的有形成分与羊水栓塞的发病并没有直接的联系。目前,对羊水栓塞发病机制较为普遍认可的是推测羊水及胎儿成分进入母体循环,激活母体的炎症介质,发生炎症、免疫等"瀑布样"级联反应,从而发生一系列类似全身炎症反应综合征,故建议将羊水栓塞更名为妊娠过敏样综合征(anaphylactoid syndrome of pregnancy)。

羊水栓塞的高危因素包括以下几方面。

1. 羊膜腔压力过高　临产后,特别是第二产程子宫收缩时羊膜腔内压力升高可达100～175 mmHg,或羊膜腔内压力明显超过静脉压,羊水有可能被挤入破损的微血管而进入母体血液循环。缩宫素诱发的宫缩过强目前存在争议。这种平滑肌高张是由于子宫灌注不足导致的内源性儿茶酚胺释放引起的,故而宫缩过强是结果,不是原因。

2. 血窦开放　分娩过程中各种引起宫颈、宫体损伤均可使羊水通过损伤的血管进入母体血液循环,如剖宫产、会阴切开、钳刮等手术操作,分娩过程中宫颈裂伤、子宫破裂等。另外,前置胎盘、胎盘早剥及胎盘边缘血窦破裂时羊水也可以通过破损的血管或胎盘后血窦进入母体血液循环。

3. 胎膜破裂　大部分羊水栓塞发生在胎膜破裂以后,羊水可从子宫蜕膜或宫颈管破损的小血管进入母体血循环中。

4. 其他高危因素　子痫、多胎妊娠、高龄、羊水过多及人种差异等。

二、病理生理

羊水进入母体循环后,通过多种机制引起机体的过敏反应、肺动脉高压和凝血功能异常等一系列病理生理变化,主要可分为4个方面。

1. 过敏样综合征　在分娩前后的极短时间内,胎儿抗原和羊水成分进入母体循环后可引起 I 型变态反应。在此反应中肥大细胞脱颗粒、异常的花生四烯酸代谢产物产生,包括白三烯、前列腺素、血栓素等进入母体血循环,导致过敏性休克,同时使支气管黏膜分泌亢进,导致肺的交换功能下降,反射性地引起肺血管痉挛。其中,非 IgE 介导的肥大细胞脱颗粒是这种过敏性反应的主要效应细胞,补体活化也发挥着关键作用。

2. 肺动脉高压　肺动脉高压被认为是 AFE 急性发作死亡的主要原因。羊水中有形物质可直接形成栓子阻塞肺内小动脉;还可作为促凝物质促使毛细血管内血液凝固,形成纤维蛋白及血小板微血栓机械性阻塞肺血管,引起急性肺动脉高压。同时有形物质可刺激肺组织产生和释放前列腺素 2α(PGF$_{2\alpha}$)、5-羟色胺及白三烯等血管活性物质,使肺血管反射性痉挛,加重肺动脉高压。肺动脉高压使肺血管灌注明显减少,通气和换气障碍,肺组织严重缺氧,肺毛细血管通透性增加,液体渗出,导致肺水肿、严重低氧血症和急性呼吸衰竭。肺动脉高压直接使右心负荷加重,导致急性右心衰竭,同时左心房回心血量减少,周围血循环衰竭,使血压下降产生一系列心源性休克症状,产妇可因重要脏器缺血而发生猝死。

3. 弥散性血管内凝血(DIC)　羊水栓塞另外一个显著的临床特点是凝血功能障碍,甚至有些患者没有心肺等其他系统的症状,唯一表现为凝血功能障碍,这也常常是羊水栓塞最终死亡的原因之一。羊水中含有丰富的促凝物质,进入母血后激活外源性凝血系统,在血管内形成大量微血栓(高凝期),引起休克和脏器功能损害。同时,羊水中含有纤溶激活酶,可激活纤溶系统,加上大量凝血因子被消耗,血液由高凝状态迅速转入消耗性低凝状态(低凝期),导致血液不凝及全身出血。

4. 炎症损伤　羊水栓塞的血流动力学可能涉及炎性介质系统的突然激活,引起类似于系统炎症反应综合征(SIRS),从而导致多器官损伤,以急性肾脏功能衰竭、急性肝功能衰竭和急性胃肠功能衰竭等多脏器衰竭最为常见。

三、临床表现

羊水栓塞通常起病急骤,70%发生于第一、第二产程中,11%发生在经阴道分娩后,19%发生于剖宫产术中及术后;通常在分娩过程中或产后立即发生,大多发生在胎儿娩出前2 h及胎盘娩出后30 min内,有极少发生在中期妊娠引产、羊膜腔穿刺术中或外伤时。

羊水栓塞的临床表现存在很大的异质性,典型表现为产时突发的低氧血症、低血压及凝血功能障碍三联征。

1. 前驱症状　30%～40%的羊水栓塞孕产妇会出现非特异性的前驱症状,尤其是在刚破膜不久,突然出现憋气、呛咳、呼吸急促、心慌、头晕、恶心、呕吐、焦虑、烦躁、精神状态改变及濒死感。此外,在胎儿娩出前,胎儿会因为子宫平滑肌痉高张、胎盘灌注消失而出现胎儿窘迫表现,胎心监护可显示胎心减速、胎心基线变异消失等异常,严重的胎儿心动过缓可为AFE的首发表现。

2. 呼吸循环功能衰竭和休克　孕产妇出现突发呼吸困难、发绀、血氧饱和度下降、心率加快、面色苍白、肺底部湿啰音、低血压休克、抽搐、意识丧失或昏迷。病情严重者可出现心室颤动、无脉性室性心动过速及心跳骤停。严重者发病急骤,甚至没有先兆症状,仅惊叫一声或打一次哈欠后,血压迅速下降,于数分钟内死亡。

3. 凝血功能障碍　羊水栓塞的孕产妇DIC发生率高达83%以上。部分为胎儿娩出后无原因的、即刻大量产后出血为首发表现,部分为产妇度过心肺功能衰竭和休克阶段,进入凝血功能障碍阶段,表现为大量阴道流血、血液不凝固,手术切口、针眼和静脉穿刺点渗血,全身皮肤黏膜出血,血尿甚至出现消化道大出血。产妇可因出血性休克而死亡。

4. 急性肾功能衰竭等多脏器功能损害　肾脏和中枢神经系统是羊水栓塞最常受损的器官和系统。因全身循环衰竭,肾脏血流量减少,出现肾脏微血管栓塞、肾脏缺血缺氧导致肾脏器质性损害,可表现为少尿(或无尿)和尿毒症表现。

由于被累及的器官与系统不同,羊水栓塞临床表现的三联征可按顺序出现,也可不完全出现,具有多样性和复杂性。

四、诊断和鉴别诊断

目前,尚无国际统一的羊水栓塞诊断标准和有效的实验室诊断依据。参考美国母胎医学会(Society for Maternal-Fetal Medicine,SMFM)的AFE指南,结合我国临床实践,建议诊断标准如下。

（一）诊断羊水栓塞的5项必备条件

（1）急性发生的低血压或心跳骤停。

（2）急性低氧血症：呼吸困难、发绀或呼吸停止。

（3）凝血功能障碍：有血管内凝血因子消耗或纤溶亢进的实验室证据，或临床上表现为严重的出血，但无其他可以解释的原因。

（4）上述症状发生在分娩、剖宫产术、刮宫术或是产后短时间内（多数发生在胎盘娩出后30 min内）。

（5）对于上述出现的症状和体征不能用其他疾病来解释。

（二）辅助检查

（1）血涂片查找羊水有形物质。采集下腔静脉血，镜检见到羊水有形成分支持诊断。

（2）床旁胸部X线平片检查。双肺弥散性点片状浸润影，沿肺门周围分布，伴右心扩大。

（3）床旁心电图或心脏彩色多普勒超声检查，显示右心房、右心室扩大，而左心室缩小，ST段下降。

（4）与DIC有关的实验室检查提示凝血功能障碍，如血常规、凝血功能、血栓弹力图等。

羊水栓塞是以临床表现为基本诊断依据，仅仅母血中找到胎儿或羊水成分不是诊断的必需条件。近几年，临床研究和动物实验的证据显示，在母胎血循环中发现羊水的有形成分与羊水栓塞的发病并没有直接的联系。对孕产妇行尸体解剖，其肺小动脉内见胎儿鳞状上皮或毳毛可支持羊水栓塞的诊断。

（三）鉴别诊断

羊水栓塞的诊断强调细致、全面的排他性诊断。临床上，多种疾病都可导致产时或产后短时间内急性呼吸循环障碍，需与大面积肺栓塞、急性心肌梗死、围产期心肌病、肺水肿、子痫发作、子宫破裂、胎盘早剥、过敏性休克、脑血管意外、输血反应及麻醉并发症等鉴别。特别需要与严重产后出血引起的休克、凝血功能障碍相鉴别。羊水栓塞表现为产后很快发生阴道流血且为不凝血、大量阴道流血或者与出血量不符合的血压下降或氧饱和度下降，如出现急性凝血功能障碍，特别是有低纤维蛋白原血症时，应高度怀疑羊水栓塞或胎盘早剥可能。

五、治疗

一旦怀疑羊水栓塞，应立即按羊水栓塞抢救。主要原则为高质量的心肺复苏、纠正呼吸循环衰竭、改善低氧血症、强心、抗休克、抗过敏、防治DIC及肾衰竭、预防感染，推荐多学科密切协作参与抢救处理，这对孕产妇抢救成功及改善其预后至关重要。

（一）呼吸支持治疗

1. 供氧　出现呼吸困难、发绀者，立即面罩给氧，流速为5～10 L/min，必要时行气管插管正压给氧，如症状严重应行气管切开，尽早保持良好的通气状况能改善肺泡毛细血管缺氧状态、预防及减轻肺水肿、缓解心、脑及肾等重要脏器的缺氧状态。

2. 心肺复苏 当孕产妇出现羊水栓塞相关的心跳骤停时，必须就地展开高质量心肺复苏，包括标准的基础心脏生命支持（basic cardiac life support，BCLS）和高级心脏生命支持（advanced cardiac life support，ACLS）。孕晚期由于子宫压迫、膈肌上台，对心肺功能造成不同程度的影响，未分娩的孕妇应左侧卧 30°或左推子宫以减少增大的子宫压迫下腔静脉，同时胸外按压的频率、深度均应该与普通患者相同，不能因顾忌子宫、胎儿而降低按压幅度。心脏电复律或除颤时要注意去除母体腹壁的胎儿监护探头，避免电弧损伤。

3. 循环支持治疗 根据血流动力学改变，在羊水栓塞初始治疗中使用血管活性药物以及心脏正性肌力药物，并应避免大量液体输注，避免诱发左心衰竭、肺水肿，而肺水肿是治疗后期发生严重感染、脓毒症的诱因之一。

（1）解除肺动脉高压：首选前列环素、西地那非、一氧化氮以及内皮素受体拮抗剂等特异性舒张肺血管平滑肌的药物。西地那非 20 mg/次，口服，3 次/天，通过鼻饲和（或）胃管给药。西地那非解除肺动脉高压的疗效明显优于传统盐酸罂粟碱。一氧化氮（5～40）×10^{-6} 吸入，每 6 h 需要检测高铁血红蛋白血水平。前列环素即伊前列醇（epoprostenol）10～50 ng/（kg·min）吸入，或伊洛前列素（iloprost）10～20 μg/次吸入，6～9 次/天。也可以使用盐酸罂粟碱 30～90 mg 缓慢静脉推注，日量不超过 300 mg，或者阿托品 1 mg 每 15～30 min 静脉推注 1 次，直至面色潮红、症状缓解为止，或者氨茶碱 250 mg 缓慢推注。

（2）使用去甲肾上腺素和正性肌力药物等维持血流动力学稳定：休克症状急剧而严重，或血容量已补足而血压仍不稳定者，应使用去甲肾上腺素等药物维持血压。去甲肾上腺素 0.05～3.30 μg/（kg·min），静脉泵入。多巴酚丁胺、磷酸二酯酶抑制剂（米力农）兼具强心和扩张肺动脉的作用，是治疗的首选药物。多发酚丁胺 2.5～5.0 μg/（kg·min）静脉泵入，米力农 0.25～0.75 μg/（kg·min）静脉泵入。

（3）抗过敏：尽早给予大剂量肾上腺糖皮质激素抗过敏治疗，稳定溶酶体并保护细胞。氢化可的松 500～1 000 mg/d 静脉滴注，甲泼尼龙 80～160 mg/d 静脉滴注，或低塞米松 20 mg 静脉推注，然后再予 20 mg 静脉滴注。

（4）新的循环支持策略：羊水栓塞发生后，对于血管活性药物无效的顽固性休克孕产妇，进行有创性血流动力学支持可能是有益的。在初步复苏干预无反应的情况下，可考虑体外膜肺氧合（ECMO）和主动脉内球囊反搏等策略。需要注意的是，经历心跳骤停、循环衰竭阶段，患者全身各系统脏器均处于缺血缺氧状态，为防止缺血再灌注损伤，循环恢复后应当避免血氧饱和度过高，以 94%～95% 较为理想，亚低温治疗有利于改善中枢神经损伤。

4. 处理凝血功能障碍 循环衰竭继发的凝血功能障碍，需要早期评估凝血功能，并积极处理产后出血。

（1）补充血容量：与宫缩乏力等引起的产后出血不同，羊水栓塞引起的产后出血往往伴有大量的凝血因子的消耗。因此，在补充血容量时要以补充血液尤其是凝血因子和纤维蛋白原为主。尽早按照大量输血方案(1∶1∶1)予以红细胞、血浆及血小板来补充。如果凝血功能无法纠正,需要及时输注冷沉淀、纤维蛋白原等。如有条件可使用血栓弹力图指导血液成分的输注。通常要维持血小板>$50×10^9$/L,活化部分凝血酶时间在正常范围1.5倍以内。

(2) 抗纤溶药物:纤溶亢进时,静脉输注氨甲环酸1.0 g抑制纤溶酶原不被激活,从而抑制纤维蛋白的溶解,纤维蛋白原浓度达1.5 g/L。

(3) 肝素钠:在已经发生DIC的羊水栓塞患者使用肝素要非常慎重。一般原则是"尽早使用,小剂量使用"或者是"不用"。肝素钠通常用于羊水栓塞早期高凝状态时的治疗,尤其是在发病后10 min内使用效果更佳,而实际临床中很难捕捉到羊水栓塞血液高凝状态,因此不推荐常规使用。

5. 预防肾衰竭　血容量补足后,若仍少尿应及时应用利尿剂呋塞米20～40 mg静脉注射;如用药后尿量仍不增加,表示肾功能不全或衰竭,尽早给予血液透析。

6. 预防感染　应用大剂量广谱抗生素预防感染。应注意选择对肾脏毒性小的药物,如青霉素、头孢菌素等。

7. 产科处理

(1) 羊水栓塞发生在胎儿娩出前,抢救孕妇的同时应及时终止妊娠,第一产程发生者剖宫产终止妊娠;第二产程发生者根据情况行阴道助产或剖宫产术,并密切观察子宫出血情况,子宫切除不是治疗羊水栓塞的必要措施,若发生产后出血难以控制,应及时行子宫切除术,以去除病因,并减少胎盘剥离娩开放的血窦出血,赢得抢救时机。

(2) 若孕产妇发生心跳骤停,胎儿已达妊娠23周以上,美国母胎医学会指南建议立即进行心肺复苏的同时准备紧急剖宫产术;如孕产妇发生心肺复苏4 min仍无自主心率,也考虑行濒死期紧急剖宫产术,胎儿在4 min以内娩出有存活希望。迅速分娩不仅可以抢救胎儿的生命,而且可以解除增大的子宫对下腔静脉的压迫,提高母体心肺复苏的成功率。考虑到国内手术设施条件、早产新生儿救治水平、经济承受能力以及人们传统的思想观念,在决定心跳骤停或围死亡期孕妇行濒死期剖宫产时,国内有建议将孕龄推后至26～28周。

(胡　蓉　吴　蔚)

第三节　儿童惊厥持续状态

惊厥持续状态又称癫痫持续状态(status epilepticus,SE),是儿童常见的神经系统危重症之一。文献报道国外儿童年发病率为10～38/10万,在小于1岁的婴幼儿中SE发病率更高,其30天或出院病死率为2.1%～6%。国内儿童SE协作组多中心报道其病死率为3%,且遗留不同程度神经系统后遗症。SE并不是一类疾病,而是由原发性神经系统损伤或系统性疾病累及神经系统引起的临床综合征。SE的治疗目标是迅速终止发作,因此对SE的及时识别、规范治疗可降低儿童SE的病死率并改善预后。由于婴幼儿症状性 SE 较为多见,治疗儿童 SE 潜在病因对惊厥症状的控制也尤为重要。

一、SE 定义演变及发病机制

(一) SE 定义演变

1981 年,国际抗癫痫联盟(ILAE)将 SE 定义为癫痫发作一次持续足够时间或反复发作,该期间神经功能不恢复。SE 的定义将发作时间加以明确,即持续癫痫发作或间断发作,但发作间期无意识恢复超过 30 min。由于孤立的一次全身性强直阵挛发作时间儿童通常不超过 4 min(成人通常不超过 2 min),Lowenstein 等建议缩短 SE 定义中发作时间的限定,即全身惊厥性癫痫持续状态(GCSE)发作超过 5 min 以上或 2 次/2 次以上发作,发作间期无意识恢复。不难看出,SE 定义的发作时间的缩短,其目的在于尽可能早地开始干预。2015 年,ILAE 更新 SE 定义为癫痫终止机制的失败或启动机制异常导致癫痫发作的持续(经过时间点 t_1),进而产生远期损伤的后果(经过时间点 t_2)。根据不同的发作类型及持续时间,产生神经元死亡、神经元损伤和神经网络间联络的异常。该定义从病理生理角度提出 SE 发作及持续的本质,强调了与临床诊断及预后相关的两个时间点 t_1(发作诊断时间)和 t_2(产生神经损伤时间),根据 SE 发作的不同类型规定:①强直阵挛性发作 SE,其 t_1 为 5 min,t_2 为 30 min;②伴有意识障碍的局灶性发作 t_1 为 10 min,t_2 大于 60 min;③失神发作 t_1 为 10 min,t_2 未确定。

(二) SE 发病机制

SE 特别是难治性癫痫持续状态(refractory status epilepticus,RSE)发病机制比较复杂。主要是由于终止癫痫发作机制的失败及其他病理生理因素参与导致 SE 过程持续。在细胞水平上,SE 一方面通过增强神经元突触 A 型 γ 氨基丁酸(GABA)受体的下调,使 GABA 抑制神经元兴奋性的作用降低,这就破坏了癫痫发作天然抑制机制,并在 SE 过程中对抗惊厥药物(antiepileptic drugs,AED)抵抗起到了关键作用;另一方面,兴奋性神经递质如神经元表面谷氨酰胺能受体数量的增加导致细胞环境中离子(如氯离子)浓度的变化,这也有助于癫痫发作的持续,造成神经元的兴奋性毒性损伤。此外,N-甲基-D-天冬氨酸(N-methyl-D-aspartic acid,NMDA)和 α-氨基羟甲基异唑丙酸(AMPA)受体亚单位募集于神经元突触前膜,形成补充性兴奋性受体,介导神经元进一步激化;由于持续放电损伤导致的线粒体功能衰竭;血脑屏障破坏和神经炎症反应(如促炎症反应因子、神经元自身抗体等)均可能参与 SE 及 RSE 的病理生理过程。上述因素导致神经抑制机制的破坏和兴奋性毒性作用,引起神经元损伤及凋亡。最后,研究显示 AED 治疗距癫痫开始发作的时间至关重要。如果开始治疗延迟或者用药选择不恰当,癫痫发作可以迅速自我维持,并且对癫痫发作终止的内在机制丧失反应。

二、SE 的分类及临床表现

(一) SE 临床分类

根据有无明显运动症状和意识受损程度将 SE 分为惊厥性癫痫持续状态(CSE)和非惊厥性癫痫持续状态(NCSE)。根据 SE 的严重程度,将 SE 划分为非难治性癫痫持续状态(NRSE)、难治性癫痫持续状态(RSE)和超级难治性癫痫持续状态(super refractory status epilepticus，SRSE)。RSE 是指经过规范一线和二线抗癫痫药物治疗后仍持续发作，需全身麻醉治疗，具有难治性且预后明显较差的 SE；SRSE 是指全身麻醉治疗 24 h 后发作仍未终止，或麻醉剂减停过程中复发的 SE。

（二）SE 临床表现

1. 惊厥性癫痫持续状态(CSE)　发作时以全身或者局部肌肉抽搐为主，伴意识丧失，占 SE 70%以上。常见类型：①全身惊厥性持续状态(GCSE)，表现为持续性全身性强直阵挛发作；②局灶性性惊厥性持续状态，表现为持续局灶性发作，如为半侧肢体抽搐则为半身发作持续状态；③小运动性 SE，频发的肌阵挛发作和强直性发作，导致可逆性的假性痴呆和假性共济失调状态。

2. 非惊厥性癫痫持续状态(NCSE)　发作时以意识障碍和(或)精神行为异常为主要表现，无肌肉抽搐，通常定义为持续>30 min，占 SE 20%~25%。通常可分为全面性 NCSE 和局灶性 NCSE 两类，其常见类型临床表现为：①全面性 NCSE，包括失神发作持续状态、非典型失神(小运动型)持续状态和失张力性持续状态。失神发作持续状态表现为发作性意识模糊、反应淡漠、少动或嗜睡，对强烈刺激有反应，唤醒后可用手势作答，多有明显的时间、空间及人物定向障碍，可呈频繁连续发作，持续时间可从 1 h 至数天；发作期脑电图(EEG)可见持续或非持续棘-慢波发作，为不规则 2~3 Hz 棘-慢波及多棘-慢波。非典型失神持续状态表现为意识模糊、表情呆滞、双眼凝视或斜视、流涎等；EEG 可见 0.5~2.5 Hz 棘-慢波发放。②复杂部分性持续状态，多见于年长儿，发作时可有不同程度的意识障碍，以精神症状为主，可表现为反应迟钝、思维缓慢、嗜睡及活动减少，也可表现为异常兴奋、紧张、焦虑不安、幻觉、妄想及自动症等；EEG 可有颞部局灶性痫样放电，或呈两侧电活动变慢。

三、SE 的辅助检查

CSE 根据临床症状相对容易识别，而 NCSE 通常需要借助脑电图才能明确诊断。临床病史及体格检查有助于选择适当的辅助检查。例如，癫痫发作伴随呕吐和腹泻症状，则应考虑低血糖、电解质紊乱和脱水引起惊厥可能；即使存在非特异性的上呼吸道感染，也需要考虑潜在疾病，其惊厥症状可能由代谢应激引起，例如代谢性或线粒体疾病；患者病史中存在前驱的精神症状，有运动障碍或自身免疫性疾病家族病史，提示存在急性自身免疫性疾病(如 NMDA 受体脑炎)可能。在进一步检查之前，例如行腰穿或神经影像检查之前，必须先稳定患者生命体征。SE 患者常需要采用神经系统多模态监测技术(如神经影像、经颅多普勒超声、视频脑电图及脑氧饱和度/脑组织氧分压等)全面评估神经系统功能。具体辅助检查推荐见表 10-1。SE 期间重要的辅助检查有以下几种。

（一）脑电图检查

所有新发 SE 儿童均应进行 EEG 检查，尤其是对于临床不能解释的意识改变，需要行 EEG 检查除外 NCSE。对于 RSE 抗癫痫治疗，EEG 也具有临床指导意义。如果 SE 患儿发作控制后能迅速恢复到神经系统基线水平，则可以接受常规 EEG 检查，如果精神状态异常持续存在,则推荐进行连续录像脑电图(VEEG)监测。

(二)神经影像学检查

儿童期发病的 SE,尤其是新发、局灶性 SE 或存在神经系统定位体征的 SE,需进行头颅影像学检查以辅助临床评估和癫痫发作定位。常规推荐 SE 患儿行头颅 MRI 检测,但对怀疑颅内出血的 SE 患儿推荐头颅 CT 检查。

(三)脑脊液检查

当临床怀疑为脑膜炎/脑炎或伴有发热时,尤其是在婴幼儿(<2 岁)中,应进行腰椎穿刺;对怀疑免疫性脑炎的 SE 患儿应行脑脊液免疫学检查。对怀疑颅内感染但无法明确病原体的患儿可行脑脊液宏基因组测序等检测。如果临床怀疑存在颅高压症(如存在昏迷、局灶性神经系统体征、视神经盘水肿等),腰椎穿刺应在头颅 CT 检查之后进行。

(四)血液生化检查

常规生化检查包括血糖、肝肾功能、血电解质等,若伴有发热,常要进行血常规及血炎症指标检测;若既往口服抗癫痫药物,要查抗癫痫药物血药浓度;若病史存在生长发育落后,还应查血尿串联质谱等遗传代谢相关检查;血尿毒物鉴定常用于排除中毒引起的 SE。在无明确症状性病因的 SE 患儿中,若有明确家族史 SE 患儿或伴有发育障碍,应行遗传学检测(表 10 - 2)。

表 10 - 2　国外儿童 RSE/SRSE 诊断性检查

类别	诊断性检查
常规推荐	纸片法血糖、CT/MRI、血清电解质(包括钙和镁)、持续 EEG 监测
具体临床情况	
已知癫痫患儿	抗癫痫药物血药浓度(AED)
SE 伴发热患儿(≤5 岁),考虑高热惊厥	明确发热病因的相关检查
SE 伴发热患儿(>5 岁),临床状态稳定,已止惊	明确发热原因检查,建议行增强 CT/MRI 检查
SE 伴发热,惊厥状态未控制	血常规、腰椎穿刺脑脊液病原体检查,建议增强 CT/MRI 检查
考虑非感染性脑病(免疫性/炎症性)	C-反应蛋白、血沉、风湿自身免疫抗体(ANA,anti - dsDNA,ANCA,ENA 等);血清及脑脊液自身免疫脑炎抗体(anti - NMDAR,anti - AMPA,anti - VGKC,anti - GABA 等);脑脊液寡克隆带,排除副肿瘤综合征
考虑基因综合征	按年龄,临床检查和癫痫发作表型进行基因检测,遗传基因咨询
其他	毒物鉴定、考虑药物的不良反应(化疗药物,免疫调节剂等)
考虑风湿类疾病	CRP, ESR, CMP, ANA, ANCA, ENA panel

注:ANA,抗核抗体;anti - dsDNA,抗双链 DNA 抗体;ANCA,抗中性粒细胞胞质抗体;ENA,抗可溶性抗原抗体;NMDAR,N -甲基-D -天冬氨酸受体;AMPA,α -氨基羟甲基异唑丙酸;GABA,γ 氨基丁酸。

四、诊断及鉴别诊断

SE 在不同疾病中均可以出现，CSE 临床症状诊断并不困难，在积极控制惊厥发作的同时需要对引起惊厥的病因做出鉴别并给予及时的病因治疗，SE 常见病因分类见表 10-3；引起儿童及成人 SE 病因也有所不同，不同于成人脑血管疾病为引起 SE 的主因，儿童 SE 病因以热性惊厥及感染为主（表 10-4），中枢神经系统感染比率要远高于成人。NCSE 症状多种多样，在临床工作中常被漏诊或误诊为病毒性脑炎、精神病、癔病、抑郁症、中毒等而延误治疗，因此须注意鉴别。

表 10-3 SE 病因分类

病因分类	具体病因
急性症状性	与中枢神经系统急性损伤相关（通常＜7 d）
	① 急性感染性：细菌性脑膜炎或其他急性病原体引起中枢感染
	② 急性代谢性：急性代谢紊乱、抗癫痫药物撤药
	③ 急性结构性：急性颅脑损伤、急性脑缺血缺氧等
	④ 免疫性：自身免疫性脑炎等
	⑤ 中毒性或血管性：药物或毒物中毒、急性脑血管梗死等
远期症状性	与既往脑损伤或静止性脑部病灶有关
	① 创伤后、脑炎后或脑卒中后等因素
	② 遗传性：单基因遗传病、神经皮肤综合征等
	③ 结构性：皮质发育异常、产伤、既往头颅外伤、脑瘫等
	④ 免疫性及代谢性：如慢性中枢免疫性疾病、代谢性疾病及尿毒症等
进展性病因	与进展性疾病累及脑部相关，如脑肿瘤、神经变性病、神经系统退行性疾病、进展性脑病等
明确的电临床综合征	常合并智力和精神障碍
	① Lennox-Gastaut 综合征，Landau-Kleffner 综合征，Dravet 综合征等
	② 病因不明：神经系统体征及检查均正常
	③ 热性惊厥：伴有发热的特发性 SE（除外 CNS 感染及炎症反应可诊断）

表 10-4 国外报道的成人及儿童 SE 病因比较

病因	儿童＜16 岁（%）	成人＞16 岁（%）
脑血管病变	3.3	25.2
抗癫痫药物改变	19.8	18.9
缺氧	5.3	10.7

续　表

病因	儿童<16岁（%）	成人>16岁（%）
酒精/毒品有关	2.4	12.2
代谢性疾病	8.2	8.8
发热/感染	35.7	4.6
创伤	3.5	4.6
肿瘤	0.7	4.3
神经系统感染	4.8	1.8
先天性疾病	7.0	0.8
不明原因	9.3	8.1

　　EEG 在 NCSE 的诊断与鉴别中起重要作用，有学者提出 NCSE 的诊断标准为：①持续的意识障碍或认知行为改变超过 30 min；②EEG 有持续性局灶或全面性痫样放电；③反复发作症状，而间歇期仍有意识障碍或精神错乱，伴有持续性发作后异常脑电图。目前，NCSE 尚没有完全统一的诊断标准。因此，对意识状态改变的患儿作详细检查，特别是录像脑电图（VEEG）显示与临床发作同步的 EEG 改变是确诊癫痫发作最充分、最有力的依据，也是鉴别痫性发作与非痫性发作的最好方法。

五、治疗进展

（一）治疗原则

（1）尽早识别 SE 并启动治疗流程，终止癫痫的临床发作及脑电图痫样放电。

（2）根据儿童 SE 分期，选择合适的抗癫痫药物，遵循及早、足量、必要时联合用药的原则，疗程序贯连续，强调个体化。

（3）儿童 SE 是危重症疾病之一，根据救治流程尽早开展生命支持治疗，维持脏器功能稳定，强调综合治疗包括病因治疗及并发症处理。

（4）神经功能多模态监护及评估，尽早开展神经康复治疗。

（二）SE 时间轴分期及治疗选择

　　临床为对 SE 提前识别及规范干预，通常根据 SE 起病时间轴将 SE 分为不同阶段，根据不同阶段 SE 给予相应的抗癫痫药物治疗（分为一线、二线及三线抗癫痫用药）及实验室检查及监护，形成规范诊疗流程（表 10-5）。

表 10-5　SE 的临床分期及处理

临床阶段	时间	对应 AED 药物及治疗
前驱期	发作前	—
SE 初期	0～5 min	识别及初始处理

续　表

临床阶段	时间	对应 AED 药物及治疗
早期 SE	5～30 min	一线、二线用药及检查
确定性 SE	30～60 min	二线、三线用药及生命支持
难治性 SE	60～24 h	三线药物联合,持续生命支持
超难治性 SE	＞24 h	三线药物＋挽救性治疗
发作后期	发作终止后	评估及康复

注:挽救性治疗指三线药物以外的针对 SRSE 的治疗措施。

(三) CSE 抗癫痫药物分类及原则

药物治疗的目标是终止癫痫临床及脑电的发作,根据 CSE 发作起始时间分期将 AED 分为 3 类:一线 AED(主要针对早期 SE)为苯二氮䓬类药物,常用药物包括劳拉西泮(国内尚无)、地西泮(针剂/直肠用剂型)、咪达唑仑(鼻腔/口腔黏膜剂型/肌注,静脉维持不属于一线用法)。劳拉西泮作为国外一线药物首选,国内尚无相关制剂。国内临床一线药物还包括氯硝地泮,水合氯醛作为一线辅助用药也较为广泛应用于儿童急诊。二线 AED 包括苯妥英(国内尚无)、磷苯妥英(国内尚无)、苯巴比妥针剂、丙戊酸钠针剂及左乙拉西坦针剂。循证学并未对这 4 类药物给出优先应用推荐,需根据具体临床情况决定。国外儿童 SE 中,左乙拉西坦及磷苯妥英针剂应用相对较多,而国内应用以苯巴比妥为主。三线 AED 主要为麻醉药物,均为静脉负荷后维持用药,包括咪达唑仑、丙泊酚、戊巴比妥及硫喷妥钠等,需要根据持续脑电图监护调整剂量。

结合儿童 SE 应用 AED 循证学依据,用药原则包括:①AED 治疗越早开始越能获得更高的有效率。有研究显示,在 SE 前 30 min 开始 AED 治疗的有效率为 80%,而在 2 h 以后开始治疗的患儿,药物有效率小于 40%;而每延迟 1 min 开始 SE 治疗就增加 5% 风险发展为 RSE。②AED 不仅要尽早应用,在合理时间范围内应尽快升级二线用药以终止发作,反复应用苯二氮䓬类药物会使 GABA 受体内化而导致发作持续。英国一项针对 27 名 SE 儿童研究显示,在 SE 起始 15 min 应用一线及二线 AED,药物有效率 86%,而超过 30 min 再应用二线药物有效率仅为 15%。澳大利亚针对儿童 SE 观察性研究显示,过量应用苯二氮䓬类药物而延迟二线药物使用会使 SE 儿童气管插管比例增高,影响最终预后。③对于苯二氮䓬类药物抵抗的 SE,应根据患儿的临床情况、癫痫发作类型及二线 AED 的可获得性进行选择。研究显示二线药物中磷苯妥英、左乙拉西坦及德巴金针剂终止惊厥有效率及安全性相近;儿童 SE 应用较大剂量苯巴比妥针剂较苯妥英联合地西泮针剂具有更高的有效率(86.1% $vs.$ 45.5%, $P = 0.0003$)而并不增加不良反应。④三线药物应用于 RSE,常需要应用负荷剂量使脑电达到爆发抑制状态后持续静脉维持,而不是序贯性选择多种抗惊厥药物。⑤在选择 AED 时要考虑药物起效的时间,根据具体情况选择合适的药物剂型,AED 不良反应及药物相互影响,以及药物对患儿意识及心肺功能的影响,最大化药物治疗作用而最小化不良反应。CSE 常用药物见表 10-6。

表 10-6 CSE 常用药物用法及注意事项

药物	剂量及途径	注意事项
一线药物	重复应用非特殊说明维持原剂量	—
(1) 地西泮	• 0.15~0.2 mg/kg(最大 10 mg),静推,可重复 1 次 • 0.2~0.5 mg/kg(最大 20 mg),直肠给药,可重复 1 次 • 0.25 mg/kg(最大 10 mg)(备选)	大剂量会引起呼吸抑制、低血压
(2) 咪达唑仑	• 0.2 mg/kg,5 mg for 13~40 kg;10 mg for >40 kg 单次肌注 • 0.3 mg/kg(最大 10 mg)鼻内/颊黏膜给药,可重复 1 次(备选)	—
(3) 劳拉西泮*	0.1 mg/kg(最大 4 mg),静推,可重复 1 次	—
(4) 氯硝西泮#	0.03~0.1 mg/kg(最大 2 mg),静推;速度<0.1 mg/min	—
(5) 水合氯醛#	0.5~0.8 ml/kg,鼻饲或加等量生理盐水保留灌肠	呼吸抑制和室性心律不齐
二线药物	通常单剂应用,也有报道分次或追加应用	—
(1) 左乙拉西坦	60 mg/kg(最大 4 500 mg),静脉推注(>10 min)[30 mg/(kg·dose),必要时 30 mg/(kg·dose)重复,静脉推注]	非肝肾代谢,无药物相互作用
(2) 丙戊酸钠	40 mg/kg(最大 3 000 mg),静脉推注 5 mg/(kg·min)[20 mg/(kg·dose),必要时 20 mg/(kg·dose)重复,静脉推注]	高氨血症、出血性胰腺炎、肝毒性、血小板减少;线粒体疾病及 TBI 禁用
(3) 磷苯妥英*	20 mg PE/kg(最大 1 500 mg PE),静脉推注 3PE/(kg·min)(必要时可追加 5~10 mg PE/kg,静脉推注)	低血压、缓慢性心律失常
(4) 苯妥英*	20 mg/kg,静脉推注 3 mg/(kg·min)(必要时可追加 10 mg/kg,静脉推注,最大 1 500 mg)	低血压、心律失常、组织坏死风险
(5) 苯巴比妥	15~20 mg/kg,静脉推注 1 mg/(kg·min)(必要时可追加 5~10 mg/kg,静脉推注)	低血压、呼吸抑制
三线药物	负荷后维持使用,负荷剂量至脑电爆发抑制并维持	—
(1) 咪达唑仑	• 负荷剂量:0.2~0.4 mg/(kg·次),每 5 min 可追加 1 次最大累计至 2 mg/kg • 维持剂量 0.05~2 mg/(kg·h)	低血压、呼吸抑制
(2) 丙泊酚	• 负荷剂量:1~2 mg/(kg·次),每 5 min 可追加至 EEG 呈爆发抑制(最大累计 10 mg/kg) • 维持剂量:20~200 μg/(kg·min)维持(24 h 最大 1 800 mg)	低血压、呼吸抑制、PRIS、降低颅内压;儿童线粒体肌病、高甘油三酯血症相对禁忌证
(3) 戊巴比妥	• 负荷剂量:4~5 mg/kg 静脉输注 • 维持剂量:20~80 μg/(kg·min)	低血压、呼吸抑制、麻痹性肠梗阻、心功能抑制、加重卟啉病

续 表

药物	剂量及途径	注意事项
（4）硫喷妥钠	• 负荷剂量：2～7 mg/kg 静推 • 维持剂量：10～100 μg/(kg·min)	低血压、呼吸抑制、心功能抑制
（5）氯胺酮	• 负荷剂量：0.5～3 mg/kg 静推 • 维持剂量：10～100 μg/(kg·min)	高血压、青光眼、颅高压禁用

注：TBI，创伤性脑损伤；GABA-A，γ-氨基丁酸 A 型受体；NMDA，N-甲基-D-天冬氨酸；PE，苯妥英钠等量单位；PRIS，丙泊酚输注综合征。
* 国内尚无劳拉西泮及苯妥英静脉制剂；# 国际指南未推荐，在国内仍作一线治疗药物。

（四）儿童 SE 治疗流程重要性

SE 系统化管理不规范及治疗延迟十分常见。研究显示儿童 SE 治疗过程中存在实验室检查送检延迟及遗漏，如血糖测定及低血糖处理的遗漏。另一项针对儿童 RSE 的多中心研究发现，从癫痫发作到首次用药的中位时间为 28 min，而二线用药时间为 40 min。而应用 AED 延迟及不规范是 SE 发展为 RSE 重要因素。国外一项针对 119 家医疗机构急诊科调查显示，仅 19% 单位制订了 SE 处理流程，9% 的单位制订了儿童 SE 流程。因此，非常有必要建立适合自身医疗机构特点的儿童 SE 处理流程，结合文献报道及国内情况制订 CSE 诊疗流程如图 10-1。

（五）SRSE 治疗

SRSE 可导致严重神经系统后遗症甚至死亡，但其治疗尚处于探索阶段；儿童应用于 SRSE 治疗方法大多缺乏前瞻性对照研究，其应用主要取决于临床个案资料及专家意见。SRSE 治疗目标包括：①尽早终止惊厥发作，防止初始的神经兴奋性毒性；②神经保护，阻止神经兴奋性毒性随时间进展；③随着惊厥发作的持续及麻醉治疗长期维持，注意监测及治疗系统并发症，如脑水肿、心肺功能抑制、肝肾功能损伤、骨骼肌溶解及药物不良反应等。主要治疗为麻醉药物联合应用 AED 及非麻醉治疗手段，包括，其中 SRSE 非麻醉治疗，具体见表 10-7；结合国外文献进展总结 SRSE 治疗流程见图 10-2。

（六）NCSE 的治疗

目前仍缺乏 NCSE 处理的统一流程，需进行个体化治疗方案的选择。主要处理原则：①积极寻找病因，进行病因治疗；②对于有癫痫病因的 NCSE 患儿，可临时应用一线苯二氮䓬类药物，并调整口服抗癫痫药的调整；③对于危重患儿 CSE 后的 NCSE，治疗原则同 CSE，应使用 CSE 三线药物（麻醉药），并在 EEG 监测下进行治疗；④对于缺氧后脑损伤 NCSE 患儿，尤其伴有低血压者，治疗可相对保守。持续 EEG 监测对于 NCSE 患者的治疗是必需的。

六、神经功能评估、康复治疗及预后随访

SE 发作期间，研究报道应用儿童 SE 严重程度评分对患儿预后具有指导意义，评分根据临床指标中意识状态、SE 发作类型、年龄及既往惊厥病史进行累计，评分＞3 分提

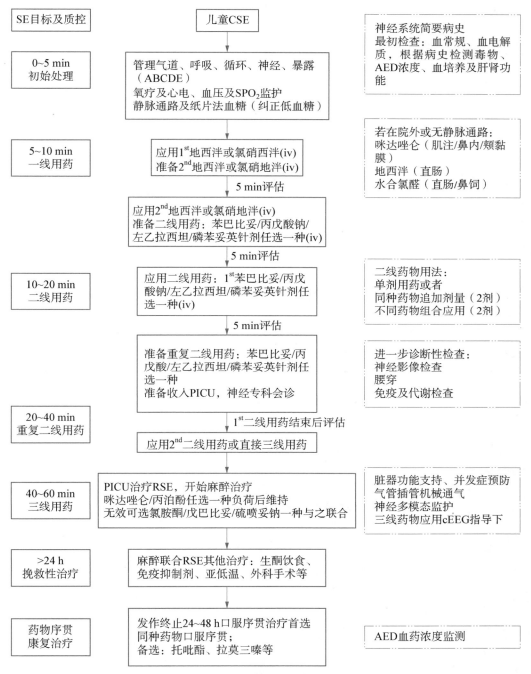

图 10 - 1　儿童 SE 诊疗流程图

注:流程目标及质控,目标是迅速终止 SE;质控指标,启动至一线 AED 应用时间、启动至二线 AED 应用时间、启动至终止 SE 时间;儿童 CSE 定义为惊厥＞5 min 或反复发作间期意识不回复;神经系统病史包括本次发作事件、既往病史、用药、发热、外伤等病史调查;1st 指第 1 剂;2nd 指第 2 剂。

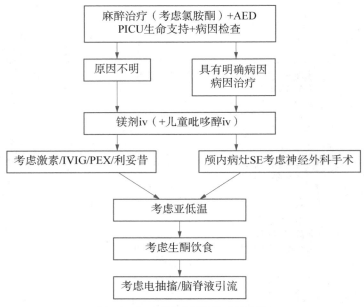

图 10-2 国外 SRSE 治疗流程图

示预后不良(灵敏度 0.93,特异度 0.81);发作期间还需要应用持续脑电监护、经颅多普勒超声、经皮脑组织氧分压监测及神经影像等技术,对神经系统进行多模态监护以及时调整治疗方案。SE 发作控制后应尽早对患儿进行可量化的神经功能、精神心理及康复评估,可用改良 Rankin 量表(mRS)、儿童智力测试量表等进行测量,以期早期干预并改善患儿预后。

表 10-7 SRSE 的非麻醉治疗

治疗	推荐剂量	禁忌证
硫酸镁	$400\mu g/(kg \cdot min)$ 输注,使血清水平增加到 3.5 mmol/L	肾功能不全
吡哆醇(维生素 B_6)	15~30 mg/kg	过敏
亚低温	控制 32~35 ℃核心温度	凝血障碍,注意免疫抑制
迷走神经刺激	0.25~1.25 mA	颈部手术史或颈迷走神经切断术
生酮饮食	1:1~4:1生酮比例	丙酮酸羧化酶和 β-氧化缺陷、丙泊酚(异丙酚)麻醉、卟啉症
泼尼松	泼尼松龙 1 mg/d,静脉应用 3 d,后 1 mg/(kg · d)	感染、严重高血压或糖尿病
免疫球蛋白	0.2~0.4 g/(kg · d)	凝血障碍、选择性 IgA 缺乏症
血浆置换	40 ml/(kg · d),血流速度为 3~5 ml/(kg · min)	颅内出血或脑疝、对血浆严重过敏

续 表

治疗	推荐剂量	禁忌证
利妥昔单抗	2×1 000 mg 静脉输注(间隔 15 d)	利妥昔单抗过敏
肌松剂(万可松)	0.1 mg/kg 静脉注射,0.8～1 mg/(kg·min)静脉维持	万可松或溴离子过敏史
电抽搐治疗	3～8 d/疗程	颅内压增高、脑血管病、心律失常、心肌缺血

七、小结

SE 是儿童时期常见的神经系统危重症之一。临床上,应结合 SE 患儿的临床表现进行针对性评估,明确病因并指导临床诊疗。对 SE 的处理各单位应结合实际医疗情况,制订儿童 SE 处理流程,AED 应用遵循争分夺秒、宁早勿晚、静脉足量、联合控制的原则,避免让 SE 发展为 RSE/SRSE;同时应早期开展神经功能评估及康复治疗,以期获得良好预后。

(陆国平　陈伟明)

第四节　儿 童 休 克

休克被定义为一种"危及生命的全身血流灌注异常,可导致氧输送和(或)氧摄取障碍,进而导致组织缺氧"。循环不稳定在儿科重症监护病房常见,约半数会导致多脏器功能不全,病死率较高。了解休克的分类和相应血流动力学特点是学习休克的基础。合理并动态监测休克患者的血流动力学表现,并以此为依据进行相应复苏治疗,做到精准化治疗、个性化治疗,是治疗成功的关键。

一、儿童休克的分类及相应血流动力学特点

(一) 低血容量性休克

低容量性休克是血管内容量损失引起的器官灌注不足的情况,通常是急性过程。其结果是心脏前负荷下降至临界水平,大循环和微循环减少,对组织代谢产生负面影响,并触发炎症反应。

在轻度或代偿性休克中,血容量损失少于 20%,血管开始收缩,血容量再分布,被转移到关键器官。中度休克时血容量损失 20%～40%,肾脏、脾脏和胰腺等器官的灌注减少。严重休克时,血容量损失超过 40%,大脑和心脏的灌注减少。

低血容量性休克分为 4 个亚型:①出血性休克,急性出血没有主要软组织损伤;②创伤性出血性休克,急性出血与软组织损伤,并释放免疫系统激活物质;③低血容量性休克,狭义上,循环血浆容量显著减少不伴急性出血;④创伤性低血容量性休克,

循环血浆容量显著减少不伴急性出血,是由于软组织损伤和免疫系统介质的释放所致。

非出血性休克主要是循环容量不足,导致血细胞比容升高以及白细胞和血小板的相互作用增加,会损害血液的流变特性,即使在患者接受休克治疗后,也可能导致持续的器官损伤("无回流现象")。出血性休克除循环容量不足之外,红细胞的大量丢失加剧了组织缺氧。伴有软组织损伤的休克还会导致急性后的炎症。在微循环水平上,白细胞-内皮细胞的相互作用和内皮膜结合的蛋白聚糖和糖胺聚糖的破坏会导致微血管功能障碍和毛细血管泄漏综合征。在细胞内水平上,代谢失衡出现,可能导致线粒体损伤,并对血管运动系统产生负面影响。

(二)分布性休克

分布性休克是由绝对的血管内容积的病理性再分布引起的一种相对低血容量状态,是常见的休克形式,主要与血管张力的调节丧失,容量在血管系统内转移和(或)血管系统的渗透性紊乱,血管内容量转移进入血管间质有关。血流动力学的最主要表现为后负荷明显降低,前负荷绝对或相对减少。分布性休克有 3 种亚型,分别是脓毒性休克、过敏性休克和神经源性休克。

1. **脓毒性休克** 脓毒性休克是严重感染导致的心血管功能障碍(包括低血压,需要血管活性药物维持或灌注受损)。病理生理学的核心是内皮功能障碍,导致血管舒张失调。血管舒张后,微循环分布和容量发生变化,以及血管通透性上升(毛细血管渗漏综合征),最终导致线粒体功能损伤和脏器功能障碍。脓毒性休克还存在心肌抑制因子,导致心肌收缩力受损。

2. **过敏性休克** 过敏反应是一种急性系统反应,通常由 IgE 依赖性的过敏反应介导,主要是由肥大细胞和它们释放的组胺发挥作用。特征是大量组胺介导的血管舒张和血管内容量分布不良,以及液体从血管内空间转移到血管外空间。

类过敏性休克是由与 IgE 介导无关的,因对物理、化学或渗透因素高敏导致的休克。介体从肥大细胞和嗜碱性粒细胞中释放出来,与任何抗原-抗体反应或预敏反应无关。典型的触发因素是 X 线造影剂。

3. **神经源性休克** 神经源性休克是指交感神经和副交感神经的心脏作用和血管平滑肌调节之间的失平衡。主要症状是深度血管舒张和相对低容量血症,而绝对血容量在病程初期保持不变。

神经源性休克的病理机制可以分为 3 类:①由于挤压(脑干创伤)、缺血(如基底动脉血栓形成)或药物的影响,心血管调节中心受到损伤;②恐惧、应激或疼痛、迷走神经反射失调等改变了延髓心血管中心的传入神经;③延髓调节中心至脊髓下行传导的中断,主要是患者的创伤由胸椎中部以上创伤(截瘫)导致。

(三)心源性休克

心源性休克是由于心肌收缩力受损而导致循环衰竭的一种急性状态,表现为心肌收缩力严重受损,前负荷增加,心肌顺应性严重受损,后负荷增加,心率异常持续升高。失代偿发生时表现为血压和(或)心输出量下降,组织灌注不足,并随着乳酸的产生开始无氧代谢。

心源性休克有 3 种不同的血流动力学改变：①肢体寒冷而潮湿，主要是心肌收缩力降低，左心室充盈压升高（收缩和舒张功能障碍）。②肢体寒冷干燥，心肌收缩力降低，左心室充盈压低（收缩功能障碍）。③肢体温暖而潮湿，心肌收缩力正常，左心室充盈压高（舒张功能障碍）。

（四）梗阻性休克

阻塞性休克是一种由大血管或心脏本身的阻塞而引起的疾病。

阻塞性休克的病理生理学可根据血管系统中阻塞物与心脏的相关位置进行分类。血管内或腔外机械性或非机械性因素减少了大血管或心腔流出的血流，使心输出量和全身氧输送减少，导致组织缺氧。常见的共同表现是心输出量和血压的急剧、大幅下降。

二、儿童各类休克的主要病因

（一）低血容量性休克

狭义的低血容量性休克是由外部或内部液体丢失和（或）摄入不足引起的，包括体温过高、消化道丢失（持续呕吐和腹泻等）、肾丢失（尿崩症、高渗性糖尿病昏迷等）、胸腔积液、腹水等以及创伤等导致的出血因素。

（二）分布性休克

1. 脓毒性休克　脓毒性休克常见病原为细菌性感染，但包括病毒在内的任何病原均可能成为感染原。特别是先天性或后天性免疫缺陷或抑制的患儿，需要警惕真菌等条件致病菌感染。

2. 过敏性休克　过敏性休克中，儿童最常见的触发因素是食品（58%）；而成年人是虫毒（55%，其中 70% 是黄蜂蜇刺和蜜蜂蜇刺），其次是药物（21%，其中主要是二氯芬酸、乙酰水杨酸和抗生素，少见 ACEI 类药物和 β 受体阻滞剂）。

3. 神经源性休克　脊髓损伤是导致神经原性休克的最常见的原因，其次是对脊椎区域的手术干预。其他病因还包括脑缺血、蛛网膜下腔出血、脑膜炎，或更罕见的如癫痫发作、格林-巴利综合征（Guillain-Barre syndrome）、自主功能障碍或脑疝。偶尔，神经源性休克可能会由应激或剧烈疼痛引发。

（三）心源性休克

导致心源性休克常见的心脏本身疾病包括原发性或继发性心肌病、急性或暴发性心肌炎、心律失常、先天性心脏病（无论是否经手术治疗）、心脏手术后，以及在特殊情况下，心内膜炎、风湿热、严重川崎病、应激性心肌病、瓣膜脐带破裂、药物或有毒物质中毒等因素。心源性休克也可由心外疾病（脓毒症引起的心肌衰竭、肺栓塞、气胸及心包填塞）引起。

（四）梗阻性休克

涉及舒张期灌注受损和心脏前负荷减少的疾病包括腔静脉压迫综合征、张力性气胸、心包填塞和高呼气末正压（PEEP）通气等。肺动脉栓塞或纵隔占位增加右室后负荷，同时肺血流梗阻也导致左心室前负荷减少。

三、休克的病理生理

血管收缩是对休克的早期补偿性反应机制。最初的血压降低抑制主动脉弓和颈动脉窦压力感受器受体的传入冲动，进而刺激了交感神经系统的兴奋。血容量的减少抑制右心房牵张感受器的传入冲动，也刺激主动脉弓和颈动脉体化学感受器的传入冲动。由此产生的交感张力增加会导致儿茶酚胺、肾上腺素和去甲肾上腺素的释放，使静脉张力增强，心率增加，心肌收缩力，随后心输出量增加。肾血流减少激活肾素-血管紧张素系统，刺激血管紧张素Ⅰ的产生。血管紧张素Ⅰ随后转化为血管紧张素Ⅱ，促进从肾上腺皮质释放醛固酮。同时，血管紧张素Ⅱ增强肾上腺皮质激素对肾上腺皮质的作用，并进一步促进肾上腺髓质中肾上腺素的释放。促肾上腺皮质激素从肾上腺皮质中释放出来，增加钠和水潴留。同时，垂体后叶释放额外的抗利尿激素或血管加压素，促进远端小管和肾脏重吸收系统中无溶质水的再吸收。它还能进一步刺激周围的血管收缩。这些补偿机制是为了改善对重要脏器和组织的灌注。这些内源性激素的释放导致的小动脉收缩，在不同脏器表现为不同的程度。血管收缩期间循环减少主要发生在内脏循环。机体牺牲胃肠道、皮肤和骨骼肌的灌注，保障心脏和大脑的血供。然而，如果休克状态持续存在或恶化，心肌功能最终会受损。

在休克状态下，儿茶酚胺输出和糖皮质激素产生高分解代谢状态。血浆中胰高血糖素的浓度升高。儿茶酚胺和胰高血糖素共同促进糖酵解和脂解。因此，随着休克状态的进展，可出现高血糖症以及乳酸和脂肪酸水平的升高。此外，无氧代谢占主导地位，进一步刺激乳酸的产生和随后的代谢性酸中毒。而代谢性酸中毒进一步加重休克状态，降低对儿茶酚胺和应激激素的灵敏度，导致心肌收缩力下降，促进心脏节律紊乱的易感性。乳酸性酸中毒是灌注不足的产物，反映氧债、灌注不足的程度、休克的严重程度以及复苏的充分性。

四、儿童休克的血流动力学评估

理想的血流动力学监测应阐明其潜在的病理生理机制，准确判断循环障碍的严重程度，使临床医师能够选择最合适的治疗方法，指导治疗。

（一）临床表现

临床表现包括心率、血压、呼吸频率、意识状态、尿量、核心和外周温度、毛细血管再充盈时间和外周灌注。其中一些参数与儿童年龄有关，还有些参数可能会因环境温度、疼痛、焦虑和许多其他因素而改变。

（二）动脉血压

对初始液体治疗无反应或需要血管活性药物治疗的休克儿童，应使用动脉内测压以需要获取可靠的血压数值。

（三）中心静脉氧压

中心静脉氧压（CVP）可以评估血管内容积和心功能，但单独测量CVP的价值是有限的。CVP 在危重患儿的初期治疗中价值不大,其变化趋势和对液体或血管活性药物治疗的反应,都可能提供有关危重儿童整体血流动力学状态和心血管生理学的有用信息。

(四)中心静脉氧饱和度

中心静脉氧饱和度($ScvO_2$)接近但不等于混合静脉血氧饱和度(SvO_2)。在正常主动脉饱和的情况下,$ScvO_2$ 和 SvO_2 的正常范围分别为 70%～80% 和 60%～70%,SvO_2 值通常比 $ScvO_2$ 低 7%～10%。$ScvO_2$ 容易获取,可用于替代 SvO_2。低 $ScvO_2$ 通常表示氧气输送和摄取之间不平衡。$ScvO_2$ 是对首次治疗无反应的不稳定患者的一个重要参数,持续监测其趋势有助于血流动力学管理。

(五)容量复苏和液体反应性

容量复苏后心输出量(cardiacoutput,CO)(或每搏量)的增加称为液体反应性。为了防止不必要的液体注射,在容量复苏之前预测液体的反应性是有益的。目前,还没有明确、简单、行之有效的方法来预测儿童的体液反应性。静态测量(主要是 CVP)不适合测试流体响应性。已发表的证据表明,呼吸变异在主动脉血流峰值速度(VTI)是最可靠的液体反应性指标,但仅适用于符合各种标准的通气儿童。其他动态方法,如被动抬腿试验和肝压,尚未用于充分评估所有年龄段的儿童。血液动力学不稳定的儿童也可在短时间内反复使用小剂量液体(最大 5～10 ml/kg),监测 CO、血压和 CVP 的变化来确认或评估液体反应性。对 CVP 升高且既往液体治疗后血压或 CO 无明显增加的患儿应停止液体治疗。

(六)心脏超声检查

心脏超声检查是可以床旁获取无创的操作,可以快速评估实时血流动力学状态,用于评估心功能和前负荷,估计 CO 和液体反应性,测量肺动脉压,并评估对治疗的反应。但心脏超声检查不能提供连续的测量,并且受观察者内部和观察者之间广泛变异性的限制。

(七)心输出量的监测和经肺指标稀释

经肺稀释(TPD)可以精确测量 CO 和血管外肺水,并可监测前后负荷、心功能、液体反应性,能全面评估血流动力学状态和指导抗休克治疗,并且较"金标准"的肺动脉导管(PAC)监测相对微创。对于 40 kg 以下的儿童,有两种方法可用:PiCCO(Pulsion Medical Systems,德国)的经肺热稀释(TPTD)和 CO status(Transonic,美国)的经肺超声稀释(TPUD)。CO 也可以在床边使用其他非侵入性方法,如生物阻抗和生物反应,脉搏轮廓和多普勒评估。这些方法在危重儿童中的验证很少,被一致认为不够准确,无法估计儿童重症监护环境中 CO 的绝对值。但可以通过持续监测评估趋势。

(八)肺动脉压

PAC 可以连续测量右心房、肺动脉压(PAP)、CO 和肺动脉楔压。左心房压力可以通过手术插入的左心房导管(LAC)来测量。因有创操作及并发症,LAC 或 PAC 在当今的儿科重症监护临床实践中很少使用。为了精确测量 PAP,建议仅在心导管实验室使用 PAC。

（九）血乳酸测定

持续升高的乳酸水平可能源于休克时组织灌注不良的机制，也可能反映了有氧糖酵解机制，包括儿茶酚胺给药或内源性释放或是肝功能异常无法代谢乳酸。所以，乳酸水平应始终与其他全身灌注不良的临床指标和监测参数结合使用。

（十）近红外光谱

近红外光谱（near-infrared spectroscopy，NIRS）是一种非侵入性的床边技术，用于估计局部毛细血管-静脉血红素饱和度（rSO_2）。健康儿童的平均基线脑 rSO_2 >70%。

（十一）微循环

利用侧流或入射暗场的视频显微镜评价微循环目前没有广泛的应用，无法用于评估复苏期间的快速循环变化。已发表的研究尚未确定危重儿童微循环参数的目标值。中心静脉与动脉的二氧化碳分压差可以提供更多的微循环状况的信息，差值增大提示肺灌注不良。但目前不建议使用它来指导危重儿童的休克复苏。

五、儿童休克的处理

无论何种类型休克，都要优先处理气道、呼吸、循环急症。在这些方面遇到的问题必须迅速和按顺序加以解决，如维持气道通畅、有创或无创通气支持、开通骨髓通路用以快速液体和药物输注等。

（一）低血容量性休克

1. **快速液体复苏**　快速液体复苏被一些人认为是低血容量休克初始治疗的基石。液体通常以设备和静脉插管内径所允许的最大速率进行输注，直到复苏有反应。但需要随时评估是否出现液体过负荷和心衰。对于不能控制的出血性休克，20 世纪 90 年代早期的研究提出了延迟性液体复苏的概念，即液体复苏至维持灌注的低限即可，直至到最终的手术干预时间，以减少因液体复苏后血压过高和复苏相关的血管内凝血物质的稀释，导致出血加重。复苏液体首选平衡盐液或生理盐水，生理盐水复苏易发生高氯性酸中毒，平衡盐液则具有更多的生理电解质成分的优点。晶体液进入体内后，25%留在血管内，75%渗到血管外，需警惕因此造成的渗漏。一般不使用血管活性药物，除非液体复苏无法实现。胶体液因会造成血小板减少、凝血功能异常、肾功能损害以及过敏反应等，在低血容量性休克需谨慎使用，首选天然胶体（白蛋白）。

2. **血制品**　晶体或胶体溶液都不能增加携氧能力。大量的液体也可能通过稀释血红蛋白水平和导致液体超负荷而被证明是有害的。红细胞悬液是目前最容易增加携氧能力和心脏前负荷的液体。循环血容量损失在 20%～40%的患者，或那些有血流动力学不稳定证据的患者，以及那些血气分析提示有休克证据的患者，在积极的液体复苏的基础上，也需要输血治疗。在大量输血后，可能会导致凝血异常以及血小板减少或功能降低。循环血容量损失超过 40%的患者需要在补充红细胞悬液的基础上进一步输注新鲜冰冻血浆和（或）血小板，以纠正凝血病。

3. 止血　如果有出血,需要进行相应的止血治疗。可控制的外部出血,需要进行充分的压迫止血,并进一步评估是否需要手术治疗。对于怀疑内脏出血的患者,如果 8 h 内输血量超过 40 ml/kg,血红蛋白仍不能维持稳定,则有外科剖腹探查的指征。

(二) 分布性休克

1. 脓毒性休克　脓毒性休克要早期快速识别和诊断,治疗包括:①液体复苏(首选平衡盐液);②留取病原标本和尽早广谱抗生素治疗并控制感染灶;③升压药(去甲肾上腺素、血管加压素等)和强心药(多巴酚丁胺等);④脏器功能支持治疗。

2. 过敏性休克　肾上腺素是首选用药(必要时加去甲肾上腺素),以及液体复苏。糖皮质激素作为二线用药,用于支气管痉挛、β 交感神经激动。组胺拮抗剂用于抑制组胺能作用。

3. 神经源性休克　治疗神经源性休克的关键因素是对病因的治疗。除了快速液体复苏外,滴定去甲肾上腺素直到周围血管阻力升高。直接或间接作用的交感神经激动剂用于恢复血管张力。应用盐皮质激素增加血浆容量也是一种治疗选择。

(三) 心源性休克

根据 2016 版《儿童心源性休克专家共识》,儿童心源性休克的处理包括以下几点。

1. 液体复苏　仅在临床评估前负荷不充足的情况下进行液体复苏,建议用心超评估。无论联合或不联合使用晶体,对心源性休克患者不推荐使用胶体复苏。

2. 利尿剂　对于有体液过负荷和心室功能不全的儿童,应使用利尿剂[如呋塞米(速尿)]恢复正常血容量状态,同时监测临床指标和测量心输出量。

3. 强心药　多巴酚丁胺和米力农是一线药物,可联合使用。钙增敏剂作为二线用药。

4. 升压药物　去甲肾上腺素作为一线药物,与强心药联合使用,提高灌注压,特别适用于低心输出量、低血管阻力和持续低血压患儿。不推荐多巴胺用于心源性休克。当存在强心药抵抗时,用肾上腺素替代去甲肾上腺素;存在升压药物抵抗时,血管加压素可作为最后的选择。

5. 扩血管药物　不推荐硝酸甘油类药物。

6. 抗心律失常药物　不推荐 β 受体阻滞剂。

7. 其他治疗措施　对于镇静镇痛治疗、抗凝、持续肾脏替代治疗以及治疗性低体温,专家无任何推荐意见。不建议使用静脉丙种球蛋白和免疫抑制治疗。有创通气作用等同或优于无创通气。

(四) 梗阻性休克

阻塞性休克需要立即进行识别,然后针对病因治疗。一些简单的措施即有可能使患者的情况改善。例如改变腔静脉压迫综合征患者的体位,或在 PEEP 水平过高时调整患者的呼吸机参数。根据阻塞的潜在原因,对肺栓塞采用溶栓治疗;气胸或心包填塞应立即进行穿刺减压并引流;对 Leriche 综合征采用手术切除栓塞等。对于存在的循环障碍,可酌情进行液体复苏(表 10 - 8)。

表 10‑8　休克复苏应用的液体和药物

	药物	指征	主要作用	不良反应	剂量
血制品	悬浮红细胞（RCC）	出血性休克、创伤出血性休克以及任何类型伴有贫血性缺氧的休克	补充丢失的红细胞，增加血氧浓度，提高凝血能力	高钾血症、急性输血反应、非相同亚群感染致敏	个体化方案。1 U RCC 提高 Hb 值 1 g/dl。大出血患者输注 RCC：FFP：PC＝4：4：1
	新鲜冰冻血浆（FFP）	出血性休克、创伤出血性休克以及任何类型伴有获得性凝血病和出血的休克	补充凝血因子和容量	过敏反应、急性输血反应、非相同亚组感染致敏、容量过负荷、输血相关肺损伤、感染（巨细胞病毒感染、HIV 感染、各型肝炎等）	最初为 20 ml/kg，然后根据效果和个人需要进行处理。1 ml/kg 提高 1％相关的凝血因子浓度。大出血患者需按一定比例输注血制品，即 RCC：FFP：PC＝4：4：1，提高 0.5％～1％相关的凝血因子浓度
	凝血因子（纤维蛋白原、凝血酶原复合物）	出血性休克、创伤出血性休克以及任何类型伴有获得性凝血病和出血的休克	选择性补充特定凝血因子	发生血栓栓塞的风险	—
	血小板浓缩物（PC）	创伤与出血诱导的伴血小板减少的凝血病	补充血小板	急性输血反应，非相同亚组感染时致敏，过敏反应	1 U 单位 PC 提高血小板计数约 20×10^9/L，大出血患者输注 RCC：FFP：PC＝4：4：1
	氨甲环酸	出血性休克、创伤性失血性休克、围产时出血	抑制等离子体蛋白的激活，降低高纤维蛋白溶解	腹泻、呕吐、恶心、过敏性皮炎；创伤 3 h 后使用可能有害	出血患者的早期（＜3 h），特别是在产时或创伤时：1～2 g iv
复苏液体	平衡盐液	血管内容量丢失或梗阻导致前负荷减少的所有类型休克	补充因电解质失衡或容量变化丢失的液体，通过增加前负荷而增加每搏量	容量过负荷、肺水肿、外周水肿	最初为 10～20 ml/kg iv，可反复使用
缩血管药物、正性肌力药和血管扩张剂	肾上腺素	用于其他儿茶酚胺不能达到足够的血管收缩和正性肌力的所有类型的休克：心肺复苏、过敏性休克	α_1 受体介导血管收缩，β_1 受体介导正性肌力，β_2 受体介导支气管扩张	心肌缺血、应激性心肌病、心动过速、少尿/无尿	0.3～0.6 $\mu g/(kg \cdot d)$ im（过敏反应情况下的自动注射器）。持续滴注：0.05～1（最大至 5）$\mu g/(kg \cdot min)$。单次推注：5～10 μg。心肺复苏术：0.1 ml/kg iv（1：10 000，每 3～5 min）

续　表

	药物	指征	主要作用	不良反应	剂量
缩血管药物、正性肌力药和血管扩张剂	多巴胺	心源性休克,心室泵功能障碍	β_1 受体介导正性肌力	心率升高≥30/min,血压升高 ≥ 50 mmHg,头痛、心律失常,β_2 受体介导的血管扩张可能导致血压下降	持续滴注:2.5～5(最大至10)μg/(kg·min)
	去甲肾上腺素	伴有外周血管阻力降低的所有类型休克	主要是 α_1 受体介导的血管收缩,有较弱的正性肌力作用	外周缺血,血压升高,反射性心动过缓、心律失常	持续滴注:0.1～1 μg/(kg·min)。单次推注:5～10 μg
	米力农	心源性休克	PDE-3 抑制剂:正性肌力和血管舒张作用	血管舒张导致的血压下降、室性逸搏心律和心动过速、室颤、头疼	持续滴注:0.375～0.75 μg/(kg·min)
	左西孟旦	心源性休克	钙增敏剂	血管舒张导致的血压下降、室性心动过速、头痛、期外收缩、房颤、心力衰竭、心肌缺血、头晕、胃肠道紊乱	单次剂量:0.05～0.2 μg/kg iv
	血管加压素	休克状态,特别是脓毒性休克时,当容量已经充足,使用去甲肾上腺素后仍不能达到足够的血管收缩	V_1 介导的(儿茶酚胺无关)血管收缩	缺血、心输出量减少、心动过缓、快速性心律失常、低钠血症、缺血	持续滴注:0.01～0.03 U/min
	盐酸卡非嘌呤 200 mg,盐酸肾上腺素 10 mg	神经源性休克	β_1 受体介导的正性肌力和 α_1 受体介导的血管收缩。血压升高,而外周阻力不变,心率中度降低	心悸,心绞痛的症状,心律失常	$\frac{1}{4}$～1 安瓿(2 ml),通常用 NaCl 的 0.9% 稀释至总共 10 ml,即最大值 3 安瓿/24 h
	硝酸甘油	心源性休克	血管舒张,特别是减少预负荷	逐步耐受	持续滴注:0.3～4 μg/(kg·min)
	硝普钠	心源性休克	血管扩张以减少后负荷	产生氰化物毒性的风险	初始 0.10 μg/(kg·min),然后每 3～5 min 剂量翻倍,至 10 μg/(kg·min)

续 表

药物		指征	主要作用	不良反应	剂量
抗炎抗过敏药物	甲强龙	过敏性休克	合成糖皮质激素,具有较强的抗炎作用	长期使用造成的糖皮质激素相关的不良反应	0.5~1 g/24 h iv
	氢化可的松	• 经过液体复苏和缩血管治疗仍不稳定的脓毒症休克 • 肾上腺功能障碍	内源性糖皮质激素,替代皮质醇产生减少	长期使用造成的糖皮质激素相关的不良反应	• 初始:100 mg 10 min iv • 然后:200~500 mg/24 h iv
	9-氟可的松	• 神经源性休克 • 脓毒症休克	盐皮质激素类	长期使用会造成水肿、高血压、低钾血症	0.1~0.2 mg/24 h po

六、小结

休克是一种复杂的生理状态,因组织灌注不足,可导致细胞的极端生物化学功能障碍,进而细胞死亡。了解不同类型休克的病理生理,尽早识别,是休克救治的关键。强调血流动力学评估,并在监测条件下进行液体复苏和对症血管活性药物治疗是良好预后的保障。休克需要集束化的治疗及团队合作。制定相应规范和指南并遵循将有助于提高休克患者的救治成功率。

(陆国平　程　晔)

第五节　儿童急性呼吸窘迫综合征

急性呼吸窘迫综合征(ARDS)是儿科重症监护病房(pediatric intensive care unit,PICU)中最常见的死亡原因之一,仍是儿科重症医学科一项艰巨挑战。尽管所有年龄段ARDS的病理生理学相似,但儿童 ARDS 的流行病学特征、诊治措施和预后与成人不尽相同。因此,儿童不能被视为"小"成人。2015 年,小儿急性肺损伤共识会议(Pediatric Acute Lung Injury Consensus Conference,PALICC)首次赋予儿童急性呼吸窘迫综合征(pediatric acute respiratory distress syndrome,PARDS)定义,有助于提高对 PARDS流行病学、异质性以及风险分层的理解。根据 PARDS 新定义,针对 PARDS 进行规范及个体化管理至关重要。本节将重点介绍 PARDS 的定义和流行病学现状、生物学标志物以及肺保护性通气策略和辅助治疗的进展。

一、PARDS 定义

(一) PARDS 的定义演变和验证

儿童 ARDS 的历史定义沿用成人标准,基于 1994 年美欧共识会议(American-European Consensus Conference,AECC)定义和 2012 年的柏林定义。1988 年,Murry 肺损伤评分是对胸片、低氧血症、PEEP 和呼吸系统顺应性 4 项进行的评分,1997 年,Hammer 等提出了基于 Murry 评分的改良版儿童肺损伤评分。该评分没有鉴别心源性因素。临床应用不如 AECC 和柏林定义广泛。

儿童 ARDS 的高危因素、疾病谱和病理生理特点、诊疗措施以及对呼吸支持的反应和预后同成人相比存在异质性。相对于成人,儿童动脉导管放置较少,部分患儿缺乏动脉血氧分压(PaO_2)测量,可能低估儿科 ARDS 的发病率。儿童呼吸机参数的可变性高于成人。成人 ARDS 定义中的动脉血氧分压/吸入氧体积分数(PaO_2/FiO_2)受呼吸机参数的影响,不能很好地反映儿童的氧合状态。鉴于成人 ARDS 定义的限制,2015 年 PALICC 第一次赋予 PARDS 定义,包括程度分层(表 10-9)。PALICC 定义特点是将年龄扩展到新生儿到青春期所有年龄段儿童,除外围生期相关性肺病;发病时间限制在具有高危因素 7 d 以内;胸部影像学放宽标准,不再强调双肺浸润,只需肺部有与急性肺实质性病变一致的新的浸润影;肺水肿原因与柏林定义相似,由临床判断不能用心力衰竭和液体超负荷解释;对于氧合指标的判断,全面罩无创通气仍使用 PaO_2/FiO_2 或脉氧饱和度(SpO_2)$/FiO_2$,而有创通气时应用氧合指数(OI)或氧饱和度指数 OSI(oxygen saturation index,OSI),当 PaO_2 测量不能获得、$SpO_2 \leqslant 97\%$ 时允许使用 SpO_2,避免低估 PARDS 的发病率,而 OI/OSI 纳入定义加入呼吸机参数变量。PALICC 还定义了青紫型先天性心脏病、慢性肺病和左心功能障碍合并 PARDS,但不分度。另外,还对 ARDS 的风险给予了定义,便于早期发现和及时干预。

表 10-9　PARDS 的 PALICC 定义

影响因素	判断标准	
年龄	新生儿到青春期所有年龄段儿童,除外围生期相关性肺病:早产儿相关性肺病、围生期肺损伤(如胎粪吸入综合征、产时获得性肺炎和脓毒症)或其他先天性畸形(如先天性膈疝、肺泡毛细血管发育不良)	
发病时间	临床上具有已知危险因素 7 d 以内起病	
肺水肿原因	不能完全用心力衰竭或液体超负荷解释的呼吸衰竭	
胸部影像学	胸部影像学检查发现与急性肺实质性病变一致的新的渗出影	
氧合	• 无创机械通气:PARDS(无严重程度分级); • 全面罩双水平正压通气:CPAP $\geqslant 5\ cmH_2O$;PF 比值$\leqslant 300$;SF 比值$\leqslant 264$	有创机械通气: (1) 轻度:$4 \leqslant OI < 8$;$5 \leqslant OSI < 7.5$ (2) 中度:$8 \leqslant OI < 16$;$7.5 \leqslant OSI < 12.3$ (3) 重度:$OI \geqslant 16$;$OSI \geqslant 12.3$

续　表

影响因素		判断标准
特殊病患人群	青紫型心脏病	符合上述年龄、发病时间、肺水肿原因以及胸部影像学的标准,并且急性氧合功能障碍不能用潜在的心脏疾病解释
	慢性肺病	符合上述年龄、发病时间、肺水肿原因以及胸部影像学新的渗出影的标准,并且氧合功能自基线水平急性恶化符合上述氧合指标
	左心功能障碍	符合上述年龄、发病时间、肺水肿原因以及胸部影像学新的渗出影的标准,并且符合上述标准的急性氧合障碍不能用左心功能障碍解释

注:氧合指数 $OI=(FiO_2 \times$ 平均气道压 $\times 100)/PaO_2$;氧饱和度指数 $OSI=(FiO_2 \times$ 平均气道压 $\times 100)/SpO_2$ 。

（1）当可获得时使用基于 PaO_2 的度量标准,如果不能获得 PaO_2 ,调节 FiO_2 维持 $SpO_2 \leqslant 97\%$,计算 OSI 或 SF 比值。

（2）接受机械通气的慢性肺病的儿童或青紫型先天性心脏病的儿童,若急性发作满足 PARDS 标准,不再依据 OI 或 OSI 进行严重程度分层。

Parvathaneni 和 Gupta 的研究比较了 PALICC 定义、柏林定义和 AECC 定义,发现 PALICC 新定义确诊了更多的 PARDS 患者,诊断时间平均提前 12 h,总死亡率较低,严重 ARDS 和并发症的比例较低。2016—2017 年,在来自 27 个国家 145 个 PICU 的前瞻性国际 PARDS 发病率和流行病学（PARDIE）的研究中,708 例 PALICC 定义确诊的 PARDS 患儿中仅有 230 例同时符合柏林定义,另外 183 例在随后 3 d 内符合。使用柏林定义可识别重症患儿,但低估了 PARDS 发生率;用 PALICC 定义使 PARDS 诊断数量增加近 40\%,确诊时间平均提早 12.8 h。由此可见,PALICC 定义有利于早期识别 PARDS,便于早期给予符合儿科特点的肺保护通气策略。但值得注意的是,如果不按疾病严重程度分层,用更广泛的定义诊断更多轻度 PARDS 患者可能对未来的研究结果产生影响。

（二）PARDS 的流行病学现状

诊断标准的演变影响 PARDS 发病率及病死率等流行病学特征。另一方面,PARDS 的死亡率研究中的差异,可能归因于不同的疾病程度、合并症和病因。2004 年,Yu 等报道了我国 PICU 中 ARDS 患病率 1.44\%,病死率 61\%,肺炎（55.2\%）和脓毒症（22.9\%）是主要的风险因素。2009—2012 年,新加坡 KK 妇儿医院 PICU 报道了 ARDS 患病率为 1.7\%,病死率 63\%,肺炎（71\%）是最常见的风险因素。上述研究均基于 AECC 定义。Schouten 等的 Meta 分析针对 1994—2014 年 37 个儿童 ARDS 临床研究,儿童 ARDS 群体发病率 3.5 万/10 万,PICU 发病率 2.3\%,总病死率 33.7\%,PICU 病死率26%,亚洲国家病死率高于西方发达国家(51% *vs*. 27.3%)。2017年,Wong的Meta分析指出国内外报道ARDS在PICU发病率为1%~4%,病死率22%~65%,经Meta分析显示儿科ARDS群体病死率大约24%,<2000年的40%、2001—2009年的35%,>2010年18%;显示过去30年病死率的下降趋势,可能是由于早期识别及改进的通气策略。

PARDIE研究首次通过PALICC定义的PARDS严重程度来区分死亡风险,表明随着疾病严重程度的增加,病死率显著增加;PICU中ARDS为发病率3.2%,病死率为17%,无创通气组和轻中度ARDS病死率为10%~15%,重度ARDS病死率高达33%。有报道PARDS发病后6~12 h和24 h的氧合指数(OI)比起病时的OI能更准确地预测肺损伤程度。PARDIE研究证实了这一发现,PARDS确诊后6 h的严重程度更好地预测了死亡风险。机械通气24 h内呼气末肺泡无效腔分数(alveolar dead space fraction,AVDSf)也被证实可以独立预测PARDS病死率;联合使用OSI或OI和AVDSf可提高ROC曲线下面积。还有研究认为PARDS发病时的AVDSf与病死率独立相关,并优于初始OI或PaO_2/FiO_2。影像学评价严重程度方面,PARDIE研究中发现只有肺功能(PF)比值≤100的患儿出现双肺浸润影或4个象限肺实变与死亡相关。

PARDIE研究表明肺炎/下呼吸道感染(63%)是PARDS的首要原因,其次是脓毒症(19%)。单因素分析发现直接肺损伤(如肺炎和误吸)与间接肺损伤(如脓毒症)相比,有相对低的全因死亡风险和(或)机械通气时间延长。在PARDIE研究的多变量模型中,肺炎作为危险因素与病死率降低有独立的相关性。创伤也是ARDS的风险因素之一,据多个报道,创伤是4%~8%的PARDS的原因。Killien等对2007—2016年美国国家创伤数据库儿科患者的回顾性队列研究显示2 590例(1.8%)严重创伤患儿发生ARDS,病死率为20.0%,非ARDS病死率为4.3%,调整后相对风险为1.76(95% CI:1.52~2.04)。因此认为儿童严重创伤与ARDS发病率和病死率的增加相关。

合并症在PARDS患者很常见,PARDIE研究显示,63%的PARDS患儿有合并症。慢性肺病最常见,占28%;免疫抑制和癌症也很常见,占21%。免疫缺陷、癌症、左心功能障碍等未经调整的病死率是增高的,多变量模型中未显示差异。免疫功能低下对感染性和非感染性ARDS有不同的影响,免疫功能低下仅与感染性ARDS的病死率增加有关。

鉴于疾病过程的不同病因和合并症,PARDS的死因是不同的。在PARDIE研究中,死因为顽固性低氧血症(34%)、多系统器官衰竭(43%)、神经系统损伤和脑死亡(28%)以及未纠正的休克(18%)。在Dowell等大型回顾性观察研究中,PARDS发病早期(7 d内)死因主要是神经系统因素,PARDS晚期(>7 d)死因主要是多器官衰竭。20%的PARDS患者死于难治性低氧血症,常见于发病7 d以上。

许多ARDS的成年幸存者表现出认知、心理健康和功能的受损,称为重症监护后综合征。PARDS的幸存者可能面临类似的问题。Keim等发现23%的PARDS幸存者在PICU出院后有新病症,最明显的是功能状态下降。我们不仅重视传统的临床结果,例如机械通气时间、PICU住院时间和病死率,未来还需研究后续生存质量,包括对功能状态、呼吸状态、生长发育和患儿及其家人的生活质量的影响。

二、PARDS 病理生理学和生物标志物

ARDS 是导致严重急性炎症性肺损伤的异质性病理生理过程，目前不存在用于诊断 PARDS 的单一指标。生物标志物可以提供对 PARDS 潜在病理生理机制解释，并有助于诊断、风险分层和候选治疗靶点的确定，有助于识别 PARDS 特定亚组或表型，从而预测哪些患者可能受益。

（一）ARDS 病理生理

ARDS 的病理生理特点包括肺泡上皮细胞损伤、微血管内皮细胞损伤、肺泡-毛细血管屏障破坏、过度的炎症反应、凝血纤溶激活以及肺液清除受损。传统上分 3 个阶段：①渗出期，直接和免疫细胞介导的内皮和上皮损伤；②增殖期，启动宿主反应恢复肺泡稳态和修复受损组织；③间质和肺泡内纤维化期，这一阶段并非所有患者都发生，但与机械通气时间延长、死亡风险增加有关。3 个阶段看似划分"清晰"，但炎症、血管内皮损伤、肺泡上皮损伤、纤维化和高凝状态的病理生理过程在入院前或上机前很可能即已启动，个体宿主反应与 PARDS 相关的疾病过程的差异可能使每个阶段"花费"不同的时间。因此，PALICC 强烈建议在 PARDS 发生时、发生的 24 h 内以及根据治疗和（或）临床研究要求评估呼吸指数和生物标志物。

（二）PARDS 生物标志物种类

1. 血管内皮生物标志物　血管生成素-2（Ang-2）、血管性血友病因子（vWF）、内皮素、可溶性 E-选择素和可溶性血栓调节蛋白等与儿科和成人 ARDS 的发病率和死亡率相关。

2. 肺泡上皮生物标志物　包括 Krebs von den Lungen-6（KL-6）、Clara 细胞分泌蛋白（CC16）、晚期糖基化终产物的可溶性受体（sRAGE）和可溶性细胞间黏附分子 1（sICAM-1）等。Yehya 等发现 PARDS 发病 48 h 内的 sRAGE 水平升高与病死率和非肺器官衰竭的数量有关。Dahmer 等对 22 个中心 350 例急性呼吸衰竭患儿研究发现肺表面活性蛋白 D（SP-D）水平升高与 PARDS 发病、严重程度、机械通气时间、ICU 住院时间和病死率增加等结果相关。

3. 凝血和纤维化失调的生物标志物　包括抗凝血酶-Ⅲ（AT-Ⅲ）、组织因子、组织因子通路抑制剂、尿激酶、活化蛋白 C 及纤溶酶原激活物抑制剂-1（PAI-1）等。迄今为止，多个试验评估上述标志物作用以及与 ARDS 严重程度和结果的关联，发现与成人 ARDS 的发展和病死率相关，儿童相关研究亟待进一步开展。

4. 炎症生物标志物　肿瘤坏死因子 α（TNF-α）、白细胞介素受体激动剂（IL-1ra）、IL-6、IL-8 等。PARDS 儿童的 IL-8 水平显著升高，与死亡、机械通气时间和 PICU 住院时间独立相关，但与儿科 ARDS 的发生不相关。

5. PAMPS、DAMPS 和细胞外囊泡（EV）　ARDS 的发病由病原体相关分子模式（PAMPS）和损伤相关分子模式（DAMPS）介导。PAMPS 来自病原微生物的分子，如脂多糖。DAMPS 是损伤的自身细胞释放的内源性分子，包括组蛋白、线粒体 DNA、透明质

酸、双链 DNA 和高迁移率组蛋白等。循环核小体及组蛋白在成人脓毒症和 ARDS 中具有致病性。有报道称血浆核小体与 PARDS 的严重程度、非肺器官衰竭以及不良预后有关。细胞外囊泡（EV）是从质膜上萌芽的膜状囊泡，跨细胞传递信息并刺激不受控制的血栓形成和炎症，是未来成人 ARDS 和 PARDS 精准治疗的新生物标志物和潜在目标。

（三）PARDS 生物标志物和风险分层

血浆 SP - D、vWF、可溶性肿瘤坏死因子受体（sTNFr）Ⅰ和Ⅱ、sICAM - 1 和 PAI - 1 水平升高都与 ARDS 的较差预后独立相关。Ware 等对 ARDS NET ALVEOLI 研究二次分析发现一个结合 6 个临床变量和 8 个生物标志物的模型比仅鉴于临床变量或仅基于生物标志物的模型能更好地预测死亡率，结合两个临床变量（年龄、APACHE Ⅲ）和两个生物标志物（SP - D、IL - 8）的简化模型也具有良好的预测性能。

小儿脓毒症生物标志物风险模型（pediatric sepsis biomarker risk model，PERSEVERE）鉴于分类和回归树确定的风险模型预测脓毒症 28 d 病死率，包含 5 个生物标志物加上年龄。通过多系统器官衰竭表型内测试，修订为 PERSEVERE - Ⅱ，加入了血小板水平。Yehya 等在 PARDS 中检验这两个模型，衍生出小儿 ARDS 生物标志物风险模型（pediatric ARDS biomarker risk model，PARDSSEVERE），包含 CC 趋化因子配体 3（C - C chemokine ligand 3，CCL3）、IL - 8，相对分子质量 7 000。热休克蛋白 1B 结合年龄可以更准确地估计 PARDS 基线死亡风险，改进风险分层。

（四）PARDS 生物标志物和分型

ARDS 潜在类型分析（latent profile analysis，LCA）用于研究 ARDS 异质性，分为高炎症表型和低炎症表型。高炎症表型的病死率更高，无呼吸机天数更高。三生物标志物模型（血浆 IL - 8、sTNFr 和血清碳酸氢盐）能可靠地识别这些表型。简约三变量（IL - 8、蛋白 C 和碳酸氢盐）和四变量（三变量以及血管升压药的使用）模型最近也被验证用于表型分类。

ALVEOLI 研究队列中，比较 ARDS 两种水平呼气末正压（PEEP），高炎症表型患者高 PEEP 较低 PEEP 的 90 d 病死率降低，而低炎症表型使用 PEEP 时，病死率增高。在 FACTT 研究队列中，采用宽松而非保守输液策略的高炎症表型的 ARDS 病死率较低；而最初的试验未分型时发现输液策略对病死率没有影响，使用保守的液体策略组无呼吸机天数更多。

Yehya 等前瞻性研究费城儿童医院 PARDS 发生 24 h 内外周血转录组学的分型，确定了 3 个亚表型，称为 CHOP ARDS 转录组学亚型（CATS）1、2 和 3。CATS - 1 富含适应性免疫和 T 细胞通路，CATS - 2 富含补体途径，CATS - 3 上调 G 蛋白受体信号和嗅觉通路。CATS - 1 持续性低氧血症，32％免疫功能低下，病死率 32％；CATS - 2 低氧血症快速缓解，48％免疫功能低下，病死率 24％；CATS - 3 的合并症最少，低氧血症快速缓解，病死率 8％。调整混杂因素后，CATS - 3 亚型较 CATS - 1 病死率低和拔管率高。

三、PARDS 保护性通气策略

PARDS 的治疗原则是治疗病因，提供充足的氧合和通气，避免呼吸机诱发的肺损伤。肺保护性通气策略的目的是避免肺过度膨胀(容量伤和气压伤),最大限度地减少肺泡的周期性开放和关闭(剪切伤)和最大限度地减少炎性介质对肺和远端器官的伤害(生物伤)。

(一) PARDS 通气策略

1. PARDS 风险和轻度 PARDS 与无创通气 ARDS 风险(at risk of PARDS, arPARDS)的患儿 可选择高流量经鼻通气和无创通气。轻度 PARDS,对尤其是免疫缺陷的患儿建议采用无创通气,最好使用口鼻或全面罩方式。有证据表明无创通气减少了 PARDS 的有创通气。一项多中心研究发现,与插管前未应用无创通气相比,调整年龄、入 PICU 时严重程度和基线状态后,插管前无创通气使有创机械通气时间、PICU 时间和住院时间,以及 28 d 和 90 d 住院死亡率均增加。是否存在疾病发展过程中过强的自主呼吸引起的肺损伤有待进一步研究。因此,注意不要因无创通气延迟气管插管的时机,中重度 ARDS 建议有创机械通气,注意使用肺保护性通气策略。

2. 小潮气量通气 小潮气量通气是 ARDS 肺保护性通气策略的核心内容,具有里程碑意义的 NIH - ARDS NET 多中心 RCT 研究表明,与常规通气量组相比,小潮气量通气组 ARDS 病死率显著降低。儿童没有大规模 RCT 研究证实小潮气量的益处,甚至一些儿科临床试验显示采用高于小潮气量的通气可降低病死率。一项回顾性研究分析基于实际体重和理想体重的潮气量在调整氧合指标后与 PARDS 病死率升高和拔管率降低无关;在超重组和重度 PARDS 亚组,基于理想体重的潮气量大于 10 ml/kg 与不良预后有关。PALICC 推荐根据疾病严重程度,个体化设置潮气量:肺顺应性差时潮气量 3~6 ml/kg,肺顺应性较好时潮气量设置接近生理范围 5~8 ml/kg。以跨肺压为导向的小潮气量和 PEEP 设置可能更为合理,但缺乏儿科数据。

3. 限制平台压 PALICC 建议在没有监测跨肺压的情况下,平台压限制在 2.8 kPa(28 cmH$_2$O)以下,当患儿胸壁顺应性降低时,允许平台压增高至 2.9~3.2 kPa(29~32 cmH$_2$O)。儿童通气模式最常用压力控制模式,使用可变吸气气流和常使用无套囊气管导管,以最大吸气压(PIP)代替平台压。成人 ARDS 研究显示驱动压较 PIP 或呼气末正压(PEEP)与病死率相关性更强,但儿科无相应的数据支持。在 2017 年儿科机械通气共识会议建议肺部无病变者 PIP 与 PEEP 差值<1.0 kPa(10 cmH$_2$O),但对限制性、阻塞性或混合性病变时驱动压无推荐;肺容量降低的患儿,在流量为零时驱动压(Vt/Crs)可能决定了最佳潮气量。一般吸气时间设置为吸气时间常数的 3~5 倍,在此期间流量减少到零。

4. 最佳 PEEP 和氧合目标 成人 ARDS 最常用的是 ARDS NET 的 PEEP/FiO$_2$ 表设置维持适当氧合所需的吸入氧浓度和 PEEP,避免呼气末肺泡坍陷,维持肺泡开放。成人研究中急性低氧性呼吸衰竭患者低氧目标(60 mmHg)与高氧目标(90 mmHg)相比 90 d 死亡率无差异。而 ARDS 中自由氧合与保守氧合(LOCO$_2$)试验因为低氧合组比高氧合组中肠缺血发生率高、90 d 死亡率高而提前停止。

Khemani 等的儿科多中心回顾性研究证实,PEEP 水平低于 PEEP/FiO$_2$ 表与更高的病死率相关。PALICC 建议对于严重 PARDS 患者根据氧合和血流动力学滴定 PEEP 在中 - 高度 1.0~1.5 kPa(10~15 cmH$_2$O)。轻度 PARDS,当 PEEP<1.0 kPa(10 cmH$_2$O)时,血氧饱和度应保持在 92%~97%;中重度 PARDS,当 PEEP≥1.0 kPa

（10 cmH₂O）时,滴定最佳 PEEP,血氧饱和度水平适当维持在低值（88％～92％）。当血氧饱和度低于 92％,注意监测中心静脉血氧饱和度等氧输送指标;高 PEEP 需监测床旁超声,注意右心功能保护。

5. **允许性高碳酸血症**　实施肺保护性策略采用小潮气量和低平台压通气,呼吸频率设置较常规提高 20％～30％,但仍可出现高碳酸血症。中重度 ARDS 采用允许性高碳酸血症策略,控制 pH 值在 7.15～7.30。$PaCO_2$ 说法不一,一般控制在 50～100 mmHg。高碳酸血症收缩肺血管、扩张脑血管,因此,对颅内压增高、肺动脉高压、血流动力学不稳定或严重心功能不全患者需慎用。研究表明 PARDS 发病后第 1 周新出现或持续性右心室收缩功能障碍与拔管率降低和 PICU 病死率增高相关。因此,在实施肺保护通气策略时注意右心保护,最近提出循环保护性通气策略,可采用允许性高碳酸血症,要求 $PaCO_2 < 60$ mmHg,如需过高气道压维持,应尽早选择体外膜肺,实施"超"肺保护策略。

6. **肺复张**　小潮气量通气和最佳 PEEP 可能不能很好地避免对于肺泡萎陷伤和剪切伤,所谓最佳 PEEP 即 P-V 曲线的低位拐点以上 0.2 kPa（2 cmH₂O）,仅仅是肺复张的开始,低位拐点之上仍有肺组织复张。因此,肺复张手法复张塌陷肺泡成为 ARDS 治疗措施。Chiumello 等研究认为应在 PEEP 0.5 kPa（5 cmH₂O）时评价 PaO_2/FiO_2 比值,重度 ARDS（$PaO_2/FiO_2 \leq 100$）具有高可复张性,而轻度 ARDS（$PaO_2/FiO_2 \geq 200$）肺可复张性很小。肺组织病变表现相对均一性 ARDS 的患者,肺复张有益,而对局灶性 ARDS 的患者实施肺复张常会引起肺泡过度膨胀,血浆炎性因子升高,加重肺损伤。国内 2016 年发表的《急性呼吸窘迫综合征患者机械通气指南（试行）》中预测肺可复张性因素还包括:早期 ARDS 患者（机械通气<48 h）、胸壁顺应性正常患者、应用低 PEEP 水平患者等。而对血流动力学不稳定和气压伤高风险人群实施肺复张应慎重。临床数据表明肺复张手法可改善氧合,但未能改变 ARDS 预后。对儿童人群缺乏有效的数据支持肺复张。PALICC 推荐缓慢逐步递增 PEEP 和递减 PEEP 的肺复张手法谨慎地用于难治性低氧血症,不建议对 PARDS 患者进行持续肺复张。

PALICC 推荐的肺保护性通气方案在新加坡得到了验证。Wong 等比较了 2016—2017 年对 PARDS 未应用 PALICC 方案的 2 年数据与 2018—2019 年应用方案的 18 月数据,在调整疾病严重程度、器官功能障碍和氧合指数后,肺保护性机械通气方案组病死率降低,并发现 PALICC 方案提高了肺保护性机械通气策略的依从性。

四、PARDS 辅助治疗

（一）高频通气和气道压力释放通气模式

高频振荡通气（HFOV）通常可作为难治性低氧性呼吸衰竭的拯救模式。理论上 HFOV 实现了肺保护通气策略,小潮气量避免了肺泡过度扩张;而高气道压力避免肺泡塌陷和维持复张。但是临床上 HFOV 治疗 ARDS 缺乏有效性和安全性循证依据,成人的两个大型多中心随机对照研究（OSCILLATE 和 OSCAR 试验）比较了中重度 ARDS 早期行 HFOV 和常频通气肺保护性策略,未能显示 HFOV 改善病死率,因此 HFOV 治疗 ARDS 受到了争议。大多数 ARDS 患者死于多器官功能障碍综合征(MODS),少部分死于难治性低氧血症,可以部分解释为什么 HFOV 使氧合显著改善,却不能降低病死率。在儿科的回顾性研究和小型 RCT 研究显示,HFOV 有益于提高 ARDS 氧合,但对病死率的影响还不清楚。Bateman 等对儿科呼吸衰竭随机对照研究(RESTORE 研究)后续比较了早期 HFOV 治疗(气管插管 24~48 h)和常频通气/晚期 HFOV 治疗的病例,发现 HFOV 的早期应用组机械通气时间显著延长,两组病死率无明显差异;机械通气延长可能与更多地使用镇静肌松药有关。而 Rowan 等回顾性分析多中心儿科造血干细胞移植患者严重 ARDS 的数据,显示早期 HFOV 较后期 HFOV 的生存率高,机械通气 7 d 后更换为 HFOV 尤需谨慎。2020 年最新的 Meta 分析纳入 11 项儿童 HFOV 研究,平均年龄为 8.2 月,平均 OI 为 24.4,HFOV 对病死率无影响,无法得出 HFOV 优于常规机械通气的结论。PALICC 推荐 HFOV 为中重度 PARDS 的可选通气方式,主要用于平均气道压大于 2.8 kPa(28 cmH$_2$O)且无胸壁顺应性下降的依据的患者。HFOV 过程中需注意监测右心功能,必要时降低平均气道压,减轻右心负荷。

气道压力释放通气模式(airway pressure release ventilation,APRV)有利于肺复张,改善氧合,允许自主呼吸,最大限度地减少气压伤的风险,增加患者舒适度并减少镇静剂的使用,禁忌证是癫痫持续状态、颅内压升高、严重阻塞性气道疾病、气漏等潜在需要深度镇静的儿童。对成人进行的 Meta 分析(包括 6 项 RCT)显示,接受 APRV 或常规通气治疗的患者在发病率和死亡率上无差异。在 PARDS 病例中首次进行了 APRV 的 RCT 试验,由于 APRV 组病死率较高,不得不在 50% 的纳入率(52 例)后终止。Yener 等使用 APRV 作为严重 PARD 的抢救治疗,APRV 模式启动后 3 h,SpO$_2$/FiO$_2$ 比值显著升高,峰压递减,平均气道压升高。

(二) 俯卧位通气

俯卧位通气利用重力分布允许背侧肺复张,可改善通气血流比例,改善氧合。2013 年,Guérin 等报道了严重 ARDS 患者(PROSEVA 研究)俯卧式通气的结果,其中严重 ARDS 患者(P/F<150,FiO$_2$ 至少为 0.6)被随机分配到俯卧位组最少 16 h/d,俯卧位组 28 d 病死率降低了 50%(16% 对 32.8%)。Meta 分析显示在中重度 ARDS 亚组(PaO$_2$/FiO$_2$<150 或 100 mmHg),早期使用(发病 48 h 以内)俯卧位时间大于 16 h 可改善 ARDS 的病死率。也有系统综述分析提示严重 ARDS 组(PaO$_2$/FiO$_2$<150 mm Hg)发病 3 d 以内采用俯卧位通气,并持续较长时间(>10~12 h/次),并结合较小的潮气量通气(<8 ml/kg)和较高的 PEEP[1.0~1.3 kPa(10~13 cmH$_2$O)],提高了存活率。俯卧位通气技术简单,但操作复杂,对护理要求较高,在重度 ARDS 早期长时间(至少 12 h)应用逐渐成为常规。一项多中心 RCT 研究证实,俯卧位在儿科是可行和安全的,但在机械通气时间、病死率等方面无差异。正在进行的 PROSpect 研究希望更好地确定其在严重 PARDS 中的疗效。鉴于目前的儿科数据,PALICC 不推荐俯卧位通气作为 ARDS 的常规治疗手段,但可作为治疗严重 ARDS 的治疗选择。

(三) 吸入一氧化氮

一氧化氮是肺血管扩张剂,通过增加通气充足区域的血流,可改善 ARDS 患者通气/灌注不匹配和氧合。迄今为止,多项系统综述与 Meta 分析提示吸入一氧化氮(iNO)可以短暂改善氧合(24 h);但不能降低 ARDS 患者的病死率;一氧化氮代谢产物可能引起肾损伤;而这些研究没有区别成人和儿童的数据。有基于 3 个儿童的 RCT 研究得出了类似结论,iNO 改善氧合,不能改变结局。最近,Bronicki 等发表了一项 RCT 研究 iNO 对急性呼吸衰竭儿科患者的影响,研究发现 iNO 可减少机械通气时间和改善无 ECMO 存活率,对 28 d 存活率有改善趋势,提示在儿科 ARDS 中使 iNO 可能有益。在最近的一项大型回顾性研究中把 iNO 后 6 h OI 或 OSI 改善≥20%者作为治疗有反应者,对 iNO 治疗有反应者与更少的呼吸机天数相关(iNO 通过无创或有创通气吸入),与 HFOV 和体外膜肺氧合的使用率以及住院费用降低有关,而病死率没有改变。而另一项回顾性队列研究,iNO 与氧合反应阳性儿童的病死率或 28 d 无呼吸机天数无关(通过有创呼吸机 iNO,缓慢减量过程中延长机械通气时间)。PALICC 不建议对 PARDS 患儿常规使用 iNO,当存在明确的肺动脉高压或严重右心功能不全时,考虑 iNO;iNO 可作为重症 PARDS 挽救性措施或体外生命支持过渡。

（四）外源性肺表面活性物质替代

外源性肺表面活性物质(PS)可改善肺表面张力,防治肺萎陷,是肺复张的辅助治疗。目前,没有大样本多中心 RCT 证实外源性 PS 治疗对降低 ARDS 的病死率有影响。有小规模儿科多中心随机对照研究发现 ARDS 使用外源性 PS 可改善氧合。目前已有 3 个大型 RCT 研究。Willson 等对 153 例儿童使用小牛表面活性物质(calfactant)80 ml/m^2 治疗急性肺损伤进行 RCT 研究发现,calfactant 可改善氧合,降低病死率,但对脱机时间无改善,其中直接肺损伤者占比例高,氧合改善和病死率下降显著。遗憾的是多因素分析中控制免疫因素后两个治疗组之间的病死率无差异。Calfactant 在 ARDS 另一项国际多中心 RCT 研究中,使用了新型的 calfactant(pneumosurf)浓度是传统表面活性物质的 2 倍。试验限于直接肺损伤如肺炎和吸入,遗憾的是中期分析时由于对试验组无效而被提前终止。该研究中发现 calfactant 治疗对氧合和病死率都没有影响,对氧合无改善的可能解释包括治疗方案的改变,使用更浓缩的 PS,未行肺复张,以及仅使用 2 个而不是 4 个体位等。最近,一个国际多中心 RCT 研究是针对 2 岁以下婴儿气道滴注 PS 的合成制剂芦西纳坦(Lucinactant)Ⅱ期试验,结果是氧合改善,但对包括病死率、通气时间或住院时间等在内的结果无影响。近期多中心 RCT 研究发现 calfactant 未能降低白血病/淋巴瘤儿童或造血细胞移植(HCT)后 PARDS 的病死率。意大利 14 个 PICU 共享肺表面活性剂管理的标准化方案发现猪肺泡表面活性物质(poractant alfa)改善了中重度 PARDS 患儿 P/F、OI 和 pH。有研究发现 PS 治疗由肺炎和误吸等直接肺损伤所致严重 ARDS 有明显疗效,可能继发性 PS 缺乏是直接肺损伤的重要致病因素,而间接肺损伤主要累及肺血管和肺间质。PALICC 不推荐外源性表面活性物质作为 PARDS 常规治疗,未来的研究可聚焦于可能受益的特殊人群和特殊剂量以及应用方法。

（五）体外生命支持

体外膜肺(ECMO)是严重 ARDS 的救援措施,提供氧合和二氧化碳的清除,使损伤肺得到休息和恢复。近期,对成人 ARDS 的系统综述纳入了 27 个 ECMO 中心,在院存活率为 33.3%～86%,而传统治疗存活率为 36.3%～71.2%。其中只有 2 个研究提示 ECMO 较传统治疗有优势。过去 10 年,成人严重呼吸衰竭患者的 ECMO 使用率呈指数级增长。成人常规机械通气与 ECMO 治疗严重成人呼吸衰竭(CESAR)试验发现, ECMO 具有成本-效益,可提高 6 个月无残疾生存率。然而,最近 ECMO 拯救严重 ARDS 肺损伤(EOLIA)试验显示,与常规机械通相比,ECMO 支持的成人严重 ARDS 患者 60 d 死亡率无显著差异。

Barbaro 等对 RESTORE 临床试验登记的儿童做二次分析,发现 ECMO 与非 ECMO 支持的严重急性呼吸衰竭患儿的存活率及脱机天数等无差异。在 PARDS 中使用 ECMO 的临床试验证据仍然缺乏。根据体外生命支持组织(Extracorporeal Life Support Organization,ELSO)登记,2009—2015 年,儿童使用 ECMO 的人数大幅增加, 每年增加 24%。1990—2016 年儿科呼吸衰竭 ECMO 病例存活率为 57.6%,而其中 2010—2015 年存活率达 61%。PALICC 建议对于严重 PARDS 患儿,若呼吸衰竭的病因是可逆的或患儿适于接受肺移植,可以考虑 ECMO。目前,无严格的标准筛选哪些 PARDS 儿童可能从 ECMO 中获益,也就是入选标准还没有循证依据。

(六)糖皮质激素

糖皮质激素可以减少炎症和纤维化,这对 ARDS 的治疗是有用的,但也有抑制宿主免疫反应、增加感染的风险。使用皮质类固醇治疗 ARDS 的研究得出矛盾的结果。在早期 ARDS 中严格靶向使用类固醇可能有益。一项 ARDS 患者接受类固醇治疗的 Meta 分析(12 项 RCT)表明,ARDS 早期(7 d)的低剂量[2 mg/(kg·d)氢化可的松或等效物]可改善氧合、减少机械通气需求,并降低死亡率。在晚期类固醇救治研究(LaSRS)中,皮质类固醇对 60 d 或 180 d 的死亡率没有益处。一项小型的儿科 RCT 研究表明,甲强龙在 PARDS 中的应用在死亡率、机械通气时间、ICU 住院时间和住院时间等方面没有差异,一项大型 PARDS 观察性研究发现糖皮质激素暴露＞24 h,机械通气时间延长。在 PICU 中 ARDS 合并喘憋性肺炎、BPD、难治性休克等情况下,激素可能有益,但并没有循证依据证实有效性和安全性。PALICC 不推荐糖皮质激素常规用于 PARDS,建议未来研究聚焦于儿童激素治疗的益处、特殊剂量和剂型。

(七)镇静镇痛药物和神经肌肉阻滞剂

为使患儿耐受机械通气、减少呼吸做功、减少人-机对抗、降低氧耗,PARDS 患者应给予个体化的程序性镇静策略。目前提倡减少过度镇静、优化疼痛控制、缩短机械通气时间、减少谵妄,并增加早期活动,从而改善 PARDS 的预后。重度 ARDS 患者应予深镇静,如镇静镇痛不能满足有效通气,应考虑神经肌肉阻滞剂。早期使用神经肌肉阻滞剂改善预后,Papazian 等多中心 RCT 研究显示,早期 ARDS($PaO_2/FiO_2 ＜ 150$ mmHg;48 h 内)应用肌松药顺式阿曲库铵可提高人机同步性,减少呼吸机相关肺损伤,改善氧合并降低病死率,且不增加肌无力的发生。到目前为止,没有 RCT 研究评估神经肌肉阻滞剂在儿童 PARDS 中的效用。在一项前瞻性病例-对照研究中,PARDS 接受机械通气和维库溴铵治疗的患儿 48 h 后的 OI 改善,病死率降低,神经肌肉阻滞剂相关虚弱的发生率在这些患者中并不常见。PALICC 推荐采用有效可靠的镇静及疼痛评分量表监测镇静镇痛药物的效果,并滴定至最小有效剂量。当镇痛镇静下仍无法进行有效的机械辅助通气时,可以考虑应用神经肌肉阻滞剂。

PARDIE 子研究描述了 PARDS 最初 72 h 的 6 种辅助治疗,包括神经肌肉阻滞、皮质类固醇、iNO、俯卧位通气、HFOV 和 ECMO 应用情况,45% PARDS 患儿接受了至少一种治疗。神经肌肉阻滞最常见(31%),其次是 iNO(13%)、皮质类固醇(10%)、俯卧位(10%)、HFOV(9%)和体外膜肺氧合(3%)。俯卧位和 HFOV 在中等收入国家更为常见,而北美使用频率较低。在 PARDS 的前 3 d,多种辅助疗法的使用增加,但没有一种易于识别的组合模式或使用顺序。PARDS 的严重程度以及辅助治疗的组合方式存在可变性,受到包括合并症和地区经济状况等多因素影响。

五、液体管理

液体管理的中心环节是保证器官有效灌注的同时严格限液。液体复苏稳定后调整液体量防止入液量大于出液量。动物实验发现,PARDS 早期限制性液体策略对即刻心肺效应不利。因此,注意监测血流动力学,维持有效循环和灌注。液体超载与成人和儿童 ARDS 的不良预后相关。有研究发现 ARDS 第 4 天之后液体负荷过多与更差的预后相关,较高的 Ang-2 预示随后的液体过载。临床上可用利尿剂、血液净化降低水负荷,减轻肺水肿。

随着 PARDS 新定义的提出,对 PARDS 流行病学和异质性,以及在风险分层方面的认识不断提高,在肺保护策略的基础上,按不同程度、不同分型、不同危险因素等采用有针对性的个体化治疗方案。干细胞移植是 ARDS 具有潜力的治疗方法,多项有前景的间充质干细胞治疗的临床研究正在进行中。对 PARDS 的认识和诊疗还需不断探索。

(陆国平 陈 扬)

参考文献

[1] 中华医学会妇产科学分会产科学组. 羊水栓塞临床诊断与处理专家共识(2018)[J]. 中华妇产科杂志,2018,53(12):831-835.

[2] 中华医学会妇产科学分会妊娠期高血压疾病学组. 妊娠期高血压疾病诊治指南(2020)[J]. 中华妇产科杂志,2020,(4):227-238.

[3] ABALOS E, CUESTA C, GGOSSO A L, et al. Global and regional estimates of preeclampsia and eclampsia: a systematic review [J]. Eur J Obstet Gynecol Reprod Biol, 2013, 170:1.

[4] ANTONELLI M, LEVY M, ANDREWS P J, et al. Hemodynamic monitoring in shock and implications for management [C]//International Consensus Conference. Paris: Intensive Care Med, 2007, 33:575-590.

[5] ARMALY Z, JADAON J E, JABBOUR A, et al. Preeclampsia: novel mechanisms and Potential Therapeutic Approaches [J]. Fron Physio, 2018, 9:973.

[6] BROWN M A, MAGEE L A, KENNY L C, et al. Hypertensive disorders of pregnancy: ISSHP classification, diagnosis, and management recommendations for international practice [J]. Hypertension, 2018,72(1):24 - 43.

[7] CARLTON E F, FLORI H R. Biomarkers in pediatric acute respiratory distress syndrome [J]. Ann Transl Med, 2019,7(19):505.

[8] CONDE-AGUDELO A, ROMERO R. Amniotic fluid embolism: an evidence-based review [J]. Am J Obstet Gynecol, 2009,201(5):445.

[9] FITZPATRICK K E, TUFFNELL D, KURINCZUK J J, et al. Incidence, risk factors, management and outcomes of amniotic-fluid embolism: a population-based cohort and nested case-control study [J]. BJOG, 2016,123(1):100 - 109.

[10] GLAUSER T, SHINNAR S, GLOSS D, et al. Evidence-based guideline: treatment of convulsive status epilepticus in children and adults: report of the Guideline Committee of the American Epilepsy Society [J]. Epilepsy Curr, 2016,16(1):48 - 61.

[11] HSIEH Y Y, CHANG C C, LI P C, et al. Successful application of extracorporeal membrane oxygenation and intra-aortic balloon counterpulsation as lifesaving therapy for a patient with amniotic fluid embolism [J]. Am J Obstet Gynecol, 2000,183(2):496 - 497.

[12] KHEMANI R G, SMITH L, LOPEZ-FERNANDEZ Y M, et al. Paediatric acute respiratory distress syndrome incidence and epidemiology (PARDIE): an international, observational study [J]. Lancet Respir Med, 2019,7(2):115 - 28.

[13] KNIGHT M, TUFFNELL D, BROCKLEHURST P, et al. Incidence and risk factors for amniotic-fluid embolism [J]. Obstet Gynecol, 2010, 115 (5): 910 - 917.

[14] KRAVLJANAC R, JOVIC N, TADIC B V, et al. New-onset seizure presenting as status epilepticus: etiology and clinical characteristics in a cohort of 236 children [J]. Seizure, 2018,63:79 - 84.

[15] LI F, QIN J, ZHANG S, et al. Prevalence of hypertensive disorders in pregnancy in China: A systematic review and meta-analysis [J]. Pregnancy hypertension, 2021,24:13 - 21.

[16] OLIVIER B, ASTRID B, GILLES C, et al. Experts' recommendations for the management of cardiogenic shock in children [J]. Intensive Care, 2016,6:14.

[17] ORLOFF K E, TURNER D A, REHDER K J. The Current State of Pediatric Acute Respiratory Distress Syndrome [J]. Pediatr Allergy Immunol Pulmonol, 2019,32(2):35 - 44.

[18] Pediatric Acute Lung Injury Consensus Conference Group. Pediatric acute respiratory distress syndrome: consensus recommendations from the Pediatric

Acute Lung Injury Consensus Conference [J]. Pediatr Crit Care Med，2015，16 (5):428 - 439.

[19] RINKA E，COCK H，HESDORFFER D，et al. A definition and classification of status epilepticus — Report of the ILAE Task Force on Classification of Status Epilepticus [J]. Epilepsia，2015，56(10):1515 - 1523.

[20] SHORVON S，SEN A. What is status epilepticus and what do we know about its epidemiology? [J] Seizure，2020，75:131 - 136.

[21] SINGH A，STREDNY C M，LODDENKEMPER T. Pharmacotherapy for pediatric convulsive status epilepticus [J]. CNS Drugs，2020，34(1):47 - 63.

[22] SMFM. Amniotic fluid embolism: diagnosis and management [J]. Am J Obstet Gynecol，2016，215(2):B16 - B24.

[23] WONG J J M，LEE S W，TAN H L，et al. Lung-protective mechanical ventilation strategies in pediatric acute respiratory distress syndrome [J]. Pediatr Crit Care Med，2020，21(8):720 - 728.

第十一章　内分泌、康复和护理

▎第一节　危重症时内分泌代谢的变化及内分泌急诊

一、危重症时糖代谢的变化

无论患者既往有无糖尿病史，一旦遇到创伤、疾病等应激情况，常常出现血糖升高。这一应激性高血糖一度被认为是一种有益的、适应性的机体反应，使得以葡萄糖为主要能量来源的组织——脑和血细胞可获得额外供能。因此，除非达到肾糖阈水平或出现高血糖相关的液体转移等并发症，一般不进行降糖治疗。然而，2001 年，Van Den Berghe 的 Leuven 临床随机对照研究首次提出强化胰岛素控制血糖可降低危重症患者的病残率和死亡率。以后的 10 多年里，一系列大样本的临床试验也验证了应激性高血糖与病情的不良转归有密切关系，并对血糖的控制程度做了进一步的探讨。

（一）应激性高血糖的机制

血糖水平的维持主要受神经内分泌系统的调控，应激情况下，胰高糖素、儿茶酚胺、生长激素和糖皮质激素通过上调肝脏内的糖原分解和糖异生，使血糖升高，以应对细胞代谢需求的增加。这些激素的分泌是源于交感神经系统的激活，或是促炎介质的刺激。

胰岛素通过加强葡萄糖摄取、糖原合成，抑制糖异生等途径而降糖。应激时存在胰岛素抵抗，虽然胰岛素的分泌增加，但胰岛素依赖的葡萄糖摄取和利用受到影响，使血糖上升。危重症患者缺乏体力活动，肌肉组织对胰岛素的灵敏度降低。此外，对于已有糖尿病的患者来说，应激可能无法促进胰岛素的进一步分泌，使血糖水平更为紊乱。

肠内营养、脂肪乳、含糖晶体和透析液的输入可能使血糖升高。含乳化剂的药物（如丙泊酚）、糖皮质激素、拟交感神经药、免疫抑制剂的治疗也可产生高血糖。

（二）血糖控制的目标

Van Den Berghe 对 1 548 个接受机械通气治疗的外科 ICU 患者进行前瞻性随机对照研究，强化胰岛素治疗组患者的血糖控制在 $4.4 \sim 6.1$ mmol/L；常规治疗组患者的血糖维持在 $10.0 \sim 11.1$ mmol/L。常规组死亡率是 8.0%，强化组的死亡率是 4.6%，其中伴脓毒症的多器官功能衰竭引起的死亡率降幅最大。强化组血流感染率下降 46%；需要透析或血液滤过的急性肾功能衰竭的发生率下降 41%；红细胞输注量下降 50%；危重症多神经病变的发生率下降 44%；强化组的机械通气和特级护理的时间有所缩短。

2001 年以后，一系列有关危重病患者血糖控制的临床试验不断推进，入选病例的范围有所扩大，涵盖多中心、内外科 ICU 病房，也有回顾性的大样本分析。这些研究一致肯定了血糖控制的必要性。但是对血糖控制的程度做了进一步的探索，并且普遍认为强化血糖控制的患者，发生低血糖的风险明显增加，甚至死亡率也有所上升。常规血糖控制并不增加住院患者并发症的发生率，而低血糖的风险明显减小。

危重病患者除发生高血糖外，还会出现血糖波动。血糖的反复波动要比可耐受的、适度的持续高血糖更为不利。Moritoki Egi 对来自 4 个中心的 7 049 个危重症患者做了回顾性分析，以血糖的标准差作为波动指标，发现死亡组的平均血糖波动明显大于生存组，血糖波动值越大，死亡率越高。现有的研究结果普遍认同血糖波动与死亡率上升之间的这一关系。此外，血糖波动越大，发生低血糖的风险也越高。如果通过降低血糖波动就可以取得良好效果，那就没必要为追求更严格的血糖控制目标而承受伴随低血糖发生的风险。

美国糖尿病协会（American Diabetes Association，ADA）推荐：在危重病患者中，血糖持续高于 10 mmol/L，应起始胰岛素治疗，使血糖控制在 7.8～10.0 mmol/L。更严格的目标，如 6.1～7.8 mmol/L，只要在无明显低血糖的前提下能达到这一目标，对某些患者可能是适合的。已经证明对危重症患者静脉应用胰岛素是安全有效的，可将血糖控制在目标范围且不增加严重低血糖的风险。

（三）脓毒症时的血糖控制

脓毒症是机体对于感染的失控反应所导致的可以威胁生命的器官衰竭。随着脓毒症严重程度的增加，高血糖的发生率上升；胰岛素治疗的持续时间延长、剂量增加。脓毒症严重程度还与血糖波动成正相关，自发或治疗相关性低血糖的发生率也有所增加。《拯救脓毒症运动：2021 年国际脓毒症和脓毒性休克管理指南》建议：入住 ICU 的重症脓毒症患者，连续 2 次血糖大于 10 mmol/L 时，则开始予以胰岛素治疗，使血糖降至 10 mmol/L 以下，而不是 6.1 mmol/L 以下。每 1～2 h 测血糖，直至血糖值和胰岛素输注速率稳定后，每 4 h 测血糖。因快速指末血糖的测定不能精确反映动脉血或血浆葡萄糖水平，所以需谨慎判断其结果。

有关危重病患者胰岛素控制血糖的具体实施方案目前无统一标准。临床科室可依据自己的经验，根据血糖调整胰岛素用量。最好备有相应的表格，记录血糖、胰岛素剂量、饮食等即时数据，以利于血糖的控制。

二、糖尿病酮症酸中毒

糖尿病酮症酸中毒（diabetic ketoacidosis，DKA）是一种严重的、可致命的、可避免的糖尿病急性并发症。DKA 的病理生理学定义为高血糖（血糖＞200 mg/dl，约 11 mmol/L），酮血症（血 β-羟基丁酸≥3 mmol/L 或中/大量尿酮）和酸中毒（静脉 pH＜7.3 或血清碳酸氢盐＜15 mmol/L）。它是由于胰岛素相对或绝对缺乏，伴升糖激素（胰高血糖素、肾上腺素、去甲肾上腺素、皮质醇和生长激素）分泌过多所引起的。当血葡萄糖浓度超过肾糖阈（180 mg/dl，约 10 mmol/L）时，渗透性利尿会导致脱水和电解质紊乱。严重酮症时常发生呕吐，可进一步促进脱水和电解质异常，导致胰岛素抵抗、高血糖和酮症的恶化（表 11-1）。

表 11-1　酮症酸中毒的表现

类别	具体表现
症状	恶心、呕吐 口渴、多尿 腹痛 呼吸急促
体征	心动过速 脱水、低血压 呼吸急促、Kussmaul 呼吸、呼吸窘迫 腹部压痛（类似急性胰腺炎或急腹症） 嗜睡、意识障碍、脑水肿、昏迷
诱发事件	胰岛素剂量不足 感染（肺炎、泌尿道感染、肠胃炎、脓毒症） 梗死（脑、冠状动脉、肠系膜及外周动脉梗死） 药物（可卡因） 妊娠

血糖以每小时 2.8～4.2 mmol/L（哈里森推荐以每小时 4.2～5.6 mmol/L）的速率逐渐下降，更快地纠正血糖可能加速的脑水肿发展。

糖尿病酮症酸中毒时的钾储备已经耗尽，在胰岛素和液体治疗期间，各种因素加重低钾血症。这些包括胰岛素介导的钾转运到细胞中，酸中毒解决后也促进钾进入细胞，以及有机酸钾盐随尿丢失。因此，在血钾正常或偏低、尿量充足的情况下，就应开始补钾。如果初始血钾水平升高，则应延迟补钾，直到钾降至正常范围（表 11-2）。

表 11-2　糖尿病酮症酸中毒的处理

类别	具体措施
确诊	血糖升高，血清酮阳性，代谢性酸中毒
住院	如果 pH<7.00 或昏迷，需要重症监护
评估	检测血清电解质（K^+、Na^+、Mg^{2+}、Cl^-、碳酸氢盐、磷酸盐）；检测酸碱状态：pH、HCO_3^-、PCO_2、β-羟基丁酸
补液	前 1～3 h 加入 2～3 L 生理盐水［10～20 mL/(kg·h)］；当血浆葡萄糖达到 13.9 mmol/L 时，改为 5%葡萄糖 150～250 mL/h（葡萄糖：胰岛素比为(2～4)g：1 U）
短效常规胰岛素	起始静脉注射(0.1 U/kg)，然后持续静脉注射 0.1 U/(kg·h)；如果 2～4 h 后无反应，则增加剂量。如果初始血钾<3.3 mmol/L，在胰岛素治疗前积极补钾
病因学处理	降糖治疗不规范，存在感染、创伤、怀孕、梗死、可卡因时，需予相应的检查（病原微生物培养、影像学、心电图）和治疗

续　表

类别	具体措施
其他措施	每 1～2 h 测毛细管葡萄糖；前 24 h 每 4 h 测电解质和血气分析
	每 1～4 h 监测血压、脉搏、呼吸、精神状态、出入液量
	血糖目标为 8.3～11.1 mmol/L，酸中毒消除，下调胰岛素输注速度
	一旦恢复进食，启动餐时＋基础胰岛素模式

尽管碳酸氢盐缺乏，通常不需要补充碳酸氢盐。理论上讲，补充碳酸氢盐、快速纠正酸中毒可能会损害心功能、降低组织氧合、促发低钾血症，甚至有报道称使用碳酸氢盐会增加脑水肿的风险。然而，在动脉血 pH<7.0 时，美国糖尿病协会建议使用碳酸氢钠，直到 pH>7.0。

如果血清磷酸盐<0.32 mmol/L，则应考虑补充磷酸盐，并监测血清钙。酮症酸中毒治疗期间可能出现低镁血症，需要相应的补充。

高渗性高血糖状态(hyperosmolar hyperglycemic State，HHS)的治疗参照糖尿病酮症酸中毒。经输注生理盐水 1～2 L 后，血浆渗透压仍>350 mmol/kg H$_2$O，血钠>155 mmol/L，可谨慎给一定量的低渗溶液(0.45%～0.6%盐水)，并在中心静脉压及血浆渗透压监测下调整补液量和速度；当渗透压降至 330 mmol/kg H$_2$O 时，再改为等渗溶液。治疗过程中应注意大量使用生理盐水可使患者的血钠和血氯升高，导致高氯血症。要注意 DKA 与高糖高渗状态、乳酸性酸中毒、低血糖症的鉴别(表 11-3)。

表 11-3　糖尿病酮症酸中毒与其他糖尿病急性并发症的鉴别

类别		DKA	高糖高渗状态	乳酸性酸中毒	低血糖
病史		糖尿病及感染、胰岛素停药或中断诱因史	年龄较大的糖尿病患者，常有呕吐、腹泻史	肝肾功能不全、休克、服双胍类药物病史	糖尿病史、进餐少、活动过度或注射胰岛素后未进食
症状		数小时起病，有恶心、呕吐	起病慢，口渴明显、嗜睡、昏迷	起病较急，厌食、恶心、原发病症状	起病急，以小时计算，有交感神经兴奋表现
体征	皮肤	失水、干燥	严重脱水	失水、潮红	潮湿、多汗、苍白
	呼吸	深、快(Kussmaul)	快	深、快	正常
	脉搏	细速	细速	细速	速而饱满
	血压	下降或正常	下降	下降	正常或稍高
检查	血糖	升高，多为 16.7～33.3 mmol/L	显著升高，多>33.3 mmol/L	正常或升高	显著降低，<2.5 mmol/L
	pH 值	降低	正常	降低	正常
	阴离子间隙	升高	正常	升高	正常或轻度升高

续　表

类别	DKA	高糖高渗状态	乳酸性酸中毒	低血糖
血浆渗透压	升高	显著升高＞330 mmol/kg H_2O	正常	正常
乳酸	升高	正常	显著升高	正常

注:血渗透压可直接测定,也可用公式计算,即血浆总渗透压(mmol/kg H_2O)=2×(Na^+＋K^+)＋血糖(mmol/L)＋BUN(mmol/L),因 BUN 能自由通过细胞膜,不构成细胞外液的有效渗透压,略去 BUN 的值即为有效血浆渗透压。

三、危重病时的下丘脑-垂体-肾上腺轴的变化

肾上腺皮质产生的类固醇激素按生理作用分为糖皮质激素(GC)、盐皮质激素和性激素类皮质激素。GC 中具有生物活性的是皮质醇,它在维持机体代谢、心血管功能及免疫调节等方面起重要作用。在非应激情况下,皮质醇分泌是有节律的:清晨达高峰,夜间降至最低。皮质醇的合成和分泌受促肾上腺皮质激素(ACTH)的调节:下丘脑产生的促肾上腺皮质激素释放激素(CRH)刺激垂体前叶释放 ACTH,另外加压素对 ACTH 也有轻微的刺激作用。皮质醇通过负反馈抑制 ACTH、CRH 和加压素的分泌。

危重症时,皮质醇分泌的昼夜节律消失。发病早期,随着 ACTH 和 CRH 的升高、对负反馈作用的抵抗和抑制,皮质醇水平往往升高。在疾病的慢性期,皮质醇继续维持高水平,但 ACTH 有所降低。下丘脑-垂体-肾上腺(HPA)轴的适度激活是维持生存的关键所在,皮质醇水平的过高和过低都与死亡率的升高相关。因为皮质醇的极度升高反映应激的严重程度;皮质醇基线低或 ACTH 刺激下皮质醇仍低,提示应激反应差。

肾上腺皮质功能减退的诊断尚不完善,文献大多以测定随机总皮质醇＜10 $\mu g/dl$,或者予以 250 μg ACTH 后皮质醇升高＜9 $\mu g/dl$ 作为参考依据。危重病时往往皮质类固醇结合球蛋白(CBG)降低,使游离皮质醇的百分比有所升高,而真正具有生物活性的是游离皮质醇,但目前其测定方法和参考值范围都不明确,所以不作为常规推荐。必须接受 GC 治疗的感染性休克或急性呼吸窘迫综合征(ARDS)患者不做 ACTH 兴奋试验。

对于已诊断原发性或继发性肾上腺皮质功能减退、危重症发生前长期接受糖皮质激素治疗的患者,需根据疾病严重程度和应激情况追加糖皮质激素剂量。对于使用液体复苏和升压药仍无法维持血流动力学稳定的感染性休克患者,可能存在相对肾上腺皮质功能减退,推荐静脉输注氢化可的松 200 mg/d。

对于同时伴有甲状腺功能减退需要左甲状腺素(L - T_4)补充治疗的肾上腺皮质功能减退患者,由于甲状腺激素会加速内源性皮质醇的清除,使得皮质醇生成不足的情况显现出来,引发肾上腺危象。在开始做甲状腺素治疗前,要评估肾上腺功能。如果无法评估,应在其开始甲状腺激素补充治疗之前,经验性给予糖皮质激素治疗。

四、肾上腺危象

肾上腺危象(adrenal crisis)也称为急性肾上腺机能不全或 Addison 危象,是在已知的或隐匿存在的肾上腺皮质功能减退的患者中,出现低血压,即收缩压绝对值<100 mmHg 或收缩压的下降较基础值≥20 mmHg,是危及生命的急症(表 11-4)。静脉注射糖皮质激素后,症状在短时间内得以改善。常见的原因有急性肾上腺皮质出血坏死、肾上腺或垂体手术造成肾上腺皮质功能减退,激素补充不足或过早停药;发生各种应激时未及时上调激素的剂量;长期大剂量糖皮质激素治疗过程中骤然减量或停药。其临床和实验室特征见表 11-5。

表 11-4 肾上腺危象的临床和实验室特征

类别	具体内容
临床特征	脱水、低血压或休克与当前疾病的严重程度不相符
	胃肠道:厌食、恶心、呕吐
	疼痛:四肢、背部、腹部有时有急腹症表现
	原因不明的发热
	无力、疲劳、头昏、晕厥、意识混乱、昏迷
	色素沉着(仅用于原发性肾上腺功能不全)
实验室特征	低钠血症、高钾血症、高钙血症、低血糖症、嗜酸性粒细胞增多
	早上 8~9 时的血皮质醇低于 3 μg/dl,可确诊为肾上腺皮质功能减退
	可能同时存在其他自身免疫性内分泌疾病,如甲状腺功能减退或性腺功能减退

表 11-5 成人肾上腺危象的处理

治疗	剂量及程序
氢化可的松	及时给予 100 mg 静脉注射(如果不可行静脉注射,可肌内注射),然后每 24 h 200 mg,连续或分次输注;病情稳定后可逐渐减量,直至恢复到非应激状态下的替代剂量
液体	尽快注入 2~3 L 生理盐水,如有低血糖,加入 5% 葡萄糖。稳定内环境,监测中心静脉压,听诊肺部啰音,避免液体超负荷
其他措施	入住重症监护病房,针对诱因和合并症的治疗。如同时存在甲状腺功能减退,糖皮质激素治疗应先于甲状腺素的补充

如果没有氢化可的松,可使用其他糖皮质激素(肠道外给药),如地塞米松(每 24 h 4 mg),甲泼尼龙(每 24 h 40 mg),或泼尼松龙(一次 25 mg,随后 2 次 25 mg,前 24 h 总共 75 mg;此后每 24 h 50 mg)。

五、危重症时的下丘脑-垂体-甲状腺轴的变化

甲状腺激素(TH)包括甲状腺素(T_4)和三碘甲状腺原氨酸(T_3),T_3 对 TH 受体的亲和力比 T_4 高 10~15 倍,所以 T_3 具有更强的生物活性。甲状腺是内源性 T_4 的唯一来源,其分泌 T_3 的量仅占全部 T_3 的 20%,其余 80% 则在甲状腺外的组织中经脱碘酶的作用,由 T_4 转化而来。T_4 还可以转化为无生物活性的反 T_3(rT_3)。循环中的绝大部分 TH 是以蛋白结合形式存在的,而真正有生物活性的是游离 TH,TH 通过结合核受体起作用。TH 的分泌受下丘脑、垂体激素的调节。下丘脑的促甲状腺激素释放激素(TRH)刺激垂体产生促甲状腺激素(TSH),TSH 刺激 TH 的合成和分泌。TH 通过负反馈,抑制 TRH 和 TSH 的产生。

在饥饿、脓毒症、手术、心肌梗死及骨髓移植等情况下,TH 生成和作用的环节均有不同程度的变化。如果病情轻微,则仅 T_3 水平降低(低 T_3 综合征);病情严重而持续时,T_3 和 T_4 都降低、TSH 不升高,患者既往没有潜在的垂体或甲状腺疾病,这种状况被称为非甲状腺疾病综合征(non-thyroidal illness syndrome,NTIS),又称甲状腺功能正常病态综合征(euthyroid sick syndrome,ESS)。它并不是真正的甲状腺功能减退(甲减),而可能是一种机体对疾病的类似"节省能量"(spare calories)的适应性反应。

危重症患者,既往无下丘脑、垂体或甲状腺疾病,临床没有甲状腺功能减退(简称甲减)的表现,T_3、T_4 低下,TSH 正常或低下,但 TSH 很少低于 0.05 mIU/L,rT_3 可能正常或升高,此时需考虑 NTIS 的存在。如果 T_4 低于 4 μg/dl,预示死亡风险高。原发性甲状腺功能亢进者,TSH 多低于 0.01 mIU/L。如果抗甲状腺抗体阳性,则提示原发性甲状腺疾病的可能。TSH 升高表示可能已有甲减,需要治疗。疾病恢复期,TSH 可短暂升高。阿司匹林、大仑丁、卡马西平、多巴胺及糖皮质激素等药物可以影响 TH 的分泌和代谢。NTIS 一般不需要给予甲状腺激素替代治疗,因甲状腺激素治疗会不适当地提高机体代谢率,反而可能带来不良反应。NTIS 与甲减的鉴别见表 11-6。

表 11-6　NTIS 与甲减的鉴别

比较项	NTIS	原发性甲减	继发性甲减
T_3	↓	↓	↓
T_4	—/↓,偶见↑	↓	↓
γT_3	—/↑	↓	↓
TSH	—/↓	↑	↓
原发病	饥饿	甲状腺术后	垂体瘤术后
	应激	甲状腺放疗后	鼻咽癌放疗后
	危重病	桥本甲状腺炎	席汉氏综合征

六、甲状腺风暴和甲状腺危象

甲状腺急症是罕见的危及生命的内分泌疾病,包括失代偿性甲状腺毒症——甲状腺

风暴（thyroid storm，又称甲亢危象）和严重的甲状腺功能减退——黏液性水肿昏迷（myxedema coma）。这两种情况都存在于长期未确诊或未治疗的甲状腺功能亢进或甲状腺功能减退的患者，由急性应激（如感染、创伤或手术等）而促发。诊断仅基于临床特征，甲状腺激素的测定无法区分甲状腺风暴和单纯甲状腺功能亢进，也无法区分单纯严重的甲状腺功能减退和黏液性水肿昏迷。诊断甲状腺风暴可使用 Burch-Wartofsky 量表（表 11 - 7）。

表 11 - 7　诊断甲状腺风暴的 Burch-Wartofsky 量表

参　数			评分与结论
体温		37.2～37.7 ℃	5
		37.8～38.3 ℃	10
		38.4～38.8 ℃	15
		38.9～39.4 ℃	20
		39.4～39.9 ℃	25
		≥40.0 ℃	30
心血管	心动过速（每分钟的心率）	100～109	5
		110～119	10
		120～129	15
		130～139	20
		≥140	25
	心房颤动	无	0
		有	10
	充血性心力衰竭	无	0
		轻度	5
		中度	10
		严重	20
胃肠-肝功能障碍的表现		无	0
		轻度	5
		中度	10
		重度	20
中枢神经系统紊乱的表现		无	0
		轻度（烦躁）	10
		中度（谵妄、精神错乱、极度嗜睡）	20
		重度（昏迷）	30

参　数		评分与结论
诱因	无	0
	有	10
总分	＞45	甲状腺风暴
	25～45	即将发生甲状腺风暴
	＜25	不提示甲状腺风暴

甲状腺风暴患者所存在的潜在甲状腺疾病中,最常见的是未经治疗或控制的 Graves 病,还有极少的其他甲状腺毒症,如破坏性甲状腺炎、毒性多结节性甲状腺肿、分泌促甲状腺激素的垂体腺瘤、分泌人绒毛膜促性腺激素(hCG)的葡萄胎,或转移性甲状腺癌。主要特征是肌无力、心动过速、体温过高和中枢神经系统功能障碍等。多器官功能衰竭和急性心力衰竭是最常见的死亡原因。治疗是抑制甲状腺激素的合成、释放和外周效应:①抗甲状腺药物(ATD)如丙基硫氧嘧啶或甲巯咪唑(不适合用于破坏性甲状腺炎);②无机碘(Wolff-Chaikoff 效应);③β 受体阻滞剂;④糖皮质激素;⑤对症处理及诱因的治疗。上述治疗改善不显,可考虑血浆置换。

黏液性水肿昏迷多见于老年患者,临床表现为嗜睡、精神异常、木僵甚至昏迷、皮肤苍白、低体温、心动过缓、呼吸衰竭和心力衰竭等。治疗包括:①去除或治疗诱因。感染诱因占 35%。②补充甲状腺激素。开始应当给予静脉注射甲状腺激素替代治疗。先静脉注射 $L-T_4$ 200～400 μg 作为负荷剂量,继之每天静脉注射 $L-T_4$ 1.6 $\mu g/kg$,直至患者的临床表现改善,改为口服给药或者其他肠道给药。如果没有 $L-T_4$ 注射剂,可将 $L-T_4$ 片剂磨碎后胃管鼻饲。鉴于黏液性水肿昏迷患者甲状腺素转换为 T_3 可能会减少,所以除了给予 $L-T_4$ 之外,有条件时还要静脉注射 $L-T_3$。但避免 $L-T_3$ 剂量过高,因为治疗中高 T_3 血症与致死性相关。可以予 $L-T_3$ 5～20 μg 负荷剂量静脉注射,随后维持剂量为每 8 h 静脉注射 2.5～10 μg,对于年幼或老年患者以及有冠脉疾病或心律失常病史的患者则采用较低的剂量。治疗可以持续到患者明显恢复(例如患者恢复意识和临床指标改善)。③保温。避免使用电热毯,因其可以导致血管扩张,血容量不足。④补充糖皮质激素。静脉滴注氢化可的松每天 200～400 mg。⑤对症治疗。伴发呼吸衰竭、低血压和贫血应采取相应的抢救治疗措施。⑥其他支持疗法。

(沈　隽)

第二节　重症康复

一、概述

随着危重症治疗方法的进步,危重症患者的死亡率显著降低,大量患者得以在危重症后幸存。幸存的患者可能会出现生理、认知和心理方面的问题,包括肌肉萎缩和无力、疲劳、食欲下降、记忆力和注意力减退、创伤后应激、焦虑和抑郁等,这些问题会对患者的功能状态、返回工作的能力和生活质量产生不利影响,并且增加相关联的医疗费用。

所以在危重症患者住院治疗期间,一旦病情稳定,就应积极予以相应的康复干预,对于缩短患者 ICU 住院时间,减少 ICU 后生理、心理上异常情况,加速患者早日回归家庭和社会具有重要意义。

二、定义

重症康复(rehabilitation post-critical illness,RPCU)是指针对患有危重症患者在病情稳定后早期,给予的旨在减少并发症,加速患者生理、认知及心理功能恢复,提高患者生活质量和社会参与的治疗。根据治疗区域划分可将其分为医院 ICU 内的康复干预和在康复医学科高度依赖单元(high dependency unit,HDU)病房的康复治疗。

三、常见临床康复问题

(一)呼吸机依赖

呼吸机依赖(ventilator dependency)是指长时间机械通气导致患者不容易或不能脱离呼吸机的情况。包括两方面的原因:呼吸肌功能下降、脱离呼吸机的困难加大;心理依赖,患者对呼吸机的需求情况与其实际肺功能情况不一致。绝大部分呼吸机依赖同时存在上述两种情况。

研究表明呼吸机依赖与更高的死亡率、更长的 ICU 住院时间和更显著的医疗支出有关。

(二)拔管后或气管切开后吞咽障碍

非神经系统危重症患者在早期抢救治疗时常需进行气管内插管以保护气道和机械通气,这些患者在度过危重期后常需直接拔除气管插管或行气管切开,这两种类型患者出现吞咽障碍的概率较高。

其常见原因可能包括以下几个方面:①气管插管和气管切开的直接损伤。②带气囊的套管本身也能抑制正常的吞咽功能和主动的喉上提,阻碍上食道括约肌的被动开放,影响食物快速通过食管。③喉部感觉功能减退,由于直接的机械性损伤、局部炎症/水肿或者危重病性多发性神经病(critical illness polyneuropathy,CIP)导致的传入感觉通路受损,进而导致吞咽障碍。临床上,当食团达到咽腭弓的反射激发区,由于感觉传入受损,吞咽启动延迟和误吸。然而,危重症患者感觉障碍的准确机制似乎还不清楚,仍有争议。④胃食管反流。⑤呼吸和吞咽的非同步,喉关闭、呼吸暂停、上管道括约肌开放三者间精确协调才能确保吞咽时不发生误吸。在危重患者中,存在呼吸和吞咽的失同步,对于有呼吸窘迫的危重患者,吞咽时呼吸暂停时间缩短,在食团通过食管之前,喉提前开放,造成误吸。⑥ICU 获得性肌无力(ICU acquired weakness,ICUAW)可导致患者出现总体肌肉无力和肌肉萎缩,也可能会影响吞咽肌肉。

(三) 认知障碍

最近的 Meta 分析显示中度到重度 ICU 后认知障碍发生于 45%～80% 的重症后存活者,影响多个认知域,包括记忆、注意、执行力和反应速度等,并在从 ICU 转出后持续数年。

危重症情况下,出现认知障碍常与原发病(如急性呼吸窘迫综合征、机械通气后、脓毒症及外伤后低血压等)发病和治疗过程中出现的低氧血症、细胞因子激活的免疫系统失调、低血压、血糖调节障碍及药物神经毒性作用(如镇静剂)及谵妄等有关。

研究表明,危重症患者的认知障碍可能会自发恢复,但往往是部分恢复,并且非常有限。这种自发恢复的时间可能在数月至数年之间,并且恢复率随时间以及患者情况的不同而不同。危重症发病后认知功能结局可能为以下几种可能:①新发的认知障碍,其随着时间的推移可能会自发恢复到患者之前的功能水平(自然恢复);②认知功能减退或是部分恢复到新的功能水平;③认知功能降低到一个新的基线且没有恢复;④危重症后认知功能下降并随着年龄的增长而持续降低。

(四) 心肺功能失健

危重症患者除了基础疾病(急性心肌梗死、慢性心功能衰竭、慢性阻塞性肺气肿及急性呼吸窘迫综合征)存在或导致心肺功能进一步减退之外,还存在危重病期间长期卧床对心、肺所带来的负面影响,包括:基础心率增快、血容量下降、下肢静脉顺应性增加、呼吸肌肌力下降、肺的顺应性下降、肺活量明显下降等,主要表现为运动耐力下降、肺不张等。

(五) ICU 获得性肌肉无力

ICU 获得性肌无力(ICUAW)是危重症患者最常见的并发症,以全身性、弥漫性肌无力为特征,使危重患者的临床病程复杂化。对患者的生理和心理健康、死亡率和生活质量有着显著的影响。肌肉萎缩在患病后最初的几天最为严重,每天肌肉丢失 2%～3%,这些肌肉丢失是由于蛋白质合成相对于蛋白质分解存在一个差值,从而造成肌萎缩。无力与短期或长期致残率和致死率增高有关,这些不良效应可能会持续 5 年以上。

ICUAW 的发病率受诊断标准、评估时间的影响,并主要受不同患者群影响。如果使用徒手肌力测试或手持测力计测试,1/4 长期机械通气(>5～7 d)的危重症患者可诊断为 ICUAW。基于电生理标准或肌肉活检结果的诊断,脓毒症、多脏器功能衰竭或长期机械通气的患者,ICUAW 发生率更高,可达 50%～100%。

ICUAW 的发生机制复杂,至今尚未完全了解。研究认为 ICUAW 可能与在 ICU 期间使用可能导致肌肉受损的药物、高血糖、制动及炎症介质等有关。导致肌肉受损的药物包括神经肌肉阻滞药物、糖皮质激素、儿茶酚胺和丙泊酚等。

危重症多发性神经病和危重症肌病(critical illness myopathy,CIM)的单独或组合是 ICUAW 的主要原因。危重症肌病是以主要原发的对称性近端肌肉无力和萎缩为特征的,感觉检查提示正常;而危重症多发性神经肌病则主要是对称性远端肌肉无力和局限萎缩,同时伴有感觉丧失。两者亦同时存在,称为危重症多发性神经肌病(critical illness pdyneuromypathy，CIPM）。

（六）关节挛缩

关节挛缩是指关节在被动活动范围内活动受限，通常是由关节周围结构改变所致，包括骨骼、肌肉、软组织和皮肤。

ICU 内引发关节挛缩首要因素是制动，其他风险因素包括神经损伤、水肿、挫伤、骨折和截肢等。除了有危重症肌病和神经病变外，伴有中枢神经系统和周围神经系统损伤的 ICU 患者容易发生关节挛缩，如颅脑损伤、脊髓损伤和脑卒中。这些患者通常处于关节制动，痉挛和瘫痪可能会破坏主动肌和拮抗肌的平衡，使肌肉长时间制动在一个缩短的位置上，久而久之就出现了关节挛缩。

一项对 ICU 住院超过 2 周所有病因患者的队列研究证实，39% 的患者至少存在 1 个关节的挛缩，34% 的患者被证实已经造成残疾。其中最常受累的关节依次为肘关节、踝关节、膝关节、肩关节、髋关节和肩关节。

关节挛缩可使 ICU 后患者的恢复复杂化，导致更严重的残疾，占用更多资源和长期受限。

（七）精神心理障碍

危重症患者在 ICU 治疗抢救过程中，面临许多严重的身体和心理压力，主要来自疾病本身以及与之相关的各种生理障碍（如呼吸窘迫、疼痛及大小便失禁等）和抢救经历（如各种有创性的穿刺检查和治疗），这些常会导致患者在 ICU 期间及出 ICU 后表现为抑郁和焦虑等不良的精神心理状态，从而使者身体活动的自我驱动或自我激励降低，以及参与康复治疗的依从性降低，最终均会严重阻碍患者的康复进程。

危重症患者除了可能会出现上述生理、认知和精神心理方面的问题之外，同样会因为疾病本身、各种有创操作及长期卧床，出现疼痛、压疮、深静脉血栓及大小便控制障碍等常见医学并发症。这些并发症发生机制和临床表现与其他疾病导致的这些并发症基本相同，可参见相关章节。

四、康复评定

针对重症患者，康复评定也可以按照 2005 年新颁布的国际功能分类"残损、残疾和残障（ICF）框架"来进行评定，在 3 个层面，即组织器官、日常生活能力和社会参与层面上进行评定。评定的内容根据患者存在的康复问题来进行选择。

1. 组织器官层面上的康复评定　除包括反映神经系统组织器官功能的意识、认知、言语、吞咽、运动、感觉、平衡、协调、大小便功能、精神心理和疼痛方面的评定之外，还包括患者的心、肝、脾、肺、肾等主要脏器功能的评定，具体采用何种方法可参见相关康复评定章节。

2. 日常生活能力层面上的评定　疾病导致上述组织器官层面上功能受损，从而导致患者日常生活能力受限，如个人卫生、进食、穿衣、修饰、移动、行走等，需要依赖他人帮助。评定这些日常生活活动需要他人的帮助程度，即是日常生活能力层面的评定。常用的评定方法有巴氏指数（Barhtel index，BI）和功能独立性量表（functional dependence

measure，FIM）。具体方法可参见相关康复评定章节。

3. 社会参与水平的评定　由于上述日常生活能力受限,诸如个人卫生、进食、移动、行走等功能受限,患者不敢和不愿走出家门,参与社会活动,从而导致其社会参与受限。受限水平常可用 SF-36 量表来进行评定。

针对上述 3 个层面的评定,除了一些常用的量表外,还需要通过一些客观定量的辅助检查,如血常规、血电解质、肝肾功能、血气、肝胆胰脾肾脏 B 超、心超、CT、磁共振成像、心电图、肌电图、脑电图和诱发电位等检查。

五、康复治疗

（一）康复原则

有多学科团队的共同参与,尽早对生命体征稳定的患者进行系统的康复评定,根据评定结果制订个体化、主次分明、循序渐进的康复治疗方案,并尽早予以康复干预,使患者早日从 ICU 和高度依赖单元（HDU）转出,缩短在 ICU 或 HDU 中的停留时间,使患者获得最大化的功能恢复。

（二）常用的康复治疗方法

1. 脱机训练　对于尚在使用呼吸机辅助支持呼吸的患者,一旦患者病情稳定后,应尽可能尝试早期脱机训练,这样可以增加脱机成功率,减少并发症。常用的脱机训练方法：①一般用自主呼吸实验（spontaneous breathing trail，SBT）来评估患者自主呼吸能力。常用 SBT 方法分为：T-管法、持续气道正压法（CPAP）及低水平压力支持通气法（PSV）。②对于机械通气超过 24 h 的患者,初始 SBT 建议 PSV 法,PSV 法可提高脱机成功率,减少死亡率。脱机训练时间通常为 30～120 min,根据患者具体情况做相应调整。

2. 体位排痰训练　可通过使用化痰药物、雾化、手法拍背、体位引流等方法促进患者清除肺内痰液,尚可使用医用体外震动排痰机。该方法通过使胸壁产生机械性振动,振动气道,使得附着在气道内的分泌物脱落。

3. 呼吸肌训练与有效咳嗽练习　重症患者在能配合情况下,早期应强化呼吸肌训练,以防止膈肌萎缩和肺不张,主要集中在呼吸肌力量与耐力两方面,以吸气肌训练更常见。训练时可以将吸气肌训练负荷设置在 30% 个人最大吸气压,训练频率为 1～2 次/天,5～7 天/周,并连续 2 周以上,并长期坚持不懈以获得最佳功能状态。针对有肺部感染的患者,应指导患者咳嗽技巧练习和辅助咳嗽,尽可能将痰液排出。针对体能较差或有气道狭窄的患者排痰,可通过主动循环呼吸技术帮助患者排痰,该技术主要包括呼吸控制、深呼吸和用力呼气技术。

4. 吞咽功能训练　目前,针对重症患者拔管后或气管切开后的吞咽功能训练方法包括替代技术、旨在恢复吞咽功能的康复干预、食物性状的调整及进食姿势的调整。替代技术包括使用鼻饲胃管、鼻饲肠管、经皮胃造瘘管、经皮空肠造瘘管和间歇性经口食管饲等。旨在恢复吞咽功能的康复干预方法包括口腔感觉运动训练（如唇舌颊的力量和运动练习、主动吞咽训练、舌肌被动训练、冷和触觉刺激、冰酸刺激、气脉冲感觉刺激、口面部震动刺激及 K 点刺激等）、吞咽肌体表低频电刺激、咽腔内电刺激、吞咽区重复经颅磁刺激、经颅直流电刺激等。K 点刺激可用于有认知障碍或意识障碍不能配合张口的患者，可改善对该刺激敏感的患者张口，为进一步吞咽治疗创造条件。

5. 肌肉功能与关节活动度训练　ICU 中进行肌肉功能和关节活动度训练的目的主要有以下两个：防止由于长期卧床造成的肌肉废用性萎缩、肌腱挛缩、关节僵硬等；对疾病引起的瘫痪肌肉进行早期的功能再训练。促进肌肉功能恢复主要采用主动运动方法，包括等长、等张等训练方法，针对瘫痪肌肉功能训练可采用神经肌肉电刺激来诱发肌肉被动收缩，以防止或延缓肌萎缩和肌肉减少症。改善关节活动度训练则主要采用被动训练方法，包括关节松动法和持续被动运动等。

6. 深静脉血栓形成的预防与治疗　重症患者在 ICU 或高度依赖单元（high dependency unit，HDU）期间，尤其需要重视深静脉血栓的预防，可通过气压治疗促进肢体血液和淋巴回流。对于未瘫痪和制动的肢体应尽早进行等长肌肉收缩训练以产生肌肉泵效应，以预防外周静脉血栓形成；对于血栓已形成的患者，急性期需要序贯低分子肝素和华法林治疗，如果下肢近端主干静脉栓塞，可以通过手术放置下腔静脉滤器，以防止栓子脱落造成肺动脉栓塞。

7. 压疮的防治　重症患者由于卧床时间显著延长，同时可能合并营养不良等压疮的易发因素，故需要重视压疮的预防，主要包括改善营养状况、定时翻身、移动患者避免皮肤剪切力，局部使用保护衬垫等。如果压疮已经形成，则需要定时换药、清创，同时可局部使用理疗（如紫外线、微波及红外线等）。如果压疮创面过深过大，则需要考虑通过外科手术进行植皮治疗。

8. 心理治疗　可以通过支持性心理治疗、生物反馈放松训练、认知行为疗法等帮助重症患者改善病程中焦虑、抑郁等心理症状。支持性心理治疗主要通过理解、同情和共情等方法，帮助患者解决心理和情绪问题；生物反馈放松训练则是利用生物反馈治疗仪帮助患者有意识地、放松地控制不同部位的肌肉；认知行为疗法则是通过帮助患者认识产生痛苦的原因，有针对性地改变患者的错误认识，打破不良思维模式，建立新的认识。

六、小结

重症康复对改善重症患者的预后起着关键作用，早期全面系统的康复介入能够缩短患者在 ICU 或 HDU 中住院时间，促使患者能够更快地进入重症后康复阶段，减少由于 ICU 或 HDU 中长时间住院引发的并发症，为后期取得更快的恢复、更好的疗效提供基础。尽管近年来在 ICU 后认知障碍、ICU 获得性肌无力等方面的研究较多，但由于重症康复患者导致病情严重的原发病因很多，个体间异质性大，所以相关临床研究并不充分，循证医学证据并不多，仍需要更加深入的研究。

（吴军发）

第三节　高压氧治疗在急危重病治疗中的进展

一、高压氧简介

从 1662 年英国医生 Henshaw 首先使用压缩空气治疗疾病以来,高压氧(hyperbaric oxygen)逐步被人们认识。1834 年,法国人 Junod 建造一个铜舱,并且用高气压治疗患者取得疗效。1860 年,加拿大渥太华建成北美第一座治疗用的高压舱。1954 年,我国建成第一个加压舱,我国从 20 世纪 60 年代开始运用高压氧进行各种疾病的治疗。高压氧治疗能明显改善机体对氧的摄取和利用,增加血中溶解氧量,使血氧含量增多,血氧分压血氧张力显著升高,机体组织氧储量增加,血氧弥散能力增强,改善机体的缺氧状态,对多种缺氧性疾病都有良好的效果。高压氧的作用机制主要包括:增加血液氧分压血氧张力,增加组织氧储量,提高血氧有效扩散距离,增加椎动脉血流量,促进脑血管修复,加速侧支循环建立,增加 ATP 形成,促进神经组织修复再生与清除氧自由基以及免疫功能双向调节等。同时在微循环方面,高压氧可增强红细胞的可变形性,抑制血液凝固系统,使血液黏度降低,微循环调节功能得到改善。

二、高压氧治疗适应证,高压氧治疗禁忌证

1992 年,中华高压氧医学会提出高压氧治疗适应证,包括三大类。第一类,以高压氧为首选的治疗方法,临床疗效显著,包括急性一氧化碳中毒及迟发脑病和后遗症,急性减压病、急性气栓症、窒息(烟熏、溺水、自缢)、气性坏疽、颅脑外伤、有害有毒气体(硫化氢、光气、氰化物)等化学物质中毒、急性脑水肿。第二类,高压氧作为综合治疗措施之一,起协同作用,并且明显提高疗效,包括离断肢体再植术后、皮肤移植术后、心肺复苏后脑功能障碍、偏头痛、脊髓及周围神经损伤等。第三类,高压氧治疗有一定的疗效,包括脑膜炎、脑脓肿、脑内出血血肿清除术后等。

高压氧治疗的急症适应证:急性一氧化碳、氰化物或其他有害气体或毒物中毒、气性坏疽与厌氧菌感染、减压病、气栓症、各种原因引起的心肺复苏后急性脑功能障碍、急性严重肢端创伤、急性颅脑外伤、急性脑血循环功能障碍、急性重症脊髓损伤、移植皮肤(皮瓣)的血循环障碍等。

高压氧治疗的禁忌证:①绝对禁忌证有严重而广泛的胸壁挫伤及开放性胸壁创伤而未经处理者,未经处理的气胸、纵隔气肿,肺大疱,活动性内出血及出血性疾病,活动性肺结核、空洞形成及咯血者。②相对禁忌证有未经处理的恶性肿瘤,严重肺气肿,支气管扩张,重度鼻窦炎,病态窦房结综合征、心动过缓(<50 次/分)、心脏二度以上房室传导阻滞,血压高于(160/100 mmHg),视网膜脱离。

三、高压氧治疗并发症

1. **氧中毒** 是指机体较长时程地吸入高压氧或者高分压氧导致机体组织器官的功能与结构发生病理变化的病症。易感部位是脑、肺及眼,分为脑型、肺型及眼型。脑型氧中毒主要的表现为惊厥发作,发作时应停止吸氧,改吸空气,一般惊厥很快停止,出现抽搐时要预防舌咬伤与跌倒,同时肌注苯巴比妥 $0.1 \sim 0.2$ g。抽搐发生期间不能减压,待恢复节律性呼吸、呼吸通畅后才能进行减压。肺氧中毒主要表现为肺水肿与肺出血,发生时应立即停止吸氧,改吸空气,减压出舱,不能立即停止吸氧的患者应改吸 $21\% \sim 23\%$ 的氧气,必要时使用呼吸机。眼型氧中毒主要是高压氧收缩血管作用、血流减少所致,要注意预防监测。

2. **减压病** 是指机体从呼吸较高压力气体的环境,向较低压力气体环境转移(减压)而引起的病症。发病基础包括:机体呼吸足够长时间的高压气体,经历足够大的压差和足够快的减压速度。减压病的根本原因是机体组织与血液内气泡形成。加压治疗是减压病唯一有效的病因治疗方法。

3. **气压伤** 是指机体不均匀受压引起的病理变化,高压氧所致气压伤包括肺、中耳与鼻窦气压伤。肺气压伤指肺内压过高或过低,导致肺组织受损伤而引起的一系列病症,产生气泡栓塞和气肿压迫。包括肺撕裂、气泡栓塞、气肿与气胸形成。在高压氧治疗过程中应注意预防,加压治疗是最有效的治疗方法。

四、高压氧在重型颅脑损伤治疗中的应用

颅脑损伤包括脑震荡、脑挫裂伤、脑内血肿、脑干损伤、脑水肿及脑外伤后综合征。重型颅脑损伤是指格拉斯哥评分(GCS)≤8 分,且昏迷>6 h 的颅脑损伤;重型颅脑损伤患者病情危重,伤后病理生理过程变化复杂,脑部血流灌注严重不足,脑组织缺血缺氧明显。高压氧治疗可以明显改善脑损伤后脑组织的缺血缺氧问题,在疾病初期,根据患者病情予以相应的保守或者手术治疗,待患者病情稳定,在无活动性出血的情况下,可以考虑及早进行高压氧治疗。

(一)颅脑损伤高压氧治疗机制

高压氧治疗的基本原理是增加血氧含量、升高血氧分压、增强血氧弥散功能;在脑外伤急性期,脑内血肿的急性压迫及脑组织自身损伤产生的急性水肿/坏死,均可造成脑组织缺血缺氧、严重脑水肿,甚至脑疝形成。早期的脱水降颅压和(或)手术血肿清除等抢救治疗措施可以减轻患者脑水肿,防止患者脑疝形成,防止患者中枢性呼吸循环衰竭。但脑部的损伤不可避免,患者病情稳定后,还是存在脑组织的缺血缺氧、脑水肿、氧弥散功能障碍;通过高压氧治疗纠正脑组织缺氧状态。

颅脑外伤后脑水肿的防治一直是临床诊治工作中的难点,尤其是重型颅脑外伤,早期通过手术减压及使用脱水剂控制颅内压。目前,随着诊疗技术的进步,可以进行颅内压的动态监测。高压氧治疗对于脑水肿的防治具有明显效果。高压氧治疗过程中,患者脑血管收缩,脑血流量减少,脑水肿与颅内压减轻。既往研究发现,在高压氧治疗过程

中,氧压调至 200 kPa 时,脑血流量相应减少 21％,颅内压降低 36％;氧压调至 300 kPa 时,脑血流量相应减少 25％,颅内压降低 40％。

脑内组织具有丰富的血管,高压氧治疗可促进侧支循环的形成。高会新等研究显示高压氧通过改变外周血调节性 T 细胞(Treg)的比例而减轻脑损伤后的神经炎症反应,减轻神经元损伤,促进神经功能恢复,促进脑组织的修复;同时增加脑干网状激动系统供血量,提高上行性网状系统的兴奋性,有利于昏迷患者苏醒。

(二)高压氧治疗临床指征

高压氧治疗适用于重度脑挫裂伤或脑干损伤病情稳定者,各种颅内血肿术后或确认无活动性出血、病情稳定者。

(三)高压氧治疗方案

200～250 kPa 氧压下面罩间歇吸纯氧 60～580 min,中间间歇 10 min,每天 1 次,疗程一般需要 20～30 次;病情严重患者可以每天 2 次,待病情稳定后改为每天 1 次,疗程需要 60～80 次。

五、高压氧在急性脑内出血性疾病中的应用

急性脑内出血性疾病是指一组起病急骤的脑部血管破裂致脑内出血的疾病,常伴有各种神经系统症状,严重患者昏迷、死亡。临床包括脑内出血、蛛网膜下腔出血、硬膜外出血、硬膜下出血等。急性脑内出血性疾病病死率、致死率极高。早期根据患者病情与出血量进行手术治疗。术后如果病情稳定、无再活动性出血,可及早行高压氧治疗,改善患者脑功能。

(一)急性脑内出血性疾病高压氧治疗机制

高压氧治疗急性脑内出血的机制包括:①提高血氧氧分压,增加血氧含量及组织氧含量;②改善脑代谢,恢复脑功能,促进神经活动功能恢复;③收缩脑血管,降低颅内压,促进脑部侧支循环建立及病变血管修复;④提高脑组织氧的弥散率和有效弥散距离,改善损伤区、水肿区与非水肿区的氧缺乏。陈吕安等研究发现,对于高血压性脑出血患者,在常规治疗的基础上,第 5 天即开始进行高压氧治疗,每天 1 次,共 25 d,高压氧治疗组与对照组的 GCS 评分、神经功能缺损评分、水肿面积均较前明显改善;但高压氧治疗组明显优于对照组,高压氧治疗组认知功能评分明显高于对照组。高压氧治疗能显著促进高血压性脑出血患者认知功能及神经功能的恢复,提高患者的生存率和生活质量。仲小玲等通过回顾性分析同样发现高血压脑出血术后 7 d 内通过高压氧治疗有助于患者脑部血流动力学恢复,促进远期神经功能恢复,改善预后。

(二)高压氧治疗临床指征

目前主张早期治疗。对于急性脑出血患者病情稳定者,或者脑内血肿术后确认无活动性出血、病情稳定者,即可入舱治疗。

(三)高压氧治疗方案

压力 200～250 kPa,面罩吸纯氧 60 min,中间间歇 10 min,治疗时间 120 min,每天 1 次,10 次为一个疗程。疗程上 10～20 次疗效最佳。

另外,既往认为急性脑血管病中缺血性脑卒中亦符合高压氧治疗指征,认为脑血栓形成一旦确诊即应入舱治疗。缺血性脑卒中高压氧治疗机制同急性出血性脑血管病,治疗范围包括脑血栓形成所致失语、运动感觉障碍及中枢性盲,以及合并产生的感染、压疮、浮肿、智力障碍等,包括动脉粥样硬化、血黏度高、血循环障碍,有前驱症状者也可行预防治疗。但是随着目前医学技术的发展,卒中中心的建立,对符合指征的患者均开展了早期溶栓或者介入取栓的治疗,使急性缺血性脑卒中患者得到了更好的治疗。同时急性缺血性脑卒中患者有梗死后再出血的风险,近几年这方面有价值的研究与临床观察相对较少。所以高压氧在急性缺血性脑卒中疾病中的应用较少。

六、高压氧在脊髓损伤中的应用

脊髓损伤是指由于外界直接或间接因素导致脊髓损伤,在损伤的相应节段出现各种运动、感觉、括约肌功能障碍,肌张力异常及病理反射等相应改变。脊髓损伤发生率呈逐年增高趋势。脊髓损伤是脊柱损伤最严重的并发症,可以导致损伤节段以下肢体严重的功能障碍。脊柱损伤的早期救治包括现场救护、急诊救治、早期专科救治、药物与手术救治。高压氧可以明显提高组织氧含量与氧分压,对病情稳定后的脊髓损伤患者,应尽早进行高压氧治疗。

(一)脊髓损伤高压氧治疗机制

脊髓损伤高压氧治疗的基本原理是提高脊髓组织氧含量和氧张力,提高脊髓氧储备和氧分压,同时增加脊髓组织氧弥散力和弥散范围,最终改善脊髓神经组织的缺氧状态。具体机制如下:①改善组织缺氧,减轻脊髓水肿,损伤后水肿在 $6\sim8\,h$ 达到高峰,组织缺氧是主要原因。高压氧治疗可改善脊髓组织的缺氧状态,减轻水肿。②减少脊髓损伤出血后粘连,防止脑脊液循环被阻断,使神经纤维再生。③保存神经细胞结构,减少瘢痕形成。④增加前列环素分泌,溶解血栓,疏通微循环。⑤减轻内皮细胞水肿,保持内皮细胞功能。

(二)高压氧治疗临床指征

脊髓损伤患者高压氧治疗越早越好。一般若超过 $10\,h$,脊髓病理坏死形成,总体有效率就会降低。有研究发现高压氧治疗脊柱伴脊髓损伤临床疗效显著,可明显促进患者神经功能的恢复,其中术后高压氧开始治疗时间为影响高压氧治疗效果的风险因素,且建议术后 $8\,h$ 内进行高压氧治疗更有利于患者神经功能的恢复。但是,患者如果同时伴有其他严重损害,应综合考虑,待生命体征稳定、呼吸循环稳定、出血得到控制后,再行高压氧治疗。由于其他部位的损害,未能早期行高压氧治疗的脊髓损伤患者,只要脊髓没有完全离断,后期进行高压氧治疗也可使症状减轻;对于脊髓完全离断的患者,行高压氧治疗并无意义。

(三)高压氧治疗方案

高压氧治疗压力选用 $200\sim250\,kPa$ 氧压,避免过大压力导致脊髓出血。治疗时间一般控制在 $30\,min$ 至 $2.5\,h$。可以多次间隔给氧。

七、高压氧在感染性疾病中的应用

高压氧在感染性疾病的治疗中可以起到非常重要的作用。感染性疾病包括中枢神经系统感染、感染性休克及气性坏疽等疾病。具体介绍如下。

（一）中枢神经系统感染性疾病高压氧治疗

中枢神经系统感染及脑病包括化脓性脑膜炎、结核性脑膜炎及病毒性脑炎、感染中毒性脑病等。中枢神经系统感染脑部的病理改变可见弥漫性脑水肿，毛细血管扩张，大脑皮质神经细胞变性、水肿等。

中枢神经系统感染高压氧治疗的原理主要是抑制多种细菌，包括脑膜炎双球菌，肺炎双球菌，结核杆菌的生长；同时增高血脑屏障通透性，利于抗菌抗病毒药物透过血脑屏障进入脑组织，有效控制感染；增加血氧含量，升高血氧分压，使血氧在组织中的弥散范围扩大；增高网状激活系统氧分压，加速昏迷患者的苏醒。陈香红报道了高压氧治疗病毒性脑炎的良好效果。

中枢神经系统高压氧治疗指征：脑膜炎患者有明显颅内压增高，一般脱水剂治疗效果不佳；有严重中毒性休克伴华-佛综合征（Waterhaus-Friderichsen syndrome）；瞳孔大小不等，提示有脑疝形成者；经常规治疗后遗留有神经精神症状者。

1. 治疗方法　化脓性脑膜炎、结核性脑膜炎患者多人舱 230～250 kPa 氧压，稳压 90～110 min，每天 1 次，每个疗程 10 次。病毒性脑炎、感染中毒性脑病患者治疗压力为 200～250 kPa，防止脑水肿加剧和呼吸衰竭，应每天进舱治疗 2 次，2 次间隔时间超过 6 h，当患者意识恢复后，改为每天 1 次。

2. 注意事项　高热患者应在积极使用抗生素，使体温基本正常后进行高压氧治疗；高压氧治疗必须与抗生素联合使用，高压氧与抗结核药物有协同作用。有脑水肿者，减压时应注意颅内压"反跳"现象，减压速度宜缓慢，同时使用脱水剂和激素。感染中毒性脑病患者病情稳定后即可行高压氧治疗。常规治疗后遗留精神缺陷及神经系统体征，如偏瘫、失语及脑神经障碍，都应进行高压氧治疗；高压氧治疗必须配合药物治疗同时进行，以提高疗效。疗程不少于 10 次。

（二）感染性休克高压氧治疗

感染性休克亦称脓毒性休克，是指微生物及其毒素产物所引起的脓毒性休克。感染病灶中的微生物及其毒素、胞壁产物等侵入血循环，激活宿主的各种细胞和体液系统产生细胞因子和内源性介质，作用于机体各器官、系统，影响其灌注，导致组织细胞缺血、缺氧、代谢紊乱、功能障碍，甚至多器官功能衰竭。

高压氧治疗感染性休克的基本原理：提高血氧含量、血氧分压和血氧弥散率，纠正组织缺氧，恢复微循环功能，改善血液动力学的病理改变，中断感染性休克发展的恶性循环；收缩周围血管作用，提高血压，增加组织血液灌流；升高中心静脉压，增加回心血流量，收缩周围血管，降低毛细血管通透性，减轻血液浓缩，减少发生弥散性血管内凝血的可能性；同时对金黄色葡萄球菌、铜绿假单胞杆菌、大肠埃希菌、变形杆菌、白色念珠菌和各种厌氧菌都有抑制作用；改善心、脑、肾等主要器官的功能，中断恶性循环，减轻酸中毒,阻止不可逆休克的发生。

注意事项:感染性休克首先重视病因治疗,包括使用足量抗生素,迅速纠正相对血容量不足,监测每小时尿量,使用血管活性药等。高压氧治疗的压力与时间可视病情而定。

(三)气性坏疽高压氧治疗

气性坏疽又称梭状芽孢杆菌性肌炎,是由多种梭状芽孢杆菌进入受损组织,引起软组织急性感染、炎症、坏死,严重者可危及生命。发生气性坏疽主要有 3 个因素:有梭状芽孢杆菌污染伤口;伤口内有失活的或有血液循环障碍的组织,尤其是肌肉组织;局部环境适合厌氧杆菌生长的缺氧环境。

1. 高压氧治疗的基本机制　高压氧治疗可抑制梭状芽孢杆菌生长。许多实验表明,产气荚膜杆菌在氧分压低于 4.0 kPa 才能生长,在 4.0～10.7 kPa 时生长不良,在 12.0 kPa 以上时不能生长,氧分压在 202.7 kPa 时对产气荚膜杆菌具有杀菌作用。在 300 kPa 氧压下机体组织氧分压达 267.0 kPa 时,所有厌氧菌都不能生长。高压氧治疗可抑制产气荚膜杆菌产生外毒素。高压氧下血氧含量增高,可迅速解除病变组织的缺氧状态,减少坏死组织的蔓延,促进伤口的好转与愈合,高压氧还可使皮下组织气泡体积缩小,并且置换气泡中的气体,加速皮下气肿的消除。

2. 治疗指征　气性坏疽一经确诊,应立即进行高压氧治疗;临床症状和体征有可疑患者,也可进行预防性治疗;对于气性坏疽合并中毒性脑病者,更应积极抢救。

3. 治疗方法　三日七次法,第 1 日治疗 3 次,第 2、3 各治疗 2 次,以后每日 1 次,压力采用 200 kPa,直到痊愈为止。对于严重患者,最初 2 次治疗可以仅仅间隔 2 h。病情显著改善一般在第 2 次治疗时出现,第 1 次治疗时平均动脉氧分压 186.7 kPa,在其后各次治疗时,平均动脉氧分压超过 253.3 kPa。在第 1 次开始治疗后,患处的疼痛即有显著的减轻,这可能与组织中气泡体积缩小及病灶周围组织缺氧状态改善有关。用单人纯氧舱治疗为佳,压力为 300 kPa,加减压时间各 30 min,稳定 60 min,每次治疗总时间为 2 h。

4. 注意事项　凡确诊为气性坏疽者,均应立即进行高压氧治疗,治疗越早,疗效越好,截肢率及病死率越低。尽可能保存较多的组织,因为有些组织水肿,如果血液循环可以,在高压氧治疗时,抑制了细菌的生长,肢体大多可以保留下来,坏死组织分界线以上的组织多能存活。入舱前应对伤口进行切开排脓及清洗。

八、高压氧在心肺复苏后患者中的应用

心跳骤停(cardiac arrest,CA)可导致循环中断,引起全身严重缺血缺氧。心跳骤停一旦发生,如得不到即刻及时的复苏抢救,4 min 后会造成患者脑和其他重要器官组织不可逆的损害。因此,心跳骤停后的心肺复苏必须立即进行。在初级复苏成功后高级生命支持时,目前最新指南增加了康复这一环节,高压氧治疗在心肺复苏成功后的脑复苏与康复治疗中显得尤其重要。

高压氧能提高血氧含量,增加血氧弥散和组织氧储备量,有利于心、脑等主要脏器的缺氧性损害的恢复,特别是对阻断脑缺氧脑水肿的恶性循环、促进脑功能的恢复具有积极意义。呼吸心跳骤停是极其复杂的病理生理过程,高压氧仅仅是综合抢救的一个组成

部分。对高压氧治疗的时机把握也非常重要,因为过早使用高压氧即没有起到治疗作用,过晚使用,重要的脏器组织已经受到不可逆的损害,失去了高压氧的治疗意义。

(一) 高压氧用于复苏的机制

高压氧可迅速改善全身和脑组织的缺氧状态,提高脑组织与脑脊液的氧张力。在250~300 kPa 氧压下脑灰质毛细血管静脉端的氧有效弥散半径从 30 μm 增加到100 μm。高压氧可使脑血管收缩,血管阻力增加,脑血流量降低,脑耗氧量降低,降低颅内压,同时提高脑组织氧分压,增加脑氧含量,阻断脑缺氧脑水肿的恶性循环。同时可提高网状内皮系统及脑干的氧分压,有利于觉醒状态和生命功能活动,促进昏迷患者的苏醒。

复苏时何时入舱实施高压氧治疗,目前很难断论,但是原则上在足够的安全保障下,患者能够恢复自主心率,循环稳定的,即使自主呼吸微弱或者无自主呼吸,在呼吸机的保障下,即可入舱治疗。如果循环不稳定,入舱太早,因为病情危重复杂,舱内复苏条件相对有限,无法加压及开展各项抢救措施。如果入舱太晚,错过抢救最佳时间,就会降低抢救成功率并增高后遗症的发生率。所以,复苏时应尽早恢复有效的自主心率与呼吸,只有在有效循环运转的基础上才能发挥高压氧效应。在全身及大脑血流中断时,高压氧对脑组织的保护作用有限。有效的呼吸同样重要,复苏时,最好恢复患者自主呼吸后再入舱实施高压氧治疗,当然,目前可以在气管插管或气管切开人工呼吸条件下入舱治疗。入舱治疗前同时需要排除禁忌证,特别是颅脑外伤、肢体外伤,必须排除颅内血肿、脏器破裂出血、骨折并发气胸等情况。经临床抢救,呼吸循环稳定者,有条件仍应积极实施高压氧治疗,其可中断脑缺氧、脑水肿的恶性循环,控制与减轻或消除脑水肿的发展过程,防止呼吸心跳再次停止。对于已有缺氧性脑损害者,即使脑水肿已经消退,仍需行高压氧治疗,其目的是减轻或者消除后遗症。

(二) 高压氧治疗方案

目前,临床上一般采用 200~250 kPa,吸氧 30~40 min,间歇吸空气 5~10 min,再吸氧 30~40 min。如果治疗过程中出现肺水肿,则以 250 kPa 为宜。采取综合性治疗措施,除了高压氧外,还需要低温、脱水及维持内环境水、电解质平衡,保持呼吸道通畅。减压时要求采用缓慢、均匀减压法,要求安全出舱。减压时,避免脑水肿反跳现象。在实施减压时可加用激素防止脑水肿反跳,加用血管活性药物,提高血压,保证安全出舱。保持呼吸道绝对通畅,减压时进行呼吸道清理,把分泌物除净,以免减压时肺气压伤的发生。减压时患者身上附加的各种导管应一律开放。舱内静脉输液时,应注意调整液平面,控制输液速度,防止气栓症的发生。

九、高压氧在急性气体中毒中的应用

急性气体中毒包括窒息性气体中毒、刺激性气体中毒。窒息性气体中毒包括一氧化碳中毒、二氧化碳中毒,硫化氢与氰化物中毒等;刺激性气体中毒包括光气、氯气及氨气等。对于窒息性气体中毒而言,高压氧治疗具有绝对的适应证,同时拥有绝佳的治疗效果。对于刺激性气体中毒,目前仍有一定争议。

（一）窒息性气体中毒

窒息性气体包括一氧化碳中毒、二氧化碳中毒、硫化氢与氰化物中毒等。一氧化碳（CO）中毒是临床典型的缺氧性脑病，可造成弥漫性脑实质损害、血管源性脑水肿、弥漫性颅内压升高及昏迷，同时伴有心肌损害。CO中毒后患者血脑屏障功能损害明显。早期可发生弥漫性血管源性脑水肿，在 $3 \sim 72\,h$ 达到高峰，引起颅内压升高。高压氧可增高脑组织血氧浓度，提高氧张力，迅速有效地降低颅内压。CO结合血红蛋白的含量升高可使正常红细胞运输氧能力显著降低。CO结合血红蛋白不属蛋白变性，而是构型性结合，在氧分压较高的条件下可以完全解离，使血红蛋白可以重新结合更多的氧，导致氧解离曲线右移，增加组织氧供。高压氧同时可增加机体的物理溶解氧量，有助于增加组织间隙的氧含量，有利于组织供氧和心肌损害恢复，减少迟发性脑病的发生。二氧化碳本身毒性低，在空气中会排挤氧气，使空气含氧量降低，造成缺氧。硫化氢及氰化物与氧化型的细胞色素的 Fe^{3+} 结合，使之失去传递电子的能力，致使细胞内呼吸停止，造成窒息。

（二）高压氧治疗窒息性气体中毒机制

（1）高压氧能加速碳氧血红蛋白的解离，促进CO的清除，使血红蛋白恢复携氧能力。血氧分压越高，碳氧血红蛋白的解离和CO的排除越快，成正比关系。

（2）高压氧能提高血氧分压，增加血氧含量，使组织得到足够的溶解氧，大大地减少机体对血红蛋白携氧的依赖性，从而迅速纠正低氧血症，改善机体缺氧状态。

（3）高压氧能使颅内血管收缩，但不降低血氧含量，使其通透性降低，有利于降低颅内压，中断大脑缺氧与脑水肿的恶性循环，抑制脑组织的进一步损害，促进脑功能的恢复。

（4）高压氧下血氧量及血氧张力增加，组织氧储量及血氧弥散半径也相应增加，改善组织细胞缺氧状态，有利于解除由于一氧化碳中毒引起的生物氧化抑制现象。

（5）高压氧对急性一氧化碳中毒所致的各种并发症有明显的防治作用，比如肺水肿、脑水肿、休克、心肌损害、肝脏损害、肾衰、中枢性呼吸衰竭、消化道出血、酸中毒、挤压伤及挤压综合征；同时高压氧对一氧化碳中毒迟发性脑病及后遗症具有明显的防治作用。

（6）高压氧可迅速纠正缺氧状态，中断因缺氧造成的恶性循环。由于二氧化碳中毒并不影响血液运输氧的功能，不影响细胞内呼吸，故高压氧对二氧化碳中毒的疗效优于一氧化碳。高压氧可控制脑水肿、肺水肿，迅速改善大脑的缺氧状态，降低缺氧性脑病的发生率。加速脑神经元与神经纤维修复，加速大脑皮质功能改善，加速受损脏器的恢复。

（7）高压氧可增加血氧含量，激活细胞色素氧化酶以外的途径传递电子，促进细胞色素氧化酶与硫化氢结合物解离；同时加速氰化物解毒，迅速纠正机体的缺氧状态，控制肺水肿与脑水肿。

（三）高压氧治疗指征

（1）急性中、重度一氧化碳中毒，二氧化碳中毒，硫化氢与氰化物中毒，昏迷不醒、呼吸循环功能不全、或出现呼吸、心跳停止者。

（2）中毒后昏迷时间超过 4 h，或长期暴露于高浓度 CO 环境超过 8 h，虽经积极抢救后苏醒，但病情又反复者，或对外界反应障碍，或有头昏、头痛、心律紊乱、抽搐等心脑缺氧症状者，或并发脑水肿、肺水肿、心肌损害、消化道出血者。

（3）中毒后恢复不良，出现精神、神经症状，如大脑智能障碍、思维障碍、失语、肢体活动障碍。

（4）意识虽恢复，但 EEG、大脑 CT 检查异常者，ECG 出现 ST－T 异常者。轻度中毒患者持续存在头痛、头晕、乏力等不适。出现一氧化碳中毒脑病（迟发脑病或后遗症），病程 6～12 个月以内。

（四）高压氧治疗方法

由于 CO 的排除速度与氧分压成正相关，首次治疗压力应达 200～350 kPa，开始治疗 1～3 d，每天治疗次数不少于 2～3 次，以后改为每天 1 次，压力低于首次治疗压力。高压氧治疗疗程，轻度中毒 1～10 次，中度中毒 10～20 次，重度中毒 20～30 次。二氧化碳中毒、硫化氢与氰化物中毒高压氧治疗方法同一氧化碳中毒。

二氧化碳中毒患者中，缺氧性脑病、智力恢复尚差或去皮质状态者，行间断高压氧治疗。每 2～3 个疗程后休息 2～3 周，然后再做 2～3 个疗程。高压氧治疗期间常规治疗不能停止。

氰化物中毒起病急剧，病情危重，一经发现应立即进行常规治疗，包括硫代硫酸钠解毒剂的使用，同时进行开舱准备。采取 200～250 kPa 氧压，适当延长治疗时间，医护人员陪舱抢救监护，舱内应继续常规治疗与抢救。对于病情危重，缺氧改善不满意、肺水肿、脑水肿控制不理想者，可进行每天 2 次高压氧治疗，直至病情稳定后改为每天 1 次高压氧。

（五）刺激性气体中毒

刺激性气体具有强烈的刺激性，主要损害呼吸系统，包括光气、氯气、氨气等。中毒时，首先接触毒气的是面部、眼睛及全身暴露的皮肤，其次是鼻、咽、喉、气管、支气管及肺泡。

高压氧治疗基本原理：迅速纠正组织缺氧；使呼吸道内泡沫、气泡体积缩小，或者破碎，保持呼吸道通畅；防治肺水肿、脑水肿；恢复肺表面活性物质的活性，加速各脏器的修复。也有学者认为高压氧治疗时存在损伤的气道黏膜、分泌物阻塞气管/支气管/肺泡，加重缺氧的可能性。目前，这方面的研究较少，尚有一定争议。

治疗方法：氨气中毒呼吸道黏膜损伤严重，分泌物和脱落物有堵塞呼吸道的风险，氧分压控制在 200 kPa 较适宜，加压与减压的时间适当延长，各 40～50 min，稳压吸氧为 60 min。光气中毒者高压氧治疗压力为 200～250 kPa，加压 20 min，稳压吸氧 60 min，减压 40 min，如果肺水肿控制不满意，可延长减压时间至 90～120 min。进行高压氧治疗时应有医护人员陪舱监护，做好气管插管或切开的物品准备，配好吸引器，在舱内不应中断常规的治疗。首次高压氧治疗后，如果缺氧纠正不满意，肺水肿、脑水肿未得到控制或又复发，可在第一个 24 h 内再进行一次高压氧治疗。

（莫为春）

第四节　重症神经系统疾病患者护理新进展

重症监护单元(ICU)是对急危重症患者进行集中抢救、强化治疗、动态监测与连续护理的专业科室。护理人员作为 ICU 医疗配置的主体,负责患者 24 h 不间断地监测和护理。面对病情危重、变化迅速的患者,ICU 护士必须具备敏锐的观察力、灵敏的反应力、熟练的操作技能与扎实的理论基础。随着近年来重症医学(CCM)的迅速发展,新技术、新方法、新仪器的不断出现,以及复杂、重症手术患者比例的增加,ICU 对护理人员的专业知识和危重症临床监护技能提出了更高的要求,同时随着重症医疗的发展,重症护理在专科人才培养、全面评估、信息化管理及专科监测与护理等各方面的新理念、新发展越来越引起广泛关注。

一、重症监护专科护士新进展

高级实践护士(advanced practice nurse,APN)是拥有深厚专科知识、复杂问题决策的能力和扩展临床实践能力的高层次、专业化人才。他们能够运用专家型的专科知识和纯熟的临床技能对患者实施全面、整体的护理。

APN 具体角色的选择和发展受其所在国家和地区的社会背景的影响。在美国,APN 的发展较为成熟和完善,其重症监护领域高级实践护士的具体角色包括临床护理专家(clinical nurse specialist,CNS)与开业护士(nurse practitioner,NP)两种。

APN 是对高级实践护士的统称。因不同国家或地区的不同条件和需求,APN 逐渐演变和发展出不同的角色,包括高级麻醉护士(certified registered nurse anesthetist,CRNA)、高级助产士(certified nurse midwife,CNM)、执业/开业护士(nurse practitioner,NP)、临床护理专家(clinical nurse specialist,CNS)以及个案管理师(case manager,CM)。

(一)国外重症监护高级实践护士的角色与作用

1. 国外重症监护高级实践护士的角色　重症监护领域 APN 主要包括 CNS 和 NP 两种角色。

(1)重症监护领域的 CNS:CNS 是 APN 中较早出现的角色,泛指通过硕士或博士层面的学习和监督实践,成为某专科领域的护理专家。CNS 工作范围广泛,涵盖一至三级疾病预防保健场所,专科类别多。CNS 通常根据所服务对象的疾病类别或所在工作领域进行分类,如心脏科、肿瘤科、糖尿病专科及重症护理等。CNS 角色的出现是为了向复杂疾病或复杂病情的患者提供直接护理,发展临床护士的临床技能和判断力,提高护理质量,并保留护士在临床实践中的专业地位。CNS 工作的核心内涵是通过提升护理人员的能力促进患者健康,领导特殊的实践项目和影响健康照护系统,改善患者的结局。因此,重症监护 CNS 是以 ICU 为工作场所,重症监护领域为实践范畴的临床护理专家。

（2）重症监护领域的NP：重症监护领域的NP是近年来逐步发展和兴起的急重症执业护士（acute care nurse practitioner，ACNP）。他们区别于以基层照护（primary care）为主的开业护士。ACNP的工作以诊断、管理疾病为主，工作场所多为医院或其他二级或三级疾病预防保健场所。他们与医师共同合作或在医师的指导下在急性医疗体系中提供连续性护理，促进急重症患者和复杂慢性病患者的健康，需要掌握医疗诊断及其相关技能，如解读CT和MRI扫描结果，置入胸管，进行腰椎穿刺等医疗处置。NP的主要职责是在医师短缺的科室或医院从事简单的医疗评估、治疗和处置。NP发展的主要原因是医疗机构认为他们能够代替住院医师执行基础医疗工作，而其中更重要的原因是相对于聘请医师，NP的费用更加便宜。未来，在中国重症监护领域培养NP也是值得探索的。

（3）CNS与ACNP的实践范围：CNS与NP均以注册护士（registered nurse，RN）为基础，对传统护理执业范围进行拓展和延伸。如图11-1所示，医学与护理执业范围有部分重叠，CNS主要对传统护理执业范围有更深更广的拓展。在一些情况下，CNS希望能扩展到医疗领域，行使少量医学自主权，如开立处方。对于扩展到医疗领域的职权则需要额外的监管机制。而NP则是在传统护理执业范围的基础上向医学领域延伸，进行较多的基础医疗处置。

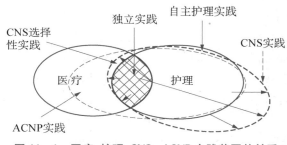

图11-1　医疗、护理、CNS、ACNP实践范围的关系

2. 国外重症监护高级实践护士的作用　随着高级实践护士在临床中作用的凸显，他的价值逐渐被认可和接受。大量研究结果表明，无论是CNS还是ACNP，在改善患者临床结局、减少并发症、关注家属需求、提高护士主动性与工作满意度，以及缩短住院时间和节约医疗成本方面有重要贡献。

Richardson等通过CNS对冠心病监护病房（coronary care unit，CCU）常见的中心导管相关性血流感染现状应用护理证据进行集束化预防干预，显著减低了CCU中感染的发生率。研究表明，发挥CNS监督、管理、领导的作用能够更好地提高护理质量，持续改进患者临床结局。

Custe等通过CNS主导跨专业团队发展标准胰岛素给药方案能更好地控制患者的血糖水平。研究表明，CNS通过系统变革改善了患者血糖控制水平，增加了护士的自我赋能，提供了血糖控制方法的相关知识。

Hoffman等将526名在ICU接受治疗超过24 h的患者分为两组，分别接受不同的成员提供的治疗。实验组由 ACNP 和（或）主治医师组成，对照组由重症监护/肺研究员组成。结果表明，APCP 在关注患者康复，帮助患者脱离机械通气和降低花费等方面具备一定的优势，同时与对照组成员相比，ANCP 会更加主动地关心患者。

Meyer 等运用回顾性地分析比较两组不同健康照护模式对行心血管术的成年患者经济效益的影响。一组由外科医师单独提供治疗和护理，另一组以外科医师与 ACNP 协作的方式为患者提供医疗服务。研究结果表明，外科医师联合 ACNP 的健康照护模式能够缩短住院时间，节约医疗成本，显示了 ACNP 作为 APN 角色在临床实践中的作用和价值。

（二）国内重症监护高级实践护士角色的选择

由于 APN 具体角色受所在国家和地区卫生政策和需求的影响和制约，在发展我国 APN 角色时需充分考虑我国法律法规对护士执业范围的规定和社会对角色的需求。

在法律法规方面，我国于 2008 年 5 月颁布的《护士条例》（后简称《条例》）指出"护士执业，应当遵守法律、法规、规章和诊疗技术规范的规定"。虽然《条例》中并没有对护士的执业范围做出具体的规定，但 1999 年 5 月施行的《中华人民共和国执业医师法》（后简称《执业医师法》）中则规定，医师未经亲自检查、调查签署诊断、治疗文件为违法行为，同时护理人员禁止开立处方或检查单等隶属医师执业范围的医疗行为。在这些相关法律法规的规定下，我国护理行业暂时无法完成 NP 的执业内容。

在社会需求方面，2012 年，《国家卫生统计年鉴》显示，2011 年医疗卫生机构中共有注册护士（RN）2 244 020 名，执业（助理）医师 2 466 094 名，医护比为 1∶0.91，持续呈现医护比倒置的现象。统计数据表明，我国对护士的需求大于对医师的需求，不具备发展 NP 的关键因素。因此，CNS 更适合成为我国重症监护高级实践护士的角色发展方向。

二、重症患者疼痛、躁动、谵妄护理评估新进展

疼痛（pain）、躁动（agitation）及谵妄（delirium）在 ICU 普遍存在且联系紧密。研究表明，疼痛是引起患者躁动最主要的原因之一，而躁动往往是疼痛加剧的表现。为防止患者出现过激行为导致躯体受损，多数 ICU 常规使用镇痛镇静药物，使患者处于嗜睡状态。过度镇静可导致呼吸抑制和机械通气时间延长，与谵妄发生密切相关。Brown 等在术中通过监测调节麻醉镇静深度，发现维持患者浅镇静可使谵妄发生率降低 50%。2013 年，美国危重症急救医学协会/危重症医学会（ACCM/SCCM）发布了《ICU 疼痛、躁动、谵妄管理指南》（PAD 指南），为 ICU 建立合理的镇静镇痛治疗策略提供了方向。2018 年 5 月，我国 ICU 镇静镇痛指南首次发布，明确 PAD 的管理强调早期干预，包括以镇痛治疗为基础，以患者为中心的人文关怀，减少药物使用的不良反应。指南的制定为 ICU 建立全面的、基于循证依据的、以患者为中心的 PAD 治疗策略提供了方向。

（一）PAD 护理管理评估

1. 管理评估工具

（1）疼痛评估工具：SCCM 指南与国内指南推荐，对于能够自主表达的患者（包括接受机械通气治疗但能够自主表达）以数字评分法（numeric rating scale，NRS）进行评估；

对于无法表达但具备躯体运动功能、行为可观察的患者,推荐使用行为疼痛量表(behavioral pain scale,BPS)和重症监护疼痛观察量表(critical-care pain observation tool,CPOT)。BPS 和 CPOT 作为客观评估工具,在国外 ICU 受到广泛认可,并且近几年研究发现两者在气管插管患者与非气管插管患者、能够自主表达患者与不能自主表达患者中使用均有较好的效果。Severgnini 等在探寻 CPOT 与 BPS 使用准确性时明确了两者的信度和效度较高,并发现将两者结合使用具有更高的灵敏度(80.4%)。

(2)镇静评估工具:目前,临床常用的镇静评估量表包括 Richmond 躁动镇静表(richmond agitation-sedation scale,RASS)、Riker 镇静-躁动量表(sedation-agitation scale,SAS)、Ramsay 量表、肌肉活动评分法等。周丹等调查显示多数 ICU 医护人员知晓的镇静评估工具仅为 Ramsay 量表,对 RASS 相对陌生。朱明明等在躁动镇静评分研究中指出,相比 Ramsay 量表受评估者主观因素影响较大的缺点,RASS 详细划分了患者行为反应的等级,护士评估简单快捷,结果客观,准确性较高。RASS 在全球多个国家的 ICU 广泛应用,其实用性及可靠性已得到充分验证,SCCM 指南也推荐 RASS 作为 ICU 镇静评估最有效的工具。

(3)谵妄评估工具:近年来,由于 ICU 谵妄发生率的不断上升,各大医院对其重视度增加。ICU 意识模糊评估法(the confusion assessment method for ICU,CAM-ICU)一直被认为是诊断 ICU 谵妄的"金标准",但 ICU 谵妄漏诊率一直较高,尤其是低活动型谵妄,这可能与其临床表现主要为嗜睡、淡漠等,容易将其与镇静结果相混淆有关。因此,护士评估的节点和次数对于谵妄的诊断具有重要影响。SCCM 指南及多项研究指出 CAM-ICU 评估频率为至少每班 1 次(约每 8 h 1 次),必要时应增加次数。孙建华等在对 ICU 患者谵妄评估影响因素调查中指出,不同 RASS 评分会影响谵妄评估的准确性。RASS 评分有助于谵妄的快速筛查,当 RASS 评分不等于 0 时,CAM-ICU 对谵妄预测的敏感度(84.0%)及特异度(87.6%)均较高。因此,护士在评估谵妄发生时应关注患者意识状态及其发生改变的原因。国内指南强调关注谵妄发生的高危因素,李云等通过引入谵妄预测模型(中文版 PREDELIRIC)对 ICU 发生谵妄的高危因素进行评估及预测,对高危患者进行干预,降低发生率。预测评估需要在患者转入 ICU 的 24 h 内进行,但谵妄发生的高风险期一般在入住 ICU 的中后期。因此,其预测结果的实效性仍需进一步验证。

(二) PAD 护理管理策略

1. **以患者为中心的镇静镇痛管理**　Sessler 等提出以患者为中心,围绕 PAD 的评估及药物的选择建立结构化的管理策略。该策略的实施需要紧密的团队合作和跨学科管理,其中包含护士对患者的持续观察及评估、医师选择合适的治疗方式以及在药剂师配合下对药物疗效的控制。多学科合作使 PAD 管理中暴露的问题得到更加全方位的分析。长期住 ICU 的患者容易产生失眠、焦虑及烦躁不安等心理问题,而结构化的管理策略可以发现患者初期症状,并尽早给予干预,从而缩短治疗时间。

2. **护士主导型管理**　护士主导型 PAD 管理策略是在 SCCM 指南基础上建立护理评估及相应的干预策略,以评估筛查流程图的形式用于 ICU 护士对患者 PAD 的管理。

该策略主要包含了疼痛评估筛查模块、躁动/镇静评估筛查模块及谵妄评估筛查模块。每个模块根据当前评估结果与目标分值的大小细致划分了后续评估的频率、治疗的调整等，实现了护理管理策略对 ICU 患者 PAD 管理的全方位覆盖。Rozycki 等证实了护士主导型 PAD 管理策略在外科 ICU 实施的可行性，结果显示至少 75% 患者的疼痛及镇静效果得到了更高效的评估，并且这些患者所获得的医疗诊治的干预行为更多。因此，以护士主导型 PAD 管理策略的国内实施可行性值得进一步探究。

3. ABCDEF 集束化管理　　ABCDEF 集束化管理策略是由 Balas 等在 ABCDE 集束化管理策略基础上完善的一项 PAD 管理策略，包含每日唤醒、呼吸同步、镇静镇痛药物的选择应用、谵妄监测及治疗、早期运动和功能锻炼、家属赋权参与患者治疗 6 项内容。该策略被证实可缩短机械通气患者的通气时间及住院时间，预防 ICU 获得性谵妄的发生。"F"即家属的参与和赋权，表示在 ICU 患者 PAD 管理中，家属与患者沟通对于改善 PAD 治疗效果的重要性。目前，尚少见 ABCDEF 集束化管理策略在国内 ICU 应用的大数据研究结果，这可能与国内医疗、文化环境和相关政策有关。如何保证家属在此策略中的参与度而又不会干扰到治疗实施是该策略实施的关键。

4. eCASH 管理　　eCASH 是 Vincent 等提出的关于 PAD 管理的新理念，围绕"一切以患者为中心"，以使患者早日达到舒适感为目的，包括了镇痛、最小化镇静以及最大化人文关怀 3 个方面。在 eCASH 理念中，对于疼痛的管理提倡足量及定时镇痛，并指出不可通过镇静途径达到镇痛目的。该理念也不再强调每日镇静唤醒的意义，而是建议通过加强镇静评估，解决躁动的根本原因，保持患者浅镇静状态。最大化人文关怀是 eCASH 核心理念，倡导以非药物治疗方式、人文关怀途径，如早起活动、家属参与、改善睡眠来使患者达到早日舒适。ICU 保护性约束和昼夜节律紊乱普遍存在，而对于长期住 ICU 的患者，这些症状往往会被医护人员忽视，最终可引起抑郁情绪、谵妄等不良结果。eCASH 理念促使管理者关注患者本身，使治疗更加充满人性关怀，以人文照护贯彻 PAD 管理和谵妄等不良结果的长远之策。

PAD 的护理管理应当遵循循证依据和指南规定，以患者为中心，早日使患者达到舒适状态。护理人员在评估患者状态时应合理地选择评估工具并建立管理目标。此外，笔者认为持续动态的评估比达到管理目标更为重要，并且在实践中应注意三者之间的相互影响，尤其是关注对于谵妄的预防。PAD 管理策略有助于护理人员全面分析患者存在的问题，并且对于镇静镇痛管理、谵妄的预防有具体化建议，在应用时可根据实际情况灵活结合。

三、重症神经系统监测与护理

（一）病情观察

1. 生命体征观察　　包括血压、呼吸、脉搏、意识和瞳孔等变化。

（1）血压、呼吸和脉搏观察：重症颅脑损伤患者在严重颅内压增高时，早期表现为脉缓而洪大，呼吸深而慢，血压升高，应予警惕。晚期出现脉搏快而弱，呼吸缓慢，血压下降。生命体征对颅内继发性脑损伤的反映以呼吸的变化最为敏感和多变，重型颅脑损伤对呼吸功能的影响主要有：损伤直接导致中枢性呼吸障碍；损伤间接影响呼吸道而发生黏膜下水肿出血，而意识障碍者咳嗽和吞咽功能降低，不能主动排出呼吸道分泌物，引起呼吸道梗阻性通气障碍；肺部充血、水肿致换气功能障碍、呼吸功能衰竭是重型颅脑损伤患者常见的死亡原因。重型颅脑损伤时，脑组织因有较重的缺血缺氧，患者意识迟钝，出现喷射性呕吐、视神经盘水肿和昏迷等症状，在护理观察中发现患者血压升高、脉缓或不规则，呼吸深而慢时要引起重视，警惕病情继续发展，出现脑干功能衰竭。

（2）意识观察：意识反映了大脑皮质和脑干网状结构的功能状态。意识障碍是指人体对外界环境刺激缺乏反应的一种精神状况，是重型颅脑损伤患者最常见的变化之一。意识障碍的程度及变化趋向可提示病情的轻重、稳定及好转或变化。患者原处深昏迷状态，现渐渐出现咳嗽、吞咽等反射，说明病情在好转；意识由清醒转入昏迷或由浅昏迷转为深昏迷，提示颅内压增高、病情发生变化。颅脑手术的患者清醒后再次出现意识障碍，要考虑是否存在颅内出血、硬膜外血肿的可能。观察意识通常可通过对话、呼唤姓名、定时定向力测定来进行判断。对不合作的患者可通过测试睫毛反射、角膜反射及压眶反射等，看患者有无呻吟、吞咽及咳嗽反射，也可通过检查神经系统病理体征来判断意识障碍的程度。

临床常采用 GCS 昏迷指数评分法对患者的意识水平进行定量检查，以评估患者意识障碍的程度。GCS>8 分者预后较好，<8 分者预后较差，<5 分者死亡率极高。在动态观察过程中，若 GCS 分值迅速下降，应考虑中枢神经系统继发性损害的可能，如脑肿胀、脑水肿、颅内出血及脑缺血等，须立即汇报医师，尽快做出治疗反应。

（3）瞳孔观察：瞳孔的变化可以提示颅脑损伤的情况，了解受伤脑在哪一侧并估计预后，瞳孔的细小变化也往往提示病情变化。因此，瞳孔观察是重型颅脑损伤患者的重点观察内容之一。观察瞳孔的大小、对光反应和两侧瞳孔是否对称。瞳孔的大小的调节和对光反应的灵敏度与第Ⅲ对脑神经和交感神经的传导功能有关，调节中枢在中脑。临床上，当颅内压增高时，出现病侧瞳孔进行性扩大，对光反应逐渐消失，伴意识障碍加重，生命体征紊乱和对侧瞳孔呈针尖样缩小，这是由于损害了脑干下行的两侧交感神经纤维。瞳孔对光反应消失伴昏迷或颈项强直多为原发性脑干伤。如发现两侧瞳孔不等大，常提示病情变化，要及时通知医师处理，做好再次手术准备。

（4）肢体运动观察：一侧额叶脑挫伤范围广泛时引起对侧上下肢体瘫痪，如损伤在深部靠近内囊处，除对侧肢体偏瘫外，还有同侧偏盲和肢体感觉异常。大脑皮质受刺激可致一侧或两侧肢体的抽搐。

2. 颅内压动态观察　正常颅内压 0.80～1.76 kPa（80～180 mmH$_2$O），相当于 0.8～1.8 kPa。病理情况下，当颅内压超过 200 mmH$_2$O 或 2 kPa 时，则会刺激硬脑膜、血管或脑神经，产生头痛。头痛是颅内压增高较早出现的症状，头痛呈持续性、搏动性，并阵发性加剧。颅内压越高，头痛越剧烈，头痛进行性加剧则表示颅内病变有发展。重型颅脑损伤患者常因颅内压增高而致死亡，故应对伤后昏迷患者进行持续性颅内压监测。目前采用的监测法为脑室内监测或硬膜外监测，颅内压超过 2～2.67 kPa 即为异常，颅内压超过 5.3 kPa 为严重颅内高压。监护期间要采取措施防止测压管的脱落，当伤口有脑脊液外渗、监护仪显示高颅压报警或患者意识出现变化时,应及时通知医师处理。

护理操作中应避免引起颅内压变化,患者头部抬高30°,保持中位,避免前屈、过伸、侧转,以防止影响脑部静脉血回流;避免胸腹腔压升高,如咳嗽、吸痰和抽搐,以防止胸腹腔压升高导致脑血流量增高。

3. 血糖水平观察　重型颅脑损伤24 h后常出现高血糖,高血糖可进一步破坏脑细胞功能。因此,对它的监测非常重要。具体方法:每天查血生化指标了解血糖浓度,应用简便血糖监测仪和尿糖试纸测血糖和尿糖,每天4次,并在伤后预防性应用胰岛素。

（二）护理

1. 体位护理　依据患者的病情变化取不同的卧位。

（1）低颅压患者取平卧位,头高位时头痛会加重。颅内压增高时宜取头高位,有利于颈静脉回流,降低颅内压。

（2）脑脊液漏时取平卧位或头高位。

（3）重度昏迷患者取平卧位、侧卧位,以利于口腔与呼吸道分泌物引流,保持呼吸道通畅。

（4）除休克和脊髓损伤外,术后血压正常的情况下都应采取头高位,床头抬高30°,有利于静脉血回流和脑脊液回流,以减少颅内血容量和降低颅内压。幕上开颅术后,应卧向健侧,避免切口受压。幕下开颅术后,早期宜无枕侧卧,若患者的后组脑神经受损、吞咽功能障碍,只能取侧卧位,以免口咽部分泌物误入气管。去骨瓣减压窗处应避免受压。

（5）患者颈部要自然放松,过度扭曲则影响静脉血回流。翻身时应有人扶持头部,使头颈成直线,避免扭转。

2. 高热护理　重型颅脑损伤患者出现高热时,急性期体温可高达38～39 ℃,经过5～7 d后可下降。高热可加速体内新陈代谢活动,加重脑缺氧和脑水肿,应积极处理,控制体温在38 ℃以下。保持室温于28～80 ℃,室内应空气流通,并定时进行空气消毒。降温以物理降温为主,用冰袋置于腋下、腹股沟等大血管处,或用冰帽降温。冰袋降温时要外加包布,避免发生局部冻伤;药物降温应注意出汗量,大量出汗可引起虚脱。小儿及老年人应着重预防肺部并发症。高热时还需注意补液,并注意加强口腔和皮肤护理。

3. 输液管理

（1）伤后2～3 d内一般禁食,静脉输液用输液泵控制滴速,24 h均衡输入以免加重脑水肿和肺水肿。

（2）应用脱水药甘露醇时应快速输入,要在15～20 min内静脉点滴完毕。

（3）出血性休克患者应先输血,严重脑水肿者先用脱水剂后酌情补液。重型颅脑损伤患者输注人血白蛋白和血浆有利于减轻脑水肿,另可增加血浆蛋白。

（4）应正确记录出入量,量出为入。

4. 营养补充　颅脑损伤后机体处于高代谢状态耗氧量增加,蛋白质分解加速,伤后应注意补充高能营养,成人每天总热量在9.2～11.5 MJ（2 200～2 700 kcal）,选用氨基酸脂肪乳剂等。患者肠鸣音恢复后,可鼻饲或十二指肠灌注营养要素或脑外伤流汁(牛奶250 ml、豆浆20 ml,鸡蛋2只、奶粉100 g、米汤150 g、糖150 g、盐4 g)。有资料显示,适当的营养支持可使患者免疫力在2周内恢复正常,感染率及死亡率均降低。

5. 呼吸治疗和护理

(1) 保持呼吸道通畅,防止缺氧、窒息,防治肺部并症。常规吸氧,氧流量3~5 L/min,严重创伤者予气管插管或气管切开,呼吸机支持呼吸。

(2) 颅内压增高患者可行呼吸机治疗,调整参数进行过度通气。过度通气是控制颅内高压较为有效的方法之一,机制是过度通气使动脉血二氧化碳分压下降,脑小动脉收缩,脑血流及脑血容量降低,从而使颅内压降低。

(3) 定时吸痰,严格无菌操作,吸痰要充分和有效,动作要轻,使用一次性吸痰管可防止交叉感染。应持续气道稀释痰液并观察呼吸音、呼吸频率和节律,做好特护记录。重症脑损伤对消化系统影响可能有两个方面。一是交感神经兴奋扩张血管,同时迷走神经兴奋,使胃酸分泌增多,损害胃黏膜屏障,导致黏膜缺血、局部糜烂。二是重型颅脑损伤时均有不同程度的缺氧,胃肠黏膜也受累,影响胃肠道正常消化功能。消化道功能监护的重点是观察和防治胃肠道出血和腹泻。重症颅脑损伤患者可并发神经源性应激性消化道出血,出血之前患者多有呼吸异常、缺氧或并发肺炎,随之出现咖啡色胃液及柏油样便,严重者可导致休克。治疗以预防为主,早期给予制酸剂和胃黏膜保护剂,并充分给氧,稳定生命体征。一旦确诊,应及时禁食、留置胃管、行胃肠减压,并给予输血、止血等治疗。重型颅脑损伤患者会因肠蠕动减慢、排便反射抑制或卧床等原因导致便秘,便秘会引起腹胀、腹痛,在颅内压增高的患者还可能因用力排便而诱发脑疝,所以保持患者大便通畅也是重型颅脑损伤患者护理的基本要求。

6. 脑脊液漏的护理 重点做到"四禁""三不二要"和"一抗"。"四禁":禁止作耳道填塞,禁止外耳道和鼻腔冲洗,禁止药液滴入,禁止做腰穿。"三不":不擤鼻涕,不打喷嚏,不剧烈咳嗽。"二要":一般要取仰卧位,酌情床头抬高15°;要在鼻或耳道外面盖一块消毒纱布,保持清洁,头下垫干净布巾。"一抗":配合应用抗生素,预防感染。

7. 癫痫护理 癫痫是颅脑损伤患者常见的临床症状,癫痫发作可加重脑缺氧及脑水肿,两者往往互为因果,形成恶性循环。重型颅脑损伤患者的伤情越重,其发生癫痫的概率越大。

(1) 对于癫痫大发作或癫痫持续状态的患者,除立即给予抗癫痫或镇静药物之外,还应帮助患者松开衣扣和裤带,头偏向一侧,保持呼吸道通畅,清除呼吸道分泌物。

(2) 持续吸氧,自动呼吸停止时,应即行辅助呼吸。

(3) 用纱布包裹的压舌板垫在患者上下牙齿之间,防止咬伤舌及颊部,同时必须避免舌后坠影响呼吸。注意做好防护工作,防止患者肢体自伤或伤及他人,但应避免用力过大,防止肌肉撕裂、骨折或关节脱位。癫痫发作或发作后不安的患者应倍加防护,避免坠床而发生意外。

(4) 在护理单上详细写清癫痫发作的形式、频度及用药剂量。

8. 亚低温治疗的护理 亚低温有助于控制脑水肿,减低颅内压,降低脑组织代谢,减少细胞耗氧量,减轻脑组织对创伤的反应。临床多应用冬眠药物和物理降温相结合的方法,将体温控制在肛温 32～35 ℃。亚低温治疗时的护理要点如下。

(1) 亚低温可引起血压降低、心率减慢,护理工作中应严密观察患者的血压、心率和心律等,尤其是心脏病、高血压及小儿老年患者。

(2) 使用冰袋、冰帽做局部降温时,注意加用衬垫保护皮肤。

(3) 使用降温毯降温时,降温毯置于患者躯干部,背部及臀部温度较低,血循环减慢,容易发生压疮,应每小时翻身一次,避免长时间压迫引发压疮。翻身时动作要轻,防止体位性低血压。

(4) 亚低温时角膜反射减弱,眼睛的保护性分泌物分泌减少,容易损伤角膜,应注意眼的保护。

(5) 亚低温状态下患者抵抗力下降,应加强营养和胸部理疗。

(6) 复温时可以用电热毯或提高室温等方法,但忌用热水袋,以免烫伤。

9. 尼莫地平药物的使用　护理重型颅脑损伤,应注意其容易发生脑血管痉挛,引起脑出血、脑缺氧,从而加重脑水肿及脑损害。临床在伤后早期(6～8 h)应用尼莫地平(尼膜同),以缓解脑血管痉挛。使用时由微电脑注射泵控制滴速剂量速度以 0.8 mg/h 为宜,使用过程中要注意倾听患者主诉,出现头痛、心慌、面色潮红及血压上升等症状时要及时通知医生处理。

10. 引流管护理

(1) 负压引流管的护理:颅内手术后,在颅内残留下的残腔内放置引流管,引流手术残腔的血性液体和气体,减少局部积液。负压引流的引流液的颜色一般为淡粉红色,如为鲜红色要考虑是否有活动性出血,如为无色澄清应考虑脑脊液可能。负压引流管一般在手术后 2～3 d 拔除。

(2) 脑室引流管的护理

1) 保持脑室外引流通畅。患者取平卧位,对意识不清、躁动不安、有精神症状和小儿患者,应予约束,防止患者将引流管自行拔出而发生意外。

2) 引流装置应高出床头 10～15 cm(距侧脑室前角水平约 15 cm),防止颅内压力下降过快或过慢,以免发生颅内压过低或颅内出血等严重并发症。过程中要严格保持整个引流装置及管道的清洁和各接头处应用无菌敷料包裹,不能任意拆卸引流管,以免造成脑脊液的渗漏。要保持头部口或穿刺点敷料的干燥。

3) 每天要记录引流液的色、质、量。正常脑脊液无色透明,无沉淀,手术后 1 d 脑脊液可略带血性,以后转为橙黄色,若手术后脑有大量鲜血,或手术后血性脑脊液的颜色逐渐加深,常若脑室内大量出血,需立即手术止血。引流不可过久,过久有可能发生颅内感染,脑引流时间一般不宜超过 14 d。

4) 密切观察引流管是否通畅,观察患者的颅内高压症状是否得到改善,观察引流速度的快慢,如发现堵塞,应及时查找原因,及时处理. 在拔管前一日,可试行抬高引流装置或夹闭引流管,以便了解脑脊液循环是否通畅,颅内压是否有再次升高的情况。夹闭引流管后初期应密切观察,如患者出现头痛、呕吐等颅内压增高症,观察敷料是否潮湿,要对潮湿的敷料及时更换,防止颅内感染。

四、重症护理未来展望

伴随着互联网、物联网、大数据和人工智能的飞速发展,智慧医疗在未来的医疗服务体系中将扮演越来越重要的角色。作为智慧医疗的重大发展方向,医院的智慧病房系统近来越发受到重视。

5G+智慧病房的主要理念就是通过信息管理系统(医护)和数字化智能终端(医患)的整合,完成病患入院到出院全过程的信息化管理,优化患者住院的照护体验,简化医护工作流程。把病房、护士站、移动设备等有效整合起来,让医疗信息可以快速、正确、方便地传递到各个工作端,进而提升医患关系与医疗服务质量。

5G+智慧病房的部署架构为"1+7"的模式。其中"1"表示 5G+智慧病房的整体态势感知,为医院提供整体智慧病房综合运行情况的实时数据监控,包括设备资源使用率、连接终端个数、连接成功率和业务分布、实时安全事件告警、设备性能指标等。"7"指的是 5G+智慧病房中互通互联的设备终端或工作站,包括智能医师工作站、智能护士工作站、智能床头卡系统、智能移动护理 PDA、智能医疗手环、智能门牌系统、智能移动护理推车 7 个部分通过 5G 网络或有线网络互联互通形成闭环,从而实现所有医疗服务可约束、可管控,让医疗行为更安全、更规范。重症领域的 5G 智慧病房模式也将成为未来重症护理发展的新热点。

随着重症医学的快速发展,重症护理也将迎来更多创新和挑战。

(倪 洁)

第五节 机械通气患者的人工气道护理进展

建立人工气道的目的是保持患者气道通畅,其有助于清除呼吸道分泌物及进行机械通气,能迅速改善患者缺氧状况,预防重要脏器的组织损害和功能衰竭,是临床重要的治疗手段。但人工气道建立后,极易刺激气道引起气道黏膜受损、干燥,抑制纤毛运动,使之失去上呼吸道对吸入气体的生理性加温加湿和过滤作用,容易导致一系列并发症。在临床工作中护理人员需加强对人工气道的护理。

一、相关概念

1. 机械通气概念 机械通气(mechanical ventilation,MV)是借助呼吸机建立气道口与肺泡间的压力差,给呼吸机功能不全的患者以呼吸支持,利用机械装置来代替、控制或改变自主呼吸运动的一种通气方式,包括无创正压通气(NPPV)和有创机械通气(invasive mechanical ventilation,IMV)。

2. 人工气道概念 人工气道((artificial airway)是指为了保证气道通畅而在生理气道与空气或其他气源之间建立的气体通道,人工气道包括无创气道和有创气道。无创气道包括口/鼻咽通气管、声门上技术（喉罩）、经口/经鼻气管插管等。有创气道包括气管切开、环甲膜穿刺/切开等。其中气管插管是建立人工气道的主要方法。

二、人工气道的护理

人工气道的应用指征取决于患者呼吸、循环和中枢神经系统功能状况。人工气道的护理内容主要包括人工气道固定、导管护理、口腔护理、气道内吸引、人工气道湿化、气囊护理及人工气道的拔除。

（一）人工气道固定

1. 气管插管的固定　气管插管患者应严密观察导管固定情况，每班记录导管深度及时发现导管移位。妥善固定导管，防止导管随呼吸移动。使用胶布固定导管的患者要注意保护面部皮肤，防止皮肤撕伤。导管固定方法如下。

（1）Y形胶带固定法：①剪取 2 条长 18 cm、宽 3 cm 的 Y 字形弹力胶布并纵行剪开，1 条长 10 cm、宽 2 cm 的弹力胶布。②弹力胶布整端从患者一侧口角贴至耳垂下，剪开端的 2 条胶布分别按顺时针、逆时针方向将气管插管和牙垫固定在一起，另一侧同上。③用长 60 cm 的宽绳绕颈打结将口插管进行 2 次固定，第 1 次打结于牙垫内插管侧，2 次打结于牙垫外牙垫侧。

（2）H形胶带固定法：①剪取 2 条长 18 cm、宽 3 cm 的医用胶带，并纵行剪开呈 H形；1 条长 10 cm、宽 2 cm 的医用胶带。②医用胶带上端粘贴于上唇处，下端分别缠绕导管和牙垫，另一侧同上。

（3）固定器固定法：使用气管插管固定器牙垫面朝内置入口腔，拧旋钮夹住气管插管，固定带从颈后绕至另一侧将固定器固定。

2. 气管切开的固定

（1）使用 2 根棉纱带，一长一短，分别系于套管两侧，长的一端绕过颈后，在颈部侧面打一死结或手术结，以防脱出。

（2）固定松紧度以可通过一根手指为宜，用棉垫或无菌纱布保护颈部皮肤。

（3）密切观察气管切开口皮肤情况，评估有无炎性红、肿和分泌物表现。

（4）观察导管固定带与颈部皮肤接触处，评估有无皮肤损伤。

（二）导管护理

1. 气管插管护理

（1）经口或经鼻气管插管前行床旁胸片确定气管插管的深度。

（2）气管插管的尖端应位于气管隆突上 2～3 cm，相当于第 3～第 4 后肋水平。插管后固定导管，检查其深度，过深易致一侧肺不张，过浅则易脱出。每班应测量、记录气管插管与门齿或鼻尖的距离，并做好交接。

（3）保持人工气道通畅、湿化，定时给予气道内滴注湿化液、加强气道冲洗雾化吸入及吸痰。

（4）气管插管后监测血氧饱和度、心率、血压及血气指标。

（5）保持气道通畅，吸痰时应严格无菌操作。

(6) 对于烦躁的患者,应充分镇静防止患者头颈部自由摆动而引发喉头水肿。插管期间应固定好双上肢,以防患者自行拔管引发重度喉头水肿或缺氧。

(7) 拔管前应指导患者做有效的咳嗽训练或吸痰,拔管后应密切观察病情变化,注意呼吸频率、有无喉头水肿等。拔管后立即给予面罩吸氧或高流量鼻导管给氧,并做好记录。

2. 气管切开护理

(1) 向清醒患者解释气管切开护理的目的和注意事项,协助患者取舒适卧位。

(2) 观察患者生命体征,听诊呼吸音,如需要给予吸痰。

(3) 手消毒,戴一次性手套,取下需要更换的纱布并脱去手套,戴无菌手套。

(4) 用镊子及血管钳夹酒精棉球,消毒气管切开周围皮肤。自切口远端至近端,弧形横向擦拭。自造口远端至近端,一个棉球两面擦拭、不得重复。

(5) 步骤:第 1 个棉球擦拭颈下,造瘘口远端开始由上而下;第 2 个及第 3 个酒精棉球同样擦拭至造口;第 4 个棉球开始擦拭造瘘口下方周围皮肤,自锁骨处开始依次向上擦拭;第 5 个及第 6 个棉球擦至造瘘口下方;第 7 个及第 8 个棉球擦拭固定带下皮肤;剩余棉球可擦拭造瘘口处气管切开套管。

(6) 用镊子及血管钳夹用聚维酮碘(碘伏)棉球擦拭造瘘口处:造口处上方一个(两面擦拭)、下方(两面)、左侧及右侧各一个(均两面擦拭)。

(7) 观察切口生长情况及周围皮肤颜色。

(8) 取出无菌开口纱布,倒 Y 型从下分两侧穿过套管两边少许,再用镊子将纱布拉平。

(9) 必要时更换并调整固定带,松紧度以容纳一指为宜。脱手套。

3. 预防气管插管非计划性拔管的措施

(1) 每日评估留置导管的必要性,尽早移除不必要的导管。

(2) 使用标准化的导管固定方式,进行气管插管固定。

(3) 做好镇静、镇痛评分,根据医嘱进行有效的镇静、镇痛。

(4) 每日至少一次镇静暂停,观察患者的意识情况以评估拔管的可能性。

(5) 每日至少执行一次气管内管固定和固定部位皮肤清洁。

(6) 每班检查插管深度及气囊压力并记录,确保位置正确,压力适宜。

(三) 口腔护理

1. 操作前评估

(1) 评估患者的病情、意识、生命体征、血氧饱和度和配合程度。

(2) 评估机械通气潮气量、气道压力及报警限等参数。

(3) 评估气管导管是否固定妥善,有无移位,气道是否通畅。

(4) 评估患者口腔卫生状况,包括牙齿、牙龈、舌、黏膜、唾液、口唇及气味等,以及口腔周围的皮肤情况。

2. 操作要点

(1) 操作前后严格执行手卫生。

（2）应每6～8h进行1次口腔护理。

（3）协助患者取舒适体位,无禁忌证患者应抬高床头,头偏向一侧。应双人操作,操作时一人固定气管导管,

（4）首选冲洗结合刷洗法进行口腔护理,对有出血或出血倾向的患者,则选择冲洗结合擦拭法。

（5）选择生理盐水、0.12％氯己定含漱液进行口腔护理,使用前应评估确认患者无误吸风险。

（6）操作过程中,动作应轻柔,避免触及咽喉部,操作过程中观察吸引液的颜色、性质及量,冲洗时注液速度不宜过快,擦拭时棉球干湿度适宜,以不滴水为宜。

（7）避免人工气道导管及固定装置的持续压迫引起器械性压力性损伤。

（8）操作过程中密切监测呼吸机运行情况,观察有无呼吸困难及人-机对抗等。

（9）操作过程中防止人工气道导管脱出及受损等情况,发生异常及时处理。

（四）气道内吸引

1. 吸引原则 吸引是一种具有潜在损害的操作,尽量鼓励患者把分泌物自行咳出,按需实施气道内吸引。机械通气患者应至少每2h通过肺部听诊等方式评估是否符合气道吸引指征,包括评估气道内是否有分泌物,通气时气道峰压是否增加,患者是否能进行有效咳嗽,气道内可否见到分泌物等,确保气道分泌物的充分引流。

2. 吸引指征

（1）气道内有可听见、看见的明显分泌物。

（2）患者频繁或持续呛咳。

（3）肺部听诊可闻及明显粗湿啰音。

（4）考虑与气道分泌物有关的血氧饱和度下降和(或)血气分析指标恶化。

（5）排除呼吸机管路抖动和积水后,呼吸机监测面板上流量和(或)压力波形仍呈锯齿样改变。

（6）气道峰值压力升高。

（7）考虑吸入上呼吸道分泌物或胃内容物时。

（8）留取痰标本。

3. 吸引压力 吸引负压控在-80～-150 mmg(-11～-20 kPa),压力过大易损伤气管黏膜引起出血等,过小则不易清除气道分泌物。

4. 吸引方式 包括开放式和密闭式吸引方式。开放式吸引为传统气管内吸引方式,吸引前必须先断开患者与呼吸机之间的连接,容易出现气道分泌物和呼吸回路冷凝水外喷污染环境,同时断开呼吸机后PEEP消失,肺容量降低,容易出现肺内负压增加和低氧血症等。密闭式吸引对呼吸和循环影响较小,可减少吸引过程中肺容量损失和环境的污染。符合以下条件之一,宜选择密闭式吸引:呼气末正压$\geqslant0.98$ kPa(10 cmH$_2$O);平均气道压$\geqslant1.96$ kPa(20 cmH$_2$O);吸气时间$\geqslant1.5$ s;吸氧浓度$\geqslant60\%$;断开呼吸机后血流动力学不稳定;有呼吸道传染性疾病(如肺结核);呼吸道多重耐压耐药菌感染。

有条件的情况下,建立人工气道的患者应进行持续声门下吸引,以清除声门下至插

管气囊之间的分泌物。研究证明声门下分泌物吸引可降低呼吸机相关肺炎（VAP）发生率，减少革兰氏阳性细菌及流感嗜血杆菌的感染。对于插管时间超过 48～72 h 的患者，推荐应用带有声门下吸引的气管导管，每 1～2 h 进行声门下吸引。定时检查吸引系统，保持吸引通畅。

5. 吸痰管的选择　应根据人工气道的型号选择适宜的吸痰管，吸痰管管道外径不应超过人工气道导管内径的 1/2，以避免气道内较大的负压，尽量减少 PaO_2 的下降。宜使用有侧孔的吸痰管，密闭式气道内吸引时，应使用密闭式吸痰管。

6. 护理要点

(1) 严格掌握无菌技术操作原则，每次吸痰均须更换吸痰管。

(2) 吸痰前后应给予 30～60 s 纯氧，避免出现低氧血症。

(3) 开放式气道内吸引应使用无菌手套，密闭式气道内吸引可使用清洁手套。

(4) 置入吸痰管过程中不应使用负压，置入过程中如遇阻力或刺激咳嗽时，应将吸痰管退出 1～2 cm，然后向上旋转提吸，从置入到退出吸痰管，时间不超过 15 s，避免超过 3 次以上的重复吸引。

(5) 应先进行口咽部和(或)鼻咽部吸引，再进行气道吸引。更换吸引部位时，应更换吸痰管。

(6) 密闭式吸痰管如出现可见污染或套囊破损，应立即更换。

(7) 吸引过程中密切观察患者的面色、呼吸、血氧饱和度、心率/心律和血压。如出现面色发绀或氧饱和度下降，要立即停止操作。

(8) 吸引后应评估患者的血氧饱和度、呼吸音和机械通气波形，记录吸引物的颜色、性状和量。

(9) 每次吸引结束后应及时、充分地冲洗管路。密闭式气道内吸引应使用灭菌注射用水或无菌生理盐水，开放式气道内吸引可用清水。

(五) 人工气道湿化

1. 湿化的作用　对吸入气体进行温化和湿化是维持气道黏膜完整、纤毛正常运动及气道分泌物的排出、降低呼吸道感染发生的重要手段之一，常见的温化和湿化方法包括加热湿化器加热湿化、常温水气接触加湿、雾化加湿、使用热湿交换器（人工鼻）和气管内滴注（或输注）加湿等方法。理想的气道湿化状态是使吸入气体温度达到 37 ℃，相对湿度 100%，以维持气道黏膜完整、纤毛正常运动及气道分泌物的排出。

人工鼻可较好地进行加温、加湿，与加热型湿化器相比，不增加堵塞呼吸机管路的发生率，并可保持远端呼吸机管路的清洁。因其能增加气道阻力、死腔容积及吸气做功，故不推荐在慢性呼吸衰竭中使用。

2. 评估要点

(1) 评估患者意识、生命体征、血氧饱和度、双肺呼吸音及合作程度。

(2) 评估患者痰液的黏稠度、颜色、性质、量及气道通畅情况。

3. 护理要点

(1) 机械通气时使用加热湿化器对吸入气体进行温化和湿化，湿化器内需加入无菌蒸馏水,不能加入生理盐水或其他药液。保证呼吸机湿化装置温度适宜。

(2) 使用温湿交换器(人工鼻)时,应与气管导管连接紧密。

(3) 使用雾化加湿时,保持管路装置密闭。

(4) 湿化后配合胸部物理治疗,及时清理呼吸道分泌物。

(5) 及时倾倒管道内积水。

(6) 定期更换人工鼻,若被痰液污染随时更换;气道分泌物多且黏稠、脱水、低温或有肺部疾病引起的分泌物潴留的患者,应慎用人工鼻。

(7) 不建议常规使用气道内滴注湿化液。

(8) 恒温湿化器、雾化装置、呼吸机管路等应严格消毒。

(六) 气囊护理

1. 气囊类型　气囊充气后能使导管与气管壁紧密贴合,保持气管插管有效固定,防止呕吐物或分泌物流入肺内,也可避免机械通气时漏气,依据气囊内压的大小可分为低容高压气囊、高容低压气囊及等压气囊。

2. 气囊压力　目前认为理想的气囊压力为有效封闭气囊与气管壁间隙的最小压力。高容低压套囊压力在 $25 \sim 30\,cmH_2O(2.45 \sim 2.94\,kPa)$ 时既可有效封闭气道,又不高于气管黏膜毛细血管灌注压,可预防气道黏膜缺血性损伤和气管食管瘘,以及拔管后气管狭窄等并发症的发生。

3. 气囊压力监测

(1) 临床所用气管导管多数为高容低压气囊,一般充气不超过 $8 \sim 10\,ml$,无须气囊定期放气。科学监测气囊压力应用气囊测压表,如无条件测压时,则采用最小闭合容积技术或最小漏气技术进行气囊注气。

(2) 最小闭合容积技术:即气囊充气后,吸气时无气体漏出。方法:将听诊器放于气管处,向气囊内注气直到听不到漏气声,抽出 $0.5\,ml$ 气体,可闻及少量漏气声,再缓慢注气,直到吸气时听不到漏气声为止。

(3) 最小漏气技术:即气囊充气后,吸气时少量气体漏出。方法同上,注气至听不到漏气声,缓慢放气直至听到少量漏气声。

4. 护理要点

(1) 推荐使用高容低压气囊导管。

(2) 常规应每隔 $6 \sim 8\,h$ 测量气囊压力,并使其压力始终维持在 $<2.5 \sim 3.0\,kPa$ $(25 \sim 30\,cmH_2O)$。

(3) 鼻饲前必须监测气囊压力是否适宜。

(七) 人工气道拔除

1. 评估要点

(1) 评估患者意识、生命体征、血氧饱和度及合作程度。

(2) 评估患者呼吸功能、操作环境及用物准备情况。

(3) 评估拔管指征:患者氧合良好,可以满足撤机后的呼吸功耗,患者有张口及咳嗽反射,可自行有效排痰,无喉头水肿及痉挛等气道狭窄的临床表现。

2. 护理要点

（1）拔管前给予充分吸氧，保证气道清洁、通畅、氧合良好。

（2）充分吸净气道、口鼻腔及气囊上的分泌物。

（3）拔管时双人配合，1人解除导管固定，1人手持吸痰管置入气道内，同时另1人用注射器将气管导管气囊内气体缓慢抽出，边拔除气管导管边吸引气道内的痰液。

（4）拔管过程中操作轻柔、缓慢，避免引起患者呛咳。

三、并发症的预防及处理

使用机械通气得当可改善患者氧合，缓解低氧血症，减少呼吸做功，防止呼吸肌疲劳。如使用不当会带来严重并发症，甚至危及患者生命。合理应用机械通气、做好人工气道的护理将有助于减少甚至避免并发症的发生。

（一）人工气道相关并发症

1. 脱管

（1）原因：与导管固定不佳和牵拉等有关，表现为呼吸机低潮气量报警、喉部发声和窒息等。

（2）预防措施：妥善固定导管，松紧适宜以伸进一指为宜；呼吸机管路不应固定过紧，留有活动余地，对于躁动、不配合的患者更换时应注意，以免牵拉使导管脱出；翻身时一定先将管路从机械架上放下，翻身后再重新固定，以免牵拉引起导管脱出；对于不配合治疗或无意识的患者应给予适当的约束，并加强巡视，以免自行拔出插管。

（3）紧急处理：保持气道通畅，应用简易呼吸器通气，必要时重新置管。

2. 气道堵塞

（1）原因：由痰栓或异物阻塞、导管扭曲、气囊疝出嵌顿于导管远端开口、管道塌陷，管道远端开口嵌顿于隆突、气管侧壁或支气管、脱管等引起，表现为不同程度的呼吸困难，严重时出现窒息。

（2）预防措施：妥善固定气管插管，口腔内放置牙垫，避免导管扭曲或折叠造成阻塞；及时、彻底吸净痰液，痰液黏稠者给予湿化，避免痰液黏于管壁引起堵塞；根据医嘱应用化痰药或者雾化；条件许可持续监测 SpO_2 和 $PaCO_2$。

（3）紧急处理：调整人工气道位置、抽出气囊气体、试验性插入吸痰管、必要时可采用纤支镜灌洗等。如气道梗阻仍不缓解，则应立即拔除气管导管，重新建立人工气道。

3. 气道损伤

（1）原因：与插管时机械性损伤、气道内吸痰、气道腐蚀、导管压迫气道和气囊压迫气管黏膜有关，表现为出血、肉芽增生、气管食管瘘等。

（2）预防措施：为避免气道损伤，插管前应选择合适的导管，插管时动作轻柔准确，带管过程中保持导管中立位，留管时间尽量缩短，吸痰时间及负压适宜，避免短时间内反复刺激气道，吸痰时正压进入以免气道黏膜损伤，做好气囊护理，避免气囊充气过多、压力过高，严格无菌操作，避免气道黏膜继发性感染等。

（二）机械通气本身引起的并发症

1. 呼吸机相关肺损伤（ventilator-induced lung injury，VILI）

（1）定义：指机械通气对正常肺组织造成的损伤或使已损伤的肺组织进一步加重，包括气压伤、容积伤、萎陷伤和生物伤，临床表现为肺间质气肿、皮下气肿、纵隔气肿、心包积气、气胸和肺水肿等。

（2）预防措施：①鼓励患者自主呼吸或采用部分通气支持方式。②严格控制气道压，合理设置高压报警限。③避免高潮气量和高平台压，吸气末平台压不超过 $3.0\sim3.5\,kPa(30\sim35\,cmH_2O)$，以避免气压伤、容积伤，设定合适 PEEP，以预防萎陷伤。临床症状可疑者应摄胸片，出现张力性气胸时应立即行胸腔闭式引流。

2. 呼吸机相关性肺炎（ventilator associated pneumonia，VAP）

（1）定义：指机械通气 48 h 后发生的肺实质感染性疾病，是一类严重的院内感染。随着机械通气技术的广泛应用，其发病率不断上升。VAP 可导致患者机械通气时间和住院时间延长，抗菌药物使用增加，住院费用增加，病死率升高，严重影响重症患者的预后。国外报道，VAP 发病率为 6%～52%或(1.6～52.7)/1 000 机械通气日，病死率为 14%～50%；而在我国，VAP 发病率在 4.7%～55.8%或(8.4～49.3)/1 000 机械通气日，病死率为 19.4%～51.6%。

（2）高危因素：VAP 的发生与细菌定植和胃内容物反流误吸密切相关，高危因素包括高龄、APACHEⅡ评分高、急慢性肺部疾病、Glasgow 评分<9 分、长时间机械通气、误吸、过度镇静及平卧位等。

（3）预防 VAP 的集束化干预策略：

1）正确的手卫生：保持手部卫生是最基本最有效的降低交叉感染的措施。

2）半卧位：仰卧位是发生 VAP 的独立危险因素，无禁忌证患者应将患者床头抬高 30°～45°，防止床头太低时产生呕吐及误吸，同时半卧位可使患者肺功能及残余容量增大，改善通气。

3）每日唤醒计划：每日暂停使用镇静剂及试行脱机和拔管，尽早撤机。在暂停镇静期间应加强患者的观察，评估患者有无躁动、焦虑、疼痛等不适症状，避免人-机对抗和非计划性拔管等风险。

4）保持患者口腔卫生：加强患者牙齿和口腔清洁，可使用牙刷清除牙石（牙菌斑）并使用氯己定进行口腔护理和口腔冲洗。

5）监测气囊压力：密切监测气管插管患者气囊压力的变化情况，并使其持续保持压力在 $2.5\sim3.0\,kPa(25\sim30\,cmH_2O)$，防止口鼻腔和胃内容物反流和误吸。

6）声门下吸引：保持气道通畅，使用带有声门下吸引的气管导管，对预计通气时间>72 h 的患者常规行声门下分泌物吸引。

7）限制 H_2 受体拮抗剂和抗酸剂：对于发生应激性溃疡或应激性胃炎风险不高的患者，避免使用 H_2 受体拮抗剂和抗酸剂。

8）预防深静脉栓塞：加强患者主动或被动的床上运动与功能锻炼，或采用下肢压力治疗，或使用弹性袜，促进下肢静脉的血液回流，以预防深静脉栓塞的发生。

9）采用有效的护理措施改善气管留置的适宜性，密切患者导管的深度和插入情况，吸痰前避免使用生理盐水冲洗气管插管。

10）呼吸机管路护理：无须定期更换呼吸回路，管路破损或被污染时应及时更换。

11）其他：将集束化措施制成核查表单，成立措施依从性监督小组，给予营养支持；合理使用抗生素等。

3. 呼吸机相关性膈肌功能不全

（1）定义：指在长时间机械通气过程中膈肌收缩能力下降。1%～5%的机械通气患者存在撤机困难，其中呼吸肌无力和疲劳是重要原因之一。呼吸机相关的膈肌功能不全可导致撤机困难，延长机械通气和住院时间。

（2）预防措施：机械通气患者应剂量避免使用肌松剂和大剂量糖皮质激素。保留自主呼吸可以保护膈肌功能，机械通气患者尽可能保持自主呼吸，加强呼吸肌锻炼，以增加肌肉的强度和耐力，同时，加强营养支持以改善呼吸肌功能。

四、呼吸机报警的检测及处理

机械通气过程中应密切观察呼吸机的运转情况及各项指标设置是否合适。引起呼吸机报警的原因很多，有的报警需要立即处理，否则会危及患者生命，如高压报警、窒息报警等。遇到报警原因无法确定时，应先暂停使用呼吸机，使用简易呼吸器进行维持通气和氧合，保障患者安全，再寻求解决报警的方法。呼吸机常见报警的内容如下。

1. 压力报警

（1）高压报警：原因包括患者痰液堵塞气道、分泌物过多；患者气道痉挛或有病情变化（肺水肿、支气管痉挛）等；呼吸机回路积水过多；管道扭曲、受压、折叠等；患者情绪激动或烦躁；气囊松弛堵塞气管插管；异物堵塞等。处理：根据医嘱使用肌松药或镇静剂；正确规范实施气道湿化；调整呼吸机回路；做好患者心理护理等。

（2）低压报警：原因包括气囊漏气、充气不足或破裂；呼吸机管路（包括呼吸机回路、湿化罐、积水杯等）破裂漏气、接头断开或未接头处衔接不紧密；供应气源不足等。处理：立即检查呼吸机管路衔接是否紧密、是否有破损，管路是否衔接良好，必要时重新置管或更换呼吸机管路。

2. 人-机对抗故障

（1）原因：

1）咳嗽、疼痛，烦躁不配合。

2）自主呼吸过强，对气管插管不耐受。

3）缺氧诱发呼吸加快。

4）气道分泌物过多，痰液堵塞。

5）连接管道积水。

6）参数设置不当（模式、触发灵敏度等）。

（2）处理：

1）适当使用镇咳、镇静镇痛药物。

2）做好心理护理和健康宣教。

3）积极查找病因，治疗原发病，保障基本通气和氧合，纠正缺氧。

4）充分做好气道湿化和气道内吸引。

5）检查管路、清除管路积水。有无气道分泌物过多，痰液堵塞等。

6）调整呼吸参数。

3. 其他故障

（1）监视器黑屏：原因多为备用电源充电不足，配件线路损坏。处理：连接交流电源，插紧电源线；更换配件线路。

（2）电池电量低：原因多为无交流电源；未连接电源或电源插头松动。处理：查询停电原因并通知维修，查看电池电量，必要时使用简易呼吸器；连接交流电源，插紧电源线。

（3）氧气入口压力低：原因多为无氧气供应或氧气供应压力下降，氧电池耗损。处理：查询压力下降原因，更换氧气接头，进行氧电池监测，必要时更换氧电池。

五、呼吸机的维护与消毒

（一）呼吸机的维护

1. 定期保养　定期更换氧电池、呼吸机瓣膜、过滤器及过滤网等，工程师定期保养及检修，建立仪器维护保养档案。

2. 使用前检测

（1）电源部分：开机检测外接交流电是否良好，电源线是否有漏电、接触不良，检查蓄电池的蓄电能力。如未接通，检查电源插座、保险丝、内置电池，如果持续充电显示充电不满，则需更换内置电池。

（2）漏气测试：进入漏气测试菜单，堵住呼吸机管路进行漏气测试，如未通过，检查流量传感器，呼吸管路是否脱落。

（3）按键测试：进入按键测试菜单，逐个检测按键灵敏度。

（4）氧气压力：检查氧气压力阀有否漏气，查看显示屏上氧气压力是否在正常范围。氧浓度检测：分别把氧浓度设置为12％、50％及100％，通过检查界面看是否在范围内，如果偏离，应做氧浓度定标，如果定标失败则需要更换氧传感器。

（5）潮气量检测：在容量控制模式下，检查吸入和呼出的潮气量的误差，如误差超出10％的范围，需要对呼出流量传感器定标，使之回归到正常范围。

3. 使用中维护

（1）维护管路通畅：保持呼吸机回路无扭曲、受压、折叠，妥善固定。

（2）维持管路密闭：检查呼吸机回路无脱落、漏气，各连接处衔接良好。

（3）机器使用规范：呼吸机保持干燥和无尘，严禁在机器上放置各类液体，防止主机进水；在移动呼吸机时，防止剧烈颠簸和冲撞，保持机器处于良好状态。

4. 呼吸机相关配件的更换频率

（1）呼吸机回路的更换：无须定期更换，管路破损或被污染时应及时更换。

（2）热湿交换器的更换：每 5～7 d 更换一次，当热湿交换器受污、气道阻力增加时应及时更换。

（3）吸痰装置的更换：除非破损或污染，密闭式吸痰装置无须每日更换。

（二）呼吸机的消毒

1. 主机消毒　包括内部消毒和外部消毒。内部包含精密电子元件，由专业工程师进行消毒。外部消毒可使用清洁软布、含醇消毒液或一次性含醇湿巾进行擦拭消毒，必要时用 500～1 000 mg/L 有效氯擦拭。

2. 呼吸机回路消毒及更换频率　呼吸机回路包含湿化罐、过滤器及呼吸机管路等。机械通气结束后做好终末处理。根据不同的材质可选择浸泡消毒法、高压蒸汽灭菌法及环氧乙烷灭菌法进行呼吸机回路消毒，如医院使用一次性呼吸机回路，使用过程中按说明书更换。

（吴玲玲）

参考文献

［1］ T/CNAS01－2020 中华护理学会. 中华护理学会团体标准：成人有创机械通气气道内吸引技术操作［S］. 北京：中国标准出版社，2020.

［2］ T/CNAS03－2020 中华护理学会. 中华护理学会团体标准：成人经口气管插管机械通气患者口腔护理［S］. 北京：中国标准出版社，2020.

［3］ 王丽华，李庆印. ICU 专科护士资格认证培训教程［M］. 北京：人民军医出版社，2012.

［4］ 中华医学会内分泌分会. 成人甲状腺功能减退症诊治指南［J］中华内分泌代谢杂志，2017，33（2）：167－180.

［5］ 中华医学会重症医学分会. 中国成人 ICU 镇痛和镇静治疗指南［J］. 中华重症医学杂志，2018（2）：1.

［6］ 中华医学会重症医学分会. 呼吸机相关性肺炎诊断、预防和治疗指南（2013）［J］. 中华内科杂志，2013，52（6）：524－543.

［7］ 朱明明，刘芳，王冉. 躁动镇静评分在重症患者中应用的研究进展［J］. 中华护理杂志，2018，53（2）：247－250.

［8］ 仲小玲，肖恺，孙莉. 脑出血患者术后早期应用高压氧治疗的康复效果［J］. 神经损伤与功能重建，2017，12（5）：438－440.

［9］ 张波，桂莉. 急危重症护理学［M］. 3 版. 北京：人民卫生出版社，2012.

［10］ 陈昌安，陈治标，陈治军，等. 早期高压氧治疗高血压脑出血的临床研究［J］. 中国临床神经外科杂志 2012，17（5）：273－275.

［11］ 陈香红，曾培培，彭帮旺. 高压氧辅助治疗病毒性脑炎患儿的临床疗效观察［J］. 中华航海医学与高气压医学杂志，2019（4）：352－354.

［12］ 林果为，王吉耀，葛均波，等. 实用内科学［M］. 15 版. 北京：人民卫生出版社，2017：1441－1443.

［13］金月. 高级护理实践导论［M］. 北京：人民卫生出版社，2008.

［14］周良辅. 现代神经外科学.［M］. 2 版. 上海：复旦大学出版社，2014.

［15］高会新，时明慧，张帅，等. 高压氧治疗对重症颅脑损伤患者外周血调节性 T 细胞的影响［J］. 中华航海医学与高气压医学杂志，2020，27(4)：439-443.

［16］AZOULAY E，VINCENT J L，ANGUS D C，et al. Recovery after critical illness：putting the puzzle together — a consensus of 29［J］. Critical Care，2017，21：296.

［17］DENEHY L，SKINNER E H，EDBROOKE L，et al. Exercise rehabilitation for patients with critical illness：a randomized controlled trial with 12 months follow up［J］. Crit Care，2013，17(4)：R156.

［18］JAMESON J L，FAUCI A S，KASPER D L，et al. Harrison's Principles of Internal Medicine［M］. 20th ed. New York：McGraw Hill，2018：2870-2873.

［19］ROBERT D S，NICHOLAS H，MARGARET S H. 重症监护后遗留问题及康复治疗［M］. 陈真，主译. 上海：上海科学技术出版社，2018.

［20］RUSHWORTH R L，TORPY D J，FALHAMMAR H. Adrenal Crisis［J］. N Engl J Med，2019，381：852-861.

［21］SATOH T，ISOZAKI O，SUZUKI A，et al. 2016 Guidelines for the management of thyroid storm from The Japan Thyroid Association and Japan Endocrine Society［J］. Endocr J，2016，63(12)：1025-1064.

［22］SLACK W K. Hyperbaric oxygen therapy in anaerobic infections：gas gangrene［J］. Pro Roy Soc Med，2016，69(5)：326-327.

第十二章　急重症监护及治疗技术

▊第一节　床旁超声在急危重症患者中的应用

一、颅脑超声

20世纪70年代初,Müller率先报道了运用连续多普勒超声技术检测颈内动脉闭塞患者的眶周动脉。从此,学者们对颅脑超声诊断技术展开了研究。1982年,Aaslid发现了脑血管颅内段检查技术——经颅多普勒超声(transcranial Doppler sonography, TCD)。近年来,随着重症超声的发展,颅脑超声在重症患者中的应用也逐渐得到开发,在TCD基础上发展而来的经颅彩色超声成像(transcranial color-coded sonography, TCCS)技术,通过彩色标记血流,直观地呈现颅内脑血管的形态,从而帮助临床医师在床旁快速识别颅内高压、观察颅内结构改变以及评价脑血流灌注情况。

(一)颅内压力评估

1. 视神经鞘宽度(optic nerve sheath diameter, ONSD)　视神经作为中枢神经系统的一部分,被视神经鞘包裹,形成类似"死胡同"样结构。在视神经及视神经鞘膜之间的间隙与蛛网膜下腔相通,脑脊液能够在其间自由流动(图12-1)。当颅内压力升高时,鞘内脑脊液增多、压力增加,导致视神经鞘的内径扩张,通过在体表测量ONSD可间接判断是否存在颅高压。

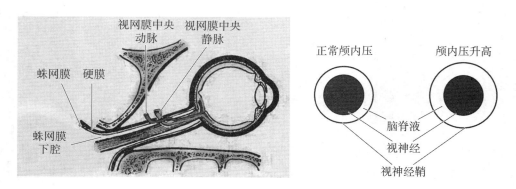

图 12-1　视神经鞘结构

超声检查时,患者仰卧闭眼,探头至于眼球前方,取眼底后方3 mm进行测量(图

12-2),通常认为 ONSD 超过 6 mm 提示颅内压超过 20 mmHg。

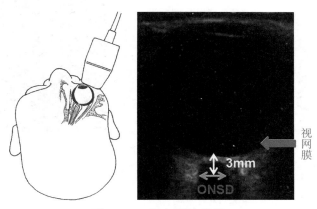

图 12-2　超声测量 ONSD

2. 脑血流波形分析　颅内压的变化会影响脑血管的血流速度,通常探测部位在大脑中动脉(MCA)。由于脑灌注压取决于平均动脉压与颅内压之差,即 CPP = MAP − ICP,当颅内压升高时,脑灌注压下降,舒张期脑血流速度首先降低,其峰值波形和搏动指数(Pi)相应增加。当颅内压进一步增高,则舒张期血流消失,甚至出现负向血流或"钉子"波形(图 12-3)。

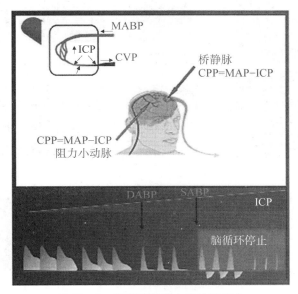

图 12-3　颅高压时脑血流流速变化

3. 颅中线移位(brain midline shift,MLS)　严重的占位效应时可能发生颅中线移位。超声能够在颞窗分别测量双侧颅骨至第三脑室间的距离,评估有无发生移位及其程度(图 12-4)。

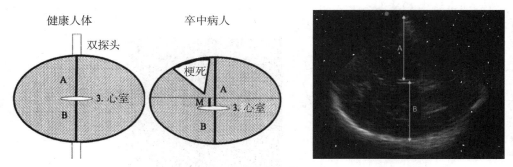

图 12-4 超声评价 MLS

（二）颅内结构

检查时选择 1～5 MHz 探头，选择颞窗颅骨最薄处垂直放置探头，能够依次看到脑室切面、第三脑室切面及中脑切面（图 12-5）。进一步可识别颅内的占位性病变的性质：颅内血肿表现为高回声结构（图 12-6）；缺血性病变则表现为低回声改变，通常正常脑组织不易区分（图 12-7）。

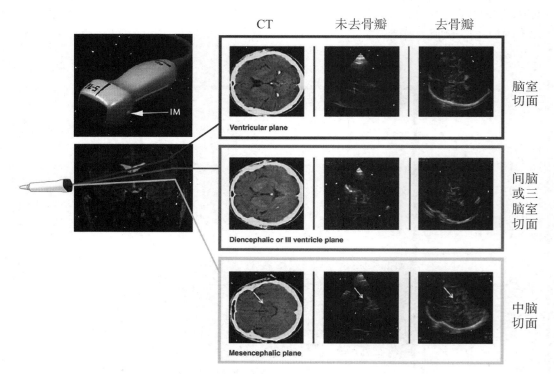

图 12-5 常用颅脑超声切面

（三）超声评估脑血流

TCCS 在二维灰阶图像的基础上，联合彩色多普勒模式，能够直观获得颅内血管分布走行信息，便于检查者调整声束与血管角度，获取多普勒血流频谱，评估脑血流的改

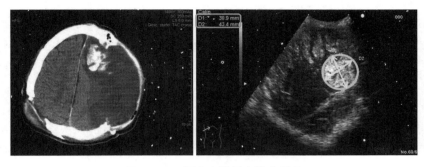

图 12-6　颅内血肿超声检查所见

注：左图，CT；右图，超声。

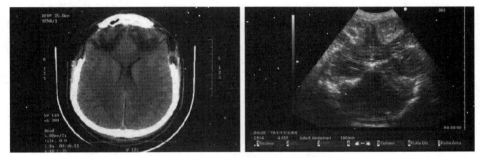

图 12-7　脑缺血超声检查所见

注：左图，CT；右图，超声。

变。检查时同样选择 1~5 MHz 相控探头，经颞窗探查（彩图 4）。

沿着大脑中动脉 M1 段主干探查到近端血流，调整声束角度打出血流频谱，测量收缩期峰流速（VS）、舒张末期流速（VD）、平均流速（VM），并进一步计算搏动指数［PI＝（VS－VD）/VM］和阻力指数［RI＝（VS－VD）/VS］（彩图 5）。

颅脑超声的无创性使其在临床上的应用变得简单便捷，可以帮助临床医师在床旁快速评估解剖结构和脑血管功能，快速识别筛选需要进一步检查以及紧急干预的临床情况。目前，也有研究使用颅脑超声来评价脑血流调节功能的改变、通过功能 TCD 评价神经血管耦联等。在不远的将来，颅脑超声有望更可靠精确地检测颅脑病变，检测疾病的进展。

二、肺部超声

传统观念认为，含气量高的身体部位是超声检查的盲区，因为气体会将超声波反弹，使其无法穿透组织，因而不能得到具体图像而形成诊断意见。但研究发现，利用相应的伪影进行分析可以得到肺部病变的丰富信息，能有效地帮助临床医师做出及时的判断。

利用超声对肺及静脉系统的检查来诊断临床低氧血症，具有操作快捷、可重复性高、熟练掌握后准确率高等优势，初学者也比较容易上手。

（一）肺部超声的检查位点

1. **前胸壁**　检查者左手小指紧贴患者一侧锁骨下缘，同时手指前端触及患者胸骨中线；检查者右手除外拇指的四指紧贴左手小指。此时，检查者左手第3、第4指指根相交处即定为"上蓝点"，右手手掌中间点定为"下蓝点"，右手小指尺侧缘即可大略代表肺脏在前胸壁的下缘，即"膈线"。对侧胸壁按照同样方法定位上/下蓝点，此即为前胸壁肺脏超声检查的4个点（图12-8）。

2. **侧胸壁**　即腋前线至腋后线之间的区域。将前胸壁定位的"膈线"继续向侧胸壁延伸，其与腋中线交界的点即为在此区域需要定位的"膈点"（图12-9）。

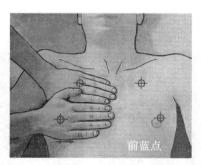
图12-8　前胸壁的上/下蓝点及膈线定位

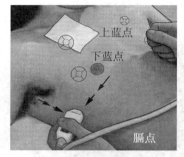
图12-9　膈线与腋中线相交处即为"膈点"

3. **背部**　需要患者侧身或采用坐位/俯卧位才能获取影像。相关的定位点有以下几个。

（1）PLAPS(后侧肺泡/胸膜综合征)点：将前述"下蓝点"做一水平延长线，其与腋后线交点或根据患者侧身程度继续向背侧延伸，所能达到的位置即为PLAPS点（图12-10A）。

（2）背侧：患者双侧肩胛线中点，以及肩胛下角在体表的投射点即为背侧需要定位进行超声筛查的位点（图12-10B）。

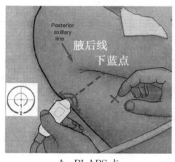
A. PLAPS点

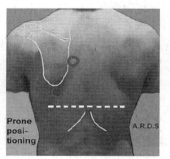
B. 背侧定位点

图12-10　背部定位点

4. **静脉系统**　肺动脉栓塞引起的低氧血症通常与静脉血栓有关。结合对静脉血栓的筛查及肺部超声表现，可以较为准确地诊断肺动脉栓塞。对静脉系统的检查可以按照如下顺序进行：①股总静脉；②股静脉远端；③膝盖上方；④腓静脉(小腿中段)；⑤颈内静脉和锁骨下静脉；⑥股静脉中段；⑦腘静脉。

需要注意的是,若在任一阶段发现明确的静脉血栓,则筛查即告结束,后续步骤无须再进行。

(二)肺部常见的超声征象

1.肺部超声征象

(1)蝙蝠征,即正常肺部超声的基本图像。将超声探头置于相邻两肋的肋间隙上即可得到该图像。正常可见肋骨线(由于骨质不透超声射线,肋骨线以下呈无回声黑色区)、胸膜线(位于两条肋骨线之间,位置稍低的高亮线形回声)、A线(是超声波碰触到胸膜后折返,碰到表层皮肤后再次折返形成的伪影,因此与胸膜线平行,相互间距相等)(图12-11)。

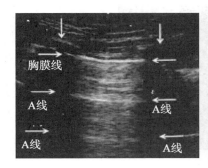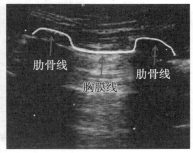

图 12-11　蝙蝠征、胸膜线与 A 线

(2)胸膜滑动征。由于脏层胸膜随着肺的膨胀与萎陷而活动,在超声影像中可以看到胸膜线也是随着呼吸活动的。若使用 M 型超声,则可以看到沙滩征(图 12-12)。

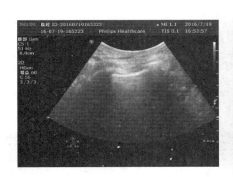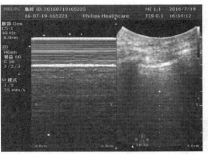

图 12-12　胸膜滑动征

(3)B线,是由于肺间质内水分过多而产生的伪影。其由许多短小、平行的 J 线组成,因此也被称为彗尾征。B线具有如下特点:起源于胸膜线,随着胸膜滑动而活动/呈高亮回声,不衰减直至屏幕边缘/可擦除 A 线。同一肋间隙发现 1~2 条 B 线并不代表肺间质病变;当在同一肋间隙出现 3 条(含)以上的 B 线时称为肺火箭征,代表胸膜下小叶间隔增厚,可能是轻度的肺水肿表现;随着 B 线越来越密集,则提示肺间质病变越趋严重(图 12-13)。

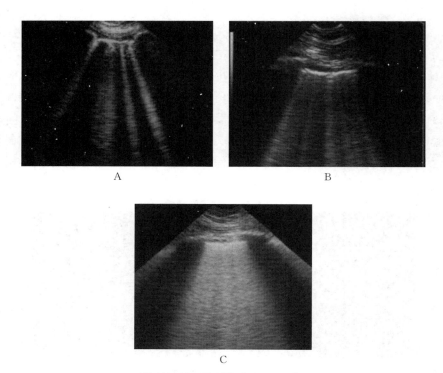

图 12 - 13 肺部超声表现（B 线）

注：A. 间隔火箭征，每条 B 线之间相隔大概 6～7 mm（B7 线），代表轻度肺水肿；B. 磨玻璃火箭征，每条 B 线之间间隔 3 mm（B3 线），同一肋间隙存在 6～8 条 B 线，提示肺间质病变较为严重；C. Birolleau 变化，B 线之间难以分隔，呈弥漫性，提示严重肺水肿。

（4）气胸的超声征象。气胸时，脏层胸膜与壁层胸膜分离，因此在超声上虽仍能看到高亮的壁层胸膜，但胸膜滑动征消失。若使用 M 型超声，则前述的沙滩征消失，代之以条码征（或称为平流层征）（图 12 - 14）。若在胸壁某一点的 M 型超声上出现条码征及沙滩征随着呼吸交替出现，该点即被称为"肺点"，可凭此确诊气胸的存在（图 12 - 15）。

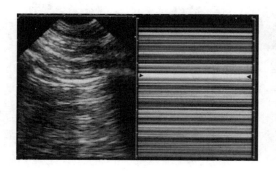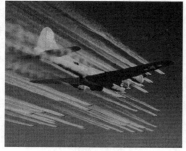

图 12 - 14 条码征或平流层征

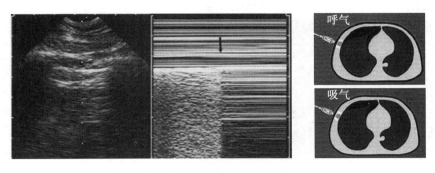

图 12-15　找到肺点可以明确诊断气胸

（5）后侧肺泡/胸膜综合征（PLAPS）。如前所述，在该位置常可发现一些特异性的肺部病变超声征象（图 12-16），如：①碎片征，不张的肺组织内可见碎片状分布的高亮气体回声；②胸腔积液，无回声的暗区；③肺组织样变，肺泡内充满液体，使肺叶在超声下有如实质器官，质地与肝脏类似。

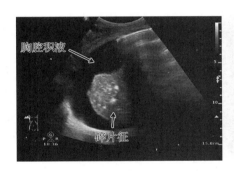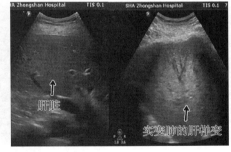

图 12-16　PLAPS 点的肺病变超声征象

（6）C 线。肋间隙连续的胸膜线被远端肺泡病变形成的碎片征所中断，提示局部的肺炎或肺不张（图 12-17）。

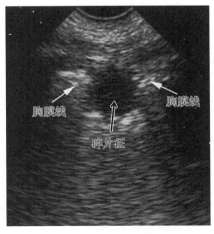

图 12-17　C 线的超声表现

2. 静脉血栓超声征象　详见深静脉血栓章节。

3. 肺部病变的各种"侧写"　结合前述的各种超声征象,可以定义各类"侧写",也称之为"貌",用以对临床低氧血症做出诊断。

（1）A-侧写。平卧位患者,在双侧前胸部,同时可见 A 线及胸膜滑动征,则称之为 A 貌。常提示在前胸肺表面未见明显病理异常。

（2）B-侧写。在患者前胸壁同时可见火箭征及胸膜滑动征,称其为 B 貌。通常提示肺血管静水压过高引起的肺水肿。

（3）A'-侧写。平卧或半卧位患者,前胸壁可及 A 线但胸膜滑动征消失,称之为 A' 貌。若合并发现有肺点,则可明确诊断气胸。

（4）B'-侧写。在患者前胸壁可及火箭征,但不伴有胸膜滑动征,称其为 B' 貌。其通常是肺炎或 ARDS 的特异性征象。

（5）A/B-侧写。患者前胸壁的超声影像中,一侧表现为 A 貌,而另一侧表现为 B 貌,则称其为 A/B 貌。

（6）C-侧写。不论数量与部位,在患者前胸壁发现的任何肺实变征象即可定义为 C 貌。

（三）超声对于低氧血症的诊断树

按照肺部超声的操作手法及诊断顺序,对临床低氧血症的病因诊断准确率可以达到 90％以上。图 12-18 即为诊断策略示意图。

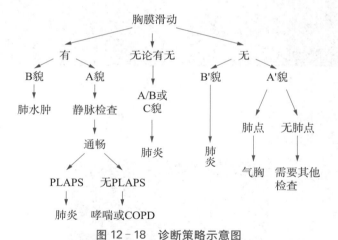

图 12-18　诊断策略示意图

注:若患者肺部超声提示 A 貌,而在静脉系统筛查时发现血栓,则高度怀疑低氧血症的原因是发生了肺动脉栓塞。该方法诊断肺梗的特异度可达 99％。

三、心脏超声

经胸心脏超声(transthoracic echocardiography，TTE)的熟练使用可协助重症医师对患者循环衰竭原因鉴别、容量管理等做出准确判断,改进治疗方案并追踪治疗效果。

（一）常用标准切面

1. 胸骨旁切面

（1）胸骨旁长轴切面。超声探头放置在胸骨左缘第3、4肋间，探头标记指向患者右肩，适当调整探头范围和角度，寻找可贯穿主动脉、二尖瓣和左心的平面（图12-19A）。

（2）胸骨旁短轴切面。在胸骨旁长轴切面基础上，不移动探头接触平面，顺时针旋转探头90°，探头标记指向患者左肩即为短轴切面，短轴切面通过倾斜探头分别可以获得主动脉水平、二尖瓣水平、乳头肌水平、心尖水平切面（图12-19B）。

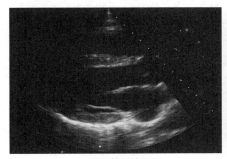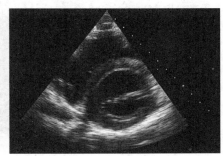

A. 胸骨旁长轴切面　　　　　　　　B. 胸骨旁短轴二尖瓣水平切面

图12-19 胸骨旁切面

2. 心尖部切面

（1）心尖四腔心切面。将探头放置在第5肋间乳头下水平，即左心室解剖学顶点位置，探头标记3～4点方向，可获取心尖二等分心房和心室切面。

（2）心尖二腔心切面。在四腔心切面基础上，探头固定并逆时针旋转约60°，通过适当倾斜调整可获得左心室和左心房的二腔心切面。

（3）心尖三腔心切面。在二腔心切面基础上，固定探头逆时针旋转约60°，可获得左心室、左心房、左室流出道的三腔心切面。

（4）心尖五腔心切面。在四腔心切面基础上适当下压、倾斜探头，即可获得包括左室流出道在内的五腔心切面（图12-20）。

3. 剑突下切面　由于和复苏措施互不干扰，且简单易学、可重复性好，剑突下切面是紧急状况下最有价值的切面。

（1）剑突下四腔心切面。将超声探头放置在剑突下，指向左肩。探头标记定位到3～4点位置，根据不同患者体型差异调整探头方向和角度以获取搏动心脏切面（图12-21）。

（2）剑突下长轴切面。即下腔静脉长轴切面，在四腔心切面基础上，逆时针旋转探头至探头标记在12点位置，也可直接将探头以长轴方向放置在剑突下寻找定位目标结构（图12-22）。

（二）左心室功能的评价

1. 收缩功能评价

（1）双平面Simpson法测EF、SV、CO：在心尖四腔心和二腔心切面分别根据内膜边界描绘出ESV和EDV，即可获得 SV＝EDV－ESV，EF＝SV/EDV×100%，CO＝

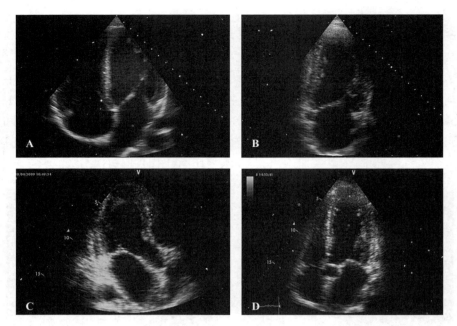

图 12-20　心尖部切面

注:A,四腔心;B,二腔心;C,三腔心;D,五腔心。

SV×HR。

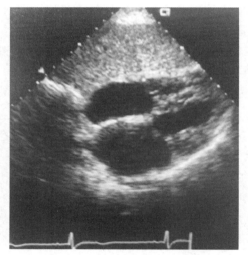

图 12-21　剑突下四腔心切面

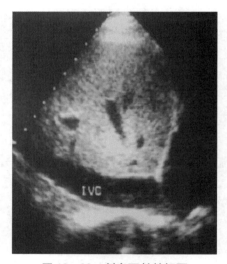

图 12-22　剑突下长轴切面

（2）脉冲多普勒计算 SV、CO:在心尖五腔心切面,获取 LVOT 的脉冲多普勒频谱,通过描绘 VTI 即可获取 SV＝VTI×SCA(LVOT 的横截面积)＝VTI×π×R^2(LVOT 半径)。而 R 可以通过胸骨旁长轴切面测得。

（3）M-mode 衍生模式:这是一维的左心室整体收缩功能测量方法,主要通过 M-mode 冻结窗测量 M-mode 可提供高时间分辨率的图像,可清晰勾勒出心内膜边界,并通过超声内部预存的计算公式,自动测算出左心 EF 值。但该方法不适用于存在节段性室壁运动异常的患者,而且当取样线无法和测量切面垂直时,极易产生测量误差。

2. 舒张功能评价　主要通过心尖四腔心切面测定二尖瓣血流,测出 E 波、A 波速度以及 E/A 比值,同时通过组织多普勒测得二尖瓣环侧壁的运动速度,得到 e' 的值,获得 E/e' 比值。如果 E 波速度<50 cm/s 且 E/A 比值<1,左房压是正常的;如果 E/A 比值>2 且减速时间<150 ms,说明左房压升高。如两种情况均不符合,则通过判定 E/e' 比值来决定:E/e'<8,说明左房压正常;E/e'>14,左房压升高;如果介于两者之间,则需进一步测定其他参数综合判断。

(三) 食管超声简介

由于经食管超声心动图(transesophageal echocardiography,TEE)的探头离心脏更近,因此与 TTE 相比,TEE 能使许多心脏解剖结构图像显示更清晰,弥补了重症患者由于肺气肿、肥胖、水肿或体外配合不佳等原因导致的 TTE 图像质量差、无法获取信息的不足。TEE 除了可以克服 TTE 图像质量不佳的缺陷外,对于某些疾病的诊断价值也无可替代,如明确血栓来源、心内分流、主动脉夹层等。此为,TEE 是唯一可以评估上腔静脉内径和容量反应性的方法。但 TEE 对操作者要求较高,在重症医师中尚未普及,医师需要通过正规的 TEE 操作培训方可进入临床实践。

四、肾脏超声

(一) 肾脏解剖

肾位于腹膜后脊柱两侧,左右各一,形似蚕豆。肾脏长 9~13 cm,随着年龄增长或发生慢性肾功能不全时,双肾逐渐缩小。肾脏的宽度与厚度分别约 5 cm 和 3 cm。内缘中间呈凹陷状,是肾血管、淋巴管、神经和输尿管出入的部位,称为肾门,出入肾门的结构总称肾蒂。排列关系由前向后依次为肾静脉、肾动脉及输尿管(图 12-23)。

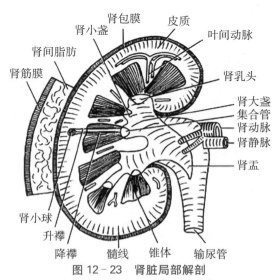

图 12-23　肾脏局部解剖

引自:WALLACE M A. Anatomy and physiology of the kidney [J]. AORN J,1998,68(5):803-820.

两侧肾脏在腹腔内的位置是明显不对称的。右肾的前方为肝脏,超声检查时可以作为良好的声窗。右肾通常比左肾稍大,位置也偏下。左肾前方有数个解剖结构,包括胰腺、胃、脾、大肠及小肠,这使得左肾成像更为困难,只有将脾脏作为声窗才具有肝脏声窗同样的效果。两侧肾脏的上方和后方是对称的,上方为横膈,后方为腹膜后的肌肉组织(腰大肌和腰方肌)。仰卧位时,左肾上极位于第 12 胸椎水平,下极位于第 3 腰椎水平。肾脏在腹膜后随着体位改变和呼吸运动时可以发生移动。肾门是肾脏中部肾窦所在的凹面区域,肾动脉由此进入,而肾静脉和输尿管由此离开肾脏。双侧输尿管分别从双肾门出发,向下走行至膀胱,与腰大肌关系密切,位于腰椎横突的前方。输尿管进入盆腔后,向内跨越髂血管,然后横向走形,平行于骨盆边缘,再汇入膀胱后方(图 12 - 24)。

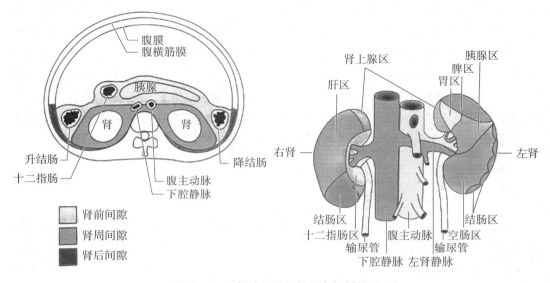

图 12 - 24　肾脏周围组织器官解剖关系
引自:王文平,黄备建.急诊超声医学[M].北京:人民军医出版社,2014:170.

(二)肾脏超声

肾脏超声成像常用频率为 3.5MHZ 的探头,5.0MHZ 探头可用于较瘦患者或盆腔内移植患者,以显示更多的解剖细节。右肾较靠近肝脏,后者提供了一个很好的声窗,显示较容易。右肾在患者仰卧位时可以很好地显示(在快速检查时可观察到肝肾隐窝),左肾由于缺少类似的声窗较难成像。因此,左肾显像最好让患者采用右侧卧位。

右肾通过前肋途径在仰卧位成像,从右肋缘的外下方将探头逐渐向内下移动直至右肾出现在视野中。由于肾脏斜行走向,须旋转探头以获得肾最大长轴切面图像。将此为纵轴,向内侧和外侧移动探头,显示该轴向上的所有肾实质和肾窦。许多患者一个视窗无法显示整个肾脏的纵断面,而只显示肾上极或下极,可使用肋间切面,或让患者短时间屏住呼吸,使肾脏下移至肋下视窗。与肝脏作为右肾显示声窗不同,为了获得左肾图像,必须排除胃肠道气体的干扰。可以寻找一个位置靠后的声窗来避免这种情况(通常是脾脏),条件允许的话可以让患者右侧卧位。要获得左肾的长轴图像,先将探头放在冠状面中央，在肋缘与髂棘之间上下移动来寻找肾脏(图 12 - 25)。

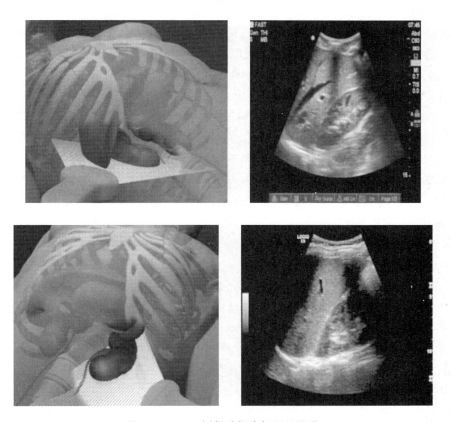

图 12 - 25　双侧肾脏超声切面及图像

引自：KONRAD S，HERBERT K，TOBIAS M. Correction innovative ultrasound contrast-enhanced ultrasound of the kidneys [J]. Aktuelle Urol，2017，48(2)：120 - 126.

(三) 肾损伤

肾损伤是发生在肾包膜下或肾实质内的血肿、淤血。肾包膜破裂者可引起肾周积血、积尿。肾周筋膜破裂时，血液和尿液渗入腹膜后间隙形成血肿或尿液肿物。患者有外伤史，腰部明显触痛，有时腰部可触及肿物；常伴有血尿，内出血严重者可出现休克。

肾损伤超声诊断要点：

(1) 肾实质挫伤：局部肾实质不规则增强，其中有小片状回声减低区。

(2) 肾包膜下血肿常呈棱形无回声区或弱回声区。

(3) 肾周围积血或尿液，为肾周围棱形新月形弱回声区，出血量多者呈椭圆形。

(4) 肾破裂处出现肾包膜中断，肾内血肿多在此处显示呈带状低回声区。

(5) 肾盂有积血时，可出现肾盂肾盏扩张。

(四) 彩色多普勒血流成像

彩色多普勒血流显像(color Doppler flow imaging，CDFI)又称二维多普勒，把所得的血流信息经相位检测、自相关处理、彩色灰阶编码，以色彩显示平均血流速度，并组合叠加在 B 型灰阶图像上；能够较直观地显示血流在血管内的分布、走行和流速。正常肾彩色血流图可见彩色肾血管树，自主肾动脉、段动脉、叶间动脉、弓状动脉至小叶间动脉及各段伴行静脉，均能显示血流分布直达肾皮质，呈充满型。在彩色或者能量多普勒模式下，可通过 eyeballing 半定量评估肾脏血流，4 分级法（彩图 6）为：0 级：未检测到肾脏血流；1 级：肾门可见少许血流；2 级：叶间动脉可见血流；3 级：弓状动脉可见血流。

（五）肾血管阻力指数

首先在超声二维模式下获取肾脏平面，应用彩色多普勒或能量多普勒显示肾内血管。开启脉冲多普勒（取样容积 2～5 mm），获得血流频谱叶间动脉或弓状动脉血流频谱。正常肾动脉血流频谱为低阻型，有如下特点：①收缩早期频谱上升陡直，后缓慢下降，收缩早期切迹；②收缩期频谱为双峰，第 1 峰为收缩早期波峰，第 2 峰为收缩晚期波峰；③对于正常肾内动脉血流频谱，一般认为阻力指数（RI）为 0.55～0.7，收缩早期加速时间 $<0.07\,\mathrm{s}$，收缩早期加速度 $>3\,\mathrm{m/s^2}$。通过上述肾动脉血流频谱可定性判断肾内压力大小变化（彩图 7）。

（六）肾脏超声造影

超声造影（contrast-enhanced ultrasound，CEUS）是在常规超声检查的基础上，通过静脉注射超声造影剂来增强超声波反射，从而获得更高的图像分辨率、动态观察组织微血管灌注、测量器官中血液流速的一种技术。正常肾超声造影表现：髂动脉、主肾动脉、段动脉、叶间动脉、弓形动脉、小叶间动脉、肾皮质及肾髓质依次增强；肾皮质的造影剂到达时间 AT 和达峰时间 TTP 早于肾髓质，达峰强度 PI 高于肾髓质。造影剂廓清顺序与显影顺序一样。

肾髓质造影剂灌注特点：边缘开始灌注，由四周向中央呈"扩散"式缓慢增强。通常情况下皮质内造影剂已开始消退，髓质中央部分尚未增强。

快速强化后呈"火球征"逐渐减弱（图 12 - 26）。

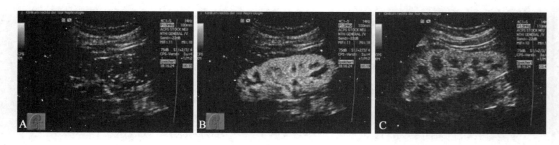

图 12 - 26 肾脏超声造影
引自：KONRAD S, HERBERt K, TOBIAS M. Correction innovative ultrasound contrast-enhanced ultrasound of the kidneys [J]. Aktuelle Urol,2017,48(2):120 - 126.

肾脏超声的无创性和床旁操作便捷性可以帮助临床医师快速判断患者情况，快速评估肾脏功能和血流分布情况；可以帮助鉴别肾功能损伤的分类（肾前性和肾后性）进一步指导诊疗方案。未来随着超声技术进展，肾脏超声造影有望在疾病监测上发挥更重要的作用。

（钟　鸣　郑毅隽　吴　威　宋洁琼　潘思梦）

第二节　多模态脑功能监测

急性脑损伤(acute brain injury，ABI)患者在经原发病打击(如颅内血肿、轴索损伤等)后，常发生大脑严重损伤，具有较高的病残率和病死率。流行病学调查发现，我国基于全人口的颅脑损伤病死率可高达(13～17)/10 万。除了原发性脑损伤(primary brain injury，PBI)外，任何可能对大脑造成继发性脑损伤(secondary brain injury，SBI)的打击都能产生严重后果，如继发颅内压升高、脑组织肿胀及脑能量代谢紊乱等，常可导致重疾甚至死亡。此时，对 SBI 的监测和预防显得尤其重要。当前对重型颅脑损伤的监测手段以体格检查结合影像检查为主，但其不能及时有效地监测 SBI 的病理生理变化，缺乏对临床转归的精准预测作用，难以满足临床需要。因此，早期的病情评估和针对性导向治疗尤为重要，及时监测脑病理生理变化并抑制继发病变的发生发展，是改善患者预后的重要手段。

随着科技的发展，临床上不断涌现出新的监测手段。近几十年来，随着计算机和信息技术的不断发展，一种集合了多种模式的脑功能监测方法——脑功能多模态监测(multimodality monitoring，MMM)被提出。MMM 是近年来神经外科 ICU 使用的新型监测系统，是应用当前最前沿的技术以实时监测大脑病理生理变化和评估大脑功能的各种方法的总称。MMM 结合了颅内压监测、脑组织氧分压监测、脑代谢监测、脑电图监测和脑血流监测等多种手段，能够从多角度、多层次进行颅内压、脑代谢以及脑血流等指标的评估。将这些监测获得的信息进行整合，指导临床决策和评估预后，进行早期目标导向治疗，有助于早期预防 SBI。

近年来，随着重症医学的深入发展，逐渐涌现了重症神经、重症呼吸、重症心脏及重症肾脏等亚专科。"重症神经"概念的提出得到了学者的广泛认可。虽然在国内尚处于起步阶段，但其内涵在逐步丰富和拓展：不仅包括一些危重的神经系统疾病(如重型颅脑损伤、脑卒中及中枢神经系统感染等)和重症相关性脑功能障碍，还包括重型神经疾病中的脑与脑外器官功能的支持与交互。除了 PBI 和 SBI 外，重症神经患者因常伴有多器官功能障碍，其病情进展迅速且救治流程复杂，需要将此类患者集中在能提供专门的重症神经监护的救治中心。MMM 最初主要应用于神经外科监护病房创伤性脑损伤患者，随着医疗科技的发展和普及，很多监测技术得以在综合 ICU 内开展应用。

一、多模态监测方法

MMM 包含各种监测手段，包括颅内压监测、脑电生理监测、脑血流量监测、脑组织氧合监测、脑代谢监测等。

(一) 颅内压监测

颅内压(ICP)为颅腔内容物对颅腔壁形成的压力。颅内压升高已被证实是脑损伤患者残疾及死亡的重要原因。颅脑损伤后易出现继发性 ICP 升高，尤其是重型、特重型颅脑损伤后 ICP 可进行性升高,可引起脑组织血流灌注受损、缺氧甚至梗死等继发性脑损伤。临床上,常通过 ICP 来评估脑灌注压(CPP)。CPP 为平均动脉压(MAP)和 ICP 的差值,即 CPP＝MAP－ICP,其能有效反映脑血流灌注状态。指南推荐对格拉斯哥昏迷评分(GCS)≤8 分、影像学检查提示 ICP 异常的 ABI 患者实施 ICP 和 CPP 监测,尤其是 GCS 为 3～5 分的患者,ICP 监测对治疗的指导更具价值。准确监测 ICP 对于评估颅内病情、制订治疗决策、判断疗效预后以及预防并发症至关重要。

1. 有创 ICP 监测　有创 ICP 监测是将 ICP 探头放置于颅内相应位置,通过监测不同位置压力以反映颅内压力,是重症神经监护病房中监测创伤性脑损伤(TBI)患者的基础。有创 ICP 监测能反映 CPP 水平和脑组织顺应性,在临床症状恶化前预警脑疝的风险。有创 ICP 监测包括脑室内测压、蛛网膜下腔测压、硬膜外测压、硬膜下腔测压、脑实质内测压及前囟测压等,其准确性和可行性的综合排序依次为:脑室内＞脑实质内＞蛛网膜下腔＞硬脑膜外。其中脑室内测压和脑实质内测压应用最为广泛。

脑室内测压通过在双侧脑室内放置连接压力传感器的导管和脑室外引流装置来实现 ICP 监测。该方法兼具诊断和治疗上的优势,在监测 ICP 的同时,可以通过脑脊液引流来治疗 ICP 升高。此外,也可通过该途径进行鞘内给药。2020 年,一项多中心 2 期临床试验报道了通过鞘内注射尼莫地平颗粒以期缓解颅内出血后的血管痉挛,用药后未有颈内动脉狭窄或闭塞等不良反应的报道,但其临床效果不尽如人意,有待进一步探索鞘内给药的病理生理机制和最佳给药方案。在严重脑水肿时,置入导管较为困难,且脑室内置管有引起脑室炎,甚至增加病残率及病死率的风险。

脑实质内测压相较于脑室内测压有其特定的优势:①操作较脑室内测压方便简单,仅需在脑实质内放置压力传感器,如光纤、应变仪或气囊装置等;②出血风险(2.5%)和颅内感染风险(7.45%)较低。

另一方面,脑实质内测压也有一定的局限性。该装置一旦植入就难以重新校准,长期耐用性受限,且无法引流脑脊液以降低 ICP。有创 ICP 监测需由神经外科医师进行手术,开放颅腔置入测压装置。该有创操作可产生出血、感染等并发症,因此在病情允许时,应尽快撤除 ICP 监测的颅内植入物,以期将感染发生率降到最低。另外,一些患者存在置管禁忌证,包括严重凝血功能障碍、硬膜下积脓及脑室受压缩小等。综上所述,有创 ICP 监测的应用在神经外科以外的监护病房仍受到一定限制。因此,无创 ICP 监测得到了重视和发展。

2. 无创 ICP 监测　近年来,无创 ICP 监测技术发展迅速,包括经颅多普勒(TCD)、计算机断层扫描(CT)、脑电图(EEG)、光学相干断层扫描(OCT)和视神经鞘直径(optic nerve sheath diameter,ONSD)监测等。2019 年,一项 Meta 分析总结了 40 项研究共 5 123 例患者提示,结果显示 CT 通过基底池受压诊断 ICP 升高的灵敏度和特异度分别为 85.9% 和 61.0%;超声监测 ONSD 的受试者工作特征曲线(receiver operating characteristic curve,ROC)下面积为 0.94;TCD 监测脉搏指数的 ROC 下面积较低,为 0.55～0.72。可见 ONSD 监测对于诊断 ICP 升高的前景广阔,但还需要进一步的临床研究进行论证;CT 提示脑中线变化时可能意味着 ICP 升高,但中线没有变化时仍难以排除 ICP 升高的可能性。

ONSD 可通过多种方式进行测量,包括超声、MRI、CT 等,其中超声是最便捷,也是成本-效益比最高的方法。目前,对于其阈值的划分尚无定论,通常认为 ONSD≤5 mm时,ICP 正常;ONSD＞6 mm,提示 ICP 升高(ICP＞20 mmHg)。当 ONSD 阈值定在4.8～6.3 mm 之间时,其灵敏度和特异度较高。但 ONSD 受年龄等因素影响,个体差异较大。尽管 ROC 下面积较高,对于检测 ICP 升高的最佳 ONSD 阈值尚无定论,故在使用 ONSD 超声判断 ICP 时仍应谨慎。此外,临床上有明显面部创伤的患者往往难以进行 ONSD 超声检查,且疑似眼球损伤的患者禁行此项检查。此时,可通过 MRI 测量ONSD,其成像质量相较于超声更高,且更适合于因蛛网膜下腔出血而 ICP 升高的患者,其判断 ICP 升高的灵敏度和特异度分别为 77％和 89％。然而,MRI 检查耗时且成本高,常作为已知 ICP 升高情况下对 ICP 进行评估的方法。将 ONSD 阈值定为 6 mm 时,CT 识别 ICP 升高的敏感度和特异度分别为 97％和 42％,对 ICP 升高的判断更为敏感,但难以作为排除诊断的依据。以上方法均存在因不同检测者操作而产生的随机误差。因此,建议在一段时间内对 ONSD 进行多次测量,以提高数据的可靠性和可重复性。

OCT 是一种高分辨率的非接触性生物显微成像设备,通过向体内组织发射近红外光来重建体内解剖结构的横截面图像。OCT 重建的视神经盘三维结构、视网膜神经纤维层(retinal nerve fiber layer,RNFL)厚度、视神经管横截面直径和视网膜色素上皮层厚度,均与 ICP 的变化密切相关。2020 年,一项纳入了 104 例特发性 ICP 升高患者的多中心队列研究显示,视神经盘中心厚度和 ICP 变化之间存在正相关,如中心厚度减少50 μm 时,伴随着 ICP 下降 0.5 kPa(5 cmH$_2$O)。

TCD 是一种安全、重复性好、无重大并发症的 ICP 监测方法。ICP 改变可影响 TCD的血流波型,可对以下指标造成影响:搏动指数(pulsatility index,PI)、平均血流速度(mean velocity,V_m)、阻力指数(resistance index,RI)、舒张期血流速度(diastolic velocity,V_d)及收缩期血流速度(systolic velocity,V_s)等。以上指标可用于评价血管阻力及脑血流灌注状态,其中有关 PI 的研究最为广泛。随着 ICP 增加,V_d 较 V_s 降低更显著,导致收缩期峰流速和舒张末期血流速度的差值增加,进而引起 PI 和 RI 的数值增加。多项研究表明,当 ICP＞20 mmHg,PI 阈值设定为 1.26 时,灵敏度和特异度分别为81％和 100％;而 PI 取值 1.335 时,则分别为 82％和 97％。此外,TCD 也可通过眼动脉颅内段和颅外段的不同血流速度来估计 ICP。ICP 升高可导致眼动脉受压,从而改变其颅内段的血流速度。通过特制护目镜向眼动脉的颅外段进行加压,当颅内段和颅外段之间的流速匹配时,可估计 ICP。TCD 监测需要专业人员,但仍难以避免测量误差。同时,缺乏合适的骨窗也限制了其应用。目前,尚无临床证据表明可以将这种技术作为实时监测 ICP 变化的工具。但 TCD 在监测 ICP 上仍有良好的前景,因为其具有成本-效益结果好、相对无风险、便携、时间分辨率高等特点,并且适用于紧急情况。

理论上,无创 ICP 监测可以避免出血和感染等并发症。便携、价格低廉、准确、简单方便等优点使其有希望代替有创 ICP 监测。但目前无创 ICP 监测方法仍处于研究和临床试用阶段,因受到操作者水平和结果解读的限制,其准确性和稳定性尚未得到证实及肯定,目前仅作为 ICP 增高的一种筛选方法,尚未在临床大规模推广使用。

(二)脑电生理监测

EEG、诱发电位是无创的脑电生理监测方法,常用于重症神经患者。脑血管意外、颅脑外伤、颅脑手术等颅脑损伤可致 PBI 和 SBI,包括痫样放电、氧化应激、炎症反应及兴奋性毒性等,将严重影响患者预后。例如,颅脑损伤患者中有 20% 存在痫样放电,且大多数为无症状性,痫样放电严重程度与伤情成正相关,进行脑电监测有助于及时识别和治疗该类患者。80% 的患者在 ICP 升高前出现脑电异常,这表明 EEG 监测可能对 ICP 的变化更具特异性,有助于区分血管痉挛和 ICP 升高。脑损伤后患者运动、感觉等神经通路的损伤情况也可以通过诱发电位进行辅助诊断和预后判断。脑电监测也适用于严重代谢性疾病、呼吸功能不全、中毒、昏迷和心肺复苏(CPR)后的患者。与心电监护相比,脑电生理监测在 ICU 中相对少见,但以下情况出现时提示需要采用脑电监护:①局灶性癫痫发作或癫痫持续状态;②昏迷的深度和类型的诊断;③卒中昏迷患者脑缺血情况评估;④单侧或局灶性颅内病变;⑤中深度镇静患者的监护;⑥脑死亡的判断。

1. EEG 监护　EEG 通过颅外或颅内方式对大脑节律性的、自发的电信号总和进行监测,对脑的病理生理变化异常敏感,能够捕捉到脑细胞内或脑细胞间微小的代谢变化,从而对不同程度的脑功能障碍做出判断,评价治疗反应并有助于判断预后。临床上,EEG 包括常规脑电图、量化脑电图、持续脑电图及颅内脑电图等多种类型。

常规 EEG 数据的晦涩难懂影响了其在 ICU 的普及。因此,近年来量化脑电图(quantitative EEG,qEEG)得以快速发展。qEEG 可用于诊断非惊厥性癫痫持续状态和其他阵发性事件,评估癫痫发作和癫痫持续状态的治疗效果,及时识别脑缺血的发生,评估重症患者镇静深度以及评估心跳骤停后患者的预后。目前 qEEG 已广泛运用于 ICU。qEEG 是利用压缩频谱阵列技术,处理长达数小时的原始 EEG 数据,并使用专有软件算法进行解读,通过趋势图谱反映大脑功能状态。qEEG 的优势在于:①信息来源于真实脑电信号;②图谱简单、直观化;③适合非电生理专业临床医师判读。一份完整的qEEG 功能趋势图主要包括以下 4 个部分:振幅整合脑电图、相对频带能量、光谱熵、相对 α 变异度以及同步的常规 EEG。qEEG 结果和脑血流量(CBF)有良好的相关性,因此可用于监测脑缺血改变。qEEG 能监测患者镇静治疗深度,这些量化数据可用于指导镇静药物种类及用量的调整,比镇静量表评分方式更能精确管理镇静深度。需要机械通气的危重患者应用咪达唑仑可引起脑电波强度、频谱及波指数的下降。脑电双频指数(bispectral index score,BIS)是 EEG 的量化工具之一,常用于手术麻醉患者,也用于ICU 患者。BIS 易受药物等多种干扰因素的影响,因此不适用于 ICU 中 ABI 患者的神经功能监测。

持续脑电监测(continuous EEG,cEEG)作为无创、连续、床旁而实时的脑神经功能监测手段,是重症神经患者多模态监测(MMM)的重要组成部分。cEEG 主要应用 18～32 导联电极采集信号,该技术下 cEEG 的灵敏度高达 90%,优于间断性脑电图。cEEG易于识别非惊厥性癫痫以及非惊厥性癫痫持续状态,利于优化镇静药物及抗癫痫药物的使用。cEEG 也是评估脑血流状态、实现神经病变程度分级及判断预后的重要手段。研究显示,cEEG 监测可先于神经影像学发现蛛网膜下腔出血患者的早期脑缺血改变。由于 cEEG 在重症神经患者中的应用仍处于初级阶段,监测电极数量、电极放置部位、监测时长等方法学的标准尚未统一,各种脑电波形的病理生理意义仍有待研究。

颅内脑电图的电极放置在大脑的皮层下区域。与常规脑电图相比,深度脑电图可以检测深部癫痫发作的信号。深部癫痫相较于皮层癫痫的预后更差,早期识别和干预可以改善预后,这是颅内脑电图相较于无创脑电图的优势之一。多达 12% 的蛛网膜下腔出血患者可出现非惊厥性发作,EEG 可出现棘慢波和多棘慢波发放。在迟发性脑缺血风险最高的脑区植入若干深部电极,可早期检测和处理这些癫痫发作以预防 SBI 并改善预后。硬膜下条形电极可用于检测皮层扩散性抑制,提示特定区域存在神经元损伤和水肿,反映缺血、代谢紊乱和癫痫发作的可能性。对深部脑电监测数据进行定量分析可以较为敏感地识别脑血管痉挛,或为抗癫痫治疗提供循证医学依据。深部脑电图的另一个好处是它增加了信噪比并减少了伪迹。综上所述,尽管深度脑电图是侵入性的,但其仍能为临床医师提供有价值的信息,并可用于检测深部脑组织痫样放电及皮层抑制信号。

EEG 的时间分辨率和空间分辨率较高,能够实施动态监测,并易于床旁操作,故其临床应用广泛。其能早期发现病情变化、预测患者预后和反馈治疗效果。临床上,推荐脑电监测用于以下患者:①癫痫,特别是非惊厥性癫痫和非惊厥性癫痫持续状态。临床上对可疑患者建议尽早进行 EEG 监测,监测持续时间建议在 24 h 以上,这样可识别 80%～95% 的非惊厥性癫痫患者。有报道称全面性惊厥性癫痫发生后有近半数患者可出现非惊厥性癫痫,故若患者惊厥停止后意识尚未恢复则应积极进行 EEG 检查。②重症脑梗死。若 EEG 显示无反应、爆发抑制、RAWOD(regional attenuation without-delta)模式、α/θ 昏迷模式及广泛抑制模式,则提示预后不良。③重症蛛网膜下腔出血。此类患者由于脑血管痉挛容易继发迟发性脑缺血,当 Hunt-Hess 评分为 3～5 级时,推荐进行 EEG 监测,直至高风险期结束即发病后 3～14 d。④重型颅脑外伤、心肺复苏后缺血缺氧性脑病的患者可根据 EEG 的变化进行损伤严重程度和预后判断,也可在给予患者视觉、听觉、触觉等刺激后观察 EEG 的变化以评估脑损伤。⑤镇静治疗的监测。对 ICU 患者可运用 qEEG 等手段进行患者镇静深度的量化判断,以优化镇静方案。⑥无法解释的昏迷或意识状态改变。⑦脑死亡。2020 年《中国成人脑死亡判定标准与操作规范(第 2 版)》指出脑死亡确认试验包括以下 3 项:EEG、短潜伏期体感诱发电位及 TCD。其中 EEG 显示电静息状态则符合脑死亡的诊断。⑧植物状态。多项前瞻性临床研究表明植物状态患者中近似熵值低、网络连接减弱的患者预后不良。

2. 诱发电位监护　脑干听觉诱发电位(brainstem auditory evoked potential,BAEP)是指给患者一个特定的听觉刺激,该听觉刺激作用于听神经,神经冲动经脑干、丘脑进入皮层,产生相关电位。按从外周到中心的顺序命分别代表名,Ⅰ波是听神经动作电位;Ⅱ波起源于耳蜗神经核;Ⅲ波来自脑桥的橄榄复合核与斜方体;Ⅳ波和Ⅴ波分别代表中脑外侧丘系和中脑下丘核;Ⅵ波为丘脑内侧膝状体的突触电位,Ⅶ波为颞上回初级听觉皮层的传导电位。临床上,常根据 BAEP 的波形、潜伏期和波幅等判断疾病,常用于听觉相关疾病的诊断,在 ICU 中并不常见。但 BAEP 显示脑干传导缺失时,可辅助 EEG 确诊脑死亡。此外,BAEP 可以反映 TBI 昏迷患者脑干是否存在弥漫性轴索损伤, Ⅴ 波与 Ⅰ 波振幅比值降低是脑干发生病变的表现。

躯体感觉诱发电位(somatosensory evoked potential,SEP)的应用是基于感觉神经接受特定刺激后,可诱发脊神经干、脊髓和感觉中枢的特定电位改变,反映了该躯体感觉通路产生的突触后电位总和。SEP 的主要参数包括绝对峰值、峰值潜伏期、峰间振幅、脑电波形态和脑地形图等。颈部可测得突触后颈脊髓电位 N13,上肢 SEP 常选取正中神经、桡神经或尺神经为刺激点,头皮电极记录的远场电位 P14 来自丘脑及邻近内侧丘层,脑干和(或)丘脑中产生的皮层下远场电位是 N18,初级感觉皮层产生的第一个皮层电位是 N20。在严重的皮层损伤中,N20 电位缺失,只保留皮层下 P14 和 N18 电位。下肢刺激点常选取位于踝内侧的胫后神经,可在同侧腘窝监测 N7 电位,第 4 腰椎棘突检出马尾神经 N17 电位,第 12 胸椎检出腰脊髓后角 N21 电位,最后在头皮电极中检出多种复合波,其中以 P40 波为检测和分析目标。

SEP 可根据电位的存在与否、电位的振幅和时长以及电位传导潜伏期进行分级。传导延迟通常是可逆的,可由镇静药物、体温过低和代谢紊乱引起,但也可能是白质损伤引起的,如弥漫性轴索损伤。而皮层损伤更有可能导致异常电位或电位缺失。镇静药物一般不会导致皮层 N20 电位的缺失,但 N35 和 N70 等后期电位可能会受到抑制。近年来,一些研究将 SEP 与脑刺激技术(如经颅磁刺激、经颅电刺激)结合,将 SEP 用于探索感觉运动整合机制、神经网络可塑性及其病理相关过程,为脑损伤患者意识障碍的诊断及神经功能远期预后的判断提供了新颖的视角。

视觉诱发电位(visual evoked potentials,VEP)监测是利用闪光刺激大脑的视觉神经通路产生特征性电活动,从视网膜到枕叶视通路的任何功能障碍都可以通过这些 VEP 波形的变化来监测。目前,VEP 主要应用于 ICP 监测,VEP 的 N2 波和 P3 波潜伏期的改变可以提示 ICP 的变化,N2 潜伏期的延长常见于脑积水儿童、脑外伤及隐球菌性脑膜炎患者 ICP 升高时。但 VEP 仍然存在显著的患者间差异,预测 ICP 的可靠性有限。个体之间的 N2 潜伏期差异高达 15 ms,但 N2 潜伏期延长 10 ms 被认为是 ICP 增加 10~15 mmHg 的体现。仍需进一步提升对脑电生理机制的认识并进行设备的升级以增加此方法的临床可用性。

运动诱发电位(motor evoked potentials,MEP)监测是应用经颅电、磁等刺激大脑运动皮层、脊神经根或周围运动神经,在相应肌肉上得到复合肌肉动作电位,以此观察运动传导通路是否受损及其严重程度。MEP 可用于卒中预后的评估。卒中急性期患者存在瘫痪时,MEP 存在是一个良好的预后标志;没有 MEP 则标志着较高的病残率。MEP 异常程度主要取决于脑损伤病灶对运动通路的影响,与患者的瘫痪程度密切相关,可用于辅助诊断心因性瘫痪。此外,经颅刺激可引起神经突触强度的改变,有望用于重症神经患者脑损伤的早期康复治疗。研究显示,磁刺激可增加脑卒中患者损伤区域的大脑可塑性,改善患者神经功能评分。但其疗效是短暂而轻微的,尚无公认的使用范围,需要进一步开展 MEP 的病理生理机制研究和临床试验。

（三）脑血流量监测

脑血流量（CBF）可以直接反映脑组织的能量供应。通常采用影像学手段定量分析CBF，但此类技术只能提供CBF的瞬时数据，而颅脑损伤患者接受持续和实时CBF监测是至关重要的影像学不能满足临床需求。

经颅多普勒超声（TCD）是临床常用的无创性CBF监测技术，以其无创、简便、可重复性操作等优点应用于危重症神经患者的临床救治管理。它可以早期预警病变，对临床治疗进行指导，并对患者的远期预后进行评估。TCD通过监测脑部大动脉的血流状态提供脑血流动力学信息，如通过接受和发送高频能量计算血流速度，以能量频率变化来反映脑血流速度和方向等。TCD可通过脑血流速度和频谱波形进行脑血管情况的识别，如识别脑血管狭窄、痉挛等，从而评估缺血性脑卒中的严重程度，也可诊断脑死亡或评估ICP及脑血管自动调节功能。此外，通过检查脑血流诊断脑血管痉挛，TCD可以预防蛛网膜下腔出血患者的迟发性脑缺血。TCD通过波形频谱、搏动指数（PI）反映远端动脉血管阻力情况。在成年人脑损伤中，PI和ICP水平呈正相关。因此，在一定程度上可以替代有创颅内压监测。TCD监测的平均血流速度（V_m）和脑血管造影结果高度相关，但不能以一次TCD监测数据来判定脑血管痉挛，而应以总的趋势来判断。

经颅彩色多普勒超声（transcranial color-coded real time sonography，TCCS）是另一种CBF超声监测技术，可利用角度修正流速监测对血管进行可视化处理，可观测颅内血管结构以及大脑组织状态，显示血管结构和分支，与脑血管造影结果一致性较高。TCCS预测大脑动脉痉挛的灵敏度可达100％、特异度达93％，优于TCD。

脑实质热扩散探头是一种有创性CBF监测手段。该项技术通过将导管探头置入皮层下白质约20 mm处，传导热量并计算出温度耗散，从而评估局部CBF。此外，应注意监测时将导管探头贴近创伤部位的缺血半暗带区。

到目前为止，还没有关于仅由CBF监测指导治疗策略并改善结局的公开研究，且对于CBF的干预阈值仍未确定，但它似乎是一个有希望与其他参数结合使用的工具，应与其他监测结果联合判断。

（四）脑组织氧合监测

脑组织氧代谢对于维持神经细胞的正常结构、功能以及神经网络的完整性极为重要，可作为颅脑创伤后SBI的一种标志物。脑组织的微循环障碍、缺血、缺氧及代谢异常等会影响颅脑损伤患者的预后。因此，对患者进行脑组织氧代谢水平的监测可尽早发现组织代谢异常，从而有效降低颅脑损伤病死率，提高患者的远期生活质量。目前，临床脑氧代谢的监测手段主要有无创监测和有创监测两种。有创监测包括脑组织氧分压监测、颈内静脉血氧饱和度监测，无创监测是指经皮脑氧饱和度监测（近红外光谱仪）。

1. 脑组织氧合有创监测　脑组织氧分压（brain parenchymal oxygen tension，$PbtO_2$）监测是将探头置入至脑组织白质内，可以直接反映局部脑氧水平，从而间接地对脑代谢进行评估，为临床及时发现脑缺氧、脑缺血提供一定的依据，对临床治疗具有一定的指导意义。

$PbtO_2$作为ICP监测的辅助手段，用于指导急性脑损伤（ABI）患者脑灌注压（CPP）

的管理和个体 CPP 阈值的调整。PbtO$_2$ 是一种通过在脑白质中插入一个微导管来监测局部脑氧分压的侵入性手段。将该微导管置于经 CT 或 MRI 灌注显像确定的缺血高危区域。PbtO$_2$ 直接监测大脑组织氧分压，是 CBF 和动静脉氧分压差的反映。正常PbtO$_2$ 为 23～35 mmHg。目前，MMM 的指导方针认为 PbtO$_2$ 低于 20 mmHg 是需要干预的阈值。

颈静脉球氧饱和度（jugular bulb venous oxygen saturation，SjvO$_2$）监测需经颈内静脉逆行置管至颈静脉球部，是反映脑氧供需平衡的有创监测手段。SjvO$_2$ 体现的是全脑耗氧量，既可以反映脑缺血，也可以反映脑充血。SjvO$_2$ 正常值在 55％～75％之间，低于 50％提示脑组织对氧的摄取增加，存在缺血风险，如持续时间＞10 min，则提示预后不良，SjvO$_2$＞75％则可能存在脑血流量增加、代谢降低甚至神经细胞死亡。

与 PbtO$_2$ 相比，SjvO$_2$ 的安全性和可靠性有限。指南推荐 SjvO$_2$ 监测评估脑氧供需情况并协助治疗决策，但尚未发现监测 SjvO$_2$ 可改善预后。SjvO$_2$ 特异度较低，在病变区域与 PbtO$_2$ 的相关性较差，因此无法作为一项独立指标来评价脑氧代谢。颅脑损伤患者在 IC 监测的基础上，同时监测 PbtO$_2$ 和 SjvO$_2$，则有助于制订治疗方案，进一步优化治疗措施。

2. 脑组织氧合无创监测　近红外光谱（NIRS）是一种新兴的非侵入性工具，用于测量脑氧合即局部脑氧饱和度（regional cerebral oxygen saturation，rcSO$_2$）。NIRS 是基于光源和接收器之间的光衰减来计算发色团（脑损伤患者中的氧合血红蛋白）的浓度，可以连续、直接及无创地监测头颅闭合状态下的氧合血红蛋白与还原血红蛋白的混合透射强度，了解脑组织血流及脑氧代谢状态。临床上，NIRS 可用于神经麻醉术中和 TBI、癫痫、缺血性脑卒中等情况的脑氧水平监测。rcSO$_2$＜60％时，常与脑缺血不良预后相关。TBI 患者的研究显示，rcSO$_2$ 和 CPP 有良好的相关性；当 rcSO$_2$≥75％时，提示 CPP 是适当的，而当 rcSO$_2$＜75％时，提示需增加 CPP 以改善患者脑组织灌注和氧合状态。在心肺复苏后的患者中，rcSO$_2$ 和不良神经功能预后相关。NIRS 技术常用于 ICU 中重型颅脑损伤、脑血管意外及心肺复苏后、脑血管手术后、颈动脉内膜剥离术后、低温麻醉和脑亚低温治疗的患者，也常用于院前急救和救护车内监护。然而，目前对 NIRS 监测的探头数量、探头放置部位仍存在争议，体温、血气分析等生理参数对 NIRS 监测指标的影响尚不明确，各个厂家生产的 NIRS 脑氧设备缺乏统一的正常参考值范围，监测结果受到多种因素影响，因此一般建议连续监测，并结合临床解读监测结果。到目前为止还没有研究建立 SBI 的 rcSO$_2$ 阈值预测。这些因素限制了 NIRS 技术在颅脑损伤中的广泛应用。

（五）脑代谢监测

尽管脑组织氧合、CBF 和 ICP 监测提供了重要的生理信息，在 ABI 过程中监测各种底物、神经递质和代谢物仍可以提供对氧化代谢的病理生理过程和最终线粒体紊乱的更多了解。这些信息与来自 ICP、CBF 和 PbtO$_2$ 监测的数据相结合，有助于指导治疗，以减少进一步的脑损伤。

脑组织微透析（cerebral microdialysis，CMD）技术已在重症神经临床应用了近 20

年,它的出现彻底改变了脑代谢的监测模式。通过微透析,医师可以在床边每小时分析不同的底物、神经递质和代谢物。目前的MMM指南建议对缺血、缺氧和能量衰竭患者或有相关风险的患者进行脑微透析。指南还建议使用CMD来辅助滴定药物治疗,如全身血糖控制、输血和治疗性低温。但在最近的脑外伤指南中尚未找到足够的证据来支持任何级别的推荐。

CMD技术为深入了解神经细胞生存代谢和生化环境提供了方法和可能。CMD技术需在颅内植入探头,进而监测一些代谢性物质包括葡萄糖、甘油、乳酸、丙酮酸及谷氨酸等,从而评价神经元功能和代谢状态。脑组织即使在颅内压正常、灌注良好的状态下,仍可能发生脑代谢功能障碍。葡萄糖水平是细胞代谢的重要指标,脑组织内葡萄糖和血清葡萄糖比值的改变提示脑代谢紊乱,但脑组织内葡萄糖受血浆葡萄糖水平的影响,解读指标时需予注意。甘油是细胞膜的重要成分,脑细胞缺血损伤导致细胞膜崩解,可引起组织间隙的甘油水平升高。谷氨酸是一种兴奋性神经递质,是细胞膜破坏的间接指标,与缺血、炎症和细胞损伤有关。甘油、谷氨酸成倍升高与神经损伤远期生存质量不佳相关。乳酸、丙酮酸和乳酸/丙酮酸比值(lactate to pyruvate ratio,LPR)是无氧代谢的标志,其中LPR增高常与预后不良相关,推荐对临床上有脑缺氧、缺血及能量衰竭风险的患者监测该项指标,从而实现更精准的治疗决策。目前,CMD技术仅能对探头周围局部脑组织进行代谢物质监测,无法反映全脑的代谢水平,而脑损伤核心区与周边水肿区、缺血区的病理变化不尽相同,CMD监测的准确性受探头置入部位的影响较大。因此,CMD监测的临床应用可联合ICP监测、脑氧合监测等,以便更准确地反映患者的病理生理状态。

二、多模态监测信息整合

颅脑损伤引发的病理生理改变复杂多样,仅靠单一的监测模式难以及时、全面反映颅脑损伤患者的病情进展情况。因此,收集众多相关监测参数,加以分析整合,从而制订相应的目标导向性治疗策略,对于指导临床医师采取个体化精准治疗方案从而改善颅脑损伤患者的临床预后具有极大帮助。

随着科技和信息学的飞速发展,数据采集将越来越便捷。脑功能多模态监测概念的提出和持续发展,利用多种技术对多项指标进行实时监测,为重症医师增加了新的追踪变量数据。通过对神经细胞损伤和死亡的病理生理参数进行监测,医师能早期发现SBI。通过整合来自多个模态所监测的信息来完全了解患者特定的"损伤概况",帮助指导制订临床决策和最佳治疗计划,从而推动个体化和精准化治疗,有助于在不可逆损伤发生之前及早发现并防治SBI,这也符合现代颅脑损伤治疗的理想模式。

目前尚未证实任何一种或几种监测手段能够改善转归,但考虑到众多监测数据的复杂性以及对这些参数的整体解释的需要,现阶段亟待解决的重点和难点是如何合理整合和优化这些监测数据并进行综合判断。开发新的监测手段仍是今后发展的方向。鉴于此,能将多种监测参数(包括MMM和生命体征等)进行集成整合的生物信息学采集系统将会大幅度提高动态、精准治疗复杂疾病的能力,而将这些复杂参数集成的关键是在一个系统中进行数据的采集、集成、处理和可视化等。当前发展的关键是根据不同的临床实践环境推出特定的采集系统，可包括床边集成系统或集中式数据库等。目前，只有一种称为 CNS 监测器（Moberg Research）的商用系统允许在任何给定时间监测单个患者。

目前，MMM 虽取得了一定的进展，但仍存在一些不足，比如多项 MMM 技术的成本较高，给患者造成了一定的经济负担；监测数据种类众多，且数据关注点不同，整合权重不一，尚未形成系统性 MMM 策略；有创性操作存在感染风险，部分重要指标的监测难以在临床开展等。尽管存在上述问题，MMM 的技术和理念仍在不断进步，只有将各种监测手段"扬长避短"，才能全面深刻反映颅脑损伤患者的病理生理状态。未来将有望研究出从多角度、多层次评估颅脑损伤后紊乱的颅内参数，为颅脑损伤的诊断和治疗提供决策依据，指导手术室及重症监护室的救治，从而减轻 SBI 的发生发展，提高患者的生存率和生活质量，减轻家庭和社会的负担。

（宫　晔）

▎第三节　支气管镜技术在吸入性肺炎中的应用

自从 1897 年，德国 Killian 首先报道了用食管镜成功取出患者气管内骨性异物的病例，开创了气管镜治疗史。随后支气管镜的发展经历了传统硬质支气管镜、纤维支气管镜(1964)、电子支气管镜(1983)以及目前 TES 气管镜(荧光、超声)等几个阶段。1954年，支气管镜技术在我国开展；1992 年的调查结果提示，600 张床位以上的综合医院已全部开展了支气管镜检查和治疗，300 张床位以上的医院也已有约 81.5％开展了纤维支气管镜检查。2000 年 3 月，中华医学会支气管镜学组在《中华结核和呼吸杂志》发表了"纤维支气管镜(可弯曲支气管镜)临床应用指南草案"。目前开展的支气管镜相关诊疗项目总数已超过 14 项。随着支气管镜设备本身的改进，其越来越多地用于呼吸系统疾病的诊断和治疗，是集诊断与治疗于一体的技术。吸入性肺炎是临床上的常见急重症，因其自身独特的肺损伤特点，临床上尚无针对性特异性诊断方法及治疗方法，病死率高。目前，纤维支气管镜肺泡灌洗(bronchoalveolar lavage，BAL)技术的应用、特异性生物标记物的筛选以及对病原体的确认在吸入性肺炎的诊治方面发挥着重要作用，改善吸入性肺炎的临床诊断及治疗。

一、支气管镜的应用

1. 支气管镜可用于肺不张、不明原因肺炎、气道及肺部异物、肿瘤等疾病的诊断

与 X 线相比，纤维支气管镜具有直观、活检方便、治疗直接等优点，可发挥更大的诊断和治疗价值。纤维支气管镜肺泡灌洗在肺部疾病的诊断中有着非常重要的应用。研究表明，肺泡灌洗液(bronchoalveolar lavage fluid，BALF)对 AIDS 患者肺孢子虫肺炎的诊断敏感度为 89％～98％，特异度可达 100％。纤维支气管镜检查还可以与超声检查[如

支气管内超声(endobronchial ultrasound，EBUS)]相结合,诊断肺癌、肺癌纵隔转移和结节病等肺部疾病,EBUS 用于评价肺及纵隔恶性病变,阳性率达 90％以上。支气管镜检诊断细菌性肺炎的灵敏度和特异度为 60％～100％,具有良好的临床实用性,但其灵敏度不如 BAL,且可能出现假阴性(主要是接受抗生素治疗的患者)。其他如支气管镜针吸术对肺部肿瘤和不明原因的淋巴结肿大有重要价值,但对肺部感染和炎症影响不大。

2. 支气管镜检查是治疗呼吸道和肺部疾病的重要手段　支气管镜可直视下清除气道内异物、抽吸分泌物、雾化吸入、射频消融和支气管热成型。异物取出和分泌物抽吸是支气管镜最重要的应用。在临床上,大多数异物(固体物质和痰)可以通过纤维支气管镜清除。纤维支气管镜治疗肺不张的有效率可达 79％～89％。其他如雾化吸入治疗重症哮喘、射频消融治疗肺部肿瘤等,在临床上有着广泛的应用,也取得了非常显著的效果。与药物合用可改善患者症状,降低呼吸系统疾病死亡率。

二、吸入性肺炎

吸入性肺炎(AP)是临床常见的一类吸入性急危重症疾病的统称。吸入性肺炎是指吸入有毒气体、口咽分泌物、胃内容物及其他刺激性物质等所致的吸入性肺损伤。一般可分为以下两类。一类是指吸入物直接损伤肺组织引起的化学性炎症,称为 aspiration pneumonitis,主要原因有化学气体中毒、烟雾吸入伤及胃酸反流误吸所导致的肺部炎症。另一类为误吸含有定植细菌的口咽分泌物引起的细菌性肺炎。大约 30％的吸入性肺炎的患者会发生急性呼吸窘迫综合征(ARDS)。虽然临床诊治 ARDS 的手段已经有了较大的发展,如早期预防性气管切开、呼吸机辅助呼吸、抗炎治疗甚至 ECMO 应用等,死亡率依然高达 30％～40％,吸入性肺炎在临床上具有较高的发病率和病死率,但由于缺乏典型临床表现及特异性标志物,对吸入性肺炎的诊断及不同类型的区分仍较困难。

吸入性肺损伤的过程包括原发性肺损伤(对肺气血屏障-肺泡上皮细胞、肺毛细血管内皮细胞及细胞间连接的直接损伤)和继发性肺损伤(继发的炎症反应)。即吸入性化学性肺炎均为先引起原发性肺部局部损伤,随后出现中性粒细胞的聚集,由此引起的一系列促炎和抗炎反应会造成肺组织的进一步损伤,在肺部有病变的基础上进一步发展形成急性肺水肿,这点不同于感染性因素所致肺炎的肺损伤特点。而不同的损伤机制决定了治疗方向的不同,因此,寻找吸入性肺炎的特异性生物标志物明确诊断可用以指导特异性的临床治疗。在无创性检查的情况下,可能很难区分化学性肺炎、细菌性肺炎。因此,以支气管镜作为介入手段,行肺泡灌洗及在肺泡灌洗液的中寻找病原体及特异性生物标志物,可早期发现诊断吸入性肺炎,针对性地进行治疗,对有效改善预后具有非常重要的价值。

1. 吸入性肺炎的病原体新概念　随着基因测序和宏基因组学的应用,人们对正常下呼吸道微生物群的理解也发生了改变。2019 年一项发表于《新英格兰医学杂志》的研究通过对急性脑卒中患者口腔微生物群的调查确定了 103 种不同的细菌系统类型,其中 29 种以前没有被报道过,而且这些新的微生物是否为病原体尚不确定。对肺部微生物群的基因组学方法的研究结果更是挑战了我们关于吸入性肺炎无菌和细菌吸入分类的假设。通过揭示不同微生物群落的存在,可反应肺部细菌的复杂分类特性。因此,需要进一步了解微生物群在健康和疾病中的作用,以及在肺炎发病机制中的作用。

感染不仅仅是细菌复制或细菌基因产物的结果,它也是宿主反应、炎症和组织损伤的结果。肺炎是肺部微生物生态系统复杂适应系统中的一种新现象,肺部微生物组的稳定性可能是通过细菌迁移和清除的平衡以及反馈回路来维持的。复杂适应系统模型表明,急性细菌性肺炎是由正反馈回路增强促生长信号引起的。这可能导致从多种微生物混合物迅速转变为单一物种(如肺炎链球菌或铜绿假单胞菌)的优势。人类的各种信号分子,包括神经递质、细胞因子和激素(如糖皮质激素),已在体外证明可促进某些革兰氏阴性杆菌和肺炎链球菌生长。

将呼吸道微生物群与吸入性肺炎联系起来的一个假说是,疾病可能导致肺部微生物群的变化(失调),进而干扰或损害肺部防御。大量吸入事件,尤其是有细菌清除障碍风险因素的患者,如意识减退或咳嗽反射受损,可能会降低移除-清除平衡的清除方面,进一步破坏细菌内稳态,触发正反馈回路的增加,导致急性感染。

吸入细菌性肺炎的细菌来源多样,可源于先前定植于人类口腔的各个部位(牙龈、牙菌斑和舌头),而在正常宿主中看不到的革兰氏阴性菌也可能在老年人以及疗养院或医院的患者和鼻胃管患者中出现。在 20 世纪 70 年代,厌氧菌是吸入性肺炎的主要病原体。目前,细菌的变化通常与社区和医院获得性肺炎有关,厌氧菌感染的概率则较低。研究表明,吸入性肺炎的在社区获得性感染病例中,主要的分离菌是肺炎链球菌、金黄色葡萄球菌、流感嗜血杆菌和肠杆菌科,以及铜绿假单胞菌。在医院获得性感染病例中也没有发现厌氧菌。在吸入性肺炎患者中,胃肠道疾病患者分离出肠道革兰氏阴性菌,以肺炎链球菌和流感嗜血杆菌为主,仅发现一种厌氧菌。因此,吸入性肺炎是否需要厌氧菌的覆盖治疗值得商榷。对老年人的研究继续显示出厌氧菌不占优势的趋势,但仍有一定比例存在。对 95 例老年重症吸入性肺炎住院患者进行了病原学调查,共检出病原菌67 株,其中革兰氏阴性菌占 49%,厌氧菌占 16%,金黄色葡萄球菌占 12%。另一项涉及62 名的老年吸入性肺炎住院患者的研究表明,在鉴定出的 111 种细菌中,在革兰氏阴性杆菌和厌氧菌各占细菌总数的 19.8%,66.7% 的死亡患者中发现厌氧菌与需氧菌同时存在,但这可能是由于患者的人口统计学特征、取样时间发生了变化。而吸入化学性肺炎是气道和肺实质对酸性胃内容物或胆汁酸的非感染性炎症反应。

鉴于吸入性肺炎病原体学的复杂与变异性,吸入性肺炎是否处在细菌感染期或者细菌类型的确定存在困难,这直接影响临床的治疗。目前可通过支气管镜技术收集支气管肺泡灌洗液(BALF),辅助联合高通量测序等技术进行肺内微生物群、病原体以及相关生物标记物的检测,明确诊治。

2. 支气管镜用于吸入性肺炎的诊断及治疗

(1)气管镜用于吸入性肺炎的诊断:

1)吸入性肺炎诊断:目前吸入性肺炎的诊断仍以临床主观判断为主,因其可能为隐匿性发病,虽有影像学依据等,误诊仍经常存在。支气管镜可直接观察 4 级以上支气管。

因此,可应用支气管镜技术直视下观察下呼吸道内是否存在异物吸入,如胃内容物、血液等,以及对肺部的炎症进行观察,以便评估病情。对慢性肺炎的回顾性研究表明,早期使用纤维支气管镜是必要的。镜下观察组织病理学改变、支气管肺泡灌洗法(BAL 法)进行细胞分类计数有助于患者的诊断和治疗。气管镜针吸活检诊断气管、肺弥漫性病变安全可靠,具有良好的临床应用价值。对吸入性肺炎的诊断用更有价值。

2) 吸入性肺炎病原学诊断:吸入性化学性肺炎早期无须抗感染治疗,吸入性细菌性肺炎及化学性肺炎并发感染后抗感染治疗开始应用时,仅仅根据临床经验和痰培养结果选用。而吸入性肺炎患者呼吸道排痰能力较弱,所留痰标本常不能代表下呼吸道的状况,痰培养背景菌较多,不能准确确定病原菌的类型。这导致抗生素的滥用及针对性差。因此,部分重症和经验性治疗无效的老年性肺炎迫切需要可靠的病原学检查,但其他取痰法易受污染而影响结果判断。目前,最常用的技术为支气管镜检测(活检、灌洗及保护性毛刷取样)。而活检为侵袭性诊断技术,在合并疾病的患者中实施危险性高。因此,肺泡灌洗和保护性毛刷取痰为首选方法。可以同时送病原体二代测序等检测,提升检出灵敏度。

3) 吸入性肺炎生物标志物诊断:吸入性化学性肺炎的肺损伤的发病机制与吸入细菌性肺炎不同,更不同于感染性因素所致肺炎的肺损伤特点。因此,寻找吸入性肺炎的特异性生物标志物明确诊断可用以指导特异性的临床治疗。通过气管镜留取研究吸入性肺炎不同类型及其他肺炎患者的肺泡灌洗液,应用蛋白组学、基因组学等测序结果寻找特异性生物标志物,可早期发现诊断吸入性肺炎及其分类,针对性地治疗,对于有效改善预后具有非常重要的价值。

(2) 气管镜用于吸入性肺炎的治疗。目前,治疗吸入性肺炎,除了抗感染外主要是维持气道通畅,并根据病原体诊断进行抗感染治疗。要保持呼吸道通畅,必须尽快清除呼吸道内的异物、黏痰、口咽分泌物及血块等。单纯药物排痰效果不佳。气道分泌物应通过抽吸清除,常用的吸痰管和床边支气管镜灌洗。常规吸痰虽然操作简单,但盲目性强,容易进入食管,造成二次吸痰,对气道造成很大损害,且无法清除深部浓痰或痰塞;吸痰时容易引入新的细菌,痰标本容易被污染。支气管镜检查可直接清除吸痰、灌洗,减少支气管梗阻及酸碱化学因素对支气管黏膜的损伤,早期可有效纠正低氧血症,提高机械通气的成功率。王静等对 10 篇相关文献进行了 Meta 分析,评价了支气管镜灌洗和常规吸痰治疗老年吸入性肺炎的疗效。结果表明老年吸入性肺炎患者经纤维支气管镜灌洗后总体疗效较好,炎症指标下降,炎症反应减轻,动脉氧分压升高,纤维支气管镜有效地改善了患者的通气状况;患者的临床症状在短时间内得到缓解,肺部病变消失快,住院时间缩短。提示老年吸入性肺炎患者支气管镜灌洗后的治疗效果、氧合、临床症状及影像学均优于常规吸痰组。支气管镜灌洗无严重不良反应,而且不良反应发生后容易缓解,安全性好。早期支气管检查有助于吸入性肺炎患者的康复。因此,老年吸入性肺炎患者可尽早进行支气管镜灌洗,以减轻患者痛苦,减少插管率和重症监护次数,降低死亡风险。但仍需通过大样本多中心随机对照试验进行验证。

(邵义如)

第四节　ECMO 在急危重症中的应用

体外膜肺氧合(ECMO)在临床中的应用日益广泛,适应证不断拓宽。随着临床医师对 ECMO 支持下生理病理研究和理解的加深,ECMO 具体实施策略也不断发生改变。本文主要对 ECMO 的发展历史、工作原理、具体实施以及并发症的处理进行了梳理和总结。

一、ECMO 发展的历史

体外膜肺氧合是体外生命支持(ECLS)的一种形式;最初主要是利用膜氧合器为长时间体外循环手术增加氧供,密闭的系统避免了血液与空气直接接触而减少血液成分的激活,所需抗凝强度明显下降,为手术室外治疗顽固性心衰和呼吸衰竭提供了新的选择。随后进行的动物试验证实了膜式氧合器进行长时间呼吸支持的可行性及安全性。早期 ECMO 的成功引起了极大的关注,美国国家卫生署资助的一项随机对照临床研究比较了 ECMO 与常规方法治疗 ARDS 患者的病死率。该试验因未发现两组生存率存在明显的差异而早期停止,导致 ECMO 治疗成人呼吸衰竭的研究停滞了数十年之久。1976年,Bartlett 等使用 ECMO 成功治疗一名胎粪吸入综合征(meconium aspiration syndrome,MAS)导致新生儿持续性肺动脉高压(persistent pulmonary hypertension of the newborn,PPHN)的弃婴,开启了 ECMO 应用的新希望。ECMO 与传统方式治疗新生儿 PPHN 随机对照研究的中期数据显示 ECMO 组可以显著降低病死率。该研究被提前终止,确立了 ECMO 在新生儿中的应用地位。ECMO 在心脏支持方面的应用从 20 世纪 90 年代开始逐步增多。目前,ECMO 被广泛用于各种原因导致的急性可逆性心肺功能衰竭、肺栓塞、心肺移植前桥接及常规心肺复苏无法恢复自主循环。在新型冠状病毒肺炎(COVID‐19)的治疗中,ECMO 作为危重患者挽救性治疗的手段发挥了重要的作用,并逐渐被大众所熟知。本文将着重对 V‐V ECMO 的技术、研究进展及临床实施进行阐述。

二、ECMO 的主要结构及分类

ECMO 的工作原理是利用动力泵将患者的静脉血液泵到气体交换器(oxygenator,也称为氧合器),充分氧合并排出二氧化碳后回输到患者体内。ECMO 能够替代全部肺脏功能和部分心脏功能。ECMO 由血管插管、连接管路、提供动力的血泵和气体交换器、热交换器以及各种监测装置组成。血管插管包括静脉引血管(通常为股静脉和颈内静脉,部分采用心脏直接插管)和血液回输管;根据血液回输血管放置位置,将 ECMO 分为回流到静脉的 V‐V ECMO(veno-venous ECMO)和回流到动脉的 V‐A ECMO (veno-arterial,V‐A ECMO)两大类。此外,还有在股动脉-股静脉置管的 A‐V ECMO,其利用血管间的压力差提供动力而不需要动力泵,用于清除体内的二氧化碳,被称为 ECCO₂R(extracorporeal carbon dioxide removal)。

V-V ECMO 时血液通过股静脉和颈内静脉回流至右心房,依次流经肺脏、左心房和左心室并输送至全身,达到全部或部分替代肺功能的作用,替代的比例取决于病变肺脏残存的功能。V-A ECMO 通过股动脉、颈总动脉/腋动脉将血液回输到动脉系统并与心脏泵出的血液一起被输送到全身,部分替代心脏和肺脏的功能;由于回输血流与心脏泵血方向相反,心脏后负荷增加可能导致主动脉瓣开放困难以及心内血液淤滞。ECCO₂R 的气体交换器阻力低,需要的血流量少,利用股动-静脉的压力差实现血液在氧合器内流动,血管插管的口径小,不需要动力泵提供动力,对血液成分破坏少,对血流动力学影响小,为治疗各种原因导致的二氧化碳潴留提供了新的选择。

ECMO 的材料与技术的进步减少了各种并发症发生的概率和严重程度。管路内壁涂层可减少血液中补体、血小板及炎症介质的激活;新的血泵技术减少预充血量、降低产热并对血液成分破坏更小;聚甲基戊烯材料的中空纤维氧合器提供更大的血气交换面积、更高的气体交换效率、更低的阻力以及更小的血浆渗漏的风险;各种监视设备有助于更加及时和精确地调整参数;所有这些技术的进步使得长程 ECMO 的安全运行变得可行。经皮置入血管插管的 Seldinger 技术得到了广泛的应用,超声引导穿刺使置管变得快捷简单并可减少血管及周围组织损伤。

三、ECMO 适应证与禁忌证

ECMO 被广泛用于各种原因导致的严重急性呼吸窘迫综合征、大面积肺栓塞、暴发性心肌炎、心脏手术后体外循环脱机失败和术后低心排、急性心肌梗死、心源性休克、常规心肺复苏无法恢复自主循环、心肺移植前桥接以及放置心室辅助装置的过渡治疗;还可做短时间心肺功能支持,如广泛的支气管肺泡灌洗、气管或纵隔手术以及手术期间冠脉阻断等也是 ECMO 的适应证。

ECMO 没有绝对的禁忌证,需要根据患者病情进行风险-收益比进行个体化考虑。以下情况与不良结局有关,可以被认为是相对禁忌证:高水平机械通气(FiO₂>0.9,P_{Plat}>3.0 kPa(30 cmH₂O)≥7 d;存在重度免疫抑制;1 周内新发或扩大的中枢神经系统出血;不可恢复的并存疾病:主要中枢神经系统损害或晚期恶性肿瘤;高龄,目前没有特定的年龄禁忌证,但随着年龄增加,不良预后的风险上升。妊娠不是 ECMO 的禁忌证,目前已经有应用 ECMO 成功抢救妊娠期和产褥期患者的报道。

四、V-V ECMO 启动的时机

V-V ECMO 治疗 ARDS 的适应证为任何原因(原发或继发)引起的缺氧性呼吸衰竭中,当死亡风险≥50%时考虑 V-V ECMO,≥80%时启动。50%死亡风险指标:FiO₂>90%+PaO₂/FiO₂<150,Murray 评分为 2~3,AOI 指数为 60 和 APSS 评分为 6。80%死亡风险指标:优化通气方案后 6 h,FiO₂>90%+PaO₂/FiO₂<100,Murray 评分为 3~4 分,AOI 指数>80 和 APSS 评分为 8。呼吸机辅助通气时平台压>3.0 kPa(30 cmH₂O)存在严重二氧化碳滞留,严重漏气综合征;需要气管插管的肺移植患者也是 V-

V ECMO 支持的指征。

ECMO 对于救治严重 ARDS 有较高的成功率。2009 年的 CESAR 结果显示，ECMO 较常规治疗可以提高 6 个月生存率(63% vs. 47%)。2018 年的 EOLIA 试验对比了重度 ARDS 患者接受早期 V－V ECMO 与接受肺保护性通气的 60 d 全因死亡率，中期数据分析未发现两组之间存在显著差异而提前终止，但事后贝叶斯分析发现早期接受 ECMO 的患者生存率高于对照组(65% vs. 43%)。EOLIA 中 ECMO 的启动标准定义为：接受有创机械通气<7 d，优化机械通气条件下[FiO_2≥0.80，Vt 6 ml/(kg·理想体重)，PEEP≥1.0 kPa(10 cmH_2O)]符合以下标准中 3 条中一条。① PaO_2/FIO_2<50 mmHg≥3 h。② PaO_2/FIO_2<80 mm Hg≥6 h。③ pH<7.25 并且 $PaCO_2$≥60 mm Hg≥6 h 同时呼吸频率≥35 次/分、P_{palt}≥3.2 kPa(32 cmH_2O)。可以作为 ECMO 启动时机的一个参考。

需要强调的是，ARDS 患者接受机械通气为改善氧合并维持二氧化碳在可接受水平的目标必须在肺保护性通气(lung protective ventilation，LPV)设置下实现。肺保护性通气策略下联合俯卧位通气、吸入 NO 并使用肌松剂，仍存在严重低氧血症和(或)高碳酸血症者建议尽早在 ECMO 支持下实施肺超保护性通气策略，可以降低死亡率。严重 ARDS 插管前过强的自主呼吸可以导致患者自戕性肺损伤(patient self-induced lung injury，P－SILI)，建议谨慎评估后早期予以机械通气并予镇静镇痛及肌松剂降低呼吸驱动。一项来自上海的单中心关于 COVID－19 导致严重 ARDS 的研究证实选择恰当的时机予以机械通气及启动 ECMO 有助于改善患者预后。

五、ECMO 启动前的准备

ECMO 运行是一项需要紧密配合的系统性工作，启动前充分的准备是后续工作顺利进行的保障，其中人员的准备是重中之重。ECMO 团队须保证人手充足，合理排班以保证团队成员及时到位；团队成员须分工明确，每个成员务必知晓并胜任自己的角色；ECMO 团队要建立实时的反馈机制以保证及时发现问题并具备持续改进的能力；建立标准的流程并确认每个参与人员准确掌握，定期进行培训和考核。启动前评估应由具有经验的医师实施，并需要团队成员的密切配合。

ECMO 启动前需确认所有设备(包括 ECMO 主机、传导电缆、动力泵、变温水箱、管路氧饱和度监测仪及空－氧混合器)性能良好，氧源和空气源工作压力正常，备用电源到位，ACT 监测仪及床边血气分析仪工作正常；确认所用血管插管、ECMO 套包(通常包括氧合器、离心泵及连接管路)、耦合剂、截断血流所用的管道钳等到位，并且数目足够。建议所有物品采用双人复核的方法确认并记录。

确认物品到位之后开始管路预充。ELSO 出版的指南已经有详细的介绍，但仍需要提醒的是在预充完成、ECMO 开机之前再次确认管路连接及管路已经充分排气。对于血流动力不稳定、存在贫血及低蛋白血症患者，需要在上机之前予以纠正，并备好血管活性药物、血制品及相关药品。

此后或同时进行置管前准备。ECMO 治疗期间，通过血管内置管引出并回输血液，选择合适的血管插管以及穿刺血管可以保证 ECMO 流量。首先,需要根据心肺支持的需求确定 ECMO 的模式,V - V ECMO、V - A ECMO 或者其他混合类型(VV - A、VVV - A、V - AV 等)。根据所选择的模式和所需要的血流量确定所需要的血液引流管及回输管的型号;血管套管的置入可以选择血管切开置管、半切开穿刺置管和经皮穿刺置管等方式;确定穿刺血管并评估血管状况,建议使用血管超声明确血管的管径、血流,是否存在动脉斑块与静脉血栓以及肢体远端肢体缺血等情况,如有则重新选择穿刺血管。

六、ECMO 置管

成人 V - V ECMO 时,引血管通常置于右侧或左侧股静脉(引出血液),回血管在右侧颈内静脉或对侧股静脉(回输血液)。引血管的尖端位于下腔静脉的右心房开口,颈内静脉置管尖端位于上腔静脉的右心房开口。单管双腔插管(double lumen cannula,DLC)是 V - V ECMO 插管中一种新的形式。双腔导管经右侧颈内静脉置入,头端放置在下腔静脉右房开口,同时引流上下腔静脉的血液;氧合后的血液经另一路管腔回输到右心房,回血管理想的开口位置恰好对准三尖瓣口;DLC 技术可以减少置管次数、降低再循环比例并简化管路管理,但对技术提出更高的要求。成人 V - A ECMO 时,引血管被放置于下腔静脉或右心房内用于引流血液,回血管被置于右侧股动脉用于回输。股动脉因为置管容易,常被作为 V - A ECMO 的首选。主要缺点是同侧远端肢体缺血,需要留置侧枝管保证远端灌注。存在严重闭塞性外周动脉疾病或既往有股动脉重建手术等不适合股动脉置管的患者,可采用右颈总动脉或锁骨下动脉置管;但右颈总动脉置管发生大面积分水岭脑梗死的风险较高。

目前,广泛采用超声引导下 Seldinger 法经皮穿刺置管。V - V ECMO 成人插管通常选择颈内静脉 17 - 19Fr 动脉插管,股静脉 21 - 23Fr 静脉插管,置管完成后予以心脏超声及床边胸片确认并调整静脉插管的位置。股静脉-股静脉置管因为再循环比例过高的原因,临床应用逐步减少。

七、ECMO 及呼吸机参数设置

血管插管完成后连接 ECMO 管路,空氧混合器 FiO_2 设为 100%。ECMO 血流量从 1 L/min 血流量开始以每 30 s 提高 1 L 的速度提高至当前状态可实现最大流量,氧流量与血流量 1∶1 同步设置,然后调整血流量/气流量至呼吸和血流动力学指标至治疗目标:动脉血氧饱和度在使用 V - A ECMO 时>95%,在使用 V - V ECMO 时>80%;静脉管路中测量的静脉血氧饱和度比动脉血氧饱和度低 20%～25%;根据动脉血压、静脉血氧饱和度和血乳酸水平判断组织灌注是否充分。如遇 ECMO 流量不稳定,可适当扩容至流量稳定,必要时再次超声与胸片确认插管位置。30 min 后复测动脉血气并调整血流量/气流量至满意目标。

肺保护性通气在减少 VILI 并改善预后方面的价值已经被充分证明。需要强调的是,ECMO 是一种生命支持策略而非治疗方法,各种原因导致的呼吸衰竭从 ECMO 支持获益在一定程度是自主呼吸和被动呼吸导致肺损伤(P - SILI 和 VILI)的减少,肺保护的理念必须贯穿治疗的全过程。ECMO 下肺超保护性通气的肺休息策略可以将肺损伤减少到最低,为后期的恢复奠定基础。ECMO 中的呼吸机模式及参数设置尚未形成统一的标准。目前,已经发表的多个研究遵循肺保护性通气的原则进行机械通气并在一定程度上取得了一致的结论,即采用小潮气量、较高的 PEEP[≥1.0 kPa(10 cmH₂O)]、低驱动压并且限制平台压。

PEEP 可以减少肺不张、改善肺顺应性并降低肺泡周期性开放-陷闭导致的损伤;同时 PEEP 会增加胸腔内压力、降低静脉回流的压力梯度,降低右心室和左心室前负荷导致心输出量减少;PEEP 还会增加肺泡内压力,压迫肺泡间隔内血管增加肺血管阻力,增加右心室后负荷,进一步降低心输出量;当肺泡压超过肺毛细血管压时,肺泡死腔通气增加。PEEP 也可能通过增加肺泡压力和张力导致明显的肺泡充盈与过度扩张而诱发 VILI。PEEP 对肺泡复张、过度扩张和血流动力学的净影响将取决于 PEEP 的应用水平和相关潮气量的大小。肺可复张性是 PEEP 对受损肺影响的关键因素。确定合适的 PEEP 仍是目前需要解决的难题,新的滴定工具电阻抗断层成像(electrical impedance tomography,EIT)可能提供一定的帮助,但仍需要进一步的研究。

有研究者分析发现严重低氧血症患者在 V - V ECMO 下行机械通气,较低的驱动压可以降低在院死亡率,并且是唯一与死亡率相关的呼吸机参数。Rozencwajg 等报道16 例 ECMO 支持的 ARDS 患者接受 APRV 通气模式,ECMO 启动后 24 h 内通过设置不同高压和低压实现不同的 ΔP,发现最小的驱动压力下支气管肺泡灌洗液中晚期糖基化终末产物的可溶性受体(SRAGE)水平最低,从另一个方面证实了降低驱动压可以减少 VILI 的发生。

Marini 等提出受损肺脏承受的机械能(与肺泡承受的压力、气流速度、呼吸频率和时间成正相关)与 VILI 的发生及严重程度相关。Araos 发现利用 ECMO 支持的 ARDS 模型采用近窒息通气可以显著减少肺组织病理中早期纤维增生。EOLIA 在 ECMO 支持期间采用了以下的呼吸机设置:容量辅助/控制模式,FIO₂ 在 30%～50%,PEEP≥1.0 kPa(10 cmH₂O),调节 Vt 保证 P_plat≤2.4 kPa(24 cmH₂O),呼吸频率 10～30 次/分;气道压力释放通气(airway pressure-release ventilation,APRV)模式,P_high≤2.4 kPa(24 cmH₂O),FiO₂ 30%～50%,PEEP≥1.0 kPa(10 cmH₂O),调节 Vt 保证 P_plat≤2.4 kPa(24 cmH₂O),呼吸频率 10～30 次/分。多个临床研究采用了类似的呼吸机设置,并且可以明显降低患者的死亡率,这在 COVID - 19 导致严重 ARDS 病例中得到了验证。但 EOLIA 给出了较为宽泛的呼吸频率设置区间。关于通气频率的设置尚需要进一步的研究。

Terragni 等发现接受小潮气量通气[≤6 mL/(kg·PBW)]A - V ECMO 的患者仍有多达 1/3 的患者面临 VILI 的风险。在 ECCO₂R 支持下(血流量 300 mL/min),Vt≤4 mL/(kg·PBW)可以保持正常的 pH 值和 PaCO₂,未发现与 VILI 相关的并发症,并且随着呼吸机强度的降低,支气管肺泡炎性细胞因子明显下降。A - V ECMO 的呼吸机设置在调整 ECMO 参数满足氧合、二氧化碳分压与 pH 值控制等治疗目标的前提下,尽可能地降低呼吸机支持强度可以减少 VILI。

八、ECMO 时常见问题的处置

（一）低氧

无论是接受机械通气还是 V‑V ECMO 支持的 ARDS 患者，其 SaO_2 目标值仍不明确。Brodie 等建议 $SaO_2 \geqslant 88\%$，ELSO 可以接受 80% 的 SaO_2。HOT‑ICU 研究对比两组 PaO_2/SaO_2 不同的（60 mmHg $vs.$ 90 mmHg/93% $vs.$ 96%）共 2 928 例成人 ICU 患者，未发现两组在新发休克、心肌缺血、缺血性脑卒中或肠缺血等方面存在差异。建议在临床实践中根据患者的对低氧的耐受性及血乳酸水平等进行调整。

ECMO 支持下仍存在低氧血症则需要积极寻找原因，如存在发热、感染加重等氧耗增加的情况则予以对症处理。胸片确认血管插管的位置并予以调整；判断氧合器功能，若为氧合器内管路积水（类似于肺水肿），可定期予以增大氧合器气流量吹除；如果存在大量血栓并且氧合器出入口压力梯度明显增加，则考虑更换氧合器；监测血常规，如血红蛋白浓度小于 100 g/L，输注悬浮红细胞；维持 Q_{ECMO}/Q_{CO}（ECMO 流量/心输出量）不低于 60%，如果不能达标可以考虑予艾司洛尔降低心输出量或者低温降低氧耗；同时可以考虑增加呼吸机支持的水平来增加自身肺脏的氧供。在经过调整后仍无效则可尝试俯卧位通气（PP）作为挽救性治疗的手段。但该操作存在一定的风险，建议在人员充足并且有经验的中心进行。有学者建议在大体重患者中增加一根引流管来增加引血量以达到增加流经氧合器的血量而增加氧供，这尚需要进一步的研究。

（二）重要脏器缺氧

V‑A ECMO 运行期间，尤其是股静脉-股动脉置管时，因为解剖结构的原因，冠脉、脑及右上肢主要接受来自经肺氧合、心脏射出的血液灌注，当同时存在肺功能障碍时上述部位接受未经充分氧合的血液灌注，与下肢及腹部接受经 ECMO 充分氧合的血液灌注形成鲜明的对比，被称为南北综合征（Harlequin syndrome）。此时脑部及冠脉缺氧可能导致严重的并发症，可以采取的解决方案包括采用 V‑AV ECMO 模式，增加 1 根颈内静脉的回血管来保证经心脏射出血液的氧含量；或改为腋动脉放置回输动脉管来改善脑及冠脉氧供，同时放置侧枝管保证远端右上肢的灌注；或增加 1 套 V‑V ECMO，采用 V‑V+V‑A ECMO 双重支持。V‑AV ECMO 模式需要对回流至动静脉的血流进行监测，在保证回流至动脉血流的同时可避免静脉血流发生奢侈灌注。

需要注意的是，心脏的血供及氧供有其独特的特点。首先，心脏由冠状动脉供血，并且与舒张压密切相关，在 ECMO 期间设置恰当的血压也是临床医师需要面对的难题之一。需要 ECMO 支持的心脏本身多存在功能异常、射血能力减退、股静脉-股动脉置管时回流血液方向与心脏射血方向相反并且正对主动脉瓣，可以导致心脏后负荷增加、主动脉瓣开放受阻，严重者表现为主动脉瓣不能开放，心脏射血分数的降低导致心脏自身血供的减少，并形成恶性循环；此时需要及时调整 ECMO 血流量并利用床边心超实时监测各个腔室的容积、心肌舒缩及瓣膜开闭。有研究者报道采用主动脉内球囊反搏（IABP）有助于冠脉供血并增加心脏射血分数。其次，心脏本身在其舒张期接受血液灌注，心脏压力过高可以增加心脏肌肉舒张期的张力而进一步减少心肌灌注；在此种情况下,减轻左心压力的房间隔造瘘手术及替代心肌收缩功能的辅助设施如 Impella 和心室辅助装置(ventricular assist device,VAD)可以提供一定程度的帮助。最后,ECMO 运行的早期常出现循环内液体负荷过载,回心血量的增加可导致右心膨胀、室间隔左移,进一步影响左心扩张,左右心的相互作用以及呼吸机带来的心肺交互作用使得问题变得更加复杂。准确地评估液体负荷、心脏功能及生理病理学变化是临床决策的基础。

(三)远端肢体缺血

外周置管的 V - A ECMO 回输血管的远端肢体常处于缺血的风险当中。动静脉插管的直接压迫作用、动脉插管管径过大阻断远端肢体的血供、插管过程中的动脉损伤、血管收缩因素及动脉粥样硬化性疾病等均可以导致远端肢体的血供及氧供不足,导致肢体缺血甚至坏死。Bonicolini 等认为较大的导管、女性、年龄较小和存在外周血管疾病是主要的风险因素。较细的动脉血管插管可以减少肢体缺血的风险而不增加整体死亡风险。ELSO 建议当远端存在血流灌注不足的风险时,常规放置远端灌注管(distal perfusion cannula,DPC)。置管前血管超声测量置管动脉的直径有助于选择合适的血管插管,但血管插管与目标血管直径合适的比值目前尚需要进一步的研究。远端的动脉搏动及血氧饱和度常被作为监测指标;同时 DPC 管径以及恰当的血流仍是目前需要解决的难题。

(四)ECMO 桥接 CRRT

ECMO 支持的患者存在肾功能衰竭时常需要肾脏替代治疗(renal replacement therapy,RRT),患者可以同时从炎症介质清除及优化的液体管理中获益。Tymowski 等证实 CRRT 可以安全并联在 ECMO 管路中。与传统的留置血透管路相比,该方法允许更高的血流量并减少血管穿刺以及与之相关的感染和出血等并发症,并且大部分接受肝素抗凝的 ECMO 患者 CRRT 管路无须抗凝。目前,已有 CRRT 机器被设计成可以在 ECMO 造成的高管道压力下安全工作。CRRT 并联 ECMO 的引血及回血管的位置有着多种选择:泵前-泵后氧合器前、泵前-氧合器后、氧合器后-泵后氧合器前、氧合器后-泵前;跨动力泵的连接方式存在管路中进入空气的风险,不建议采用;在氧合器后引血、经 CRRT、在氧合器前回血是比较安全的连接方式。

(五)清醒 ECMO

清醒 ECMO 通常用于心肺疾病终末期等待器官移植的患者。有研究者认为呼吸衰竭患者在清醒状态下接受 ECMO 支持但不进行气管插管,同时保持自主呼吸,可以从更少的镇痛镇静及血管活性药物的使用、呼吸机相关性肺损伤、膈肌保护以及感染风险中获益。Schmidt 等报道了清醒 ECMO 成功救治 COVID - 19 导致严重呼吸衰竭的病例。但过强的自主呼吸可能导致自戕性肺损伤(SILI),部分患者需要较高的 PEEP 水平维持肺泡开放,患者保持清醒状态可能会导致较高水平的氧耗,并增加管路管理的难度;对于 ARDS 患者仍建议予以充分镇静镇痛下的肺超保护性通气的肺休息策略;对于清醒 ECMO 患者的选择需要充分考虑受益-风险比。目前,有报道患者在清醒 ECMO 状态下行走以及在床上进行肢体锻炼。鉴于在下肢血管内存在置管的情况下过度的活动可能导致导管移位、打折而造成血管损伤及 ECMO 停机的风险,建议采用单管双腔的患者在接受仔细评估后,在保证管路安全的条件下适度活动。

（六）ECMO 的撤离

ECMO 撤机之前需要进行充分的评估，床旁超声、胸片及呼吸力学可以提示患者病情变化；调整患者的液体平衡、血管活性药物以及呼吸机参数，当 ECMO 支持比例<30％时可进行撤机试验。V‑V ECMO 撤机试验时，逐步同比例下调血流及气流速度至较低水平（2.0～2.5 L/min），在维持血流速度不变的情况下逐步降低气流速度至完全夹闭，在可以接受的呼吸机支持条件下 PaO_2/FiO_2 及二氧化碳分压维持满意水平大于 1 h，可以考虑撤机。

V‑A ECMO 撤机时机以及流程目前尚无统一的标准，拔除血管内置管仍是一个困难的决策。目前常用的 V‑A ECMO 脱机方法是逐步降低 ECMO 血流量至 0.5～1.0 L/min，采用超声心动图和血流动力学评估。Holgren 等在 2016 年提出在动静脉环路间安装侧支管路，建立动静脉桥的方法试验脱机方法，夹闭动静脉管的同时开放动静脉桥，使血液在 ECMO 的封闭管路内运行，造成间断脱机状态，进而判断能否撤机。这种方法相对复杂，并存在着管路内血栓形成的风险。泵控逆流试验在患者心脏功能满足撤机标准时，下调血泵转速至机器显示流量由正变负，出现泵控逆流并达到目标血流后关闭气流进行评估。2013 年，Claire Westrope 等报道采用改用该方法为 5 例儿童患者进行脱机试验，并且认为可以减少血栓形成及对血流动力学的影响。2020 年，北京安贞医院报道 21 例成人 V‑A ECMO 患者体外心肺复苏（extracorporeal cardiopulmonary resuscitation）后 18 例成功撤机，并认为该方法简单可逆、安全有效。V‑A ECMO 撤机时机及流程的制定尚需要进一步的研究。ECMO 采用切开置管者，需要进行血管修补，经皮穿刺置管者可以采用直接压迫止血。

九、总结

ECMO 作为一种生命支持的手段，可以替代部分心肺功能而给危重患者的救治提供了一种新的选择。目前，随着 ECMO 的应用日益广泛，ECMO 的管理及团队建设逐渐完善，ECMO 救治的成功率也在逐年上升；各个中心的快速反应及整体救治能力不断提高，一个明显的例子就是体外心肺复苏（ECPR）成功的病例逐渐增多。ECMO 在抗凝、机械通气设置、镇静镇痛水平、心脏功能改善、心室辅助设备应用、撤机时机及撤机策略等方面仍需要进一步的研究和优化，相信随着技术的改进，ECMO 可以为危重患者的救治提供更多的帮助。

（李　锋）

第五节　急危重症患者血流动力学监测

血流动力学监测指根据物理学的定律，结合生理和病理生理学的概念，对循环系统中血液运动的规律性进行测量和分析，其主要目的在于用各种监测手段客观反映患者的血流动力学状态。准确的血流动力学监测是临床上确定血流动力学治疗目标和目的的基础,是血流动力学治疗中非常重要的环节。

血流动力学监测应用于临床已经有数十年的历史。随着医学的发展,临床治疗水平的提高,对重症患者的临床评估越来越需要定量的、可在短时间内重复的监测手段。1929年,一位名叫Forssman的住院医师对着镜子经自己的左肘前静脉插入导管,测量右心房压力。之后,右心导管的技术逐步发展。临床上,开展了中心静脉压力及心内压力的测定和中心静脉血氧饱和度的测定。应用Fick法测量心输出量也从实验室走向临床。在血流动力学的发展史上具有里程碑意义的是应用热稀释法测量心输出量的肺动脉漂浮导管的出现,其使血流动力学指标更加系统化和具有对治疗的反馈指导性。近年来,血流动力学监测方法正在向无创性监测发展。虽然,目前绝大多数无创性血流动力学监测方法尚欠成熟,但随着这些方法准确性和可重复性的增强,无创性的监测正在被越来越多的临床工作者所接受。超声检查可以迅速并且准确地反映心脏功能的变化,并可提供许多动态的监测参数,在很大程度上丰富了血流动力学监测的内涵。

血流动力学评价方法包括指标的获得和分析。血流动力学指标包括临床病史、症状体征、常规临床指标、通过特殊设备或方法获得的指标及通过临床标本检查而获得的指标。血流动力学指标有很多,但每个指标有其各自的内涵,不同指标可互补,不可相互替代,每个指标有其特定的产生机制,只能反映生理病理过程的某一个方面。因此,适用范围应有严格的限定,不可能存在一个从各个角度、各个层面都全面反映机体病理生理过程的完美指标。因此,在临床工作中,应根据患者的血流动力学状态选择相应指标,既不能一概而论,不能以偏概全只看一点,深入理解各个指标内涵是保证临床正确应用的核心和基础。

尽管任何一种监测方法所得到的数值经常受到许多因素的影响,如中心静脉压测定时,呼吸方式、呼吸机的通气模式、血管活性药物的使用等对中心静脉压数值可产生影响,但只要测量准确,直接测量的血流动力学指标都反映客观存在,都有可应用的价值。血流动力学指标是反映血流动力学客观存在的载体,所有血流动力学指标都是客观存在的真实数据。

一、血压监测

血压是重要的生命体征之一,也是评估循环的常用方法。准确、及时监测血压对于了解病情、指导循环支持治疗具有重要意义。血压的检测方法可以分为两类:无创测压法和有创测压法。

(一) 无创测压法

无创血压是临床上的常规监测项目。原则上,对所有患者都应该监测无创血压。对于重症或血流动力学不稳定的患者最好进行有创血压监测。无创测压法简便易行,不需要特殊设备,是最常用的测压方法。无创测压法可分为手动测压法和自动测压法两大类。

1. **手动测压法**　手动测压法是经典的血压测量方法,也称袖套测压法。设备简单,便于携带,适用于一般患者的监测。但手动测压法不能连续监测,不能及时反映患者血压的变化。手动测压法又分为听诊法和触诊法。

（1）听诊法：听诊法是临床上使用最普遍的方法，利用柯氏音的原理。柯氏音是血压计袖套放气后在其远端听到的声音。测量前，患者在安静环境下休息 5～10 min，取坐位或卧位。肘部与心脏在同一水平。使用合适的袖套，将袖套紧缚在上臂，袖套下缘应在肘窝上 3 cm。向袖套内充气，边充气边听诊，肱动脉搏动消失后，再升高 20～30 mmHg，然后缓慢放气，听到第一声柯氏音时的压力即为收缩压，柯氏音消失时的压力为舒张压。

（2）触诊法：将袖套充气至桡动脉或肱动脉搏动消失，再缓慢放气直至搏动再次出现。此时的压力值为收缩压，但此法舒张压不易确定。在低血压、休克或低体温时，听诊法常不易测得血压，此时可用触诊法测量收缩压。

2. 自动测压法　自动测压法是 ICU 中使用最广泛的血压监测方法。临床最常用的自动测压法是振荡测压法（oscillometry）。将监护仪袖带绑在距离肘窝上 3～6 cm 处，使监护仪袖带上的标志对准肱动脉搏动最明显处，袖带束臂的位置和心脏位置处于同一水平。测压仪内装有压力换能器、充气泵和微机等，能够定时使袖套自动充气，使袖套内压高于收缩压，动脉搏动消失，然后自动放气。第一次动脉搏动的振荡信号传到仪器内的传感器，经放大和微机处理，即可测得收缩压。振荡幅度达到峰值时为平均动脉压，袖套内压突然降低时为舒张压。可按需自动定时或手动测压，并可设定报警上下限。

3. 临床意义　收缩压主要代表心肌收缩力和心输出量。收缩压＜90 mmHg 为低血压，＜70 mmHg 时器官血流明显减少；＜50 mmHg 时易发生心跳骤停。舒张压主要与冠状动脉血流有关。脉压是收缩压与舒张压之差，代表每搏量和血容量，正常值为30～40 mmHg。平均动脉压（MAP）是心动周期的平均血压，平均动脉压＝舒张压＋1/3（收缩压—舒张压）。动脉血压与心输出量、总外周血管阻力有直接关系，能间接反映心脏后负荷、心肌耗氧和做功、周围组织和器官血流灌注情况。

4. 注意事项　测压出现误差的最常见原因是袖套使用不当。应根据患者的上肢粗细选择合适的袖套，成人袖套不能用于儿童。袖套宽度一般应为上臂周径的 1/2，小儿应覆盖上臂长度的 2/3。袖套包裹不能太紧或太松。袖套偏小或包裹太松，测量血压将偏高；袖套过大，则血压值偏低。不要在进行静脉输液或有动脉插管的肢体上捆绑无创血压袖带，因为袖带充气会使输液速度减慢或停止，导致导管周围组织损伤。无创血压监测不能及时发现血压骤变的情况，对于血压不稳定的重症患者不够理想，需改用有创血压监测。手动测压时放气速度过快则压力读数偏低，尤其是在心率偏慢时。以 2～3 mmHg/s 的速度放气可提高测压的准确性。

（二）有创测压法

有创血压监测是重症患者血流动力学监测的主要手段之一。将动脉导管插入动脉内直接测定血压，为动脉血压直接测定法。动脉血压直接测定法比袖带测量法更为准确。低血压状态或心搏量明显下降伴血管收缩时，无创测压法的误差明显增大，而通过有创动脉导管直接测压则可获得可靠的监测结果。

1. 适应证

(1) 血流动力学不稳定的危重患者。

(2) 复杂大手术的术中和术后监护。

(3) 需控制性降压。

(4) 反复取动脉血样的患者。

(5) 需应用血管活性药调控。

2. 禁忌证　无绝对禁忌证,相对禁忌证为严重凝血功能障碍和穿刺部位血管病变。

3. 操作方法

(1) 穿刺部位:最常用的部位为桡动脉,也可选股动脉、肱动脉和足背动脉。

(2) 操作步骤(以桡动脉为例):固定穿刺部位。消毒、铺巾、戴手套。2%利多卡因局部浸润麻醉。以带套管的动脉穿刺针在脉搏最明显处进针,针头与皮肤约成30°,缓慢地将穿刺针向前推进,如见到鲜红色血即证明导管在血管内。在退出金属针芯的同时将导管缓慢向前推进3~5 cm,固定导管。动脉导管固定后将之与压力传感器连接。换能器的气液面应以右心房水平作为参照点进行调零。临床上,通常将腋中线第4肋间水平作为确定仰卧位患者参照点。将压力传感器置于参照点水平,通向大气调零。压力传感器的输液装置内装有肝素生理盐水。用加压袋将肝素盐水以3 ml/h的速度输入动脉置管内以防止导管内血液凝固,加压袋内的压力应维持在300 mmHg。

4. 注意事项

(1) 预防和及时发现远端肢体缺血。

(2) 桡动脉置管前需做Allen试验,判断尺动脉是否有足够的血流供应。具体方法:受检者手握拳,然后将手抬至心脏水平以上。确定并紧压腕部桡尺二动脉。此时,手掌因缺血而变成苍白色。5 s后受检测手指放松,并将手放于心脏水平。检查者松开尺动脉,同时观察受检手的血运情况。如松开尺动脉后15 s内手掌转红,为阴性,表示尺动脉通畅;若15 s后手掌未转红,为阳性,说明尺动脉堵塞,不能做桡动脉穿刺或置管。

(3) 预防局部出血血肿。

(4) 保证管路通畅。

(5) 防止气体栓塞发生。

二、中心静脉压

中心静脉压(CVP)是腔静脉与右房交界处的压力,可反映右心充盈压的变化,是右心前负荷的指标。CVP与血容量、静脉张力、右心功能等有关。

(一) 适应证

(1) 严重创伤、各种休克及急性循环功能衰竭等危重患者。

(2) 各类大、中手术,尤其是心血管、脑和腹部大手术的患者。

(3) 需大量补液治疗的患者。

(二) 中心静脉压(CVP)监测方法

(1) 颈内静脉或锁骨下静脉穿刺留置深静脉导管。

（2）测压

1）压力换能器测压：用换能器测压连续记录静脉压和描记静脉压力波形。

2）水压力计测压：由于结构简单、使用方便且经济，一般医疗单位均可实施水压力计测压。临床上，常用的测压装置是由 T 形管或三通开关分别连接患者的中心静脉导管、测压计的玻璃（或塑料）测压管和静脉输液系统。零点通常是第 4 肋间腋中线部位。

（三）临床意义

1. CVP 的正常值　CVP 的正常值为 $0.5\sim1.2\,kPa(5\sim12\,cmH_2O)$。低于 $0.5\,kPa$ $(5\,cmH_2O)$ 表示心室充盈欠佳或血容量不足，高于 $1.5\sim2.0\,kPa(15\sim20\,cmH_2O)$ 提示右心功能不全，CVP 不能完全反映左心功能。机械通气患者，由于正压通气及呼气末正压的影响，CVP 可明显升高。输液过多、过快可使 CVP 增高。心功能、静脉血管张力、腹内压、胸内压及血管活性药物均可影响 CVP 的测定。

2. 影响 CVP 的因素

（1）病理因素：CVP 升高见于右心房及左或右心室心力衰竭、心房颤动、肺梗死、支气管痉挛、输血补液过量、纵隔压迫、张力性气胸及血胸、慢性肺部疾患、心包填塞、缩窄性心包炎、腹内压增高的各种疾病及先天性和后天性心脏病等。CVP 降低的原因有失血和脱水引起的低血容量，以及周围血管扩张，如分布性休克等。

（2）神经体液因素：交感神经兴奋，儿茶酚胺、抗利尿激素、肾素和醛固酮等分泌增加，血管张力增加，使 CVP 升高。

（3）药物因素：快速输液、应用去甲肾上腺素等血管收缩药，CVP 明显升高；用扩血管药或心功能不全患者用洋地黄等强心药后，CVP 下降。

（4）其他因素：缺氧和肺血管收缩、气管插管和气管切开、患者挣扎和躁动、控制呼吸时胸内压增加、腹腔手术和压迫等均可使 CVP 升高，麻醉过深或椎管内麻醉时血管扩张时，CVP 降低。

3. 作为血流动力学治疗中的压力目标，CVP 越低越好　CVP 是上腔静脉或右心房局部的压力，是代表心脏前负荷的压力指标，尤其是右心室。从静脉回流的角度看，CVP 是静脉回流的终点，是众多器官血液回流的末端压力。因此，CVP 影响器官的灌注压，继而影响器官灌注流量，是相关器官灌注的后向压力。CVP 升高，器官血液回流受阻，器官灌注及功能均可发生改变。多项关于感染性休克的研究提示，CVP 升高与器官功能不良有关，尤其与肾功能，甚至微循环功能有关。大量研究表明，急性肺损伤患者限制性输液，同时保持较低的 CVP 更利于患者的预后，其 AKI 的发生率也明显降低，同时不增加休克的发病率；当心功能衰竭时，CVP 作为反映静脉淤血的后向性压力指标，与肾功能的恶化程度相关；甚至当机械通气时 PEEP 的不同选择导致 CVP 不同，也造成以肾脏为代表的器官功能损伤的不同。因此，在满足组织灌注的容量状态基础上，维持一个最低水平的 CVP 不但有利于静脉回流、心脏做功，又可起到器官保护的作用。

（四）注意事项

1. 判断导管位置是否正确　测定 CVP 时导管尖端必须位于右心房或近右心房的上、下腔静脉内。插管后摄 X 线片可判断导管的位置。导管位置不正确则使测压不准确。

2. 注意胸内压的影响　影响 CVP 的因素除心功能、血容量和血管张力外,还有胸内压。患者咳嗽、屏气、伤口疼痛、呼吸受限以及麻醉和手术等因素均可通过影响胸内压而改变 CVP 的测定值。机械通气常会使胸腔内平均压升高。

三、肺动脉漂浮导管

肺动脉漂浮导管是由 Jeremy Swan 和 William Ganz 等设计并用于临床的,所以又称为 Swan-Ganz 导管。肺动脉漂浮导管不仅可以床旁监测肺动脉压(PAP)、肺动脉楔压(PAWP)和中心静脉压(CVP)、右房压(RAP)、右室压(RVP),而且可以应用热稀释方法测量心输出量和抽取混合静脉血标本,使得血流动力学指标更加系统化,也更具指导性。

(一) 肺动脉漂浮导管简介

肺动脉漂浮导管为四腔漂浮导管。以常用的 7F 漂浮导管为例,导管长 110 cm,顶端有一个可充入 1.5 ml 气体的气囊。导管的近端为 3 个腔的连接端和一根热敏电极的连接导线。这 3 个腔分别为:①开口于导管顶端的肺动脉压力腔,用于测量肺动脉压和采集混合静脉血标本;②开口于距顶端 30 cm 的导管侧壁的右心房压力腔,用于测量右房压和测量心输出量时注射指示剂液体;③充盈导管顶端气囊的气囊阀,气囊充盈后,有利于导管随血流向前推进,并减轻导管顶端对心腔壁的刺激。热敏电极终止于导管顶端近侧 3.5~4 cm 处,可以快速测量局部温度的变化,并通过导线与测量心输出量的热敏仪相连。

(二) 适应证

一般来说,对任何原因引起的血流动力学不稳定及氧合功能改变,或存有可能引起这种改变的危险因素的情况,都有应用肺动脉漂浮导管的指征。常用于下列几种情况:①肺水肿和休克的诊断与鉴别诊断;②指导急性呼吸窘迫综合征(ARDS)、脓毒症、急性心肌梗死和心源性休克等的治疗;③高危手术、冠脉旁路手术、周围血管手术和腹主动脉瘤修补的围手术期监护。

(三) 禁忌证

肺动脉漂浮导管的绝对禁忌证是在导管经过的通道上有严重的解剖畸形,导管无法通过或导管的本身即可使基础疾病加重,如右心室流出道梗阻、肺动脉瓣或三尖瓣狭窄、肺动脉严重畸形及法乐氏四联症等。

有下列情况时应慎用肺动脉漂浮导管:①肝素过敏;②细菌性心内膜炎;③穿刺局部有感染;④严重出血倾向或凝血障碍;⑤心脏及大血管内有附壁血栓;⑥完全性左束支传导阻滞,置管过程中可能损伤右束支造成完全性传导阻滞。

(四) 并发症

1. 置入导管时的并发症　包括气胸、血胸、血肿形成、一过性心律失常、心脏传导阻滞、肺动脉破裂、导管打结及瓣膜损伤等。

2. 保留导管时的并发症　导管或穿刺局部感染、肺栓塞、心律失常、瓣膜损伤、心内膜炎、气囊破裂、肺动脉破裂及血小板计数减少等。

（五）参数的测量

通过肺动脉漂浮导管可获得的血流动力学参数主要包括 3 个方面：①压力参数（包括右房压、肺动脉楔压、肺动脉压）；②流量参数（主要为心输出量）；③氧代谢方面的参数（混合静脉血标本）。以这些参数为基础，结合临床常规检查，通过计算可以获得更多的相关参数。常用的血流动力学参数及正常参考值范围见表 12-1。

表 12-1　血流动力学监测指标及正常参考值

指标	缩写	计算方法	正常参考值
平均动脉压	MAP	直接测量	$80 \sim 100 \, mmHg$
右房压	RAP	直接测量	$6 \sim 12 \, mmHg$
平均肺动脉压	MPAP	直接测量	$11 \sim 16 \, mmHg$
肺动脉楔压	PAWP	直接测量	$6 \sim 12 \, mmHg$
心输出量	CO	直接测量	$4 \sim 6 \, L/min$
心脏指数	CI	CO/BSA	$2.5 \sim 4.2 \, L/(min \cdot m^2)$
搏出量	SV	$1\,000 \times CO/HR$	$60 \sim 90 \, ml$
每搏指数	SVI	SV/BSA	$30 \sim 50 \, ml/m^2$
体循环阻力	SVR	$80 \times (MAP - CVP)/CO$	$900 \sim 1\,500 \, dyn \cdot s/(cm^5 \cdot m^2)$
体循环阻力指数	SVRI	$80 \times (MAP - CVP)/CI$	$1\,760 \sim 2\,600 \, dyn \cdot s/(cm^5 \cdot m^2)$
肺循环阻力	PVR	$80 \times (PAP - PAWP)/CO$	$20 \sim 130 \, dyn \cdot s/(cm^5 \cdot m^2)$
肺循环阻力指数	PVRI	$80 \times (PAP - PAWP)/CI$	$45 \sim 225 \, dyn \cdot s/(cm^5 \cdot m^2)$
左室每搏功指数	LVSWI	$SVI \times (MAP - PAWP) \times 0.013\,6$	$45 \sim 60 \, g/(m \cdot m^2)$
右室每搏功指数	RVSWI	$SVI \times (PAP - CVP) \times 0.013\,6$	$5 \sim 10 \, g/(m \cdot m^2)$

四、脉搏指示持续心输出量监测

脉搏指示持续心输出量（PiCCO）监测是一种较新的微创心输出量监测技术，是经单指示剂应用脉搏轮廓分析技术和肺热稀释技术相结合的监测方法。

PiCCO 监测仪需要在患者的动脉（例如股动脉）放置一条 PiCCO 专用监测管。测量开始，从中心静脉注入一定量的冰水（$0 \sim 8 \, ℃$），过上腔静脉→右心房→右心室→肺动脉→血管外肺水→肺静脉→左心房→左心室→升主动脉→腹主动脉→股动脉→PiCCO导管接收端；计算机可以将整个热稀释过程画出热稀释曲线，并自动对该曲线波形进行分析，得出基本参数；然后结合 PiCCO 导管测得的股动脉压力波形，得出一系列具有特殊意义的重要临床参数（表 12-2）。

PiCCO 不但可以连续测量心输出量和动脉血压，还可以在测量基础上计算出一系列衍生指标:脉压变异度(PPV)和每搏量变异度(SVV)是容量反应性指标;全心舒张末容积(GEDV)是容量性前负荷的评价;心脏功能指数(CFI)反映心肌收缩力;肺循环容积(PBV)反映整个肺循环血量;血管外肺水(EVLW)是反映肺水肿的指标;肺血管通透性指数(PVPI)＝EVLW/PBV;胸腔内血容量(ITBV)＝GEDV＋PBV。

表 12‑2　PiCCO 血流动力学正常参考范围

参数	正常值	单位
CI	3.0～5.0	L/(min · m²)
ITBVI	850～1 000	ml/m²
EVLWI	3.0～7.0	ml/kg
CFI	4.5～6.5	L/min
CVP	2～10	mmHg
MAP	70～90	mmHg
SVRI	1 200～2 000	dyne · s/(cm⁵ · m²)
SVI	40～60	ml/m²
SVV	≤10	％

　　PiCCO 监测的适应证包括任何原因引起的血流动力学不稳定,存在可能引起这些改变的危险因素,或存在可能引起血管外肺水增加的危险因素。PiCCO 可用于需要心血管功能和循环容量状态监测的患者,包括休克、ARDS、急性心功能不全、肺动脉高压及严重创伤等。该项技术的优势包括:①操作简单,损伤小,只用 1 根中心静脉和动脉通道,就能同时反映肺水肿和循环功能情况。②能持续监测心输出量。③EVLW 比PAWP 在监测肺水肿的发生与程度方面有一定优势。④成人及小儿均可采用。

五、无创血流动力学监测

　　阻抗法血流动力学监测是一种无创的血流动力学监测方法,它以胸腔阻抗法(thoracic electrial bioimpedance,TEB)为基本原理。随着心脏收缩和舒张活动,主动脉内的容积随血流量而变化,故其阻抗也随血流量而变化。胸腔阻抗随着心脏的收缩与舒张发生搏动性变化。通过心阻抗血流图(impedance cardiography,ICG)实施实时、连续监测血流动力学参数和对心功能进行评价,具有无创、操作简便、患者可接受等特点,适用范围广。通过 ICG 可直接测量心率、平均动脉压、心室加速指数、速率指数、胸腔内血容量及左室射血时间等,以此计算搏出量、心输出量、体循环阻力、体循环阻力指数、左室做功指数及收缩时间比值等参数,来评估患者的血流动力学状况。利用 TEB 测定的血流动力学参数的准确性受多种因素影响。广泛的肺水肿、胸腔积液、血胸、胸壁水肿、二尖瓣关闭不全、扩张性心肌病、心律失常、肥胖、放置胸腔引流管、行机械通气、发热或低体温、连续剧烈的咳嗽和大幅摆动等因素均会导致监测不准确。电抗法(bioreactance)血流动力学监测是阻抗法的改良方法,但还是存在类似的局限性。

床旁超声具有动态、实时和可重复的特点,已逐渐成为重症患者血流动力学监测和评估的常规工具。心脏超声包括经胸、经食管和三维等技术,可以全面评价心脏的结构和功能——从整体到局部和心肌本身,并能反映容量状态和容量反应性。超声心动图是目前在床旁取得以上信息的唯一影像工具。

超声在血流动力学评估中的应用包括:①容量状态评估,有静态指标(心脏内径大小和流量快慢)和动态指标(呼吸或容量负荷下静态指标的变化),后者用来判断液体反应性。②心功能的评估,包括射血分数(EF)、组织多普勒技术(TDI)和实时三维心超。

心脏超声可以在床旁动态监测血流动力学变化,因此可在治疗干预的过程中动态观察有关指标的变化,具有重要的临床价值。

(赵　锋)

第六节　血液净化

血液净化是指利用一定的仪器和设备,将患者血液引出体外,清除体内某些致病物质(代谢废物或有毒物质等),再将血液引回体内的过程,可以达到净化血液、治疗疾病的目的。血液净化包括血液透析、血液滤过、血液透析滤过、血液灌流、血浆置换和免疫吸附等。所有连续缓慢清除机体过多水分和溶质,对脏器功能起支持作用的血液净化技术统称为连续性血液净化(CBP)。

一、血液净化的技术方法

不同的血液净化技术利用不同的溶质清除方式来清除致病因子,常见的溶质清除方式包括弥散、对流、吸附和离心分离。

血液净化按其原理和形式分类可分为血液透析技术、血液滤过技术、吸附技术和血浆分离技术;按治疗目的分类可分为肾脏支持技术、肝脏支持技术、中毒相关血液净化技术、免疫相关血液净化技术、脓毒症相关血液净化技术及降脂技术;按治疗的连续性分类可分为连续性技术及间歇性技术等。

1. 血液透析(HD)　主要采用弥散原理清除血液中小分子溶质和过多水分,是常用的肾脏替代治疗方法之一。其适应证包括:①终末期肾病;②急性肾损伤;③药物或毒物中毒;④严重的水、电解质和酸碱平衡紊乱;⑤其他如严重高热、低体温以及常规内科治疗无效的严重水肿、心力衰竭、肝功能衰竭等。

血液透析无绝对禁忌证,但下列情况应慎用:①颅内出血或颅内压增高;②药物难以纠正的严重休克;③严重心肌病变并有难治性心力衰竭;④活动性出血;⑤精神障碍不能配合血液透析治疗。

以血液透析为主要工作方式的治疗技术包括间歇性血液透析、持续缓慢低效透析

(SLED)、连续静静脉血液透析等。广义来说,体外膜肺氧合(ECMO)及体外二氧化碳清除可以看作是针对气体溶质氧气和二氧化碳的透析技术,用来改善机体氧合和清除二氧化碳。

2. 血液滤过(HF) 模仿正常人肾小球滤过和肾小管重吸收原理,主要以对流方式清除体内过多的水分和尿毒症毒素,具有对血流动力学影响小、中分子物质清除率高等优点。

(1)适应证:血液滤过适用于急性肾损伤和慢性肾衰竭的患者,特别是伴有以下情况不能耐受血液透析治疗的患者。①常规透析易发生低血压;②顽固性高血压;③常规透析不能控制的体液过多和心力衰竭;④严重继发性甲状旁腺功能亢进;⑤尿毒症神经病变、尿毒症心包炎;⑥心血管功能不稳定、多器官功能障碍综合征(MODS)及病情危重患者。

(2)禁忌证:无绝对禁忌证,但出现如下情况时应慎用。①患者处于濒危状态,药物难以纠正的严重休克;②精神障碍不能配合血液净化治疗者。

以血液滤过为主要工作方式的治疗技术包括连续静静脉血液滤过(CVVH)、缓慢连续超滤(SCUF)等。

3. 血浆吸附(PA)/血浆置换(PE) 血浆吸附是血液引出后先进入血浆分离器,应用膜式分离技术,将血液的有形成分(血细胞、血小板)和血浆分开,血浆再进入吸附柱进行吸附,清除血浆中特定物质。吸附后将血浆与分离的有形成分再回输至体内。血浆置换是指将血液引出至体外循环,通过膜式或离心式血浆分离方法,从全血中分离并弃除血浆,再补充等量新鲜冰冻血浆或白蛋白置换液,可清除血液中的致病因子(如自身抗体、免疫复合物、冷球蛋白、轻链蛋白及毒素等)并调节免疫系统,恢复细胞免疫及网状内皮细胞的吞噬功能,从而达到治疗疾病的目的。血浆吸附相较血浆置换来说,无须补充置换液。

膜式血浆分离置换技术可分为单重血浆置换和双重血浆置换(DFPP)。单重血浆置换是将分离出来的血浆全部弃除,同时补充等量的新鲜冰冻血浆或白蛋白溶液;DFPP是将分离出来的血浆再通过更小孔径的血浆成分分离器,弃除含有较大分子致病因子的血浆,同时补充等量的白蛋白溶液。

(1)适应证:

1)药物/毒物中毒:药物中毒(洋地黄药物等)、毒蕈中毒、动物毒液(蛇毒、蜘蛛毒及蝎子毒等)中毒等。

2)器官移植:ABO血型不相容移植、器官移植后排斥反应等。

3)免疫相关性疾病:抗肾小球基底膜肾病等、重症肌无力、系统性红斑狼疮及抗磷脂抗体综合征等。

4)代谢性疾病:家族性高胆固醇血症、高脂蛋白血症等。

5)其他:肝豆状核变性、甲状腺危象等。

(2)禁忌证:无绝对禁忌证,相对禁忌证包括以下几种情况。

1)对血浆、人血白蛋白、肝素、血浆分离器、透析管路等有严重过敏史。

2）药物难以纠正的全身循环衰竭。

3）非稳定期的心肌梗死、脑梗死。

4）颅内出血或重度脑水肿伴有脑疝。

5）存在精神障碍而不能很好配合治疗者。

4. 血液灌流（HP）　是指将患者血液从体内引到体外循环系统，通过灌流器中吸附剂与体内待清除的代谢产物、毒性物质以及药物间的吸附结合，达到清除这些物质的治疗方法。

（1）适应证：

1）急性药物或毒物中毒。

2）终末期肾脏疾病，特别是合并顽固性瘙痒、高 β_2 微球蛋白血症等。

3）重症肝炎，特别是暴发性肝衰竭导致的肝性脑病、高胆红素血症。

4）系统性炎症反应综合征（SIRS）、脓毒症等重症感染。

5）银屑病或其他自身免疫性疾病。

6）其他疾病如海洛因等药物成瘾、家族性高胆固醇血症、重症急性胰腺炎、甲状腺功能亢进危象等。

（2）禁忌证：对体外血路或灌流器等材料过敏者。

每一种血液净化技术都各有特点，且适用于不同疾病或不同状态。随着血液净化技术的不断发展，出现了将不同原理或不同方式的技术组合在一起，如延长低效透析、血浆透析滤过、分子吸附再循环系统及成分血浆分离吸附技术等。只有深刻理解并掌握不同血液净化技术的原理，才能在临床上根据不同的病情和所具备的条件选择不同的技术，制定出最佳的个体化的血液净化治疗方案。

二、血液净化的常见并发症及防治

血液净化并发症包括了净化相关并发症、血管通路相关并发症、抗凝相关并发症以及透析器反应、低体温等其他并发症。

1. 净化相关并发症　包括低血压、肌肉痉挛、不宁腿综合征、恶心和呕吐、头痛、皮肤瘙痒、透析失衡综合征（DDS）、心律失常、反超滤及耗损综合征等。其中透析失衡综合征是透析患者常见的急性并发症发生率为 3.4%～20%，严重者可导致死亡，故此处作重点介绍。其临床表现为：透析过程中或透析结束后不久出现头痛、恶心、呕吐及躁动，严重者可出现抽搐、昏迷，甚至死亡。易发生于首次透析、透析诱导期以及尿毒症透析间隔时间太长及使用高效透析器的患者。

透析失衡综合征发生的主要原因：①由于血液透析快速清除溶质，导致患者血液溶质浓度快速下降，血浆渗透压下降，血液和脑组织液渗透压差增大，水向脑组织转移，从而引起颅内压增高、颅内 pH 值改变。②碳酸氢盐透析过程中产生的二氧化碳可迅速通过血脑屏障降低细胞内 pH 值，可能造成脑组织反常性酸中毒，引起脑水肿。

对于首次透析的患者应评估发生 DDS 的风险，并采取预防措施：①首次透析时避免使用大面积、高效透析器、透析时间不宜超过 3 h，血流量应小于 200 ml/min，脱水量不宜过多等；②诱导透析宜循序渐进，每次透析使尿素氮下降不超过 30％～40％；③透析液钠浓度不宜过低。

对轻度失衡者不需中止透析，仅需减慢血流速度，以减少溶质清除，减轻血浆渗透压和 pH 值的过度变化。如经上述处理仍无缓解，则提前终止透析。重者（出现抽搐、意识障碍和昏迷）应立即终止透析，并做出鉴别诊断，排除脑血管意外，同时予输注 20％甘露醇，之后根据病情予其他相应处理。

2. 血管通路相关并发症　包括血管狭窄、血栓、空气栓塞、感染、内瘘动脉瘤、假性动脉瘤及透析通路相关缺血综合征等。假性动脉瘤是动静脉内瘘使用中最常见的远期并发症，动脉瘤有可能继发感染、瘤内血栓，压迫神经，造成破裂出血等，如不及时处理，轻则导致内瘘功能丧失，重则危及生命，故此处着重介绍假性动脉瘤（PSA）。

PSA 并非真正的动脉瘤，因其不具有静脉分层，而是由血肿和纤维组织组成，故称"假性动脉瘤"。通常由透析间期创伤和反复插管所致。任何可导致 PSA 迅速扩张的因素，如出血性狭窄、PSA 上方皮肤变薄、溃疡或感染，应立即给予紧急干预。正确的插管技术可预防 PSA 形成。若动脉瘤稳定，未发现破裂征象（溃疡、皮肤变薄或感染），可行内瘘彩超检查以评估潜在的出血性狭窄。血管成形术可降低通路内压力，预防动脉瘤形成或减缓其生长速度。针对 PSA 出血，指压出血部位是控制出血的最有效方法。

3. 抗凝相关并发症　包括抗凝不足引起的并发症（血栓栓塞性疾病）、出血、抗凝剂本身的药物不良反应（肝素诱发的血小板减少症、高脂血症、骨质脱钙及低钙血症等）。肝素诱发的血小板减少症是血液透析中潜在危及生命的严重并发症，在使用肝素作为抗凝剂的患者中，有 2.7％～10％可发生肝素诱发的血小板减少症，故此处作重点介绍。

肝素诱发的血小板减少症的病因可能与免疫机制有关，系机体产生抗肝素-血小板因子 4 复合物抗体所致。临床表现主要是血小板计数减少，伴或不伴血栓形成，还可发生急性全身反应，甚至发生 DIC 和休克，出血非常少见。对于肝素诱导的血小板减少症的患者来说，常见的变化特征是应用肝素类制剂治疗后 5～10 d 血小板计数下降至其基线值 50％以上，少数可降至 10×10^9/L。关键治疗措施为停止肝素，并启动治疗剂量的替代抗凝药物（直接凝血酶抑制剂和凝血酶依赖的 Xa 因子抑制剂）。

4. 其他并发症　包括透析器反应、低体温及溶血等。透析器反应既往又称"首次使用综合征"，常出现于使用新的透析器后，偶尔也见于透析器复用者，严重者可突然心跳骤停甚至死亡，故此处作重点介绍。

透析器反应临床分为两类：A 型反应（过敏反应型）和 B 型反应，是罕见而严重的并发症。

（1）A 型反应：主要发病机制为快速的变态反应，常于透析开始后 5 min 内发生，少数迟至透析开始后 30 min。临床表现为皮肤瘙痒、荨麻疹、咳嗽、喷嚏、流涕、腹痛及腹泻，甚至呼吸困难、休克、死亡等。一旦考虑 A 型透析器反应，应立即采取措施处理，并寻找原因，采取预防措施，避免以后再次发生。

1）紧急处理：①立即停止透析，夹闭血路管，丢弃管路和透析器中血液；②予抗组胺药、激素或肾上腺素药物治疗；③如出现呼吸循环障碍，立即予心脏呼吸支持治疗。

2）明确病因：主要是患者对与血液接触的体外循环管路、透析膜等发生变态反应所致，可能的致病因素包括透析膜材料、管路和透析器的消毒剂（如环氧乙烷）、透析器复用的消毒液、透析液受污染、肝素过敏等。另外，有过敏病史及高嗜酸细胞血症、血管紧张素转化酶抑制剂应用者，也易出现 A 型反应。

3）预防措施：依据可能的诱因，采取相应措施。①透析前充分冲洗透析器和血路管；②选用蒸汽或 γ 射线消毒透析器和血路管；③复用透析器；④对于高危人群可于透析前应用抗组胺药物，并停用 ACEI 类药物。

（2）B 型反应：常于透析开始后 20～60 min 出现，其发作程度常较轻，多表现为胸痛和背痛。B 型反应一般认为是补体激活所致，与应用新的透析器及生物相容性差的透析器有关。

1）处理：首先应排除心脏等器质性疾病。B 型透析器反应多较轻，予鼻导管吸氧及对症处理即可，常无须终止透析。

2）预防：选用选择生物相容性好的透析器可预防部分 B 型透析器反应。

三、血液净化在急诊中的临床应用

目前，急诊应用血液净化的目的主要有两大类：一是治疗急性肾损伤伴或不伴有其他脏器功能的损伤；二是用于非肾损伤的急危重症状态，如器官功能、中毒、脓毒症、挤压综合征与横纹肌溶解综合征等。

1. 急性肾损伤（AKI）　目前采用 2012 年改善全球肾脏病预后组织（KDIGO）所确立的诊断标准：48 h 内血肌酐增高≥26.5 $\mu mol/L$，或血肌酐增高至≥基础值的 1.5 倍，且明确或经推断其发生在之前 7 d 之内；或持续 6 h 尿量＜0.5 ml/(kg·h)。

AKI 血液净化的治疗时机目前尚缺乏公认的标准，一般来说，根据如下临床表现，如符合其中一项，应开始连续性肾脏替代治疗（CRRT）治疗；如符合 2 项应立即开始治疗。

（1）非梗阻性少尿（尿量少于 200 ml/12 h）；无尿（尿量小于 50 ml/12 h）。

（2）严重的代谢性酸中毒（pH＜7.15）或每日 HCO_3^- 下降＞2.0 mmol/L。

（3）代谢异常：①氮质血症（血尿素氮＞27 mmol/L 或每日升高＞10.1 mmol/L）；②高钾血症（血钾＞6.5 mmol/L）；③严重的钠失衡（血钠＞160 mmol/L 或＜115 mmol/L）；④高镁血症（血镁＞4 mmol/L）伴无尿和腱反射消失。

（4）容量超负荷（利尿剂无反应的水肿，尤其是肺水肿）。

（5）可疑尿毒症引起的多器官并发症（心内膜炎/脑病/神经病变/肌病）。

（6）高热（体温＞39.5 ℃）。

（7）可滤过或透析的药物过量。

目前，已知的各种血液净化方式均能用于 AKI 的治疗。对血流动力学不稳定的 AKI 患者，建议采用 CRRT 或 SLED。

何时终止 CRRT 治疗的指征目前尚无统一标准，推荐患者临床病情好转和肾功能恢复者（尿量增加）可暂停肾脏替代治疗。

2. **急性中毒** 药物或毒物中毒后应在 4～6 h 内行血液净化治疗,12 h 后再进行治疗效果较差。对于药物或毒物剂量较大、中毒症状明显的重症患者,经洗胃和内科常规处理后,应立即进行血液净化治疗;对于部分中毒症状不明显,但伴有 1 个及以上器官受损的患者,尤其是伴有急性肾衰竭的患者,在出现严重并发症之前,即应行血液净化治疗。

影响血液净化清除的毒物特性包括以下几方面。①毒物自身理化性质:如毒物分子量大小、水溶性或脂溶性等特性。血透用于清除分子量小、非脂溶性毒物;血液灌流清除脂溶性或与蛋白结合的化学毒物;血浆置换用于清除游离或与蛋白结合的毒物,特别是生物毒及砷化氢等溶血毒物中毒。②分布容积(V_d):毒物剂量除以稳定状态下毒物浓度即为 V_d,非实际的分布容积。与组织结合率高的物质(如地高辛、三环抗抑郁药及甲氧氯普胺),V_d 很大,说明它主要分布于血管外,较难清除;而与血液中蛋白结合高的物质(如苯妥英),V_d 较小,说明它主要分布于血管内。③蛋白结合率:毒物在血液中主要与白蛋白结合。只有游离的毒物才可以被血液透析技术清除,结合的毒物只有通过血液灌流等技术清除。

V_d 小、蛋白结合率低的毒物选择连续性静脉-静脉血液透析(CVVHD)或血液透析滤过(HDF);对于蛋白结合率高的毒物,对流和弥散的清除率很低,宜采用血液灌流(HP)或血浆置换(PE)。V_d 大的毒物存在“二次分布”现象,血液中毒物很快分布到组织中,故强调早期治疗;即使血液中毒物被清除,组织中毒物会不断地转移到血液中,易出现血液中浓度反跳,故采取序贯性血液净化方式治疗。血浆置换能清除体内已与血浆蛋白结合的毒素,且能补充白蛋白、免疫球蛋白、凝血因子等。连续性静脉-静脉血液过滤(CVVH)具有血流动力学稳定、能有效清除中小分子物质和消除组织水肿、置换液补充个体化,以及利于营养支持等特点,更适用于中毒所致 MODS。

关于各种毒(药)物中毒血液净化治疗及其模式选择,由于缺乏循证医学研究证据,临床医师应结合毒(药)物相对分子质量大小、溶解度、半衰期、分布容积、蛋白结合率、内源性清除率(包括肾、肝等)、药(毒)代动力学及临床经验等因素,决定是否进行血液净化治疗及其模式选择。

国际中毒血液净化(EXTRIP)工作小组推荐与建议:①锂、铊、水杨酸、丙戊酸、茶碱、二甲双胍、巴比妥类(长效)、甲醇等中毒适合血液净化;②苯妥英、对乙酰氨基酚、卡马西平中毒可尝试用血液净化;③地高辛、三环类抗抑郁药中毒不适合血液净化。

一些常见的毒物中毒处理如下。

(1) 有机磷中毒有明确血液净化指征者,早期 CVVH 联合 HP 效果更佳。

(2) 毒蕈中毒没有特效解毒剂,症状较轻者无须血液净化治疗;症状较重、血液毒素水平较高者及早行血液净化治疗,联合 HP 的 CBP 序贯治疗为首选血液净化手段。

(3) 蜂毒中毒多种血液净化方式有良好的治疗作用,包括 HD、PD、HP 以及 HP 联合 HD 的序贯治疗,合并 MODS 者推荐 CVVH。常规治疗基础上尽早启动血液净化治疗。

(4) 毒鼠强中毒建议行 CBP 治疗,若不具备 CBP 治疗条件,可连续多次进行 HP 联合 HD 治疗,治疗时间 8～12 h。

(5) 急性百草枯中毒,目前 EXTRIP 工作小组尚未公布推荐意见。国内专家共识建议应尽快行血液灌流,2～4 h 内开展者效果较好,可根据血液毒物浓度或口服量决定一次使用一个或多个灌流器,以后根据血中百草枯浓度决定是否再行血液灌流等相关血液净化治疗。

3. 严重水、电解质、酸碱失衡紊乱

(1) 高钠血症:血钠浓度>160 mmol/L,首先应确定是脱水还是真性高钠。CBP 可有效控制血钠,缓慢降低血钠水平,维持有效脑灌注压,不会引起颅内压增高,而且等渗脱水还可以减轻脑水肿。对危重症尤其是颅脑疾病合并高钠血症患者应尽早采用 CBP 干预和治疗,可能对改善预后有所帮助。

可根据患者的原发病情况和血液生化检查决定其净化方式和透析液或置换液的内容。将置换液中的钠浓度调整至比血清钠浓度低 8～10 mmol/L。监测血清钠浓度,控制血清钠浓度下降幅度小于 2 mmol/(L·h)。

(2) 低钠血症:血钠浓度<115 mmol/L,首先视其有无低钠的脑细胞水肿的症状,其次确定其病因和低钠的类别。由于透析液中的电解质浓度是可调的,所以无论是哪一类型的低钠,应用血液净化均有效。

低钠血症初始治疗的目标为 24 h 内升高血清钠浓度 4～6 mmol/L,避免过快纠正低钠血症。对于低钠血症伴抽搐或昏迷患者,应在 6 h 或更短时间内快速达到上述目标,纠正血钠速度可达 2 mmol/(L·h);此后至 24 h 时,血清钠浓度可保持在恒定水平以防止过快纠正。任一 24 h 内,应控制血清钠浓度的上升少于 9 mmol/L。

CVVH 治疗重度低钠血症时,开始置换液钠离子浓度高于血清钠离子 15～20 mmol/L,置换液速率 2 L/h,血流量 200～250 ml/min。

(3) 高钾血症:血钾浓度>6.5 mmol/L,通常由急性或慢性肾脏疾病和(或)抑制肾素-血管紧张素-醛固酮轴的疾病或者药物造成的尿钾排泄功能受损导致。

血液净化,特别是血液透析是纠正高钾血症的有效方法。决定去除钾离子速率的主要因素之一是血浆和透析液的钾浓度梯度。通常不应在血液透析完成后立即检测血清钾浓度,这是因为透析时血清钾离子浓度下降产生了一个使钾离子向细胞外移动的梯度,导致了血液透析后去除了钾离子的患者发生血清钾浓度反弹性升高。高钠透析液也会使钾反弹增加,这是因为血浆渗透压增加形成梯度使得水分向细胞外移动,继而钾离子向细胞外移动。

(4) 低钾血症:严重低钾血症(<2.0 mmol/L),有时难以通过静脉输入或口服钾制剂使血清钾迅速恢复至 3.0～3.5 mmol/L,应用血液透析将透析液中钾离子浓度调至 5.0 mmol/L 做净化 2～4 h,血钾浓度即可达到 3.5 mmol/L 左右,然后根据血钾水平再决定透析液中钾的含量或者决定从静脉补钾的速度及量。

(5) 重度高钙血症:对于血清钙浓度介于 4.5～5 mmol/L 并有神经系统症状,但循环系统稳定的重度高钙血症患者,除药物治疗外,应考虑使用无钙透析液进行血液透析。尤其适用于肾功能不全或心力衰竭伴有严重恶性肿瘤相关性高钙血症,且不能安全地进行补液治疗的患者。

（6）水中毒：对任何原因所致的全身严重水潴留，凡一般常规方法治疗疗效不佳者，可采用血滤或 CAVH 或 CVVH。

（7）酸碱平衡紊乱：对于重度酸中毒，可应用 CVVH 模式。一方面可清除体内的炎症物质，纠正休克，改善内环境，使组织缺氧状态得到纠正；另一方面 CVVH 能直接清除体内过多的乳酸，直接减轻酸中毒，维持内环境的稳定。

4. 急性失代偿性心力衰竭 首先应明确心力衰竭的病因，了解是否存在容量负荷过重，以及循环灌注情况。如果容量负荷过重，不合并心源性休克和（或）呼吸衰竭的患者，应尽早实施血液净化治疗，以减少体内过多容量。如果患者存在心源性休克和（或）呼吸衰竭，需立即提供循环支持和（或）通气支持；病情稳定后依据容量负荷评估情况，给予血液净化治疗。

对于液体超负荷（FO）及利尿剂抵抗的急性失代偿性心力衰竭患者，可在肾功能恶化前尽早行血液净化治疗，常用的模式有 SCUF 和 CVVH。相对于利尿剂治疗，超滤通过清除等张液体能维持生理性电解质平衡，可调节液体清除的容量和速率，以及可以降低神经激素活性等。应注意体外循环血量过大可造成有效循环血量不足和严重低血压，治疗时血流量建议＜200 ml/min，净超滤率＜30 ml/(kg·h)。

应注意，血透可快速清除溶质及水分，但易发生失衡综合征，使水向肺间质或肺泡移动，导致血透后心衰再次加重，甚至死亡。而 CVVH 治疗过程中溶质浓度逐渐降低，血浆渗透压维持不变，不会导致失衡综合征。清除大量水分后，血浆蛋白浓度相对升高，进而有利于组织间液进入血管内，从而减轻水肿，特别是肺水肿。

5. 脓毒症 CBP 治疗脓毒症包含两个方面：一是针对脓毒症相关的急性肾脏损伤（AKI），二是针对脓毒症引发的 SIRS 以及 MODS。

除了内毒素与活化的 TNF-α（相对分子质量为 54 000）以外，大多数炎症介质都可被高通量滤过膜（截留相对分子质量为 30 000）以对流的方式清除。炎症介质清除的另一重要机制是血滤膜对炎症介质的吸附作用。

CBP 治疗脓毒症的时机建议早期干预，一旦患者出现 GFR 急剧下降，并且有或即将出现严重溶质失衡或出现中毒症状、容量过度负荷，以及诊断脓毒症休克 12～48 h 内即开始 CBP 治疗。

CVVH/CVVHDF 为主要治疗模式，但脓毒症的炎症介质相对分子量较大，单纯的透析和超滤不能有效清除，需联合对流和吸附才能大量清除，又发展出多种模式联合的 CBP，如脉冲式高容量血液滤过（PHVHF）、SLED、高截留量血液滤过（HCOHF）、高吸附血液滤过（HAHF）、HP、PE、配对血浆分离吸附（CPFA）等。

终止 CBP 指征：当患者体温平稳，症状改善，尿量增加，炎症反应逐渐下调，炎症指标如 WBC、PCT、CRP 及 APACHE Ⅱ 评分下降，对机械通气的要求及对肠外营养支持的要求降低，就是停止 CBP 的时机。

CBP 时抗生素药代动力学的变化主要原因是 CBP 对药物的清除，而清除程度取决于 CBP 的模式和剂量以及药物药代动力学特点这两大类因素。

6. 重症急性胰腺炎　重症急性胰腺炎(SAP)以胰腺出血坏死为特征,其发病机制是胰蛋白酶的活化,消化自身胰腺组织,同时胰蛋白酶进入血液,作用于不同的细胞,释放出大量血管活性物质和炎症介质。CBP 治疗 SAP 的机制:除了能维持水、电解质以及酸碱平衡和内环境稳定,清除各种小分子毒素外,还能清除各种炎症介质,下调炎症反应。

SAP 行 CBP 治疗应在确诊 48~72 h 内进行,伴有以下情况者可立即治疗:①急性肾功能衰竭,或尿量≤0.5 ml/(kg·h);②2 个或 2 个以上器官功能障碍;③早期高热(>39 ℃),伴心动过速、呼吸急促,经常规处理效果不明显者;④严重水、电解质紊乱;⑤胰性脑病或毒性症状明显者;⑥急性肺损伤或 ARDS。

一般使用 CVVH、CVVHDF 和连续性血浆吸附联合应用,采用高容量血液滤过,治疗剂量不低于 35 ml/(kg·h)。但高甘油三酯血症(HTG)所致的重症急性胰腺炎,若血清甘油三酯水平>11.3 mmol/L 且血清脂肪酶大于 3 倍正常上限并且存在低钙血症、乳酸性酸中毒、器官功能障碍恶化体征,且其无血浆分离置换禁忌证,可采取紧急血浆分离置换疗法(TPE)。后期复查血清甘油三酯水平,若低于 5.7 mmol/L,则停止血浆分离置换治疗;若甘油三酯水平>5.7 mmol/L,通常再行血浆分离置换治疗。

7. 挤压综合征　又称横纹肌溶解综合征,是指四肢或躯干肌肉丰富的部位受外部重物长时间挤压作用,或长期固定导致身体某部位受压而造成横纹肌肌肉组织的缺血性坏死,从而产生的大量肌红蛋白(相对分子量为 17 000)进入血液循环后导致急性肾功能衰竭。

治疗方面除了常规的补液、防治高钾血症、预防 AKI 和处理筋膜室综合征等治疗外,尽快清除肌红蛋白和炎症介质是治疗的关键。

(1) 一旦出现下列情况应尽早进行 CBP。①合并多脏器损伤或出现多脏器功能不全;②血液动力学不稳定;③血液透析或腹膜透析难以控制的容量超负荷;④严重感染、脓毒血症;⑤高分解代谢状态:每日递增血清肌酐>44.2 μmol/L,尿素氮>3.57 mmol/L,血钾>1 mmol/L;⑥难以纠正的电解质和酸碱平衡紊乱:可采用 CVVH 或 CVVHDF 模式治疗,置换液流量>35 ml/(kg·h),如果可行,建议采用持续 HVHF 模式治疗,急性期推荐置换量≥3 L/h。并根据病情,联合血浆置换和(或)内毒素吸附等技术。

(2) 停止血液净化治疗的指征:①病情稳定,心肺功能正常,炎症反应得以控制;②血清肌红蛋白、肌酸激酶水平基本恢复正常;③水、电解质和酸碱平衡紊乱得以纠正;④尿量>1 500 ml/d。

达到①~③标准,可以停用 CBP,改用间断性血液透析;有条件者可继续 CBP 直至患者肾功能恢复。

8. 热射病　是指由于暴露在高温高湿环境中导致机体核心温度迅速升高,超过40 ℃,伴有皮肤灼热、意识障碍(如谵妄、惊厥及昏迷)等多系统器官损伤的严重临床综合征。

热射病,尤其是合并 MODS 的患者,早期使用 CBP 可以改善患者的预后。CBP 不仅可以通过大量置换液和血液交换,在短时间内降低机体的核心体温,保护中枢神经系统功能,还通过特定的半透膜滤过或吸附血液中炎症介质、阻断细胞因子连锁反应,重建免疫平衡。

CBP 的启动时机:如果符合以下两项或两项以上,则应立即启动 CBP 治疗。①一般物理降温方法无效且体温持续高于 40 ℃超过 2 h;②血钾>6.5 mmol/L;③肌酸激酶(CK)>5 000 U/L,或上升速度超过 1 倍/12 h;④少尿、无尿,或难以控制的容量超负荷;⑤肌酐(Cr)每日递增值>44.2 μmol/L;⑥难以纠正的电解质和酸碱平衡紊乱;⑦血流动力学不稳定;⑧严重感染、脓毒血症;⑨合并多脏器损伤或出现 MODS。

停用 CBP 指征:①生命体征及病情稳定;②CK<1 000 U/L;③水、电解质和酸碱平衡紊乱得以纠正;④尿量>1 500 ml/d 或肾功能恢复正常。

如其他器官均恢复正常,仅肾功能不能恢复的患者,可考虑行血液透析或腹膜透析维持治疗。

9. 肝功能衰竭　肝功能衰竭是临床上常见的严重肝病综合征,是多种因素引起的肝脏损害,可导致肝脏合成、解毒及代谢等功能发生严重障碍或失代偿。

人工肝支持系统是治疗肝衰竭有效的方法之一,其治疗机制是清除各种有害物质,补充必需物质,改善内环境,暂时替代衰竭肝脏的部分功能,为肝细胞再生及肝功能恢复创造条件或等待机会进行肝移植。

不同的血液净化技术在肝功能衰竭中可清除的毒素有所侧重:血液透析可清除小分子毒素(氨、假性神经递质、γ 氨基丁酸等);血液滤过可清除中分子物质(细胞因子、酚类、脂肪酸及硫醇等);血液灌流可清除中分子物质(胆酸、胆红素、细胞因子、硫醇及酚类等);血浆置换可清除与白蛋白结合的物质或中大分子物质(芳香族氨基酸、胆酸、胆红素、内毒素、NO、细胞因子、吲哚类、硫醇及酚类等)。

临床上,用于肝衰竭的血液净化技术有血浆置换、连续性血液透析滤过、血浆吸附、血浆胆红素吸附、分子吸附再循环系统及持续白蛋白净化系统等。其各有优缺点,临床上需要根据患者的具体病情选择不同的人工肝方法,单独或联合应用,制订个体化治疗方案,以达到最佳疗效。其中 CVVH 与血浆置换联合应用是非生物型人工肝的主要治疗模式。

10. 联合体外膜肺氧合　体外膜肺氧合(ECMO)原理是将体内的静脉血引出体外,在血泵的驱动下,经过膜式氧合器氧合,再输回患者体内。动力泵产生循环动力血液的转流减轻了心脏负荷,增加了脏器灌注,膜式氧合器代替肺的工作,提高了血液的氧合,使全身氧供和血流动力学处在相对稳定的状态。

依据体外膜肺生命支持组织(ELSO)的一项调查结果显示,急性肾脏损伤(AKI)和体液超负荷(FO)是需要 ECMO 辅助的危重患者常见的并发症。尽管容量超负荷对 ECMO 患者是不利的,但患者每天所必需的热量、蛋白质等营养的供应依然会导致 FO,可以通过 CBP 滤出多余水分同时补充能量营养物质维持液体平衡。ECMO 可作为 CBP 的新的组合应用,联合多种血液净化疗法,在充分心肺功能支持治疗的基础上,清除毒素和炎症介质,维护内环境的稳态。CBP 不仅可以减轻容量负荷,而且可以减少

ECMO 期间炎症介质在组织间的聚集从而起到保护重要脏器功能的作用。

CVVH 和 CVVHDF 是最常用的模式。近年来,又提出了延长式间歇性肾脏替代疗法(PIRRT)。以目前的证据,无论选择何种模式,透析效果和对患者预后的影响并不显著。透析剂量与 CBP 的模式相关,IRRT 应确保每次透析的 Kt/V>1.2;CVVH 建议 35 ml/(kg·h)的速度;CVVHDF 也至少应保证 20 ml/(kg·h)。在临床实际情况下,受限于循环稳定、出入量控制等因素,不容易达到透析充分性,在临床条件容许的条件下尽量充分透析。除了透析量之外,RRT 治疗中的液体绝对滤出量要根据患者的液体累计负荷和有效血容量的需求掌握。

(顾俭勇)

第七节　POCT 在急重症医学的应用

POCT(point-of-caretesting,POCT)泛指在患者旁边进行的一种快速临床检测技术(bedside testing),通常不一定是临床检验师来进行。POCT 是体外诊断行业的子行业。通过简化设计和技术创新,POCT 可实现便捷、快速在患者身边现场检查,快速取得诊断结果。目前,POCT 产品已被广泛应用于医院 ICU、手术、急诊、诊所及患者家中,能够进行绝大多数常规临床指标的检测。

一、POCT 的发展

随着医学模式的转变,目前检验医学的发展呈现两个趋势。一个是向着大型化、系列化、自动化、高端化、流线式发展;另一个是向着快捷、方便、即时、床边及容易解读的方向发展。1995 年,在加利福尼亚召开的美国临床化学协会(American Association for Clinical Chemistry,AACC)年会展览会上提出 POCT 概念。POCT 不需要专业的人员操作,仪器轻小便捷,对环境的稳态要求不高,且结果报告快速准确,是第二种发展趋势的体现。在过去的几年中,POCT 监测系统不断完善,在没有中心实验室高精尖设备的情况下,能够快速进行床旁检测。POCT 不仅仅有床旁血气分析、血糖监测,更扩展到了凝血功能、心肌损伤标志物、心衰标志物、感染性相关疾病、糖尿病、免疫性疾病及甲状腺功能检测等各方面。

二、POCT 的特点

目前,POCT 主要应用于医院急诊室、重症监护室(ICU)、手术室、各病区及野战外科等科室。因为在医院经常会有急需急救患者,往往患者病情急,需最短时间判断病因,临床检验科测定项目一般报告急诊在 30 min 内,而 POCT 一般在 5 min 内即可得到报告。POCT 具有下述 4 个特点(图 12 - 27)。

1. 如何实施(How)　POCT 具有便携、易操作、检验周期短、结果准确可靠等特点,采用小的设备、小的测试纸条或芯片、少量或微量的全血标本。如单项检测的血糖仪、血

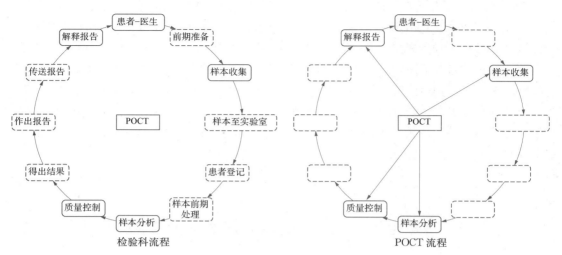

图 12-27 POCT 的特点

凝仪,检测血气和电解质的血气分析仪,以混合型实验室的形式出现多功能全血分析仪等,均归属于 POCT 装置范畴。仪器由庞大变为小巧,操作由复杂变为简单,测试项由单一变为全面,是 POCT 装置发展的方向。

2. 谁来实施(Who) POCT 由监护患者的医护人员执行,摒弃了只有专业的临床检验师才能操作检验设备的传统概念。POCT 测定时不需质控,类似"傻瓜相机"一样操作简单,医护人员稍加培训即可胜任。与训练有素的技术人员在操作中心实验室设备相比,未经培训的人员操作 POCT 的失误主要是样品处理不当所致。

3. 在何处实施(Where) POCT 可以在床旁、监护病房(ICU)、手术室、急诊室、救护车以及中心实验室之外、医院外部等靠近患者的地方实施,故又称为床边检测(bedside testing)或贴近患者的检测(near-patient testing),不受场地限制,根据医疗需要即时提供常规检验数据。

4. 何时实施(When) POCT 随时可以实施。POCT 装置和试剂就在靠近患者的地方,现场采样即刻进行分析,短时间反馈(short turn around time,STAT)。即时检测,快速得到结果,可为临床治疗赢得宝贵的时间。

三、POCT 的优势

1. 减少检测时间 快速是 POCT 的主要优势。急诊和重症医学越来越迫切地需要迅速得到检测结果,临床医师可以在最短的时间内进行目标指导下的干预治疗,如液体复苏、药物快速滴定、机械通气等有效手段,最大可能地挽救急危重症患者的生命,最大限度减少患者的病死率或伤残率。

2. 减少患者血液损失 血液样本需求量少,是 POCT 的第二个优势。除血细胞计数等细胞学检查外,多数中心实验室检测需用离心后的血清或血浆,故送往中心实验室的血样通常需要 3 ml 或 3 ml 以上。在手术室和 ICU,需要频繁采血供实验室分析。因此,对患者血液的保护也是一个不容忽视的问题,在儿科监护病房(PICU)尤其如此。POCT 分析每次只需 2 滴全血,与中心实验室检测相比,微样 POCT 检测能对危重患者提供最大限度的血液保护。

3. 便携性　POCT 装置和试剂盒易于手持或移动,可在患者近旁就地、即刻进行。该项检测技术除适用于重症监护病房、手术室、急诊室及救护车等急救场所外,尚适用于样本检测量少、因成本限制无法建立实验室的场所,如旅行途中、农村地区、偏远地区、护理院、个人诊所、家庭病床等。

4. 减少分析前误差　传统实验室检测前,标本要涉及转运、处理、标记及等候等多项环节,这些环节均有造成误差的可能。POCT 的另一优势是减少了上述标本分析前误差的风险。POCT 的结果通常显示在屏幕上,或以热敏方式打印。

5. 成本-效益　POCT 与中心实验室检测采取的技术不同,难以做成本的绝对比较。即时快速检测的结果可以帮助临床改进医疗护理措施,如加快呼吸机撤离、缩短 ICU 停留时间、减少住院天数等。总体上降低了医疗成本,提高了成本-效益。

四、POCT 常用的检测方法

1. 干化学测定　包括尿液分析试条和血液干化学分析。尿液分析增至 10 多项,血液干化学测定仪可测胆固醇、甘油三酯、葡萄糖、ALT、AST、胆红素、肌酸激酶、尿素、肌酐、尿酸和淀粉酶等。

2. 免疫层析测定　主要的方法包括免疫荧光法和金标法,可测感染性疾病、心脏疾病、肿瘤和癌症等疾病的标志物。

3. 传感器测定　新一代 POCT 仪器使用生物传感器,组合了酶化学、免疫化学、电化学与计算机技术的结合,通过皮肤检测,不需抽血用于检测电解质 K^+、Na^+、Cl^-、Ca^{2+}、Mg^{2+}、葡萄糖、pH 值、PCO_2 及 PO_2 等。

4. 生物芯片测定　最新发展的新技术,其特点是在小面积的芯片上同时测定多个项目。目前,已有基因芯片、蛋白质芯片和细胞芯片等。它们具有高灵敏度、分析时间短等优点,用于测定肿瘤标志,肝炎标志物和 DNA 等。

5. 微流控芯片测定　通过微细加工技术,在芯片上构建由储液池、微反应室及微管道等微功能元件构成的微流路系统。加载生物样品和反应液后,在压力泵或者在电场作用下形成微流路,于芯片上进行一种或连续多种的反应,达到对样品的高通量快速分析的目的。

五、POCT 与急重症医学

目前,大多数急诊科都存在拥挤、治疗延迟问题,急危重症患者无法被给予及时分流及专业而充分的关注。加快急诊运行效率是迫切需要解决的一大问题。在急诊科合理应用 POCT 能够帮助急诊科医师缩短疾病诊疗的时间,挽救患者生命,改善病情及预后,同时还可有效缓解拥挤现象,并提高急诊科运行效率。另外,急危重症患者因感染、栓塞、创伤等原因容易导致机体内环境紊乱,极易导致动脉血气异常、电解质失调和酸碱失衡。内环境的严重紊乱又可进一步加剧脏器功能恶化,形成恶性循环引起多脏器功能损害,特别是心、肺和肾功能障碍。在重症患者救治过程中,生理情况的评估和治疗策略的抉择均取决于对血液参数的动态了解。这些参数包括动脉血气、pH 值、电解质及血糖,此为最早纳入 ICU 侵入性体外监测的指标;还有肌钙蛋白、脑钠肽(BNP)、乳酸及降钙素原等当前愈加被重视的指标。

1. 血气监测 在某些异常生理状态下,非侵入性的 SpO_2、$etCO_2$ 等测定可能失效。如在 CPR、重度休克等状态下,外周动脉无有效的脉搏波形,意味着无创性 SpO_2 测定技术失效;严重低容量、心脏按压等情况下,通气/血流(V/Q)比异常可影响 $EtCO_2$ 的测定;急性一氧化碳(CO)中毒因 CO 合血红蛋白的存在,SpO_2 可能误报氧合充分。在上述情况下可以通过 POCT 血气分析进行正确判断。此外,血 pH 值降低和血乳酸也有助于提示严重外周缺氧。因此,在急危重症患者中,运用 POCT 可以快速判断患者呼吸衰竭的分型(表 12 - 3)、酸碱平衡紊乱及组织缺氧的情况,做出恰当及时的处理。

表 12 - 3 血气呼吸衰竭分型

指标	轻度	中度	重度
$PaCO_2$(mmHg)	＞50	＞70	＞90
PaO_2(mmHg)	＜80	＜60	＜40
意识	清楚	嗜睡、谵妄	昏迷
发绀	无	＋～＋＋	＋＋＋

2. 电解质 血中电解质水平,尤其是血钾(K^+)和离子钙(Ca^{2+})对危重患者、急慢性肾功能衰竭的患者和外科大手术患者的近期预后具有重要价值。即时了解并及时纠正血电解质紊乱能够改变患者的预后。

3. 乳酸 作为分子、代谢底物、生物标志物及能量来源,乳酸在脓毒症诊断、治疗和预后评价中是一个重要指标。脓毒症时高乳酸血症和乳酸性酸中毒的潜在病因,包括早期氧输送受损、脓毒症复苏不充分以及局部组织细胞缺氧,继发微循环障碍以及线粒体功能受损。另外,脓毒症期间肝功能异常导致乳酸代谢清除受损。故而 Sepsis3.0 标准提出组织灌注指标乳酸＞2.0 mmol/L 作为脓毒症诊断指标之一。有研究报道 Lac - qSOFA 评分与 SOFA 评分对脓毒症诊断的价值差异无统计学意义,Lac - qSOFA 评分诊断脓毒症比 qSOFA 评分诊断脓毒症更为准确,当 Lac - qSOFA≥2 分时,需高度怀疑脓毒症,对早期筛选诊断脓毒症更有价值。所以,运用 POCT 可实时动态监测乳酸指标,指导脓毒症的液体复苏,评价组织器官的灌注状态及脏器功能恢复情况。

4. 血糖 脓毒症患者存在血糖过高情况,而循证医学证实脓毒症患者的血糖过高是其不良预后的风险因素。因此,指南要求患者的血糖应控制在合理的水平(＜10 mmol/L),但同时应防止患者发生低血糖。因此应加强血糖监测,建议脓毒症/脓毒性休克患者每 1～2 h 监测一次血糖,直至血糖和胰岛素用量稳定后可每 4 h 监测一次。既往强调脓毒症患者强化血糖控制,但近年来的研究证实强化血糖控制并未显著降低患者的整体病死率,反而容易导致严重的低血糖发生。而POCT技术可以完成血糖的即时监测,采用规范化(程序化)血糖管理方案达到动态稳定地控制血糖。

5. 心肌损伤标志物　目前,心血管疾病占我国疾病死亡率第一位,预计2030年将有2 260万心肌梗死患者。我国心脑血管事件发展趋势显示,20年内仍呈上升趋势。国内每12 s便有1例急性胸痛病例发生。因此,急性心肌梗死患者一旦发生胸痛,需要争分夺秒地在尽可能短的时间内发现、确诊,并进行有效的救治。发病初期90 min的救治时间尤其宝贵,故而全国胸痛中心的广泛推广,就是为了降低急性心肌梗死的发病率和死亡率,通过多学科合作,为胸痛患者提供快速而准确的诊断、危险评估和恰当的治疗手段。POCT技术可以实现15 min快速出具代表心肌损伤标志物的报告,从而迅速启动PCI或溶栓治疗以降低心肌梗死患者的死亡率。

作为心肌损伤的标志物,肌钙蛋白广泛存在于骨骼肌和心肌中。心肌肌钙蛋白I(cTnI)是肌动蛋白抑制亚基,仅存在于心肌中;心肌肌钙蛋白T(cTnT)是原肌球蛋白结合亚基,推动肌肉收缩,也为心肌损伤的特异性标志物。目前,运用最多的为前者。在急性心肌梗死患者中,3~6 h开始释放,10~24 h达到高峰,恢复正常时间cTnT和cTnI分别为10~15 d和5~7 d。新版定义的心肌梗死条目将血清心肌标志物(主要是肌钙蛋白)升高(至少超过99%参考值上限)作为诊断标准之一。不同浓度的肌钙蛋白反映了不同程度的心肌坏死,其动态检测对于判断预后有非常大的帮助。另外,值得一提的是在肾功能不全时,因肌钙蛋白降解小片段的血浆清除下降,使得部分无心肌损伤患者也出现肌钙蛋白升高,对于肾功能不全患者判断上需谨慎。心肌梗死后心肌损伤标志物的时程变化见表12-4。

表12-4　心肌梗死后心肌损伤标志物的时程变化

心肌损伤标志物	出现时间/h	峰值时间/h	持续时间/d
肌红蛋白	1~2	4~8	0.5~1
心肌肌钙蛋白T	2~4	10~24	5~10
心肌肌钙蛋白I	2~4	10~24	5~14
肌酸激酶	6	24	3~4
肌酸激酶同工酶	3~4	10~24	2~4
天冬氨酸氨基转移酶(AST)	6~8	18~24	3~5

6. 降钙素原(PCT)　脓毒症是由机体对感染反应改变而引起的一种危及生命的器官功能障碍。其特征是随着时间的变化,病因、病情严重程度和预后呈多样性。早期诊断和适当的治疗是影响脓毒症在重症监护病房生存率的重要因素。PCT是降钙素的前体,由116个氨基酸糖蛋白组成,在健康人体中其水平非常低(约0.05 ng/ml)。当人体处于病理阶段时,脏器多个器官会合成表达血清降钙素原,常见的有肝脏、胰腺、肺等组

织,感染初期 3～6 h 体内 PCT 显著升高,6～24 h 达到峰值,并在机体内维持较高水平,半衰期高达 25～30 h,当感染控制后 PCT 水平持续下降。在脓毒性休克早期和非感染性炎症反应较难区别。两者均同时存在 CRP 释放量增多、炎症介质指数上升、心动过速、白细胞计数上升、体温升高等情况。但在细菌感染时,降钙素原可以通过细菌脂多糖或其他毒性代谢产物诱导产生的直接途径和各种炎症介质如 IL - 6、TNF - α 等诱导产生的间接途径来促进表达,所以降钙素原对鉴别细菌和病毒感染有着重要价值。因此,指南将降钙素原作为判断细菌性脓毒症的生物标志物之一,它对诊断、指导早期抗感染治疗和患者的预后有重要意义(表 12 - 5、12 - 6)。

表 12 - 5 对于 PCT 结果判读的建议

PCT 质量浓度 (ng/ml)	临床意义	处置建议
<0.05	正常值	—
<0.5	无或轻度全身炎症反应,可能为局部炎症或局部感染	建议查找感染或者其他导致 PCT 增高的原因
0.5～2	中度全身炎症反应。可能存在感染,也可能是其他情况,如严重创伤、大型手术、心源性休克	建议查找可能的感染因素,如果发现感染,建议 6～24 h 后复查 PCT
2～10	很可能为脓毒症、严重脓毒症或脓毒性休克。具有高度器官功能障碍风险	建议每日复查 PCT。如果 PCT 呈持续水平(>4 d),重新考虑脓毒症治疗方案
≥10	几乎均为严重细菌性脓毒症或脓毒性休克,常伴有器官功能衰竭,具有高度死亡风险	建议每日检测 PCT 以评价治疗效果

表 12 - 6 呼吸道感染患者 PCT 水平的临床意义和处置建议

PCT 质量浓度(ng/ml)	临床意义	处置建议
<0.1	基本没有细菌感染可能性	强烈建议不使用抗生素
0.1～0.25	细菌感染的可能性不大	不建议使用抗生素
0.25～0.5	可能存在需要治疗的细菌感染	建议使用抗生素
>0.5	很可能存在需要治疗的细菌感染	强烈建议使用抗生素

在脓毒症患者中,PCT、NT - pro - BNP 及 LAC 分别是代表感染程度、心脏功能受累、组织细胞低灌注缺氧的重要标志物和良好指标。有研究报道脓毒症患者的生存转归与 PCT、NT - pro - BNP、LAC 的增高呈负相关。当 PCT>12.25 ng/L 时,对预测 ICU 脓毒症患者死亡具有极高的灵敏度和特异度;NT - pro - BNP>2 372.5 ng/L 时,对预测脓毒症患者的死亡结局灵敏度较高;LAC>2.8 mg/L 时,对预测脓毒症患者死亡的灵敏度和特异度均高。所以,运用 POCT 联合检测 PCT、NT - pro - BNP、LAC 不仅可以评

估脓毒症患者的病情严重程度,还具有预测脓毒症患者预后的价值。

六、展望

随着 POCT 技术的不断进展,在不久的将来,生物芯片、免疫化学芯片及 DNA 芯片将 POCT 化,期待 POCT 在传染病筛查、血药浓度监测、激素水平监测及微生物诊断方面发挥更大作用。但仍需对将来的研究热点提出一些要求和期望。

(1)就目前来说 ICU 可利用 POCT 全血测定血气参数、电解质参数、血细胞比容、血糖、血乳酸及血肌酐等各种组合检测。由于厂家不同,各种 POCT 仪器在同一机构应用,如何系统管理、建立相应的制度和规范、更好地把控质量控制是当务之急。

(2)在心血管 POCT 方面,虽然肌红蛋白、肌钙蛋白、心肌酶谱、D-二聚体、B 型脑钠肽等在临床中诊断中运用广泛,可以缩短诊断时间、降低病死率,在国内外普遍认可,但缺少标准化。另外,运用多个生物标志物联合检测进行研究或许成为将来的研究热点。

(3)微流控芯片技术在临床检测中已广泛应用,但在感染性疾病中的应用尚在起步阶段,目前尚无代表性的研究。这一领域的突破或可极大推动脓毒症的早期诊断,对降低此类疾病的病死率及节约医疗资源有帮助。

(4)由于 POCT 的检测快速、简便、易移动,POCT 已成为野战应急医疗的检测首选。未来将来围绕其性能验证和适用性评价、系统性应用和体会两方面展开研究。

总之,POCT 作为一种快速、简便及高效的检测方法,特别适用于急诊医学领域。在技术不断发展进步的同时,应对其质量进行全方位管理,制定并严格实施 POCT 检测项目标准操作规程,减少偏差,增加医疗安全,同时不断地拓展其应用的范围,完善检测的项目。

(杨春辉)

参考文献

[1] 王质刚.血液净化学[M].4 版.北京:北京科学技术出版社,2016.
[2] 王静,蔡秋燕,曾桂星,等.纤维支气管镜灌洗与常规吸痰治疗老年吸入性肺炎疗效的 Meta 分析[J].海南医学,2020,31(1):2826-2831.
[3] 血液净化急诊临床应用专家共识[J].中华急诊医学杂志,2017,26(1),24-36.
[4] 刘大为,王小亭,张宏民,等.重症血流动力学治疗——北京共识[J].中华内科杂志,2015,54(3):248-271.
[5] 刘大为,邱海波,许媛,等.实用重症医学[M].2 版.北京:人民卫生出版社,2017.
[6] 邱海波,管向东.重症医学高级教程[M].北京:中华医学电子音像出版社,2018.
[7] 张文武.急诊内科学[M].北京:人民卫生出版社,2017:190-208,473-479.
[8] 范志强,瞿介明,朱惠莉.吸入性肺炎的研究进展[J].中国呼吸与危重监护杂志,2010,9(2):209-212.
[9] 胡必杰,俞云松,等.降钙素原指导抗菌药物临床合理应用专家共识[J].中华医学杂志,2020,100(36):2813-2821.

［10］舒方茂,宋宁,张宇.吸入性肺炎研究进展［J］.国际呼吸杂志,2020,40(3)：215-219.

［11］曾令恒,赵艳华,姜朝新,等.心肌损伤标志物在诊断急性心肌梗死中的临床诊断界值分析［J］.国际检验医学杂志,2017,38(6)：826-828.

［12］管向东,陈德昌,严静,等.中国重症医学专科资质培训教材［M］.3版.北京：人民卫生出版社,2019.

［13］AASLID R, MARKWALDER T M, NORNES H. Noninvasive Doppler ultrasound recording of velocity in basal cerebral arteries ［J］. J Neurosurg, 1982,57：769-774.

［14］ANNICH G M, LYNCH W R, MACLAREN G, et al. ECMO：extracorporeal cardiopulmonary support in critical care ［M］. Washington DC：University of Washington Press, 2018.

［15］BLANCO P, BLAIVAS M. Applications of transcranial color-coded sonography in the emergency department ［J］. J ultrasound Med, 2017,36：1251-1266.

［16］BOGDAHN U, BECKER G, WINKLER J, et al. The transcranial colour coded real-time sonography in adults ［J］. Stroke, 1990,21：1680-1688.

［17］CHENG P, YIN P, NING P, et al. Trends in traumatic brain injury mortality in China. 2006-2013：a population-based longitudinal study ［J］. PLoS Med, 2017, 14：e1002332.

［18］CHIARA R, GREGORIO S, MAREK C, et al. Optic nerve sheath diameter measured sonography as non-invasive estimator of intracranial pressure：a systematic review and meta-analysis ［J］. Intensive Care Med, 2018,44：1284.

［19］COMBES A, HAJAGE D, CAPELLIER G, et al. Extracorporeal membrane oxygenation for severe acute respiratory distress syndrome ［J］. N Engl J Med, 2018,378(21)：1965-1975.

［20］DIBARDINO D M, WUNDERINK R G. Aspiration pneumonia：a review of modern trends ［J］. J Crit Care, 2015,30(1)：40-48.

［21］GEERAERTS T, MERCERON S, BENHAMOU D, et al. Non-invasive assessment of intracranial pressure using ocular sonography in neurocritical care patients ［J］. Intensive Care Med, 2008,34：2062.

［22］HINZMAN J M, ANDALUZ N, SHUTTER L A, et al. Inverse neurovascular coupling to cortical spreading depolarizations in severe brain trauma ［J］. Brain, 2014,137：2960-2972.

［23］KELLUM J A. Continuous renal replacement therapy ［M］. 2nd ed. New York：Oxford University Press, 2016.

［24］LI X, GUO Z, LI B, et al. Extracorporeal membrane oxygenation for coronavirus disease 2019 in Shanghai, China ［J］. ASAIO J, 2020,66(5)：475-

481.

[25] MOSIER J M，KELSEY M，RAZ Y，et al. Extracorporeal membrane oxygenation（ECMO）for critically ill adults in the emergency department：history，current applications，and future directions［J］. Critical Care，2015，19：431.

[26] MULLER H R. The diagnosis of internal carotid artery occlusion by directional Doppler sonography of the ophthalmic artery［J］. Neurology，1972，22：816 - 823.

[27] ODDO M，BUSEL J. Monitoring of brain and systemic oxygenation in neurocritical care patients［J］. Neurocrit Care，2014，21（Suppl）2：S103 - 120.

[28] PEEK G J，MUGFORD M，TIRUVOIPATI R，et al. Efficacy and economic assessment of conventional ventilatory support versus extracorporeal membrane oxygenation for severe adult respiratory failure（CESAR）：a multicentre randomised controlled trial［J］. Lancet，2009，374（9698）：1351 - 1363.

[29] VESPA P，MENON D，LE ROUX P，et al. The international multi disciplinary consensus conference on multimodality monitoring：future directions and emerging technologies［J］. Neurocrit Care，2014，21（S2）：270 - 281.

附表 1　AKI 分级标准

分类		RIFLE 标准	AKIN	KDIGO
	诊断标准	—	48 h 内血肌酐增加 ≥ 26.5 μmol/L（0.3 mg/dl）或血肌酐增加，高于基线 ≥ 1.5 倍；或尿量 < 0.5 ml/(kg·h)，持续 6 h。	48 h 内血肌酐增加≥0.3 mg/dl（≥26.5 μmol/L）；或 7 d 内血肌酐增加，高于基线≥1.5 倍；或尿量<0.5 ml/(kg·h)，持续 6 h
分期标准	危险（RIFLE）或 1 期（AKIN/KDIGO）	血肌酐升高 1.5 倍或 GFR 下降>25%；或尿量 < 0.5 ml/(kg·h)，持续 6 h	血肌酐升高≥26.5 μmol/L（≥0.3 mg/dl）或升高 1.5～2.0 倍；或尿量<0.5 ml/(kg·h)，持续 6～12 h	血肌酐升高≥26.5 μmol/L（≥0.3 mg/dl）或升高 1.5～1.9 倍；或尿量<0.5 ml/(kg·h)，持续 6～12 h
	损伤（RIFLE）或 2 期（AKIN/KDIGO）	血肌酐升高 2 倍或 GFR 下降>50%；或尿量 < 0.5 ml/(kg·h)，持续 12 h	血肌酐升高 2～3 倍；或尿量<0.5 ml/(kg·h)，持续 12～24 h	血肌酐升高 2～2.9 倍；或尿量<0.5 ml/(kg·h)，持续≥12 h
	衰竭（RIFLE）或 3 期（AKIN/KDIGO）	血肌酐升高 3 倍或 GFR 下降>75%；或血肌酐>353.6 μmol/L（4 mg/dl）绝对升高≥44 μmol/L（0.5 mg/dl）；或尿量 < 0.3 ml/(kg·h)，持续>24 h，或无尿>12 h；或需要启动肾脏替代治疗	血肌酐升高>3 倍；或血肌酐>353.6 μmol/L（4 mg/dl）绝对升高 ≥ 0.5 mg/dl；或尿量<0.3 ml/(kg·h)，持续>24 h，或无尿>12 h；或需要启动肾脏替代治疗	血肌酐升高 ≥ 353.6 μmol/L（≥4 mg/dl）；患者<18 岁，估计 GFR 降低到 < 35 ml/(min·1.73 m²)，或升高≥3 倍；或尿量<0.3 ml/(kg·h)，持续>24 h，或无尿≥12 h；或要启动肾脏替代治疗
	丧失（RIFLE）	持续性需要肾脏替代治疗>4 周	—	—
	终末期肾脏病（RIFLE）	持续性需要肾脏替代治疗>3 个月	—	—

注：RIFLE，危险（risk）、损伤（injury）、衰竭（failure）、肾功能丧失（loss of kidney function）、终末期肾病（end-stage kidney disease）；AKIN，急性肾损伤网络（acute kidney injury network）；KDIGO，改善全球肾脏病预后（Kidney Disease：Improving Global Outcomes）。

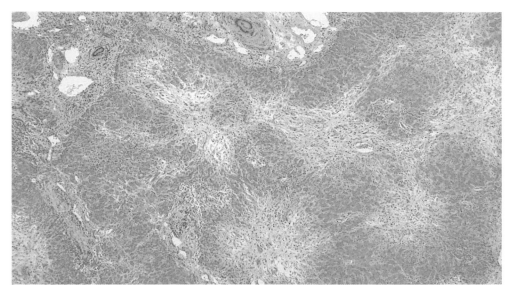

彩图 1　急性肝衰竭的病理学表现（40×）

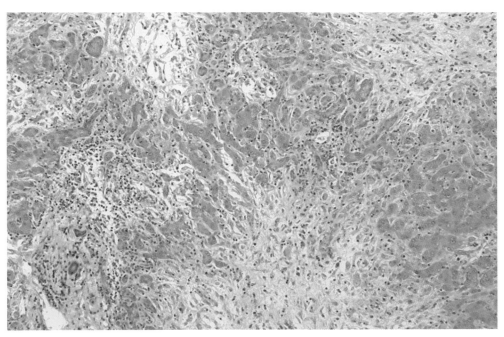

彩图 2　急性肝衰竭的病理学表现（100×）

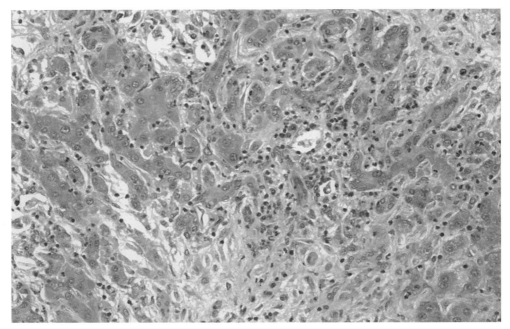

彩图3　急性肝衰竭的病理学表现（200×）

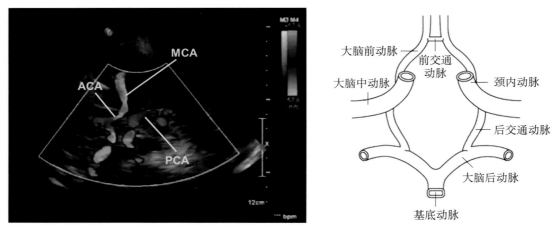

彩图4　TCCS检查脑血流
注：MCA，大脑中动脉；ACA，大脑前动脉；PCA，大脑后动脉。

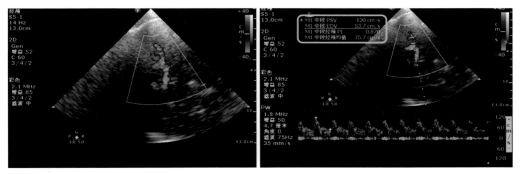

彩图 5　TCCD 测量 MCA 脑血流流速

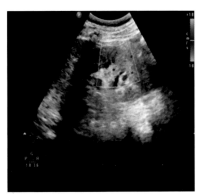

A. 1 级血流

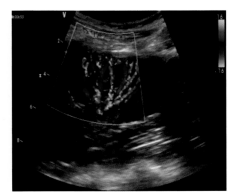

B. 3 级血流

彩图 6　肾血流分级图

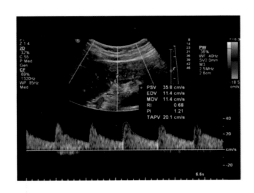

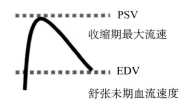

彩图 7　超声多普勒肾动脉阻力指数

引自：MARIA B. Renal Ultrasound（and Doppler sonography）in hypertension：an update
[J]. Adv Exp Med Biol，2017，956：191－208.

图书在版编目（CIP）数据

急重症医学/宫晔,童朝阳,申捷主编. —上海:复旦大学出版社, 2022.12
ISBN 978-7-309-16068-0

Ⅰ.①急… Ⅱ.①宫… ②童… ③申… Ⅲ.①急性病-诊疗②险症-诊疗 Ⅳ.①R459.7

中国版本图书馆 CIP 数据核字(2021)第 276889 号

急重症医学
宫　晔　童朝阳　申　捷　主编
责任编辑/张　怡

复旦大学出版社有限公司出版发行
上海市国权路 579 号　邮编:200433
网址:fupnet@fudanpress.com　http://www.fudanpress.com
门市零售:86-21-65102580　　团体订购:86-21-65104505
出版部电话:86-21-65642845
常熟市华顺印刷有限公司

开本 787×1092　1/16　印张 35　字数 767 千
2022 年 12 月第 1 版
2022 年 12 月第 1 版第 1 次印刷

ISBN 978-7-309-16068-0/R·1930
定价:168.00 元